"医学病原与免疫基础"课程群

医学病原与免疫基础

主　编　袁正宏　王青青　彭宜红

副主编　苏　川　王月丹　罗　涛

编　委（按姓名汉语拼音排序）

安　静（首都医科大学）　　罗　涛（四川大学）　　吴　砂（南方医科大学）

陈广洁（上海交通大学）　　梅　帆（北京大学）　　徐文岳（陆军军医大学）

陈捷亮（复旦大学）　　　　潘冬立（浙江大学）　　徐　雯（哈尔滨医科大学）

陈利玉（中南大学）　　　　彭宜红（北京大学）　　杨恩策（北京大学）

程训佳（复旦大学）　　　　饶贤才（陆军军医大学）　鱼艳荣（北京大学）

初　明（北京大学）　　　　沈　弢（北京大学）　　袁正宏（复旦大学）

储以微（复旦大学）　　　　苏　川（南京医科大学）　张保军（西安交通大学）

邓　凯（中山大学）　　　　王　迪（浙江大学）　　张芳琳（空军军医大学）

韩　俭（兰州大学）　　　　王青青（浙江大学）　　赵　卫（南方医科大学）

贾默稚（北京大学）　　　　王　炜（首都医科大学）　赵亚娥（西安交通大学）

赖小敏（中山大学）　　　　王　霞（四川大学）　　钟照华（哈尔滨医科大学）

刘　畅（上海交通大学）　　王月丹（北京大学）　　朱　帆（武汉大学）

卢　春（南京医科大学）　　王兆军（上海交通大学）　邹清华（北京大学）

吕志跃（中山大学）　　　　翁秀芳（华中科技大学）　邹义洲（中南大学）

编写秘书　程训佳（复旦大学）　邹清华（北京大学）　夏　梦（浙江大学）　冯　萌（复旦大学）

北京大学医学出版社

YIXUE BINGYUAN YU MIANYI JICHU

图书在版编目（CIP）数据

医学病原与免疫基础 / 袁正宏，王青青，彭宜红主编． -- 北京 ： 北京大学医学出版社，2024．7． -- ISBN 978-7-5659-3201-4

Ⅰ．R37；R392

中国国家版本馆CIP数据核字第2024KB5154号

医学病原与免疫基础

主　　编：袁正宏　王青青　彭宜红

出版发行：北京大学医学出版社

地　　址：（100191）北京市海淀区学院路 38 号　北京大学医学部院内

电　　话：发行部 010-82802230；图书邮购 010-82802495

网　　址：http ：//www.pumpress.com.cn

E-mail：booksale@bjmu.edu.cn

印　　刷：北京信彩瑞禾印刷厂

经　　销：新华书店

责任编辑：赵　欣　　责任校对：靳新强　　责任印制：李　啸

开　　本：889 mm×1194 mm　1/16　　印张：52.25　　字数：1500 千字

版　　次：2024 年 7 月第 1 版　2024 年 7 月第 1 次印刷

书　　号：ISBN 978-7-5659-3201-4

定　　价：198.00 元

内容提要

　　本教材是在教育部基础学科系列"101 计划"统一规划下，由来自复旦大学、浙江大学、北京大学、南京医科大学、四川大学等十七所院校的四十余名专家教授通力合作完成的，体现了基础医学拔尖创新人才培养模式改革理念，重点培养学生的系统思维和创新思维、自主学习能力和科学研究素养。整合和融汇病原生物学和医学免疫学内容，强调基础理论、基础知识和前沿领域的重要进展。全书主体内容包括医学病原与免疫总论、医学重要病原、免疫相关疾病三篇，系统讲述了医学病原学和免疫学的发展历史，医学重要病原的生物学性状、感染与致病机制、防控与治疗，人体免疫系统正常情况下执行生理性免疫应答的过程和机制，免疫相关疾病的发生机制、诊断与防治方法。全书主要面向医学院校基础医学类专业学生，同时可作为临床医学和预防医学等专业学生的教材。

序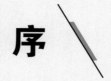

　　基础医学是一门研究人体生命现象和疾病规律的科学，是连接生命科学与临床医学、预防医学的桥梁。回望历史，现代医学的产生和发展都基于基础医学的重大发现，基础医学可谓现代医学的基石。

　　进入 20 世纪以来，生命科学取得了突飞猛进的发展。随着 DNA 双螺旋结构的发现、分子生物学的诞生以及人类基因组计划的完成，基础医学需要采用生命科学在分子层面的研究成果来探索疾病的发生机制并应用到诊断、治疗和预防中来，可以说基础医学的内涵和研究手段发生了重大变革。然而，基础医学人才的培养却未能同步跟上，面临诸多挑战，例如生命科学基础薄弱、与临床需求脱节、缺乏跨学科意识、原创性不足等。

　　我们期望培养的基础医学人才是科研的领跑者而非跟随者；他们应能实现从无到有的突破，而不仅仅是从有到多的积累；他们不仅能站稳在学科的高原，还应具备攀登学科高峰的潜力；他们不仅需要具备科学精神和创新能力，还要富有人文情怀。

　　教育部推出的基础学科拔尖学生培养计划 2.0 和基础学科系列"101 计划"正是为培养此类拔尖创新人才设计的中国方案。基础医学"101 计划"围绕"拔尖、创新、卓越"，致力于加强基础医学与临床医学、预防医学、医学人文及理学、工学和信息学等学科的交叉融合，提出"基础医学 + X"跨学科融合课程体系。

　　基础医学"101 计划"的核心教材是基于上述课程体系编撰的配套教材。这套教材的编写力求契合高标准人才培养目标，强调加强生命科学基础与临床的紧密结合，突出学科交叉。教材把原基础医学十三门以学科为基础的教材整合为医学分子细胞遗传基础、医学病原与免疫基础、人体形态与功能三个跨学科的教材群，并首次将理学、工学、信息学纳入基础医学专业学生的培养方案中，引发学生对重大医学问题及前沿科技的兴趣和创新志向。此外，这套教材还力争跳出传统医学教材的窠臼，努力把"教材"转变为学生自主学习的"学材"。

　　我期盼这套教材能受到大家的欢迎和喜爱，并在实践中不断修改完善，最后成为经典，为我国基础医学拔尖人才培养做出应有的贡献。

2024 年 7 月

出版说明

　　基础医学作为连接基础研究与临床应用的桥梁，被视为医学发展的创新基石、医学变革的动力之源。基础医学史上的每一次重大发现都推动了医学发展的变革和突破。而从医学发展趋势和国家对人才培养的战略需求出发去探索，又要打破基础医学的边界，把它作为推动新趋势、新理论、新技术、新方法的形成和发展的强劲动力，打牢系统医学、转化医学、精准医学发展的根基。基础医学在医学创新中处于重要的枢纽地位，它向上承接临床、护理和预防的基本需求，并通过整合多学科理论、技术、方法来实现医学进一步的创新和发展。与此同时，医学模式一直伴随社会和科技的发展，不断演变和革新，从神道医学到"医学+X"、交叉医学模式的演变过程中，医生的职能也在发生着改变，从以治病为主逐渐变为全面的健康管理。此外，现代医学也正面临一系列挑战。受人口老龄化和人口迁移的影响，疾病谱正在发生显著变化。同时，互联网时代的信息爆炸和快速的知识更新，加上 ChatGPT 等人工智能技术的出现，正在改变学生获取知识和学习的方式。随着诊断和治疗技术的不断进步，人的寿命得以延长。在这一背景下，如何提升生存质量成为重要任务。与此同时，人们对医疗的期望值也不断提高，越来越多的人希望能够在生命的各个阶段获得全面的健康保障。

　　综上所述，当今社会发展和民众需求都对医学提出了更高的要求。医学的任务不再仅限于疾病诊疗，而是要综合疾病发生前的"预防"及疾病发生后的"治疗"和"康养"，为人们提供"生命全周期，健康全过程"的医疗服务。时代发展对医学专业人才培养提出了更高的要求。未来的基础医学人才不能再满足于记忆知识、理解知识，而是要更好地利用知识，甚至创造知识，主动探索前沿，推动学科交叉和学术创新。在沿袭上百年的医学课程体系中，由"学科"引领课程，诸如人体解剖学、生理学、组织胚胎学、病理生理学、病理解剖学和药理学等，学科割裂现象显著，课程之间界限分明。学生需要学习的课程门数多，学时长，并且由于不同课程由不同学科、学系管理，学生形成"科目"指导下的碎片化思维模式，比如解剖学以结构讲解为主，不甚关注功能，而生理学以功能阐述为主，不甚关注结构。学生通过一门课程的学习大概能窥探某一器官系统的某一方面，有如盲人摸象般单点看问题。具体到"某器官系统"的学习，学生需要从多门课程分别学习该器官系统相关的结构、功能、疾病或药物相关内容（图1），自己从思维上逐步"整合"，形成一体化认识。这种以学科为中心的课程体系显然已不能适应当今创新型医学人才培养的需求。

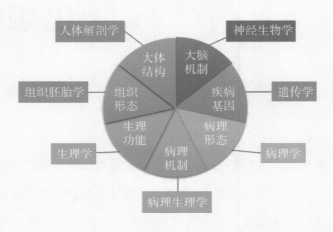

图 1．以学科为中心的课程模式

基于上述背景，基础医学拔尖人才培养课程体系打破了传统的以学科为主的模式，并依据各学科的特点进行整合与融合，构建了跨学科的融合课程体系。首次将理学、工学和信息学纳入其中，形成了五个融合课程群。"人体形态与功能"课程群将原先按照传统模式授课的生理学、神经生物学、人体解剖学、组织学与胚胎学、药理学、病理学和病理生理学 7 门课程，按照从结构到功能、从正常到异常的理念进行组织，形成总论、运动系统、神经系统、循环系统、呼吸系统、消化系统、内分泌系统、生殖系统和泌尿系统共 9 门核心融合课程。同样，从基因、分子和细胞水平将生物化学、细胞生物和医学遗传学整合为"医学分子细胞遗传基础"课程群；病原生物学与免疫学整合为"医学病原与免疫基础"课程群；并设立了与之相匹配的"基础医学核心实践与创新研究"课程群（图 2）。

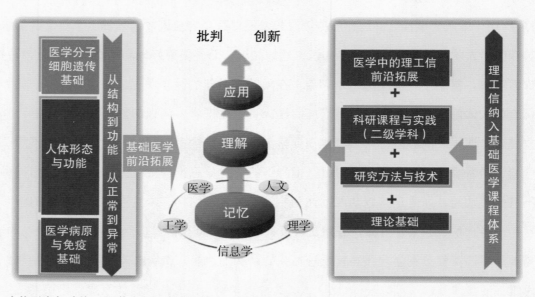

图 2　人体形态与功能、医学分子细胞遗传基础、医学病原与免疫基础、基础医学核心实践与创新研究及医学中的理工信五大课程群内容框架

"人体形态与功能""医学分子细胞遗传基础""医学病原与免疫基础"及"基础医学核心实践与创新研究"四大课程群构建了以学生为中心，以能力培养为导向，包括理论教学、实验教学、标本实习和基于问题学习（PBL）的小班讨论的多元课程模块，从知识、技能和素养多个层面提升学生的自主学习和终身学习能力（图3）。

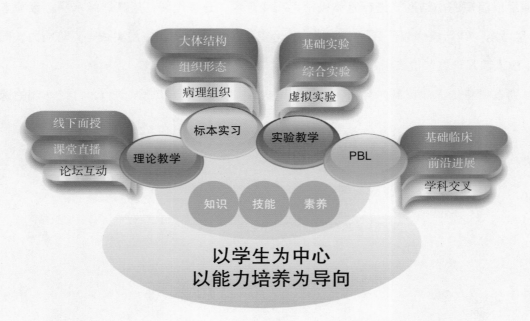

图3　以学生为中心、以能力培养为导向的多元课程模块

"医学中的理工信"课程群整合生物技术、生物统计、生物物理、生物信息和仪器分析等课程，包括基于理工信的人体系统仿真与功能检测及基于理工信的医学数据采集与分析等内容，将基础医学与理学、工学和信息学，从理论到应用，从实践到创新进行交叉融合。

由北京大学牵头，成立了以韩启德院士为编审委员会名誉主任委员，以乔杰院士为主任委员，北京大学、复旦大学、上海交通大学、华中科技大学、中山大学、四川大学、浙江大学、中南大学、南方医科大学、西安交通大学和南京医科大学11所获批教育部基础医学拔尖学生培养计划2.0基地的高校专家依据建设目标组建的编写团队，按照上述五个课程群编写出版了14部教材。

教材编写立足国际前沿，以培养未来能够引领我国医药卫生事业和高等医学教育事业发展的拔尖人才为目标，充分体现交叉融合。各章节的导学目标分为基本目标和发展目标，体现本科阶段人才培养目标，以及与下一培养阶段衔接所需达到的要求，兼具知识、技能、思维培养和价值观引领。正文前以案例引入，自然融入基础知识点，探索医学问题背后的基础科学原理，既体现了基础医学和疾病的关联，又能启发学生自主思考，提升学习兴趣，同时培养其转化医学思维和解决医学难题的能力。正文围绕基本概念、核心知识点和基础理论等展开，结构主线清晰，其中穿插"知识框"并以数字资源方式，融入前沿进展与学科发展趋势、先进技术和重大科研成果等，体现教材内容的先进性以及价值观引领和情感塑造。此外，在相关知识点处设置"小测试"模块，考查学生对知识点的理解和应用，启发思考，同时促进学生的自我评价。正文最后以简短的小结形式进行整体概括，高度凝练，升华理解，拔高思维水平。章节末尾的"整合思考题"结合疾病或研究等不同情境，考查学生综合分析和应用实践等高阶能力，同时在题目中融入前沿进展和价值引领等内容。

系列教材将依据课程群内容，着力于立德树人，突出融合，加强创新，打造一流的课程和教材。

主编简介

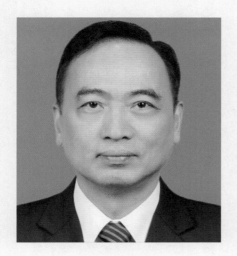

袁正宏，复旦大学教授，医学分子病毒学教育部/国家卫生健康委员会/中国医学科学院重点实验室主任，中国医学科学院学部委员，国家杰出青年基金获得者，国务院学位委员会学科评议组成员，上海市微生物学会理事长。长期致力于病毒感染和慢性化机理及对策研究，主持多项国家重点项目，以通讯作者在 *New England Journal of Medicine*、*The Lancet*、*Science*、*Nature Immunology*、*Hepatology* 等发表百余篇学术论文。注重教书育人，培养的学生中多名入选国家高层次人才计划，负责的"医学微生物学"获评首批国家级一流本科课程。

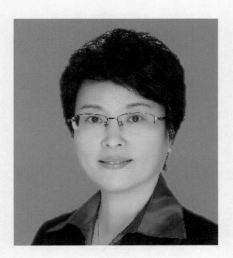

王青青，浙江大学求是特聘教授，研究生培养处处长，医学院免疫学研究所所长，曾任浙江大学基础医学院院长。教育部高等学校基础医学类教学指导委员会委员，获得多项省级和国家级教学成果奖。中国免疫学会常务理事、基础免疫分会副主任委员。国家"万人计划"科技创新领军人才，"973"计划首席科学家。主要研究方向为天然免疫和肿瘤免疫，主持多项国家自然科学基金重点项目，以通讯作者在 *Nature Immunology*、*Molecular Cell*、*Journal of Clinical Investigation* 等主流期刊发表多篇论文。

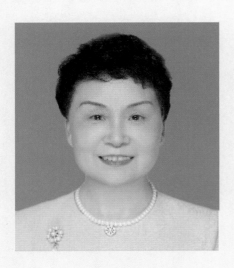

彭宜红，北京大学教授、博士生导师、北京大学医学部教学名师。兼任教育部重点领域教学资源及新型教材建设专家组专家、虚拟仿真实验教学创新联盟基础医学专业委员会委员。国家精品共享课"医学微生物学"负责人、国家虚拟仿真实验教学一流课程负责人。主编或副主编《医学微生物学》国家级规划教材等 12 部，获首届全国优秀教材（高等教育类）一等奖。主要从事病毒与宿主互作研究，主持国家"863"计划项目、国家重点研发专项（子课题）、国家自然科学基金项目等 10 余项，发表研究论文 80 余篇。

前　言

教育部基础学科系列（基础医学领域）"101 计划"作为基础医学拔尖创新人才培养的一项筑基性工程，通过打造一流核心课程和核心教材，为全面提升人才培养质量夯实根基。病原生物学与医学免疫学是基础医学类专业的核心主干课程。病原生物学是一门以致病性微生物和人体寄生虫为主要研究对象，阐述病原体的生物学特性、病原体与宿主相互作用机制，以及病原体感染的诊断技术和防治原则的医学基础学科；医学免疫学是在病原生物学基础上发展而来的研究人体免疫系统的组成、结构和功能，免疫应答的发生机制、规律及其效应和调控机制，以及相关疾病的发生机制、诊断与防治的一门学科。两者互为基础、相互促进。从一千多年前人类经验性地应用免疫学方法防治病原感染的医学行为，到人类消灭第一个病毒性传染病——天花，从 19 世纪中叶抗细菌感染疫苗的研制到现今针对病原体的疫苗在全世界范围内的广泛应用，病原生物学与医学免疫学的发展使得人类有效地控制和抵御了传染病的危害。随着人类对病原生物学特性、病原体与宿主相互作用机制，免疫系统本身和免疫应答、免疫耐受物质基础与理论规律认识的不断深化，病原生物学和医学免疫学的研究成果在推动人类医学进步中发挥了巨大作用，是现代医学中最为前沿的基础性和支柱性学科之一。本教材以病原生物为出发点，充分体现多学科整合，较好地融合了病原生物学和免疫学的内容，主体内容包括医学病原与免疫总论、医学重要病原、免疫相关疾病三篇，共计二十一章。

本教材的编写以"夯实基础、引领创新"为原则，立足基础医学本科或长学制教学特点，以基本理论、基础知识和基本技能为重点，在形式上坚持"守正创新"，每个章节附加导学目标、案例、整合思考题、小结及知识拓展，并注重思政育人要素的融合，在内容和篇幅上注重"精"和适度的"深"，以激发学生学习兴趣，启发创新思维；既重视关键基础理论与应用问题的衔接，又强调相关前沿领域的重要研究进展，并提出医学病原和免疫学面临的挑战和发展展望，使学生了解学习病原生物与免疫学在医学进步和发展中的重要意义，以期达到知识传授、能力培养与价值引领的有机统一。

参加本书编写的作者均为长期从事医学病原学和免疫学教学和研究工作并具有丰富经验的教师，在此向所有编委和编写秘书表示衷心感谢，特别致谢北京大学编者在前期课程教学改革示范中的积累和努力。由于编者水平和写作能力有限，书中难免存在遗漏、不足之处，敬请前辈、同道及广大师生批评指正。

袁正宏　王青青　彭宣红

2024 年 5 月 1 日

目　录

第一篇　医学病原与免疫总论

Note

第二篇　医学重要病原

第三篇　免疫相关疾病

绪　论

作为《医学病原与免疫基础》的起始篇，绪论将首先通过讲述微生物、病原生物的类型及特点、免疫的概念及特点等，使学生对"病原生物学"和"免疫学"学科的概念、基本内容和特点有清晰的了解；通过回顾学科的发展简史，了解学科发展的来龙去脉，认识在学科开创和奠基中做出突出贡献的科学家，鼓励从历史的角度去主动思考病原生物与免疫的关系，去发现并尝试如何解决人类所面临的问题，帮助形成正确、严谨的科研态度，知道"如何学"。然后通过介绍病原、免疫与人类健康的相互关系，了解绝大多数微生物对人类是有益的，但极少数微生物具有致病性，可引起人类的疾病；机体为了抵御病原生物的入侵，进化出一套免疫系统以维持机体平衡，免疫学的进展最终使得控制病原感染成为可能，理解病原感染与宿主免疫是一对永恒的矛盾体、不断相互作用，解决好"为何学"。绪论的最后部分将提出病原生物学和免疫学面临的挑战和发展展望，使学生了解学习病原生物学与免疫学的重要意义，明确病原生物学与免疫学需要学习和研究的重要任务，激发学生的学习兴趣。

人类生活的环境中存在大量的微生物如病毒、细菌和真菌等，如感染人体，可以引起疾病；还有一些低等真核生物，在宿主或寄主体内或附着于体外获取发育或者繁殖所需的营养或者庇护而维持生存，故称为寄生虫。其可以直接引起疾病，也可作为媒介传播疾病，统称为病原生物。机体为了抵御病原生物的入侵，进化出一套完善的免疫系统对之进行防御，控制疾病的发生和发展，同时对机体进行免疫监视，以维持自身稳定。由此可见，病原生物触发免疫应答，而免疫系统不断进化使得控制病原感染成为可能。为此，本章以病原生物为出发点，首先介绍病原生物学与免疫学的概念和特点，其次介绍病原生物学和免疫学科的发展历程，再次介绍病原生物和免疫学与人类健康的关系，最后介绍病原生物学与免疫学面临的挑战和发展展望。

一、病原生物学与免疫学的概念和特点

（一）微生物的种类和特点

在人类出现之前，地球上最初的生命形式是微小的单细胞生物，类似于细菌或蓝藻，它们通过自我复制和进化，逐渐演化出各种不同的形态和功能。随着时间的推移，生命在地球上不断演化和进化，出现了更加复杂的生物形态，如多细胞生物、植物、动物等。

其中，存在于自然界的一大群体形微小、结构简单，必须借助光学显微镜或电子显微镜放大数百倍、数千倍，甚至数万倍方能观察到的微小生物称为微生物（microorganism）。实际上，微生物不是一个正式的学术名词（即分类学名词），而是对所有形体微小、单细胞或个体结构较为简单的多细胞或没有细胞结构的低等生物的通称。研究微生物的种类、分布、形态结构、代谢、生长繁殖、遗传、进化以及与人类、动物、植物等相互关系的科学，称为微生物学，为生命科学的一个重要分支。

1. 微生物的种类　根据有无细胞基本结构、分化程度、化学组成等，微生物基本可分成三型八大类（表绪-1）。

（1）非细胞型微生物（noncellular microbe）：是最小的一类微生物，无典型的细胞结构，只能在活细胞内生长繁殖，核酸类型为 DNA 或 RNA。病毒（virus）即为此类典型的微生物，如第一个被发现的

> 微生物的种类和特点

病毒——烟草花叶病毒，给人类带来最多死亡的流行性感冒病毒及致死率最高的狂犬病毒等。

（2）原核细胞型微生物（prokaryotic microbe）：无细胞核，无核膜和核仁，仅有原始核（拟核），无典型的细胞器，只有核糖体。基因组为 DNA。这类微生物众多，包括细菌、放线菌、支原体、衣原体、立克次体和螺旋体等。

（3）真核细胞型微生物（eukaryotic microbe）：细胞核分化程度高，有核膜、核仁和染色体，细胞器完整，行有丝分裂，如真菌。

表绪 -1　微生物的种类与特点

	非细胞型微生物	原核细胞型微生物	真核细胞型微生物
特点	无细胞结构，无产生能量酶，一种核酸	拟核，无核仁、核膜，只有核糖体	细胞核，有核仁、核膜，细胞器完整
种类	病毒	细菌、放线菌、支原体、衣原体、螺旋体、立克次体	真菌

2. 微生物的特点　在自然界普遍存在的微生物具有以下四方面的共同特点。

（1）体积小，面积大：微生物体积微小，一般以微米（μm）或纳米（nm）来衡量，大肠埃希菌（*Escherichia coli*，*E. coli*）平均长度 2 μm、宽 0.5 μm。尽管如此，微生物比表面积大（物体的表面积和体积之比称为比表面积）。如果将人的比表面积定为 1，则大肠埃希菌的比表面积竟高达 30 万！体积小、比表面积大是微生物与其他生物在许多关键生

> 微生物的共同特点

理特征上的区别所在，这一特征使其具有巨大的营养物吸收面、代谢废物排泄面和环境信息接受面，有利于与外界交流。

（2）吸收多，繁殖快：微生物具有极快的生长和繁殖速度，如细菌一般每 20 分钟繁殖一代。所以微生物的代谢能力特别强，如 *E. coli* 每小时消耗其细胞重量 2000 倍的糖，而发酵乳糖的细菌在 1 小时内则可分解其自身重量 1000～10 000 倍的乳糖，同时微生物可产生大量的代谢产物，如产朊假丝酵母（*Candida utilis*）合成蛋白质的能力比大豆强 100 倍，比食用牛强 10 万倍。微生物的高速生长繁殖和合成的大量代谢产物提供了充分的物质基础，从而使微生物能在自然界和人类实践中更好地发挥其超小型"活的化工厂"的作用。

（3）适应强，易变异：微生物如细菌可编码 20 万～30 万个蛋白质分子，其中包括 2000～3000 种执行不同生理功能的蛋白质，所以微生物具有极其灵活的适应性或代谢调节机制，其对极端环境的惊人适应力堪称世界之最，如具有抵抗热、寒、干燥、酸、碱、高盐、缺氧、高压、辐射、有毒物质等不利因素的能力。微生物的个体一般为单细胞、简单多细胞或非细胞，由于具有繁殖快、数量多以及与外界环境直接接触等特点，即使其变异频率不高（一般为 10^{-10}～10^{-5}），但在短时间内也可产生大量的变异后代。通过微生物变异可以研制疫苗或生产人类所需要的微生物代谢产物。然而微生物变异也可对人类产生不利影响，如耐药菌/毒株的产生、病原微生物的跨种传播，以及病原微生物毒力的改变等。

（4）分布广，种类多：微生物在自然界分布广泛，在地球上可以说是无所不在、无孔不入。如人体的皮肤、口腔、肠胃道等存在微生物群，在机体抵抗力下降等条件下可引起机会性感染。8.5 万米的高空、11 千米深的海底、2000 米深的地层有微生物；近 100 ℃的温泉、−250 ℃的极寒环境也有微生物的存在。为适应不同环境的生存，微生物通过变异、繁殖迅速等，形成能适应不同环境，能利用、转化各种物质（含人造污染物）的不同微生物类群，成为了巨大的微生物资源。据估计，微生物的总数在 50 万～ 600 万种之间，其中已记载的仅约 20 万种。

（二）寄生虫的概念、种类和特点

寄生虫（parasite）指具有致病性的低等真核生物，可作为病原体，也可作为媒介传播疾病，特征为在宿主或寄主（host）体内或附着于体外以获取维持其生存、发育或者繁殖所需的营养或者庇护。例如，蛔虫寄生在人体小肠内，以小肠内的食物为营养来源，实现其生存、发育和繁殖。

1. 按照生物种类的寄生虫分类

（1）原生生物：此类寄生生物很广泛，常见的有疟原虫（*Plasmodium* sp.）、蓝氏贾第鞭毛虫（*Giardia lamblia*）等。

（2）无脊椎动物：此类寄生虫从数量和种类上都是最多的，甚至无脊椎动物下的许多门是专性营寄生的。常见的如营内寄生的扁形动物猪肉绦虫（*Taenia solium*）、华支睾吸虫（*Clonorchis sinensis*），以及营体外寄生的节肢动物阴虱（*Phthirus pubis*）、头虱（*Pediculus humanus capitis*）、库蚊（*Culex*）等。

寄生虫的分类

（3）脊椎动物：此类寄生生物很罕见。盲鳗（*Myxine*）是脊椎动物中唯一的内寄生动物。

2. 按照寄生环境的寄生虫分类

（1）体内寄生生物（endoparasite）：指寄生在体内如腔道、组织器官内或细胞内等的寄生生物。例如，消化道内寄生虫蛔虫、钩虫、绦虫、溶组织内阿米巴和蓝氏贾第鞭毛虫等；腔道内寄生虫阴道毛滴虫；肝内寄生虫肝吸虫、棘球蚴（包虫）等。

（2）体外寄生生物（ectoparasite）：指寄生在体外的寄生生物，例如人体表寄生虫在人类纺织物和皮肤之间寄生，甚至是在人的皮肤下、鼻孔、阴茎等腔道；再如，蚊、白蛉、蚤、虱、蜱等吸血时与宿主体表接触，多数饱食后即离开。

3. 按照寄生方式的寄生虫分类

（1）专性寄生虫（obligatory parasite）：生活史及各个阶段都营寄生生活，如丝虫；或生活史某个阶段必须营寄生生活，如钩虫，其幼虫在土壤中营自生生活，但发育至丝状蚴后，必须侵入宿主体内营寄生生活，才能继续发育至成虫。

（2）兼性寄生虫（facultative parasite）：既可营自生生活，又能营寄生生活，如粪类圆线虫（成虫）既可寄生于宿主肠道内，也可以在土壤中营自生生活。

（3）偶然寄生虫（accidental parasite）：因偶然机会进入非正常宿主内寄生的寄生虫，如某些蝇蛆进入人肠内而偶然寄生。

（4）永久性寄生虫（permanent parasite）和暂时性寄生虫（temporary parasite）：前者如蛔虫，其成虫期必须营寄生生活；后者如蚊、蚤、蜱等，吸血时暂时侵袭宿主。

（5）机会致病性寄生虫（opportunistic parasite）：如弓形虫、隐孢子虫等，在免疫力正常的宿主体内通常处于隐性感染状态，但当宿主免疫功能受累时，可出现异常增殖且致病力增强。

寄生原虫、蠕虫和节肢动物，形态各异，大小从微米到米，相差悬殊。这些寄生虫在人体的寄生部位各异，导致的损害临床表现多种多样，但都有一个共同的特点，即随着遗传进化演化成

Note

终生或在其生命的某段时间，需要生活在另一种生物的体表或体内，形成共生关系。其中，寄生是在共同生活中一方获利，而另一方受损的关系。获利者称为寄生虫，受损者称为宿主。寄生虫从宿主获得所需的食物和寄居场所，并依据其侵入的数量、毒力、寄生场所、移行途径以及宿主的健康和营养状态，造成宿主不同程度的损害。

寄生虫的特点

（三）病原生物学的概念和特征

病原生物学是一门以致病性生物为主要研究对象，阐述病原生物的生物学特性、病原生物与宿主间的相互作用、致病机制和宿主的免疫机制，以及病原生物感染的诊断技术和防治措施的医学基础学科。致病性生物又称为病原生物，其种类繁多，主要包括病毒、细菌、真菌和寄生虫等几大类。根据研究对象，病原生物学可包括细菌学、病毒学和寄生虫学等。①细菌学：主要叙述细菌的形态、结构、生长繁殖、变异、致病性等生物学特性，以及理化、生物因素对细菌的影响，并阐述医学上重要的各种病原菌的生物学特性、致病性与免疫性、微生物检查法和特异性防治。②病毒学：主要叙述病毒的基本性质、复制周期、变异和进化、感染与致病机制、检测和防治原则，并阐述医学上重要病毒的生物学特性、致病性与免疫性、微生物检查法和特异性防治等。③寄生虫学：主要叙述寄生虫的生物学特性、生态学、致病机制、与人体及外界因素的相互关系、实验诊断和防治等。另外，病原生物学还包括与医学有关的衣原体、立克次体、支原体、螺旋体、放线菌和真菌的生物学特性、致病性与免疫性、微生物学检查法和防治原则等。

病原生物学的概念

与医学其他学科相比，病原生物学具有鲜明的特征。一方面，病原生物具有独特的基因，编码与致病性相关的蛋白质，对宿主细胞代谢等造成病理性影响。病原生物需要特殊的培养体系和实验体系；某些病原生物具有特定的生物安全要求，必须在高等级生物安全实验室中进行操作。另一方面，病原生物学又具有突出的学科交叉及技术综合的特点，与免疫学、生物化学、分子生物学、细胞生物学、生物信息学、结构生物学等学科，以及基因组学、转录组学、蛋白质组学、蛋白翻译后修饰组学和代谢组学等技术相互渗透、密切交融。

病原生物学的特征

（四）免疫和医学免疫学的概念及特点

免疫（immunity）一词来自罗马时代的拉丁文 immunitas，原意为免除赋税或免除徭役，后引申为对疾病尤其是传染性疾病的防御能力。随着对免疫系统功能认识的逐步完善，免疫的内涵不断丰富，可理解为由免疫系统介导的针对内外环境变化而发生的一系列应答和生物学效应的总称。人体免疫系统能够识别"自己"（self）与"非己"（non-self）的物质，对自身物质产生耐受，通过免疫应答（immune response）排斥"非己"物质，以维持自身稳定。具体来说，人体免疫系统的生理功能包括免疫防御、免疫自稳和免疫监视三大方面。

免疫的概念

免疫防御是人体免疫系统最基本的功能，人体时刻暴露在含有病原体的环境中，免疫系统通过免疫屏障和产生免疫应答等多种形式，阻止外界病原体等异物入侵人体，能够将已经进入人体的病原体杀死并从体内清除。免疫自稳能力对于保持机体内环境稳定十分重要，可及时清除衰老、损伤和死亡的细胞，保障人体细胞进行正常的新陈代谢。免疫监视是指免疫系统对能够突变或恶变的细胞进行识别，将恶性细胞杀死并从体内清除，保护人体不患恶性肿瘤。免疫系统除了具备这三大生理功能以外，还通过产生各种细胞因子或通过免疫细胞本身的作用，参与人体整体生理活动及功能的调节。其中，免疫系统与神经及内分泌系统的关系最为密切和错综复杂，形成了神经 - 内分泌 - 免疫网络调节系统。

根据免疫系统识别信号的方式和产生应答的机制不同，可将免疫应答分为固有免疫应答（innate immune response）和适应性免疫应答（adaptive immune response）两种类型。固有免疫是机体与生俱来的防御能力，是抵御病原体入侵的第一道防线，在感染早期数分钟到数天内迅速发挥作用。固有免疫主要包括皮肤和黏膜屏障、补体系统和固有免疫细胞，包括单核 / 巨噬细胞、树突状细胞、粒细胞、NK 细胞和 NKT 细胞等，通过模式识别受

> 免疫系统

体（pattern recognition receptor，PRR）识别病原生物的保守成分，触发细胞产生效应功能和炎症反应。当病原体突破固有免疫的防御，适应性免疫应答将被激活，在感染后数天到数周内发挥作用。能够激活和诱导适应性免疫应答的物质称为抗原（antigen）。在适应性免疫应答过程中，体内 T 和 B 淋巴细胞接受抗原刺激后，活化、增殖、分化为效应细胞，产生抗体（体液免疫应答）或发挥细胞免疫功能。与固有免疫细胞不同，适应性免疫细胞表达抗原识别受体——T 细胞受体（T cell receptor，TCR）和 B 细胞受体（B cell receptor，BCR），通过 TCR 和 BCR 对特定抗原进行精准识别，使得适应性免疫具有特异性。T 和 B 淋巴细胞介导的适应性免疫应答还能产生免疫记忆，使得机体再次接触同一种抗原时能产生更为迅速和高效的应答。固有免疫和适应性免疫是有序发生并紧密协调的。固有免疫启动适应性免疫，而适应性免疫的效应细胞和分子可调节固有免疫应答，两者共同决定了机体免疫应答过程的最终转归。

医学免疫学是研究人体免疫系统的组成、结构和功能，免疫应答的发生机制、规律及其效应和调节机制，以及有关疾病的发生机制、诊断与防治的一门学科。免疫学是在人类与传染病斗争的过程中逐渐形成和发展起来的，从微生物学的一个分支最终独立形成了一个新的学科。免疫学在漫长的发展过程中取得了一系列基本理论和临床实践的重要突破，是现代医学的前沿和支柱学科之一，与多学科具有广泛的交叉和渗透，在推动现代医学进步、革新疾病防控手段、促进生物技术产业中发挥着举足轻重的作用。

> 医学免疫学的概念

二、病原生物和免疫学科的发展历程

病原生物学和免疫学是人类在探索传染性疾病的病因、致病规律及研究防治对策中逐步发展而建立起来的，为生命科学和医学的进步及人类健康做出了重要贡献。

根据时间先后及认识阶段，发展历程大致分为经验、实验科学和现代分子科学三个时期。

> 发展史主要阶段及主要进展

（一）经验时期（17 世纪中叶前）

人类对病原生物的认识可以追溯到 11 世纪我国北宋刘真人提出肺痨病由小虫引起，16 世纪意大利人 Fracastro 提出传染生物学说。我国寄生虫最早的记录是秦汉间写成的《黄帝内经》，古代寄生虫的各种名称曾散见于各种医籍中，诸如伏

虫、蛕虫或称蛔虫、寸白虫、肉虫、肺虫、胃虫、弱虫、赤虫、蛲虫、应声虫、尸虫及瘑虫。关于寄生虫病的发病、症状及治疗，我国古代也有不少的记载，如司马迁所著《史记》（公元前90年）的仓公列传一篇中有"病蟯得之于寒湿，寒湿气宛笃不化为虫"。宋代绍兴十六年（1146年）窦材所著的《扁鹊心书》中有"三虫者蛔虫、蛲虫、寸白虫也。幼时多吃生冷、硬物及腥厌之物，久之生虫。若多食牛肉则生寸白"。明代药物学家李时珍在《本草纲目》中曾提到"蚊产子于水中为孑孓虫，仍变蚊也"。

免疫学是在人类与传染病斗争的过程中逐渐形成和发展的。早在公元342年，我国东晋时代的道士葛洪就在《肘后备急方》中记载了原始狂犬病疫苗的应用。在我国古代，人们进行了大量的疫苗接种的实践工作。为了应对天花这种烈性传染病的威胁，宋代人发明和应用人痘疫苗来预防天花，还创造性地发明了袍衣法、划痕法和吹鼻法等多种不同的接种方法。人痘疫苗本质上是一种减毒活疫苗，它来自轻症天花患者的皮肤痂皮，可以使人发生轻症天花，通过人痘疫苗的接种，能够大大降低天花的病死人数。由于人痘疫苗的效果良好，人痘疫苗很快传到了日本、朝鲜、东南亚以及中东各国，最后通过土耳其传到了英国。但是，人痘疫苗引起的依然是一种轻症天花，可以导致疫苗相关的天花感染，甚至可以导致疫苗相关的暴发性天花流行，这大大限制了人痘疫苗的应用。

（二）实验科学时期（17世纪中叶—20世纪中叶）

这一时期开始于1676年列文虎克用自制显微镜探索"微观"世界，可以分为初创期、奠基期和发展期。

1. 初创期　主要属形态学发展阶段（17世纪中叶—18世纪中叶）。1676年，荷兰人列文·虎克（Antonie van Leeuwenhoek，1632—1723，微生物学的先驱）利用自己制造的简单显微镜观察并描述了细菌、酵母菌形态，找到了微生物存在的直接证据。

2. 奠基期　主要为生理学发展阶段（18世纪中叶—19世纪末）。此期的特点为建立了一系列独特的方法和技术；开创了寻找病原微生物的黄金时期；把微生物研究从形态描述推进到了生理学研究。典型代表人物有法国的路易斯·巴斯德（Louis Pasteur，1822—1895）和德国的罗伯特·科赫（Robert Koch，1843—1910）。

> 微生物发现第一人：列文·虎克

路易斯·巴斯德是法国微生物学家和化学家，微生物学的奠基人。他主要从事发酵及酒类变质问题研究，发现有机物质的发酵和腐败是由微生物引起，而酒类变质是因污染杂菌所致，证实了其中微生物的作用，提出了加热灭菌且可保存所需营养的方法——巴氏消毒法。19世纪后期，巴斯德转向研究疾病的控制和预防，1879年，偶然发现鸡接种久置的鸡霍乱菌不复致病，且可诱发抵抗力，便开始寻找制备减毒菌株的方法，1881年研制成功炭疽菌苗，1885年制成狂犬病疫苗。减毒疫苗的发明，为实验免疫学奠定了基础。巴斯德的主要

> 微生物学奠基人：路易斯·巴斯德

成就包括：通过曲颈瓶（swan neck bottle）实验否定了微生物自然发生说，建立了胚种说/种子说；建立发酵的微生物原说：证实发酵由微生物引起；建立传染病的微生物原说：提出传染病由微生物引起，因微生物传播而传染；制备简单疫苗（加热病原菌制成减毒的灭活疫苗）用于预防鸡霍乱、牛炭疽、人狂犬病；发明巴氏消毒法（低温消毒法，65℃ 30 min）杀灭绝大多数病原微生物而不改变食品的风味。在其微生物学研究的启发下，英国外科医生李斯特（Joseph Lister，1827—1912）在1865年发明用苯酚喷洒手术室和煮沸手术用具以防止术后感染的外科消毒法，为防腐、消毒和无菌操作奠定了基础。

微生物学的另一位奠基人为罗伯特·科赫，德国细菌学家，世界病原细菌学的奠基人和开拓者。1876 年，科赫证明炭疽芽孢杆菌是炭疽病的病因，揭示了该菌从杆菌→芽孢→杆菌的生活史，芽孢可放置较长时间而仍然存活。科赫提出每种传染病均是由特定的病原菌所致，纠正了当时认为所有细菌都是一个物种的观点。1881 年，他创立了固体培养基划线分离纯种法。利用该方法，相继发现了许多重要的病原菌。此后，他转向结核病的病原学研究，通过改进染色方法，发现了当时未能获得的纯种结核分枝杆菌。为了大量培养出纯种的结核分枝杆菌，他改进了培养基，并将培养出的纯结核分枝杆菌制成悬液，注射入豚鼠腹腔进行感染实验，阐明了结核病的传染途径。1884 年，他根据对炭疽芽孢杆菌的研究，提出了著名的科赫法则（Koch's postulates）：该病原物是从患者身上分离，经人工培养得到纯培养物（纯种微生物菌落），用纯培养物人工接种易感动物，能出现与患者相似的症状，从上述人工感染的动物中又能分离得到同种病原，如此方可确证某种疾病是由某种病原微生物感染所致。科赫法则的提出为后续病原微生物的鉴定奠定了基础，致病性病原菌陆续被发现。同时他还发现了阿米巴痢疾和两种结膜炎的病原体。1905 年，科赫因对结核病的研究荣获了诺贝尔生理学或医学奖。科赫的主要贡献包括：发明固体培养基并用其纯化微生物、划线法分离获得单菌落等一系列研究方法的创立；证实炭疽的病因——炭疽芽孢杆菌；发现结核的病原菌——结核分枝杆菌；提出证明病原微生物的金科玉律——科赫法则。

> 微生物学奠基人和开拓者：
> 罗伯特·科赫

可以说巴斯德和科赫的研究进一步肯定了微生物在自然界的客观存在，建立了微生物学的培养技术和研究方法，确认了微生物与人类疾病的关系，微生物学从此建立。

3. 发展期　主要为代谢和转化应用阶段（19 世纪末—20 世纪中期）。在此时期进入了生理代谢、机体水平研究和转化应用阶段，重大成果包括免疫学的兴起、化学治疗制剂和抗生素的发明和应用及病毒学的建立。

18 世纪末，英国内科医生爱德华·琴纳（Edward Jenner，1749—1823）在长期观察和流行病学调查与研究的基础上，发现挤牛奶的女工会通过感染牛痘而获得对天花的保护性免疫，并因此发明了牛痘疫苗，奠定了免疫学的基本理论，为疫苗及预防医学的建立打下了坚实的基础。随后，巴斯德研制出狂犬病疫苗（灭活疫苗）、炭疽疫苗（减毒活疫苗）。1906 年，卡默德（Leon Calmette）和介兰（Camile Guérin）尝试减毒活疫苗，经 13 年 230 多代的传代，将毒性强的牛型结核分枝杆菌制成了减毒活疫苗——卡介苗（Bacillus Calmette-Guérin，BCG）。

> 实验科学时期的重大成果

> 免疫学的兴起

在实验免疫学时期，逐步形成了对细胞免疫和体液免疫的认识。19 世纪后叶，俄国学者梅契尼科夫发现吞噬细胞可吞噬异物，于 1883 年提出了吞噬细胞理论，为细胞免疫奠定了基础。1891 年，德国科学家贝林（Emil Von Behring）和同事 Kitssato Shibasaburo 将白喉毒素给动物免疫，发现动物血清中产生能够中和毒素的物质，称为抗毒素，用含白喉抗毒素的动物免疫血清成功治愈了一名白喉患儿，开创了被动免疫治疗的先河，也兴起了体液免疫研究。1901 年，贝林成为第一个诺贝尔生理学或医学奖获得者，促使科学家从血清中寻找杀菌和抗毒的物质，后来将血清中多种针对不同物质的特异性反应物质称为抗体，能诱导抗体产生的物质称为抗原。

化学治疗制剂和抗生素的发明起始于埃尔利希（Paul Ehrlich），他在 1909 年合成治疗梅毒的砷凡纳明（编号 606），发现能杀死梅毒螺旋体而不伤及人体，开创了感染性疾病的化学治疗时代。1935 年，多马克（Domagk）发现磺胺药物百浪多息（prontosil）可以治疗致病性球菌感染，1939 获诺贝尔生理学或医学奖。1929 年，弗莱明（Fleming）发现青霉菌产生的青霉素能抑制葡萄球菌生长；1940 年，弗洛里（Flory）等将青霉菌的培养液提炼获得可供临床使用的青霉素；1945 年，弗莱明与弗洛里和钱恩三人共同获得诺贝尔生理学或医学奖。1944 年，瓦克斯曼发现链霉素可治愈结核，1952 年获诺贝尔生理学或医学奖。一系列化学治疗制剂和抗生素的相继发明和应用，使许多由细菌引起的感染性和传染性疾病得到控制和治愈，为人类健康做出了巨大贡献。

> 化学治疗制剂和抗生素的发明

对病毒的认识始于俄国科学家伊万诺夫斯基，1892 年，他在研究烟草花叶病时发现，感受花叶病的叶汁即使经过 Chamberland 烛形滤器的过滤也仍具有传染的性质，提示存在一种比以前所知的任何一种生物都小的病原，但他没有突破巴斯德的细菌致病说，仍认为该病是由产生毒素的细菌引起。1898 年，荷兰科学家贝杰林克（Beijerinck）在重复伊万诺夫斯基实验结果的基础上，发现侵染性物质在凝胶中以适当的速度扩散，而细菌仍滞留于琼脂的表面。他因此认为这种侵染性物要比通常的细菌小，用"病毒"（virus）命名这种微小病原体，病毒学由此诞生。几乎与此同时，德国细菌学家莱夫勒和弗罗施证明动物的口蹄疫是由病毒引

> 病毒学建立

起的，这是当时所知的第一种由病毒引起的动物病例。他们还提出其他一些感染性疾病如天花、麻疹、猩红热、牛痘、牛瘟等产生的原因为微小的病毒。1901 年，细菌学家里德领导的美国黄热病委员会勇敢地闯入黄热病高发区——古巴研究黄热病的病因，证实了黄热病的传染因子是病毒，该病与疟疾一样由昆虫传播，从而使人类第一次认识了虫媒病毒。1915 年，细菌学家托特报道了他对某些葡萄球菌培养的观察，发现了一类既不侵染植物、也不侵染动物，而只侵染细菌的新病毒。2 年后，细菌学家代列耳也发现了专门侵染细菌的新病毒，并将其命名为"噬菌体"。到 20 世纪 30 年代中期，已有很多动、植物病害被证实是由病毒引起。1935 年，美国生化学家斯坦利（Stainly）第一次获得了烟草花叶病毒（TMV）的结晶，并证实其主要成分是蛋白质和核酸。1939 年，德国科学家考施（Kausche）第一次在电子显微镜下观察到烟草花叶病毒的形状和结构。自此，病毒学取得了长足进展，并在生物医学和分子生物学研究中占据了独特的地位。

（三）现代分子科学时期（20 世纪中期至今）

1953 年，沃森（James D. Watson）和克里克（Francis H. C. Crick）根据 X 射线衍射数据，提出了 DNA 的双螺旋结构模型，标志着分子生物学的诞生。

分子生物学技术的发展，与细胞生物学、分子生物学的交叉融合，使微生物学和免疫学发展进入史上的第三个黄金时期。该时期显著的特点是微生物成为生物学研究中的最主要对象之一，微生物学引起的感染与免疫成为十分热门的前沿基础学科。大量的免疫分子的基因被克隆，发现了一大批免疫受体及其信号转导和功能，对免疫应答的研究深入到基因水平和分子水平。免疫学在疫苗与抗原、抗体、细胞因子、免疫细胞及免疫应答调控机制等方面的研究取得了巨大的进展，大大推动了现代生物医学的发展，为战胜传染病和恶性肿瘤等重大疾病、延长人类寿命、提高人类的生活质量和健康做出了重大贡献。现代免疫学的概念及其研究的内容已经远远超越了狭义"免疫"防御的范畴，以分子、细胞、器官及整体调节为基础，特别是在后基因组时代，结合现代生物技术和研究发展起来的现代免疫学，关注和研究生命现象中的生、老、病、死等基本问题，推动着医学和生命科学的飞速发展。

1. 微生物和寄生虫基因组学与后基因组学研究飞速发展　由于微生物相对于其他生物体而

言结构简单、基因组较小，因此研究周期短、进展迅速。目前，病毒基因组研究已全面进入功能基因组的研究阶段；细菌基因组研究全面展开，在大量测序工作进行的同时，功能基因组的研究也已在进行之中；部分真菌和小型原虫的基因组研究也逐渐展开。我国科学家在微生物基因组研究中做出了重要贡献，2003 年在国际上首先独立完成了三个重要的人类病原微生物——钩端螺旋体（*Leptospira*）、表皮葡萄球菌（*Staphylococcus epidermidis*）和福氏志贺菌（*Shigella flexneri*）的全基因组测序，为深入研究它们的致病机制和筛选更有效的抗感染药物的靶标设计奠定了基础。2009 年，由国家人类基因组南方研究中心陈竺院士、王升跃研究员和韩泽广等主导的协作团队经过 5 年多的努力，完成了日本血吸虫基因组测序和基因功能分析工作。这是国际生物医学界首次对一个多细胞人体寄生虫进行全基因组测序和功能解析，有力地促进了血吸虫病及其他寄生虫病的相关研究。

微生物和寄生虫全基因组序列的获得并不是研究的结束，而是工作的开始。应用生物信息学、比较基因组学理论和技术，对基因组序列进行高通量数据的对比、分析；同时结合实验科学研究手段，开展功能基因组学、细胞生物学等研究，以发现未知新基因或已知基因的新功能，以及各基因功能间的相互作用，从而了解微生物和寄生虫的生物学、生理学特征及与细胞和机体的相互作用，是当前最有挑战性的领域。基于微生物和寄生虫基因组学、后基因组学的研究成果，可为新的病原体的鉴定、诊断试剂、疫苗、抗生素和新药研发奠定基础。

2. 基因组时代的新科赫法则的确立与新病原微生物的发现　20 世纪 70 年代以后，科学家们遵循罗伯特·科赫提出的科赫法则，经过不懈的努力，发现了一些重要的病原体，如埃博拉病毒、人免疫缺陷病毒、大肠埃希菌 O157 ：H7、嗜肺军团菌、朊粒。但也发现有些病原体不能培养，或尚无易感、有效的动物模型，经典的科赫法则不适用。

进入基因组时代以后，人们纷纷应用以核酸序列测定为基础的分子生物学结合血清学技术发现和鉴定各种新发病原微生物，主要新技术有表达 cDNA 文库、代表性差异分析（representational difference analysis，RDA）、序列非依赖的单引物扩

新病原微生物的发现

增（sequence independent single primer amplification，SISPA）、随机 PCR（randome PCR）结合深度测序技术等。代表性成果包括通过建立表达 cDNA 文库、应用抗血清筛选阳性克隆发现丙型肝炎病毒（HCV）、应用代表性差异分析的方法发现卡波西肉瘤相关疱疹病毒（KSHV），以及利用结合兼并引物的 PCR 技术发现庚型肝炎病毒（HGV）和新型汉坦病毒等。为此，美国斯坦福大学戴维·雷尔曼（David Relman）等提出基因组时代的发现和确定病原的新科赫法则：①属于假定病原体的核酸序列应该出现在特定传染病的大多数病例中。在已知的患病器官或明显的解剖学部位，应能发现该微生物的核酸，而在与相应疾病无关的器官中则不会发现。②随着疾病的缓解，与病原体相关的核酸序列的拷贝数应减少或检测不到。如果临床上有复发，则应该发生相反的情况。③从现有序列推断出的微生物特性应符合该生物类群的已知生物学特性。④应在细胞水平探求患病组织与微生物的关系：用原位杂交来显示发生了病理变化的特定区域，以证明微生物的存在，或显示微生物应该存在的区域，这些以序列分析为基础获得的上述证据应当是可重复获得的。现代分子生物学技术为病原的发现与确立提供了一个无与伦比的机会，但是必须认识到，单独应用分子生物学技术无法确定一种病原与病因的关系，应该结合传统的血清和分离及培养等技术，才能使其在病原学研究中发挥越来越大的作用。

近年来，我国科学家在新发病原的发现方面做出了重要贡献：2011 年在国际上首次发现新型布尼亚病毒，2013 年首次鉴定出 H7N9 人感染禽流感病毒，2020 年仅用十天左右完成新冠病毒分离、基因测序和对外信息公布，表明我国病原学及新发传染病的研究达到了更高的水平。

3. 感染免疫学和新型疫苗的研究持续深入进展　自 20 世纪 50 年代开始，免疫学研究不断

取得突破性进展。1957 年，澳大利亚免疫学家 MacFarlane Burnet 提出的克隆选择学说（clonal selection theory）是免疫学发展史中最为重要的理论，认为全身的免疫细胞是由众多识别不同抗原的细胞克隆所组成，同一克隆细胞表达相同的特异性抗原受体，抗原入侵后机体从免疫细胞库中选择出相应的克隆并使其增殖活化。在此基础上，Burnet 与 Medawar 发现了获得性免疫耐受现象，被授予 1960 年诺贝尔生理学或医学奖，使免疫的概念突破了抗感染的范围，开启免疫是识别"自己"与"非己"的全新认识。

感染免疫学和新型疫苗研究

自 20 世纪下半叶开始，一些重要的免疫细胞陆续被发现。1957 年，Bruce Glick 在鸡腔上囊 Bursa 发现了 B 淋巴细胞；1961 年，Jacques Miller 在小鼠胸腺中发现了 T 淋巴细胞。20 世纪 70 年代，在肿瘤免疫研究中发现了自然杀伤细胞（NK 细胞）。1973 年，Ralph Steinman 发现了树突状细胞。

20 世纪 20—70 年代，陆续发现了 MHC 基因、HLA 系统、MHC 限制性，阐明了抗体分子结构；1975 年，Georges Köhler 和 César Milstein 首次利用 B 淋巴细胞杂交瘤技术制备出单克隆抗体；1978 年，Susumu Tonegawa 发现了抗体多样性和特异性的遗传学基础。

20 世纪 80 年代后，随着新技术和动物模型的应用，感染与免疫成为生命科学的研究重点和热点。1984 年，Mark Davis 和 Chien Saito 等成功克隆了 T 细胞受体（TCR）的基因；1989 年，Charles Janeway 提出了天然免疫的模式识别理论，1994 年，Polly Matzinger 以模式识别理论为基础进一步提出了"危险模式"理论。天然免疫方面的突破性进展来自布鲁斯·贝特勒（Bruce A.Beutler）、朱尔斯·霍夫曼（Jules A. Hoffmann）和拉尔夫·斯坦曼（Ralph M.Steinman）三位科学家，他们因对 TLR4 和树突状细胞研究的重要贡献，2011 年获诺贝尔生理学或医学奖。随着天然免疫研究领域 TLRs、RLRs、NLRs 等多条信号通路被发现，人类对病原体分子模式 PAMP 的识别、炎症细胞因子产生及加工释放，干扰素诱生及功能发挥等诸多环节的调控机制的认识也越来越深入。在适应性免疫应答方面，近年来发现了以 PD1 等为代表的与 T 细胞功能耗竭相关的免疫细胞抑制性受体。对 T 细胞分化亚群的认识也更加丰富和深入，辅助 T 细胞的群体中除了经典的 Th1、Th2 亚群，还鉴定了发挥调节性功能的 Treg 亚群、与中性粒细胞炎症相关的 Th17 亚群、辅助 B 细胞产生抗体的滤泡辅助 T 细胞（Tfh）亚群等。这些新的免疫学基础认识被广泛用于病原微生物感染免疫或致病机制研究，以及免疫治疗措施的研发。

在微生物基因组学以及感染免疫学的推动下，微生物疫苗研制也不断取得突破，不断有细菌毒素基因工程疫苗、病毒基因工程疫苗、mRNA 疫苗等新型疫苗开始进行临床试验并推广应用，包括我国科学家研制的基于病毒样颗粒的戊型肝炎病毒疫苗。而且除了传统的预防性疫苗，治疗性疫苗也成为开发的重点。

通过疫苗接种，病原微生物引起传染病的发病率明显下降，如在我国随着免疫规划的扩大，疫苗种类从 1975 年开始的 5 种到 2002 年的 6 种，再到 2007 年的 17 种，多种传染病得到有效控制。以乙肝为例，我国 5 岁以下儿童的 HBsAg 携带率已经降至 < 1%，提前达到 WHO 西太地区的要求，为保证人民健康做出了巨大的贡献。

4. 治疗药物和方法取得突破性进展　随着对病原致病机制的深入研究，近年来在治疗微生物感染的新型抗生素、抗病毒药物研发方面也取得突破性进展。如 2014 年美国 FDA 批准了针对丙型肝炎病毒（hepatitis C virus，HCV）的新药，分别是吉利德的索非布韦（sofosbuvir）和雷迪帕韦（ledipasvi），以及艾伯维的奥比帕利（ombitasvir）、帕利瑞韦（paritaprevir）、利托那韦（ritonavir）和达塞布韦（dasabuvir）等，可在不需要联合注射药物干扰素或利巴韦林的情况下实现治愈丙型肝炎的目标。2020 年 10 月 5 日，2020 年诺贝尔生理学或医学奖颁给了哈维·詹姆斯·阿尔特（Harvey J. Alter）、迈克尔·霍顿（Michael Houghton）和查尔斯·赖斯（Charles M.

Rice）三位科学家，以表彰他们在发现 HCV 方面所做的贡献，这场从发现到治愈的接力跑极大地鼓舞了人类战胜病毒及其引发疾病的信心。

> 新型治疗药物与丙型肝炎治愈

近年来，随着人源化基因工程技术的进展，抗体作为抗微生物药物重新引起了重视，人源化单克隆抗体 Zmapp 在治愈埃博拉病毒感染中的成功应用将进一步推动传染病治疗新抗体的研究和开发。免疫治疗已成为与传统的手术、化学疗法、放射疗法并列的重要治疗方法，靶向免疫抑制性受体（免疫检查点）CTLA-4 和 PD-1/PD-L1 的单克隆抗体在临床肿瘤免疫治疗中取得突破性进展，获得了 2018 年诺贝尔生理学或医学奖。

三、病原生物、免疫与人类健康的关系

1. 微生物与人类健康　需指出的是，自然界中绝大多数微生物对人和动植物的生存是有益的，甚至是必需的。在正常情况下，定居在人类和动物口、鼻、消化道等的微生物是无害的，有的还能拮抗病原微生物的入侵，统称为正常菌群。如定居在肠道黏膜表面的大量共生菌通过与病原体竞争空间和营养，阻止病原体在肠道定居；同时还可产生抗菌物质抑制相关病原微生物生长，参与构成机体的生物学屏障。此外，定植于肠道中的大肠埃希菌等还能通过向宿主提供必需的维生素如维生素 B_1、B_{12} 和 K 等以保持机体处于正常状态。

根据微生物的"四大共同特点"加上易培养、易操作的特点，人类找到了将其为我所用、转化成生产力的方法。在工业方面，微生物被应用于自然发酵与食品、饮料的酿造，酒罐头保藏，厌氧纯种发酵技术，抗生素、有机酸和酶制剂等发酵工业。在当代农业生产方面，微生物的应用也十分广泛，包括以菌治害虫、以菌治植病、以菌治草的生物防治技术，以菌增肥效和以菌促生长（如赤霉菌产生赤霉素等）的微生物增产技术，以菌作饲（饵）料、以菌当药物（药用真菌）和以菌当蔬菜（各种食用菌）的单细胞蛋白和食用菌生产技术；以及以菌产沼气等生物能源技术等。以微生物技术为基础的生物工程学又名生物技术（biotechnology，包括五大工程，即遗传工程、细胞工程、微生物工程、酶工程和生物反应器工程）的兴起极大地推动了传统生物产业的升级换代，促进了社会和经济的发展，同时在生命科学研究和医疗卫生行业得到了大量的应用，如分子生物学实验中常用的限制性内切酶、DNA 聚合酶、逆转录酶和 DNA 连接酶等也多来源于细菌，利用微生物作为各种不同生物有关目的基因的受体可生产各种生化药物和试剂，如疫苗（病毒衣壳蛋白、细胞组分疫苗等）、抗体、干扰素、胰岛素、激素以及其他各种多肽类药物等。此外，微生物还作为环境污染和监测的重要指示生物，在环保等领域发挥着不可替代的作用。

2. 病原微生物感染与人类疾病　必须看到有些微生物虽在正常情况下不致病，但在特定的情况下可引发疾病，如临床大量应用抗生素使菌群失调，或机体固有免疫缺陷可致非致病菌过度生长或发生移位（translocation）等，这类微生物称为机会致病性微生物。

> 病原微生物与新发传染病

极少数微生物具有致病性，可引起人类及动物、植物的病害，这些微生物则称为病原微生物（pathogenic microorganism）。

进入 21 世纪，由病原微生物引起的不明原因或新发感染、持续性感染、耐药病原微生物感染等仍然是我国以及全球卫生领域中的重点和难点问题，受到世界各国的高度重视。而新发传染病对人类的威胁和挑战尤其严峻，由于人类对新发传染病的病原缺乏认识，还没有掌握其防治方法，又无天然免疫力，一旦出现，对人身体健康造成严重危害，同时给社会经济带来极大损失。

Note

如自 1981 年以来发现的艾滋病曾被列为"世纪瘟疫"，全球累计已有超 7500 万人感染了 HIV；埃博拉病毒引起的出血热在非洲以其极强的传染性、极高的死亡率而被称为"死亡天使"；在英国出现的疯牛病导致约 20 万头牛受到感染，特别是与疯牛病相关的高死亡率的人类新型克 - 雅病的出现，触发了全球性危机，引起了国际社会的震撼；禽流感曾在一些国家和地区发生较大规模的暴发或流行，造成了严重的危害。自 2019 年 12 月以来，由 SARS-CoV-2 冠状病毒引起的病毒性感染波及全球，到 2023 年底，全球已有超过 7.6 亿例病例和 690 万例死亡，但实际数字被认为更高，给社会经济发展、人民健康和生活造成了巨大的影响。

以病毒性肝炎、艾滋病、肺结核等为代表的重大慢性传染病在我国每年传染病的发病数和死亡数统计中都占据极其显著的位置，其中乙型肝炎的发病率与艾滋病的死亡率一直位居我国传统甲乙类传染病的发病率与死亡率的首位，而目前对这些病原微生物感染还缺乏有效的预防性措施；临床治疗中，现有药物大多无法清除病原微生物，使患者被迫长期用药甚至终生用药，不仅加重了社会和患者的医疗负担，而且不可避免地带来副作用和耐药性问题。

> 病原微生物与慢性传染病

近年来，病毒和细菌或多种病毒共感染或合并感染引起了重视，不少人关注流感病毒与新冠病毒会不会再发生共感染？两种病毒共感染会不会引起疾病的加重？有研究团队发现，流感病毒能显著促进新冠病毒感染，两种病毒共感染在小鼠体内引发更严重的疾病。他们认为两种病毒共感染形同"火上浇油"，使得新冠病毒的感染性增强，进而导致更为严重的疾病。有研究团队对流感病毒合并细菌感染进行了分析研究，认为 1918 年的流感大流行导致全世界超过 5000 万人死亡，大多数死亡是由于甲型流感病毒诱发了细菌共感染，而不是病毒的直接影响。同样，在 2009 年流感大流行期间，细菌共感染情况与流感病毒导致的死亡率呈正相关，重症监护室近 30% 的重症流感患者因合并感染肺炎链球菌、金黄色葡萄球菌和流感嗜血杆菌等而导致病情加重。抗生素的使用可以限制细菌共感染，从而减少流感相关的死亡。然而，随着细菌耐药性的增加，流感病毒与细菌共感染将不可避免地成为导致重症肺炎的重要原因之一。病毒感染后继发细菌共感染或多种病毒共感染是一个非常复杂的过程，是病毒、细菌和宿主相互作用的结果，深入研究其潜在机制对于了解病原生物与宿主关系、研制新的防控策略具有重要意义。

> 病原微生物共感染

人体微生态是人体内的微生物群，是存在于人体组织和体液中的共生和病原微生物的总和，也是近年来发现的"新器官"。近年的大量研究结果表明微生态在维持人体健康过程中扮演着重要角色，一方面，它是宿主消化吸收、免疫反应、物质能量代谢的重要维持者，直接或间接地调控消化系统、免疫系统、神经系统和大脑等器官功能；另一方面，人体微生态失衡与多种疾病的发病机制密切相关，同时也是药物代谢、微生物耐药的"中间站"；并且随着年龄增长，微生态不断变化，与人的衰老、寿命息息相关。人体微生态"器官"的确立，翻开了生命起源、进化、发育等科学问题研究的新篇章，颠覆了医学上关于感染、肝病、肿瘤、代谢等重大疾病的传统认识，催生了药物研发新靶点、新途径的应用，推动了大数据分析、信息产业的发展，值得高度重视和深入研究。

> 微生物与人体微生态

3. 寄生虫与人类健康或疾病　寄生虫与人类健康之间的关系是在长期的相互适应过程中逐渐演化而形成的，涉及寄生虫对宿主的损害与宿主免疫系统对寄生虫的杀伤。寄生虫与宿主之间的关系会推动两者间的演化过程，宿主对寄生的反应是寄生虫演化的压力，这就是共同进化关系的一种形式。随着宿主的防御能力的出现和加强，寄生虫则产生相应的抵抗能力或进行适应性改变，例如，部分疟原虫可寄生于人体的肝细胞内和红细胞内，与宿主的保护性抗体共存而逃避宿主的免疫效应，或者同一疟原虫虫种内存在许多抗原性有差异的虫株，可以通过表面抗原的变异，产生与前身抗原决定簇不一致的变异体，逃避机体已产生抗体的特异性杀伤作用等；非洲锥虫的表面的变异表面抗原受虫体的基因控制，间隔一定时间就发生变异，使虫体可逃避宿主的免疫作用。平衡的寄生与被寄生关系使寄生虫能大量繁殖但不增加宿主的营养负担，并将对宿主的损害降到最低；而成功的宿主应答则是宿主完全清除体内的寄生虫，或虽不能清除所有的寄生虫，但最大程度上避免寄生虫的损害。一旦寄生虫在寄生过程中对宿主损害太大，致使宿主在短时期内死亡，也不利于寄生虫的繁殖和传播。研究发现，病原体是影响人类基因变异频率最大的因素，而寄生虫在人类基因变异中的作用尤为重要。细菌和病毒的进化速度较快，很快就适应了人类的免疫应答，无法对人类基因变异产生长时间的自然选择压力；而寄生虫由于进化速度较慢，使得人类有足够时间产生适应性的基因变异。全球常见的共感染（coinfection）是艾滋病合并结核感染。感染了寄生虫尤其是机会性致病性原虫，可同时感染病毒、细菌、真菌或者其他寄生虫，或者在儿科的"秋季腹泻"中，隐孢子虫与轮状病毒经常呈共感染的状态，这样的情况往往使疾病症状加重，若不及时治疗，预后极差。

4. 免疫系统与人类健康　免疫系统的正常生理功能是维持机体健康状态的必要前提，免疫防御、免疫自稳、免疫监视的失调与失衡可导致持续感染、免疫缺陷、自身免疫病、过敏性疾病、恶性肿瘤等一系列疾病的发生发展。免疫学研究不仅对于揭示疾病的机制具有重要的意义，而且对于研制疾病防控策略发挥着不可替代的作用。免疫学理论和技术应用于医学实践，为疾病的诊断、治疗、预防提供了新的方法和手段，疫苗接种预防和消灭传染病是免疫学最伟大的贡献。通过接种牛痘疫苗，人类消灭了天花这一烈性传染病，通过计划免疫，我国在控制多种传染病尤其是儿童多发传染病方面取得了卓越的成就。

> 免疫系统与人类健康

免疫疗法是攻克重大疾病的希望，已成为临床治疗疾病的重要手段之一。免疫抑制剂的成功应用极大提高了器官移植的成功率和患者生存期。单克隆抗体在治疗肿瘤、移植排斥反应、自身免疫病方面取得重大进展。重组细胞因子药物对贫血、白细胞和血小板减少症等取得了显著的疗效。肿瘤免疫治疗已成为最有前景的肿瘤治疗方法，除了靶向肿瘤的单克隆抗体，针对免疫检查点的单克隆抗体用于临床治疗肿瘤取得突破性进展，以及 CAR-T 细胞、NK 细胞、TIL 细胞等细胞免疫疗法，为人类攻克肿瘤带来了新的希望。

四、病原生物学与免疫学的发展和展望

病原生物学和免疫学的快速发展为认识微生物所致疾病、宿主的应答及研制相关诊治和防控策略奠定了坚实的基础，保障了人类健康和民生经济发展。在病原生物学和免疫学的发展历程中，采用疫苗进行免疫预防感染性疾病与抗生素的发现及应用可谓两座丰碑，两者在很大程度上遏制了包括传染病在内的感染性疾病给人类带来的危害。

尽管如此，由于微生物具有天文数字般的多样性和复杂性，必须清醒地认识到病原生物学领域仍充满着极大的未知数和众多的挑战，比如新发和再现传染病的相继出现、抗生素滥用所导致的耐药问题、尚缺乏有效的针对某些感染所致慢性病及针对某些微生物变异的防控治疗手段等。由于人体的复杂性，免疫应答的精细调控机制仍有待深入研究，多种重大疾病的免疫失衡机制仍

Note

不明确，免疫的奥秘有待进一步解开。值得欣喜的是，随着细胞生物学和分子生物学的进一步发展及生物信息学、系统生物学、基因工程等学科技术的兴起与发展，病原生物学和免疫学正面临着新的快速发展机遇。为此，准确把握病原生物学和免疫学所面临的问题，确立学科的发展方向和任务，将有助于加快学科发展，进而提升人类的健康安全水平。

（一）病原生物学和免疫学面临的挑战

1. 新发和再现传染病不断发生 传染性疾病是病原微生物感染所致疾病的一种特殊类型，传染源携带的病原体通过一定的传播途径进行播散，严重危害着人类健康和社会稳定。随着疫苗用于免疫预防传染病，早在 20 世纪 70 年代，人类已基本消灭了天花，麻疹和小儿脊髓灰质炎的消灭也指日可待，人们由此曾一度乐观地认为凭借疫苗和抗生素，人类将不再惧怕传染病，甚至可以逐一消灭危害人类健康的病原体。然而，之后的几十年中人们却逐渐发现，病原微生物及其相关的传染病并非减少，反而逐年增多，据不完全统计，近三十年间人们鉴定了四十余种"新发"传染病，包括艾滋病、肠出血性大肠埃希菌 O157：H7 感染、军

> 病原生物学和免疫学的挑战

团菌病、空肠弯曲菌腹泻、莱姆病、单核细胞李斯特菌引起的食物中毒、小肠结肠炎耶尔森菌感染、汉坦病毒肾综合征出血热、肺炎衣原体感染、人类克 - 雅病（俗称疯牛病）、埃博拉出血热、新型冠状病毒感染、新型甲型流感病毒感染、H5N1 及 H7N9 等禽流感病毒感染、拉沙热和手足口病等。另有一些过去曾基本消灭或得到控制的传染病如结核和霍乱，由于变异耐药等又卷土重来，人们称之为"再现"传染病。这些"新发"和"再现"传染病的出现有其必然性，其一方面与微生物本身繁殖速度快、容易发生变异的特点相关，另一方面与现代社会一些容易加速感染性疾病出现和传播的因素有关，包括人员跨区域流动增加易造成病原微生物的跨区域传播，血相关制品的广泛使用和不安全性行为易导致血源和性传播病原微生物的传播，城市化加剧、工程建设所致生态环境改变可能导致某个地域内出现新的病原体，不规范的家畜饲养和宠物饲养易导致一些原本在动物体内生存的微生物有更多机会进入并适应人体，全球气候变化可能会改变某些虫媒的地域分布，进而导致人类社会出现新的病原微生物等。

由此可见，"新发"和"再现"感染性疾病的接连出现除了由微生物本身特性所决定外，同时也有着社会因素。它一方面成为医学问题，同时也可造成不同程度的社会危害。因此，加强对已知病原微生物的基本性状、变异特点、致病机制、快速筛查及防治手段的研究和开发，对未知病原微生物的检测鉴定方法有着显著的科学意义和社会意义。

2. 抗生素滥用导致耐药性菌株的出现 在抗生素没有被发现以前，感染性疾病一直是人类的头号杀手。医院外科手术感染的病死率高达 50% 以上，产妇感染的病死率更高，结核病是不治之症，鼠疫耶尔森菌、痢疾志贺菌感染曾导致成千上万人死亡。随着 20 世纪上半叶以青霉素为代表的抗生素陆续被发现和应用于临床，开创了人类对抗细菌的新局面，许多全身感染性疾病得以控制，人类的平均寿命也因此延长了 20 年以上。但是近几十年来，由于抗生素类药物及制剂广泛及不合理的应用，耐药菌株不断涌现，且其耐药性又常以多重耐药为特点，以致严重感染应用抗生素时治疗效果差，耐药菌株在人群中播散和医院内感染率增加等问题相继出现。举例来说，异烟肼的发现和应用曾一度使得肺结核病例大幅减少，但是当前结核病又呈现出上升趋势，究其原因即是出现了因抗生素滥用或使用不当所产生的耐药突变菌株；金黄色葡萄球菌通常存在于医院中，在感染免疫功能较差的患者引起败血症和肺炎，近年分离得到的许多金葡菌菌株对甲氧西林、苯唑西林、青霉素、阿莫西林都具有耐药性，甚至已出现对万古霉素也有耐药性的"超级"金葡菌。为此，确保抗生素的合理使用，防止抗生素尤其是广谱抗生素的滥用，加强对医生和公众普及抗生素耐药等相关知识将有助于控制耐药性问题的继续发展。

3．一些病原体的致病机制和免疫机制有待进一步阐明　病原微生物全基因组序列的测定使得人们获得了病原微生物完整的遗传背景图谱。然而，在致病过程中，发挥实质性作用的病原微生物来源基因、蛋白质和代谢产物及相关作用机制仍有待阐明。同时，病原微生物感染是一个由病原微生物和宿主两方面参与完成的过程。因此，加强对病原微生物与宿主的相互作用机制的研究，深入了解病原体对宿主相关免疫反应及细胞信号转导的干扰和调控机制，以及宿主对病原体入侵的识别、抗感染免疫及部分免疫病理性损伤机制，将加深对感染性疾病建立及维持与致病传播机制的认识。

此外，值得注意的是，目前已知许多新发感染性疾病的病原体是人畜共患病原微生物，其中部分病原体对不同物种的感染性和致病性存在很大差异。因此，开展人畜共患病原微生物的跨物种传播途径、对不同物种致病性和所致免疫反应异同的分子机制、动物源性病原微生物变异重组及其对人类致病性相关的研究，将为人们有效应对新发感染性疾病提供依据。

4．某些病原微生物感染所致慢性病的防治问题　在众多引起感染性疾病的病原微生物中，乙肝病毒、丙肝病毒、艾滋病病毒、结核分枝杆菌和幽门螺杆菌等所引起的慢性感染及相关慢性疾病严重危害着人类健康，并给社会造成了沉重的经济负担。然而，目前对于这些病原体及相关慢性病的防治依然存在很多局限：慢性乙肝病毒感染目前尚无特异性靶向乙肝病毒或诱发宿主抗乙肝病毒特异性免疫的药物，故尚无法根治，同时，临床转归及经慢性肝炎向肝纤维化和肝细胞癌病程发展的监测手段和标志物也还在研究之中；丙型肝炎病毒尚无特异性疫苗，新型抗丙肝病毒药物具有非常好的临床抗病毒效果，但仍存在耐药和再感染风险，同时，如何监控和逆转慢性丙型肝炎所致纤维化和肝细胞癌仍有待研究；由于艾滋病病毒具有高度变异性，目前尚无针对其的有效疫苗，且抗病毒治疗仅能延缓病程的进展，但无法根治艾滋病，全世界正投入巨大的人力和物力进一步研究艾滋病相关的问题，包括艾滋病感染的病程进展相关因素、致病和免疫保护机制、免疫重建治疗、艾滋病病毒特异性抗体的研究等；结核病和多重耐药结核的监测和防治依然是难题，加强对结核病分子标志物、诊断技术、流行模式、免疫保护机制、治疗新制剂和疫苗等的研究将有助于控制传染源及遏制结核病疫情。

5．某些病原微生物所具有的高度变异性给疫苗设计和治疗造成了很大障碍　作为自然界一种微小的生物，微生物尤其是病毒所具有的基因组非常小，复制过程极易发生突变，进而导致编码蛋白的特性改变，这与微生物不断适应宿主环境、逃避药物治疗或产生高致病性菌毒株密切相关。以流感病毒为例，其每一次基因组的微小突变都可能会引起其病毒表面蛋白血凝素和神经氨酸酶抗原性的变化，而此种抗原漂变（antigen drift）现象累积一段时间后，便会使病毒获得抵抗多数人原有免疫力的能力，从而造成新病毒的流行；更严重的是，当不同种属间的流感病毒发生重组，例如人和禽流感病毒重组，则会使流感病毒抗原性发生根本型转变（shift），此种情况下，由于人群对新病毒完全无免疫力，更易造成大范围的流感流行。由于每年流行的流感病毒株型别不尽相同，故每年都需研制生产新的疫苗以对抗次年的季节性流感，但当前疫苗生产周期较长且成本较高，尤其是在面对传播迅速的流感大流行时几乎无法组织及时的生产，为此，目前针对流感病毒保守区抗原的疫苗正在开发研制中，旨在对多种流感病毒亚型起到免疫保护作用。相较流感病毒的高变异性，艾滋病病毒的高变异性不仅为疫苗的设计带来巨大困难，还可导致原本具特异性抗病毒功能的抗体失效及对抗病毒治疗药物产生耐药性。结核分枝杆菌的耐药变异也是结核病治疗过程中的巨大挑战。

6．生物安全问题　当前世界生物技术已较为广泛地普及，近来基因编辑技术的逐渐成熟更使得人类有可能随心所欲创造出各种高致病性高传播性的病原微生物。在此种情况下，人们将面临如何预防致病性微生物等生物因子从实验室或医院等流入社会人群中的技术和伦理等问题。同时，一旦恐怖主义利用某些高致病性病原生物如炭疽芽孢杆菌发动生物攻击，将严重威胁人们的健康安全。此外，疟疾、血吸虫、丝虫病、黑热病等以往严重危害我国人民生命健康的疾病，在我国本土已经消灭或接近消灭，但是在欠发达国家和地区流行依然极为严重。随着经济全球化和我国"一带一路"建设的推进，大量人员与物资跨国流动引起此类疾病的境外输入，也成为我国当前面临的生物安全问题之一。

（二）病原生物学和免疫学的主要任务和发展趋势

为应对挑战，病原生物学和免疫学的主要任务和发展趋势应包括以下几个方面。

1. 在病原微生物感染的鉴定诊断方面　近几十年来，病原微生物快速检验诊断方法如ELISA 快速检测抗原及抗体技术、聚合酶链反应（PCR）、定量 PCR 和免疫荧光技术等已较为成熟，可做到不经培养而快速鉴定病原微生物。尽管如此，如何针对新发和再现感染性疾病尤其是一些具有严重危害的传染病及一些未知病原体和未明原因的传染性疾病创建灵敏、快速、经济的诊断、筛查、甄别方法，仍将是未来的课题。同时，建立区域和全球性的传染性疾病监测网络是有效防控新发和再现感染性疾病的重要方法。目前我国已加入 WHO 全球流感监测网络，已有经验证明其可有效提供流行趋势和疫苗组分遴选等信息。政府各部门、医院和科研院所之间需进一步协同以加强对突发公共卫生事件的响应能力。

> 病原生物学和免疫学的展望

2. 在病原微生物感染的预防方面　人类已研制了针对众多病原菌和病毒的疫苗用以人工主动免疫。各种疫苗的广泛接种，依然是应对许多传染病最有效和经济的手段。未来的趋势是研制新疫苗和改进原有疫苗，以应对微生物变异；同时，进一步深入研究病原微生物有效抗原分子及其决定簇、抗原提呈机制和机体抗感染免疫应答特点及调控机制，以有针对性地优化疫苗设计、佐剂及投递方式，最终达到提高保护效果的目的。随着基因组学、系统生物学等现代研究手段的应用，人们将进一步提升对病原体的基因组认识，包括变异情况及各亚型分布比例等，这些都将有助于开发和优化针对重要病原微生物如艾滋病病毒的疫苗。

3. 在病原微生物感染的治疗方面　新的抗生素被不断地被制造出来，有效控制了细菌性疾病的流行，同时细菌和真菌繁殖过程中的一些关键基因和代谢过程的新型靶点及相关调节分子正逐渐被揭示，其是否可预防和逆转耐药性及作为新型抗菌药物仍有待观察实践。在抗病毒药物的研究方面，近年来应用细胞因子治疗某些病毒性疾病已取得一定成效。另外，单克隆抗体、RNAi、基因治疗和免疫治疗等手段在病毒感染性疾病治疗中的应用研究也日益广泛和深入。此外，加强微生物感染的致病和免疫机制的基础研究，寻找或人工合成能调动和提高机体防御功能的非特异性和特异性物质，将为开发新型靶向治疗药物和开发治疗性疫苗等提供基础。

4. 在寄生虫病的防控方面　我国寄生虫病防治历经数十年的努力取得了举世瞩目的成就，疟疾和丝虫病已被消除，但食源性寄生虫病发病率有上升趋势，棘球蚴病等人兽共患病仍流行严重，输入性寄生虫病的危害不容忽视；也存在跨区域的新发和再现寄生虫病出现的风险。需要重点关注寄生虫的致病机制、传播规律、抗寄生虫药物研发等，从而为寄生虫病的防治策略提供扎实的基础。

5. 在免疫性疾病的防控方面　随着高通量、高敏感、高特异性技术方法大大促进人们更深入地揭示免疫微环境中免疫应答的细胞与分子机制，免疫学理论得到更快速的丰富和完善，如新型免疫细胞及其亚群的发现、免疫负向调控的方式及其机制、免疫记忆的细胞与分子机制等。围绕着重大疾病的早期诊断、预防和治疗中的重要科学问题开展研究，直接促进传染性疾病与非传染性疾病、自身免疫性疾病、恶性肿瘤、移植排斥的诊断与防治的新策略研发，单克隆抗体、细胞因子、免疫细胞回输治疗、免疫调节剂等在临床治疗中发挥越来越重要的作用。免疫学发展大力推动了新药创制规模及诊断试剂、疫苗的开发应用，促进生物技术产业化进程。

二十多年来，国家高度重视病原生物尤其是重要病原所致传染病的基础及防治应用研究，在

"十一五"期间启动了传染病重大专项，加强技术平台建设和能力建设，极大地推动了对于传染病监测、诊断、治疗和预防的研究力度和深度，促进了病原生物学科的发展。新冠疫情发生以后，国家高度重视高等级病原生物安全建设，又进一步加大了对病毒等新发病原和传染病防控策略的研究力度。

可以确信，病原生物学和免疫学将迎来重大发展机遇并取得突破性的进展，将为保障人类的健康安全，促进社会经济的发展做出新的更大的贡献。

病原生物、免疫相关研究的诺贝尔奖成果见表绪-2。

表绪 -2　病原生物、免疫相关研究与诺贝尔奖

年份	获奖者	国籍	获奖成果
1901 年	埃米尔·阿道夫·冯·贝林（Emil Adolf von Behring）	德国	研究了白喉的血清疗法
1902 年	罗纳德·罗斯（Ronald Ross）	英国	确立了按蚊传播疟疾的理论
1905 年	罗伯特·科赫（Robert Koch）	德国	对结核病的相关研究和发现
1907 年	夏尔·路易·阿方斯·拉韦朗（Charles Louis Alphonse Laveran）	法国	"发现疟疾是由一种原生动物（疟原虫）造成，这是第一次发现原生动物具有造成疾病的能力"
1907 年	爱德华·比希纳（Eduard Buchner）	德国	生物化学研究中的工作和发现无细胞发酵
1908 年	伊拉·伊里奇·梅契尼科夫（Ilya Ilyich Mechnikov）	俄罗斯	吞噬作用的理论研究
	保罗·埃尔利希（Paul Ehrlich）	德国	抗体产生的侧链学说
1913 年	夏尔·罗贝尔·里歇（Charles Robert Richet）	法国	发现过敏反应
1919 年	朱尔·博尔代（Jules Bordet）	比利时	揭示了补体溶菌现象的原理
1928 年	查尔斯·尼柯尔（Charles Jules Henri Nicolle）	法国	在斑疹伤寒研究上的工作
1929 年	克里斯蒂安·艾克曼（Christiaan Eijkman）	荷兰	发现抗神经炎的维生素
	弗雷德里克·霍普金斯（Christiaan Eijkman）	英国	发现刺激生长的维生素
1930 年	卡尔·兰德施泰纳（Karl Landsteiner）	奥地利	发现人类的血型
1939 年	格哈德·多马克（Gerhard Johannes Paul Domagk）	德国	发现百浪多息（一种磺胺类药物）的抗菌效果
1945 年	亚历山大·弗莱明（Alexander Fleming）	英国	发现青霉素及其对各种传染病的疗效
	恩斯特·伯利斯·柴恩（Ernst Boris Chain）	英国	
	霍华德·弗洛里（Howard W. Florey）	澳大利亚	
1946 年	詹姆斯·B.萨姆纳（James Batcheller Sumner）	美国	发现了酶可以结晶
	约翰·霍华德·诺思罗普（John Howard Northrop）	美国	制备了高纯度的酶和病毒蛋白质
	温德尔·梅雷迪思·斯坦利（Wendell Meredith Stanley）	美国	
1951 年	马克斯·泰勒（Max Theiler）	南非	黄热病及其治疗方法上的发现
1952 年	赛尔曼·A.瓦克斯曼（Selman Abraham Waksman）	美国	发现链霉素，第一个有效对抗结核病的抗生素

续表

年份	获奖者	国籍	获奖成果
1954 年	约翰·富兰克林·恩德斯（John Franklin Enders）	美国	发现脊髓灰质炎病毒在各种组织培养基中的生长能力
	弗雷德里克·查普曼·罗宾斯（Frederick Chapman Robbins）	美国	
	托马斯·哈克尔·韦勒（Thomas Huckle Weller）	美国	
1957 年	达尼埃尔·博韦（Daniel Bovet）	瑞士	在肌肉松弛药方面的成果和首次合成抗组胺药物
1958 年	乔治·韦尔斯·比德尔（George Wells Beadle）	美国	发现基因功能受到特定化学过程的调控
	爱德华·劳里·塔特姆（Edward Lawrie Tatum）	美国	
	乔舒亚·莱德伯格（Joshua Lederberg）	美国	发现细菌遗传物质的基因重组和组织
1960 年	弗兰克·麦克法兰·伯内特（Frank Macfarlane Burnet）	澳大利亚	发现获得性免疫耐受
1962 年	佛朗西斯·克里克（Francis Harry Compton Crick）	英国	发现核酸的分子结构及其对生物中信息传递的重要性
	詹姆斯·杜威·沃森（James Dewey Watson）	美国	
	莫里斯·威尔金斯（Maurice Hugh Frederick Wilkins）	新西兰 英国	
1965 年	方斯华·贾克柏（François Jacob）	法国	在酶和病毒合成的遗传控制中的发现
	安德列·利沃夫（André Michel Lwoff）	法国	
	贾克·莫诺（Jacques Lucien Monod）	法国	
1966 年	裴顿·劳斯（Peyton Rous）	美国	发现诱导肿瘤的病毒
	查尔斯·布兰顿·哈金斯（Charles Brenton Huggins）	美国	发现前列腺癌的激素疗法
1969 年	马克斯·德尔布吕克（Max Delbrück）	美国	发现病毒的复制机制和遗传结构
	阿弗雷德·赫希（Alfred Day Hershey）	美国	
	萨尔瓦多·卢瑞亚（Salvador Edward Luria）	美国	
1972 年	杰拉尔德·埃德尔曼（Gerald M. Edelman）	美国	阐明抗体的化学结构
	罗德尼·罗伯特·波特（Rodney Robert Porter）	英国	
1974 年	阿尔伯特·克劳德（Albert Claude）	比利时	细胞的结构和功能组织方面的发现
	克里斯汀·德·迪夫（Christian de Duve）	比利时	
	乔治·帕拉德（George Palade）	美国	
1975 年	戴维·巴尔的摩（David Baltimore）	美国	发现肿瘤病毒和细胞的遗传物质之间的相互作用
	罗纳托·杜尔贝科（Renato Dulbecco）	美国	
	霍华德·马丁·特明（Howard M. Temin）	美国	
1976 年	巴鲁克·塞缪尔·布隆伯格（Baruch Samuel Blumberg）	美国	发现传染病产生和传播的新机制
	丹尼尔·卡里顿·盖达塞克（Daniel Carleton Gajdusek）	美国	
1977 年	罗莎琳·萨斯曼·耶洛（Rosalyn R. Yalow）	美国	开创多肽激素放射免疫分析技术

续表

年份	获奖者	国籍	获奖成果
1978 年	沃纳·亚伯（Werner Arber）	瑞士	发现限制性内切酶及其在分子遗传学方面的应用
	丹尼尔·那森斯（Daniel Nathans）	美国	
	汉弥尔顿·史密斯（Hamilton Smith）	美国	
1980 年	保罗·伯格（Paul Berg）	美国	对核酸的生物化学研究，特别是对重组 DNA 的研究
	沃特·吉尔伯特（Walter Gilber）	美国	对核酸中 DNA 碱基序列的确定方法
	弗雷德里克·桑格（Frederick Sanger）	英国	
1980 年	乔治·斯内尔（Gorge Snell）	美国	发现主要组织相容性复合体（MHC）
	让·杜塞（Jean Dausset）	法国	
1984 年	乔治·斯克勒（Georges J.F. Köhler）色萨·米尔斯坦（César Milstein）	德国阿根廷/美国	创建单克隆抗体生产技术
	尼尔斯·杰尼（Niels K. Jerne）	丹麦	独特型 - 抗独特型的级联网络
1987 年	利根川进（Tonegawa Susumu）	日本	发现抗体多样性产生的遗传学原理
1989 年	迈克尔·毕晓普（Michael Bishop）	美国	发现逆转录病毒致癌基因的细胞来源
	哈罗德·瓦慕斯（Harold Elliot Varmus）	美国	
1989 年	悉尼·奥尔特曼（sidney Altman）	加拿大	发现了 RNA 的催化性质
	托马斯·切赫（Thomas Robert Ceeh）	美国	
1990 年	爱德华·唐纳尔·托马斯（E. Donnall Thomas）约瑟夫·莫里（Joseph E. Murray）	美国	提出移植免疫学
1993 年	凯利·穆利斯（Kary B.Mullis）	美国	发展了以 DNA 为基础的化学研究方法，开发了聚合酶链反应（PCR）
	迈克尔·史密斯（Michael Smith）	加拿大	发展了以 DNA 为基础的化学研究方法，对建立寡聚核苷酸为基础的定点突变及其对蛋白质研究的发展的基础贡献
1993 年	理查德·罗伯茨（Richard John Roberts）	英国	发现断裂基因
	菲利普·夏普（Phillip Allen Sharp）	美国	
1996 年	彼得·杜赫提（Peter C. Doherty）	澳大利亚	T 细胞在识别被感染细胞的病原抗原时具有 MHC 限制性
	罗夫·辛克纳吉（Rolf M. Zinkernagel）	瑞士	
1997 年	史坦利·布鲁希纳（Stanley Prusiner）	美国	发现朊粒——传染的一种新的生物学原理
2005 年	巴里·马歇尔（Barry J. Marshall）	澳大利亚	发现幽门螺杆菌及其在胃炎和胃溃疡中所起的作用
	罗宾·沃伦（J. Robin Warren）	澳大利亚	
2008 年	哈拉尔德·楚尔·豪森（Harald zur Hausen）	德国	发现了导致子宫颈癌的人乳头瘤病毒
	弗朗索瓦丝·巴尔 - 西诺西（Francoise Barre-Sinoussi）	法国	发现人类免疫缺陷病毒（即艾滋病病毒）
	吕克·蒙塔尼（Luc Montagnier）	法国	

Note

年份	获奖者	国籍	获奖成果
2011 年	布鲁斯·巴特勒（Bruce A. Beutler）	美国	发现固有免疫激活的机制
	朱尔斯·霍夫曼（Jules A. Hoffmann）	法国	
	拉尔夫·斯坦曼（Ralph M. Steinman）	美国	发现树突状细胞和其在适应性免疫中的作用
2015 年	大村智（Satoshi Ōmura）	日本	发现治疗丝虫病药物伊维菌素
	威廉·C. 坎贝尔（William C. Campbell）	爱尔兰	
	屠呦呦	中国	发现了新型抗疟药物——青蒿素
2018 年	詹姆斯·艾利森（James P. Allison）	美国	发现了负性免疫调节治疗癌症的疗法（分别阐明了 CTLA-4 和 PD-1 的作用与功能）
	本庶佑（Tasuku Honjo）	日本	
2020 年	哈维·詹姆斯·阿尔特（Harvey J. Alter）	美国	发现了丙型肝炎病毒（HCV）
	迈克尔·霍顿（Michael Houghton）	英国	
	查尔斯·赖斯（Charles M. Rice）	美国	
2020 年	埃曼纽尔·卡彭蒂耶（Emmanuelle Charpentier）	法国	发现了 CRISPR 基因编辑技术
	詹妮弗·杜德纳（Jennifer A. Doudna）	美国	
2023 年	卡塔林·卡里科（Katalin Karikó）	匈牙利	发明了核苷碱基修饰，使得开发出针对 COVID-19 的有效 mRNA 疫苗成为可能
	德鲁·魏斯曼（Drew Weissman）	美国	

（袁正宏　王青青　苏　川）

医学病原与免疫总论

第一篇

第一章　细菌的基本性状

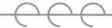 导学目标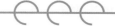

通过本章内容的学习，学生应能够：

※ **基本目标**

1. 说出细菌基本形态的种类，并举例说明。

2. 区分革兰氏阳性和革兰氏阴性菌的细胞壁结构。

3. 分析细菌 L 型的特点，并概述其发生的分子机制。

4. 辨别细菌的特殊结构，并分析其功能。

5. 描述细菌的理化性状和营养类型，分析营养物质的摄取机制，概述细菌的代谢产物及其在医学上的意义。

6. 分析细菌的分泌系统和免疫系统。

7. 明确细菌生长繁殖的条件、方式和速度，以及生长曲线的概念、分期和各期的特点。

8. 阐述培养基的定义、种类和应用，细菌在培养基中的生长现象，细菌人工培养的意义。

9. 描述参与细菌遗传与变异的物质及其特点。

10. 阐述细菌遗传性变异的机制，区分不同类型的细菌基因转移与重组的方式和特点。

11. 描述细菌分类和命名的原则、方法。

※ **发展目标**

1. 根据革兰氏阴性菌、阳性菌细胞壁结构差异，分析它们在医学实践中的应用。

2. 分析细菌芽孢的形态与结构，解释其对外界环境具有强大抵抗力的原因。

3. 应用细菌生理知识为研究细菌的致病性和免疫性、细菌的鉴别、细菌感染的诊断及防治奠定基础。

4. 将细菌遗传与变异的理论知识应用于生命科学研究和医学实践中。

5. 应用细菌分类和命名的基本知识理解细菌各种特性、防治方法等的异同。

第一节　细菌的形态与结构

案例 1-1

女，40 岁。因"尿频、尿急 6 个月"入院。入院前反复服用青霉素、头孢氨苄等抗生素，效果不佳。体检：体温 36.3 ℃，血压 120/82 mmHg。实验室检查：Hb 126 g/L，WBC 6.8×10^9/L，其中粒细胞 67%，淋巴细胞 33%。尿常规检查：pH 7.2、尿蛋白（+）、尿比重

1.016、白细胞（±），镜检：WBC 3 ~ 6 个 /HP、RBC 2 ~ 3 个 /HP。先后两次采集晨尿进行细菌培养，均检出 L 型细菌，16S rDNA 测序分析显示为金黄色葡萄球菌。采用环丙沙星治疗 3 天，患者症状消失，7 天尿检正常，痊愈出院。

问题：

1．该患者体内 L 型细菌形成的原因是什么？

2．L 型细菌感染的治疗有何不同？

3．除引起泌尿系统感染外，L 型细菌还能引起哪些疾病？

案例 1-1 解析

细菌（bacterium）从分类学上是指细菌域下的原核细胞型微生物，包括在医学上有重要意义的细菌、放线菌、支原体、衣原体、立克次体和螺旋体，常称为广义的细菌。狭义的细菌则专指其中数量最大、种类最多、具有典型代表性的原核细胞型微生物，即一般俗称的细菌。

细菌形体微小，结构简单，繁殖迅速，分布广泛。细菌有一定的形态，其基本细胞结构包括细胞壁、细胞膜、细胞质和核质，除核糖体外无其他细胞器。此外，有些细菌还具有荚膜、鞭毛、菌毛及芽孢等特殊结构。了解细菌的形态结构特征，对研究细菌的致病性和免疫性，以及鉴别细菌、诊断和防治细菌性感染等都有实际意义。

一、细菌的大小与形态

细菌的形体微小，常以光学显微镜进行观察，以微米（μm）为度量单位。不同种类细菌的大小差异很大。在营养丰富的培养条件下，浮游（planktonic）细菌的形态可分为球菌、杆菌和螺形菌三大类。

（一）球菌

球菌（coccus）直径约为 1 μm，呈圆球形或似球形。根据繁殖时细菌分裂平面不同，以及分裂后菌体之间相互黏附不一，可形成不同的排列方式。

1．**双球菌**（diplococcus）　细菌在一个平面上分裂，分裂后两个菌体成对排列，如脑膜炎奈瑟菌。

2．**链球菌**（streptococcus）　细菌在一个平面上分裂，分裂后多个菌体连接成链状，如乙型溶血性链球菌。

3．**葡萄球菌**（staphylococcus）　细菌在多个不规则的平面上分裂，分裂后菌体黏附在一起似葡萄状，如金黄色葡萄球菌。

4．**四联球菌**（tetrads）　细菌在两个相互垂直的平面上分裂，分裂后四个菌体黏附在一起呈正方形，如四联加夫基菌。

5．**八叠球菌**（sarcina）　细菌在三个相互垂直的平面上分裂，分裂后八个菌体黏附成立方体，如藤黄八叠球菌。

除上述的典型排列方式外，球菌在标本或培养物中还可以分散单个存在。

（二）杆菌

杆菌（bacillus）的大小、长短、粗细差别较大。大的杆菌如炭疽芽孢杆菌长 3 ~ 10 μm，中等的如大肠埃希菌长 2 ~ 3 μm，小的如布鲁菌长仅 0.6 ~ 1.5 μm。

杆菌形态多数呈杆状，也有的呈链状排列，称链杆菌（streptobacillus）；有的末端膨大成棒状，称棒状杆菌（corynebacterium）；有的近于椭圆形，称为球杆菌（coccobacillus）；有的呈分支状，称分枝杆菌（mycobacterium）。

（三）螺形菌

螺形菌（spiral bacterium）的菌体弯曲，有的长 2 ~ 3 μm，只有一个弯曲，呈弧形或逗点状，称为弧菌（vibrio），如霍乱弧菌；有的长 3 ~ 6 μm，有数个弯曲，称为螺菌（spirillum），如鼠咬热螺菌；也有的细长，弯曲呈螺旋形，称为螺杆菌（helicobacterium），如幽门螺杆菌。

细菌的形态受温度、酸碱度、培养基成分和培养时间等因素影响。在适宜的生长条件下，培养 8 ~ 18 小时，细菌形态比较典型。而在不利环境或菌龄老时常出现梨形、丝状等不规则的多形性（polymorphism）。因此观察细菌的大小和形态，以选择对数生长期为宜。

二、细菌的结构

细菌具有典型的原核细胞结构（图 1-1），包括基本结构和特殊结构两部分，前者为细菌生存所必需，所有的细菌均具有；后者则为某些细菌所具有。

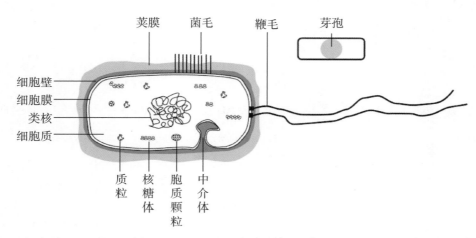

图 1-1 细菌细胞结构模式图
图片来源：李彤提供

（一）细菌的基本结构

1. **细胞壁** 细胞壁（cell wall）位于菌细胞的最外层，包绕在细胞膜周围，保护细菌抵抗外界不利环境。细胞壁化学组成复杂，因细菌不同而异。细胞壁的基本组成为肽聚糖和特殊组分。用革兰氏染色法（Gram staining）可将细菌分为革兰氏阳性（G^+）和革兰氏阴性（G^-）两大类。两类细菌的细胞壁均具有肽聚糖，但特殊组分各不相同。

（1）肽聚糖：肽聚糖（peptidoglycan）是细菌细胞壁中的主要组分，为原核细胞所特有，又称为黏肽（mucopeptide）或胞壁质（murein）。G^+ 菌和 G^- 菌的肽聚糖结构有所不同：G^+ 菌的肽聚糖由聚糖骨架、四肽侧链和五肽交联桥三部分组成；G^- 菌的肽聚糖仅由聚糖骨架和四肽侧链两部分组成（图 1-2）。

肽聚糖的聚糖骨架由 N- 乙酰葡糖胺（N-acetyl glucosamine）和 N- 乙酰胞壁酸（N-acetylmuramic acid）交替间隔排列，由 β-1,4- 糖苷键连接而成。各种细菌细胞壁的聚糖骨架均相同。溶菌酶

革兰氏染色法的发明与应用

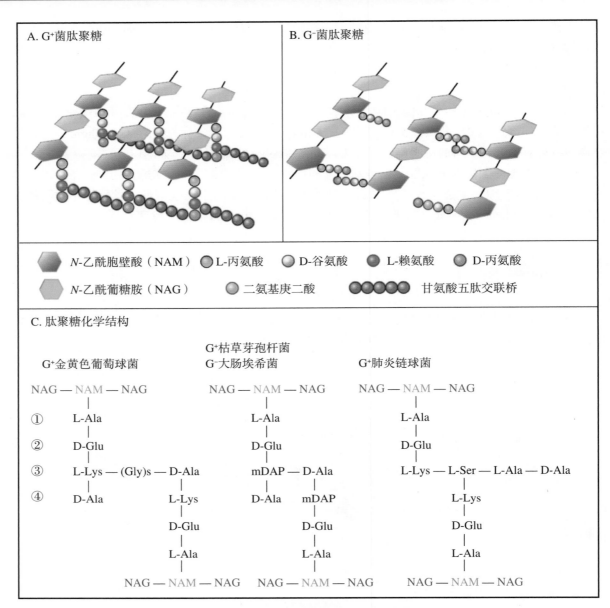

图 1-2 细菌细胞壁肽聚糖结构模式图
图片来源：李彤提供

（lysozyme）可水解 β-1,4- 糖苷键，破坏聚糖骨架，导致细菌裂解。

四肽侧链和五肽交联桥的组成和连接方式随菌种不同而异。如葡萄球菌（G⁺ 菌）细胞壁的四肽侧链的氨基酸依次为 L- 丙氨酸、D- 谷氨酸、L- 赖氨酸和 D- 丙氨酸；第三位 L- 赖氨酸通过由 5 个甘氨酸组成的交联桥连接到相邻聚糖骨架四肽侧链末端的 D- 丙氨酸上，从而构成强度坚韧的三维立体结构。在大肠埃希菌（G⁻ 菌）的四肽侧链中，第三位氨基酸为二氨基庚二酸（diaminopimelic acid，DAP），其直接与相邻四肽侧链末端的 D- 丙氨酸连接，无五肽交联桥，因而仅形成单层平面的二维结构。DAP 是赖氨酸合成的前体，为细菌细胞壁的特有成分，迄今为止在古菌或真核细胞中尚未发现。在四肽侧链中，第三位氨基酸变化最大，大多数 G⁻ 菌为 DAP，而 G⁺ 菌可以是 L- 赖氨酸、DAP 或其他氨基酸。肽聚糖合成过程中的酶是一些抗生素的作用靶点。如青霉素可竞争性地与细菌肽聚糖合成所需的转肽酶（又称青霉素结合蛋白，penicillin-binding protein，PBP）结合，抑制四肽侧链上 D- 丙氨酸与五肽交联桥或 DAP 之间的连接，使肽聚糖的合成受抑。

（2）革兰氏阳性菌细胞壁特殊组分：G⁺ 菌的细胞壁较厚（20 ～ 80 nm），除含有 15 ～ 50 层肽聚糖结构外，多数还含有大量的磷壁酸（teichoic acid），少数是磷壁醛酸（teichuronic acid），其约占细胞壁干重的 50%、菌细胞干重的 10%（图 1-3A）。

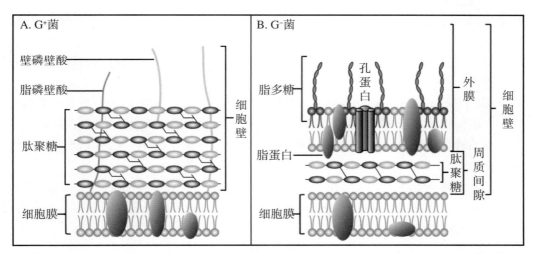

图 1-3　细菌细胞壁结构模式图
图片来源：李彤提供

磷壁酸由核糖醇（ribitol）或甘油残基经磷酸二酯键连接而成，其结构中少数基团可被氨基酸或糖所取代，多个磷壁酸分子组成长链穿插于肽聚糖层中。磷壁醛酸的结构与磷壁酸相似，仅以糖醛酸代替磷脂。磷壁酸按其结合部位不同，分为壁磷壁酸（wall teichoic acid，WTA）和脂磷壁酸（lipoteichoic acid，LTA），后者又称为膜磷壁酸（membrane teichoic acid）。壁磷壁酸一端的磷脂与肽聚糖上的胞壁酸共价结合，另一端伸出细胞壁。膜磷壁酸的一端与细胞膜外层上的糖脂共价结合，另一端穿越肽聚糖层伸出细胞壁。壁磷壁酸和脂磷壁酸共同组成带负电荷的多聚物基质，使得 G⁺ 菌的细胞壁具有良好的弹性、抗张力性、通透性及静电性等特性。壁磷壁酸也具有抗原性和黏附素等活性。

此外，某些 G⁺ 菌细胞壁表面尚有一些特殊的表面蛋白质，如金黄色葡萄球菌的 A 蛋白、A 群链球菌的 M 蛋白等。

（3）革兰氏阴性菌细胞壁特殊组分：G⁻ 菌细胞壁较薄（10 ～ 15 nm），但结构较复杂。除含有 1 ～ 2 层的肽聚糖结构外，还含有特殊组分——外膜（outer membrane），约占细胞壁干重的 80%（图 1-3B）。外膜由脂蛋白、脂质双层和脂多糖三部分组成。

1）脂蛋白（lipoprotein）：位于肽聚糖层和外膜之间，其蛋白质部分与肽聚糖侧链的 DAP 相连，其脂质成分与外膜非共价结合，约 1/3 的脂蛋白与肽聚糖共价键结合，使外膜和肽聚糖层构成一个整体。

2）脂质双层：双层中镶嵌着多种蛋白质，称为外膜蛋白（outer membrane protein，OMP），其中有的为孔蛋白（porin），允许低分子量（相对分子量 ≤ 600）的亲水性分子通过；有的为诱导性或去阻遏蛋白质，参与特殊物质的扩散；有的为噬菌体、性菌毛或细菌素的受体。不同于细胞膜的是，细菌外膜脂质双层结构的内外层组成呈不对称性，内层结构类似细胞膜，而外层中则含有大量的脂多糖（lipopolysaccharide，LPS）。

3）脂多糖：由脂质双层向细胞外伸出，为革兰氏阴性菌的内毒素（endotoxin）。脂多糖由脂质 A、核心多糖和特异多糖三部分组成。

①脂质 A：脂质 A（lipid A）嵌在外膜脂质双层的外层，锚定 LPS。其化学组成是由以 β-1,6- 糖

苷键连接的磷酸氨基葡萄糖双糖为基本骨架，骨架的游离羟基和氨基可附着多种长链脂肪酸和磷酸基团。不同种属细菌的脂质 A 骨架基本一致，主要差别是脂肪酸的种类和磷酸基团的取代不同。β- 羟基豆蔻酸是肠道杆菌所共有。脂质 A 是内毒素的毒性和生物学活性的主要组分，无种属特异性，故不同细菌的内毒素毒性作用相似。

②核心多糖（core polysaccharide）：核心多糖位于脂质 A 外侧，含 2 种特有的 2- 酮基 -3- 脱氧辛酸（2-keto-3-deoxyoctonic acid，KDO）和庚糖，经 KDO 与脂质 A 共价联结。各种细菌含不同的多糖重复单位，通常为线性三糖或分支的四糖或戊多糖。核心多糖有属特异性，同一属细菌的核心多糖相同。

③特异多糖（specific polysaccharide）：是脂多糖的最外层，由数个至数十个寡聚糖（3 ~ 5个单糖）重复单位构成多糖链。特异多糖即革兰氏阴性菌的菌体抗原（O 抗原），具有种特异性，其多糖中单糖的种类、位置、排列和空间构型各不相同。特异多糖的缺失，可导致细菌菌落由光滑型（smooth，S）变为粗糙型（rough，R）。

带负电荷的 LPS 分子通过二价阳离子（如 Ca^{2+} 和 Mg^{2+}）的非共价键桥连，可稳定膜结构并对疏水分子具有屏障作用。螯合剂去除双价阳离子，或用多聚阳离子抗生素如多黏菌素等可改变外膜的通透性，发挥抗菌作用。

少数 G^- 菌（脑膜炎奈瑟菌、流感嗜血杆菌等）的 LPS 结构不典型，其外膜糖脂含有相对短、多分支状的糖苷。该类糖脂与粗糙型细菌的 LPS 截短体（O 抗原缺失）相似，称为脂寡糖（lipooligosaccharide，LOS）。LOS 结构与哺乳动物细胞膜的鞘糖脂（glycosphingolipids）非常相似，可使细菌逃逸宿主免疫细胞的识别。LOS 的作用与 LPS 相似。

在 G^- 菌的细胞膜和外膜之间有一空隙，称为周质间隙（periplasmic space），占细胞体积的20% ~ 40%。周质间隙中含有多种酶及活性物质，在细菌获得营养、降解有害物质等方面有重要作用。

框 1-1　周质间隙的功能

周质间隙含有氨基酸、糖、维生素、微量元素等营养物质的转运蛋白，参与物质转运；含有水解酶，如碱性磷酸酶、核苷酸酶等，能将不能转运的物质降解为可吸收的营养物，供菌体利用；含有 β- 内酰胺酶、氨基糖苷磷酸酶等抗生素灭活酶；还含有高浓度、高支链化的 D- 葡萄糖多聚物，在调节细菌渗透压中发挥作用。

G^+ 菌和 G^- 菌细胞壁结构显著不同（表 1-1），导致这两类细菌在染色性、抗原性、致病性及对药物的敏感性等方面有很大差异。

表 1-1　革兰氏阳性菌与革兰氏阴性菌细胞壁结构比较

细胞壁	革兰氏阳性菌	革兰氏阴性菌
厚度	较厚，20 ~ 80 nm	较薄，10 ~ 15 nm
强度	较坚韧	较疏松
肽聚糖层数	多，可达 50 层	少，1 ~ 2 层
肽聚糖结构	骨架、四肽侧链、五肽交联桥	骨架、四肽侧链
肽聚糖含量	丰富（占胞壁干重的 50% ~ 80%）	较少（占 10% 左右）
磷壁酸	+	-

续表

细胞壁	革兰氏阳性菌	革兰氏阴性菌
外膜	–	+
溶菌酶的作用	敏感	不太敏感*
青霉素的作用	敏感	不敏感*

* G⁻ 菌外膜阻碍溶菌酶、抗生素、碱性染料、去污剂等较大分子进入；某些 G⁻ 菌（如脑膜炎奈瑟菌等）对青霉素亦敏感。

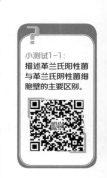

小测试1-1：
描述革兰氏阳性菌与革兰氏阴性菌细胞壁的主要区别。

此外，某些细菌（如分枝杆菌）细胞壁除有肽聚糖外，还含有丰富的脂质，这与上述革兰氏阳性菌和革兰氏阴性菌细胞壁结构及其组成显著不同。支原体属于细菌范畴，但是却无细胞壁这一细菌的重要基本结构。因此这类细菌具有特殊的生物学性状和致病特点。

（4）细胞壁的主要功能及其医学意义

1）维持菌体形态，抵抗低渗环境：细胞壁坚韧而富有弹性，可维持菌体固有的形态，并保护细菌抵抗低渗环境。细菌细胞质内有高浓度的无机盐和大分子营养物质，其渗透压高达 5 ~ 25 个大气压（1 atm=760 mmHg=101.325 kPa）。细胞壁的保护作用可使细菌承受内部巨大的渗透压而不会破裂，并能在相对低渗的环境下生存。

2）参与物质交换：细胞壁有许多孔道及转运蛋白，具有非选择性的通透性，参与菌体内外的物质交换。

3）与静电和染色特性有关：磷壁酸和 LPS 均带负电荷，能与 Mg^{2+} 等二价阳离子结合，有助于维持菌体内的离子平衡，调节细菌生理代谢。磷壁酸还可起到稳定和加强细胞壁的作用。磷壁酸带有更多的电荷，因此 G⁺ 菌的等电点为 pH 2 ~ 3，而 G⁻ 菌为 pH 4 ~ 5，该特性与两类细菌的革兰氏染色特性有关。

4）具有免疫原性和抗原性：细胞壁组分可以诱发机体的免疫应答，如 G⁺ 菌细胞壁中的磷壁酸及 G⁻ 菌 LPS 的多糖成分是细菌重要的表面抗原，与细菌的血清型分类有关。

5）参与细菌致病：壁磷壁酸具有黏附素活性，使细菌黏附于宿主细胞。乙型溶血性链球菌表面的 M 蛋白与脂磷壁酸结合在细菌表面形成微纤维，介导菌体与宿主细胞的黏附，是该菌的致病因素之一。LPS 是 G⁻ 菌重要的致病物质，可使机体发热，白细胞增多，甚至休克、死亡。

6）参与细菌耐药：G⁺ 菌肽聚糖缺失可使作用于细胞壁的抗菌药物治疗失效。G⁻ 菌的外膜是一种有效的屏障结构，使细菌不易受到机体的杀菌物质、肠道的胆盐及消化酶等的作用；还可阻止某些抗生素的进入，成为细菌固有耐药机制之一；外膜中的外排泵可泵出抗菌药物，是细菌获得性耐药的重要机制。

此外，生理状态下，低剂量 LPS 可作用于机体固有免疫系统的多种细胞，增强机体固有免疫力，具有抗肿瘤等有益作用。

（5）细菌细胞壁缺陷型（细菌 L 型）：当细胞壁的肽聚糖受到理化或生物因素的直接破坏或合成被抑制时，细菌在高渗环境下仍可存活并分裂，称为细菌细胞壁缺陷型，或 L 型细菌（L form bacteria）/ 细菌 L 型。1935 年，Klieneberger Nobel 在英国 Lister 研究所进行念珠状链杆菌研究时发现细胞壁缺陷菌，菌落与形态类似于支原体，以该研究所的第一字母命名为 L 型细菌。现发现几乎所有的细菌、螺旋体和真菌均可产生 L 型。G⁺ 菌细胞壁缺失后，原生质仅被一层细胞膜包裹，称为原生质体（protoplast）；G⁻ 菌肽聚糖层受损后尚有外膜保护，称为原生质球（spheroplast）。

框 1-2　L 型细菌的形成

　　L 型细菌在体内或体外、人工诱导或自然情况下均可形成，诱发因素很多，如溶菌酶、胆汁、抗体、补体；或抑制细胞壁合成的药物如 β- 内酰胺类抗生素等；或培养基中缺少合成细胞壁的成分，如赖氨酸等。也可用亚硝基胍、紫外线等诱变获得。细菌产生 L 型可能是一种进化的生存机制。如 El Tor 型霍乱弧菌在人胆汁、鱼胆汁以及肉汤等因素作用下可变为 L 型菌，其细胞膜加厚，不易破裂，利于耐受低温，条件适宜时可回复为原菌，这种保菌生存方式在传染病流行中有意义。

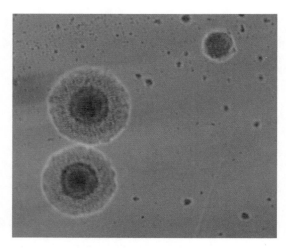

图 1-4　L 型细菌菌落
光学显微镜，×20；饶贤才提供

　　因缺失细胞壁，L 型细菌的形态呈高度多形性，大小不一，有球形、杆状和丝状等。着色不均，无论其原为 G⁺ 菌还是 G⁻ 菌，成为 L 型后大多染成革兰氏阴性。L 型细菌很难培养，其营养要求基本与原菌相似，但需在含血清的软琼脂高渗培养基中生长（含 10% ～ 20% 的人或马血清，再加 3% ～ 5% 的 NaCl 或 10% ～ 20% 的蔗糖，以提高培养基的渗透压）。L 型细菌生长繁殖较原菌缓慢，一般培养 2 ～ 7 天后在平板上形成中间较厚、四周较薄的"荷包蛋样"细小菌落（图 1-4）。在液体培养基中生长后呈较疏松的絮状颗粒，沉于管底，培养液则澄清。去除诱因后，有些 L 型细菌可回复细胞壁合成能力，有些则不能回复。

　　某些 L 型细菌仍具有一定的致病力，常引起慢性感染，如尿路感染、骨髓炎、心内膜炎等，常在作用于细胞壁的抗菌药物（如 β- 内酰胺类抗生素）治疗过程中发生。临床上遇有症状反复迁延不愈，而标本常规细菌培养阴性者，应考虑 L 型细菌感染的可能性，宜作 L 型细菌的分离培养，并更换抗菌药物，不宜继续使用抑制细胞壁合成的抗生素。

　　2. 细胞膜　细胞膜（cell membrane）位于细胞壁内侧，紧紧包裹着细胞质。厚约 7.5 nm，柔韧致密，富有弹性，占细胞干重的 10% ～ 30%。细菌细胞膜的结构与真核细胞者基本相同，由磷脂和多种蛋白质组成，一般不含胆固醇。细胞膜含有 200 余种蛋白质，其中一些蛋白质参与细菌的趋化和感应外界的信号转导系统，如双组分信号转导系统。细胞膜上还有细菌 I ～ IX 型分泌系统。细菌细胞膜部分内陷、折叠、卷曲形成囊状物，称为中介体（mesosome）。中介体多见于 G⁺ 菌，可有一个或多个，常位于菌体侧面或靠近中部，内含大量呼吸酶类，可为细菌提供能量，其功能类似真核细胞的线粒体。

　　细胞膜是细菌生存的重要结构之一，在细菌的生命活动中发挥重要作用，主要功能如下。

　　（1）物质转运：细胞膜形成疏水性屏障，水或某些水溶性小分子物质可通过被动扩散进入胞内，或选择性进入或排出，或由通透酶参与主动摄取。

　　（2）呼吸链电子传递和氧化磷酸化：细菌无线粒体结构，有氧呼吸的细胞色素、呼吸链及三羧酸循环的酶等定位于细胞膜。中介体在需氧菌的呼吸和能量代谢中发挥重要作用。

　　（3）分泌胞外水解酶和致病性蛋白：细菌细胞膜将水解酶释放到菌体外，将大分子物质降解为可吸收的小分子营养物质。细菌的分泌系统参与细菌蛋白的分泌，许多致病性蛋白（蛋白酶、溶血素、毒素等）也通过类似途径排出菌体。

（4）参与生物合成：细菌细胞膜含有多种合成酶类，参与肽聚糖、磷脂、鞭毛、荚膜等的生物合成。与肽聚糖合成有关的酶类（转肽酶或转糖基酶）是 β- 内酰胺类抗生素的靶点。

（5）参与细菌分裂：细菌的核质附着于中介体或细胞膜上，故细胞膜参与细菌的分裂。细菌分裂时，中介体也一分为二，各携一套核质进入子代细胞，功能类似真核细胞的纺锤丝。

3. 细胞质　细胞膜包裹的溶胶状物质为细胞质（cytoplasm）或称原生质（protoplasm），由水、蛋白质、脂类、核酸及少量糖和无机盐组成。此外，细胞质中还含有下述重要结构。

（1）核糖体：核糖体（ribosome）是细菌合成蛋白质的场所，游离存在于细胞质中，每个细菌体内可达数万个。细菌核糖体沉降系数为 70S，由 50S 和 30S 两个亚基组成。以大肠埃希菌为例，其核糖体由 66% 的 RNA（包括 23S、16S 和 5S rRNA 基因）和 34% 的蛋白质组成。核糖体常与正在转录的 mRNA 相连呈串珠状，称多聚核糖体（polysome），使转录和翻译偶联在一起。在生长活跃的细菌中，几乎所有的核糖体都以多聚核糖体的形式存在。

细菌核糖体不同于真核细胞（80S，由 60S 和 40S 两个亚基组成），是抗生素的作用靶位。有些抗生素可与细菌核糖体的 30S 亚基结合（如链霉素），而有些抗生素则与 50S 亚基结合（如红霉素），干扰细菌的蛋白质合成，从而抑制细菌的生长和增殖。这类药物对真核细胞的核糖体无作用。

（2）质粒：质粒（plasmid）是细菌染色体外的遗传物质，为闭合环状的双链 DNA，存在于细胞质中。质粒携带的遗传信息控制细菌某些特定的遗传性状。质粒不是细菌生长必不可少的，失去质粒的细菌仍能正常存活。有些质粒可独立复制，随细菌分裂传给子代，还可通过接合或转导等传递给另一个细菌。质粒编码的细菌性状有菌毛、细菌素、毒素和耐药性或代谢酶等。

（3）胞质颗粒：细菌细胞质中含有多种颗粒，大多为贮藏的营养物质，包括糖原、淀粉等多糖、脂类、磷酸盐等。不同的细菌有不同的胞质颗粒，同一个细菌在不同环境或生长期亦可不同。当营养充足时，胞质颗粒较多；养料和能源短缺时，颗粒减少甚至消失。胞质颗粒中有一种主要成分，是 RNA 和多偏磷酸盐的颗粒，其嗜碱性强，用亚甲蓝染色时着色较深呈紫色，与菌体颜色不同，称为异染颗粒（metachromatic granule）或迂回体（volutin）。异染颗粒常见于白喉棒状杆菌，位于菌体两端，有助于细菌鉴定。

胞质含有类似于真核细胞肌动蛋白和非肌动蛋白等类似物，起到细胞骨架蛋白的作用，决定菌细胞的形状、蛋白质定位、细胞分裂和染色体分离。

4. 核质　细菌是原核细胞，无核膜、核仁和有丝分裂器，无成形核。细菌的遗传物质称为核质（nuclear material）或拟核（nucleoid），集中于细胞质的某一区域，多在菌体中央。核质功能与真核细胞的染色体相似，故亦称细菌染色体（bacterial chromosome）。

细菌染色体为单倍体，附着于中介体或细胞膜。细胞内染色体的拷贝数取决于细菌的生长情况，繁殖快的菌细胞可有多拷贝，而生长缓慢者只有一个拷贝。核质由单一闭合环状 DNA 分子反复回旋卷曲盘绕组成松散网状结构，其化学组成 DNA 占 80% 以上，其余为 RNA 和蛋白质。用 Feulgen 法染色，光学显微镜下观察，核质形态多呈球形、棒形和哑铃形。电镜观察可见核质的中央有一电子稠密的骨架，由 RNA 和蛋白质组成，其周围附着 30 ～ 50 个超螺旋的 DNA 环，长度约为 20 nm，一般由数百万碱基对组成。

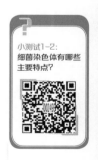

小测试1-2：
细菌染色体有哪些主要特点？

（二）细菌的特殊结构

1. 荚膜　许多细菌在自然环境或宿主体内生长时可合成大量的黏液样胞外多聚物（extracellular polymer），包绕在细胞壁外，为多糖或蛋白质，用理化方法去除后并不影响细菌细胞的生命活动。凡黏液性物质牢固地与细胞壁结合，厚度 ≥ 0.2 μm，边界明显者称为荚膜（capsule）（图 1-5）；厚度 < 0.2 μm 者称为微荚膜（microcapsule），如伤寒沙门菌的 Vi 抗原以及大肠埃希菌的 K 抗原等。若黏液性物质疏松地附着于菌细胞表面，边界不明显且易被洗脱，则称为黏液层（slime

Note

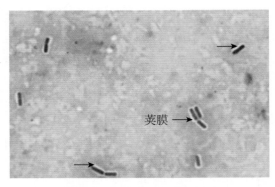

图 1-5 产气荚膜梭菌荚膜（光学显微镜，×1000）
图片来源：北京大学基础医学院病原生物学系实验教学组

layer）。荚膜是细菌致病的重要毒力因子，也是鉴别细菌的重要指标之一。

（1）荚膜的化学组成：大多数细菌的荚膜化学组成是多糖，又称糖萼（glycocalyx），是荚膜 - 黏液层的通称；然而，炭疽芽孢杆菌、鼠疫耶尔森菌等少数菌的荚膜为多肽。荚膜多糖为高度水合分子，含水量达 95% 以上，与细菌表面的磷脂或脂质 A 共价结合。多糖分子组成和构型的多样化使其结构极为复杂，为细菌血清学分型的基础。如肺炎链球菌可根据荚膜多糖抗原不同分成 90 多个血清型。

荚膜对一般碱性染料亲和力低，不易着色。普通染色后，可见被染色菌体的周围有未着色的透明圈。如用墨汁做负染色，则荚膜显现更为清楚；采用荚膜特殊染色法可将荚膜染成与菌体不同的颜色。荚膜的形成受遗传控制和环境条件的影响。一般在动物体内或含有血清或糖的培养基中容易形成荚膜，在普通培养基上或连续传代则易消失。有荚膜的细菌在固体培养基上形成黏液（M）型或光滑（S）型菌落，失去荚膜后其菌落变为粗糙（R）型。

（2）荚膜的功能

1）抗吞噬作用：荚膜具有抵抗宿主吞噬细胞的吞噬和消化的作用，增强细菌的侵袭力，因而荚膜是病原菌的重要毒力因子。例如肺炎链球菌的产荚膜菌株仅需数个菌即可使实验小鼠死亡，而无荚膜菌株则需高达上亿个菌才能使小鼠死亡。

2）黏附作用：荚膜多糖可使细菌与特异的宿主组织结合，也参与细菌生物被膜（biofilm）的形成，是引起感染的重要因素。变异链球菌依靠荚膜黏附于牙齿表面，利用口腔中的蔗糖产生大量乳酸，导致其附着部位的牙釉质破坏，形成龋齿。有些产荚膜细菌（如铜绿假单胞菌）可黏附于各种医疗植入物（如导管等）表面形成生物被膜，是医院内感染的重要因素。

3）抵抗有害物质：荚膜处于菌细胞的最外层，有保护菌体避免和减少受溶菌酶、补体、抗体和抗菌药物等有害物质损伤的作用。

2. 鞭毛 许多细菌，包括所有的弧菌和螺菌、约半数的杆菌和个别球菌，在菌体上附有细长并呈波状弯曲的丝状物，少则 1 ～ 2 根，多者达数百根。这些丝状物称为鞭毛（flagellum），是细菌的运动器官。鞭毛长 5 ～ 20 μm，直径 12 ～ 30 nm，需用电子显微镜观察，或经特殊染色法使鞭毛增粗后才能在普通光学显微镜下看到（图 1-6）。

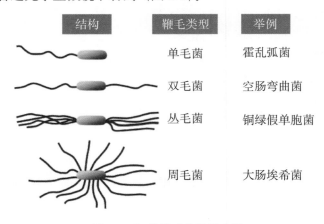

结构	鞭毛类型	举例
	单毛菌	霍乱弧菌
	双毛菌	空肠弯曲菌
	丛毛菌	铜绿假单胞菌
	周毛菌	大肠埃希菌

图 1-6 细菌鞭毛类型模式图
图片来源：李彤提供

框 1-3 鞭毛细菌的分类

根据鞭毛的数量和部位，可将鞭毛菌分成 4 类：①单毛菌（monotrichate）：只有一根鞭毛，位于菌体一端，如霍乱弧菌；②双毛菌（amphitrichate）：菌体两端各有一根鞭毛，如空肠弯曲菌；③丛毛菌（lophotrichate）：菌体一端或两端有一丛鞭毛，如铜绿假单胞菌；④周毛菌（peritrichate）：菌体周身遍布许多鞭毛，如伤寒沙门菌。

（1）鞭毛的结构：鞭毛自细胞膜长出，游离于菌细胞外，由三个部分组成（图 1-7）。

1）基础小体（basal body）：位于鞭毛根部，嵌在细胞壁和细胞膜中。革兰氏阴性菌鞭毛的基础小体由一根圆柱、两对同心环和输出装置组成。其中一对是 M（membrane）环和 S（supra-membrane）环，附着在细胞膜上；另一对是 P（peptidoglycan）环和 L（lipopolysaccharide）环，附着在细胞壁的肽聚糖和脂多糖上。基础小体的基底部是鞭毛的输出装置，圆柱体周围的发动器（motor）为鞭毛运动提供能量，近旁的开关（switch）决定鞭毛转动的方向。革兰氏阳性菌的细胞壁无外膜，其鞭毛只有 M 环、S 环一对同心环。

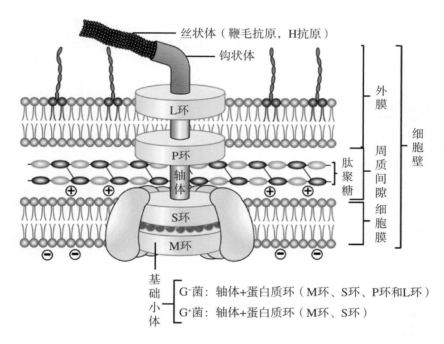

图 1-7 细菌鞭毛结构模式图
图片来源：李彤新制作

2）钩状体（hook）：位于鞭毛伸出菌体之处，呈约 90° 的钩状弯曲。鞭毛由此转弯向外伸出，成为丝状体。

3）丝状体（filament）：呈纤丝状，伸出菌体外，是由鞭毛蛋白（flagellin）紧密排列并缠绕而成的中空管状结构。

鞭毛从尖端生长，在菌体内形成的鞭毛蛋白分子不断地添加到鞭毛的尖端。若用机械方法去除鞭毛，新的鞭毛很快合成，3～6 分钟内恢复运动能力。鞭毛蛋白是一种弹性纤维蛋白，其氨基酸组成与骨骼肌中的肌动蛋白相似，可能与鞭毛的运动有关。鞭毛蛋白具有很强的免疫原性和抗原性，称为鞭毛（H）抗原。

（2）鞭毛的功能

1）细菌的运动器官：具有鞭毛的细菌在液体环境中能自由游动，单鞭毛菌运动迅速，如霍乱弧菌每秒移动可达 55 μm；周毛菌移动较慢，每秒移动 25 ～ 30 μm。细菌运动具有方向性，受环境因素的影响大。如果遇到吸引性刺激，细菌向吸引物移动；而遇到有害物质时，细菌则背离有害物运动。

2）参与细菌致病：细菌可利用鞭毛运动参与致病。如霍乱弧菌、空肠弯曲菌等通过鞭毛运动穿越小肠黏膜表面的黏液层，使菌体黏附于肠黏膜上皮细胞，导致病变的发生。

3）细菌的鉴定和分类：鞭毛菌的动力和鞭毛的抗原性可用于细菌鉴定和分类。

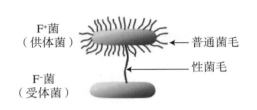

图 1-8　细菌普通菌毛和性菌毛模式图
图片来源：李彤新制作

3. 菌毛　许多 G⁻ 菌和少数 G⁺ 菌菌体表面存在着一种比鞭毛更细、更短而直硬的丝状物，称为菌毛（pilus）。菌毛由菌毛蛋白组成，呈螺旋状排列，新形成的菌毛蛋白分子插入菌毛的基底部。菌毛蛋白具有免疫原性和抗原性，菌毛必须用电子显微镜方可观察到（图 1-8）。

根据功能不同，菌毛可分为两类。

（1）普通菌毛（common pili）：长 0.2 ～ 2 μm，直径 3 ～ 8 nm，遍布菌细胞表面。这类菌毛是细菌的黏附结构，能与宿主细胞表面的特异性受体结合，是细菌感染的第一步。因此，菌毛和细菌的致病性密切相关。菌毛的受体常为糖蛋白或糖脂，与菌毛结合的特异性决定了宿主的易感部位。

框 1-4　菌毛与血液凝固

红细胞表面可有菌毛受体样成分，不同的菌毛会引起不同类型的红细胞凝集，称此为血液凝集（blood coagulation）。如豚鼠红细胞表面有 D- 甘露糖受体，大肠埃希菌的 I 型菌毛可黏附于该受体，导致红细胞凝集，该作用可被 D- 甘露糖抑制，称为甘露糖敏感性血凝；致肾盂肾炎大肠埃希菌的 P 菌毛可使 P 血型阳性红细胞凝集，且不被 D- 甘露糖抑制，称为甘露糖抗性血凝。

（2）性菌毛（sex pilus）：仅见于少数 G⁻ 菌，数量少，一个菌只有 1 ～ 4 根，比普通菌毛长且粗，中空呈管状。性菌毛由一种致育因子质粒（fertility factor）编码，故性菌毛又称 F 菌毛。带有性菌毛的细菌称为 F⁺ 菌，无性菌毛者称为 F⁻ 菌。通过性菌毛，F⁺ 菌可将质粒或部分染色体传递给 F⁻ 菌。因此，性菌毛是基因水平转移的重要途径之一。

4. 芽孢　某些细菌在一定的环境条件下，在菌体内部形成一个圆形或卵圆形小体，称为内芽孢（endospore），简称芽孢（spore），是细菌的休眠形式。产生芽孢的细菌都是 G⁺ 菌。

（1）芽孢的形成与发芽：芽孢通常只在人和动物体外的不利环境条件下形成，不同细菌形成条件各异，如炭疽芽孢杆菌在有氧条件下形成，而破伤风梭菌则相反。营养缺乏尤其是 C、N、P 元素不足时，细菌生长繁殖减慢，启动芽孢形成基因的表达。

成熟的芽孢具有多层膜结构（图 1-9），核心为芽孢的原生质体，含有细菌原有的核质、核糖体、酶类等生命基质。核心的外层依次为内膜、芽孢壁、皮质、外膜、芽孢壳和芽孢外衣，将基质层层包裹，成为坚实的球体。内膜和外膜由原来的细胞膜形成。芽孢壁含肽聚糖，发芽后成为细菌的细胞壁。皮质是芽孢包膜中最厚的一层，由一种特殊的肽聚糖组成。芽孢壳是一种类似角蛋白的疏水性蛋白质，通透性低，能抵抗化学药物进入，并增强对紫外线照射的抵抗力。有些芽孢还有一层疏松的芽孢外衣，含有脂蛋白和糖类。

　　在一定条件下芽孢可发芽，形成新的菌体。一个细菌只形成一个芽孢，而一个芽孢也只能生成一个繁殖体，因此芽孢不是细菌的繁殖方式，而是细菌的休眠状态（dormancy）。相对于芽孢，未形成芽孢而具有繁殖能力的菌体称为繁殖体（vegetative form）。芽孢折光性强，壁厚，不易着色，染色时需经媒染、加热等处理。芽孢的大小、形状、位置等随菌种而异，因此有鉴别细菌的价值。

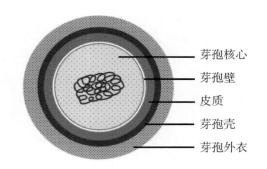

图 1-9　细菌芽孢结构模式图
图片来源：李彤新制作

（芽孢核心、芽孢壁、皮质、芽孢壳、芽孢外衣）

框 1-5　芽孢发芽

　　在一定条件下，细菌的芽孢可以发芽（germination），其过程可分为活化（activation）、启动（initiation）和长出（outgrowth）三个连续阶段。由于代谢活性和呼吸增强，生物合成加速，其顺序为 RNA、蛋白质、脂质，最后是 DNA。继而芽孢核心体积增大、皮质膨松、芽孢壳破裂，芽管长出并逐渐长大、发育成新的繁殖体。

　　（2）芽孢的功能及医学意义

　　1）芽孢的抵抗力强：细菌芽孢对热力、干燥、辐射、化学消毒剂等理化因素均有强大的抵抗力。一般细菌繁殖体在 80 ℃水中迅速死亡，而有的细菌芽孢可耐 100 ℃沸水数小时。芽孢的休眠力强，在普通条件下可保存几年至几十年。被炭疽芽孢杆菌芽孢污染的草原，传染性可保持 20 ～ 30 年或以上。

　　2）作为灭菌效果的指标：被芽孢污染的医疗用具、敷料、手术器械等，用一般方法不易将其杀死，杀灭芽孢最可靠的方法是高压蒸汽灭菌法。当进行灭菌时，应以细菌芽孢灭活作为指标，判断灭菌效果。

　　3）严重外源感染性疾病的病原：厌氧芽孢梭菌中的产气荚膜梭菌、破伤风梭菌和肉毒梭菌等，以及需氧芽孢杆菌中的炭疽芽孢杆菌，其芽孢进入机体后发芽形成繁殖体，大量繁殖后可分别引起气性坏疽、破伤风、食物中毒和炭疽病。

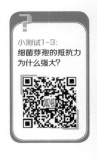

？
小测试1-3：
细菌芽孢的抵抗力为什么强大？

三、细菌形态结构的检查方法

　　细菌形态和结构的检查除需借助于普通光学显微镜和电子光学显微镜外，还需对细菌进行染色，其中最常用的是革兰氏染色法和抗酸染色法，对细菌鉴别有重要意义。细菌的某些特殊结构需经特殊染色后才能镜检。

　　（一）显微镜观察法

　　1. 普通光学显微镜观察　是观察细菌的常用方法。普通光学显微镜（light microscope，LM）以可见光为光源，波长 0.4 ～ 0.7 μm，平均约 0.5 μm，在最佳条件下其分辨率为 0.2 μm。0.2 μm 的微粒经油镜放大 1000 倍（物镜 ×100 倍，目镜 ×10 倍）后成 0.2 mm，一般细菌都大于 0.2 μm。用普通光学显微镜观察时，需将细菌进行染色，增加其与环境的对比度，以便观察。

　　2. 电子显微镜观察　电子显微镜（electron microscope，EM）是利用电子流代替可见光波，

Note

以电磁圈代替放大透镜。电子的波长极短，约为 0.005 nm，其放大倍数可达数 10 万倍，能分辨 1 nm 的微粒。常用的电子显微镜有两类：透射电子显微镜（transmission electron microscope，TEM）和扫描电子显微镜（scan electron microscope，SEM）。TEM 不仅可观察细菌的外形，也可观察细菌内部的超微结构。SEM 的分辨率较 TEM 低，但可观察物体的三维立体图像。电子显微镜标本的制备方法包括磷钨酸或钼酸铵负染、投影法、超薄切片、冰冻蚀刻法等。电子显微镜标本必须在真空干燥的状态下检查，故不能观察活的微生物。

此外，尚有暗视野显微镜（dark-field microscope）、相差显微镜（phase contrast microscope）、荧光显微镜（fluorescence microscope）和激光共聚焦显微镜（confocal microscope）等，适用于观察不同情况下的细菌形态和结构等。

（二）细菌染色方法

细菌体形小、半透明，经染色后方能在普通光学显微镜下清楚地观察到。细菌细胞通常带负电荷，而碱性染色剂中的有色分子带正电荷，因此易使细菌着色。经染色后的细菌细胞与背景形成鲜明的对比，可清楚观察细菌的形态和结构。

染色法有多种，最常用的革兰氏染色法（Gram staining）是丹麦细菌学家 Hans Christian Gram（1853—1938）于 1884 年建立的，广泛使用至今。革兰氏染色法包括初染、媒染、脱色、复染四个步骤：标本固定后，先用结晶紫初染；再加碘液媒染，使之形成结晶紫 - 碘复合物，此时细菌染成深紫色；然后用 95% 乙醇脱色；最后用稀释复红复染。不被 95% 乙醇脱色的细菌仍保留紫色者为 G^+ 菌，被乙醇脱色者复染后呈红色为 G^- 菌。如若细菌培养时间太长，老龄菌的革兰氏染色性会发生变化；或因操作不当，会使 G^+ 菌被染成 G^- 菌。革兰氏染色法与细菌细胞壁结构密切相关，其原理尚不完全清楚。革兰氏染色法在鉴别细菌、选择抗菌药物、研究细菌致病性等方面具有重要意义。

此外，细菌染色法还有单染法、抗酸染色法，以及荚膜、鞭毛、芽孢等特殊染色法。

（饶贤才）

第二节　细菌的生理

案例 1-2

男，65 岁。腹部痉挛性疼痛伴恶心、呕吐 2 天，腹泻、发热 1 天。患者 3 天前午饭时吃了两个只煎了一面的煎蛋，到晚饭时感觉胃部不适，有隐痛和恶心感，未予重视。第二天腹痛和恶心加重，进食少，午后出现阵发性痉挛性腹痛，自行服用多潘立酮，自觉症状有好转，但到半夜恶心呕吐 1 次，腹泻 2 次，量少，为水样便，色黄，无血便和黑便。今晨感觉发热，自测体温 38 ℃，痉挛性腹痛加剧，腹泻 4 次，并呕吐 1 次，呕吐物量少，但腹泻量多，仍为水样便，未见血便。患者既往体健。

查体：T 37.8 ℃，R 20 次 / 分，P 120 次 / 分，BP 150/80 mmHg。腹部有弥漫性压痛，无反跳痛。便常规：稀液状、色淡、有腥臭，镜检见中性粒细胞，极少红细胞，潜血试验阴性。

粪便标本经 SS 平板划线过夜培养，可见大量粉红色菌落，中有散在无色菌落，个别无色菌落中心呈黑色。挑取无色菌落接种至双糖铁和半固体培养基，培养过夜，在双糖铁培养基上可见上层琼脂红色、下层黄色，中间穿刺线为黑色，在半固体培养基中，呈现沿穿刺线扩散生长、培养基混浊的生长现象。生化鉴定确定为肠杆菌科细菌。

问题：

1. 患者最可能的诊断是什么？最有可能感染了何种病原？请提供判断的依据。

2. 描述在细菌的分离培养鉴定中用到的几种培养基的主要原理，以及疑似感染病原在这些培养基上的生长特点。

案例 1-2 解析

作为原核单细胞型生物，细菌具有其相应的生理活动，包括摄取营养物质并合成自身所需要的各种物质、进行新陈代谢及生长繁殖。细菌的生理学特点包括代谢活动十分活跃、代谢形式丰富多样及生长繁殖非常迅速等。

了解细菌的生理活动，对研究细菌的致病性和免疫性、鉴别细菌和诊断细菌性感染及其防治等具有重要的理论和实际意义。

一、细菌的理化性状

细菌除含有与细胞型生物某些相似的成分外，还含有一些原核生物所特有的化学组成，据此有助于其检测。细菌体积小、表面积大的特征为其代谢旺盛及繁殖迅速奠定了基础。

（一）细菌的化学组成

细菌细胞的主要化学成分包括水、无机盐、蛋白质、糖类、脂质和核酸等。水占菌细胞重量的 75% ~ 90%。其他主要包括碳、氢、氮、氧、磷和硫等，另有少数的无机离子如钾、钠、铁、镁、钙、氯等，用以构成菌细胞的各种成分及维持酶的活性和跨膜化学梯度。细菌尚含有一些原核细胞型微生物特有的成分，如肽聚糖、胞壁酸、磷壁酸、D- 氨基酸、二氨基庚二酸、吡啶二羧酸等。

（二）细菌的物理性状

1. 光学性质 细菌为半透明体。光线照射细菌时，部分光线被吸收、部分被折射，故细菌悬液呈混浊状态。通过比浊法或分光光度计检测浊度可粗略地估计细菌的数量，用相差显微镜也可观察其形态和结构。

2. 表面积 半径小的细胞表面积与体积的比率大于半径大者，小细胞较大细胞与外界物质交换会更有效，因此细胞代谢和生长速率与其大小成反比。细菌体积微小、相对表面积大，因而其代谢旺盛、繁殖迅速。

3. 带电现象 细菌固体成分的 50% ~ 80% 是蛋白质，组成蛋白质的氨基酸为兼性离子，在一定 pH 环境中，细菌氨基酸电离的阳离子数和阴离子数相等，此时的 pH 称为细菌的等电点（pI）。G^+ 菌和 G^- 菌的 pI 分别在 pH 2 ~ 3 和 pH 4 ~ 5。故在生理条件（中性或弱碱性）下，体液的 pH 比细菌等电点高，羧基处于电离状态，而氨基的电离受到抑制，所以细菌均带负电荷，尤以 G^+ 菌所带负电荷更多。带电现象与细菌的染色反应、凝集反应、抑菌和杀菌作用等有密切关系。

4. 半透性 细菌的细胞壁和细胞膜都有半透性，允许一部分物质如水、氧及部分小分子物质自由进出，有利于吸收营养和排出代谢产物，而其他小分子物质及大分子物质则不能透过。

5. 渗透压 细菌体内含有高浓度的营养物质和无机盐，一般 G^+ 菌体内的渗透压高达 20 ~

25 个大气压，G⁻ 菌为 5 ～ 6 个大气压。细菌所处的环境一般相对低渗，但因有坚韧细胞壁的保护而不致崩裂。若处于渗透压更高环境，菌体内水分溢出，胞质浓缩，细菌就不能生长繁殖。

二、细菌的营养

细菌需要的营养物质包括水、碳源、氮源、无机盐和生长因子等。

（一）细菌的营养类型

各类细菌的酶系统不同，代谢活性各异，因而对营养物质的需求也不同。根据细菌所利用的能源和碳源的不同，分为自养型和异养型。

1. 自养菌（autotroph）　以简单的无机物为原料合成菌体成分，如以 CO_2、CO_3^{2-} 作为碳源，以 N_2、NH_3、NO_2^-、NO_3^- 等作为氮源。所需能量来自无机物的氧化或光合作用，分别称为化能自养菌（chemotrophic bacteria）或光能自养菌（phototrophic bacteria）。

2. 异养菌（heterotroph）　必须以有机物如蛋白质、糖类等为原料，才能合成菌体成分并获得能量。包括腐生菌（saprophyte）和寄生菌（parasite）。前者以动植物尸体、腐败食物等作为营养物，后者寄生于活体内。所有病原菌都是异养菌，大部分属寄生菌。

（二）细菌的营养物质

人工培养细菌时，必须供给其生长所必需的成分。

1. 水　营养物质必须先溶于水，吸收与代谢也需要水。

2. 碳源　无机或有机碳化物都能被细菌吸收和利用，合成菌体成分和作为获得能量的主要来源。病原菌的碳源主要为糖类。

3. 氮源　对氮源的需要量仅次于碳源，主要功能是作为菌体成分的原料。很多细菌可利用有机氮化物，病原菌主要从氨基酸、蛋白胨等获得氮。少数病原菌如克雷伯菌亦可利用硝酸盐甚至氮气，但利用率较低。

4. 无机盐　细菌生长需要无机盐元素，所需的常用元素浓度大约 50 mg/L，微量元素为 0.1 ～ 1 mg/L。前者如磷、硫、钾、钠、镁、钙、铁等，后者如钴、锌、锰、铜、钼等。作用如下：①构成有机化合物，成为菌体的成分；②作为酶的组成部分，维持酶的活性；③参与能量的储存和转运；④调节菌体内外的渗透压；⑤某些元素与细菌的生长繁殖和致病作用密切相关。例如白喉棒状杆菌在含铁 0.14 mg/L 的培养基中产毒素量最高，但达到 0.6 mg/L 时则完全不产毒。一些微量元素并非所有细菌都需要，不同菌只需其中的一种或数种。

5. 生长因子　许多细菌的生长还需一些自身不能合成的生长因子（growth factor），通常为有机化合物，包括维生素、某些氨基酸、嘌呤、嘧啶等。少数细菌还需特殊的生长因子，如流感嗜血杆菌需要 X、V 两种因子，前者是高铁血红素，后者为辅酶 Ⅰ 或辅酶 Ⅱ，均为细菌呼吸所必需。

（三）细菌摄取营养物质的机制

各种细菌转运营养物质的方式不同，即使对同一种物质，不同细菌的摄取方式也不一样。

1. 被动扩散　营养物质从高浓度向低浓度的一侧扩散，其驱动力是浓度梯度，不需提供能量。不需要任何细菌组分的帮助，营养物就可以进入细胞质内的过程称为简单扩散。由菌细胞的通道蛋白形成选择性通道，对特殊营养物（如甘油）进行转运，称为易化扩散（facilitated diffusion）。

2．**主动转运**　是细菌吸收营养物质的主要方式，即营养物从低浓度向高浓度一侧转运，并需要提供能量。根据能量来源不同，主要包括 ABC 转运（ATP-binding cassette transport）、离子耦联转运、基团转移和特异性转运等方式。

三、细菌的新陈代谢

细菌的新陈代谢是指细菌细胞内物质代谢和能量代谢的总和，其显著特点是代谢旺盛和代谢类型多样。

细菌的代谢过程以胞外酶水解外环境中的营养物质开始，经主动转运或被动扩散机制进入胞质内。这些分子在一系列酶的催化作用下，经过一种或多种途径转变为共同的中间产物丙酮酸；再从丙酮酸进一步分解产生能量或合成新的糖类、氨基酸、脂类和核酸。其中底物分解和转化为能量的过程称为分解代谢；利用物质和能量进行细胞组分等的合成称为合成代谢；将两者紧密结合在一起称为中间代谢。许多代谢产物在医学上有重要意义。

（一）细菌的能量代谢

细菌能量代谢活动中主要涉及 ATP 形式的化学能。细菌的有机物分解或无机物氧化过程中释放的能量通过底物磷酸化或氧化磷酸化合成 ATP。

生物体能量代谢的基本生化反应是生物氧化，方式包括加氧、脱氢和失电子反应。细菌则以脱氢或氢的传递更为常见。有氧或无氧时，各种细菌的生物氧化过程、代谢产物和产生能量的多少均有所不同。以有机物为受氢体的称为发酵；以无机物为受氢体的称为呼吸，其中以分子氧为受氢体的是有氧呼吸，以其他无机物（硝酸盐、硫酸盐等）为受氢体的是厌氧呼吸。厌氧呼吸和发酵必须在无氧条件下进行。

病原菌合成细胞组分和获得能量的基质（生物氧化的底物）主要为糖类，通过其氧化或酵解释放能量，以高能磷酸键的形式（ADP、ATP）储存能量。以葡萄糖为例，细菌的能量代谢方式主要包括糖酵解途径（产生 2 分子 ATP）、磷酸戊糖途径（产生 1 分子 ATP）、有氧呼吸（三羧酸循环，产生 32 分子 ATP）和厌氧呼吸（产生 2 分子 ATP）。

（二）细菌的代谢产物

1．**分解代谢产物和细菌的生化反应**　因各种细菌所具有的酶及对营养物质的分解能力不完全相同，分解代谢产物不同。利用此特点可建立生化试验鉴别细菌。常见的有以下类型。

（1）糖发酵试验：不同细菌分解糖类的能力和代谢产物不同。例如对葡萄糖和半乳糖，大肠埃希菌均能发酵，而伤寒沙门菌仅可发酵前者。即使两种细菌均可发酵同一糖类，其结果也不尽相同，如大肠埃希菌有甲酸脱氢酶，能将葡萄糖发酵生成的甲酸进一步分解为 CO_2 和 H_2，故产酸并产气；而伤寒沙门菌缺乏该酶，发酵葡萄糖仅产酸不产气。

（2）甲基红（methyl red）试验：大肠埃希菌只分解葡萄糖产生丙酮酸，培养液 pH ≤ 4.5，甲基红指示剂呈红色；而产气肠杆菌能将丙酮酸脱羧生成中性的乙酰甲基甲醇，培养液 pH > 5.4，指示剂呈橘黄色。甲基红试验分别为阳性和阴性。

（3）V-P（Voges-Proskauer）试验：大肠埃希菌和产气肠杆菌均能发酵葡萄糖，产酸产气，两者不能区分。但产气肠杆菌能使丙酮酸脱羧为乙酰甲基甲醇，其在碱性溶液中被氧化生成二乙酰，二乙酰与含胍基化合物反应生成红色化合物；而大肠埃希菌不能生成乙酰甲基甲醇，不出现红色。V-P 试验分别为阳性和阴性。

（4）枸橼酸盐利用（citrate utilization）试验：当某些细菌如产气肠杆菌利用铵盐作为唯一氮

源，利用枸橼酸盐作为唯一碳源时，可在枸橼酸盐培养基上生长，分解枸橼酸盐生成碳酸盐，并分解铵盐生成氨，使培养基变为碱性；但大肠埃希菌不能利用枸橼酸盐为唯一碳源，故在该培养基上不能生长，培养基保留原 pH。该试验分别为阳性和阴性。

（5）吲哚（indole）试验：大肠埃希菌、变形杆菌、霍乱弧菌等能分解培养基中的色氨酸生成吲哚（靛基质），与试剂中的对二甲基氨基苯甲醛作用生成玫瑰吲哚而呈红色。

（6）硫化氢试验：沙门菌、变形杆菌等能分解培养基中的含硫氨基酸生成硫化氢，遇铅或亚铁离子生成黑色的硫化物。

（7）尿素酶试验：变形杆菌有尿素酶，能分解培养基中的尿素产生氨，使培养基变为碱性，以酚红为指示剂检测为红色。

细菌的生化反应用于鉴别细菌，尤其对形态、革兰氏染色反应和培养特性相同或相似的细菌更为重要。吲哚（I）、甲基红（M）、V-P（V）、枸橼酸盐利用（C）四种试验常用于鉴定肠道杆菌，合称为 IMViC 试验。例如大肠埃希菌对这四种试验的结果是"＋＋－－"，产气肠杆菌则为"－－＋＋"。

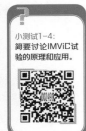

小测试1-4：
简要讨论IMViC试验的原理和应用。

2. 合成代谢产物及其在医学上的意义　细菌利用分解代谢中的产物和能量合成菌体自身成分，同时还合成一些在医学上具有重要意义的代谢产物。

（1）热原质（pyrogen）：或称致热原，主要为 G^- 菌细胞壁的脂多糖，即细菌的内毒素成分，当注入人体或动物体内能引起发热反应。其耐高温，经高压蒸汽灭菌（121 ℃、20 min）不被破坏，250 ℃ 干烤才可破坏。用吸附剂和特殊石棉滤板可除去液体中大部分热原质，蒸馏法效果最好。因此，在制备和使用注射药品过程中应严格遵守无菌操作，防止细菌污染并产生不易破坏的热原质。

（2）毒素与侵袭性酶：细菌产生外毒素（exotoxin）和内毒素（endotoxin），在致病作用中甚为重要。外毒素是多数 G^+ 菌和少数 G^- 菌在生长繁殖过程中释放到菌体外的毒性蛋白质；内毒素是 G^- 菌细胞壁的脂多糖，当菌体死亡崩解后游离出来。某些细菌可产生侵袭性酶，是细菌重要的侵袭性致病物质，如产气荚膜梭菌的卵磷脂酶、链球菌的透明质酸酶等；有些细菌酶类可用于临床治疗，如链球菌的链激酶、链道酶可作为溶栓性药物用于治疗血栓性疾病。

（3）色素（pigment）：由某些细菌产生，不同颜色有助于鉴别细菌。分两类，一类为水溶性，能弥散到培养基或周围组织，如铜绿假单胞菌的色素使培养基或感染的脓汁呈绿色。另一类为脂溶性，不溶于水，只存在于菌体，使菌落显色而培养基颜色不变，如金黄色葡萄球菌的色素。色素产生需要一定的条件，如营养、氧气、温度等；其不能进行光合作用，功能尚不清楚。某些细菌如铜绿假单胞菌的色素，可能与致病性有一定的关系。

（4）抗生素（antibiotic）：是某些微生物代谢过程中产生的一类能抑制或杀死某些其他微生物或肿瘤细胞的物质。大多由放线菌和真菌产生，细菌产生的少，只有多黏菌素（polymyxin）、杆菌肽（bacitracin）等。

（5）细菌素（bacteriocin）：是某些菌株产生的具有抗菌作用的蛋白质。与抗生素不同的是作用范围狭窄，仅对与产生菌有亲缘关系的细菌有杀伤作用。例如大肠埃希菌产生大肠菌素（colicin），编码基因位于 Col 质粒上。细菌素在治疗上的应用价值已不被重视，但可用于细菌分型和流行病学调查。

（6）维生素（vitamin）：细菌能合成某些维生素，除供自身需要外，还能分泌至周围环境中。例如人体肠道内的大肠埃希菌，合成的 B 族维生素和维生素 K 也可被人体吸收利用。

四、细菌的分泌系统

细菌分泌系统（bacterial secretion system）是一种贯穿细菌细胞膜及细胞壁的高度分化的蛋白大分子特殊结构，由多种不同的镶嵌蛋白、细胞膜蛋白、外膜蛋白和辅助蛋白（ATPase、信号肽酶或分子伴侣等）组成。其功能是将细菌细胞内多种效应分子（effector），包括蛋白质或蛋白-核酸等大分子复合物运输或分泌到菌细胞表面、外环境或直接注入靶细胞中。故分泌系统参与病原菌的致病作用，如分泌的毒素、黏附素和水解酶等，对细菌在机体内定植和致病发挥重要作用；同时，该系统也有益于细菌自身的生长繁殖，如摄取营养物质和铁等。革兰氏阴性菌常见分泌系统如图 1-10 所示。

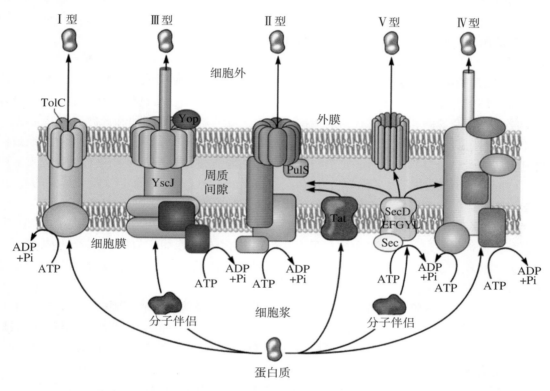

图 1-10 革兰氏阴性菌的主要分泌系统

细菌分泌系统根据结构和功能的不同，已确认的有 9 型（Ⅰ～Ⅸ）。G⁻ 菌主要有 Ⅰ～Ⅵ、Ⅷ和Ⅸ型，分枝杆菌及少数 G⁺ 菌主要为Ⅳ型和Ⅶ型。一个菌株可有多种分泌系统，其分泌的机制可分为两类。

框 1-6　细菌分泌系统分泌蛋白质的可能机制

1. 一步分泌机制　直接将效应分子跨过细胞膜和外膜转运到菌体外，如Ⅰ、Ⅲ、Ⅳ和Ⅵ型。

2. 两步分泌机制　效应分子先经 Sec 途径（general secretion pathway）或 Tat 途径（twin arginine translocation）跨细胞膜转运到细胞壁周质间隙中，再经由外膜上的不同分泌系统转运到胞外或直接注入靶细胞内，如Ⅱ、Ⅴ、Ⅶ型。

1. Ⅰ型分泌系统（type Ⅰ secretion system，T1SS）　由位于细胞膜的 ABC（ATP-binding cassette）转运蛋白、膜融合蛋白和孔蛋白样外膜蛋白形成一个分泌通道，在 G⁻ 菌中广泛存在，如分泌致尿路感染大肠埃希菌的 α- 溶血素、百日咳鲍特菌的腺苷环化酶、铜绿假单胞菌的碱性蛋白酶及其与铁摄取有关的血红素结合蛋白等。

2. Ⅱ型分泌系统（T2SS）　是由细胞膜蛋白、ATPase、伴侣蛋白和信号肽酶组成的 Sec 途径，以及外膜多聚蛋白复合体共同组成。T2SS 是 G⁻ 菌胞外酶的主要分泌途径，如分泌铜绿假单胞菌的弹性蛋白酶、外毒素 A、磷脂酶 C，嗜肺军团菌的酸性磷酸酶、脂肪酶、蛋白酶、核糖核酸酶等，以及霍乱弧菌的霍乱毒素等。

3. Ⅲ型分泌系统（T3SS）　是细菌分泌致病性效应蛋白的主要途径，为最复杂的分泌系统，由 20 余种蛋白质组成，与细菌鞭毛在进化上起源相同。T3SS 为接触依赖系统，一旦细菌与宿主细胞接触，该分泌系统被激活，毒素蛋白被直接注入宿主细胞内。T3SS 分布在耶尔森菌、肠炎沙门菌、志贺菌、大肠埃希菌和假单胞菌等 G⁻ 菌中。

4. Ⅳ型分泌系统（T4SS）　可将蛋白质和蛋白质 -DNA 复合物运输到胞外或直接注入靶细胞质内的分泌系统。T4SS 在 G⁻ 菌和 G⁺ 菌中均有发现，认为是细菌间或细菌与宿主细胞间转运大分子物质最通用的分泌系统，采用一步或两步分泌机制。该系统参与百日咳鲍特菌和幽门螺杆菌的毒素分泌、淋病奈瑟菌和幽门螺杆菌遗传物质的水平传递，可介导耐药和毒力基因的播散。

5. Ⅴ型分泌系统（T5SS）　是 G⁻ 菌外膜通道转运蛋白系统中最常见的分泌系统，通过两步分泌机制将底物蛋白分泌到细胞外。但其分泌的蛋白质跨越外膜时是经过自身 C 端序列形成的外膜通道（cylinder）完成的，故又称为自身转运（autotransport）。如可分泌淋病奈瑟菌的 IgA1 蛋白酶、幽门螺杆菌的空泡毒素、大肠埃希菌的蛋白酶和黏附素等。

6. Ⅵ型分泌系统（T6SS）　广泛存在于致病性 G⁻ 菌中，按功能可分为结构蛋白、效应蛋白、调节蛋白和分子伴侣蛋白。该分泌系统与 T3SS 及 T4 噬菌体的尾部的"注射体"结构类似，可将效应蛋白如大肠埃希菌、沙门菌、假单胞菌和霍乱弧菌等合成的毒性蛋白转运到外界环境或宿主细胞内。

7. Ⅶ型分泌系统（T7SS）　目前仅在 G⁺ 的放线菌门和厚壁菌门的细菌中发现，包括结核分枝杆菌、金黄色葡萄球菌、枯草芽孢杆菌、炭疽芽孢杆菌、白喉棒状杆菌和放线菌等。致病性分枝杆菌重要的 T7SS 成分参与分泌两种蛋白质抗原（ESAT-6/EsxA 和 CFP-10/EsxB），这可能与结核分枝杆菌毒力密切相关。

8. Ⅷ型分泌系统（T8SS）　多存在于肠杆菌科细菌中，用来分泌淀粉样卷曲纤维等。

9. Ⅸ型分泌系统（T9SS）　目前仅在拟杆菌门中被发现，可分泌细菌的黏附素和毒力因子，或实现滑行运动。如人类牙周炎重要病原体牙龈卟啉单胞菌有此分泌系统。

五、细菌的免疫系统

在细菌的生存过程中，经常会受到来自外来 DNA 的侵袭，如噬菌体、各种 DNA 遗传元件等。在自然界中，噬菌体无处不在，数量远远超过细菌数量，对其生存构成了极大威胁。面对上述压力，细菌在进化过程中逐渐形成了多种防御机制。这些机制或阻止噬菌体 DNA 进入细胞，降解入侵的 DNA，或以宿主细胞死亡的方式阻止噬菌体的扩散，以防止外来 DNA 的侵扰，从而保证了细菌细胞的生理稳定性。目前发现，细菌可通过荚膜、生物被膜等物理屏障的被动免疫，以及吸附抑制（如受体改变、基因修饰、密度感应等）、注入阻滞等主动防御机制，防止噬菌体的侵入。更重要的是，细菌具有以下四种主动防御的免疫系统。

1. 限制修饰（restriction-modification，RM）系统　为最早发现的系统。典型的 RM 系统由限制酶（REase）和甲基转移酶（methyltransferase，MTase）构成，通常成对出现，具有相同的 DNA 识别位点。REase 识别并裂解特定的 DNA 序列，同源的 MTase 对同一识别位点上的腺嘌呤或胞嘧啶进行甲基化，保护自身 DNA 不被 REase 裂解。

2. 流产感染（abortive infection，Abi）系统 也称噬菌体排斥系统，是在噬菌体不同发育阶段干扰噬菌体增殖的一种机制。噬菌体的吸附和 DNA 注入正常发生，只是后续发生的复制过程被终止。由于噬菌体的侵入，干扰了宿主细胞的正常生理功能，导致了被感染细菌细胞的死亡，进而终止了噬菌体的增殖和扩散，为周围细胞的生存提供了保护。

3. 毒素 - 抗毒素（toxin-antitoxin，TA）系统 广泛存在于原核生物和古菌的染色体和质粒中，由 2 个共表达的基因组成，分别编码稳定的毒素蛋白和易降解的抗毒素。毒素是蛋白质，通常发挥毒性作用抑制细菌生长；而抗毒素为蛋白质或 RNA，可中和毒素的毒性；二者相互作用对细菌生长状态起精密的调节作用。根据抗毒素的性质和作用模式，目前可将 TA 系统分为 Ⅰ ～ Ⅶ型。

4. CRISPR-Cas 系统 是原核生物的一种获得性免疫机制。CRISPR 意为成簇的规律间隔的短回文重复序列（clustered regularly interspaced short palindromic repeat），是一个特殊的 DNA 重复序列家族，为长度 25 ～ 50 bp 的重复序列（repeat）被间隔序列（spacer）所间隔。这些间隔序列与病毒（噬菌体）遗传密码中的序列相匹配；Cas 是指 CRISPR 相关基因（CRISPR-associated gene），编码的酶将 CRISPR DNA 转录的 RNA 中的间隔序列切除出来，随后其他 Cas 酶利用这些间隔序列作为引导，靶向破坏入侵者的基因序列。CRISPR-Cas 系统广泛分布于细菌和古菌基因组中，为细菌的一种获得性免疫防御机制，用于抵抗噬菌体等外源遗传元件入侵，由于能够对 DNA 进行精确靶向切割，可利用其对所有细胞类型进行遗传工程改造，现广泛应用于基因编辑研究中，包括应用于人类疾病的治疗性研究中，并有可能解决某些细菌对抗生素产生抗药性的难题。

六、细菌的生长繁殖

（一）细菌生长繁殖的条件

细菌的生长繁殖需要营养物质、能量和适宜的环境等必备的条件。

1. 营养物质 充足的营养物质可以为细菌的新陈代谢及生长繁殖提供必要的原料和充足的能量，是细菌生长繁殖的基本保障。

2. 氢离子浓度（pH） 多数病原菌最适 pH 为 7.2 ～ 7.6，大多数嗜中性细菌生长的 pH 范围是 6.0 ～ 8.0，嗜酸性细菌最适生长 pH 可低至 3.0，而嗜碱性细菌可高达 10.5。个别细菌如霍乱弧菌在 pH 8.4 ～ 9.2 生长最好，结核分枝杆菌生长的最适 pH 为 6.5 ～ 6.8。细菌依靠细胞膜上的质子转运系统调节菌体内的 pH，使其保持稳定，包括 ATP 驱使的质子泵、Na^+/H^+ 和 K^+/H^+ 交换系统。

3. 温度 嗜冷菌（psychrophile）、嗜温菌（mesophile）和嗜热菌（thermophile）的最适生长温度范围分别为 10 ～ 20 ℃、20 ～ 40 ℃和 50 ～ 60 ℃。病原菌适应人体环境，为嗜温菌，最适生长温度为 37 ℃。当细菌突然暴露于高出适宜生长温度的环境时，可暂时合成热休克蛋白（heat shock proteins，HSP）。其对热有抵抗性，可稳定菌内热敏感的蛋白质。而细菌突然暴露于低温环境也会出现冷休克（cold shock），例如大肠埃希菌从 37 ℃突然冷却到 5 ℃，将有 90% 的细胞被杀伤。因此常用甘油或二甲基亚砜保护其不受冻结和冷休克的影响。

4. 气体 根据代谢时对分子氧的需求与否，可以分为四类。

（1）专性需氧菌（obligate aerobe）：有完善的呼吸酶系统，必须以分子氧作为受氢体完成需氧呼吸，如结核分枝杆菌。

（2）微需氧菌（microaerophilic bacterium）：在低氧压（5%～6%）生长最好，氧浓度＞10%对其有抑制作用，如幽门螺杆菌。

（3）兼性厌氧菌（facultative anaerobe）：兼有需氧呼吸和无氧发酵两种功能，不论在有氧还是无氧环境中都能生长，但有氧时对生长更有利。多数病原菌属于此类。

（4）专性厌氧菌（obligate anaerobe）：缺乏完善的呼吸酶系统，只能利用氧以外的其他有机物作为受氢体进行发酵。有游离氧存在时，不但不能利用，还将受其毒害，甚至死亡，如破伤风梭菌。专性厌氧菌在有氧环境中不能生长的可能原因如下。

1）缺乏氧化还原电势（Eh）高的呼吸酶：各种物质均有其固有的 Eh。在氧化还原过程中，Eh 高的物质可氧化 Eh 低的物质，反之则不能。人组织的 Eh 约为 150 mV，普通培养基在有氧环境中 Eh 可达 300 mV 左右，因此细菌必须具有 Eh 比它们更高的呼吸酶，如细胞色素和细胞色素氧化酶，才能氧化环境中的营养物质。专性厌氧菌缺乏这类高 Eh 呼吸酶，只能在 120 mV 以下的Eh 时生长，有氧时 Eh 高于此值，故不能生长。

2）缺乏分解有毒氧基团的酶：细菌在有氧环境中代谢时，常产生具有强烈杀菌作用的超氧阴离子（O_2^-）和过氧化氢（H_2O_2）。有铁存在时，两者还可产生对生物大分子有损害作用的羟自由基（·OH）。需氧菌有超氧化物歧化酶（superoxide dismutase，SOD）和触酶（catalase），前者将 O_2^- 还原成 H_2O_2，后者将 H_2O_2 分解为水和分子氧。有的细菌不产生触酶，而是产生过氧化物酶（peroxidase），将 H_2O_2 还原成无毒的水分子。专性厌氧菌缺乏这三种酶，在有氧时受到有毒氧基团的影响而不能生长繁殖。

5. 渗透压　一般培养基的盐浓度和渗透压对大多数细菌是安全的，少数细菌如嗜盐菌（halophilic bacterium）需要在高浓度（3%）的 NaCl 环境中才能生长良好。

（二）细菌生长繁殖的方式

1. 细菌个体的生长繁殖　细菌个体一般以简单的二分裂（binary fission）方式进行无性繁殖。细菌分裂数量倍增所需要的时间称为代时（generation time），多数细菌为 20～30 分钟，繁殖速度很快；个别细菌繁殖速度较慢，如结核分枝杆菌达 18～20 小时。

2. 细菌群体的生长繁殖　虽然细菌生长繁殖速度很快，但由于繁殖中营养物质的逐渐耗竭，有害代谢产物的逐渐积累，细菌不可能始终保持高速度的无限繁殖。经过一段时间后，繁殖速度渐减，死亡菌数增多，活菌增长率随之下降并趋于停滞。细菌群体生长过程中，其密度受自身产生的信号分子——密度感应（quorum sensing，QS）系统调节。QS 系统为调节细菌群体密度的双组分信号转导系统，参与细菌多种生理活动，尤其是生物被膜的形成。将一定数量的细菌接种于适宜的液体培养基中，连续定时取样检查活菌数，可发现细菌在体外生长过程的规律性。以培养时间为横坐标，培养物中活菌数的对数为纵坐标，可绘制出一条生长曲线（growth curve）（图 1-11）。

根据生长曲线，细菌的群体生长繁殖可分为四期。

（1）迟缓期（lag phase）：为细菌进入新环境后的短暂适应阶段。该期菌体增大，代谢活跃，为分裂繁殖合成和积累充足的酶、辅酶和中间代谢产物；但分裂迟缓，繁殖极少。迟缓期时间按接种的菌种、菌龄和菌量，以及营养物等不同而异，一般为 1～4 小时。若将对数生长期培养物转种于相同的培养基，在相同条件下生长，则不会出现迟缓期，并立即开始对数生长。若转种的是衰老的培养物（稳定期），即使细胞都是活的，接入相同的培养基也会出现延迟现象。

（2）对数期（logarithmic phase）：又称指数期（exponential phase）。细菌在该期生长迅速，活菌数以恒定的几何级数增长，图 1-11 中细菌数的对数呈直线上升，达到顶峰状态。此期细菌的形态染色性、生物学特性（生化反应、药物敏感性等）都较典型，对外界环境因素的作用敏感。研

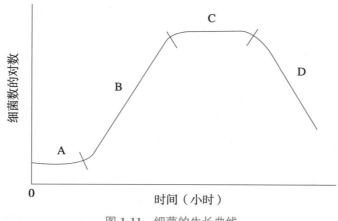

图 1-11　细菌的生长曲线

究细菌的上述生物学性状应选用该期的细菌。对数生长速度受环境条件（温度、培养基组成）及细菌自身遗传特征的影响，一般细菌对数期在培养后的 8 ～ 18 小时。

（3）稳定期（stationary phase）：由于营养物质消耗，有害代谢产物积聚，该期细菌繁殖速度渐减，死亡数逐渐增加，但仍有菌体生长，活菌数目基本保持不变。此期细菌形态、染色性和生理性状常有改变。一些细菌的芽孢、外毒素和抗生素等代谢产物大多在此期产生。

（4）衰亡期（decline phase）：稳定期后，细菌繁殖越来越慢，死亡数越来越多，并超过活菌数。该期细菌形态显著改变，出现衰退型或菌体自溶，难以辨认；生理代谢活动也趋于停滞。因此，陈旧培养的细菌难以鉴定。

细菌生长曲线只有在体外人工培养条件下才能观察到，在研究工作和生产实践中有指导意义。掌握细菌生长规律，可以人为地改变培养条件，调整细菌的生长繁殖阶段，更为有效地利用对人类有益的细菌。例如在培养过程中，不断地更新培养液和对需氧菌进行通气，使细菌长时间地处于生长旺盛的对数期，称为连续培养。

七、细菌的人工培养

为进行病原学诊断、细菌学研究和生物制品制备等，可人工培养细菌。

（一）细菌的培养方法

人工培养细菌，除需提供充足的营养物质使细菌获得生长繁殖所需要的原料和能量外，尚需适宜的环境条件，如酸碱度、渗透压、温度和必要的气体等。

根据不同标本及目的，可选用不同的接种和培养方法。常用的有细菌的分离培养和纯培养。将已接种标本或细菌的培养基置于合适的气体环境，需氧菌和兼性厌氧菌置于空气中即可，专性厌氧菌需在无游离氧的环境中。多数细菌在代谢过程中需要 CO_2，但分解糖类时产生的 CO_2 已足够其所需，且空气中还有微量 CO_2，不必额外补充。只有少数菌如奈瑟菌、布鲁菌等，初次分离培养时必须置于 5% ～ 10% CO_2 环境中。

病原菌的人工培养一般采用 35 ～ 37 ℃，培养时间多数为 18 ～ 24 小时。但有时需根据菌种及培养目的进行最佳选择，如细菌的药物敏感试验应选用对数期的培养物。

（二）培养基

培养基（culture medium）是由人工方法配制而成，专供微生物生长繁殖使用的混合营养物制品。一般 pH 为 7.2 ～ 7.6，少数的细菌按生长要求调整偏酸或偏碱。许多细菌在代谢过程中分解糖类产酸，故常在其中加入缓冲剂，以保持稳定的 pH。培养基制成后必须经灭菌处理。

培养基按其营养组成和用途不同，分为以下几类。

1. 基础培养基（basic medium） 含有多数细菌生长繁殖所需的基本营养成分。如营养肉汤（nutrient broth）、营养琼脂（nutrient agar）、蛋白胨水等。

2. 营养培养基（enrichment medium） 在基础培养基中添加特殊营养物质如葡萄糖、血液、血清、酵母浸膏、生长因子等，以供营养要求较高的细菌生长。例如链球菌需在含血液或血清的培养基中生长。

3. 选择培养基（selective medium） 在培养基中加入某种化学物质，使之抑制某些细菌生长，而有利于另一些细菌生长，从而将后者从混杂的标本中分离出来。例如培养肠道致病菌的 SS 琼脂，其中的胆盐能抑制 G⁺ 菌，枸橼酸钠和煌绿能抑制大肠埃希菌，因而使致病的沙门菌和志贺菌容易分离。

4. 鉴别培养基（differential medium） 用于培养和区分不同细菌种类。利用各种细菌分解糖类、蛋白质的能力及代谢产物不同，在培养基中加入特定的作用底物和指示剂，一般不加抑菌剂，观察细菌生长后对底物的作用如何，从而鉴别细菌。如常用的糖发酵管、双糖铁培养基、伊红 - 亚甲蓝琼脂等。

5. 厌氧培养基（anaerobic medium） 专供厌氧菌的分离、培养和鉴别。其营养成分丰富，含有特殊生长因子，氧化还原电势低，并加入亚甲蓝作为氧化还原指示剂。常用的有庖肉培养基（cooked meat medium）、硫乙醇酸盐肉汤等，并在液体培养基表面加入凡士林或液状石蜡以隔绝空气。

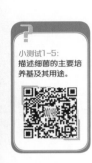

小测试1-5：
描述细菌的主要培养基及其用途。

此外，根据培养基的物理性状分为液体、固体和半固体三大类。在液体培养基中加入 1.5% 的琼脂，即凝固成固体培养基；琼脂含量在 0.3% ～ 0.5% 时，则为半固体培养基。琼脂在培养基中仅起赋形剂作用。液体培养基可用于大量繁殖细菌，但必须种入纯种细菌；固体培养基常用于细菌的分离和纯化；半固体培养基则用于观察细菌的动力和短期保存细菌。

（三）细菌在培养基中的生长情况

1. 在液体培养基中的生长情况 在液体培养基中细菌生长情况可分为三种类型：①浑浊生长：为大多数细菌的生长结果；②沉淀生长：少数链状细菌生长时因重力作用的结果；③表面生长：枯草芽孢杆菌、结核分枝杆菌等专性需氧菌呈表面生长，常形成菌膜。

2. 在固体培养基中的生长情况 将标本或培养物划线接种在固体培养基（琼脂平板）的表面，因划线的分散作用，使许多原混杂的细菌在固体培养基表面上散开，称为分离培养。一般经过 18 ～ 24 小时培养后，单个细菌分裂繁殖成一堆肉眼可见的细菌集团，称为菌落（colony）。挑取一个菌落，移种到另一培养基中，生长出来的细菌均为纯种，称为纯培养（pure culture）。这是从临床标本中检查鉴定细菌很重要的第一步。各种细菌在琼脂平板上形成的菌落，在大小、形状、颜色、气味、透明度、表面光滑或粗糙、湿润或干燥、边缘整齐与否，以及在血琼脂平板上的溶血情况等均有不同表现，这些有助于鉴别细菌。取一定量的液体标本或培养液均匀接种于琼脂平板上，可计数菌落，间接推算标本中的活菌数，以菌落形成单位（colony forming unit, CFU）来表示。常用于测定自来水、饮料、污水及临床标本中的活菌数。

细菌的菌落一般分为三型。

（1）光滑型菌落（smooth colony，S 型菌落）：新分离的细菌大多呈 S 型菌落，表面光滑、湿润、边缘整齐。

（2）粗糙型菌落（rough colony，R 型菌落）：表面粗糙、干燥、呈皱纹或颗粒状，边缘大多不整齐。R 型菌多由 S 型菌变异失去菌体表面特异多糖形成。其抗原不完整，毒力和抗吞噬能力都比 S 型菌弱。但也有少数细菌新分离的毒力株就是 R 型，如炭疽芽孢杆菌、结核分枝杆菌等。

（3）黏液型菌落（mucoid colony，M 型菌落）：黏稠、有光泽、似水珠样。多见于有厚荚膜或丰富黏液层的细菌，如肺炎克雷伯菌等。

3. 在半固体培养基中的生长情况 半固体培养基黏度低，有鞭毛的细菌在其中仍可自由游动，沿穿刺线向外扩散呈羽毛状或云雾状混浊生长。无鞭毛细菌只能沿穿刺线呈明显的线状生长。

（四）人工培养细菌的用途

细菌培养对疾病的诊断、预防、治疗和科学研究等都具有重要的作用。

1. 感染性疾病的病原学诊断 明确感染性疾病的病原菌必须取患者有关标本进行细菌分离培养、鉴定和药物敏感试验，其结果可指导临床用药。

2. 细菌学的研究 细菌生理、遗传变异、致病性和耐药性等研究都离不开细菌的培养和菌种的保存等。

3. 生物制品的制备 供防治用的疫苗、类毒素、抗毒素、免疫血清及供诊断用的菌液、抗血清等均来自培养的细菌或其代谢产物。

4. 在工农业生产中的应用 细菌培养和发酵过程中的多种代谢产物在工农业生产中有广泛用途，可制成抗生素、维生素、氨基酸、有机溶剂、酒、酱油、味精等产品。细菌培养物还可生产酶制剂，处理废水和垃圾，制造菌肥和农药等。

5. 在基因工程中的应用 将带有外源性基因的重组 DNA 转化给受体菌，使其在菌体内能获得表达。细菌操作方便，容易培养，繁殖快，基因表达产物易于提取纯化，故可大大降低成本。基因工程技术已用于制备胰岛素、干扰素、乙型肝炎疫苗等。

（赖小敏）

第三节 细菌的遗传与变异

案例 1-3

患者，女，51 岁。泌尿道反复感染数月，久治不愈。取尿液标本接种于血平板及麦康凯平板培养后，血平板上生长出圆形、灰白色、非常湿润、乙型溶血的菌落，麦康凯平板上生长出圆形、淡红色、非常湿润的菌落。涂片时发现两种平板上的细菌均能挑起很长的细丝，在生理盐水中完全不能乳化。转种肉汤培养基培养后，整个肉汤呈现冻胶状，用接种针能挑起几尺长的细丝。该菌革兰氏染色为阴性，生化反应及细菌分析仪鉴定结果均为大肠埃希菌。药敏试验结果显示，该菌对目前常用的 20 多种抗生素均不敏感。

问题：

1. 该菌的培养特点为什么会发生改变？
2. 该菌为什么对多种常用抗生素均不敏感？
3. 细菌变异的机制是什么？

案例 1-3 解析

遗传（heredity）是指亲代与子代生物学特性的相似性，变异（variation）是指亲代与子代生物学特性的差异性。遗传使细菌保持种属的相对稳定，变异使细菌产生变种或新种，是细菌进化的根本原因。细菌的变异可分为遗传变异（genetic variation）和非遗传变异。前者指细菌遗传物质发生改变引起的变异，可稳定地传给子代，也称基因型变异（genotypic variation）。非遗传变异指在外界环境条件作用下出现的变异，遗传物质未改变，不能遗传给子代，又称表型变异（phenotypic variation）。

细菌的遗传物质是 DNA，基因（gene）是遗传的基本单位。细菌基因组（genome）包含细菌的全部遗传信息，由细菌染色体、质粒、整合在细菌染色体中的前噬菌体，以及可移动元件等构成，决定细菌的形态结构、生理代谢、致病性、免疫性及耐药性等生物学性状。与真核细胞相比，细菌基因组相对比较简单，一旦发生基因变异，则相应表型也可能改变，加之细菌的新陈代谢与生长繁殖迅速，在短期内即可观察到生物特性的变异。随着细菌基因组的不断解析，以及功能基因组研究的深入，推动了细菌致病机制与耐药机制的研究，促进了细菌感染的快速诊断、疫苗研发和治疗策略的迅速发展。因此，认识细菌的遗传与变异具有十分重要的意义。

一、常见的细菌变异现象

1. 形态与结构变异 在陈旧培养物中或在抗生素、抗体、补体和溶菌酶等因素作用下，细菌可发生形态与结构变异，导致生物学性状和致病性改变。此外，细菌的特殊结构也可发生变异，如荚膜变异、芽孢变异、鞭毛变异（又称 H-O 变异）。

2. 菌落变异 细菌菌落由光滑（S）型变为粗糙（R）型，称为 S-R 变异。S-R 变异常常是由于细菌失去了表面多糖、荚膜等结构成分所致，因此其理化性状、抗原性、毒力等也会发生相应改变。一般而言，S 型菌落的致病性更强，但有少数细菌，如结核分枝杆菌、炭疽芽孢杆菌和鼠疫耶尔森菌等呈现 R 型菌落时，致病性更强。

3. 毒力变异 细菌毒力变异包括毒力增强和减弱的变异。有毒菌株长期在人工培养基上传代培养，可使细菌毒力减弱或消失。如卡 - 介（Calmette-Guérin）二人曾将有毒的牛结核分枝杆菌在含胆汁、甘油、马铃薯的培养基上培养，经过 13 年连续传 230 代，获得了一株毒力高度减弱但仍保持免疫原性的变异株，即卡介苗（Bacillus Calmette-Guérin，BCG），主要用于预防儿童结核病。

4. 耐药性变异 细菌对某种抗菌药物由敏感变成耐药的现象称耐药性变异。有的细菌表现为同时对多种抗菌药物耐药，即多重耐药（multi-drug resistance，MDR）。有的细菌甚至出现对除多黏菌素、替加环素外所有临床上的抗菌药物均耐药的现象，即泛耐药（pan-drug resistance）。大量耐药菌的出现，给感染性疾病的治疗带来了极大的挑战，已成为医学广为关注的问题。

二、细菌遗传与变异的物质基础

细菌遗传与变异的物质基础包括细菌染色体、质粒、噬菌体和可移动元件。

（一）细菌染色体

细菌染色体由双螺旋 DNA 分子组成，多数为环状，少数为线状。DNA 分子上结合有类组蛋白和少量 RNA 分子，以紧密缠绕成的不规则形式存在于细胞质中。多数细菌只有一条染色体，为单倍体（haploid）。少数细菌有多条染色体，如霍乱弧菌有两条染色体，大的一条 2.96 Mb（百万碱基），小的一条 1.07 Mb，但二者不是同源染色体，仍是单倍体；伯克霍尔德菌属（*Burkholderia*）的某些菌种有三条染色体；有些在极端环境下生存的细菌有更多拷贝的染色体。

细菌基因组一般由数百万碱基对组成，如大肠埃希菌基因组大小约 4.64 Mb。通过对细菌的基因组测序和基因序列的解读，发现细菌基因组有一些共同特征：①基因组中有多种功能识别区，如复制起始区和终止区、基因转录启动区和终止区；②基因组中 90% 左右的序列是编码基因，其转录产物包括 mRNA 和少部分非编码 RNA，而非编码序列仅占 10% 左右；③基因序列通常是连续的，一般没有内含子；④基因间有重叠现象；⑤某些功能相关的基因组成操纵子（operon）结构，即数个功能相关的结构基因串联在一起，受同一个调控区的调节，如乳糖操纵子；⑥细菌种内或种间存在广泛的基因交换。

框 1-7　细菌基因组岛

在细菌基因组中有时存在 GC 碱基分布明显偏离均值的区域，即一些通过水平基因转移而来的外源 DNA 片段，与细菌的致病性、耐药性、重金属抗性等相关，称为基因组岛（genomic island，GI）。若基因组岛与细菌的致病性相关，则称为致病岛（pathogenic island，PAI），如黏附素、毒素、分泌系统等。若基因组岛与细菌的耐药性相关，则称耐药岛（resistance island），如沙门菌耐药岛、鲍曼不动杆菌耐药岛等。

（二）质粒

质粒（plasmid）是细菌染色体外的遗传物质，为共价闭合环状双链 DNA，游离存在于细菌胞质中或整合在染色体上（附加体）。质粒的分子量一般比染色体小，通常在 1 ～ 100 kb 范围内。

质粒的主要性质有：①具有自我复制能力。与染色体同步复制的质粒称紧密型质粒（stringent plasmid），只有一个至数个拷贝。可自行控制复制数量的质粒称松弛型质粒（relaxed plasmid），拷贝数可达数百。②质粒能编码某些特定性状，如耐药性、产毒性、代谢特性等，但这些性状并非细菌生存所必需，细菌失去质粒后仍能生存。根据质粒决定的生物学性状不同分为：编码细菌性菌毛的致育质粒（fertility plasmid，F 质粒）；与细菌耐药性有关的耐药质粒（resistance plasmid，R 质粒）；编码细菌毒力因子的毒力质粒（virulence plasmid，Vi 质粒）；编码细菌素产生的细菌素质粒（bacteriocin plasmid），如大肠菌素质粒（colicinogenic plasmid，Col 质粒）；编码与细菌代谢相关酶的代谢质粒（metabolic plasmid）等。③质粒可通过接合、转化等方式在细菌间转移。根据质粒能否通过接合转移，分为接合性质粒（conjugative plasmid）和非接合性质粒（nonconjugative plasmid）。④两种序列结构相似、亲缘关系接近的质粒不能稳定地共存于同一个宿主菌内，称为质粒的不相容性（incompatibility）。反之，一些序列相似度较低的非同源性质粒可共存于同一宿主菌内，称为质粒的相容性（compatibility）。⑤质粒可从宿主菌中丢失或通过紫外线、温度、吖啶橙、溴化乙啶等理化因素处理而消除。

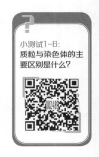

小测试1-6：
质粒与染色体的主要区别是什么？

（三）噬菌体

噬菌体（bacteriophage，phage）是指感染细菌的病毒，由英国学者 Frederik W. Twort（1915）和加拿大学者 Félix d'Hérelle（1917）各自独立发现。Twort 描述了由于细菌死亡导致培养基上的细菌菌落逐渐形成"玻璃样变"的现象，并认为是由于细菌感染病毒所致；而 d'Hérelle 分离出了能裂解志贺菌的"病毒"，并命名为"噬菌体"。噬菌体具有病毒的一般特性：体积微小；无细胞结构，主要由一种核酸和蛋白质衣壳组成；专性活细胞内寄生，具有严格的宿主特异性；分布广泛，凡是有细菌的场所，就可能存在相应的噬菌体。噬菌体寄生在细菌体内，与宿主菌之间存在密切的相互作用，包括遗传物质的交换，甚至可将其完整的基因组整合到宿主菌基因组中，成为宿主菌基因组的组成部分，从而导致宿主菌生物学特性改变。

1. 噬菌体的形态结构与化学组成 噬菌体结构简单，个体微小，需用电子显微镜观察。其形态有蝌蚪形、微球形和细杆形（丝状）。大多数噬菌体呈蝌蚪形，由头部和尾部两部分组成（图1-12）。噬菌体头部衣壳呈二十面体立体对称，由蛋白质衣壳包绕核酸组成；尾部是一管状结构，里层为尾髓，外层为尾鞘。尾鞘具有收缩功能，可将头部核酸注入宿主菌内。尾部末端有尾板、尾刺和尾丝。尾板内有裂解宿主菌细胞壁的溶菌酶；尾刺和尾丝为噬菌体的吸附结构，能与宿主菌表面的特异受体结合。在头、尾连接处有尾领、尾须结构，尾领与头部装配有关。某些噬菌体尾部很短或缺失。少数噬菌体具有包膜，在成熟期出芽分泌时从宿主菌细胞膜获得。

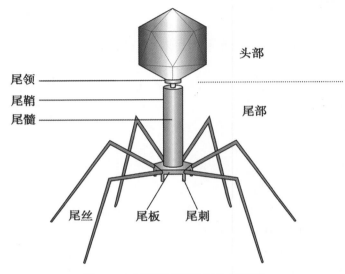

图1-12 蝌蚪形噬菌体结构示意图

噬菌体主要由核酸和蛋白质组成。核酸是噬菌体的遗传物质，其基因组大小2～200 kb。蛋白质构成噬菌体头部衣壳和尾部，起保护核酸的作用，并决定噬菌体外形和宿主亲嗜性。噬菌体只有一种核酸，即DNA或RNA。大多数DNA噬菌体为线状双链DNA，但一些微小DNA噬菌体为环状单链DNA。多数RNA噬菌体为线状单链RNA，有的可分成几个节段，少数为线状双链RNA。无尾噬菌体的核酸类型因种类不同而异，但有尾噬菌体的核酸均为线状双链DNA。有些噬菌体基因组中含有稀有碱基，如铜绿假单胞菌噬菌体PaP1含有4-甲基胞嘧啶和6-甲基胞嘧啶，大肠埃希菌T偶数噬菌体含有5-羟甲基胞嘧啶。这些稀有碱基不会出现在宿主菌基因组中，可作为噬菌体基因组的天然标志。

2. 噬菌体与宿主菌的相互关系 根据噬菌体与宿主菌的相互关系，将噬菌体分为：毒性噬菌体（virulent phage），能在宿主菌内复制增殖，产生子代噬菌体，并最终裂解宿主菌；温和噬菌体（temperate phage）或溶原性噬菌体（lysogenic phage），能将其基因组整合到宿主菌染色体基因组中，随宿主菌基因组复制而复制，并随细菌分裂而分配到子代细菌基因组中。

（1）毒性噬菌体：毒性噬菌体增殖过程包括吸附、穿入、生物合成、组装和释放四个阶段。①吸附：吸附是噬菌体与细菌表面受体特异性结合的过程。不同噬菌体的吸附结构不同，蝌蚪形噬菌体以尾丝、尾刺与细菌表面受体结合而吸附；某些细杆形噬菌体以其末端吸附于细菌的性菌毛；微球形噬菌体通过衣壳蛋白与细菌表面受体结合而吸附。②穿入：噬菌体借助尾板内的溶菌酶物质，在细菌细胞壁上溶一小孔，然后通过尾鞘收缩，将头部核酸注入细菌内，而蛋白质衣壳留在细菌外。无尾噬菌体以脱壳方式使核酸进入宿主菌内。③生物合成：噬菌体的核酸进入细菌细胞后，迅速转录出早期mRNA，翻译出噬菌体生物合成所需的酶类，包括噬菌体特异的DNA

聚合酶、RNA 聚合酶和调节蛋白等，然后以噬菌体基因组为模板，大量复制出子代噬菌体的基因组，并转录出晚期 mRNA，合成噬菌体的结构蛋白。④组装与释放：噬菌体基因组和衣壳蛋白质合成后，即在细菌胞质内按一定程序装配成完整的子代噬菌体。当子代噬菌体达到一定数目时，菌细胞裂解，释放出噬菌体，并感染新的敏感菌。某些细杆状噬菌体可通过出芽方式逐个释放。从噬菌体吸附开始至细菌裂解释放出子代噬菌体为止，这个过程称噬菌体的复制周期或溶菌周期（lytic cycle）。

（2）温和噬菌体：温和噬菌体感染宿主菌能将其基因组整合于宿主菌基因组中，这种整合在细菌基因组中的噬菌体基因组称为前噬菌体（prophage），带有前噬菌体基因组的细菌则称溶原性细菌（lysogenic bacterium）。溶原性细菌具有抵抗同种或有亲缘关系的噬菌体重复感染的能力，使宿主菌处在一种噬菌体免疫状态。温和噬菌体使细菌溶原化的过程称为溶原周期（lysogenic cycle）。前噬菌体有时可自发或在某些理化和生物因素的诱导下脱离宿主菌基因组进入溶菌周期，产生子代噬菌体，引起细菌裂解，因此温和噬菌体有溶原周期和溶菌周期，而毒性噬菌体只有溶菌周期（图 1-13）。温和噬菌体在宿主菌染色体上的整合和切离主要由噬菌体编码的整合酶完成。噬菌体整合酶属于位点特异性重组酶（site-specific recombinase）。少数温和噬菌体，如大肠埃希菌 Mu 噬菌体，类似于转座子，可整合在染色体的任何位点。

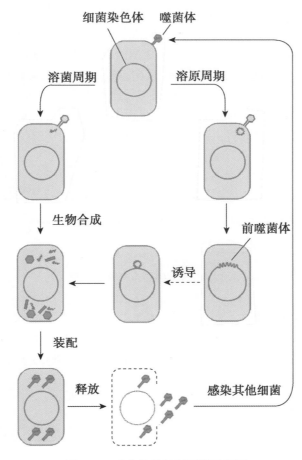

图 1-13　噬菌体的复制周期示意图

框 1-8　噬菌体的应用

　　毒性噬菌体可迅速裂解宿主菌，其特异性的选择作用与宿主菌的耐药性无关，因此可选用毒性噬菌体治疗细菌性感染，特别是容易产生多重耐药性的细菌，如铜绿假单胞菌、金黄色葡萄球菌感染等，已有临床应用实例。1958 年，钢铁工人邱财康在炼钢期间不幸严重烧伤，感染了铜绿假单胞菌并危及其生命。我国学者利用噬菌体疗法成功地治愈了其烧伤创面的细菌感染，挽救了他的生命。

　　温和噬菌体整合酶属于位点特异性重组酶，通过此重组酶系统可以实现基因敲除与敲入、替换及基因表达调控等多种基因工程操作，在遗传工程中得到了广泛应用。

（四）可移动元件

　　可移动元件（mobile element）或称转座元件（transposable element），是不依赖于同源重组并可在细菌或其他生物的基因组（染色体、质粒和噬菌体等）之间改变存在位置的特殊 DNA 序列。转座元件的转座功能由其自身编码的转座酶（transposase）介导。有两种转移方式：非复制性转座（non-replicative transposition）是通过自身编码的转座酶将转座元件自原位点切割下来转移到新的位点；复制性转座（replicative transposition）需要将转座元件加以复制，将一个拷贝留在原位，另一个拷贝转移到新的位点。转座元件包括插入序列、转座子及整合子等。

　　1. 插入序列（insertion sequence，IS）　IS 是细菌最简单的转座元件，长度通常仅为 0.75 ~ 2.0 kb，只携带与转座功能有关的基因。其两端为反向重复序列（inverted repeat，IR），长度约 10 bp，为转座酶的识别位点；其中央序列编码转座酶及与转座有关的调控蛋白（图 1-14）。转座酶识别两端的重复序列，将转座元件从基因组切割下来，正向或反向插入到新位点。IS 是细菌染色体、质粒和某些噬菌体基因组的常见元件。每个细菌基因组或质粒中可有多种 IS 结构，每种 IS 可有多个拷贝。

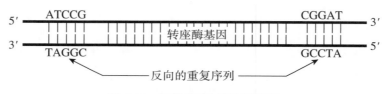

图 1-14　细菌的插入序列示意图

　　2. 转座子（transposon，Tn）　Tn 结构比 IS 复杂，长度 2 ~ 25 kb。其两端同样为重复序列，但中间区域除了具有与转座功能有关的基因外，还携带其他功能基因，如耐药基因、毒力基因、代谢基因等。Tn 介导的转座可导致插入突变、缺失突变、基因重排或插入部位出现新的基因，是引起生物变异和进化的重要因素。

框 1-9　Tn 的种类

　　Tn 有三种类型：①复合型转座子（compositive transposon），其中间携带有耐药基因，两端各有一个相同的 IS，IS 的两端为 IR 或 DR（direct repeat）（图 1-15）。②复杂型转座子（complex transposon），其两端无 IS，但含有 20 ~ 40 bp 的 IR 或 DR，中间为与转座功能相关的基因和耐药基因。Tn3 是其典型代表。③接合型转座子（conjugative transposon），通过接合进行转移，其末端没有重复序列，但含有整合酶基因、切离酶基因、接合转移相关基因及耐药基因。此类 Tn 首先在肠球菌中发现，Tn916 是其典型代表。

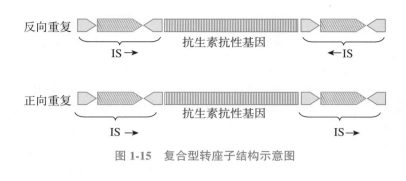

图 1-15　复合型转座子结构示意图

3. **整合子（integron，In）**　In 是一种具有独特结构的可移动 DNA 分子，能捕获和整合外源基因，使之成为共转移、共表达的功能单位。In 可将多个耐药基因盒整合在一起，通过 Tn 或接合性质粒，使多个耐药基因在细菌中水平传播，从而形成多重耐药的遗传学基础。

In 由 3 部分组成：5'- 保守末端、3'- 保守末端和两者间的可变区（图 1-16）。5'- 保守末端是 In 的基本结构，包含 3 个功能元件：整合酶基因（*intI*）、重组位点（attI）和可变区启动子（Pant）。其可变区带有不同数量和功能的基因盒。基因盒是一种可移动性基因元件，可以环状形式独立存在，也可整合入 In 中。基因盒由一个结构基因和一个整合位点 attC 组成。attC 位点的长度为 57 ～ 141 bp，含整合位点序列。3'- 保守末端因 In 的种类不同而异，有些 In 会出现 3'- 保守末端的缺失。

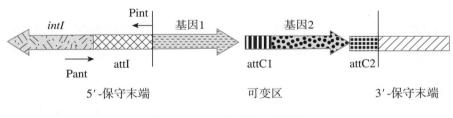

图 1-16　整合子结构示意图

Pint：整合酶启动子；Pant 整合子可变区启动子

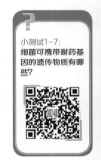

小测试1-7：
细菌可携带耐药基因的遗传物质有哪些？

三、细菌变异的机制

细菌发生变异的机制包括基因突变和基因水平转移与重组。

（一）细菌的基因突变

基因突变（gene mutation）是指基因在结构上发生了 DNA 碱基对组成或排列顺序的改变，包括单个碱基置换引起的点突变（point mutation）、碱基序列缺失或插入引起的移码突变，以及染色体的重排、倒位、重复或缺失引起的突变。细菌突变可以是自发的，亦可通过理化因素诱导发生。

Note

1. 自发突变与诱发突变 自发突变（spontaneous mutation）是指细菌在繁殖过程中自然发生的突变。基因自发突变的概率很低，一般为 $10^{-9} \sim 10^{-6}$。尽管细菌的突变是小概率事件，但由于细菌繁殖后的群体巨大，故突变体的出现是很常见的现象。不同细菌突变率不同，同一细菌不同生物学性状的突变率亦可以不同。如大肠埃希菌以 3×10^{-8} 频率产生抗噬菌体突变，以 10^{-9} 频率产生抗链霉素突变；金黄色葡萄球菌以 10^{-7} 频率产生抗青霉素突变。

诱发突变（induced mutation）是指细菌在某些物理、化学或生物因素诱导下发生的突变。X 射线、紫外线、亚硝酸盐、苯并芘、烷化剂等处理均可诱导细菌发生突变。诱发突变发生率大大高于自发突变率。如大肠埃希菌对链霉素的自发突变率是 10^{-9}，经紫外线照射后其突变率为 10^{-5}。

2. 突变与选择 1943 年，Luria 和 Delbrück 创用彷徨试验（fluctuation assay）证实了细菌的自发突变是随机和非定向的。以细菌对噬菌体的抗性变异为例，突变发生在接触噬菌体之前，噬菌体只起了把抗性菌落选择出来的作用，而不是噬菌体导致了突变的发生（图 1-17）。1952 年，Lederberg 等用影印平板培养（replica plating）同样证明了细菌对抗生素的耐药突变发生在接触抗生素之前，抗生素只起了选择作用（图 1-18）。

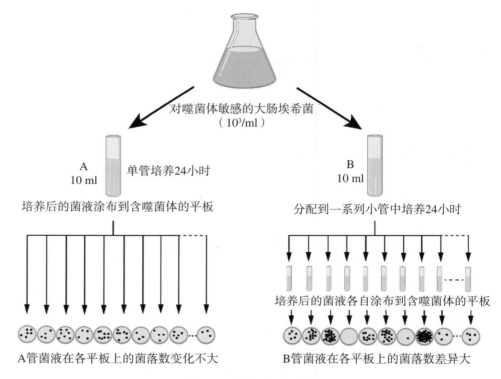

图 1-17 彷徨试验示意图

3. 回复突变与抑制突变 从自然界分离的未发生突变的菌株称为野生型（wild type）；相对于野生型菌株发生了某一性状改变的菌株称为突变型（mutant type）。细菌由野生型变为突变型是正向突变；有时突变株经过第二次突变可恢复野生型的性状，称为回复突变（reverse mutation）。野生型 DNA 序列的回复突变（genotypic reversion）概率很低，往往是表型回复突变（phenotypic reversion），即第二次突变没有改变正向突变的序列，只是在第二个位点发生突变，从而抑制了第一次突变的效应，称为抑制突变（suppressor mutation），使突变株重现野生型的表型。抑制突变若发生在同一基因内的不同部位，则称为基因内抑制（intragenic suppression）；若发生在不同的基因，则称为基因间抑制（extragenic suppression）。

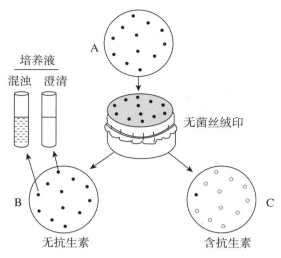

图 1-18 影印试验示意图

（二）细菌的基因转移与重组

细菌的基因转移与重组是指遗传物质由供体菌转移给受体菌（基因转移），并与受体菌的基因进行整合（基因重组），使受体菌获得供体菌的某些特性的过程。细菌种群中普遍存在这种基因水平转移（horizontal gene transfer，HGT）现象。HGT 介导毒力基因、耐药基因等在细菌中扩散，加速细菌基因组进化，不断产生新型病原菌和流行亚型，因此，细菌基因转移与重组比基因突变导致的变异影响更大。根据 DNA 片段的来源及交换方式等不同，将基因转移与重组分为转化、接合、转导和溶原性转换等方式。

1. 转化（transformation） 指来自供体菌的游离 DNA 被受体菌直接摄取，使受体菌获得新性状的 DNA 转移过程。1928 年，Griffith 首先发现了肺炎链球菌形成荚膜的能力是可以转化的（图 1-19）。1944 年，Avery 提取细菌的多糖、脂类、蛋白质、RNA、DNA 等组分，分别做转化试验，证实只有受体菌接受了供体菌的 DNA 才能发生转化现象，从而证明遗传信息的载体是 DNA，这是生命科学领域的重大发现。

转化的首要条件是受体菌处于感受态（competence），即能从周围环境中摄取 DNA 的状态。受体菌摄取的供体菌外源 DNA 片段，可整合进受体菌染色体，导致受体菌变异。自然转化现象广泛存在于自然界，是细菌形成多样性的重要机制。人工转化是在实验室采用人工手段完成的，包括用 $CaCl_2$ 或 $MgSO_4$ 等处理，使细菌处于感受态，或用电穿孔法介导外源 DNA 进入受体菌。

2. 接合（conjugation） 指供体菌与受体菌通过性菌毛连接沟通，将遗传物质从供体菌转移给受体菌，使受体菌获得新的性状。F 质粒和 R 质粒均能通过接合转移。

F 质粒通过编码性菌毛在 F^+ 菌（有性菌毛）与 F^- 菌（无性菌毛）间发生转移和重组。首先，F^+ 菌（供体菌）的性菌毛与 F^- 菌（受体菌）受体结合，启动 F 质粒转移。质粒双链 DNA 先切开一条链，通过二者间形成的性菌毛管道转移线性化 DNA 链。受体菌获得质粒单链后在 DNA 聚合酶作用下复制形成双链 DNA。留在供体菌内的单链同样复制形成双链，结果两者均具有 F 质粒（图 1-20）。这样，原 F^- 菌转变为 F^+ 菌，获得 F 质粒编码的生物学性状，如产生性菌毛等。

如果 F 质粒与细菌染色体整合，可牵动细菌染色体在不同细菌间转移，形成高频重组株（high frequency recombinant，Hfr）。当 Hfr 菌与 F^- 菌接合时，F 质粒牵动 Hfr 菌染色体单链进入 F^- 菌。全部染色体转移约需 100 分钟。由于细菌间的接合桥不稳定，在此过程中，受到某种因素影响，转移过程会中断，故 Hfr 菌与 F^- 菌的接合可出现不同长度供体菌染色体片段进入受体菌进行重组。F 质粒位于染色体链的末端，最后进入受体菌，因此，受体菌获得 Hfr 菌完整 F 质粒的

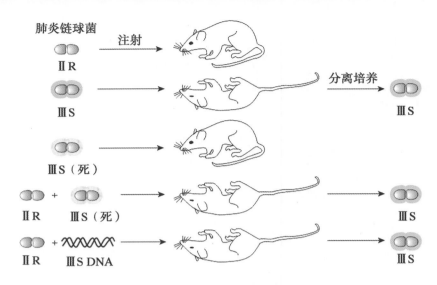

图 1-19 肺炎球菌荚膜转化实验

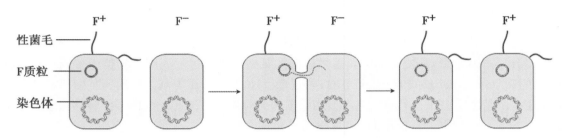

图 1-20 细菌接合与质粒转移示意图

概率很低。根据中断时间点和受体菌获得的新性状，可进行基因定位，绘制细菌基因图谱。F 质粒在 Hfr 菌中的整合是可逆的，有时可从染色体上切离，从而终止细菌 Hfr 状态。自染色体上切离的 F 质粒可能携带整合位点相邻的染色体 DNA 片段，称为 F'质粒。如携带乳糖发酵酶基因的 F'*lac* 质粒，通过接合转移至不发酵乳糖的菌株中，受体菌可获得发酵乳糖的性状。

R 质粒在细菌耐药性的传递中发挥重要作用。1959 年，日本学者将具有多重耐药性的大肠埃希菌与敏感的志贺菌混合培养，发现多重耐药性可由大肠埃希菌传给志贺菌，首次证明了 R 质粒的接合传递功能。R 质粒由耐药传递因子（resistance transfer factor，RTF）和耐药决定子（resistance determinant，r-det）组成（图 1-21）。RTF 的功能与 F 质粒相似，编码性菌毛，决定质粒的复制、接合及转移；r-det 则决定菌株的耐药性。RTF 和 r-det 可整合在一起，也可单独存在，但单独存在时无接合传递耐药基因的功能。r-det 可带有多个不同耐药基因的转座子，如由 Tn4、Tn5 和 Tn9 组成的 r-det，携带氨苄西林、链霉素、磺胺、卡那霉素、博来霉素和氯霉素等耐药基因，从而使细菌出现多重耐药性。R 质粒通过接合可以在同种属或不同种属细菌间传递，导致细菌耐药性的迅速传播和耐药菌株不断产生。

3．转导（transduction） 指通过噬菌体介导，将供体菌的 DNA 片段转移到受体菌，使后者获得新的生物学性状的基因转移方式。转导分为普遍性转导和局限性转导。

（1）普遍性转导（generalized transduction）：毒性噬菌体和温和噬菌体均可介导。在噬菌体组装时，有可能将宿主菌的 DNA 片段错误地包裹进噬菌体的衣壳中，当噬菌体再次感染另一宿主菌时，就会把错误组装的 DNA 片段带到后一宿主菌。在此过程中，转移的 DNA 片段是非限定的，可以是宿主菌 DNA 的任何部分，故称普遍性转导（图 1-22）。如果转移的 DNA 片段与受体菌基因组重组并表达，则称为完全转导（completed transduction）；如果转移的 DNA 片段未能与

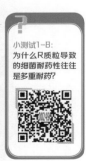

小测试1-8:
为什么R质粒导致的细菌耐药性往往是多重耐药?

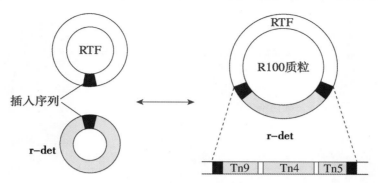

图 1-21　接合性 R 质粒结构模式图

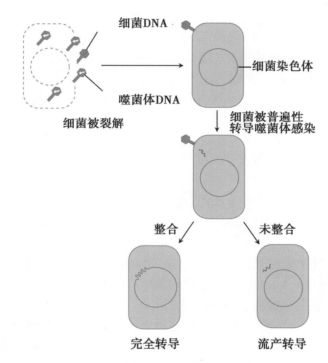

图 1-22　普遍性转导示意图

受体菌基因组整合，在胞质内很快被 DNA 酶降解，则称为流产转导（abortive transduction）。

（2）局限性转导（restricted transduction）：由温和噬菌体介导。前噬菌体从宿主菌染色体切离时发生偏差，带走了噬菌体基因组两侧相邻的宿主菌 DNA 片段，当其进入新的宿主菌时，可把前一宿主菌特定的基因带入后一宿主菌并与其基因组发生重组，称局限性转导。由于局限性转导只能转移前噬菌体两侧相邻的宿主菌染色体基因，故也称特定性转导（specialized transduction）。如 λ 噬菌体感染大肠埃希菌，通常整合在半乳糖基因（gal）和生物素基因（bio）之间。切离时可能发生偏差，带走其两侧的 gal 或 bio，并转入另一宿主菌，导致局限性转导（图 1-23）。

4. 溶原性转换（lysogenic conversion）　指前噬菌体所携带的基因在宿主菌中得到表达，使宿主菌出现新的性状。如被 β 棒状杆菌噬菌体溶原化的白喉棒状杆菌，可产生白喉毒素，为有毒株；否则为无毒株。此外，已知 A 群链球菌的致热外毒素、金黄色葡萄球菌的 α 溶素和肠毒素 A、肉毒梭菌的 C 和 D 型毒素、霍乱弧菌的肠毒素以及沙门菌、志贺菌等的抗原结构和血清型均与溶原性转换有关。

5. 基因转座（gene transposition）　指通过转座元件的转移而介导的基因组 DNA 转移与重组。基因转座可引发多种遗传学效应，包括引起基因的缺失、插入、转移和重排等改变。利用转

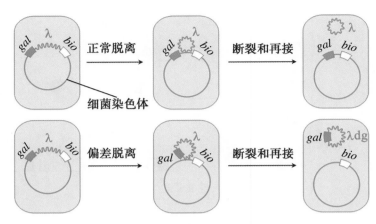

图 1-23　局限性转导示意图

小测试1-9：
需要通过供体菌与受体菌接触进行基因转移的方式有哪些？

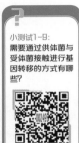

座子随机插入细菌基因组可建立转座子突变文库，用于研究未知基因的功能。

此外，原生质体融合（protoplast fusion）作为一种人工技术，可使两种经处理后失去细胞壁的细菌原生质体融合，形成暂时的二倍体状态，通过筛选出重组子，用于细菌杂交与育种。

四、细菌遗传与变异在医学上的应用

1. 细菌学诊断　细菌形态结构、染色性、菌落特点和生化反应等均是细菌学诊断的重要依据，如果发生变异，可能给细菌学诊断带来困难。因此，在细菌学诊断中，应考虑到细菌变异问题，做出正确诊断。

2. 致癌物检测　化学诱变剂可引起基因突变，凡能诱导细菌突变的物质也可能诱发人体细胞突变，是潜在的致癌物质。Ames 试验是以鼠伤寒沙门菌的组氨酸营养缺陷型为受试菌，通过检测细菌的诱发突变率，进行可疑致癌物的检测。

3. 抗生素的正确使用　耐药性变异是临床抗感染治疗所面临的严峻问题。滥用抗生素会杀灭敏感菌株而将耐药菌株选择出来，使其生长成为耐药菌群，导致耐药菌在临床和社区扩散流行。因此，正确使用抗生素是控制耐药菌群出现和流行的重要措施。

4. 疫苗研发　利用细菌毒力变异使细菌毒力减弱或完全消失，可制成减毒活疫苗。随着人工定点突变和基因敲除技术日益成熟，会有更多人工减毒活疫苗应用于疾病预防。但必须警惕和防范某些恐怖组织利用细菌毒力变异的原理，制备生物武器或恐怖制剂。

5. 细菌分类鉴定与流行病学调查　根据细菌的基因序列特征，可对细菌进行分类与鉴定、感染性疾病的流行病学调查、病原体的溯源与追踪，以及细菌耐药性分析。

6. 基因工程与基因编辑技术　利用生物遗传密码的通用特性和细菌基因可转移与重组的原理，建立基因工程技术，可达到生产生物活性物质、制备疫苗、治疗疾病等目的。由细菌 CRISPR/Cas 系统介导的基因编辑技术可用于制备转基因模型、基因功能研究和基因治疗等，并为解决细菌耐药性难题提供了一条可能的途径。

（陈利玉）

第四节　细菌的分类与命名

细菌分类学（bacterial taxonomy）是一个古老、传统并不断发展的学科。

一、细菌的分类原则与层级

细菌的分类原则上分为传统分类和种系分类（phylogenetic classification）两种。传统分类以细菌的生物学性状为依据，由于对分类性状的选择和重视程度带有一定的主观性，故又称为人为分类；种系分类以细菌的系统发生关系为基础，故又称为自然分类，诸如依据细菌的大分子（核酸、蛋白质等）同源程度进行分类的各种方法。细菌的分类（classification）、命名（nomenclature）和鉴定（identification）是细菌分类学中相关的三个领域，具体方法包括表型分类、分析分类和基因型分类。

1. **表型分类**　是以细菌的形态和生理特征为依据的分类方法，即选择一些较稳定的生物学性状，如菌体形态与结构、染色性、培养特性、生化反应、抗原性等作为分类的标记。它奠定了传统分类的基础。20 世纪 60 年代开始借助计算机将拟分类的细菌按其性状的相似程度进行归类，以此划分种和属，称为数值分类。

2. **分析分类**　应用电泳、色谱、质谱等方法，对菌体组分、代谢产物组成与图谱等特征进行分析，例如细胞壁脂肪酸分析、全细胞脂类和蛋白质分析、多位点酶电泳等，为揭示细菌表型差异提供了有力的手段。

3. **基因型分类**　分析细菌的遗传物质，揭示了细菌种系进化信息，是最精确的分类方法。包括 DNA 碱基组成（G+C mol%）、核酸比对分析（DNA-DNA 同源性、DNA-rRNA 同源性）和 16S rRNA 基因同源性分析，比较细菌大分子（核酸、蛋白质）结构的同源程度等，其中，16S rRNA 基因因其在进化过程中保守、稳定，很少发生变异，被称为细菌的"化石"，是种系分类的重要依据；而近年来随着多基因（基因组）的系统发育基因组学（phylogenomics）的出现和发展，对细菌分类产生了深远的影响。

> **框 1-11　系统发育基因组学的出现和在细菌分类上的应用**
>
> 随着各种高通量测序技术的发展和应用，各种物种的全部基因序列，即基因组数据被获取和研究，使得其基因组学（genomics）得到了快速的发展并被应用于系统发育学（phylogenetics）的研究领域，已交叉发展为系统发育基因组学。其中，各种细菌的不同数量或水平的基因组数据集根据其自身特点也不断被整合应用于不同水平的细菌类群系统发育学研究中。

随着方法学的发展，细菌的分类不断完善而且更加科学。1990 年，Woese 在大量 16S rRNA 基因序列分析的基础上，描绘出生物系统发育树，将细胞生物划分为三个域，即细菌域（*Domain Bacteria*）、古菌域（*Domain Archaea*）和真核生物域（*Domain Eukarya*）。其中细菌和古菌同为原核生物，核糖体均为 70S。广义的细菌包括狭义的细菌，以及放线菌、支原体、衣原体、立克次体、螺旋体等原核细胞型微生物，与人类及动物疾病密切相关。古菌生存在极端环境（高温、高盐、低 pH），细胞壁无肽聚糖，蛋白质合成起始甲硫氨酸不需甲酰化，tRNA 基因中有内含子，含有多种 RNA 聚合酶，蛋白质合成对白喉毒素的抑制敏感，而对氯霉素的抑制不敏感，这些特性与真核生物相同，而与细菌不同。国际上最具权威性的细菌分类系统专著是《伯杰氏细菌学手册》，其中，《伯杰氏细菌学鉴定手册》（*Bergey's Manual of Determinative Bacteriology*）从 1923 年至 1994 年共出版了 9 版；取而代之的是 1984 年起改版的《伯杰氏系统细菌学手册》（*Bergey's Manual of Systematic Bacteriology*），于 1984 年至 1989 年出版了第 1 版，共 4 卷；从 2001 年至 2012 年出版了第 2 版，分 1～5 卷，分类体系按照 16S rRNA 基因系统发育关系进行编排，提供了原核微生物每个类群的分类学、系统学、生理学、生态学和栖息地的广泛描述性信息，以及反映其进化历史的原核微生物的自然分类系统。原核微生物中古菌域包含 2 个门，细菌域 24 个门。2014 年起，该手册更名为《伯杰氏古菌与细菌系统学手册》（*Bergey's Manual of Systematic of Archaea and Bacteria*，BMSAB），并于 2015 年首次上线（在线 ISBN：9781118960608，DOI：10.1002/9781118960608），截止到 2017 年共记载了已培养的细菌 27 个门。目前尚未在古菌中发现病原菌。

细菌的分类层级（rank）与其他细胞生物相同，从高到低依次为：细菌域（*Domain*）、界（*Kingdom*）、门（*Phylum*）、纲（*Class*）、目（*Order*）、科（*Family*）、属（*Genus*）、种（*Species*）。按此原则，大肠埃希菌（*Escherichia coli*，*E. coli*）属于细菌域、变形菌门、γ-变形菌纲、肠杆菌目、肠杆菌科、埃希菌属中的一个种，分类名为大肠埃希菌，俗称大肠杆菌。

一般来说，细菌命名常用种和属表示。种（*species*）是细菌分类的基本单位。生物学性状基本相同（一般相似度＞85%）的细菌群体构成一个菌种；性状相近关系密切（相似度＞65%）的若干菌种组成一个属。同一菌种的各个细菌，虽性状基本相同，但在某些方面仍有一定差异，差异较明显的称亚种（subspecies，subsp.）或变种（variety，var.），差异小的则为型（type）。例如按抗原结构不同而分血清型（serotype）；按对噬菌体和细菌素的敏感性不同而分噬菌体型（phage-type）和细菌素型（bacteriocin-type）；按生化反应和其他某些生物学性状不同而分生物型（biotype）。

对不同来源的同一菌种的细菌称为该菌的不同菌株（strain）。具有某种细菌典型特征的菌株称为该菌的标准菌株（standard strain）或模式菌株（type strain）。

二、细菌的命名法

细菌的命名采用拉丁双名法，每个菌名由两个拉丁词组成。前一词为属名，用名词，首字母大写；后一词为种名，用形容词，小写；全名用斜体字。属名一般表示细菌的形态或发现者或有贡献者，种名表明细菌的性状特征、寄居部位或所致疾病等。中文的命名次序恰与拉丁文相反，是种名在前，属名在后。如 *Staphylococcus aureus* 的中文名为金黄色葡萄球菌。属名亦可不将全文写出，只用第一个字母代表，如 *M. tuberculosis* 等。有些常见菌有其习惯通用的俗名，如 *Tubercle bacillus*（结核分枝杆菌）。有时泛指某一属细菌，不特指其中某个菌种，则可在属名后加 sp.（单数）或 spp.（复数），如 *Salmonella* sp. 表示为沙门菌属中的细菌。

按照国家新闻出版署的规定，涉及外国人名译为汉语时，除极少数特别著名、沿用已久者外，应尽量使用音译名的全名，并省略"氏"字，如 *Brucella* 曾翻译为"布鲁氏菌"或"布氏菌"，现统一翻译为"布鲁菌"；*Pasteurella* 曾翻译为"巴氏菌"，现译为"巴斯德菌"。

（赖小敏）

小 结

细菌是原核细胞型微生物，按其形态分球菌、杆菌和螺形菌。细菌的基本结构包括细胞壁、细胞膜、细胞质、核质；某些细菌还具有一些特殊结构，包括荚膜、鞭毛、菌毛和芽孢。革兰氏染色法可将细菌分为两大类，肽聚糖是 G^+ 菌和 G^- 菌的共有组分，但结构上存在差异。磷壁酸是 G^+ 菌细胞壁的特有组分，而外膜为 G^- 菌特有。G^- 菌外膜上脂多糖由脂质 A、核心多糖和特异多糖三部分组成，是 G^- 菌的内毒素。随着分子生物学等技术不断发展，细菌的基本组分（如肽聚糖、核酸）、特殊结构（如荚膜、鞭毛和菌毛）以及细菌分泌的胞外多聚物（如蛋白、多糖）如何与宿主细胞相互作用，从而影响宿主细胞的功能，导致感染性疾病发生，是当前医学微生物学研究的热点。

基于细菌自身的理化性状，其在生长繁殖过程中需要适当的营养物质，包括水、碳源、氮源、无机盐及生长因子等，同时还需要一定的生长条件，包括 pH、温度、气体及渗透压等。不同的细菌在生长过程中可产生不同的代谢产物，其分解代谢产物可用于设计生化反应试验、细菌鉴定，而合成代谢产物在临床上也具有重要的意义。细菌的分泌系统是一种贯穿细菌细胞膜及细胞壁的高度分化的蛋白大分子特殊结构。根据其结构和功能的不同，目前确认的有 9 型分泌系统，用以完成相应细菌的一些蛋白质分泌。细菌具有多种针对外来 DNA 如噬菌体等的防御机制，其中包括限制修饰系统、流产感染系统、毒素 - 抗毒素系统和 CRISPR-Cas 系统四种主动防御的免疫系统。细菌个体一般以二分裂方式进行繁殖，而一定数量的细菌接种于液体培养基，在生长过程中可绘制出一条生长曲线，包括迟缓期、对数期、稳定期及衰亡期四个时期，对研究工作和生产实践具有指导意义。为进行病原学诊断、细菌学研究和生物制品制备等，可人工培养细菌，其培养基包括基础培养基、营养培养基、鉴别培养基、厌氧培养基等。

细菌染色体、质粒、噬菌体和可移动元件是细菌遗传与变异的物质基础。细菌染色体是细菌遗传与变异最重要的物质。质粒是细菌染色体以外的遗传物质。噬菌体是感染细菌的病毒，毒性噬菌体能在宿主菌内复制增殖并裂解细菌，温和噬菌体可将其基因组整合到宿主菌染色体基因组中，成为前噬菌体。可移动元件是不依赖于同源重组即可在基因组之间改变存在位置的特殊 DNA 序列，包括插入序列、转座子和整合子。细菌发生变异的机制主要是基因突变和基因转移与重组，后者有转化、接合、转导、溶原性转换和基因转座等方式。细菌遗传与变异在细菌学诊断、致癌物检测、抗生素正确使用、疫苗研发、细菌分类与鉴定、基因工程等方面均有重要的意义和应用。

细菌的分类原则上分为传统分类和种系分类，分类方法包括有表型分类、分析分类和基因型分类，细菌的分类层级与其他细胞生物相同，从高到低依次为细菌域、界、门、纲、目、科、属、种。细菌的命名采用拉丁双名法，前一词为属名，后一词为种名。

整合思考题

1. 从青霉素杀菌作用机制上说明细菌细胞壁的结构特点。
2. 荚膜作为细菌重要的特殊结构，如何理解细菌荚膜的功能？
3. 芽孢作为一种抗逆性极强的休眠体，在医学上有什么意义？
4. 举例讨论细菌的分解代谢产物的作用或实际应用。

Note

5．讨论细菌的合成代谢产物的作用或实际应用。

6．细菌的生长方式如何？描述细菌的生长曲线。

7．何谓噬菌体？简述噬菌体与宿主菌的关系。

8．试述细菌基因转移与重组的方式与特点。

9．试述 F$^+$ 菌、Hfr 菌和 F' 菌与 F$^-$ 菌接合在细菌水平基因转移中的作用。

10．描述细菌分类的方法。

11．何谓生物三域理论？细菌的分类层级如何？

整合思考题参考答案

第二章　病毒的基本性状

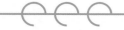

通过本章内容的学习，学生应能够：

※ 基本目标

1. 复述病毒的定义，举例说明其重要的生物学特征，并区分病毒与细菌、真菌的差异。
2. 阐述病毒变异是病毒在增殖过程中适应环境变化及逃避宿主免疫监视的重要机制。
3. 说出 ICTV 对病毒的分类情况。

※ 发展目标

应用病毒的重要的生物学特征为相关基础研究和病毒性疾病防控奠定基础。

案例 2-1

患者，男，32 岁。发热、咽痛，轻度腹泻 2 天，加重 4 小时。作为驻店酒吧歌手已工作 3 年。实验室检查：RBC 3.55×10^{12}/L，WBC 9.3×10^9/L，Hb 106 g/L；HBsAg（−），anti-HBs（＋），HBeAg（−），anti-HBe（−），anti-HBc（−），HBV-DNA（−），anti-HCV（−），anti-HIV（＋），HIV-RNA（＋）。

问题：

1. 案例中的患者最可能感染的是哪种病原微生物？请提供判断的依据。
2. 这种病原微生物的生物学特性、致病机制、病原学检测以及防治原则是什么？

案例 2-1 解析

病毒（virus）为形体微小、结构简单、基因组仅含有一种核酸（DNA 或 RNA），具有严格细胞内寄生性，以自我复制的方式增殖，在电子显微镜下才能观察到的非细胞型微生物。"病毒"一般泛指其所有形式，包括完整和缺损的、成熟和不成熟的、细胞内和细胞外的、呈感染状态或非感染状态的等。病毒体（virion）是指完整成熟的、有感染性的病毒颗粒（viral particle），或称为毒粒。

病毒的本质是一类含有 DNA 或 RNA 的分子水平寄生生命体，其独特性状包括：①非细胞型、纳米级的超微结构，可通过除菌滤器（sterilization filter）；②严格细胞内寄生，具有增殖等生命特征；③在细胞外如同化学大分子，无产能酶系统及合成生物大分子的细胞器，呈非生命状态，但对活细胞具有感染性；④基因组（genome）只含有一种类型的核酸（DNA 或 RNA），在胞内以复制的方式进行自我增殖；⑤在增殖过程中对干扰素敏感，对常用抗生素不敏感。病毒与其他微生物特性的比较见表 2-1。

表 2-1　病毒、细菌及真菌特性比较

特性	病毒	细菌	真菌
通过细菌滤器	+	−	−
结构	非细胞	原核细胞	真核细胞
细胞壁	−	+（支原体除外）	+
核酸类型	DNA 或 RNA	DNA 和 RNA	DNA 和 RNA
人工培养基上生长	−	+（麻风分枝杆菌、梅毒螺旋体、衣原体、立克次体除外）	+
增殖方式	复制	二分裂	有性或无性
抗生素敏感性 [*]	−	+	+
干扰素敏感性 [**]	+	−	−

[*] 有报道某些病毒对抗生素敏感；[**] 有报道某些细菌对干扰素敏感

病毒在自然界分布非常广泛，可在细菌、古菌、真菌、植物、动物和人体中寄居并引起感染。依据感染的微生物宿主可将病毒分为：①感染真菌的病毒，即真菌病毒（fungal virus）或真菌噬菌体（mycophage）。②感染原核细胞微生物的病毒，包括感染细菌的病毒，即噬菌体（bacteriophage，phage）和感染古菌的病毒，即古菌病毒（archaeal virus）或古菌噬菌体。③感染病毒的病毒，最近发现可以感染巨型病毒（如拟菌病毒，mimivirus）的病毒，即噬病毒体（virophage），后者为拟菌病毒的卫星病毒（satellite virus）。

在长期进化过程中，病毒与人类形成了密切的关系；需要强调的是，仅有少数感染人或动物的病毒与人类疾病相关；但是人类传染病中，由病毒引起的约占 75%，病毒与人类传染病的关系极为密切，特别在新发传染病中，病毒是最常见和最重要的病原。此外，某些病毒感染也可以导致人类肿瘤。

医学病毒学（medical virology）是研究病毒与人类疾病关系的一门学科，主要研究其生物学特性、致病性及与宿主的相互关系、感染后诊断及防治等，目的在于预防和控制病毒性疾病，保障人类健康。

第一节　病毒的形态与结构

对病毒大小、形态及结构的描述，一般是指病毒颗粒或毒粒，即病毒体而言。病毒大小的测量单位为纳米（nanometer，nm）。

一、病毒的大小

病毒体大小差别悬殊，最大的长度可达 1 μm 以上，最小的病毒仅十几纳米。病毒大小一般介于 20 ~ 300 nm，大多数病毒小于 150 nm。球形病毒的大小用其直径表示，其他形状病毒则以长度 × 宽度等表示。按照病毒的大小，大致可将常见的病毒分为 4 个等级。

1. 微小病毒　直径为 20 ~ 50 nm，例如小 RNA 病毒科（*Picornaviridae*）及细小病毒科（*Parvoviridae*）病毒。

2．**中等偏小病毒**　直径为 70 ～ 150 nm，例如正黏病毒科（*Orthomyxoviridae*）、冠状病毒科（*Coronaviridae*）以及逆转录病毒科（*Retroviridae*）病毒。

3．**中等偏大病毒**　直径为 150 ～ 300 nm，例如副黏病毒科（*Paramyxoviridae*）及疱疹病毒科（*Herpesviridae*）病毒。

4．**大型病毒**　330 nm×230 nm×100 nm，例如痘病毒科（*Poxviridae*）中的天花病毒（variola virus，smallpox virus）和痘苗病毒（vaccinia virus）。

一般而言，病毒必须应用电子显微镜将其放大数千至数万倍才能看见，故称其为超微结构。但大型病毒如痘病毒、巨型病毒如拟菌病毒经适当染色后可用光学显微镜观察。巨型病毒仅感染变形虫等原生动物，尚未发现可对动物和人类致病。病毒体与其他微生物大小比较见图 2-1。

二、病毒的形态

病毒体一般具有较为固定的形态（图 2-1），有些病毒可具有多形性。

1．**球形（spheroid）**　大多数感染人和动物的病毒，以及球状噬菌体为此形态。如脊髓灰

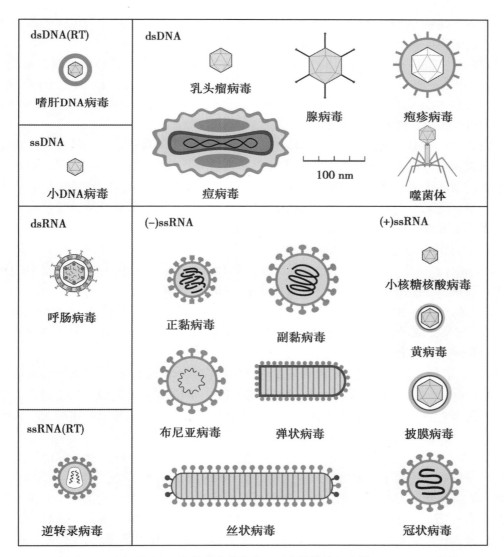

图 2-1　人类病毒的大小、形态及结构示意图

质炎病毒（poliovirus）、冠状病毒（coronavirus）、人类免疫缺陷病毒（human immunodeficiency virus，HIV）、流感病毒（influenza virus）。

2．丝状（filament） 呈丝状或杆状。大多为植物病毒，核衣壳外一般无包膜，如烟草花叶病毒（tobacco mosaic virus，TMV）；丝状病毒中仅有少数为感染人类和动物的病毒，但其核衣壳外均有包膜，例如丝状病毒科（Filoviridae）中的马尔堡病毒（Marburg virus）和埃博拉病毒（Ebola virus），初次分离的流感病毒和麻疹病毒（measles virus）也可呈丝状；此外还有丝状噬菌体，如M13噬菌体（M13 phage）。

3．弹状（bullet shape） 如弹状病毒科（Rhabdoviridae）中的狂犬病毒（rabies virus）和水疱性口炎病毒（vesicular stomatitis virus，VSV）等。

4．砖状（brick shape or ellipsoid） 如天花病毒和痘苗病毒。

5．蝌蚪状（tadpole shape） 大多数噬菌体外形呈蝌蚪状，如大肠埃希菌T4噬菌体（T4 phage）。

三、病毒的结构

核衣壳（nucleocapsid）是病毒的基本结构，病毒根据有无包膜，可分为包膜病毒（enveloped virus）和无包膜病毒或称裸露病毒（naked virus）两大类。

1．核衣壳 病毒的核衣壳由核心和衣壳构成，裸露病毒完整的病毒体即为核衣壳。

（1）核心（core）：位于病毒体的最内部，主要化学成分为核酸，由一种类型的核酸（DNA或RNA）组成，构成病毒基因组。此外，有些病毒体的核心含有少量蛋白质，多为携带的酶类。核心是病毒执行生命活性的物质基础。

（2）衣壳（capsid）：是由病毒基因组编码的包围在病毒核心外面的蛋白质外壳。衣壳的主要作用有：①保护病毒核酸：通过衣壳隔离环境中的核酸酶及理化因素（如紫外线、射线、酸碱物质）对核酸的破坏作用；②参与感染过程：裸露病毒通过衣壳吸附在宿主细胞表面，构成特异性感染的第一步；③具有免疫原性：衣壳蛋白具有免疫原性，能引起机体获得性免疫应答；④病毒鉴别和分类的重要依据：即根据衣壳对称型及抗原性。

1）衣壳的化学构成：病毒的衣壳由数量不等的一种或少数几种多肽分子按一定规律自我组装（self-assembly）形成。其中每一个多肽分子是构成衣壳形态和结构的最基本化学成分，称为衣壳的化学亚单位（chemical subunit）或蛋白亚基（protein subunit）。

2）衣壳的形态：用电子显微镜观察，病毒的衣壳是由许多看上去大致相似的壳粒（capsomere）聚集而成，壳粒是衣壳的形态亚单位（morphological subunit），是由一种或几种多肽分子按一定规律共价结合形成的多聚体。

3）衣壳的结构：衣壳是由一定数量重复的结构单位（structure unit）拼接组装而成，通常被称为原聚体（protomer）。每个原聚体由一种或少数几种不同的蛋白亚基以非共价键方式组成。病毒衣壳结构遵循对称性规律，根据所含壳粒数目和排列方式不同，病毒衣壳可分为三种不同对称型（图2-2），并由此决定了病毒的形状。

①螺旋对称型（helical symmetry）：此衣壳结构简单，壳粒由一种化学亚单位组成，壳粒就是原聚体。壳粒沿着螺旋形的病毒核酸链对称排列，结构相对松散，基因组容量较小。大多数植物杆状病毒衣壳呈螺旋对称型，无包膜，如烟草花叶病毒。感染人和动物的螺旋对称型病毒，其核衣壳外多有包膜，一般为负链RNA病毒，如埃博拉病毒和马尔堡病毒、流感病毒、副流感病毒、麻疹病毒、狂犬病毒等。冠状病毒等部分正链RNA病毒衣壳也是螺旋对称。

②二十面体立体对称型（icosahedral symmetry）：衣壳壳粒排列成二十面体立体对称，结构

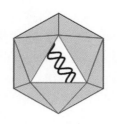 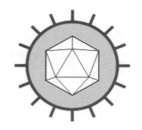 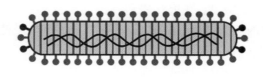

无包膜二十面体对称型病毒　　有包膜二十面体对称型病毒　　　　有包膜螺旋对称型病毒

图 2-2　病毒衣壳二十面体立体对称和螺旋对称结构示意图

较复杂，但更坚固、内部容量较大，其壳粒（形态亚单位）与原聚体（结构单位）不相同。球形 DNA 病毒和多数正链 RNA 病毒衣壳属于此对称型。

框 2-1　脊髓灰质炎病毒衣壳的形态与结构

脊髓灰质炎病毒衣壳呈二十面体立体对称，有 2 种不同的壳粒组成。①五聚体（pentamer）：由 5 个 VP1 共价结合形成，构成病毒的顶角壳粒，周围与 5 个壳粒相邻，故也可称为五邻体；②六聚体（hexamer）：位于衣壳立体对称的面上，由 3 个 VP0（VP2+VP4）和 3 个 VP3 蛋白亚基组成，周围与 6 个壳粒相邻，故称为六邻体。而病毒衣壳的原聚体则是由各 1 个 VP1、VP2（含 VP4）、VP3 以非共价键结合组成，构成一个结构单位；3 个原聚体进一步组成衣壳的一个等边三角形的面（facet），故二十面体衣壳是由 240 种衣壳蛋白亚基组成，60 个相同的原聚体"拼装"而成的。在病毒成熟过程中，VP0 在病毒基因组的参与下，可被切割成 VP2 和 VP4 亚基，VP4 位于衣壳内侧，与病毒核心相连（图 2-3）。

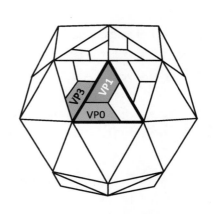

图 2-3　脊髓灰质炎病毒衣壳二十面体立体对称结构示意图
来源：国际病毒分类委员会

③复合对称（complex symmetry）：结构复杂的病毒体为此对称结构。如大肠埃希菌 T 偶数有尾噬菌体，如 T4 噬菌体，其壳粒排列包括螺旋对称和立体对称；呼肠病毒（reovirus）拥有 2 个或 3 个同轴心的正二十面体复合衣壳，也属于复杂的立体对称形式；痘病毒呈砖状，其衣壳为更复杂的复合对称结构。

2. 包膜（envelope）　部分病毒在核衣壳外围绕一层镶嵌有多糖蛋白的脂质双层膜结构，称为病毒的包膜或囊膜（图 2-2）。病毒包膜的主要作用有：①保护核衣壳。②与病毒对易感细胞的亲嗜性（tropism）和增殖有关。包膜糖蛋白具有吸附和融合细胞的作用，决定病毒对细胞的入侵和感染；包膜通道蛋白可增加受染细胞的通透性，促进病毒体脱衣壳和成熟过程。③构成病毒的表面抗原，参与机体免疫应答过程。④对干燥、热、酸和脂溶剂敏感，乙醚能破坏包膜脂质而灭活病毒，常用来鉴定病毒有无包膜。⑤具有病毒种、型特异性，是病毒鉴定和分型的依据之一。

包膜是病毒在增殖成熟过程中，核衣壳穿过宿主细胞膜，或胞质内高尔基复合体膜、内质网膜和核膜等，以出芽方式向细胞外释放时获得的，主要成分来源于宿主细胞，包括磷脂、胆固醇以及少量的三酰甘油等脂类物质。如逆转录病毒科和披膜病毒科（*Togaviridae*）的病毒包膜来源于细胞膜；正黏病毒科、副黏病毒科、冠状病毒科、黄病毒科（*Flaviviridae*）、弹状病毒及嗜肝DNA病毒科（*Hepadnaviridae*）的病毒包膜来源于内质网和（或）高尔基复合体；而疱疹病毒的包膜则来源于细胞核膜。

包膜多糖分子来自于宿主细胞，包膜蛋白是病毒基因编码的，二者共同构成包膜糖蛋白。包膜蛋白一般是跨膜糖蛋白（glycoprotein，gp），大部分结构位于包膜外侧（膜外区），糖基化程度高，称为包膜子粒或刺突（spike）。正黏病毒科、副黏病毒科、冠状病毒科、披膜病毒科、弹状病毒科、沙粒病毒科（*Arenaviridae*）、黄病毒科、布尼亚病毒科（*Bunyaviridae*）、疱疹病毒科、嗜肝DNA病毒科和逆转录病毒科中病毒都有包膜蛋白。有些病毒的包膜蛋白是运输通道蛋白（transport channel protein），可在包膜上形成穿膜离子通道。如甲型流感病毒的M2蛋白，由多个疏水结构域在包膜上形成穿膜通道，可允许H^+质子和Na^+离子通过，可调节病毒包膜内pH。

3. 其他结构

（1）基质蛋白（matrix protein）：某些包膜病毒，在病毒包膜内层与衣壳外层之间有一层非糖基化蛋白结构，而裸露病毒无此蛋白，故称之为包膜相关蛋白。在不同的病毒中，该结构有不同的名称，如正黏和副黏病毒称为基质蛋白，HIV称为内膜蛋白p17，疱疹病毒称为被膜蛋白或被膜（tegument）等。

（2）触须（antennae）：腺病毒（adenovirus）表面呈特殊的大头针状结构。即在核衣壳12个顶角壳粒上各有1根细长的纤突和顶端的顶球。其与腺病毒的吸附和侵入宿主细胞、凝集红细胞及病毒的分型有关。

四、病毒的化学组成及功能

1. 病毒核酸 位于病毒体核心，只含有一种核酸（DNA或RNA），构成病毒体的基因组，携带病毒所有遗传信息，是病毒感染、增殖、遗传和变异的物质基础。

（1）基因组大小：一般而言，同一科属的病毒基因组碱基（b）或碱基对（bp）构成相近，不同科属的病毒基因组差异较大。DNA病毒中，嗜肝DNA病毒基因组为3.2 kb，痘病毒基因组为375.0 kb；RNA病毒中，小RNA病毒基因组约7.0 kb，冠状病毒基因组26.0～32.0 kb。病毒基因组核酸分子量差异较大，一般在10^3～10^5千道尔顿（kDa）之间。病毒核酸分子量大小反映了基因组结构和功能的差异。

（2）基因组多样性：病毒基因组呈现形式的多样性是病毒分类的重要分子基础，主要包括：DNA或RNA；单链/单股（single strand，ss）或双链/双股（double strand，ds）；线状（linear）或环状（circular），后者还分为闭环或缺口环；分节段（segment）或不分节段，或称为单分子、双分子，或多分子；正义链（sense，+）或反义链（antisense，–），或双义链（ambisense）；核酸碱基或碱基对数、核苷酸序列等。大多数病毒基因组是单倍体，也有病毒的基因组为双倍体（如逆转录病毒）。病毒基因组核酸类型如表2-2所示。

表2-2 病毒基因组核酸类型

基因组		DNA病毒		举例	RNA病毒	举例
形状	线状	单链	+ssDNA	细小病毒B19	+ssRNA	小RNA病毒
		双链	dsDNA	腺病毒	dsRNA	呼肠病毒
	环状	单链	+scDNA	M13噬菌体	/	/
			–scDNA	TT病毒	–scRNA	丁型肝炎病毒
		双链	dcDNA	乳头瘤病毒	/	/

续表

基因组	DNA 病毒		举例	RNA 病毒	举例
完整性	不分节段	有	多数 DNA 病毒	有	多数 RNA 病毒
	分节段	有	双生病毒	有	沙粒、布尼亚、正黏及呼肠病毒
构成	单倍体	都是	腺病毒等	有	RNA 病毒（除外逆转录病毒）
	双倍体	无	无	有	逆转录病毒
极性	正链（+）	+scDNA	M13 噬菌体	+ssRNA	肠道病毒、黄病毒等
	负链（−）	−scDNA	TT 病毒	−ssRNA	正黏病毒
	双义链（±）	有	腺病毒相关病毒	少数	布尼亚病毒和沙粒病毒

注：sc：single stranded circular；dc：double stranded circular

（3）基因组功能区：病毒基因组可分为编码区（coding region）和非翻译区（untranslated region，UTR）或称非编码区（noncoding region，NCR）两部分，比原核生物和真核生物的基因组简单，与宿主基因组有相同点，也有不同的特征。

病毒基因组中大部分是编码区序列，编码病毒蛋白质的核酸序列称为基因或可读框（open reading frame，ORF，也称为开放读码框）。病毒基因组相对较小，为了使基因效率最大化，通过 ORF 中的重叠基因（overlapping gene）和不连续基因，病毒可编码更多蛋白质。病毒通过遵循遗传经济（genetic economy）原则，以较小基因组满足病毒增殖和执行不同功能的需要。

病毒非编码序列在线状基因组中位于其两端，分为 5′ 非翻译区（5′UTR）和 3′ 非翻译区（3′UTR），其功能与病毒基因复制、表达及调控有关，不编码蛋白质。病毒非翻译区核酸序列一般非常短，有的甚至无固定的非编码区，如乙型肝炎病毒（hepatitis B virus，HBV），这与真核细胞 DNA 中存在大量非编码序列明显不同。

（4）病毒核酸决定病毒的主要特性：病毒核酸携带病毒的全部遗传信息，决定子代病毒的形态结构、致病性、抗原性、增殖、遗传和变异等生物学特性。

某些正单链 RNA（+ssRNA）病毒，如小 RNA 病毒、冠状病毒、黄病毒，以及披膜病毒等的基因组，其进入易感细胞后能够直接作为 mRNA 翻译蛋白质，由此具有完成病毒复制并产生子代病毒的能力，故具有感染性，称为感染性核酸（infectious RNA）。缺乏衣壳和包膜保护的感染性核酸易被降解，但进入细胞不受相应受体限制。与病毒体相比，其感染宿主范围更广，但感染效率较低。

2. 病毒蛋白 病毒蛋白约占病毒体总重量的 70%，由病毒基因组编码。可分为结构蛋白（structural protein）和非结构蛋白（non-structural protein）两大类。

（1）结构蛋白：即病毒体有形成分的蛋白质，主要有衣壳蛋白、包膜糖蛋白和基质蛋白。主要功能包括：①保护病毒核酸避免受外界因素破坏；②决定病毒对称结构，维持其特定形状；③决定病毒对易感细胞的亲嗜性和易感宿主范围，如包膜蛋白、衣壳蛋白中与宿主细胞特异性受体结合的病毒吸附蛋白（viral attachment protein，VAP）；④具有良好的抗原性，可用于病毒感染特异性诊断，可激发机体免疫反应；⑤血凝作用（haemagglutination），如包膜病毒的血凝素、裸露病毒中腺病毒具有凝集红细胞能力的须触，在病毒致病性及诊断中具有重要意义。

（2）非结构蛋白：在病毒体中不作为重要有形成分。包括：①某些病毒体携带的酶分子，如正黏病毒和弹状病毒携带的 RNA 聚合酶（基因组为负链 RNA，依赖此酶合成第一个 mRNA 分子）。如甲型流感病毒的 RNA 分子上结合有 PB2、PB1 和 PA 共同组成的 RNA 聚合酶，逆转录病毒体中的逆转录酶（reverse transcriptase，RT）。②病毒核酸结合蛋白：如脊髓灰质炎病毒的病毒基因组结合蛋白（viral genome-linked protein，VPg），其与病毒 RNA 5′ 端共价结合，作为引物启

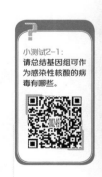

小测试2-1：
请总结基因组可作为感染性核酸的病毒有哪些。

动病毒 RNA 合成过程。

（3）非病毒体蛋白：病毒基因组在宿主细胞内复制过程中表达一些功能性蛋白，其不参与病毒体的组成，为病毒编码的非病毒体蛋白，仅存在于病毒感染的细胞或机体内。包括：①酶：如脊髓灰质炎病毒进入细胞后表达的病毒 2A（水解酶）和 3D（RNA 聚合酶）蛋白；②小跨膜蛋白：病毒在复制周期中由病毒基因编码的一类小跨膜蛋白，嵌合在受染细胞膜上形成离子通道，影响病毒和宿主细胞的功能，如脊髓灰质炎病毒的 2B 蛋白、HIV-1 Vpu（p16）蛋白和 SARS 冠状病毒 3CL 蛋白；③其他蛋白，如 HBV 基因组编码的乙型肝炎 e 抗原（HBeAg），其不是病毒体的成分，但在感染者血液中可检测到。

3. 脂类和糖类　二者主要来源于宿主细胞。脂类以磷脂和胆固醇为主，占结构成分的 20% ~ 35%；糖类主要存在于包膜糖蛋白或衣壳（裸露病毒）表面；蛋白糖基化修饰在病毒的发病机制、疫苗和药物，以及检测试剂研发中有重要意义。

第二节　病毒的增殖

病毒增殖（viral multiplication/reproduction）是从病毒进入细胞至释放出子代病毒这一连续的过程，包括吸附、穿入、脱壳、生物合成、组装、成熟及释放六个阶段，称为一个病毒的复制周期（replication cycle）或生命周期（life cycle）。病毒是以基因组核酸分子为模板按照自我复制（self-replication）方式进行增殖。

病毒结构简单，缺少独立完成增殖所需的酶系统、能量和原料，故必须在易感的活细胞内才能增殖。能支持某种病毒完成正常增殖的宿主细胞，称为病毒的容纳细胞（permissive cell）；不能为病毒提供必要条件而导致病毒不能正常增殖的宿主细胞，称为病毒的非容纳细胞（non-permissive cell）。

▎一、病毒的复制周期

1. 吸附（absorption/attachment）　吸附是病毒体与细胞接触和识别的过程，是病毒与细胞相互作用的第一步。吸附过程一般持续数分钟到数十分钟不等，分三步完成。首先，通过布朗运动，病毒颗粒到达细胞表面。然后，由于静电作用，病毒进一步结合到细胞膜表面。病毒的这两步结合是非特异和可逆的。最后，病毒通过其包膜或衣壳表面的病毒吸附蛋白（VAP），与细胞的病毒受体特异性结合，这一过程是不可逆的。细胞的病毒受体是指能特异性地与病毒结合、介导病毒侵入并促进病毒感染的宿主细胞膜或膜结构组分，其化学本质是糖蛋白或糖脂，一般分布于细胞表面，但有的病毒还同时具有细胞内受体。

病毒的细胞受体按其功能可分为两类。①黏附受体（adhesion receptor）：以可逆的方式将病毒附着到靶细胞或器官上，该受体介导的黏附作用本身不会触发病毒的进入，但有利于病毒集聚在进入受体附近，可显著增强病毒的感染性。②侵入受体（entry receptor）：通过某些方式触发病毒不可逆地进入宿主细胞，该受体除主受体（major recepter）外，还可能存在"共受体"（co-receptor），也被称为辅助受体（helper recepter）。病毒可具有一个或多个特异性受体。常见的病毒受体分子及其在宿主细胞上的分布见表 2-3 所示。

表 2-3　部分病毒吸附蛋白（VAP）及其受体分子

	病毒	VAP	细胞的病毒受体
裸露病毒	脊髓灰质炎病毒	VP1 ～ VP3	侵入受体：CD155，或称为脊髓灰质炎病毒受体（PVR）
	柯萨奇病毒 A	VP1 ～ VP3	侵入受体：细胞间黏附分子 1（ICAM1）、人类清道夫受体 2（hSCARB2）
	柯萨奇病毒 B	VP1 ～ VP3	黏附受体：CD55 侵入受体：柯萨奇病毒 - 腺病毒受体（CAR）
	肠道病毒 A71（EV-A71）	VP1 ～ VP3	黏附受体：唾液酸、硫酸乙酰肝素（HS）、核仁素、波形蛋白 侵入受体：hSCARB2
	肠道病毒 D68（EV-D68）	VP1 ～ VP3	黏附受体：唾液酸、CD55 侵入受体：细胞间黏附分子 5（ICAM5）
	腺病毒（adenovirus）	纤维蛋白	黏附受体：CAR 侵入受体：CD80、CD86、唾液酸等
	人乳头瘤病毒 16	L1	黏附受体：硫酸乙酰肝素蛋白多糖（HSPG）
包膜病毒	SARS-CoV	S 蛋白	黏附受体：DC 表面 C- 凝集素（DC-SIGN） 侵入受体：血管紧张素转化酶 2（ACE2）
	MERS-COV	S 蛋白	侵入受体：二肽基肽酶 -4（DDP4）
	SARS-CoV-2	S 蛋白	侵入受体：血管紧张素转化酶 2（ACE2）
	甲型流感病毒	血凝素（HA1）	黏附受体：DC-SIGN 侵入受体：人：唾液酸 -α-2，6 半乳糖（SA-a-2，6-Gal）；禽：SA-a-2，3-Gal
	乙型肝炎病毒（HBV）	大包膜蛋白	黏附受体：钠离子 - 牛磺胆酸钠共转运多肽（NTCP）
	丙型肝炎病毒（HCV）	包膜糖蛋白 E1 和 E2	黏附受体：HS、DC-SIGN、HSPG、低密度脂蛋白受体（LDLR） 侵入受体：CD81
	狂犬病病毒	糖蛋白 G	侵入受体：烟碱型乙酰胆碱受体（nAChR）
	麻疹病毒	血凝素	黏附受体：DC-SIGN 侵入受体：CD46、信号淋巴细胞激活分子家族成员 1（SLAM1）
	HIV-1	gp120	黏附受体：CD4 侵入受体：CCR5/CXCR4
	人呼吸道合胞病毒（hRSV）	F、G 和 SH 蛋白	黏附受体：CX3C 趋化因子 1、HS 侵入受体：核仁素；胰岛素样生长因子 1（ILGF1）

2. 穿入（penetration）　是病毒体吸附于易感细胞后穿过细胞膜进入细胞的过程。穿入与吸附不同，是耗能过程。只有生长良好、代谢旺盛的细胞才能使病毒完成穿入过程。病毒体可通过一种或多种方式穿入细胞，具体包括：

（1）胞饮（viropexis，pinocytosis）或内吞作用（endocytosis）：是裸露病毒和包膜病毒常见的穿入方式，即细胞膜内陷，整个病毒被吞饮入胞内形成囊泡，此过程可由细胞的病毒受体介导或非受体介导完成，其中，前者的穿入方式效率高。

（2）膜融合（membrane fusion）：是包膜病毒的主要穿入方式。即病毒体的包膜与细胞膜或胞质囊泡相互融合，使得核衣壳进入胞质中。融合过程需要包膜特异性融合蛋白参与，如 SARS-CoV-2 的 S2 亚单位、流感病毒血凝素 HA2 亚单位和 HIV 的 gp41 包膜融合蛋白。

（3）直接穿入：部分无包膜病毒体的基因组可直接进入宿主细胞。如小 RNA 病毒中，其衣

Note

壳相关孔形成肽（pore-forming peptide）可导致宿主细胞膜形成孔隙，病毒基因组直接穿过细胞膜进入细胞质。此外，有尾噬菌体通过尾丝插入及衣壳收缩，将其基因组注入细胞质，该机制也涉及宿主细胞膜中的孔隙形成。

3. 脱壳（**uncoating**）　病毒进入易感细胞后，必须脱去蛋白衣壳，释放出病毒核心，使基因组能进一步复制和表达，这一过程称为脱（衣）壳。不同病毒脱壳方式各异，多数病毒在细胞溶酶体酶作用下脱去衣壳并释出病毒核酸。少数病毒（如痘病毒）脱壳过程复杂，溶酶体酶只能脱去部分衣壳，尚需病毒特有的脱壳酶参与才能使病毒核酸完全释放。

4. 生物合成（**biosynthesis**）　病毒基因组一旦释放到细胞中，即开始病毒的生物合成。人和动物 DNA 病毒基因组绝大多数为双链 DNA（dsDNA），其基因组复制和 mRNA 转录在细胞核内进行。痘病毒本身具有相对独立复制酶系统，其生物大分子合成是在细胞质中进行。此外，HBV转录在细胞核中，基因组复制是在细胞质中进行的。另外，人和动物 RNA 病毒基因组多为单链RNA，绝大多数 RNA 病毒都在细胞质中进行生物合成。但也有例外，如正黏病毒和个别副黏病毒的基因组复制和 mRNA 转录是在细胞核内完成的。

病毒生物合成包含基因组复制和表达两部分。病毒基因组复制是指子代病毒遗传物质的合成；病毒基因表达包括转录和翻译过程，最终合成病毒的蛋白质。病毒基因组复制、转录和翻译过程密不可分，相互间可有交叉。病毒基因组类型的多样性决定了其基因组复制的复杂性，也决定了 mRNA 转录和蛋白质合成的不同方式。Baltimore 按病毒核酸类型及其 mRNA 转录方式差异，将病毒分为七大类型（图 2-4）。

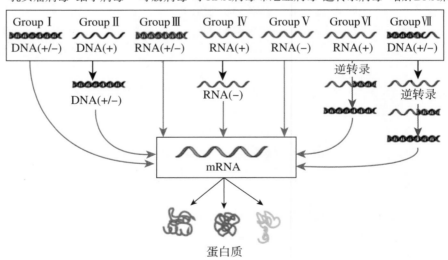

图 2-4　病毒基因组核酸类型及其 **mRNA** 的转录方式
* 表示病毒体携带一种 DNA 或 RNA 聚合酶（来源：Fields Virology. 6th ed）

病毒复制方式、生物合成过程及场所因病毒而异。以 dsDNA 病毒和 +ssRNA 病毒为例，介绍两种不同类型病毒的生物合成方式及相关过程。

（1）双链 DNA 病毒：除外痘病毒，双链 DNA 病毒的生物合成分三个阶段。其中一些双链DNA 病毒，例如单纯疱疹病毒可导致急性感染和潜伏感染等，故病毒在胞内有溶细胞复制（lytic replication）和潜伏复制（latent replication）两个阶段。前者生物合成方式及过程如图 2-5 所示。

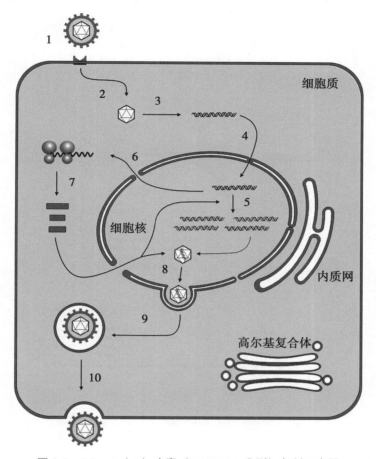

图 2-5　dsDNA（±）病毒（Baltimore Ⅰ型）复制示意图

　　DNA 病毒自身编码的酶和调控蛋白在其生物合成过程中起着关键的作用，因此这类重要基因及其产物已成为抗病毒药物的重要靶标。

　　（2）正单链 RNA 病毒：包括小 RNA 病毒、黄病毒、冠状病毒和披膜病毒等。病毒基因组 +ssRNA 不但是复制子代病毒的模板，其本身也具有 mRNA 功能，基因组 RNA 具有感染性。病毒的生物合成如图 2-6 所示。

　　5. 组装（assembly）　病毒的组装是指将合成的蛋白和核酸，以及其他构件组装成核衣壳的过程。病毒的种类不同，其组装的部位不同，这与病毒复制部位和释放的机制有关。除痘病毒和 HBV 外，DNA 病毒的核衣壳一般在核内组装，而绝大多数 RNA 病毒在细胞质内组装。病毒的组装过程非常复杂，涉及蛋白质与蛋白质、蛋白质与核酸的相互作用。大多数感染人和动物的球形病毒首先自我装配形成空心的二十面体衣壳，病毒核酸从衣壳的裂缝中进入壳内，最后形成核衣壳。螺旋对称病毒核衣壳的组装，由先组装好的壳粒围绕病毒的基因组形成核衣壳，如流感病毒、烟草花叶病毒等。

　　6. 成熟及释放（maturation and release）　病毒核衣壳装配好后，发育成为具有感染性的病毒体，即病毒的成熟阶段。病毒成熟涉及衣壳蛋白及其内部基因组的结构变化，多需要蛋白酶对一些病毒前体蛋白进行切割加工。病毒成熟的标准是：①形态结构完整；②具有成熟颗粒的免疫原性和免疫反应性；③具有感染性。

　　成熟病毒体离开宿主细胞的过程称为释放。病毒的组装成熟和释放是连续的过程。裸露病毒多通过溶解细胞的方式释放，病毒在组装及释放出大量的子代病毒的过程中可严重影响和破坏细

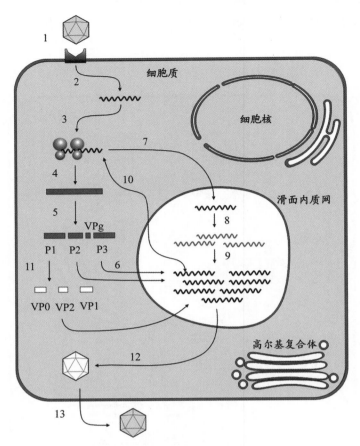

图 2-6　+ssRNA 病毒（Baltimore Ⅳ型）复制示意图

胞，故这类病毒可称为杀细胞病毒，其复制周期即为溶细胞周期（lytic cycle of replication），如腺病毒和脊髓灰质炎病毒。包膜病毒核衣壳多通过出芽方式，从细胞膜系统中获得包膜而释放。包膜病毒出芽释放一般不直接引起细胞死亡，细胞膜在出芽后可以修复。在大多数情况，包膜病毒核衣壳可通过感染细胞膜上的病毒糖蛋白介导，从一个感染细胞直接转移到相邻未感染细胞中，以此逃避宿主的抗病毒防御机制。

二、病毒的异常增殖和干扰现象

病毒进入细胞并在胞内复制的实质是病毒和细胞相互作用的过程，并非所有进入胞内的病毒均能产生完整的子代病毒，病毒因不能完成复制，从而导致异常增殖。此外，若两种或两种以上病毒感染同一细胞，病毒间发生相互影响而产生异常增殖和干扰现象。

1. 病毒的异常增殖

（1）顿挫感染：病毒进入非容纳细胞的感染过程中，因细胞不能提供病毒复制的必要条件，故不能产生完整的病毒体，称为顿挫感染，亦称流产感染（abortive infection）。如人腺病毒可在人胚肾细胞（容纳细胞）中正常增殖，但在猴肾细胞（非容纳细胞）中不能正常增殖，发生顿挫感染。

（2）缺陷性干扰颗粒（defective interfering particle，DIP）：指病毒复制时基因组核酸片段缺失，导致形成有缺陷的病毒基因组，但具有正常病毒形态［具有正常的衣壳和（或）包膜］的病毒颗粒。DIP 因基因组较短，在复制时更具竞争优势，可干扰具有完整基因组的感染性病毒颗粒的增殖，但 DIP 本身因基因组缺失而不能完成正常的复制周期。实验室保存病毒时，应以高倍稀释度的病毒株传代，避免高浓度 DIP 出现。

（3）假病毒颗粒（pseudovirion）：是病毒衣壳包裹一段宿主细胞的 DNA 形成的病毒颗粒。目前在病毒学及相关分子生物学研究中应用的人造假病毒，是指为向原核或真核细胞中导入遗传物质而人工制备的、在结构和特性上很类似于病毒但没有复制能力的病毒粒子。

2．病毒的干扰现象 当两种病毒感染同一细胞时，一种病毒的增殖可抑制另一种病毒的增殖，此现象称为干扰现象（interference）。干扰现象多发生于人和动物病毒之间，同种病毒不同型、不同株之间也可发生干扰现象。其机制有多个方面，主要是病毒作用于宿主细胞后，诱导后者产生抑制病毒复制的蛋白质，例如干扰素（interferon，IFN），并导致后续抗病毒复制的效应。此外，先感染的病毒破坏了宿主细胞表面受体或改变了宿主细胞代谢途径，也可影响另一种病毒的复制过程。干扰现象可发生在两种成熟病毒体间、成熟病毒和缺陷病毒之间。在使用疫苗预防病毒性疾病时，注意合理使用，避免病毒疫苗株之间发生干扰现象。

第三节 病毒的遗传与变异

病毒的遗传和变异既有一般生物的共同规律，又有其特点。病毒遗传是指病毒在复制增殖过程中，其子代保持与亲代性状相对稳定的特性。病毒变异是在增殖过程中子代病毒出现某些性状的改变，可以单独出现，也可伴随存在。病毒遗传是相对的，变异才是绝对的。

一、病毒的变异现象

1．毒力变异（virulence variation） 病毒毒力对于易感动物而言可用半数致死量（50% lethal dose，LD_{50}）表示，针对易感细胞用半数组织培养感染量（50% tissue culture infective dose，$TCID_{50}$）表示。自然界中同一种病毒可有不同毒力的毒株。病毒毒力变异也可用人工方法获得。巴斯德将狂犬病毒野毒株（wild strain）或街毒株（street strain）在兔脑内连续传代后，筛选到对狗及人致病性明显下降的减毒株（固定毒，fixed strain），作为预防人及动物狂犬病的疫苗。毒力变异常伴随其他性状变异，如温度敏感性突变株（temperature-sensitive mutants，ts 株）、缺陷性干扰颗粒（DIP）同时可表现为毒力变异。

2．抗原变异（antigenic variation） 自然界中，有些病毒抗原性稳定，如天花（痘苗）病毒、麻疹病毒及乙型脑炎病毒等。但也有一些病毒抗原性非常不稳定，处在不断演变的过程中，如甲型流感病毒、HIV 等，而多数病毒介于两者之间。病毒抗原变异直接影响病毒感染的转归与防治，对病毒疫苗筛选具有重要影响。一般而言，抗原变异越频繁的病毒，其疫苗研制难度越大。

3．条件致死性突变（conditional lethal mutation） 病毒突变后在特定条件下能增殖，但在原来条件下不能增殖，这种变异称为条件致死性突变。典型代表如 ts 株，28 ~ 35 ℃条件下能增殖，37 ~ 40 ℃则不能增殖，但野生株在两种温度下均能增殖。机制是病毒基因组中单点或多点突变而导致病毒蛋白（酶）结构及功能的变化。这种蛋白在允许温度内功能正常，而当温度升高时，其功能受限而使突变株不能增殖。大多数 ts 株常有毒力减低而保持其免疫原性。稳定性较好的 ts 株可用于制备减毒活疫苗，如流感病毒的 ts 株减毒活疫苗。

4．宿主适应突变株（host-adapted mutant） 某些病毒初次接种时不能形成明显的生长现象或病理变化，但经过连续传代后可逐渐适应在宿主中增殖并引起宿主病理变化，称为宿主适应突变株。例如，新分离的病毒开始时不能在某些细胞培养中生长，通过传代后逐渐适应。此外，用某种病毒野毒株建立动物感染模型时，开始时不易在动物体内建立稳定的病毒感染，但将病毒在动物体内连续传代后，有可能筛选到能稳定感染的宿主适应突变株。

5．耐药突变　常因病毒酶基因突变而导致药物对靶酶的亲和力降低或失去作用。

二、病毒变异的机制

1．突变（mutation）　病毒基因突变是由于核酸复制过程中发生差错而导致其序列的改变。从分子水平上看，突变是由于病毒基因组中碱基组成和顺序的变化导致的遗传型变异。相对于其亲代或"野生型"，突变产物称突变株（mutant）或变异株（variant）。由于病毒变异，同一宿主体内某种病毒在基因组序列上存在着微小的差异（heterogeneity，异质性），故称这种基因组异质性的病毒群体（population）为准种（quasispecies）。因为核酸序列具有相当程度的可塑性，如果病毒的突变仅限于遗传物质的改变，并未使编码的氨基酸改变，而不出现表型的变化，则称为沉默突变（silent mutation）。

病毒突变根据形成的原因可分为自发突变（spontaneous mutation）和诱发突变（induced mutation）两种：①自发突变，在自然条件下，每种生物的突变都以一定的频率产生，每复制一次所发生突变的频率称为突变率。病毒的突变率比其他生物中观察到的要高，为 $10^{-9} \sim 10^{-3}$。DNA病毒突变率与原核及真核细胞DNA类似，RNA病毒突变率比DNA病毒高得多。因为细胞中的RNA不是作为基因存在的，细胞不具备对RNA复制错误的校对系统（proof reading system），而RNA病毒本身也缺乏这一功能，因此复制时产生的差错易保存下来而导致变异。②诱发突变，是指应用各种物理和化学方法处理病毒或感染性核酸而发生的突变。一些化学药物，如亚硝酸盐、羟胺、碱基类似物、氮芥子气和一些物理因素，如温度、X线、α射线、β射线、γ射线、紫外线等都有诱发病毒突变的作用。

2．病毒遗传物质（基因）间的相互作用　当两个不同的病毒感染同一细胞时，在各自新合成的核酸分子之间可发生遗传物质（基因）的相互作用。

基因重组（genetic recombination）是指两种不同病毒感染同一细胞时发生的核酸片段的互换，从而导致病毒变异。基因重组通常发生在亲缘关系较密切的病毒之间，分为分子内重组（图2-7A）和分子间重排（图2-7B）两类。

不同病毒的基因组节段（分子间）互换，称为重排或重配（reassortment），多见于基因组分

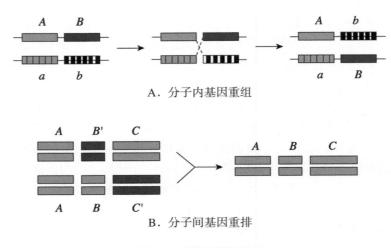

A．分子内基因重组

B．分子间基因重排

图2-7　病毒的基因重组

节段的 RNA 病毒之间。当两种相关病毒在同一受染细胞中复制时，同源性基因组片段可随机分配而发生互换，产生子代重排株（reassortant），该现象称为基因重排，如流感病毒、呼肠病毒等常以这种方式产生变异株。分子间重排可自然发生，其频率远高于分子内重组，这是基因组分节段的 RNA 病毒易产生遗传性变异的重要原因之一。目前认为甲型流感病毒新亚型的出现，可能是人与动物（禽、马、猪）间的流感病毒通过基因重排而产生的。

基因重组可导致两种类型的基因复活（genetic reactivation）。①交叉复活（cross reactivation）：是由于一种活病毒和另一种与其基因组有联系而又有区别的灭活病毒之间发生的基因重组；②多重复活（multiplicity reactivation）：是两个或多个灭活病毒间由于基因重组而产生具有各自亲代病毒不同特性的活病毒颗粒。此外，病毒还可以经人为方法进行人工基因重组。

框 2-2 病毒基因重组的方式

1. 活病毒基因间的相互作用　最有意义的是有亲缘关系的 ts 株与野毒株间的重组。例如将预先选好的适当的甲型流感病毒的 ts 株（同时为减毒株）作为亲株，流行株与 ts 株（亲株）重组，可将温度敏感性状转移给流行株，使之迅速减毒而成为疫苗株。

2. 灭活病毒基因间的相互作用　经紫外线照射的两个或多个同种灭活病毒一同培养时，可产生活的感染性病毒颗粒，这种现象称为多重复活。这些灭活病毒可能在不同的基因上受到损伤，通过与未受损伤基因间相互作用，或基因间相互弥补而复活，获得感染性病毒颗粒。用紫外线灭活的病毒易发生多重复活，故不宜用此法制备灭活疫苗。

3. 活病毒与灭活病毒基因间的相互作用　一种活病毒与有亲缘关系的灭活病毒间通过基因相互作用，灭活病毒的部分基因可与活病毒的基因组结合，因而灭活病毒的某些遗传性状可表现在子代病毒中，此现象称为交叉复活或标志拯救。利用交叉复活可获得合适的流感病毒疫苗株。

3. 病毒基因产物间的相互作用　当两种或以上的病毒混合感染时，病毒的相互作用还包括表型混合（phenotypic mixing）、基因型混合（genotypic mixing）、互补作用（complement）等基因产物（蛋白质）的相互作用，这也可导致子代病毒的表型变异，但这种变异不涉及基因重组，不能遗传。

（1）表型混合：当两种病毒混合感染时，产生的子代病毒有时含有双方或另一方亲代病毒的外壳或包膜蛋白，但其基因组仍未改变，只表现出抗原性及对宿主亲嗜性的改变，这种变异不稳定，传代后产生的子代病毒表型与其基因型一致，称为表型混合（图 2-8）。例如肠道病毒中的脊髓灰质炎病毒与柯萨奇病毒之间子代的衣壳形成的表型混合。

（2）基因型混合：两种病毒的核酸或核衣壳偶尔合装在同一病毒的衣壳或包膜内，但两者的核酸都未重组，传代后产生与各自亲代病毒完全相同的子代病毒，这种现象称为基因型混合。在有包膜的病毒如副黏病毒中常可发现有多个核衣壳的病毒颗粒。

（3）互补作用：两种病毒混合感染时，由于病

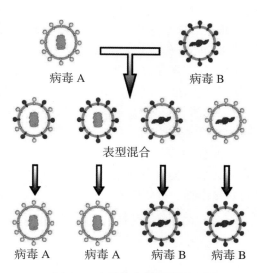

图 2-8　病毒体表型混合示意图

毒基因产物间的相互作用而使一种不能增殖的病毒增殖，或两种病毒的增殖均有所增加。这种作用可发生在辅助病毒（helper virus）与缺陷病毒（defective virus）之间。如丁型肝炎病毒（缺陷病毒）必须与乙型肝炎病毒（辅助病毒）混合感染时才可增殖，乙型肝炎病毒可提供包膜蛋白，辅助丁型肝炎病毒完成其增殖周期而产生子代病毒，并且子代丁型肝炎病毒仍为缺陷型。

病毒的遗传变异具有极其重要的生物学意义。首先，研究病毒致病机制中的遗传变异对于确定病毒的毒力基因、转化基因以及与持续感染相关的基因至关重要。其次，病毒的遗传变异和表型改变对病毒病的诊断和流行情况监测有影响，因此在设计和制造用于病毒病诊断的蛋白芯片和基因芯片时需要充分了解病毒的遗传和变异背景。再次，对病毒遗传和变异的深入了解对于治疗病毒病也至关重要，有助于设计针对病毒复制和致病关键过程的靶向药物，并解决病毒耐药性问题。预防病毒感染方面，利用病毒的遗传变异可以制备疫苗，包括减毒变异株疫苗、基因工程疫苗、多肽疫苗和核酸疫苗。从次，病毒的遗传变异也在基因工程中发挥重要作用，通过对病毒基因组的改造设计基因工程病毒载体，用于基因表达、疾病预防治疗和相关研究。最后，病毒作为遗传学和分子遗传学的研究对象和模式生物，探索病毒本质及其遗传变异机制，对于揭示生命起源等重大生物学理论问题具有重要意义。

第四节　病毒的抵抗力

细胞外的病毒体受到外界环境物理、化学因素影响而失去感染性，称为灭活（inactivation）。灭活病毒仍可保留免疫原性、抗原性、红细胞吸附、血凝及细胞融合等特性。不同病毒对理化因素的敏感性存在差异，灭活病毒的机制是：①破坏包膜病毒的包膜（冻融或脂溶剂）；②使病毒蛋白变性（酸、碱、温度等）；③损伤病毒核酸（变性剂、射线等）。了解理化因素对病毒活性的影响，在分离病毒、制备疫苗和预防病毒感染等方面具有重要意义。

一、物理因素

1. 温度　多数病毒耐冷不耐热，病毒标本应尽快低温冷冻保存。在干冰（-78.5 ℃）、超低温冰箱（-86 ℃）和液氮（-196 ℃）温度环境下，病毒感染性可保持数月至数年。多数病毒在 50 ~ 60 ℃ 30 分钟或 100 ℃ 数秒即可被灭活。但少数病毒例外，如乙型肝炎病毒需加热 100 ℃ 10 分钟才能被灭活。包膜病毒比裸露病毒更不耐热，37 ℃ 以上可迅速灭活。反复冻融也能使病毒灭活。有些病毒（正黏病毒、疱疹病毒、小 RNA 病毒）在有 Mg^{2+}、Ca^{2+} 等盐类存在时，能提高病毒对热的抵抗力。如用 1 mol/L $MgSO_4$ 保存这类病毒，可在 50 ℃ 存活 1 小时。

2. 射线　X 射线、γ 射线和紫外线都能灭活病毒。射线可以使病毒核酸链发生断裂；而紫外线则使病毒基因组中核苷（酸）的结构形式变化或形成胸苷 - 胸苷二聚体，影响核酸复制。日光中紫外波长在 287 ~ 400 nm，人工紫外灯的紫外线波长 250 ~ 280 nm，这些波长的紫外线均可使病毒灭活；但有些病毒如脊髓灰质炎病毒经紫外线灭活后，再遇到可见光照射可激活修复酶，经光修复作用使灭活的病毒复活。因此，不能用紫外线来制备灭活疫苗。

二、化学因素

1. pH 多数病毒在 pH 5.0 ~ 9.0 范围内稳定，强碱或强酸条件下可被灭活。但有些病毒如肠道病毒在 pH 2.0 时感染性可保持 24 小时，包膜病毒在 pH 8.0 时也可保持稳定。可利用对 pH 的稳定性来鉴别病毒，也可利用酸性、碱性消毒剂消杀污染器具及环境中的病毒。

2. 脂溶剂 乙醚、氯仿、去氧胆酸盐、阴离子去污剂等脂溶剂能使病毒包膜溶解破坏，使包膜病毒失去吸附能力而灭活。脂溶剂对无包膜病毒（如肠道病毒）几乎无作用，故常用乙醚灭活试验鉴别病毒有无包膜。

非离子型去污剂，如 NP40 及 Triton-X100 均可溶解病毒包膜脂质成分，使病毒结构蛋白漏出；阴离子去污剂，如 SDS 也可溶解包膜。这两类去污剂也可影响病毒的衣壳蛋白结构，起到灭活病毒的作用。

3. 化学消毒剂 除强酸、强碱消毒剂外，酚类、氧化剂、卤类、醇类等对病毒均有灭活作用。常用 1% ~ 5% 苯酚、75% 乙醇、碘及碘化物、漂白粉等灭活病毒。消毒剂灭活病毒的效果因病毒不同而异。无包膜的小 RNA 病毒抵抗力较强，肝炎病毒对过氧乙酸、次氯酸盐较敏感。由于醛类消毒剂可作用于病毒的核酸而灭活病毒、破坏病毒感染性，但仍可保持其免疫原性，故常用来制备灭活病毒疫苗。

第五节 病毒的分类与命名

病毒分类学是从整体上对病毒起源、进化、共性及特性等系统地归纳研究，旨在：①更好地了解病毒进化关系，揭示生命的多样性及其起源；②规范病毒分类和命名原则，揭示病毒遗传性状及致病特点；③为开发利用病毒资源，以及为病毒性疾病进行诊断、治疗、预防提供依据。

一、病毒分类机构及其病毒分类系统

国际病毒分类委员会（International Committee on Taxonomy of Viruses，ICTV）负责制定病毒分类标准，制定病毒分类层级（rank）或阶元（taxa）并持续不断修订和维护病毒分类体系，发布病毒分类报告和决议（ICTV Report）。目前，ICTV 采用了 2019 年颁布的 15 个层级的新版病毒分类系统，包括 8 个主要层级（principal rank）和 7 个次生层级（derivative rank）（图 2-9）；同时废除了 1971—2017 年一直沿用的 5 个分类阶元（目、科、亚科、属、种）的分类系统。截止到 2023 年 9 月，ICTV 在线资源共有 11 273 个病毒种（species），归属于 6 境（realm）、10 界（kingdom）、17 门（phylum）、40 纲（class）、72 目（order）、264 科（family）、2818 属（genus）。15 个不同分类等级（阶元）的病毒命名或名称，以病毒名后特定的词尾区别（图 2-9）。此外，目前尚有大量病毒尚无法按上述系统分类。

二、病毒的分类和命名原则

ICTV 早期制定的病毒分类原则主要考虑病毒的生物学性状，包括：①宿主种类；②基因组

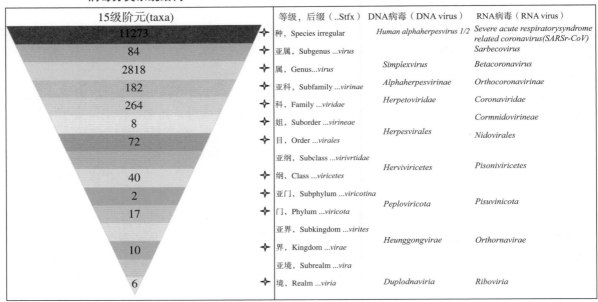

图 2-9　15 个层级的病毒分类系统及结构图

截止到 2023 年 9 月

核酸类型及序列相似性；③病毒形态与大小；④核衣壳的对称型；⑤有无病毒包膜及对乙醚等脂溶剂的敏感性；⑥抗原性；⑦病毒在宿主细胞中的增殖部位、复制策略以及生长特性；⑧人类病毒还应考虑传播方式、传播媒介的种类、流行病学及病理学特征等因素。从 20 世纪 90 年代开始，病毒基因组序列和系统发育关系逐步成为病毒分类的主要依据。目前，病毒宏基因组数据也可以用于病毒分类。

病毒从其"境"（*Realm*）名到"种"（*Species*）名由 ICTV 确定，适用于所有病毒。名称一律为斜体，第一个字母大写；种名的首字母大写，其他词（除专有名词和序号词外）一律小写。ICTV 不统一规定病毒种以下的分类和命名，种以下的血清型、基因型和病毒分离株名称由研究者或研究团队确定，名称不用斜体，首词第一个字母不用大写。由病毒等病原微生物引起的人类疾病则由世界卫生组织统一命名。

近年来，随着大量新病毒的不断发现，ICTV 对病毒的分类系统和命名进行了不断更新。在实际工作中或者发表文章时，除了标注正式的病毒分类名称外，仍在沿用传统的病毒名称（俗名）和英文书写方法。病毒名称的英文书写方式在不表示科、属、种等分类学地位时，均使用小写和正体表示的国际通用的病毒俗名。如单纯疱疹病毒写为 herpes simplex virus，冠状病毒写为 coronavirus。

三、亚病毒因子

ICTV 将一类比常规病毒更小，结构、化学组成及复制过程不同于常规典型的真病毒（euvirus）的传染因子，统称为亚病毒因子（subviral agent），包括类病毒、卫星病毒和朊粒。亚病毒因子不是严格意义上的病毒分类学名称。

1. 类病毒（viroid） 是具有感染性的小 RNA 分子。其特点是：①仅由 200 ～ 400 个核苷酸组成，具有棒状二级结构的单链环状 RNA 分子；②病毒 RNA 在细胞核内复制，主要依赖宿主细胞RNA聚合酶Ⅱ合成RNA，不需要辅助病毒参与；③类病毒不含蛋白质，也不编码蛋白质。类病毒均在植物中发现，仅有部分类病毒可引起植物疾病。

2. 卫星病毒（satellite virus） 是一类在没有特异性辅助病毒（helper virus）协助下，在细胞内不能独立完成增殖的病毒。卫星病毒的特点是：①具有完整的病毒体结构，包括DNA和RNA病毒；②某些卫星病毒的基因组可编码自身的蛋白衣壳（如丁型肝炎病毒），但也有一些卫星病毒基因组依赖辅助病毒提供蛋白衣壳；③复制必须依靠辅助病毒，但对辅助病毒的复制不是必需的，复制地点与辅助病毒完全相同；④与辅助病毒之间无或很少有同源序列；⑤常干扰辅助病毒的增殖。卫星病毒多数属于植物病毒，少数为动物病毒的卫星病毒和噬病毒体。如腺相关卫星病毒（adenovirus-associated satellite virus）和拟菌病毒相关卫星病毒（mimivirus-associated satellite virus）。

框 2-3　卫星病毒的分类定位

ICTV已将卫星病毒从亚病毒因子中移出，纳入新的病毒分类系统中进行分类。如腺病毒相关卫星病毒，俗称腺相关病毒（adenovirus-associated virus，AAV），现归属于单链DNA病毒境（*Monodnaviria*）下的巅峰病毒目（*Piccovirales*）、细小病毒科（*Parvoviridae*）。AAV基因组DNA有缺陷，必须有辅助病毒腺病毒存在时才能复制。此外，拟菌病毒相关卫星病毒是一种感染拟菌病毒的噬病毒体，现归属于多变DNA病毒境（*Varidnaviria*）、*Priklausovirales*目、*Lavidaviridae*科、*Sputnikvirus*属、*Mimivirus-dependent virus Sputnik*种。其中，sputnik是俄文卫星的意思。

3. 朊粒（prion） 又称朊病毒，是一种只有蛋白质而没有核酸、由细胞基因编码的具有传染性的异构型蛋白侵染颗粒。哺乳动物和人类中枢神经系统慢性进行性传染病（朊粒病）与朊粒感染有关。朊粒尚未纳入病毒分类系统。

小　结

病毒是一种专性活细胞内寄生的生命形式，由蛋白质衣壳壳和核酸核心组成。病毒的形态结构、化学组成及功能、增殖、遗传变异等基本性状决定了病毒的传播特点、致病性、免疫性、药物敏感性等特性。通过学习病毒的基本性状，可以更好地理解病毒与宿主细胞的相互关系及其致病机制，对开发新的疫苗和抗病毒药物研发具有重要的意义。

整合思考题

1. 病毒的生物合成主要分为几种类型？并具体选择描述一种类型的病毒生物合成方式。
2. ICTV进行病毒分类的主要依据有哪些？

整合思考题参考答案

（彭宜红）

第三章 真菌的基本性状

导学目标

通过本章内容的学习，学生应能够：

※ **基本目标**

1. 描述真菌营养体（酵母、假菌丝、菌丝）和孢子（无性孢子、有性孢子）的结构特征，并说出真菌的细胞学结构特征。
2. 列举真菌的生活史，分析真菌的培养特征（菌落或菌丝体）及其临床诊断价值。
3. 阐释双相转化对真菌适应环境和致病的重要作用。
4. 说出真菌的遗传学特征。

※ **发展目标**

1. 结合真菌病的诊断治疗方法，说明真菌形态结构、繁殖培养特征在临床中的应用。
2. 列举真菌的分类方式，复述常见致病性真菌的分类学地位。

真菌（fungus）是一类具有富含几丁质和葡聚糖的细胞壁、没有光合色素、通过无性或有性孢子繁殖、呈菌丝或酵母形态的异养真核生物。真菌在自然环境中分布广泛，种类繁多，已被确认和描述的真菌超过 14 万种。大部分真菌对人类有益，广泛应用于发酵、酿酒、生产抗生素等，少数真菌对人类有害，可引起人类及动植物疾病。真菌可导致不同类型的疾病，包括过敏和哮喘、表皮感染、肺炎、脑膜炎和真菌败血症等。

真菌学在传统上常被划归在植物学的范畴中，传统分类系统中真菌包括壶菌门（*Chytridiomycota*）、接合菌门（*Zygomycota*）、子囊菌门（*Ascomycota*）及担子菌门（*Basidiomycota*）。随着对真菌进化研究的深入，2007 年形成了一套新的真菌分类系统（图 3-1），其中子囊菌门与担子菌门构成双核亚界（*Dikarya*），是真菌中多样性最高的类群，壶菌

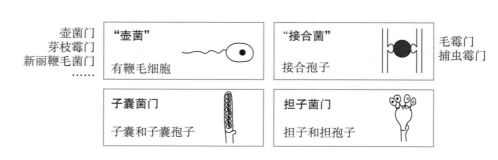

图 3-1 真菌的分类

门与接合菌门因被认为是并系群而有所调整，芽枝霉门（*Blastocladiomycota*）、新丽鞭毛菌门（*Neocallimastigomycota*）、单毛菌门（*Monoblepharomycota*）、油壶菌门（*Olpidiomycota*）等从壶菌门中分出，接合菌门则被拆分成毛霉门（*Mucoromycota*）和捕虫霉门（*Zoopagomycota*）。

与医学相关的真菌多属于子囊菌门、担子菌门和接合菌中的毛霉门。

第一节　真菌的形态与结构

真菌营养生长阶段的结构称为营养体（vegetative body），大多数真菌的营养体是多细胞结构的丝状体，通常称作霉菌，此外还有一些单细胞类型的营养体。当营养生活进行到一定时期时，真菌就开始转入繁殖阶段，形成各种繁殖体，即子实体（fruiting body），真菌的繁殖主要是产生大量的孢子（spore）。

一、菌丝

孢子萌发出的结构称为芽管。芽管逐渐延长，形成具有多细胞结构的丝状体，单个丝状体称为菌丝（hypha），是由硬壁包围的管状结构，内含可流动的原生质。菌丝的生长限于菌丝顶端，菌丝的顶端呈圆锥形，称为伸展区（extension zone），在菌丝快速生长时，这一部位是细胞壁生长的活跃区域。在这一区域之后，细胞壁逐渐加厚而不再生长。菌丝可长出许多分支，交织成团，称为菌丝体（mycelium）。伸入培养基内者称为营养菌丝（vegetative mycelium）；露出培养基表面者称为气生菌丝（aerial mycelium）；部分气生菌丝可产生用于繁殖的孢子，称为生殖菌丝（reproductive mycelium）。

大多数真菌菌丝是透明的，有些菌能产生色素，而使菌丝呈暗褐色至黑色，或呈鲜艳的颜色，还有一些真菌可以分泌色素于菌丝体外，或分泌有机物质呈结晶状附着于菌丝表面。

高等真菌的菌丝中具有典型的横壁（cross wall），或称为隔膜（septa），而低等真菌的菌丝中不存在隔膜，因为菌丝可根据隔膜的消长分为有隔菌丝（septate hyphae）和无隔菌丝（aseptate hyphae），以此为依据将真菌分为低等真菌和高等真菌。绝大部分致病性丝状真菌为有隔菌丝，致病性接合菌多为无隔菌丝。

二、酵母

单细胞真菌包括酵母和类酵母型真菌，其细胞形态多样，有圆形、椭圆形、圆柱形、卵圆形、柠檬形、三角形、球形和顶端尖型等，不产生菌丝，其个体大小从 2 ~ 3 μm 到 20 ~ 50 μm 长、1 ~ 10 μm 宽不等。酵母的单细胞既是营养体，又是繁殖体。

酵母的繁殖包括有性和无性两种形式。有性生殖形式多样，主要以产生子囊孢子的方式进行，有的可以产生担孢子，还有的未观察到有性生殖阶段。酵母的有性生殖需要一定的营养和环境条件才能发生，因此酵母的有性生殖往往需要诱导培养才能观察到。无性繁殖主要利用裂殖（fission）和芽殖（budding）两种方式增加个体。大多数酵母借助出芽方式进行繁殖，母细胞膜凸起，逐渐长大，形成芽体，芽体成熟后以产生隔膜的形式与母体分离，在子细胞上留下胎痕（birth scar），母细胞上留下芽痕（bud scar）。芽体可以从母细胞的不同点上产生，这种方式称为

Note

多端芽殖（multipolar budding），芽体可以起源于母细胞的任意位点，但不会在同一位点上再次出芽，当芽体没有发生分离时，多端出芽会形成分支链状。另一部分酵母的芽体总是从细胞上的相同一点发生，通常在细胞的两端，称为两端芽殖。类酵母型真菌出芽繁殖后，芽细胞往往不与母细胞脱落而又出芽，延伸成藕节状较长的细胞链，称为假菌丝（pseudohypha）。其菌落与细菌菌落相似，类酵母型真菌的菌落中可见由假菌丝联结形成的假菌丝体（pseudomycelium）。

三、孢子

孢子（spore）是由生殖菌丝产生的圆形或椭圆形结构，是真菌的繁殖体。孢子的发生、性状、颜色、大小、分隔等形态特征也是真菌鉴定和分类的依据。根据繁殖方式可将孢子分为无性孢子（asexual spore）和有性孢子（sexual spore）。

1. 无性孢子　不通过性结合而产生的孢子是无性孢子，包括游动孢子（zoospore）、孢囊孢子（sporangiospore）、分生孢子（conidium）等，大多数为致病性或机会致病性真菌所具有。无性孢子有的产生在一定的结构里，如游动孢子梗（zoosporangium）、孢子囊（sporangium）、分生孢子器（pycnidium）等。

（1）游动孢子：产生于游动孢子囊内，具有鞭毛，多为水生真菌所有，与植物病原菌有关。

（2）分生孢子：为真菌最常见的无性孢子，是一种不会移动的真菌孢子，由分生孢子器上的分生孢子梗（conidiophore）产生，其形状、大小、结构以及着生方式多种多样，可作为真菌鉴定、分类的依据。

分生孢子可根据细胞数量分为多细胞性的大分生孢子（macroconidium）和单细胞性的小分生孢子（microconidium）。大分生孢子体积较大，呈纺锤形或棍棒状；小分生孢子体积小，外壁薄，有球形、梨形、棍棒状等不同形状。

分生孢子也可根据个体发育形式分为芽殖型（blastic）和菌丝型（thallic）。芽殖型分生孢子是产孢细胞（酵母、菌丝或分生孢子梗）以"吹气球"的方式从吹出点长大形成，其过程与酵母芽殖过程相似，也称为芽生孢子（blastospore），芽生孢子生长到一定大小即与母细胞脱离，若不脱离则形成假菌丝。菌丝型则是由已存在的菌丝细胞形成隔膜断裂，形成一个或一串分生孢子，可分为外生节孢子（holoarthric conidium）和内生节孢子（enteroarthiric conidium）。外生节孢子产生过程中，产孢菌丝各层壁菌参与分生孢子的形成，形成较厚、抵抗力较强的孢子类型，也称为厚垣孢子（chlamydospore），内生节孢子产生过程中产孢菌丝外壁不参与新生孢子的壁，也称为关节孢子（arthrospore）（图 3-2）。

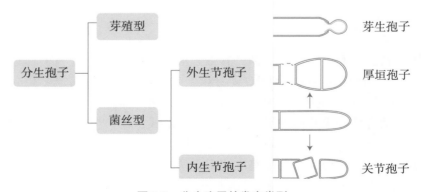

图 3-2　分生孢子的发育类型

（3）孢囊孢子：是接合菌产生的无性孢子，无鞭毛，不能游动，产生在菌丝末端形成的一种囊状结构，即孢子囊内，通常由孢子囊中的原生质割裂成小块，再在周围形成壁产生。孢子囊形成在孢囊梗上，其形状在不同种属中有所不同，一般呈圆形、洋梨状或狭圆柱形。孢子成熟后破囊而出，释放孢子。如毛霉、根霉等接合菌可见孢囊孢子。

2．有性孢子　有性孢子是由细胞间配合（核配和质配）后产生的孢子，不同类型真菌具有不同的有性孢子类型，包括壶菌和卵菌的卵孢子（oospore）、接合菌的接合孢子（zygospore）、子囊菌的子囊孢子（ascospore）及担子菌的担孢子（basidiospore），可依据有性孢子类型判断真菌种类。

与医学相关的真菌大多数无有性生殖方式，但一些行有性生殖的真菌是重要的机会致病性真菌，如毛霉；某些致病性和机会致病性真菌也具有有性生殖阶段，如荚膜组织胞浆菌、皮炎芽生菌、烟曲霉、构巢曲霉和串珠镰刀菌等。

四、真菌的细胞结构

真菌细胞同其他真核生物细胞相似，主要包括细胞壁、细胞膜、细胞质及细胞核。但其细胞壁构成与其他生物有所不同，此外，还有一些与其他真核生物不同的特殊结构。

1．真菌细胞壁　真菌细胞壁是真菌细胞最外层的结构，集中了细胞约 30% 的干物质。真菌细胞壁的主要成分为己糖或氨基己糖构成的多糖链，所有真菌的细胞壁是由微纤维成分的混合物构成的骨架镶嵌在无定形基质化合物中组成的。

微纤维骨架以几丁质和葡聚糖为主。几丁质是大多数真菌细胞壁的主要成分，是以 β-1,4-N-乙酰葡糖胺为单元的无支链多聚体，由于大量氢键的存在，使之有很强的延展性和坚固性，从而使细胞具有一定的刚性。葡聚糖是由葡萄糖单元构成的直链或带有支链的多聚体，β-1,3- 葡聚糖是真菌细胞壁的第二大微纤维成分，参与构成骨架，β-1,6- 葡聚糖则将依赖糖基磷脂酰肌醇的细胞壁蛋白（CPI-CWP）连接到 β-1,3- 葡聚糖骨架上。

无定形基质由多糖、蛋白质、脂质和无机盐构成。多糖种类较多，包含葡聚糖、葡糖胺、几丁质、半乳糖等。在真菌细胞壁的不同生长发育阶段，其多糖组成明显不同，其含量变化可直接影响真菌形态变化。蛋白质可单独或与多糖组成糖蛋白存在，糖蛋白以甘露聚糖蛋白为主，构成CPI-CWP，被锚定在细胞壁的网络骨架上，成为主要抗原部位及细胞表面的受体分子，部分糖蛋白具有酶活性，以水解酶居多，可分解基质，有利于营养物质进入胞内。脂质由饱和脂肪酸组成，磷脂是较为普遍的组成成分，可保持水分不被蒸发。

丝状真菌细胞壁的构成：从细胞水平上认为丝状真菌的细胞壁约有 4 层，由外向内分别是最外层的无定形葡聚糖、糖蛋白形成的粗糙网络结构（埋在蛋白质基质中）、蛋白质层，以及最内层的放射状排列的几丁质微纤维。

真菌细胞壁的功能：真菌细胞壁的存在保持了细胞的形状，作为真菌和周围环境的分界面，起保护细胞的作用。同时，细胞壁还是一些酶的保护场所，调节营养物质的吸收和代谢产物的分泌，起到分子筛的作用。细胞壁中含有的黏着蛋白，可以把菌丝结合到培养基质上。同时，细胞壁还具有抗原性，可以调节真菌与其他生物间的相互作用。

2．细胞膜　真菌细胞膜不同于其他生物，麦角固醇是细胞膜的主要固醇，而非动物细胞的胆固醇，这使真菌对多烯烃抗生素和麦角固醇生物合成抑制剂更为敏感，该特征对于防治真菌疾病有重要意义。

3．细胞核　真菌的细胞核比其他真核生物的细胞核小，直径一般为 2 ~ 3 μm。不同真菌细胞核的数目变化很大，细胞内可有 20 ~ 30 个核，占细胞总体积的 20% ~ 25%，如青霉属

（*Penicillium*）。而担子菌的单核菌丝和双核菌丝，其细胞核只占菌丝细胞体积的 0.05%。真菌细胞核的结构特征类似于其他真核生物，但核仁和核膜在一些真菌的核分裂过程中一直存在，所以纺锤体完全在核内形成，这与其他高等生物不同。

4．细胞质　真菌细胞质与其他真核生物相似，内含线粒体、内质网、核糖体、溶酶体、液泡等多种细胞器。

真菌细胞中有两种核糖体，即细胞质核糖体和线粒体核糖体。细胞质核糖体 RNA（ribosomal RNA，rRNA）根据沉降系数可分为 25S、18S、5.8S、5S rRNA，各种真菌的 25S rRNA 相对分子质量有较大区别，而 18S rRNA 变化不大。所有真菌的 25S rRNA 相对分子质量介于人和大肠埃希菌之间，18S rRNA 的相对分子质量也与人、植物以及大肠埃希菌的有所不同。

各种核糖体序列是分析和鉴定真菌的重要方法。核糖体 DNA（ribosomal DNA，rDNA）是基因组中编码核糖体 RNA（rRNA）分子的对应 DNA 序列，在进化中相对保守，并具有种属特异性。rDNA 序列分析可极大缩短检验时间，有效弥补传统真菌学鉴定方法时间过长的问题。内部转录间隔区（internal transcribed spacer，ITS）是 18S rDNA 和 28S rDNA 转录间隔的序列区域，由于其是非转录区，承受的选择压力较小，变异较多，属于中度保守序列，可研究种及种以下的分类阶元，是临床上真菌鉴定最常用的测序目标区域。

5．其他特殊结构

（1）隔膜：隔膜是由菌丝细胞壁向内作环状生长而形成的，其结构与细胞壁结构相似，其上有隔膜孔。隔膜发育很快，往往在几分钟内即可形成。各类真菌的隔膜是不同的，根据其隔膜孔数量和形状可分为单孔型（如子囊菌）、多孔型、桶孔型（如担子菌），以及全封闭隔膜。

（2）沃鲁宁体：沃鲁宁体（Woronin body）是一类较小的球状细胞器，由单层膜包围的电子密集的基质构成，与子囊菌和半知菌的隔膜孔相关联，具有塞子功能，当菌丝受伤后，可以堵塞隔膜孔而阻止原生质流失。

（3）壳质体：壳质体（chitosome）是一种具有膜状外壳、近似球形的小颗粒，其中含有几丁质合成酶，与菌丝细胞壁合成有关，能运输几丁质合成酶到菌丝顶端细胞的表面，参与细胞壁合成。

（4）荚膜多糖：有些酵母菌细胞壁的外侧有一层低电子密度黏液，与真菌毒力和致病性密切相关。如新生隐球菌的荚膜，其化学组成为甘露糖和木糖及尿苷酸等，与隐球菌致病性有关，当真菌侵入宿主后，其肥厚的荚膜可保护菌体免受体内吞噬细胞的吞噬。

五、真菌的菌落或菌丝体

由真菌菌丝或孢子大量生长繁殖形成菌落（colony）。菌落一般指许多个体组成的聚合群体，在真菌中，单细胞酵母菌落符合这一定义，但丝状真菌形成的"菌落"是由一个菌丝构成的完整的网状结构，用"菌落"一词描述并不是很恰当，一般情况下用菌丝体（mycelium）描述丝状真菌的"菌落"。在高等真菌菌丝体发育后期，菌丝之间相互接触，在菌丝接触点相近的壁局部降解而发生菌丝的网结现象（anastomosis），形成一个完整的网状结构，正常低等真菌中营养菌丝之间很少发生网结现象。

同一种真菌的菌落或菌丝体在不同成分的培养基上生长所形成的菌落也会不同。但真菌在固定的条件下，所呈现的大小、形状、颜色和纹理等特征是不变的，可作为真菌鉴定的依据。

第二节 真菌的繁殖与培养

一、真菌的生活史

真菌从孢子萌发开始，经过一定的生长发育阶段，最后又产生同一种孢子为止，其中所经历的过程就是它的生活史，又称为生活循环，包括有性繁殖世代和无性繁殖世代（图3-3）。

真菌的无性繁殖（asexual reproduction）是指不经过两性细胞的配合产生后代个体的方式，生长发育到一定时期后发生有性生殖（sexual reproduction），有性生殖是经过两个性细胞结合后，细胞核通过减数分裂产生孢子的繁殖方式。多数真菌由菌丝分化产生性器官，即配子囊（gametangium），通过雌、雄配子囊结合形成有性孢子，其产生过程包括三个不同时期：①质配（plasmogamy），是两个带核的原生质体相互融合为一个细胞。②核配（karyogamy），是由质配带入同一个细胞内的两个核相结合，在高等真菌中，质配之后形成一个包括两个不同性的细胞核的双核期（dikaryotic stage），一直持续到生活史的晚期才融合，而在低等真菌中，质配之后很快发生核配，双核期短而不明显。③减数分裂（meiosis），双核细胞最终发生核融合，进入二倍体时期（diploid stage），而后发生减数分裂，使染色体数目减为单倍，进而产生有性孢子。

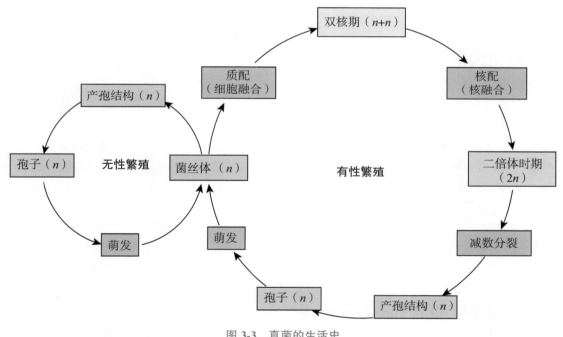

图 3-3 真菌的生活史

尽管上述过程在真菌的生活史中普遍存在，但不同菌种的具有一定的差别，例如一些致病性真菌的生活史中未观察到明显的有性生殖过程。

二、双相真菌

许多真菌具有依赖环境条件而改变其形态的能力，可以在菌丝相（mycelial phase，M 相）和

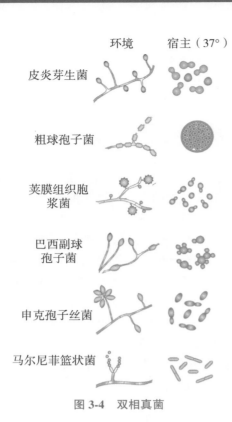

环境　　宿主（37°）

皮炎芽生菌

粗球孢子菌

荚膜组织胞浆菌

巴西副球孢子菌

申克孢子丝菌

马尔尼菲篮状菌

图 3-4　双相真菌

酵母相（yeast phase，Y 相）两种形态之间进行相互转化，称为双相转换（dimorphic transition），这种真菌称为双相真菌（dimorphic fungi）（图 3-4）。致病性的双相真菌一般在宿主体内或 37 ℃培养时呈酵母相，而在培养基上或 25 ℃培养时则呈菌丝相，这对真菌的致病性具有重要意义。不同真菌触发双相转化的环境因素不同，包括：

1. 温度　例如马尔尼菲篮状菌和巴西副球孢子菌，在 37 ℃下生长呈酵母相，25 ℃下生长呈菌丝相。

2. 温度和营养　如荚膜组织胞浆菌，在 37 ℃下生长呈酵母相，25 ℃下生长呈菌丝相，但是当温度发生变化时，菌体从 M 相转化为 Y 相或 Y 相转化为 M 相都不充分，需要其他因子，如半胱氨酸、胱氨酸或者细胞处于较低的氧化还原电势等的刺激。

3. 营养　如白假丝酵母，温度对其双相转化影响不大，主要由营养条件控制，在葡萄糖培养基上生长时，无论 25 ℃还是 37 ℃均呈酵母相，而将其转移至淀粉或糖原培养基上时便呈菌丝相。

▍三、真菌的培养

真菌对营养的要求不高，一般来说单糖、双糖、糊精或淀粉等都可作为真菌生长的碳源，且多数真菌都能利用无机氮源或有机氮源。多数真菌在一般细菌培养基都能生长，但在不同培养基中真菌菌落形态特征有较大差异，故检查时以在沙保弱培养基为准，该培养基成分简单，主要含有 1% 蛋白胨、4% 葡萄糖和 2% 琼脂，pH 为 5.5。

在沙氏葡萄糖琼脂（Sabouraud dextrose agar，SDA）培养基上，真菌可形成 3 种不同的菌落。

1. 酵母型菌落（yeast type colony）　是单细胞真菌的菌落形式，与细菌菌落相似，柔软、致密、光滑、湿润，显微镜下可见芽生孢子，无菌丝，如新生隐球菌菌落。

2. 类酵母型菌落（yeast-like type colony）　亦称酵母样菌落，是单细胞真菌的菌落形式，外观上与酵母型菌落相似，但显微镜下可见藕节状细胞链的假菌丝深入培养基中，如白假丝酵母菌落。

3. 丝状型菌落（filamentous type colony）　是多细胞真菌的菌落形式，由菌丝体和孢子构成，菌落较疏松，呈絮状、毡状、绒毛状或粉末状，可产色素，菌落正、背面可呈不同颜色，显微镜下可见有隔或无隔、分枝或不分枝菌丝及各种孢子，见于大多数丝状真菌菌落。

多数病原性真菌生长缓慢，培养 1 ~ 4 周才出现典型菌落，故需要在培养基中加入抗生素，以抑制细菌生长。部分病原性真菌在抗生素条件下不能生长，则可用血琼脂平板，见有生长后再移种 SDA 培养基。

培养真菌最适宜的 pH 为 4.0 ~ 6.0，浅部感染真菌的最适温度为 22 ~ 28 ℃，但一些深部真菌一般在 37 ℃中生长最好。培养真菌还需较高的湿度和氧气。

L3-1e
法国真菌学家雷蒙德·沙保弱

第三节　真菌的遗传与变异

真菌是高度变异的生物，因此研究真菌的遗传变异机制的真菌遗传学是真菌生物学的重要内容，同时，真菌又是较为低等的真核生物，与高等真核生物具有很多相同之处。

一、真菌的遗传特点

1. 单倍体（haploid）　真菌与动、植物体不同，除卵菌纲的营养体是二倍体外，几乎绝大多数真菌的营养体是单倍体，即每个细胞核只含有一套染色体，不产生等位基因之间的互相掩盖。但真菌中也表现出显隐性的特点，这主要反映在有性生殖过程中进行异宗配合的真菌中，异宗配合时营养体大部分时期为异核体，虽然细胞由两个核所组成，但仍是单倍体，因为这两个核共存于一个细胞中，并未融合，这类异核体称为双核体（$n+n$），与二倍体（$2n$）相区别。在这种情况下，真菌也可以表现出显隐性。不过动、植物的显隐性发生在同一核内的等位基因之间，而真菌异核体的显隐性发生在两个核之间，称为互补作用（complementation）。

2. 异核体（heterokaryon）　具有隔膜的真菌菌丝之间可以互相融合，彼此交换细胞核而形成异核体。异核体的形成使真菌在外界环境条件改变的情况下具有广泛的适应性。在营养条件缺乏的情况下，来自不同孢子的菌丝的融合会将菌丝之间的关系从竞争转变为协作，形成一个单一的整体来吸收营养。异核体可以通过分离孢子或菌丝片段的方法被检测出来，用于遗传学的互补实验。菌丝融合现象也可以导致细胞质交换，形成异质体（heteroplasmon）。

3. 体细胞交换（somatic crossing-over）　在真菌中，异核体现象被认为是普遍发生的，在这些异核体中，体细胞的核融合频率较低，尽管如此，核融合现象还是存在的，所得到的杂合二倍体的核通常不进行有丝分裂交换，具有相对稳定性。但是这些杂合二倍体的核能通过不规则的减数分裂转变为单倍体的状态，于是这些单倍体的核就在没有性细胞的参与下进行遗传重组，这一现象称为准性生殖（parasexuality）。

二、真菌的变异

真菌易发生变异。某些真菌在人工培养基中多次传代或孵育过久，可出现形态、结构、性状、色素、毒力、药物敏感性等各种生理性状改变。用不同培养基和不同温度培养，真菌的性状有所不同。包括双相真菌在内的部分真菌形态可因温度、营养、气体环境等条件不同而变化。如白假丝酵母在体外 37 ℃培养时，可见出芽的菌体，在宿主体内致病状态下可发生形态转换，产生假菌丝或真菌丝。

某些真菌中编码与细胞膜低渗透性、药物外排、抗生素水解酶等相关的基因发生的变异，可导致真菌固有耐药的发生。某些敏感真菌因获得外源性耐药基因或在胁迫条件下（抗生素、农用杀菌剂等）发生基因突变，可导致获得性耐药的发生。在真菌感染的预防、康复或长期治疗的过程中，药物接触也会伴随着耐药性的出现。

第四节 真菌的分类与命名

关于真菌的界定，最早其是作为植物界下的一个类群，之后有了真菌的分类体系，形成"三纲一类"（藻状菌纲、子囊菌纲、担子菌纲、半知菌类）。五界系统提出以后，真菌成为一个独立的高等生物界。随着分子系统学的进展，黏菌和卵菌被移出真菌界。"真菌生命树"计划的实施，真菌界下尤其是壶菌和接合菌的分类系统发生了较大的变化，同时发现微孢子虫与真菌亲缘关系最近，后来又提出了极早期分化真菌类群，从而提出了真菌总界。尽管真菌分类系统还有不少争议，但也形成了一定共识。

真菌分类群的主要等级从高到低依次为界（kingdom）、门（phylum）、纲（class）、目（order）、科（family）、属（genus）和种（species）。除此之外，可通过在主要等级名称前加上"sub-"（亚）来指示更多的分类等级，如亚门（subphylum）。

真菌是真核生物的一个界。在科学分类之前，人们对真菌的认识局限于大型真菌蘑菇，由于蘑菇与植物一样不能移动，因此很长时期内一直将真菌归属于植物界。在科学分类以后，真菌分类系统在很长的一段时间内一直采用"三纲一类"系统。随着科学的发展和五界系统的提出，真菌成为一个独立的高等生物界，Ainsworth（1973）和 Alcxopoulos（1979）分别提出了真菌界的分类系统，随着七界分类系统的提出，传统的真菌界的生物被归入三个界中，即黏菌归到原生动物界，卵菌和丝壶菌归到茸鞭生物界中，其他真菌归为真菌界，从而用"菌物"来统称有真菌学家研究的传统的真菌类群，真菌仅指真菌界的生物。

随着分子系统学的发展，人们对真菌有性型和无性型形态能够进行对应，从而将有性型和无性型统一，不再有半知菌独立的分类地位和系统，真菌分为壶菌门、接合菌门、子囊菌门和担子菌门。通过生命树计划的实施，壶菌门和接合菌门的分类系统发生了巨大变化。壶菌门这一类群不再被认为是单系群，又从中独立出芽枝霉门（Blastocladiomycota）、新丽鞭毛菌门（Neocallimastigomycota）、单毛菌门（Monoblepharomycota）和油壶菌门（Olpidiomycota）；接合菌被证实为并系类群，因而正式将其拆分为独立的 2 个门，即毛霉门（Mucoromycoa）和捕虫霉门（Zoopagomycota）。其中，毛霉门包含 3 亚门：毛霉亚门（Mucoromycotina）、球囊菌亚门（Glomeromycotina）和被孢霉亚门（Mortierellomycotina）。捕虫霉门包括捕虫霉亚门（Zoopagomycotina）、梳霉亚门（Kickxellomycotina）和虫霉亚门（Entomophthoromycotina）。但对接合菌的分类方式仍存在争议，接合菌的分类系统正在发生巨大的变化。

以上的分类系统主要是依据形态特征、生殖特性、生境等特性结合分子系统学的分析来进行分类的。这种分类方式是"人为分类"与"自然分类"相互融合的状况。而真正按照物种间的亲缘关系和客观反映系统发育的分类学方法对真菌进行"自然分类"，研究物种间系统发育的本质和进化关系是目前研究者所热捧的。这也使得早先真菌传统分类系统不断受到挑战，新的分类系统和分类观点得到不断补充和发展。尤其是近些年来随着分子系统学及组学的深入研究，真菌的系统学与分类学不断得以修正和补充。

致病真菌以子囊菌最为多见，还有一部分属于担子菌和接合菌。此外，卵菌和壶菌中也有某些致病菌。表 3-1 分述位于真菌的几个主要门中的常见致病真菌种类。

表 3-1　常见致病性真菌

真菌门 / 纲	种
子囊菌门 （Ascomycota） 散囊菌纲 （Eurotiomycetes）	红色毛癣菌（*Trichophyton rubrum*）、紫色毛癣菌（*Trichophyton violaceum*）、须癣毛癣菌（*Trichophyton mentagrophytes*）、断发毛癣菌（*Trichophyton tonsurans*）、许兰毛癣菌（*Trichophyton schoenleinii*）、絮状表皮癣菌（*Epidermophyton floccosum*）、犬小孢子菌（*Microsporum canis*）、石膏样小孢子菌（*Microsporum gypseum*）、铁锈色小孢子菌（*Microsporum ferrugineum*）、卡氏枝孢瓶霉（*Cladophialophora carrionii*）、裴氏着色真菌（*Fonsecaea pedrosoi*）、紧密着色真菌（*Fonsecaea compacta*）、疣状瓶霉（*Phialophora verrucosa*）、荚膜组织胞浆菌（*Histoplasma capsulatum*）、粗球孢子菌（*Coccidioides immitis*）、巴西副球孢子菌（*Paracoccidiodes brasiliensis*）、马尔尼菲篮状菌（*Talaromyces marneffei*）、烟曲霉（*Aspergillus fumigatus*）、黄曲霉（*Aspergillus flavus*）、构巢曲霉（*Aspergillus nidulans*）、土曲霉（*Aspergillus terreus*）、黑曲霉（*Aspergillus niger*）
座囊菌纲 （Dothideomycetes）	何德毛结节菌（*Piedraia hortae*）
粪壳菌纲 （Sordariomycetes）	申克孢子丝菌（*Sporothrix schenckii*）
酵母菌纲 （Saccharomycetes）	白假丝酵母（*Candida albicans*）、热带假丝酵母（*Candida tropicalis*）、光滑假丝酵母（*Candida glabrata*）、近平滑假丝酵母（*Candida parapsilosis*）、都柏林假丝酵母（*Candida dubliniensis*）
肺孢子菌纲 （Pneumocystomycetes）	卡氏肺孢子菌（*Pneumocystis carini*）、伊氏肺孢子菌（*Pneumocystis jiroveci*）
未定（Incertae sedis）	皮炎芽生菌（*Blastomyces dermatitidis*）
担子菌门 （Basidiomycota） 马拉色菌纲 （Malasseziomycetes）	糠秕马拉色菌（*Malassezia furfur*）
银耳纲 （Tremellomycetes）	白吉利毛孢子菌（*Trichosporon beigelii*）、新生隐球菌（*Cryptococcus neoformans*）
毛霉门 （Mucoromycota）	总状毛霉（*Mucor racemosus*）、高大毛霉（*Mucor mucedo*）、丝生毛霉（*Mucor corymbifer*）

小　结

　　真菌在自然环境中广泛分布，种类繁多，是一类真核细胞型微生物。细胞壁由几丁质和葡聚糖组成，细胞核高度分化，细胞器完整，不含叶绿体；通过异养方式生存；少数为单细胞酵母，多数为多细胞丝状菌；可进行有性或无性繁殖。

　　真菌分为壶菌、接合菌、子囊菌门及担子菌门，后三者与医学有关，可引起感染性疾病。致病性真菌和机会致病性真菌可引起免疫功能低下人群的感染性疾病，即真菌病，也可引起过敏性疾病和真菌毒素中毒，某些真菌毒素与癌症发生有关。

　　真菌营养生长阶段结构称为营养体，繁殖阶段结构称为繁殖体。多细胞真菌为丝状真菌，其营养体为菌丝，是由硬壁包围的管状结构，可长出分支，形成菌丝体。单细胞真菌包括酵母和类酵母型真菌，呈圆形或椭圆形，不产生菌丝，其单细胞既是营养体也是繁殖体。其繁殖包括有性和无性两种形式，大多数酵母通过出芽方式进行无性繁殖，在特定条件下也可形

Note

成孢子。孢子是真菌的繁殖体，孢子的发生、性状、颜色、大小、分隔等形态是真菌鉴定和分类的主要依据，根据其繁殖方式可分为无性孢子和有性孢子两种。无性孢子包括游动孢子、分生孢子和孢囊孢子等，大多数为致病性或机会致病性真菌所有。

部分致病性真菌可发生双相转换，在体外呈菌丝相腐生生长，在体内呈酵母相致病，真菌的双相转换是真菌适应环境的重要手段，对其致病性有重要意义。

真菌对营养的要求不高，在 SDA 培养基上生长良好，可形成酵母型、类酵母型及丝状型 3 种不同的菌落。真菌菌落的大小、形状、颜色、纹理等可作为真菌鉴定的依据。

整合思考题参考答案

整合思考题

1. 真菌的结构和形态特征有哪些？对临床诊断和治疗有何指导意义？
2. 真菌孢子与细菌芽孢有何区别？
3. 真菌的遗传学特征有哪些？对生物医学研究有何价值？

（杨恩策）

第四章　寄生虫的基本性状

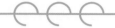

导学目标

通过本章内容的学习，学生应能够：

※ **基本目标**

1. 描述寄生虫分类的意义及常见人体寄生虫分类。
2. 说出不同寄生虫的形态特点。
3. 复述寄生虫、宿主及寄生虫的生活史等基本概念。
4. 比较消除性免疫、非消除性免疫。

※ **发展目标**

1. 根据寄生虫的生物学特性对寄生虫进行分类。
2. 区分不同寄生虫的形态要点。
3. 分析生物演化中的寄生现象、寄生虫的演化。
4. 分辨寄生虫生活史中宿主的类型。

第一节　寄生虫与宿主

　　1. 寄生现象　在漫长的生物进化过程中，不同物种的生物之间可能存在复杂多样的关系，其中，主要建立在食物和居住关系上，两种生物之间互相联系、互相依赖，久而久之形成了不可分离的动态平衡关系，以及暂时或永久性的相互依存关系。两种不同物种的生物生活在一起，彼此依赖，称为共生（symbiosis），此两种生物称为共生生物（symbiont）。根据两种生物之间的相互依赖程度和利害关系，可将共生现象分为以下三种。

　　（1）互利共生（mutualism）：两种生物生活在一起，双方均受益并互相依赖，称互利共生。因共生的任何一方都不能独立生存，所以互利共生一般是专性的。如白蚁和其消化道中的鞭毛虫，白蚁能吞食木屑，但不能合成和分泌消化木屑的纤维素酶，而鞭毛虫可以合成此酶，两者生活在一起，白蚁为鞭毛虫提供食物和栖身地，鞭毛虫将木屑纤维消化为能被白蚁和自身利用的营养物质，两者相互依赖，彼此受益。

　　（2）偏（片）利共生或共栖（commensalism）：两种生物生活在一起，其中一方从共同生活中获利，另一方既不受益也不受害，这种关系称偏利共生或共栖。如存在于人口腔内的齿龈内阿米巴，以口腔中的细菌、食物颗粒和死亡上皮细胞为食，但不损害健康组织，对人体不致病。

　　（3）寄生（parasitism）：两种生物生活在一起，其中一方从中获利并生存，另一方受害，这种现象称寄生。获利的一方称为寄生虫（parasite），受害的一方称为宿主（host）。如寄生于人体小肠的蛔虫以宿主消化道的食物为其营养来源，同时造成宿主营养不良及发育障碍，导致蛔虫病。

2. 寄生关系的演化 寄生虫在与宿主之间长期共进化过程中，经历进化选择的压力，逐步发生了从形态结构到生理功能等一系列与寄生生活相适应的变化，表现在以下方面。

（1）形态结构方面：表现为体形的改变、器官的变化和新器官的产生。如肠道寄生线虫和绦虫多演化为线状或带状，以适应狭长的肠腔；肠道寄生的虫体演化出了附着器官，如吸盘、吸槽、钩齿等，以固着在寄生部位；为了增加在复杂环境中生存的机会，不少寄生虫具有发达的生殖系统，有些为雌雄同体，以增加受精机会。

（2）生理功能方面：营自生生活的生物常利用有氧代谢的三羧酸循环进行能量代谢，但肠道寄生虫处于低氧环境下，因此适应性地将能量代谢转变为糖酵解方式获能。

（3）繁殖能力方面：为维系种群绵延，寄生虫需要极强的繁殖能力以赋予它有利的进化选择。原虫的主要繁殖方式是无性繁殖，如二分裂或多分裂，简单、快捷、效率高。有些原虫兼有无性生殖和较低级的有性生殖，即世代交替，并伴有宿主转换，才能完成一代的发育。宿主转换是进化过程的事件，世代交替则保证了高繁殖力的需求。蠕虫以有性生殖为主，有些也具有世代交替和宿主转换，如吸虫，幼虫阶段进行无性生殖，称幼体增殖，成虫进行有性生殖。不具世代交替的蠕虫通常具有强大的产卵能力，如蛔虫每天产卵量可达 24 万多。这些都是寄生虫对复杂生活史过程致个体数大量损失进行补偿的适应性表现。

（4）免疫学方面：寄生虫在长期进化过程中产生了一系列逃避宿主免疫攻击的机制，如抗原变异、抗原伪装、诱导宿主免疫抑制等。非洲锥虫在宿主体内能有序地更换表被蛋白，产生新的表面抗原，从而逃避宿主的免疫攻击。

（5）侵入宿主及继续发育方面：寄生虫为增强入侵宿主的机会，其入侵机制得到专化和强化。细胞内寄生虫必须识别宿主细胞表面的某特定分子或受体，以进入宿主细胞；蠕虫需要更复杂和精细的宿主信号，以启动调节它们的发育和繁殖。如溶组织内阿米巴能借助合成蛋白水解酶侵入宿主肠壁组织，导致宿主细胞的溶解破坏，而共栖型的结肠内阿米巴则不能合成此酶。

3. 寄生虫与宿主的类型

（1）寄生虫的类型：根据寄生虫对宿主的选择及寄生部位和时间，可分为不同类型。

1）专性寄生虫（obligatory parasite）：是生活史全部阶段或部分阶段必须营寄生生活，否则不能生存的寄生虫。如疟原虫的各个发育阶段都必须在人体和蚊体内进行，否则就不能完成其生活史。

2）兼性寄生虫（facultative parasite）：有些寄生虫主要在外界营自生生活，在某种情况下可侵入人体营寄生生活。如粪类圆线虫，通常在土壤中营自生生活，也可侵入人体，寄生于肠道营寄生生活。

3）体内寄生虫（endoparasite）：寄生在宿主体内的寄生虫，可寄生于宿主的消化道、体腔、器官、组织、血液、淋巴和细胞内。包括多种原虫、蠕虫和少数节肢动物，如寄生于肠道的蛔虫、寄生于横纹肌的旋毛虫、寄生于各种有核细胞的刚地弓形虫。

4）体外寄生虫（ectoparasite）：寄生在宿主体表或暂时侵犯表皮组织的寄生虫称体外寄生虫。主要为吸食血液或组织液的节肢动物，多数在吸血时才接触宿主，如蚊、虱、蜱、螨等。

5）永久性寄生虫（permanent parasite）：在宿主体内发育成熟的寄生虫，不能离开宿主独立生活，这种寄生虫称永久性寄生虫，如刚地弓形虫、卫氏并殖吸虫、细粒棘球绦虫等。

6）暂时性寄生虫（temporary parasite）：有些寄生虫仅在叮咬吸血时接触宿主，这种寄生虫称暂时性寄生虫，如蚊、白蛉、蚤等。

7）偶然寄生虫（accidental parasite）：是寄生虫生活史中感染阶段偶然进入非正常宿主体内，但不能在此宿主中长期寄生的寄生虫。如弓首线虫在人体引起的幼虫移行症，某些蝇蛆可偶然进入人体肠腔寄生。

（2）宿主的类型：根据寄生虫不同发育阶段的寄生，将宿主分为不同类型。

1）终宿主（final host）：寄生虫成虫或有性生殖阶段寄生的宿主称终宿主。如华支睾吸虫成虫寄生在人体肝胆管内，故人是华支睾吸虫的终宿主。

2）中间宿主（intermediate host）：寄生虫幼虫或无性生殖阶段寄生的宿主为中间宿主，如细粒棘球绦虫幼虫（棘球蚴）寄生在羊、牛、马等食草动物和人体内，故这些动物和人就是其中间宿主。若生活史中有一个以上的中间宿主，依发育的先后顺序分别命名为第一中间宿主（first intermediate host）和第二中间宿主（second intermediate host），如曼氏迭宫绦虫幼虫先后在剑水蚤和蛙体内寄生，故剑水蚤是第一中间宿主，蛙为第二中间宿主。

3）保虫宿主（reservoir host）：有些寄生虫除寄生在人体，还可寄生在某些脊椎动物体内，完成与人体内相同的生活史阶段，属于人兽共患寄生虫。感染动物是此寄生虫的重要传染源，在流行病学中把这种起贮存和保虫作用的动物宿主称为保虫宿主。如许多家畜和野生动物（如牛、鼠）均可作为日本血吸虫的保虫宿主。

4）转续宿主（paratenic host）：某些蠕虫幼虫侵入非正常宿主，虽能存活，但不能发育为成虫，长期保持幼虫阶段，当此幼虫有机会进入正常宿主，可继续发育为成虫，这种非正常宿主称为转续宿主。尽管转续宿主对寄生虫的发育、繁殖并非必需，但对寄生虫病的传播具有特殊的作用，可弥补中间宿主和终宿主之间的生态学间隙，在寄生虫到达其正常宿主的过程中作为暂时的庇护和载体。如卫氏并殖吸虫的正常宿主是人和犬等，野猪是其非正常宿主，其童虫在野猪体内不能发育为成虫，长期保持幼虫阶段（似后尾蚴），当人食入含幼虫的野猪肉时，幼虫可在人体内发育为成虫，因此野猪是此寄生虫的转续宿主。

4．寄生虫生活史　寄生虫完成一代的生长、发育和繁殖及宿主转换的全部过程称寄生虫生活史（life cycle）。寄生虫生活史是在长期演化过程中形成的，是由其遗传特性和环境条件所决定的。寄生虫完成生活史通常需要两个基本条件，即适宜的宿主和在外界环境中的发育，包括寄生虫的感染阶段、感染宿主的方式和侵入途径、在宿主体内移行或到达寄生部位的途径、正常的寄生部位、离开宿主的方式、在外界环境中的发育以及所需的各种宿主和传播媒介。

寄生虫生活史涉及寄生虫感染、致病及寄生虫病的诊断、流行及防治等各方面，通过寄生虫生活史，不仅可知道人体感染寄生虫的途径和寄生虫对人体的危害，还可针对其生活史特点进行病原学诊断和制定有效的防治措施。

生活史类型主要以是否需要中间宿主划分为直接型生活史和间接型生活史。

（1）直接型生活史：不需要中间宿主的寄生虫生活史，即完成全部生活史只需要一个宿主，寄生虫虫卵或幼虫在外界直接发育为感染阶段，经空气、接触皮肤、污染食物或饮水感染人。例如，原虫中的溶组织内阿米巴、蓝氏贾第鞭毛虫和阴道毛滴虫等，肠道寄生蠕虫中的蛔虫、鞭虫、钩虫和蛲虫等，均属此类型生活史（表4-1）。

（2）间接型生活史：需要中间宿主的寄生虫生活史，即完成生活史需要1个以上的宿主。寄生虫幼虫在媒介或中间宿主体内或体表发育或增殖为感染阶段，再经媒介或中间宿主感染人。如寄生在组织内的寄生虫（刚地弓形虫、日本血吸虫、广州管圆线虫等）的生活史属此类型。

表 4-1　人体寄生虫生活史

无中间宿主	
原虫	蠕虫
溶组织内阿米巴	似蚓蛔线虫
蓝氏贾第鞭毛虫	毛首鞭形线虫
阴道毛滴虫	蠕形住肠线虫

续表

无中间宿主	
原虫	蠕虫
隐孢子虫	十二指肠钩口线虫
结肠小袋纤毛虫	美洲板口线虫

一个中间宿主			
中间宿主	寄生虫	中间宿主	寄生虫
猪	链状带绦虫	蚊	马来布鲁线虫
	亚洲带绦虫		班氏吴策线虫
	旋毛虫	螺	血吸虫
牛	肥胖带绦虫	锥蝽	克氏锥虫
人	细粒棘球绦虫	蝇	结膜吸吮线虫
	疟原虫	舌蝇	布氏锥虫
蚤	犬复孔绦虫	白蛉	利什曼原虫
	缩小膜壳绦虫	虻	罗阿罗阿线虫
桡足动物	麦地那龙线虫	蚋	旋盘尾线虫

两个中间宿主	
中间宿主	寄生虫
螺，甲壳类	卫氏并殖吸虫
螺，鱼	华支睾吸虫
剑水蚤，蛙	曼氏迭宫绦虫
剑水蚤，鱼	阔节裂头绦虫

5．寄生虫的营养与代谢

（1）营养：各种寄生虫所需的营养成分基本相同，如糖类、蛋白质、脂质、维生素和微量元素等。原虫从细胞外获得营养的方式包括简单扩散、异化扩散、主动转运和胞吞等，有的原虫利用胞口获取营养，有伪足的原虫吞噬食物后在胞质内形成食物泡再消化吸收。蠕虫中，线虫主要从消化道摄取和吸收营养，绦虫主要借助体壁吸收营养物质。

（2）代谢：包括能量代谢和合成代谢。

寄生虫的能量来源主要通过糖酵解获得。不同寄生环境的寄生虫采取的呼吸方式也不同，如蛔虫感染期幼虫生活在氧分压高的外界环境，可进行有氧呼吸，葡萄糖经糖酵解和三羧酸循环分解；而幼虫进入人体后，在氧分压低的小肠内发育为成虫，则通过延胡索酸呼吸系统获得能量。

由于寄生虫所需的营养成分主要来自宿主，因此其合成代谢种类十分有限。大多数虫体不能合成胆固醇，缺乏从头合成脂质的能力。核苷酸代谢中，不能从头合成嘌呤，完全依赖补救途径，但嘧啶合成可两条途径同时发挥作用。原虫氨基酸分解代谢因虫种不同而异，蠕虫则以主动吸收的方式从宿主获得氨基酸。

第二节　寄生虫的分类

　　寄生虫分类是为了建立和界定寄生虫系统种群的等级状态，探索虫种、种群之间的亲缘关系，追溯各种寄生虫的演化线索，认识寄生虫与宿主之间的关系，特别是与人之间的关系。

　　生物学分类的阶元依次为界、门、纲、目、科、属、种。亚门、亚纲、亚科、总纲、总目、总科为中间阶元，有些种下还有亚种、变种、株。

　　传统分类主要是依据寄生虫的形态特征，遵从动物分类系统，将人体寄生虫归于单细胞原生动物亚界中的 3 个门，即肉足鞭毛门、顶复门、纤毛门，以及动物界无脊椎动物的 4 个门，即扁形动物门、线形动物门、棘头虫动物门、节肢动物门。医学上，一般将原生动物称为原虫，将扁形动物和线形动物统称为蠕虫。人体常见寄生虫隶属分类如表 4-2 所示。

表 4-2　常见人体寄生虫分类

门（Phylum）	纲（Class）	寄生虫
肉足鞭毛门 Sarcomastigophora	动鞭纲 Zoomastigophorea	杜氏利什曼原虫、蓝氏贾第鞭毛虫、阴道毛滴虫、锥虫
	叶足纲 Lobosea	溶组织内阿米巴、结肠内阿米巴、棘阿米巴、福氏耐格里阿米巴
顶复门 Apicomplexa	孢子纲 Sporozoa	疟原虫、刚地弓形虫、隐孢子虫、肉孢子虫、等孢球虫、圆孢子虫、巴贝虫
纤毛门 Ciliophora	动基裂纲 Kinetofragminophorea	结肠小袋纤毛虫
扁形动物门 Platyhelminthes	吸虫纲 Trematoda	华支睾吸虫、卫氏并殖吸虫、斯氏狸殖吸虫、布氏姜片吸虫、日本裂体吸虫
	绦虫纲 Cestoda	曼氏迭宫绦虫、链状带绦虫、肥胖带绦虫、细粒棘球绦虫、多房棘球绦虫、微小膜壳绦虫、缩小膜壳绦虫、犬复孔绦虫
线形动物门 Nemathelminthes	杆形纲 Rhabditida	十二指肠钩虫线虫、美洲板口线虫、犬钩口线虫、粪类圆线虫、似蚓蛔线虫、蠕形住肠线虫、棘颚口线虫、犬弓首线虫、美丽筒线虫、丝虫（马来布鲁线虫、班氏吴策线虫）
	无尾感器亚纲 Aphasmidea	旋毛形线虫、毛首鞭形线虫
棘头动物门 Acanthocephala	后棘头虫纲 Metacanthocephala	猪巨吻棘头虫
节肢动物门 Arthropoda	昆虫纲 Insecta	蚊、蝇、白蛉、蠓、蚋、虻、蚤、虱、臭虫、蜚蠊
	蛛形纲 Arachnida	蜱、螨、蜘蛛、蝎子
	甲壳纲 Crustacea	蟹、蝲蛄、虾、剑水蚤、镖水蚤
	唇足纲 Chilopoda	蜈蚣
	倍足纲 Diplopoda	马陆

　　寄生虫的命名采用双名法（binominal nomenclature），以拉丁文或拉丁化文字命名，其学名（scientific name）按书写顺序包括属名（genus name）、种名（species name）、命名者的姓及命名

年份（论文正式发表年份），有的种名之后还有亚种名。如链状带绦虫（*Taenia solium* Linnaeus，1758），表示 Linnaeus 于 1758 年命名该虫。

第三节　寄生虫的形态与结构

一、原虫

原虫（protozoa）是指能独立完成全部生命活动的单细胞真核生物。在自然界分布广，种类多。医学原虫（medical protozoa）有 40 余种，由单细胞构成，大多呈球形或卵圆形，少数呈梭形或不规则形。原虫由细胞膜、细胞质、细胞核构成。

1. 细胞膜　原虫细胞膜由脂质双分子层构成，又称表膜或质膜，使原虫保持一定形状。表膜上有多种受体、酶类等，参与原虫的摄食、排泄、运动、侵袭等功能。

2. 细胞质　原虫细胞质由基质、细胞器和内含物组成。

基质主要为蛋白质。有的原虫胞质均匀，有的原虫胞质分内、外质。内质呈溶胶状，含细胞核、细胞器等，是虫体新陈代谢的场所。外质呈凝胶状，具有运动、摄食、排泄等作用。

原虫细胞器分三类：①膜质细胞器：有线粒体、高尔基复合体、动基体等，参与原虫新陈代谢等。②运动细胞器：有伪足、鞭毛、纤毛等，参与原虫运动，为原虫的分类依据。③营养细胞器：有的原虫有胞口、胞咽、胞肛等，有摄食、消化和排泄等功能。

原虫胞质内含有蛋白质、脂质、糖原泡、拟染色体等物质或结构。有的原虫还含有其代谢产物（如疟原虫疟色素）或共生物（细菌或病毒）。特征性内含物有虫种鉴别意义。

3. 细胞核　原虫细胞核是调控其生长、代谢、繁殖等生命活动的重要结构。医学原虫细胞核分两类：①泡状核：圆形，核仁位于中央或略偏，染色质稀少，呈颗粒状，分布于核膜内缘；②实质核：大而不规则，染色质丰富，具有一个以上核仁。

二、蠕虫

蠕虫（helminth）为一类可借肌肉伸缩而蠕动的多细胞无脊椎动物。医学蠕虫主要包括扁形动物门的吸虫和绦虫、线形动物门的线虫，以及棘头动物门的棘头虫。蠕虫生活史主要分为卵、幼虫及成虫阶段。成虫两侧对称，形态及大小因虫种而异，呈叶片状、舌状、带状或圆柱状。

1. 吸虫（trematode）　吸虫属于扁形动物门吸虫纲。常见吸虫主要有华支睾吸虫、布氏姜片吸虫、日本血吸虫等。吸虫生活史较复杂，主要包括卵、毛蚴、胞蚴、雷蚴、尾蚴、囊蚴、后尾蚴及成虫阶段，形态各异。

（1）成虫：大多呈两侧对称，背腹扁平，呈叶状或舌状；少数近圆柱状。有口、腹吸盘。体内无体腔，为实质组织。具有消化、生殖、排泄、神经等系统（图 4-1）。

（2）卵：多呈椭圆形，金黄色或淡黄色。除血吸虫卵外，其他虫卵一端有卵盖。卵内含有一个或多个卵黄细胞或含一毛蚴。

（3）毛蚴：运动时呈圆柱形，静止时呈梨形。体表被以纤毛，运动活泼。

（4）胞蚴：有一囊状体壁。体内含胚细胞和胚团，可发育为子胞蚴或下一代幼虫（雷蚴）。

（5）雷蚴：呈圆筒状或长袋状。前端有口、咽，后接囊状原肠。体内含胚细胞团，可发育为多个尾蚴。

（6）尾蚴：分体部和尾部。有口、腹两个吸盘。尾部是运动器官，其形态特征有虫种鉴别意义。

（7）囊蚴：圆形或椭圆形。一般有囊壁，囊内幼虫为后尾蚴，有口、腹吸盘、消化道及排泄囊等（图4-2）。

2. 绦虫（cestode） 绦虫属扁形动物门绦虫纲。医学绦虫多属多节绦虫亚纲的假叶目（如链状带绦虫）和圆叶目（如曼氏迭宫绦虫）。

（1）成虫：白色或乳白色，扁平、带状、左右对称、分节。虫体无体腔，无消化道，体内充满实质。虫体由节片（proglottid）组成，少则3～4节，多则数千节，大小从几毫米至数米不等。从前至后分头节（scolex）、颈部（neck）、链体（strobila）（图4-3）：①头节：最前端，细小，有吸槽、吸盘等固着器官。②颈部：头节后，较细，不分节，含生发细胞，向后芽生出链体。③链体：颈部后，内部生殖系统为雌雄同体，根据发育程度，分为幼节、成节、孕节。幼节最靠近颈部，细小，生殖系统未成熟；成节位于幼节之后，较大，生殖系统已成熟；孕节位于链体后部，节片最大，内部子宫呈管状或囊状，有虫种鉴别意义。

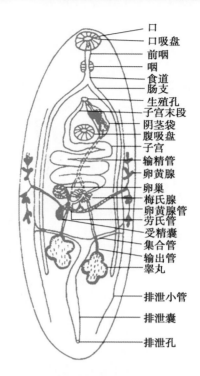

口
口吸盘
前咽
咽
食道
肠支
生殖孔
子宫末段
阴茎袋
腹吸盘
子宫
输精管
卵黄腺
卵巢
梅氏腺
卵黄腺管
劳氏管
受精囊
集合管
输出管
睾丸
排泄小管
排泄囊
排泄孔

图 4-1　复殖吸虫成虫构造模式图

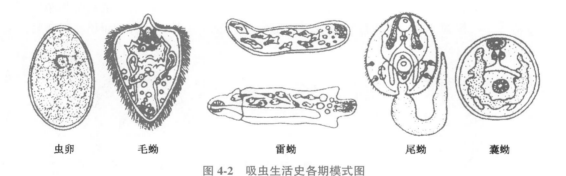

虫卵　　毛蚴　　　　雷蚴　　　　尾蚴　　囊蚴

图 4-2　吸虫生活史各期模式图

（2）幼虫：绦虫在中间宿主体内的阶段，称中绦期（metacestode）。形态因虫种而异，主要有囊尾蚴（cysticercus）、似囊尾蚴（cysticercoid）、棘球蚴（hydatid cyst）、原尾蚴（procercoid）、裂头蚴（plerocercoid）等（图4-4）。

（3）虫卵：圆叶目虫卵多为圆球形，壳薄，无卵盖，内有厚胚膜，内含一六钩蚴（onchosphere）。假叶目虫卵与吸虫卵相似，多为椭圆形，壳薄，有卵盖，内含一个卵细胞和多个卵黄细胞。

3. 线虫（nematode） 医学线虫属线形动物门线虫纲，有十余种。

（1）成虫：圆柱形或线形，左右对称，不分

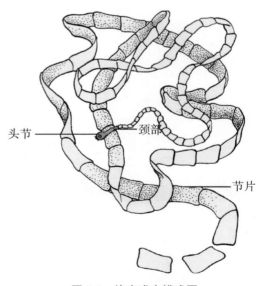

头节　　　　　颈部

节片

图 4-3　绦虫成虫模式图

Note

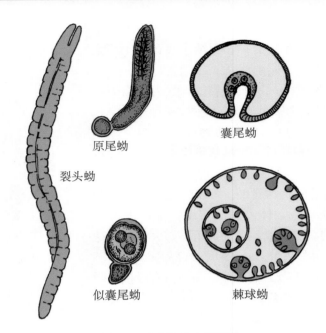

原尾蚴

囊尾蚴

裂头蚴

似囊尾蚴

棘球蚴

图 4-4 绦虫的幼虫模式图

节。体壁自外向内分角皮层、皮下层和纵肌层（图 4-5）。角皮层覆盖体表，形成环纹、乳突、唇瓣、交合伞等结构，有虫种鉴定意义。体壁与消化道间的腔隙称为原体腔（protocoele），腔内充满液体。线虫消化道简单、完整，由口孔、口腔、咽管、中肠、直肠和肛门组成（图 4-6）。线虫雌雄异体，雌虫大于雄虫，雄虫尾端多向腹面卷曲或膨大成伞状。雄线虫生殖系统为单管型，由睾丸、输精管、贮精囊、射精管组成；雌线虫生殖系统多为双管型，有两套卵巢、输卵管、受精囊、子宫（图 4-7）。

皮下层
角皮层
腹索
原体腔
消化管

多肌型　　　　少肌型　　　　细肌型

图 4-5 线虫体壁

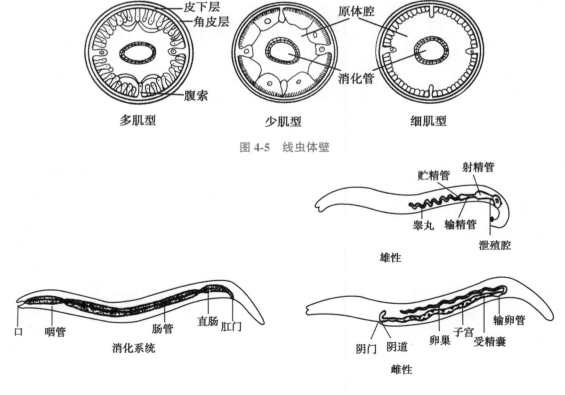

贮精管　射精管
睾丸　输精管
泄殖腔

雄性

口　咽管　肠管　直肠　肛门

消化系统

阴门　阴道　卵巢　子宫　受精囊　输卵管

雌性

图 4-6 线虫的内部结构　　　　图 4-7 线虫生殖系统

（2）卵：呈卵圆形，淡黄色、棕色或无色，无卵盖。卵壳由三层组成：外层为受精膜；中层为壳质层（chitinous layer），能抗外界机械压力；内层为脂层或蛔苷层，可防止水分丢失。排出时卵内可以是一个卵细胞，或正在分裂的卵细胞，或蝌蚪期胚胎，或幼虫。

（3）幼虫：线虫卵在适宜条件下可孵化出幼虫。幼虫发育过程中最大的特征是蜕皮。幼虫发育一般经历 4 次蜕皮，第 4 次蜕皮后发育为成虫。

三、节肢动物

医学节肢动物（medical arthropod）属节肢动物门，是通过螫刺、吸血、毒害、寄生和传播病原体等方式危害人类健康的无脊椎动物。有如下共同形态特征：①虫体分节，左右对称，足、触须等附肢成对且分节；②体表有坚硬的外骨骼，由几丁质及醌单宁蛋白组成；③循环系统为开放式，主体为血腔；④发育过程大多经历蜕皮和变态。

医学节肢动物主要分属如下 5 个纲，其中昆虫纲和蛛形纲与人类疾病关系最为密切。

1. 昆虫纲　虫体分头、胸、腹三部分，头部有触角 1 对，胸部有足 3 对。如蚊、蝇。
2. 蛛形纲　虫体分头胸部和腹部，或头胸腹愈合成躯体，无触角，有 4 对足。如蜱、螨。
3. 甲壳纲　身体分头胸部和腹部，触角 2 对，步足 5 对。常作为寄生虫中间宿主。如虾、蟹。
4. 唇足纲　虫体分节，头部有 1 对触角，每个体节有 1 对足。如蜈蚣。
5. 倍足纲　虫体分节，头部有 1 对触角，除第 1 体节外，每节均有 2 对足。如马陆。

（苏　川）

小　结

人体寄生虫主要分为原虫、蠕虫和节肢动物三大类型。原虫是单细胞真核生物，其个体微小但结构完整。蠕虫是多细胞生物，包括吸虫、绦虫和线虫。节肢动物主要包括医学昆虫和医学蜱螨，常见的有蚊、蝇、蚤、虱等。

不同类型的寄生虫在形态、生活习性、寄生部位和致病机制等方面均存在差异。其对人体的危害多种多样。一方面，掠夺宿主的营养，导致宿主营养不良、消瘦。另一方面，可能损伤宿主的组织和器官。

寄生虫的传播和流行受到自然和社会因素的影响。自然因素如气候、地理环境等，社会因素包括卫生条件、生活习惯和人口流动等。在卫生条件差的地区，肠道寄生虫病更容易传播。

总之，通过学习人体寄生虫学，对预防和控制寄生虫病、保障人类健康具有重要意义。

整合思考题

1. 请阐述寄生虫在长期寄生生活中形成的适应寄生环境的形态结构和生理特性。
2. 对比不同类型寄生虫（原虫、蠕虫、节肢动物）的生活史特点，以及这些特点对寄生虫病诊断和防治的意义。
3. 分析保虫宿主在寄生虫病传播中的作用，以及如何针对保虫宿主进行防控。
4. 分析转续宿主在寄生虫生活史中的特殊意义，以及其对寄生虫病流行病学的影响。

整合思考题参考答案

Note

第五章 人体免疫系统

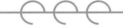 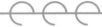

导学目标

通过本章内容的学习，学生应能够：

※ 基本目标

1. 列举免疫器官和组织及其主要免疫学功能。
2. 描述免疫细胞的主要类别、功能特点以及相互作用和关系。
3. 总结抗原和佐剂的概念、基本特性、种类与适应性免疫和相关疾病的关系。
4. 描述抗体的结构、功能、抗原性以及多克隆抗体和单克隆抗体的优缺点和临床应用。
5. 概括补体系统组成成分、活化途径及其调控机制和生物学功能。
6. 概括MHC的基因分类、结构特点、遗传特点以及MHC的生物学功能及其与抗原提呈途径的关系。
7. 区分细胞因子的类型和其膜受体在启动细胞信号及发挥功能中的作用及其特点。
8. 阐述免疫膜分子、白细胞分化抗原和黏附分子的概念、分类和主要功能。

※ 发展目标

1. 从结构决定功能的角度，认识免疫系统组成与功能的关系。
2. 运用自己掌握的相关知识，解析生活中遇到的血常规指标异常病例。
3. 运用影响抗原免疫原性的因素原理，分析疫苗设计的基本原则。
4. 运用各类抗体的结构、主要特性和功能知识，分析抗体在不同免疫性疾病中的作用机制，并设计干预相关临床疾病的相关制剂。
5. 根据MHC的遗传特点说出MHC在法医及亲子鉴定中运用的理论基础及其在人类种族繁衍存续中的意义。
6. 运用自己掌握的相关知识，分析细胞因子异常的相关病例发生原因以及解决办法。

　　免疫系统（immune system）是机体执行免疫应答功能并维持内环境稳定的一个重要系统。凡是具有细胞结构的生命体一般都拥有免疫系统，例如细菌的CRISPR/Cas系统、阿米巴的吞噬作用以及高等动物的抗体等。经历了数十亿年的进化，到了人类，免疫系统的组成和功能都已经十分复杂。人体的免疫系统由免疫器官及组织（主要包括淋巴器官与淋巴组织）、免疫细胞（主要包括固有免疫细胞与适应性免疫细胞）和免疫分子（主要包括可溶性免疫分子与免疫膜分子）组成，发挥着防御、自稳和监视等主要的免疫生理功能。

第一节　免疫器官和组织

严格地说，人类的每一个器官和组织都参与了免疫应答的构成，人体才能保持内环境稳定，不会发生各种感染性或者肿瘤等其他疾病。但是，考虑到人体免疫系统成分的专业性分化，以及免疫学研究的便利性，人们通常将免疫系统主要定义在与机体免疫功能最为密切的淋巴系统及其相关结构的范畴之内，这也就是狭义的免疫系统。

人们通常将淋巴器官（lymphoid organ）和淋巴组织（lymphoid tissue）也称为免疫器官（immune organ）和免疫组织（immune tissue）。胸腺、脾、淋巴结等淋巴器官是以免疫组织为主要成分的包膜化的器官，是免疫细胞分化成熟或者执行免疫应答功能的主要场所。除了免疫器官以外，在人体内还分布有非常广泛的免疫组织，主要包括分布在肠道、呼吸道、泌尿生殖道等黏膜下的大量无包膜的弥散性淋巴组织（diffuse lymphoid tissue）以及淋巴小结（lymphoid nodule），它们在黏膜局部抗感染免疫中发挥着主要的免疫防御功能。

根据免疫器官的发生和功能不同，可将其分为中枢免疫器官（central immune organ）和外周免疫器官（peripheral immune organ）/组织两种类型（图5-1）。人体的中枢免疫器官发生较早，主要包括骨髓及胸腺，免疫细胞在中枢免疫器官中分化和成熟，然后通过血液和淋巴循环输送至外周免疫器官。外周免疫器官/组织的发生比较晚，主要包括淋巴结、脾及黏膜相关淋巴组织等，发育成熟的免疫细胞在这些器官/组织中定居，并在其中接受抗原刺激后产生免疫应答。

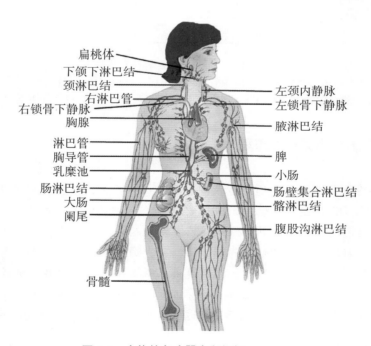

图5-1　人体的免疫器官和组织

骨髓和胸腺为中枢免疫器官，是免疫细胞发生、分化、发育和成熟的场所。淋巴结、脾及呼吸道、消化道、泌尿生殖道黏膜相关淋巴组织等构成外周免疫器官及组织，是成熟T、B细胞定居的场所和产生免疫应答的部位。

淋巴细胞和单核细胞可以经血液循环和淋巴循环离开或者进入外周免疫器官和组织，这种细胞运动的动力主要来自各种黏附分子（详见本章第八节）、趋化因子（详见本章第七节）及受体的作用调控。免疫细胞可以通过识别外周免疫器官或者组织中的黏附分子（也称为地址素，addressin）而回到外周淋巴器官/组织中，这个过程称为淋巴细胞归巢（lymphocyte homing）。淋巴细胞通过不断地从淋巴器官/组织的释放和归巢，在人体内进行再循环，从而将免疫系统联结成为一个完整的网络，这个过程称为淋巴细胞再循环（lymphocyte recirculation）。淋巴细胞再循环既可以增加免疫细胞识别和应答抗原等异物的激活，又有利于动员和及时运输免疫细胞到病原体等异物入侵的部分，提升将异物从体内清除的效率（图 5-2）。

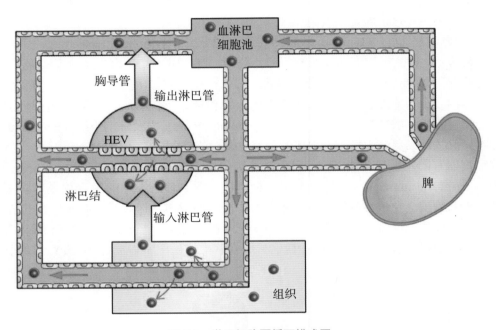

图 5-2 淋巴细胞再循环模式图

淋巴细胞经 HEV 离开血液循环进入淋巴结相应区域内定居，并通过输出淋巴管、胸导管返回血循环；经脾动脉进入脾的淋巴细胞穿过血管壁进入白髓区，然后移向脾索、脾血窦，最后经脾静脉返回血液循环

框 5-1 淋巴细胞再循环的过程

　　淋巴细胞再循环有多条通路，主要包括：第一条，血液循环中的 T、B 淋巴细胞穿过高内皮小静脉（high endothelial venule，HEV）进入淋巴结的深皮质区，并迁移到相应的区域定居，之后再离开，进入淋巴结的髓窦，经过输出淋巴管及各级淋巴管汇入胸导管，最终由左锁骨下静脉重新返回血液循环；第二条，通过脾动脉进入脾的淋巴细胞直接穿过血管壁进入白髓，然后迁移到脾索，之后再进入脾血窦，最后由脾静脉返回血液循环中；第三条，淋巴细胞随血流通过毛细血管并穿过毛细血管壁进入组织间隙，然后随着淋巴液回流至组织的局部引流淋巴结中，之后再经过输出淋巴管及各级淋巴管进入胸导管和血液循环。

一、中枢免疫组织和器官

　　中枢免疫器官（central immune organ）是免疫细胞发生、分化、发育和成熟的主要场所，也被称为初级淋巴器官（primary lymphoid organ）。人类的中枢免疫器官是骨髓和胸腺。鸟类的腔上囊（法氏囊）相当于人类的骨髓，是 B 细胞分化、发育和成熟的主要场所。

（一）骨髓

骨髓（bone marrow）是各种血细胞和免疫细胞发生与分化发育成熟的场所，是人体重要的中枢免疫器官。

1. 骨髓的结构　骨髓位于人体长骨的骨髓腔或者扁骨等其他骨中，根据其结构与功能的特点，分为红骨髓和黄骨髓两种类型。红骨髓由造血组织和血窦组成，造血组织的主要成分是网状细胞、成纤维细胞、血管内皮细胞、巨噬细胞等多种基质细胞和造血细胞，具有活跃造血的功能。

2. 骨髓的功能　骨髓中的造血干细胞（hematopoietic stem cell，HSC）具有分化成不同血细胞的能力。它们在骨髓中可分化为髓样祖细胞（myeloid progenitor）和淋巴样祖细胞（lymphoid progenitor），前者可在各种细胞因子的作用下进一步分别分化、发育成为粒细胞、单核细胞、树突状细胞、红细胞和血小板；后者是可发育为淋巴细胞的前体细胞（图 5-3）。

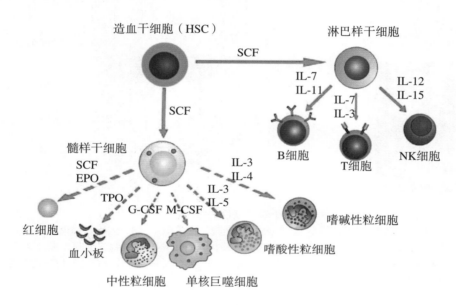

图 5-3　造血干细胞的分化过程

骨髓多能造血干细胞具有自身增殖能力，在骨髓微环境影响下，可经过祖细胞、前体细胞等分化阶段，最终分化、成熟为各种血细胞和免疫细胞

骨髓还是 B 细胞分化成熟的场所。在骨髓中产生的淋巴细胞前体细胞，一部分会随着血循环进入胸腺，并在胸腺中发育为成熟 T 细胞；另一部分则在骨髓内继续分化为成熟 B 细胞。B 细胞分化、发育成熟后也会随着血流迁移并定居在外周免疫器官或组织中。

骨髓还是再次体液免疫应答发生的主要场所。一般认为，记忆性 B 细胞在外周免疫器官或者组织中受到抗原刺激被活化后，会经淋巴和血循环返回骨髓，并在骨髓中分化成熟为浆细胞，产生大量的抗体（主要为 IgG），释放到血中循环。在骨髓中存在着大量的长寿命浆细胞，能够缓慢、持久性地产生大量抗体，所以骨髓是血清抗体的主要来源器官。从这个角度上看，骨髓既是一个中枢免疫器官，也是一个外周免疫器官。

（二）胸腺

胸腺（thymus）由胚胎期第 Ⅲ、Ⅳ 对咽囊的内胚层分化而来，位于胸腔纵隔上部、胸骨后方，是 T 细胞分化、发育和成熟的场所。人类胸腺的大小、结构与功能会随着年龄的增加而发生明显的变化。胸腺出现于胚胎第 9 周，在胚胎第 20 周发育成熟，是人体发生最早的免疫器官。新生期胸腺重 15 ～ 20 g，随着年龄的增加而逐渐变大，至青春期时最大，重量可达 30 ～ 40 g。

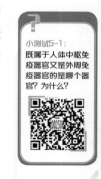

青春期后，胸腺会随年龄增长而逐渐萎缩退化。老年期的胸腺功能衰退并被大量脂肪细胞所填充，失去产生新 T 细胞的能力。这是老年人细胞免疫力下降、容易罹患感染性疾病和恶性肿瘤的重要原因。

1. 胸腺的结构　胸腺分左右两叶，表面覆盖有一层结缔组织被膜，被膜伸入胸腺实质，将实质分隔成若干胸腺小叶。胸腺小叶的外层为皮质，内层为髓质，二者交界处可见大量的血管（图 5-4）。

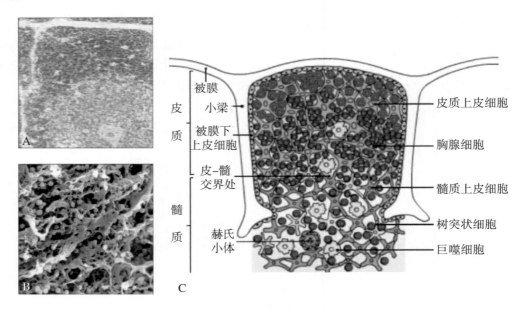

图 5-4　胸腺的结构

A. 胸腺切面示小叶结构：结缔组织构成小梁，包绕胸腺细胞，形成小叶。B. 胸腺扫描电镜图：上皮细胞构成网络，包绕胸腺细胞。C. 胸腺的组织结构模式图：胸腺皮质内含有大量未成熟胸腺细胞，少量胸腺上皮细胞、巨噬细胞（MΦ）和树突状细胞（DC）；髓质内含有大量胸腺上皮细胞和一些疏散分布的较成熟的胸腺细胞及单核-巨噬细胞（MO/MΦ），髓质内可见赫氏小体

2. 胸腺微环境　胸腺实质主要由处于不同分化发育阶段的 T 细胞和胸腺基质细胞（thymic stromal cell，TSC）所组成。TSC 以胸腺上皮细胞为主，也包括胸腺中的巨噬细胞（MΦ）、树突状细胞（DC）及成纤维细胞等成分，共同构成了 T 细胞分化、增殖和选择性发育成熟的胸腺微环境。

在胸腺微环境中，TSC 可产生干细胞因子（SCF）、白细胞介素（IL）-1、IL-2、IL-6、IL-7、肿瘤坏死因子（TNF）-α、粒细胞单核细胞-集落刺激因子（GM-CSF）及趋化性细胞因子等多种细胞因子，它们通过与胸腺细胞表面相应的受体结合，调控 T 细胞的分化、发育和成熟过程。胸腺微环境中的上皮细胞还能与 T 细胞间通过主要细胞表面黏附分子及其配体、细胞因子及其受体、抗原肽-MHC 分子复合物与 TCR 的相互作用等接触性方式，诱导和促进 T 细胞的分化、发育和成熟。胸腺微环境中的胶原蛋白、网状纤维蛋白、葡萄糖胺聚糖等细胞外基质成分，也能够通过促进上皮细胞与 T 细胞接触，以及促进 T 细胞在胸腺内的移行，而参与 T 细胞在胸腺中的发育和成熟过程。

3. 胸腺的功能　胸腺是 T 细胞发育的主要器官，从骨髓迁入的淋巴样前体细胞，在胸腺微环境中，经过复杂的分化、发育和选择成熟的过程，最终可产生功能性 CD4+ T 细胞及 CD8+ T 细胞，并迁出胸腺，定位于外周淋巴器官及组织中，发挥免疫应答的功能。胸腺上皮细胞还能分泌胸腺素（thymosin）、胸腺 α 肽（thymulin）、胸腺生成素（thymopoietin，TP）等胸腺肽类激素，这些激素不仅可以促进 T 细胞增殖、分化和发育，还可以上调人体的细胞免疫应答功能。

二、外周免疫器官和组织

外周免疫器官（peripheral immune organ），也被称为次级淋巴器官（secondary lymphoid organ），是成熟 T 细胞、B 细胞等免疫细胞定居和执行免疫应答功能的场所，主要包括淋巴结、脾和黏膜免疫系统等。

（一）淋巴结

淋巴结（lymph node）是一类具有完整结构的外周免疫器官，人体有 500 ~ 600 个淋巴结，它们广泛分布在全身非黏膜部位的淋巴通道上，发挥着重要的抗感染防御功能。

1. 淋巴结的结构　淋巴结表面覆盖有致密的结缔组织被膜，被膜外侧有数条输入淋巴管，而淋巴结门部则可见输出淋巴管。淋巴结的实质可分为皮质区和髓质区两个部分（图 5-5）。其中，皮质区还可再分为浅皮质区和深皮质区。浅皮质区靠近被膜下，是 B 细胞定居的场所，其中可见大量 B 细胞聚集形成淋巴滤泡（lymphoid follicle），因此也被称为非胸腺依赖区。深皮质区也称副皮质区（paracortical area），是 T 细胞定居的场所，因此被称为胸腺依赖区。深皮质区中含有许多由内皮细胞组成的毛细血管后微静脉，这些静脉又被称高内皮小静脉（high endothelial venule，HEV），是血流中淋巴细胞进入淋巴结的重要结构。

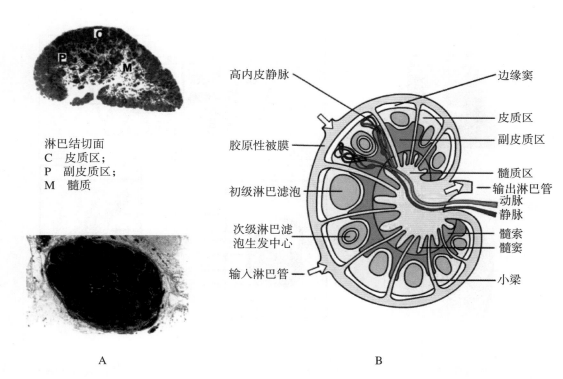

淋巴结切面
C　皮质区；
P　副皮质区；
M　髓质

图 5-5　淋巴结的结构

A．淋巴结切面：淋巴结可分为三个区域：C，浅皮质区（B 细胞区）；P，副皮质区（T 细胞区）；M，髓质区，由髓索和髓窦组成。B．淋巴结结构模式图：淋巴结表面覆盖有结缔组织被膜，浅皮质区可见由 B 细胞组成的初级滤泡，受抗原刺激后，形成生发中心（次级滤泡）；副皮质区可见高内皮小静脉，淋巴细胞由此从血循环进入淋巴结

淋巴结的髓质区由致密聚集淋巴细胞组成的髓索和富含巨噬细胞的髓窦所构成。髓窦有很强的滤过作用，能够阻止抗原异物通过淋巴结在体内扩散。

2．淋巴结的功能　淋巴结是成熟 T 细胞（占淋巴细胞的 75%）和 B 细胞（25%）的主要定居部位，也是 T、B 细胞识别抗原信号或者表位而发生免疫应答的主要场所，还是淋巴细胞归巢和再循环的关键节点，同时还能过滤出那些侵入人体的病原体、毒素或其他异物。因此，淋巴结是人体中数量最多的重要外周免疫器官。

（二）脾

脾（spleen）是胚胎时期的主要造血器官，当骨髓开始造血后，脾就演变成了人体最大的外周免疫器官。当成年后骨髓发生病变而失去造血功能时，脾仍可恢复造血功能，此时可见脾大。

1．脾的结构　脾外层为结缔组织被膜，被膜向脾内伸展形成若干脾小梁。脾动脉入脾后，其分支随着小梁走行，被称小梁动脉。脾的实质可分为白髓和红髓（图 5-6）。其中，白髓（white pulp）是由围绕中央动脉而分布的动脉周围淋巴鞘（periarterial lymphatic sheath，PALS）、淋巴滤泡和边缘区所组成的密集淋巴组织。小梁动脉分支进入脾实质，称为中央动脉。动脉周围淋巴鞘主要由密集的 T 细胞构成，也含有少量 DC 及 MΦ，为胸腺依赖区。在动脉周围淋巴鞘的外侧有淋巴滤泡，又称脾小结（splenic nodule），内含大量 B 细胞及少量 MΦ 和滤泡树突状细胞（FDC），为胸腺非依赖区。白髓与红髓交界的狭窄区域为边缘区（marginal zone），中央动脉的侧支末端在此处膨大形成边缘窦（marginal sinus）。边缘窦的内皮细胞之间存在间隙，血细胞可经该间隙不断地进入边缘区的淋巴组织内，是淋巴细胞由血循环进入外周淋巴组织参与淋巴细胞再循环的重要通道。

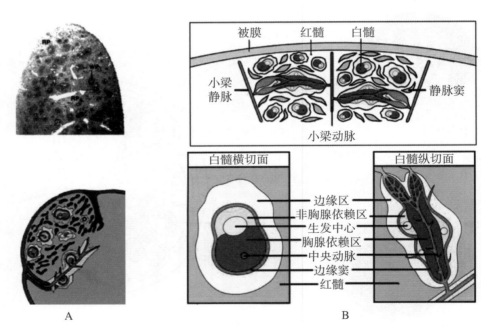

图 5-6　脾的结构

A．脾纵切面：WP，白髓；RP，红髓。B．脾内淋巴组织结构示意图：白髓由动脉周围淋巴鞘（PALS）、淋巴滤泡和边缘区构成。PALS 沿中央动脉排列，由 T 细胞组成；动脉周围淋巴鞘的一侧有淋巴滤泡（次级滤泡），内含大量 B 细胞、少量 MΦ 和滤泡树突状细胞（FDC），受抗原刺激后中央部出现生发中心，为次级滤泡。边缘区内含 T 细胞、B 细胞和较多的 MΦ，是血液内淋巴细胞进入白髓的通道

红髓由脾索和脾血窦所组成，包括脾被膜下、小梁周围及白髓边缘区外侧的广大区域。脾索呈索条状，主要成分是 B 细胞、浆细胞、MΦ 和 DC。脾索之间为充满血液的脾血窦，具有储存血液的能力，在人体快速失血（例如献血）时，脾中储存的血液及血细胞能够迅速补充外周血容量的不足。

2. 脾的功能　脾具有非常重要的免疫功能，它不仅是成熟 T、B 淋巴细胞定居的场所（B 细胞约占脾淋巴细胞总数的 60%，T 细胞约占 40%），是人体对血源性抗原产生免疫应答的主要场所，而且还可以合成促吞噬肽（tuftsin）和多种补体成分等能够调节或者参与人体免疫应答过程的生物活性物质，此外，脾索和脾血窦壁上的巨噬细胞能吞噬、过滤和清除血液中的病原体、衰老的红细胞、白细胞、免疫复合物和异物，使血液得到净化，从而保持人体正常的细胞新陈代谢，维持内环境的稳定，并可将抗原信号提呈给 T 细胞，引发后续的适应性免疫应答。

（三）黏膜免疫系统

黏膜免疫系统（mucosal immune system，MIS）主要包括呼吸道、肠道及泌尿生殖道黏膜固有层和上皮细胞下散在的无被膜淋巴组织，以及这些组织中带有生发中心的器官化的淋巴组织，如扁桃体、小肠的派尔集合淋巴结（Peyer patch，PP）及阑尾等，也被称为黏膜相关淋巴组织（mucosal-associated lymphoid tissue，MALT）。

人体黏膜的表面积约 400 平方米，是病原体及其他异物入侵机体的主要部位，所以 MALT 是人体重要的防御屏障之一。人体中有近一半的淋巴组织存在于黏膜系统，因此，MALT 是人体执行局部免疫应答功能的主要部位。

1. MALT 的组成　MALT 主要包括肠相关淋巴组织、鼻相关淋巴组织和支气管相关淋巴组织等。其中，肠相关淋巴组织（gut-associated lymphoid tissue，GALT）的主要作用是防御由肠道黏膜入侵感染人体的病原体，主要由派尔集合淋巴结、淋巴小结（淋巴滤泡）、上皮细胞间淋巴细胞、固有层中弥散分布的淋巴细胞等组成。派尔集合淋巴结是肠道中常见的黏膜免疫器官，该处的肠黏膜没有绒毛和肠腺结构，向肠腔呈圆顶状隆起，其中，滤泡上皮中散在含有一种被称为微皱褶细胞（membranous epithelial cell，microfold cell，简称 M 细胞）的抗原转运细胞。M 细胞可通过吸附、胞饮和内吞等方式摄取肠腔内抗原性异物，并以囊泡形式转运到派尔集合淋巴结凹陷（图 5-7）。这些抗原被抗原提呈细胞加工处理后可提呈给 T 细胞，也可被 B 细胞直接识别，从而活化免疫细胞。这些活化的细胞部分可通过淋巴细胞再循环途径分布到全身各处组织中，但其中的大部分会返回到肠黏膜固有层中转变为主要产生 IgA 的浆细胞。这些由浆细胞分泌的 IgA 经过一系列的转运和加工成为分泌型 IgA（secretory IgA，sIgA），并大量分泌到肠道黏膜表面，从而执行局部黏膜免疫防御功能。其中，部分浆细胞还可经血循环进入唾液腺、呼吸道黏膜、女性生殖道黏膜和乳腺等部位，并在这些部位产生 sIgA，发挥与肠道黏膜相似的局部免疫作用，从而使肠道免疫成为全身黏膜免疫系统的重要组成部分。在小肠黏膜上皮内还存在着一种被称为上皮细胞间淋巴细胞（intraepithelial lymphocyte，IEL）的特殊 T 细胞群体。IEL 具有较强的细胞毒作用，还能分泌多种细胞因子，从而在人体免疫监视和细胞介导的黏膜免疫中具有非常重要的作用。

鼻相关淋巴组织（nasal-associated lymphoid tissue，NALT）包括咽扁桃体、腭扁桃体、舌扁桃体及鼻后部其他淋巴组织，它们共同组成的韦氏环（Waldeyer's ring）是抵御经空气传播病原体感染的主要免疫结构。NALT 的结构与淋巴结相似，都是由淋巴滤泡及弥散的淋巴组织所组成，但是 NALT 无输入淋巴管，其表面也没有结缔组织被膜，仅覆盖着上皮细胞。因此，NALT 表面的抗原和异物陷入淋巴上皮隐窝后，可被直接送到淋巴滤泡中，使淋巴滤泡中的 B 细胞受到抗原刺激而活化、增殖及分化，产生抗体应答。

支气管相关淋巴组织（bronchial-associated lymphoid tissue，BALT）主要分布在各肺叶的支气管上皮细胞下，具有与派尔集合淋巴结相似的结构，BALT 中的滤泡主要由 B 细胞组成，它们受到抗原刺激后可活化、增殖，形成生发中心，发挥抗体应答的功能。

2. MALT 的主要功能　MALT 在肠道、呼吸道及泌尿生殖道黏膜构成了一道局部黏膜免疫屏障，在黏膜局部抗感染免疫防御中发挥关键作用。MALT 中的 B 细胞还可以分化为大量产生

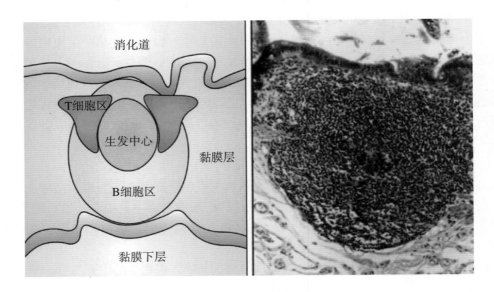

图 5-7　肠黏膜集合淋巴滤泡

M 细胞在集合淋巴结中，通过吸附、胞饮或内吞摄入抗原，并以囊泡形式转运并传递给下一步的 MФ 或 DC，再由它们将抗原提呈给淋巴细胞

sIgA 的浆细胞，在黏膜局部发挥抵抗病原体入侵感染的重要免疫防御作用。

（王月丹）

第二节　免疫细胞概述

案例 5-1

　　患者，女性，59 岁。自述腰痛 7 余月，近日腰背部及骶髂关节疼痛加剧难忍，行动不便，并经常伴有头晕、乏力、心悸等症状入院。体格检查：面色、口唇、指甲苍白，骶髂关节叩击痛、压痛明显，四肢神经反射存在。实验室检查：血红蛋白 65 g/L（正常参考值 110 ~ 150 g/L），γ 球蛋白（血清蛋白电泳）62.9%（正常参考值 9% ~ 18%），血清球蛋白 76.5 g/L（正常参考值 20 ~ 30 g/L），IgG 107 g/L（正常参考值 7.6 ~ 16.6 g/L）。骨骼 X 线检查：胸腰椎骨质稀疏，髂骨多个圆形及卵圆形穿凿样透高缺损，边缘清晰，周围无新骨形成现象。骨髓检查：浆细胞明显增生（20.5%），形态异常。查尿液：尿蛋白阳性（正常为阴性），尿 Bence-Jones 蛋白阳性（正常为阴性）。临床诊断：多发性骨髓瘤。

　　问题：

　　1. 该患者血清球蛋白、IgG 等均明显升高，与哪类免疫细胞异常增生有关？

　　2. 以多发性骨髓瘤导致免疫学异常为例，试述 B 淋巴细胞的发育过程、分布、主要表面标志和免疫学功能。

一、免疫细胞的基本概念

机体通过各种免疫细胞和分子组成的免疫系统来抵抗病原微生物、有害毒素、恶变细胞等不同层面的伤害。免疫细胞通常主要聚集分布在血液和淋巴组织中，同时也分布在其他正常的组织器官中。免疫细胞在淋巴组织中的解剖学分布以及它们在血液、淋巴和其他组织间的循环和交换是免疫反应的重要事件。根据前文所述，免疫应答可分为固有免疫和适应性免疫。其中参与固有免疫应答的细胞主要包括中性粒细胞（neutrophil）、单核/巨噬细胞（monocyte/macrophage）、树突状细胞（dendritic cell，DC）、肥大细胞（mast cell）、嗜酸性/嗜碱性粒细胞（eosinophil/basophil）和自然杀伤细胞（natural killer cell，NK）等，其中前三者常被称为吞噬细胞（phagocyte）。参与适应性免疫应答的细胞主要有 T 淋巴细胞（T lymphocyte）与 B 淋巴细胞（B lymphocyte）。

大部分的免疫细胞起源自骨髓内的多能造血干细胞（hematopoietic stem cell，HSC），但也有一些例外，比如组织驻留型巨噬细胞和某些类型的淋巴细胞（如小胶质细胞、朗格汉斯细胞、B1 细胞等），它们来源于胚胎发育过程中的卵黄囊或胎儿肝。这些细胞在个体出生之前就定植入特定的组织中，并在整个生命周期内作为独立、自我更新的群体存在。出生后，HSC 会持续地为机体产生大量的红细胞、血小板和多种类型的白细胞（leukocyte）。血液中的白细胞主要包括粒细胞（中性粒细胞、嗜酸性粒细胞和嗜碱性粒细胞）、淋巴细胞（T 细胞、B 细胞和 NK 细胞）和单核细胞，可以理解为血液中几乎所有的免疫细胞。经过发育成熟后，免疫细胞将广泛驻留于外周组织中，并在血管和淋巴管中随血液和淋巴液一起循环。

各类免疫细胞种类繁多、功能各异，因此通常利用分析细胞表面的各种膜蛋白的表达来区分免疫系统中的不同细胞群体。分化群（cluster of differentiation，CD）命名法是一种广泛采用的针对白细胞分化抗原的命名方法，用于区分不同白细胞的特定细胞谱系或分化阶段。例如，大多数辅助 T 细胞表达一种名为 CD4 的表面蛋白，而大多数细胞毒性 T 细胞则表达另一种 CD8 蛋白。尽管最初是为了定义循环免疫细胞（白细胞）类别而设计的，但目前研究表明 CD 标记物存在于人体所有类型的细胞上。有关 CD 分子的更多信息详见本章第七节内容。除膜蛋白外，细胞类型特异性的转录因子也常用于免疫细胞类群鉴定，如表达 FoxP3 转录因子的 T 淋巴细胞通常被认为是调节性 T 细胞。

二、免疫细胞的谱系发育与各自功能特点

如图 5-8 所示，多能造血干细胞（HSC）通过初步分化产生共同淋巴样祖细胞（common lymphoid progenitor，CLP）和共同髓系样祖细胞（common myeloid progenitor，CMP），其中 CLP 经过多次谱系分化产生 T 细胞、B 细胞、NK 细胞以及固有淋巴样细胞（innate lymphoid cell，ILC），而 CMP 则分化产生单核/巨噬细胞、树突状细胞、肥大细胞、粒细胞（包括中性粒细胞、嗜酸性粒细胞和嗜碱性粒细胞）以及血系的血小板和红细胞。由 HSC 发育为成熟形式的血细胞/免疫细胞的整个过程称为造血作用（hematopoiesis）。造血分化中髓系/淋巴系的最终分化结果并非完全对应前文中固有/适应性免疫细胞的分类情况，应加以甄别。例如，NK 和 ILC 细胞由淋巴系祖细胞分化而来，却是固有免疫应答的重要参与者。

（一）髓系样细胞

髓系样细胞（myeloid cell）由骨髓中的 HSC 经 CMP 逐步分化而来，最终产生各种髓系免疫细胞，包括具有吞噬功能的单核细胞、巨噬细胞和树突状细胞，以及不同类型的粒细胞（中性粒

细胞、嗜酸性/嗜碱性粒细胞）等（图 5-8），构成了固有免疫的防御体系，在监视和清除通过皮肤、黏膜入侵的微生物方面发挥着关键作用。在血液中，髓系样细胞约占白细胞总数的 70%，细胞体积较大且表面多突起。

1. 单核/巨噬细胞（monocytes/macrophages） 骨髓中的 HSC 经过向共同髓系样祖细胞、成单核细胞（monoblast）的逐步分化，最终发育为外形近圆的单核细胞。单核细胞的直径约 15 μm，是血液中最大的细胞类型。其细胞质中不含颗粒状物质，有单个呈豌豆形的细胞核，在血液循环中通常循环 1 ~ 7 天，占血液中白细胞总数的 3% ~ 8%。单核细胞具备吞噬病原菌、抗原提呈与细胞因子释放的能力，而且特定亚群还承担着巡逻（patrolling）血管内皮、监视微生物入侵以及促内皮屏障修复等重要功能。单核细胞按照表面标志物和功能的不同大致可以分为两类：①经典单核（又称炎症性单核，inflammatory）细胞，占单核细胞总数的 90% ~ 95%，高表达 CD14 而不表达 CD16 分子，可受炎症募集作用进入组织中；②非经典单核（又称驻留型单核，resident）细胞，比例较小，高表达 CD16 而低表达 CD14 分子，通常被认为具有抑制炎症和促进

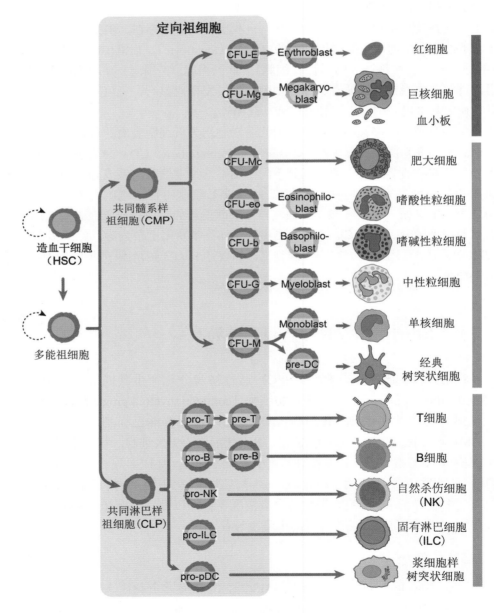

图 5-8 HSC 分化发育图

修复的功能。

在机体某些组织发生炎症或损伤时，血液中的单核细胞会接收到来自单核趋化蛋白1（monocyte chemotactic protein-1，MCP-1/CCL2）或 MCP-3（CCL7）等趋化因子的引导，从而被迅速地招募到组织中，并被诱导分化为多触角、功能更特化的巨噬细胞。另外，少部分单核细胞还会进入组织分化为 DC 细胞，称为单核来源的 DC（monocyte-derived DC，MoDC）。

存在于组织中的巨噬细胞按照其来源不同总共可以分为两大类，首先从胚胎发育早期（E8.5）开始，卵黄囊和胎儿肝中就先后分化出了最早的免疫细胞，这些细胞随着胚胎发育逐渐定植于胎儿的各组织器官中，构成了最早一批的组织驻留型巨噬细胞。这类细胞大部分寿命较长（常以年为单位），且具备自我更新能力，因此它们可以保持相对稳定的数量。组织驻留型巨噬细胞往往表现出器官特异性的特化表型（图5-9）。例如，分布在肝中的库普弗细胞（Kupffer cell）、肺部的肺泡巨噬细胞（alveolar macrophage）和大脑中的小胶质细胞（microglial cell）等。在出生后，血液中的单核细胞以较低的速率被招募到健康的组织中，也会分化为组织驻留型巨噬细胞，以完成对胎生来源的驻留细胞的补充。

巨噬细胞是一类功能多样的吞噬细胞。①它可以依靠膜表面的模式识别受体（pattern recognition receptor，PRR）等分子识别并吞噬微生物，激活状态下可产生具有强氧化能力的活性氧（reactive oxygen species，ROS），将吞入的微生物杀死并利用溶酶体对其进行消化。②巨噬细胞在功能划分上也是一类专职性抗原提呈细胞（antigen presenting cell，APC），经吞噬、消化后的微生物抗原会通过 MHC 分子提呈到细胞表面以激活被招募过来的 T 淋巴细胞。③另外，活化的巨噬细胞可以通过向周围环境分泌炎症性细胞因子（如 IL-1β、IL-18 等，详见本章第七节）的方式激发周围细胞的炎症反应。④特定情况下，巨噬细胞还会通过细胞焦亡（pyroptosis）的方式增强宿主针对病原微生物的抵抗反应。焦亡是一种裂解型细胞程序性死亡，是高度炎症的细胞在炎症小体（inflammasome）的催化作用下产生大量促炎细胞因子以及膜穿孔蛋白 GSDMD，最终导致细胞的裂解和炎症反应的级联扩大。⑤除了摄取微生物外，巨噬细胞还可以吞噬生理情况下的机体凋亡细胞，或由于毒素、创伤或缺血而坏死的宿主细胞，以及在感染部位死亡的中性粒细胞等。这种吞噬死亡细胞的过程被称为胞葬作用（efferocytosis）。在人的正常生长发育过程中，机体会不断地进行新老细胞或组织的更替，大量凋亡细胞需要被当地的巨噬细胞及时吞噬并处理。因此，生理条件下组织驻留型巨噬细胞对于健康组织的细胞数目稳态维持、发育和更新具有重要意义。⑥在组织损伤修复过程中，巨噬细胞还可以通过刺激血管生成和合成富含胶原蛋白的细胞外基质来促进受损组织的修复。

巨噬细胞的功能具有很强的可塑性，因此在不同微环境中存在极化的转变。其中受到微生物组分、Th1 细胞分泌的 IFN-γ 因子等刺激后活化的称为经典活化的巨噬细胞（classical activated macrophage，CAM），又被称为 M1 型巨噬，主要发挥病原微生物吞噬、抗原提呈和促炎细胞因子释放等功能；受 Th2 细胞分泌的 IL-4、IL-13 等因子刺激活化的称为旁路活化的巨噬细胞（alternative activated macrophage，AAM），又被称为 M2 型巨噬，主要负责产生抑炎细胞因子、促进组织修复与纤维化等功能。在组织损伤修复过程中，前期负责吞噬死亡细胞、清理损伤组织的 CAM 和后期负责促进血管再生、促进 ECM 重塑的 AAM 的相互配合、合理极化在整个再生修复过程中扮演着极为关键的角色。

2. 树突状细胞（dendritic cell，DC） DC 是一类功能性最强的专职性抗原提呈细胞，成熟后表面具有膜状神经树突状突起，能够识别、摄取并加工微生物抗原，进而提呈给初始 T 细胞以启动适应性免疫应答。血液中的 DC 仅占外周血单个核细胞（peripheral blood mononuclear cell，PBMC）的 0.1%～1%，多以未成熟、无树突形式存在。未成熟的 DC 随血液从骨髓迁移到组织中，在组织中负责大量吞噬颗粒类物质以及病原微生物。而与巨噬细胞不同的是，其吞噬的主要作用并非清除微生物，而是将抗原加工处理后提呈给适应性免疫细胞，是典型的负责监视、传递

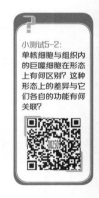

小测试5-2：
单核细胞与组织内的巨噬细胞在形态上有何区别？这种形态上的差异与它们各自的功能有何关联？

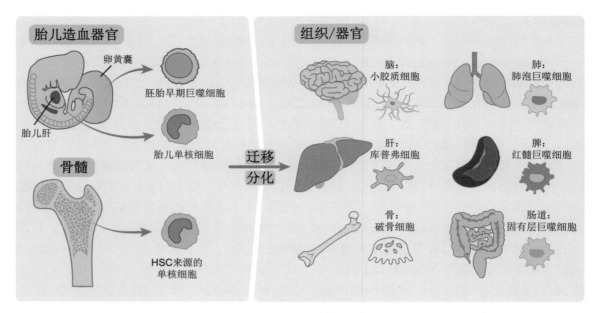

图 5-9　组织驻留型巨噬细胞

信息的哨兵细胞。一旦被激活，DC 会迁移到淋巴结中进行抗原提呈活动。DC 是机体适应性免疫应答的始动者，也是连接固有免疫应答和适应性免疫应答的"桥梁"。

依据发育来源的不同，可将其大致分为 3 种类型：来自髓系 CMP 的经典 DC（classical DC，cDC）、来自淋巴系 CLP 的浆细胞样 DC（plasmacytoid DC，pDC）和来自间充质祖细胞的滤泡 DC（follicular DC，FDC）。

（1）经典的 cDC 主要负责捕获入侵上皮屏障的微生物，并将其分解后的抗原提呈给 T 细胞，是上皮和淋巴器官中数量最多的 DC 亚群。在骨髓中 cDC 由 CMP 经单核 -DC 共同前体细胞逐步发育而来，后经血液迁移到外周组织并进一步发育为 cDC。

（2）由 CLP 发育而来的 pDC 低表达 MHC Ⅱ类分子和共刺激分子，但是高表达 TLR7 和 TLR9 等受体，因此其摄取加工提呈抗原的能力弱，而识别结合病毒核酸的能力较强。在被病毒组分激活后，pDC 外形逐渐变为浆细胞状，并分泌大量的有强抗病毒能力的Ⅰ型干扰素。pDC 是体内Ⅰ型干扰素的主要来源细胞，在机体防御病毒感染中起着重要的作用。

（3）FDC 并非骨髓造血细胞来源，具有树突状形态但不表达 MHC Ⅱ类分子以及共刺激分子，因此无法向 T 细胞提呈抗原。FDCs 主要与滤泡 B 细胞共同定植在淋巴滤泡中，特异性捕获抗原供 B 细胞受体（BCR）识别，主要参与次级淋巴器官中的 B 细胞的激活过程。

框 5-2　朗格汉斯细胞——形似 DC 的皮下驻留型巨噬细胞

朗格汉斯细胞（Langerhans cell，LC）是一种分布在皮肤的表皮下的特化的固有免疫细胞，主要负责监测通过皮肤途径入侵的微生物。LC 主要起源于胚胎时期的卵黄囊和胎肝，成年后的数量补充来源于自我更新以及单核细胞募集后分化，因此目前被普遍认为是一种组织驻留型巨噬细胞。LC 的主要特征是其表面会表达特异性凝集素——Langerin 分子——用于识别病毒衣壳上的糖蛋白，而且其胞浆中含有特征性 Birbeck 颗粒（网球拍状，包含持续内化累积的 Langerin 分子，功能尚未明确）。LC 填补了皮肤表皮区没有 cDC 的空白，发挥着监视皮肤感染的哨兵功能。而且 LC 在识别到微生物而激活后，会移到外周引流淋巴结并向初始 T 细胞（naïve T cell）呈递抗原，也正因如此，在其发现后的很长一段时间内，LC 都被认为是一种树突状细胞。

3. **中性粒细胞（neutrophil）** 中性粒细胞又称嗜中性粒细胞，是血液中含量最丰富的免疫细胞，总量约占白细胞总数的 60%。中性粒细胞有 3～5 个相连的叶状细胞核，与嗜酸性/嗜碱性粒细胞共同属于多形核细胞（polymorphonuclear cell，PMN），因其胞质中富含大量可被苏木精-伊红染为粉红色的中性颗粒，因此被命名为中性粒细胞。中性粒细胞在血液中平均直径约 9 μm，表面有膜状突起，在骨髓中产生速率高，约为每分钟 1×10^7 个，但寿命极短，通常只有数小时至 5 天。

与单核/巨噬细胞同属于吞噬细胞，但相较于巨噬细胞依赖于诱导基因转录和蛋白表达来发挥功能，中性粒细胞则主要依靠细胞骨架重排和酶激活来发起快速、短暂的反应。中性粒细胞含有的大量颗粒主要囊括了髓过氧化物酶、溶菌酶、胶原酶和弹性蛋白酶等诸多酶类，具有强烈的抗菌、抗感染的功能。当某些组织部位出现感染、炎症或损伤时，受到 IL-8 等趋化因子信号的引导，中性粒细胞利用其强大的趋化性和运动能力，可迅速穿透血管壁进入组织部位，是血液中到达的第一批白细胞。中性粒细胞对于细菌的处理方式主要有：①调理素（opsonin）依赖的吞噬作用，吞噬后直接通过呼吸爆发（respiratory burst）的方式产生大量超氧化物对细菌进行杀伤；②脱颗粒作用（degranulation）释放具有抗菌特性的酶，包括髓过氧化物酶（myeloperoxidase，MPO，中性粒细胞特有）、防御素、溶菌酶等；③释放包含细胞自身 DNA 和大量抗菌蛋白的渔网状中性粒细胞胞外陷阱（neutrophil extracellular trap，NET），可有效地结合、捕获并杀死微生物，NET 是一种独特的胞外分泌物质，也是中性粒细胞特有的杀菌方式。

4. **嗜酸性粒细胞（eosinophil）** 当体内遭遇寄生虫感染时，巨噬细胞与中性粒细胞因虫体体型太大而无法进行吞噬。因此，机体需要其他细胞来抵抗此类感染，比如嗜酸性/嗜碱性粒细胞和肥大细胞。

嗜酸性粒细胞直径为 12～17 μm，占血液中白细胞总数的 1%～3%。嗜酸性粒细胞的细胞核呈双叶状，其胞质中的颗粒主要含有大量碱性蛋白质，可与酸性染料（如伊红等）结合而显砖红色，因此被称为嗜酸性粒细胞。嗜酸性粒细胞在 GM-CSF、IL-3 和 IL-5 等细胞因子的作用下由 CMP 分化而来，随血液循环进入下消化道、脾、子宫以及淋巴结各处，无刺激条件下可存活 8～12 天。

在受到寄生虫感染后组织产生的 CCL11、IL-5 等细胞因子的引导下，可趋化至感染部位，通过脱颗粒作用释放阳离子蛋白、过氧化物酶以及血纤维蛋白溶酶（plasmin）等物质对寄生虫进行有效杀伤。另外，它们还具有分泌白三烯（leukotriene）、IL-5 等细胞因子的能力，参与和促进局部炎症或过敏性炎症反应。

5. **嗜碱性粒细胞（basophil）** 嗜碱性粒细胞是血液中最不常见的粒细胞类型（＜1%），与肥大细胞在结构和功能上大致相似。嗜碱性粒细胞直径为 12～15 μm，有双叶状细胞核，胞质中富含大量的酸性颗粒，可以与碱性染料结合而呈现蓝色。它们通常不在组织中出现，而是在血液中循环。在寄生虫感染部位，嗜碱性粒细胞会被 CCL11 等趋化因子从血液中招募，并利用脱颗粒作用释放抗凝血的肝素（heparin）以及促进血管扩张的组胺（histamine），促进血液流向组织。其表面表达有 IgE 受体，可以受一些环境过敏原（如花粉和螨虫抗原等）刺激而分泌前列腺素 D2、IL-4 和 IL-13 等因子，产生过敏反应（allergy）。

6. **肥大细胞（mast cell）** 肥大细胞与嗜碱性粒细胞在外形上非常相似，但肥大细胞的细胞核为近圆形。两者分化谱系不同，且嗜碱性粒细胞主要分布在血液中，而肥大细胞主要分布在组织中。肥大细胞细胞质含有大量包含酸性蛋白多糖、组胺与肝素的颗粒，可被碱性染料结合而呈现蓝紫色。肥大细胞广泛存在于血管、神经和淋巴管周围，也是皮肤、黏膜上皮和结缔组织中的哨兵细胞，它们能迅速脱颗粒分泌促炎细胞因子（如 TNF）和脂质介质（如白三烯与前列腺素），以应对微生物和寄生虫感染以及其他刺激（如 IgE 信号）。

肥大细胞、嗜碱性粒细胞和嗜酸性粒细胞是三种参与抵抗体内寄生虫感染和介导过敏性炎症反应的主要细胞类型。其细胞内均含有大量可介导炎症和抗菌介质的胞浆颗粒，颗粒中含有的促炎、杀菌等成分均会在细胞被激活时通过脱颗粒作用被释放出来。

（二）淋巴样细胞

淋巴样细胞（lymphoid cell）由骨髓中的 CLP 发育而来，主要包括 T 淋巴细胞、B 淋巴细胞、NK 细胞以及 ILC 四种类型。淋巴样细胞与淋巴细胞（lymphocyte）在概念上相近，需注意区分。淋巴细胞单指 T、B 淋巴细胞，属于适应性免疫系统，是机体中仅有的表达抗原特异性受体（TCR 和 BCR）的细胞类群，每个受抗原刺激而活化的淋巴细胞克隆都表达单一特异性的抗原受体，每个受体都针对专一的抗原决定簇。淋巴细胞抗原受体的基因是细胞在成熟过程中由 DNA 片段重组形成的。这些体细胞重组事件具有随机性，导致数百万不同的重组受体基因的产生，在不同克隆的淋巴细胞之间产生高度多样化的抗原特异性。淋巴样细胞约占血液中白细胞的 30%，所有淋巴样细胞在形态上都较为相似，具有极少的细胞质组分和一个相对较大的染色质固缩的细胞核。

在遇到特异性抗原之前，淋巴细胞往往处于低功能性、低增殖状态。但在抗原激活后，它们会迅速增殖产生抗原特异性的克隆，称为克隆扩增（clonal expansion）。在某些感染中，特定的 T 细胞数量可能在 1 周内增加超过 50 000 倍，而特定的 B 细胞数量可能增加多达 5000 倍。这种微生物特异性淋巴细胞的快速克隆扩增是为了能匹配微生物快速复制的能力。与此同时，抗原刺激的淋巴细胞开始分化为效应细胞以消除抗原。许多效应细胞迁移到感染的组织部位，有些则留在次级淋巴器官中。部分抗原刺激后的 B 细胞和 T 细胞的后代分化为长寿的记忆细胞，长期保存对抗原的记忆性，以准备随时对相同微生物的再次感染产生快速和增强的适应性免疫应答。

框 5-3 T 细胞和 B 细胞的发现

胸腺一度被认为是一个没有任何功能的残余器官。然而，这一观点由澳大利亚科学家 Jacques Miller 推翻。1958 年，他在英国伦敦 Chester Beatty 癌症研究所研究小鼠淋巴细胞白血病的发病机制时发现，如果实验动物在出生时就没有胸腺，则不能排斥外来组织或者抵御感染。这表明了胸腺对于适应性免疫系统的发育和功能至关重要。Miller 在 1966 年返回澳大利亚继续他的研究工作，并和他的学生 Graham Mitchell 共同发现，即使切除胸腺的小鼠仍然能够生成抗体。随后的研究揭示出，骨髓中有一类能够生产抗体的细胞，不同于来自胸腺的 T 细胞，被命名为 B 细胞。

同时期的美国科学家 Max Dale Cooper 是一名儿科医生，他在研究威 - 奥（Wiskott-Aldrich）综合征时发现，患者体内淋巴细胞很少，但浆细胞（plasma cell）和抗体水平却很高。时值 1961 年 Miller 刚发现胸腺免疫细胞，当时科学界认为淋巴细胞只有一个谱系，即胸腺产生的 T 细胞。Cooper 通过对鸡的法氏囊研究，发现去除法氏囊的辐照雏鸡没有浆细胞、抗体和生发中心（germinal center），尽管它们的胸腺完好无损。相反，去除胸腺的辐照雏鸡淋巴细胞水平较低，但浆细胞、抗体和生发中心正常。后来通过对小鼠的细胞发生研究，逐步确认了哺乳动物的骨髓造血组织是 B 细胞的起源。

此后，来自胸腺（thymus）的淋巴细胞被命名为 T 细胞，而来自法氏囊（bursa of Fabricius）或骨髓（bone marrow）的淋巴细胞则被命名为 B 细胞。

1. B 淋巴细胞 哺乳动物的 B 细胞是在中枢免疫器官——骨髓中发育并成熟的。骨髓微环境，特别是基质细胞表达的细胞因子和黏附分子在诱导 B 细胞分化发育过程中发挥了关键作用。在发育过程中，B 细胞会经历特殊的基因重排（gene rearrangement），B 细胞受体（B cell receptor，BCR）基因片段发生重新排列和组合，从而产生数量巨大、能识别特异性抗原的 BCR。B 细胞在骨髓微环境诱导下发育为初始 B 细胞，离开骨髓后到达外周免疫器官的特定区域（如生发中心）定居，在那里接受外来抗原的刺激而活化、增殖，进一步分化成熟为浆细胞和记忆 B 细胞（图 5-10）。

组织中成熟的 B 细胞亚群主要包括滤泡（follicular）B 细胞、B1 细胞和边缘区（marginal zone）B 细胞，它们在淋巴组织中具有不同的解剖位置。

（1）滤泡 B 细胞（又称 B2 细胞）：是体内数量最多的 B 细胞类型，定位于外周淋巴器官的滤泡区。在抗原刺激和 Th 细胞的辅助下，滤泡 B 细胞最终分化成浆细胞（plasma cell），专职产生高亲和力的特异性抗体，行使体液免疫功能。另外，初次免疫应答后保留下来的部分高亲和力细胞分化成为记忆 B 细胞（memory B cell），当再次感染时记忆 B 细胞可以快速分化为浆细胞，介导迅速的再次免疫应答，保护人们免受相同微生物的重复感染。滤泡 B 细胞还可通过 BCR 识别并内化抗原分子，通过 MHC Ⅱ类分子提呈给 Th 细胞，也是一种专职性 APC。

（2）B1 细胞：是 B 细胞中的少数类群，与大多数组织驻留型巨噬细胞类似，主要在个体发育的胚胎期由胎肝发育而来，也具有自我更新能力。B1 细胞主要定植在腹膜腔、胸膜腔以及肠道黏膜固有层之中。B1 细胞表面无高特异性、高亲和力的 BCR，基本无免疫记忆性，因此属于固有免疫细胞。其产生的抗体多以 IgM 类型为主，区别于滤泡 B 细胞的 IgG 类抗体形式。

（3）边缘区 B 细胞：是一种非循环性成熟 B 细胞，主要定植于脾的边缘区。与 B1 细胞类似，边缘区 B 细胞也表达低亲和力多反应性 BCR，分泌抗体多以 IgM 形式为主，是一种固有样（innate-like）免疫细胞，但其来源却是骨髓的 HSC。边缘区 B 细胞是长寿命细胞，主要功能是收集边缘区的血源性抗原分子，并向滤泡中的 FDC 传递。

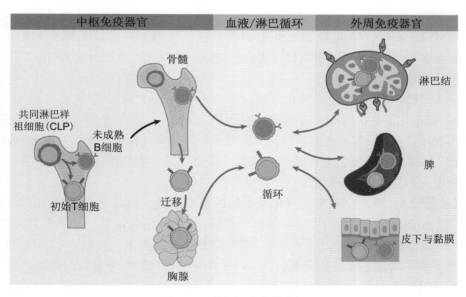

图 5-10　淋巴细胞成熟过程

2. T 淋巴细胞　骨髓中的 HSC 经 CLP 逐步发育为淋巴样祖细胞（lymphoid progenitor cell），经血液循环进入胸腺，在胸腺中发育为成熟的 T 淋巴细胞，称为初始 T 细胞（naïve T cell）。初始 T 细胞会随血液循环迁移到外周淋巴器官（图 5-10），在被 APC 提呈的抗原激活后，进一步增殖和分化为效应 T 细胞和记忆 T 细胞。在发育过程中，T 细胞受体（TCR）也会经历基因重排程序，其基因结构和重排机制与 BCR 类似，只是其最终可形成的多样性远高于 BCR。但 TCR 无法如 BCR 般直接识别抗原，严重依赖 APC 表面的 MHC 分子向其提呈。

T 细胞可以分为以下几种亚群。

（1）表达 CD4 的辅助性 T 细胞（helper T cell，Th）：主要负责合成并分泌各种作用于 T 细胞、B 细胞和巨噬细胞等细胞的细胞因子，如 IL-2、IL-4 和 IFN-γ 等，发挥重要的免疫调节功能。依据活化方式以及分泌的细胞因子种类，又可以分为 Th1、Th2、Th17 和滤泡辅助 T（follicular helper T，Tfh）细胞等几个亚群。其中 Th1 亚群主要通过分泌作用促进自身及 NK 细胞、巨噬细胞的活化，增强细胞介导的抗胞内病原体的感染应答；Th2 亚群可以通过分泌作用促进自身增殖，可在特定条件下诱导 IgE 产生以促进嗜酸性粒细胞抵抗寄生虫感染，可以通过分泌 IL-4、IL-5 和 IL-21 等因子促进 B 细胞增殖；Th17 亚群主要刺激中性粒细胞浸润，参与固有免疫以及炎症的发生；Tfh 存在于淋巴滤泡中，产生的 IL-21 促进浆细胞分化，是辅助 B 细胞应答的关键细胞。

（2）表达 CD8 的细胞毒性 T 细胞（cytotoxic T lymphocyte，CTL）：可以识别并杀死感染病毒和其他胞内微生物的细胞，以及自身突变的恶性细胞（如肿瘤细胞）。其主要杀伤机制为分泌颗粒酶（granzyme）、穿孔素（perforin）等物质直接杀伤靶细胞或是通过分泌 FasL、TNF 等因子诱导靶细胞凋亡。

（3）表达 CD4 的调节性 T 细胞（regulatory T cell，Treg）：通常在免疫应答晚期抑制免疫反应。其发挥作用机制主要通过直接接触抑制或分泌 TGF-β、IL-10 等细胞因子而产生抑制效应。Treg 按其来源又可分为从胸腺分化而来的自然（natural）nTreg 和通过诱导（inducible）初始 T 细胞而产生的 iTreg。

（4）自然杀伤 T（NKT）细胞：属于固有样淋巴细胞（innate-like lymphocyte，ILL），其表面既表达 NK 蛋白标志物，又表达 T 细胞受体。NKTs 主要来自胸腺和胎肝发育，可以识别特定 APC 细胞表面 CD1d 分子（类 MHC Ⅰ 类分子）提呈的脂质类抗原，产生 IL-4、IFN-γ 等因子，在对抗感染，尤其是富含脂质组分的分歧杆菌方面发挥重要作用。

（5）黏膜相关不变 T（mucosa-associated invariant T，MAIT）细胞：是主要分布在肝（约占肝 T 细胞总数的 50%）、消化道和血液中的固有样淋巴细胞，可以识别由 MR1（MHC class Ⅰ–related protein 1）分子提呈的细菌核黄素衍生物成分而活化，进而分泌 IFN-γ、TNF 等细胞因子，发挥对感染细胞的毒性作用。

（6）大部分 TCR 由 αβ 链异二聚化组成，但也存在一群 T 细胞的 TCR 由 γδ 链组成，称为 γδT 细胞。γδT 细胞主要在胸腺中发育成熟，主要分布于皮下、小肠黏膜和泌尿生殖黏膜等区域，几乎不参与再循环。γδT 细胞是皮肤黏膜区域参与早期抗感染和抗肿瘤免疫的主要效应细胞。γδT 细胞识别类似 MHC Ⅰ 类分子提呈的脂质等抗原，或直接被细菌的热休克蛋白激活，在炎症性皮肤疾病中，是率先产生 IL-17 的细胞。

3．自然杀伤细胞　NK 细胞是固有免疫系统的重要成员，但其由骨髓的 CLP 发育而来，属于淋巴样细胞。NK 细胞具有淋巴形态和类似于 CTLs 细胞的作用效果，但缺乏 T 细胞抗原受体。它们在骨髓中发育成熟，成熟后分布于血液、脾和各种淋巴组织中。类似于 CD8+ CTL 细胞，NK 细胞是发挥重要作用的细胞毒性免疫细胞，可以杀伤被病毒和胞内菌感染的细胞，但发挥作用而不需要分化程序（CTL 从受到刺激到完全活化进行靶细胞杀伤的响应时间为 5 ～ 7 天），是先天的自然能力。

Th17 细胞的发现

NK 细胞表面有活化性杀伤受体（activatory killer receptor，AKR）与抑制性杀伤受体（inhibitory killer receptor，IKR）两类功能截然相反的调节性受体。MHC Ⅰ 类分子表达于所有具核细胞表面，用于非专职性抗原提呈，而在肿瘤或病毒感染细胞中往往下调表达以逃避免疫系统攻击。NK 细胞的 IKR 拥有 MHC Ⅰ 类分子识别域，可以抑制 NK 细胞杀伤正常组织细胞。AKR 可识别在病毒感染细胞或肿瘤细胞上高表达，而在正常组织细胞表面不表达／低表达的分子，进而发挥强力的异常细胞杀伤能力。与 CTL 类似，NK 细胞的杀伤作用也依赖于穿孔素的脱颗粒，另外，NK

细胞上还表达 IgG 抗体的 Fc 受体 CD16，介导 ADCC 作用。在特定情况下，NK 细胞可以分泌 IFN-γ 和趋化因子，促进单核 / 巨噬细胞的招募与活化。

4. 固有淋巴样细胞　ILC 细胞是来自于骨髓中 CLP 分化的淋巴样细胞，与 Th 细胞在形态和功能上均类似，可产生大量免疫调节性细胞因子，但本身并不表达具有抗原特异性的 TCR，其活化也不依赖于对抗原的识别，因此被称为固有淋巴样细胞。ILC 通常不存在于血液中，而是位于上皮屏障组织中，拥有类似适应性免疫细胞的功能，但反应更为迅速，因此在机体的早期防御中发挥着重要作用。

ILCs 细胞主要负责产生各种细胞因子，依据其功能性可以分为 ILC1、ILC2 和 ILC3 三个主要亚群。① ILC1 细胞功能类似于 Th1 细胞，主要产生 IFN-γ 以抵抗胞内细菌或病毒；② ILC2 细胞功能类似于 Th2 细胞，主要产生 IL-5 和 IL-13，用于抵抗寄生虫感染；③ ILC3 细胞功能类似于 Th17 细胞，主要分泌 IL-17、IL-22 等因子，负责抵抗胞外细菌、真菌，在维持肠道上皮的屏障作用中发挥着关键作用。

（王　迪）

第三节　抗　原

案例 5-2

患者，男性，19 岁。身体瘦弱，很容易感冒发热。2020 年 11 月，自行去医院注射了三价流感疫苗。他很好奇疫苗进入人体内是如何作用的，怎么判断疫苗起效。他还询问了医生"注射了流感疫苗之后是否就不会得感冒了？""我听说还有四价的流感疫苗，是不是价数越高越有效？"1 个月后，患者用试剂盒检测流感病毒特异性抗体结果为（+）。

问题：
1. 疫苗的本质是什么？
2. 机体如何识别和对疫苗产生应答？
3. 简述针对疫苗产生抗体的免疫学规律。

案例 5-2 解析

抗原（antigen，Ag）通常是指能被 T 细胞抗原受体（T cell receptor，TCR）或 B 细胞抗原受体（B cell receptor，BCR）识别结合，并由此导致上述淋巴细胞活化，增殖分化产生抗原特异性效应 T 细胞和（或）抗体；同时又能在体内外与上述免疫应答产物特异性结合，介导产生免疫效应或反应的物质。免疫系统可通过识别"自己"和"非己"，对"非己"物质进行识别、应答和清除，从而维持机体内环境稳定。免疫学中的"非己"抗原不仅包括来自体外的各种病原体、动物蛋白和同种异体移植物，还包括某些结构改变的自身物质和某些位于免疫豁免部位的隐蔽自身抗原，如眼晶状体蛋白、脑组织和精子等。当上述自身物质在外伤或感染情况下释放后，即可被自身免疫系统视为"非己"抗原而对其产生免疫应答。

一、抗原的基本特性

抗原通常具有免疫原性和免疫反应性两种基本特性。

1. 免疫原性（immunogenicity）　是指抗原能够刺激机体产生适应性免疫应答，即诱导 B 细胞产生抗体和（或）诱导 T 细胞分化为效应 T 细胞的能力。

抗原免疫原性的本质是异物性。抗原免疫原性的强弱通常与宿主亲缘关系的远近有关：抗原与宿主亲缘关系越远，对机体的免疫原性就越强；抗原与宿主亲缘关系越近，对机体的免疫原性就越弱。如鸡卵蛋白对哺乳动物是强抗原，对鸭则是弱抗原。如前所述，自身物质也可能是"非己"抗原，具有免疫原性。

2. 免疫反应性（immunoreactivity）　是指抗原能与免疫应答产物，即相应抗体或效应 T 细胞特异性结合的能力。

同时具有免疫原性和免疫反应性的物质称为完全抗原（complete antigen），如病原微生物和动植物蛋白等；只具有免疫反应性而无免疫原性的物质称为半抗原（hapten）或不完全抗原（incomplete antigen），如某些多糖和药物等简单小分子物质。半抗原单独作用时无免疫原性，当与蛋白质等载体（carrier）结合后可获得免疫原性；此种半抗原 - 载体复合物不仅能够刺激机体产生半抗原特异性抗体，也能刺激机体产生载体蛋白特异性抗体，如药物过敏反应。

二、抗原特异性

抗原诱导机体发生免疫应答具有抗原特异性（antigenic specificity），指抗原刺激机体产生适应性免疫应答及其与免疫应答产物（即相应抗体或效应 T 细胞）结合并相互作用的高度专一性，即某一特定抗原只能刺激机体产生针对该抗原的抗体或致敏淋巴细胞（T/B 细胞），且仅能与该抗体或淋巴细胞发生特异性结合。存在于抗原分子中的抗原表位是决定抗原特异性的结构基础。特定抗原与特异性 T 细胞或特异性抗体专一结合的特性，是目前免疫学检测、诊断及治疗技术的分子基础，如乙型肝炎病毒的检测。

1. 决定抗原特异性的分子结构基础

（1）抗原表位的概念：抗原分子中决定抗原特异性的特殊化学基团称为抗原表位（epitope），也称抗原决定簇（antigenic determinant）。抗原表位是与 T、B 细胞表面特异性抗原受体（TCR/BCR）或抗体特异性结合的基本结构单位。表位通常由 5 ～ 17 个氨基酸残基或 5 ～ 7 个多糖残基或核苷酸组成。

抗原分子能与抗体结合的抗原表位数目称为抗原结合价（antigenic valence）。天然抗原是由多种不同抗原表位组成的多价抗原，含多种、多个抗原表位，可以和多个抗体分子结合，诱导机体产生含有多种特异性抗体的多克隆抗体。半抗原相当于一个抗原表位，为单价抗原，仅能与抗体分子的一个抗原结合部位结合。

（2）抗原表位的类别：根据抗原表位中氨基酸的空间结构特点，可将其分为顺序表位（sequential epitope）和构象表位（conformational epitope）。顺序表位由一段序列相连续的线性氨基酸残基组成，又称为线性表位（linear epitope）；而构象表位由多肽或多糖链上空间位置相邻、序列上不相连续的氨基酸或多糖残基组成，又称为非线性表位（non-linear epitope）。

T 细胞仅识别由抗原提呈细胞（APC）加工后并与自身 MHC 分子结合为复合物后提呈于 APC 表面的线性表位，此表位称 T 细胞表位（T cell epitope）。由于 T 细胞识别的表位是经过 MHC 分子加工提呈的线性短肽，它可存在于抗原分子的任何部位，但具有自身 MHC 的限制性。T 细胞表位又可分为两种：①可被 CD8[+] T 细胞识别的表位，由 8 ～ 10 个氨基酸残基组成；②可被 CD4[+] T 细胞识别的表位，由 13 ～ 17 个氨基酸残基组成。

存在于抗原分子表面的线性表位或构象表位可被 BCR 和抗体直接识别结合，故此类表位称为 B 细胞表位（B cell epitope），是功能性抗原表位（图 5-11）。这些表位包含蛋白质多肽、多糖、脂多糖和核酸等。位于抗原分子内部不能被 B 细胞或抗体直接识别结合的线性表位称为隐蔽性抗原表位，又称继发性表位。抗原分子内部的隐蔽性抗原表位可因理化等因素得以暴露而成为功能性抗原表位，抗原也可因酶解作用而产生新的功能性抗原表位，上述暴露和新产生的功能性抗原表位有可能作为自身抗原诱发自身免疫性疾病。天然抗原通常同时存在 T 细胞表位和 B 细胞表位，两者特性的比较见表 5-1。

表 5-1 T 细胞表位和 B 细胞表位特性比较

	T 细胞表位	B 细胞表位
识别受体	TCR	BCR
MHC 分子参与	必需	无需
表位性质	主要是线性短肽	多肽、多糖、脂多糖
表位大小	8 ~ 10 个氨基酸（CD8[+] T 细胞） 13 ~ 17 个氨基酸（CD4[+] T 细胞）	5 ~ 15 个氨基酸 5 ~ 7 个单糖或核苷酸
表位类型	线性表位	构象表位或线性表位
表位位置	抗原分子任意部位	通常位于抗原分子表面

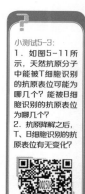

小测试5-3：
1. 如图5-11所示，天然抗原分子中能被T细胞识别的抗原表位可能为哪几个？能被B细胞识别的抗原表位为哪几个？
2. 抗原降解之后，T、B细胞识别的抗原表位有无变化？

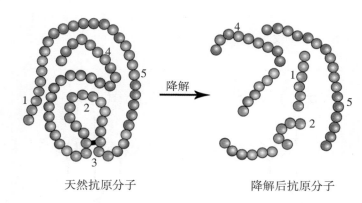

天然抗原分子 → 降解 → 降解后抗原分子

图 5-11 顺序/构象表位和隐蔽性抗原表位示意图

1. 抗原表面可被 B 细胞识别的构象表位；2. 抗原表面可被 B 细胞识别的线性表位；3. 作为隐蔽性抗原表位暴露于抗原表面后，可被 B 细胞识别的线性表位；4、5. 抗原降解后可被 T 细胞识别的线性表位

2. 影响抗原特异性的因素 抗原表位的性质、位置、数目和空间构象等均可以决定抗原表位的特异性，而抗原表位的特异性是抗原特异性的一种表现形式。例如，氨苯磺酸、氨苯砷酸和氨苯甲酸在结构上相似，仅一个有机酸基团存在差异，但抗氨苯磺酸抗体仅对氨苯磺酸起强烈反应，对氨苯砷酸和氨苯甲酸分别起中等和弱反应（表 5-2）。同样为酒石酸，但抗左旋、抗右旋和抗消旋酒石酸的抗体仅与相应旋光性的酒石酸作用，即表明抗原表位的特异性与其空间构象相关。

表 5-2 化学基团的性质对抗原表位特异性的影响

半抗原		反应强度[*]
氨苯磺酸	NH_2 SO_3H	+++

续表

半抗原		反应强度 [*]
氨苯砷酸	NH₂ （苯环，带 AsO₃H）	+
氨苯甲酸	NH₂ （苯环，带 COOH）	+/-

[*] 反应强度是指针对氨苯磺酸的免疫血清与不同半抗原的反应强度

3. 共同抗原与交叉反应　天然抗原通常有多种功能性抗原表位，每种功能性抗原表位都能诱导机体产生一种与之相对应的抗体。因此，天然抗原免疫机体后可诱导产生多种抗体。如果两种不同来源的抗原具有某种相同或相似的抗原表位，那么由这两种抗原刺激机体产生的抗血清（抗体）不仅能与诱导它们产生的抗原特异性结合，还能与含有相同或相似抗原表位的其他抗原发生反应，但反应强度可能相对较弱（图 5-12）。免疫学中将来源不同但含有相同或相似抗原表位的抗原称为共同抗原（common antigen），将某种抗原刺激机体产生的抗体与具有相同或相似抗原表位的其他抗原发生的反应称为交叉反应（cross reaction）。

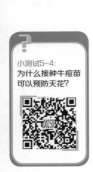

小测试5-4：
为什么接种牛痘苗
可以预防天花？

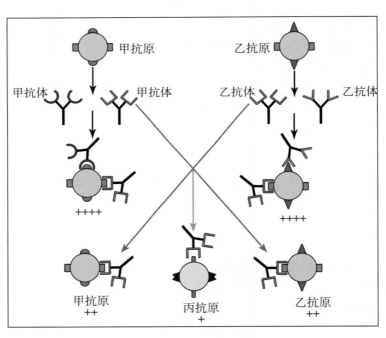

图 5-12　交叉反应示意图

三、影响抗原免疫原性的因素

（一）抗原分子的理化性质

1. 化学性质　天然存在的抗原大多为大分子有机物和蛋白质，其免疫原性较强。糖蛋白、脂蛋白和多糖类、脂多糖等也都具有免疫原性。脂类和哺乳动物的细胞核成分如 DNA、组蛋白等通常无免疫原性，难以诱导免疫应答。但某些状态下，如肿瘤细胞或免疫细胞因凋亡释放的 DNA、组蛋白等可能通过构象改变或化学修饰而具有免疫原性，成为自身抗原，诱导机体产生相应自身抗体。

2．分子量大小 一般而言，抗原的分子量越大，免疫原性越强。抗原分子量一般在 10 kD 以上。大于 100 kD 的为强抗原，小于 10 kD 的抗原通常免疫原性较弱。

3．组成与结构 分子量大小并非决定免疫原性的绝对因素，分子结构的复杂性对免疫原性的影响也很大。例如，明胶分子量为 100 kD，但其由直链氨基酸组成，缺乏含苯环的氨基酸，稳定性差，免疫原性差。当明胶分子偶联 2% 酪氨酸后，免疫原性显著增加；而胰岛素分子量仅 5.7 kD，但其序列含有芳香族的复杂氨基酸，因此其免疫原性较强。

4．分子构象 抗原表位的空间构象可影响抗原免疫原性，如表 5-1 所示。天然状态下，某些抗原分子能够诱生特异性抗体，但经变性后，其构象表位被改变，因此失去了诱生抗体的能力。

5．易接近性 指抗原表位在空间上能被 BCR 接近的程度。抗原中表位所处位置的不同可影响 B 细胞表面 BCR 对抗原的识别结合。如图 5-13 所示，抗原分子由多聚赖氨酸骨架和以多聚丙氨酸、酪氨酸、谷氨酸构成的外侧链组成：（A）酪氨酸和谷氨酸残基组成的抗原表位处于多聚丙氨酸外侧，易被 B 细胞表面的 BCR 识别结合，此时抗原具有较强免疫原性；（B）酪氨酸和谷氨酸残基组成的抗原表位处于多聚丙氨酸内侧，则不易被 B 细胞表面 BCR 识别结合，此时抗原免疫原性明显减弱或消失；（C）加大抗原分子外侧链间距，即使由酪氨酸和谷氨酸残基组成的抗原表位处于多聚丙氨酸内侧，也可被 B 细胞表面的 BCR 识别结合，此时抗原也具有较强的免疫原性。

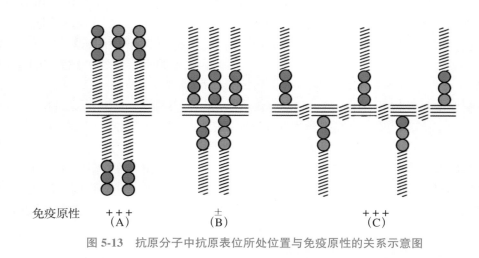

图 5-13 抗原分子中抗原表位所处位置与免疫原性的关系示意图

≡ 多聚赖氨酸 ⫽ 多聚丙氨酸 ● 酪氨酸 ● 谷氨酸

6．物理性质 聚合状态抗原的免疫原性通常较其单体显著增强，颗粒性抗原的免疫原性强于可溶性抗原。因此，常将免疫原性弱的抗原吸附于某些大颗粒物质表面或使其聚合以增强其免疫原性。

（二）宿主因素

1．遗传因素 机体对抗原的应答能力受多种遗传因素（基因）的影响，特别是受主要组织相容性复合体（MHC）的控制。研究发现，不同遗传背景的小鼠或人群中的不同个体，对特定抗原的应答能力不同，主要源于小鼠或人群个体之间 MHC 基因的高度多态性，导致对抗原分子中抗原表位的结合能力不同，最终导致 T/B 细胞免疫应答的差异。如不同遗传背景的豚鼠对白喉棒状杆菌的抵抗力各异，且存在遗传性。

2. 性别、年龄与健康状态 正常情况下，个体青壮年时期对抗原的免疫应答能力强于幼年和老年时期；新生儿或婴儿对多糖类抗原应答能力低下，因此容易发生细菌感染。雌性比雄性动物诱导抗体的能力强，但妊娠个体的应答能力受到显著抑制，且由自身抗体介导的自身免疫病发生的概率增高。感染或免疫抑制剂都能干扰和抑制机体对抗原的应答。

（三）抗原进入机体的方式

抗原进入机体的途径、抗原剂量、免疫次数及其间隔时间，以及免疫佐剂的选择均可影响机体对抗原的免疫应答能力。通常免疫途径以皮内最佳、皮下次之、腹腔和静脉效果较差，口服则易诱导形成局部黏膜免疫而产生全身免疫耐受；适当的抗原剂量可诱导免疫应答，过低或过高均易诱导机体产生免疫耐受。免疫间隔时间要适当，过频和间隔时间过长均不利于获得良好的免疫效果。选择适当的佐剂可获得或提高所需的免疫应答效果。

四、抗原的种类

抗原种类繁多，根据不同分类原则可将抗原分为不同类型。

（一）根据诱生抗体时是否需要 Th 细胞参与分类

1. 胸腺依赖性抗原（thymus dependent antigen，TD-Ag） 此类抗原刺激 B 细胞产生抗体时需要 Th 细胞协助，又称 T 细胞依赖性抗原，简称 TD 抗原。绝大多数天然抗原，如各种病原体、异种血清蛋白或同种异体细胞等都是 TD 抗原。此类抗原既有 T 细胞表位又有 B 细胞表位，可引发细胞免疫应答和（或）体液免疫应答。先天性胸腺缺陷和后天性 T 细胞功能缺陷的个体，TD-Ag 诱导机体产生抗体的能力低下。

2. 胸腺非依赖性抗原（thymus independent antigen，TI-Ag） 此类抗原刺激 B 细胞产生抗体时无需 Th 细胞协助，又称 T 细胞非依赖性抗原，简称 TI 抗原。此类抗原具有 B 细胞表位而无 T 细胞表位，可分为 TI-1 抗原和 TI-2 抗原。TI-1 抗原既含有 B 细胞表位，又具丝裂原性质，可多克隆激活 B 细胞，成熟或未成熟 B 细胞均可对其产生应答，如细菌脂多糖等。TI-2 抗原含有多个重复 B 细胞表位，通过交联 BCR 刺激成熟 B 细胞产生应答，如细菌荚膜多糖、聚合鞭毛素等。婴儿和新生动物 B 细胞发育不成熟，故对 TI-2 抗原不应答或低应答。TD 抗原和 TI 抗原的特性比较见表 5-3。

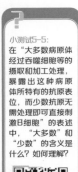

小测试5-5：
在"大多数病原体经过吞噬细胞等的摄取和加工处理，暴露出这种病原体所特有的抗原表位，而少数抗原无需处理即可直接刺激B细胞"的表述中，"大多数"和"少数"的含义是什么？如何理解？

表 5-3 TD 抗原和 TI 抗原的特性比较

	TD 抗原	TI 抗原
结构特定	复杂，含多种表位	含单一表位
表位组成	B 细胞和 T 细胞表位	多为重复 B 细胞表位
T 细胞辅助	必需	无需
MHC 限制性	T 细胞识别抗原受 MHC 限制	无
激活的 B 细胞亚群	B2	B1
免疫应答类型	细胞免疫应答和（或）体液免疫应答	体液免疫应答
抗体类型	IgM、IgG、IgA 等	IgM
免疫记忆	有	无

（二）根据抗原与机体的亲缘关系分类

1. 异种抗原（xenogenic antigen） 指来自其他物种的抗原，如病原微生物或其产物、动物免疫血清、异种器官移植物等对人而言均为异种抗原。微生物的结构虽然简单，但其化学组成却相当复杂，都有较强的免疫原性。某些细菌分泌的毒性蛋白物质如外毒素，具有很强的免疫原性，因其对机体某些特定组织细胞有极强的毒性作用，不能直接用来进行免疫接种，故通常采用0.3% ~ 0.4% 甲醛溶液处理，使其丧失毒性作用而保留原有的免疫原性，即类毒素，临床常用的类毒素有破伤风类毒素和白喉类毒素等。细菌类毒素免疫动物血清中提取的免疫球蛋白包含抗毒素，抗毒素能与相应外毒素特异性结合，具有防治疾病的作用。抗毒素作为异种蛋白反复使用有可能诱导人体产生超敏反应。

2. 异嗜性抗原（heterophilic antigen） 指存在于人、动物、植物、微生物等不同种属之间的具有相同抗原表位的共同抗原。此类抗原可引发某些疾病，例如 A 群链球菌表面与人肾小球基底膜或心肌组织具有相同的抗原表位，故上述链球菌感染刺激机体产生的抗体不仅能与链球菌特异性结合，也能与人肾小球基底膜或心肌组织中的共同抗原表位结合，即通过交叉反应引起肾小球肾炎或心肌炎；大肠埃希菌 O14 型脂多糖与人结肠黏膜有共同抗原存在，会导致 IgG 抗体的异常增高，可能导致溃疡性结肠炎的发生。

3. 同种异型抗原（allogenic antigen） 指同一种属不同个体间同一组织细胞或分子表面存在的差异性抗原。人类同种异型抗原主要包括血型抗原、人类主要组织相容性抗原和抗体同种异型抗原。其中血型抗原有 40 余种，如 ABO 系统和 Rh 系统。HLA 是人群中多态性最高且最复杂的同种异型抗原，成为个体区别于他人的独特遗传标志，是介导个体间移植排斥反应的主要抗原。

4. 自身抗原（autoantigen） 指能够诱导机体发生自身免疫应答或自身免疫性疾病的自身组织成分，主要包括隐蔽抗原、改变/修饰的自身抗原和抗体独特型抗原。隐蔽抗原（sequestered antigen）是指正常情况下与机体免疫系统隔绝，从未与 T、B 淋巴细胞接触过的某些自身组织成分，如眼晶状体蛋白、精子和脑组织等。上述隐蔽抗原在外伤、感染或手术等情况下释放后，可被体内相关自身反应性 T、B 淋巴细胞识别而引发自身免疫应答或自身免疫性疾病。改变/修饰的自身抗原是指在病原微生物感染或某些物理（如辐射）和化学（如药物）因素作用下，自身组织结构改变产生新的抗原表位或使隐蔽性抗原表位暴露所形成的自身抗原。此种改变/修饰的自身抗原可被体内相关 T、B 淋巴细胞识别，引发免疫应答甚至自身免疫性疾病。

血型的发现

（三）根据抗原提呈细胞内抗原来源分类

1. 内源性抗原（endogenous antigen） 是指某些在抗原提呈细胞（APC）内产生后存在于胞浆内的抗原，如病毒感染细胞内合成的病毒蛋白和肿瘤细胞内产生的肿瘤抗原等（图 5-14）。此类抗原在上述非专职 APC 内经蛋白酶体作用后，能以抗原肽-MHC Ⅰ类分子复合物的形式表达于细胞表面供 CD8$^+$ T 细胞识别。

2. 外源性抗原（exogenous antigen） 指 APC 通过胞吞、胞饮和受体介导的内吞作用从外界摄入胞内的抗原，如细菌和某些可溶性蛋白等（图 5-14）。此类抗原在上述专职 APC 内经内体/溶酶体降解后，能以抗原肽-MHC Ⅱ类分子复合物的形式表达于细胞表面供 CD4$^+$ T 细胞识别。

（四）其他分类

除上述常见抗原分类方法外，还可根据抗原产生方式的不同，将其分为天然抗原和人工抗原；根据物理性质的不同，将其分为颗粒性抗原和可溶性抗原；根据化学性质的不同，将其分为蛋白质抗原和多糖抗原；根据抗原来源及其与疾病的关系，又可分为移植抗原、肿瘤抗原、自身抗原等；能诱导过敏反应的抗原称为变应原（allergen）；可诱导产生免疫耐受的抗原称为耐受原（tolerogen）。

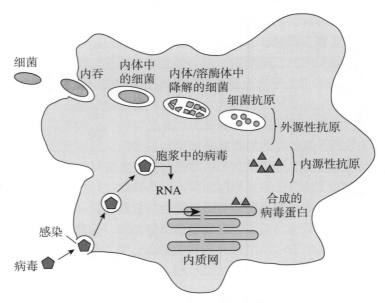

图 5-14 内源性抗原和外源性抗原的产生过程

五、非特异性免疫刺激剂

除了通过 TCR/BCR 特异性激活 T/B 细胞应答的抗原，某些物质可非特异性激活 T/B 细胞应答，称为免疫刺激剂。免疫刺激剂可分为超抗原、佐剂和丝裂原等。

1. 超抗原 普通蛋白质抗原可激活机体总 T 细胞库中百万分之一至万分之一的 T 细胞，但某些抗原物质只需要极低浓度（1 ~ 10 ng/ml）即可非特异性激活总 T 细胞库中 2% ~ 20% 的 T 细胞克隆，产生极强的免疫应答，这类抗原称为超抗原（superantigen，SAg），其主要特性如表 5-4 所示。超抗原作用机制如图 5-15 所示：①病毒超抗原通过其一端与 APC 表面 MHC II 类分子 β 链的抗原肽结合槽（β1 结构域）外侧保守氨基酸序列结合；通过另一端与 T 细胞表面抗原识别受体，即 TCR β 链可变区外侧保守氨基酸序列结合，可使具有相同 Vβ 功能区的一群 T 细胞激活。②细菌超抗原通过其一端与 APC 表面 MHC II 类分子 α 链的 α1 结构域外侧保守氨基酸序列结合；通过另一端与 T 细胞表面 TCR 的 β 链可变区外侧保守氨基酸序列结合，可使具有相同 Vβ 功能区的一群 T 细胞激活。目前已知作用于 T 细胞的超抗原有某些病毒蛋白如小鼠乳腺肿瘤病毒蛋白和某些细菌分泌的蛋白如金黄色葡萄球菌肠毒素、A 群链球菌致热外毒素等。超抗原所诱导的免疫效应并非针对超抗原本身，而是通过非特异性激活免疫细胞，分泌大量细胞因子而参与某些病理生理过程的发生与发展，如中毒性休克、器官衰竭等。

表 5-4 超抗原与普通抗原的比较

	超抗原	普通抗原
化学性质	细菌外毒素、逆转录病毒蛋白等	普通蛋白质、多糖等
MHC 结合部位	非多态区	多态区肽结合槽
TCR 结合部位	Vβ	Vα、Jα 及 Vβ、Dβ、Jβ
MHC 限制性	无	有
应答特点	直接刺激 T 细胞	APC 处理后被 T 细胞识别
反应细胞	CD4+ T 细胞	T、B 细胞
T 细胞库反应频率	1/50 ~ 1/5	$1/10^6$ ~ $1/10^4$

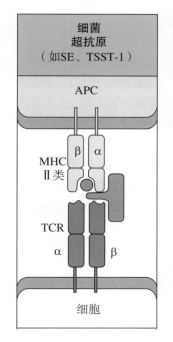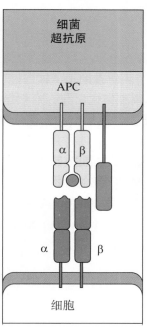

图 5-15 超抗原的作用机制

2.丝裂原 丝裂原（mitogen）是指能够非特异刺激多克隆 T、B 淋巴细胞发生有丝分裂的物质，亦称有丝分裂原，此类物质可直接与静息 T、B 淋巴细胞表面相应的丝裂原受体结合，使之发生母细胞转化和有丝分裂，导致体内多克隆 T、B 淋巴细胞活化。丝裂原通常来自植物种子中的糖蛋白和某些细菌的产物，主要包括植物血凝素（phytohemagglutinin，PHA）、刀豆蛋白 A（concanavalin A，ConA）、美洲商陆丝裂原（pokeweed mitogen，PWM）、脂多糖（lipopolysaccharide，LPS）和葡萄球菌蛋白 A（staphylococcal protein A，SPA）（表 5-5）。

表 5-5 作用于人和小鼠 T、B 淋巴细胞的丝裂原

丝裂原种类	人		小鼠	
	T 细胞	**B 细胞**	**T 细胞**	**B 细胞**
刀豆蛋白 A（ConA）	+	−	+	−
植物血凝素（PHA）	+	−	+	−
美洲商陆丝裂原（PWM）	+	+	+	−
脂多糖（LPS）	−	−	−	+
葡萄球菌蛋白 A（SPA）	−	+	−	−

3.佐剂 佐剂（adjuvant）是指预先或与抗原同时注入体内，可增强机体对抗原的免疫应答能力或改变免疫应答类型的非特异性免疫增强剂。佐剂的种类很多：①生物性佐剂，如卡介苗、短小棒状杆菌、脂多糖和细胞因子等；②无机化合物，如氢氧化铝等；③人工合成物：如多聚肌苷酸：胞苷酸（poly I：C）、多聚腺苷酸：鸟苷酸（poly A：U）；④有机物，如矿物油等；⑤脂质体，如免疫刺激复合物（immune-stimulating complex，ISCOM）等。不同佐剂的作用效果和机制各异，例如，弗氏不完全佐剂（incomplete Freund adjuvant，IFA）和弗氏完全佐剂（complete Freund adjuvant，CFA）是目前动物实验中最常用的佐剂。IFA 由液状石蜡（或植物油）和羊毛脂（或吐温）混合而成，其主要作用是协助或促进抗原刺激机体产生体液免疫应答；CFA 是在不完全佐剂中加入灭活分枝杆菌或卡介苗制备而成，其主要作用是协助或促进抗原刺激机体产生体液

和细胞免疫应答；ISCOM 等脂质体可与抗原形成油 - 水复合物，促使抗原缓慢释放而增强免疫应答。

佐剂的主要作用机制可能为：①改变抗原物理性状，使其在体内的停留时间延长或使可溶性抗原转变成颗粒性抗原，从而有助于 APC 对抗原的摄取和提呈；②诱导产生局部炎症反应，吸引 APC 到达炎症感染部位并使之活化，有效激活 T/B 淋巴细胞，引发适应性免疫应答；③诱导产生不同类型的细胞因子，影响 T 细胞亚群分化和免疫应答的类型。

由于佐剂具有增强免疫应答的作用，现已被广泛应用于预防接种疫苗的成分配制、抗肿瘤以及抗感染的辅助免疫治疗添加剂。目前，国际已被批准应用于人类疫苗的佐剂包括：铝佐剂、MF59（水包油型乳剂）、MPL（免疫刺激剂单磷酸酰脂质体 A 吸附于铝佐剂）、病毒样颗粒（viral like particle，VLP）、免疫增强的再造流感病毒小体（immunopotentiating reconstituted influenza virosome，IRIV）、霍乱肠毒素（cholera toxin，CT）、AS01（MPL 和皂苷 QS-21 的脂质体佐剂）、CpG1018（模式识别受体激动剂）等。

（王　炜）

第四节　抗　体

案例 5-3

患者，男性，28 岁，因骑自行车不慎摔倒划伤腿部。患者精神状态良好，无昏迷及恶心呕吐等症状。来院后给予清创处理，进行破伤风抗毒素皮试，结果为（–），随后注射破伤风抗毒素血清预防破伤风。

问题：

1. 为什么要给患者进行皮试？
2. 抗毒素血清可能会引起哪种类型的超敏反应？为什么？如何避免？

抗体（antibody，Ab）是机体免疫系统在抗原刺激下，由 B 细胞增殖分化为浆细胞后产生的一类能与相应抗原特异性结合介导体液免疫效应的球蛋白，又称免疫球蛋白（immunoglobulin，Ig）。抗体与病原体等相应抗原特异性结合后，在固有免疫细胞和分子协助下可产生抗感染等免疫效应。1968 年和 1972 年，世界卫生组织和国际免疫学会分别决定将具有抗体活性或化学结构上与抗体分子相同的球蛋白均称为 Ig，故在免疫学领域内，抗体与 Ig 的定义是等同的。除上述存在于体液中的 Ig，即抗体外，表达于 B 细胞膜上的膜型 Ig 又称 B 细胞受体（B cell receptor，BCR），其胞外互补决定区能与相应抗原表位特异性结合启动 B 细胞活化。为了应对及识别自然界不同的抗原，免疫系统在进化过程中赋予每个 B 细胞产生的 BCR 及分泌型 Ig 都具有独特的序列及抗原特异性，因此，每个个体都存在几乎无限多样性的 B 细胞受体库及体液中的 Ig 库（也称抗体库）。

一、抗体的基本结构

1. 重链和轻链　抗体（单体）是由两条相同的重链（heavy chain，H 链）和两条相同的轻链

（light chain，L 链）通过链间二硫键连接组成的一个呈"Y"形的四肽链分子（图 5-16）。

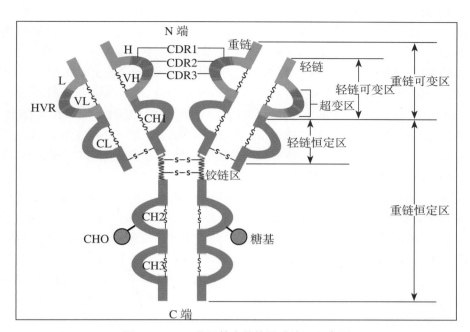

图 5-16　IgG 分子基本结构及功能区示意图

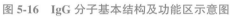

抗体轻链分子量约为 25 kD，由 214 个氨基酸残基组成；根据轻链结构组成和免疫原性的不同，可将其分为 κ 和 λ 两型。抗体重链分子量为 50 ~ 75 kD，由 450 ~ 550 个氨基酸残基组成；根据抗体重链结构组成和免疫原性的不同，可将其分为 μ、γ、α、δ、ε 五类。上述重链与轻链组成的抗体分别称为 IgM、IgG、IgA、IgD、IgE（图 5-17）。轻链通过二硫键、氢键、疏水键等非共价相互作用与重链结合，两条相同的重链也可通过相同的方式结合，形成四肽链抗体结构。链间二硫键的确切数目和确切位置在不同抗体类别和亚类之间是不同的。

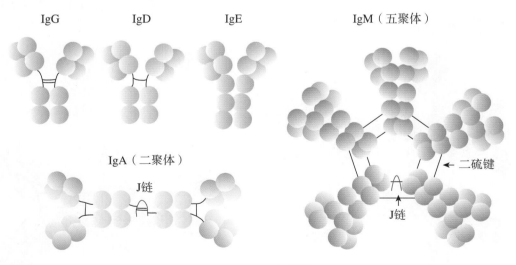

图 5-17　5 种类别抗体模式图

2. 可变区及恒定区

（1）可变区：通过分析不同抗体序列发现，无论是重链还是轻链，其靠近 N 端约 110 个氨基酸残基的组成和排列顺序多变，称为可变区（variable region，V 区）。可变区位于重链靠近 N 端的 1/5 或 1/4（约含 118 个氨基酸残基）和轻链靠近 N 端的 1/2（含 108～111 个氨基酸残基），重链和轻链的 V 区分别称为 VH 和 VL。每个 V 区中均有一个由链内二硫键连接形成的球形结构域（功能区），称为 VH 和 VL 功能区，每个功能区含 67～75 个氨基酸残基。事实上，并不是所有 V 区氨基酸序列都是多变的，其高度多变的序列主要集中在第 27～31 位、第 49～53 位和第 94～98 位三个区域，称为超变区（hypervariable region，HVR），重链和轻链上的三个超变区构成了抗体分子的抗原结合位点，它们能与相应抗原表位互补结合，又称互补决定区（complementarity determining region，CDR），分别用 CDR1、CDR2、CDR3 表示（图 5-16）。抗体可变区中 HVR 之外的氨基酸组成和排列顺序相对稳定、不易变化，因此称为骨架区（framework region，FR）。VH 和 VL 内各有 4 个骨架区，分别用 FR1、FR2、FR3、FR4 表示，它们对维持 HVR 的空间构象具有重要作用。

（2）恒定区：相比之下，重链和轻链其余近羧基端（C 端）的氨基酸残基的组成和排列顺序相对稳定，称为恒定区（constant region，C 区），即重链靠近 C 端的 3/4 或 4/5 区域（约从 119 位氨基酸至 C 末端）和轻链上靠近 C 端的 1/2 区域（约含 105 个氨基酸残基）。重链和轻链的 C 区分别称为 CH 和 CL。重链和轻链恒定区肽链通过链内二硫键连接折叠可形成以下几个球形结构域（功能区）：在 γ、α、δ 重链恒定区内形成 3 个功能区，分别用 CH1、CH2、CH3 表示，在 μ 和 ε 重链恒定区内除有上述 3 个功能区外，还有一个 CH4 功能区；轻链恒定区内只有一个功能区，称为 CL 功能区（图 5-16）。

（3）铰链区：位于 CH1 与 CH2 功能区之间的铰链区富含脯氨酸有较好的柔韧性，可调节抗体"Y"形两臂间距，使其互补决定区同时与抗原分子表面两个相同的抗原表位结合。五类抗体中，IgG、IgA、IgD 重链 CH1 与 CH2 之间有铰链区，IgM 和 IgE 重链无铰链区。此外，铰链区对木瓜蛋白酶和胃蛋白酶敏感，抗体经上述蛋白酶水解处理后可从该区断裂为几个不同的片段。

3．抗体的其他成分　抗体轻链和重链除上述基本结构外，IgM 及 IgA 还含有其他辅助成分，分别为 J 链和分泌片。

J 链（joining chain）是由浆细胞合成的一条富含半胱氨酸的多肽链，其主要功能是将某些类别抗体单体分子连接成为二聚体或多聚体。血液中的 IgM 是由 IgM 单体通过二硫键和 J 链连接组成的五聚体（图 5-18）；两个单体 IgA 通过 J 链相连形成 IgA 二聚体后，与分泌片非共价结合共同组成分泌型 IgA（SIgA）（图 5-19）。

小测试5-6：
抗体可变区氨基酸组成和序列多变的主要是哪些区域？产生变化的根本原因是什么？

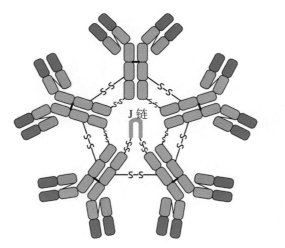

图 5-18　血清型 IgM 五聚体结构示意图

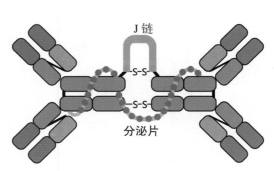

图 5-19　分泌型 IgA 结构示意图

分泌片（secretory piece，SP）又称为分泌成分，是分泌型 IgA 所特有的成分，是由黏膜上皮细胞产生的。当黏膜下的浆细胞产生的二聚体 IgA 在穿过上皮细胞过程中，分泌成分将以非共价键形式结合到二聚体 IgA 上，使其成为分泌型 IgA。分泌片具有保护分泌型 IgA 的铰链区免受蛋白水解酶降解的作用，并介导 IgA 二聚体从黏膜下通过黏膜上皮细胞转运到黏膜表面。

此外，抗体是糖蛋白，大部分抗体都有糖基化修饰，以往认为糖基化位点多位于恒定区，但越来越多的研究发现可变区也存在独特的糖基化修饰，糖基化修饰往往会赋予抗体分子新的功能，但目前其糖基化的意义尚未完全明晰。

4. 抗体的酶解片段 在一定条件下，抗体分子肽链的某些部分易被蛋白酶水解为不同片段。木瓜蛋白酶（papain）可在 IgG 重链铰链区链间二硫键近氨基端将其水解为三个片段，即两个完全相同的抗原结合片段（fragment of antigen binding，Fab）和一个可结晶片段（crystallizable fragment，Fc）。每个 Fab 由一条完整的轻链和部分重链（VH 和 CH1）组成，该片段具有单价抗体活性，与相应抗原结合后不能形成大分子免疫复合物，即与抗原结合但不形成凝集反应或沉淀反应；Fc 是由抗体酶解后所剩两条重链（包括 CH2 和 CH3 功能区）通过铰链区链间二硫键连接组成，其中 CH2 和 CH3 功能区是抗体与补体或效应细胞（吞噬细胞、NK 细胞）结合相互作用的部位。Fc 无抗原结合活性，IgG 同种型抗原表位主要存在于 Fc。

胃蛋白酶（pepsin）可在 IgG 重链铰链区链间二硫键近羧基端，将其水解为一个大分子片段和若干小分子片段（图 5-20）。大分子 F（ab'）$_2$ 片段是由铰链区链间二硫键连接的两个 Fab 组成，该片段具有双价抗体活性，与相应抗原结合后可形成大分子复合物，引发凝集或沉淀反应；小分子 pFc' 片段无生物学活性。

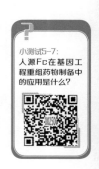

小测试5-7：
人源Fc在基因工程重组药物制备中的应用是什么？

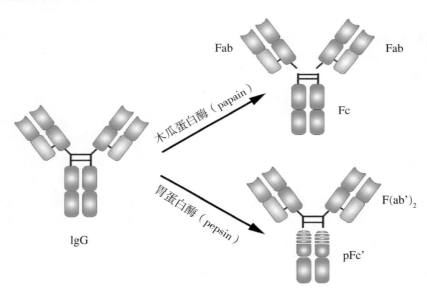

图 5-20 抗体分子（IgG）的水解片段

5. 免疫球蛋白超家族 免疫球蛋白超家族（immunoglobulin superfamily，IgSF）是指一类结构和氨基酸组成与免疫球蛋白可变区和（或）恒定区结构域相类似的同源蛋白分子。IgSF 主要以膜蛋白形式存在于细胞表面，可介导免疫细胞间的黏附、相互作用和信号转导；IgSF 也能以可溶形式存在于体液中。典型的 IgSF 分子由胞外区、跨膜区和胞内区三部分组成。胞外区具有识别功能，可选择性识别结合相应配体；跨膜区由疏水性氨基酸组成，借此可将 IgSF 分子锚定于细胞膜上；胞内区肽段主要与信号转导有关。IgSF 不同成员的胞外区长短不一，可含有一个或几个 Ig 样功能区；有些由可变区和恒定区构成，有些则仅由可变区或恒定区组成。每个 Ig 样功能区结构相似，均由 9 ~ 110 个氨基酸残基组成。IgSF 成员数目庞大，大部分与免疫系统有关，如 T 细胞抗原受体、T 细胞辅助受体 CD4 和 CD8、B 细胞辅助受体 CD19 等。

二、抗体的免疫原性

抗体能与抗原表面相应表位特异性结合产生一系列生物学效应，但其本身对异种动物、同一种属不同个体或自身体内某些 B 细胞来说又是一种具有抗原性的物质，它们能够刺激机体产生相应的抗体，即抗抗体。利用上述抗抗体检测分析抗体分子的相关抗原表位，可将其分为同种型、同种异型和独特型三种血清型（图 5-21）。

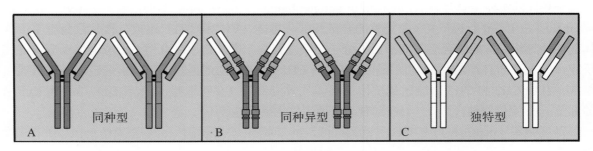

图 5-21　抗体分子的血清型示意图

1．同种型　同种型（isotype）是指同一种属所有个体抗体分子恒定区所共有的抗原特异性标志，为种属型标志，如人的 IgG 重链基因与小鼠之间只存在 30% 左右的同源性。此种抗原特异性标志因种属不同而异，可刺激异种动物产生抗该种抗体的抗体，即第二抗体。同种型抗原表位存在于抗体恒定区内，根据抗体重链或轻链恒定区肽链抗原特异性的不同可将抗体分为五类、两型，其中又可分为若干亚类和亚型。

（1）抗体的分类和亚类：根据抗体重链恒定区肽链氨基酸组成和免疫原性的不同，可将抗体分为 IgG、IgA、IgM、IgD、IgE 五类（图 5-17）。上述五类抗体重链间恒定区内的氨基酸组成约有 60% 不同，其含糖量也存在明显差异。其中，IgM 重链包括 1 个可变区及 4 个恒定区功能域，IgM 分子可以膜结合形式（单体）存在于 B 细胞表面或以五聚体形式存在于血液等体液中；IgA 重链包括 1 个可变区及 3 个恒定区功能域，IgA 分子可分为血清型及分泌型，血清型以单体形式存在，分泌型以二聚体形式存在；IgG 及 IgD 重链均包括 1 个可变区及 3 个恒定区功能域，IgE 重链包括 1 个可变区及 4 个恒定区功能域，IgG、IgD 及 IgE 均为单体。IgG 因其重链恒定区内某些氨基酸及二硫键数目和位置存在差异而分为 IgG1、IgG2、IgG3 和 IgG4 四个亚类，IgA 可分为 IgA1 和 IgA2 两个亚类，上述抗体各亚类间恒定区内氨基酸组成约有 10% 的差异。IgM、IgD 和 IgE 尚未发现亚类。

（2）抗体的分型和亚型：根据抗体轻链恒定区肽链氨基酸组成和免疫原性的不同，可将其分为 κ 和 λ 两型，两种型别轻链均可与任一类别的抗体重链形成完整的 Ig 分子。如 IgG 可分为 κ 型 IgG 和 λ 型 IgG，λ 型轻链因其恒定区内某些氨基酸存在差异又可分为 λ1、λ2、λ3 和 λ4 四个亚型，如 λ 型 IgG 可分为 λ1 型 IgG、λ2 型 IgG、λ3 型 IgG 和 λ4 型 IgG。正常情况下，κ 型轻链出现的频率高于 λ 型轻链，κ 型与 λ 型的比例在人类是 2∶1，在小鼠是 20∶1，其意义及遗传学机制目前尚不清楚。

2．同种异型　同种异型（allotype）是指同一种属不同个体间同一类型抗体分子恒定区所具有的不同的抗原特异性标志，为个体型标志。同种异型抗原表位存在于抗体重链或轻链恒定区内，是因一个或数个氨基酸残基出现差异所致。目前仅在 IgG、IgA 重链恒定区和 κ 型轻链恒定区中发现有同种异型抗原标志：其中 IgG γ 链的同种异型抗原标志称 Gm 因子，共计 30 种（Gm1 ～ 30），分别位于 IgG1、IgG2、IgG3 重链恒定区内；IgA α 链的同种异型抗原标志称为 Am 因子，存在于 IgA2 重链恒定区内，包括两种，称为 A2m1 和 A2m2；Km 因子是 κ 型轻链的同种异型抗原标志，位于 κ 型轻链恒定区内，共有 3 种，分别称为 Km1、Km2、Km3。

3. 独特型 独特型（idiotype）是指同一个体不同 B 细胞克隆产生的抗体分子可变区所独有的抗原特异性标志，为细胞型标志。独特型表位（又称独特位）数量庞大，每个抗体超变区有 5 ～ 6 个独特型表位（图 5-22）。B 细胞表面膜结合型 IgM 单体可变区内也存在独特型表位；当体内某种抗体达到一定浓度时，可使具有相应独特位受体的 B 细胞活化产生针对抗体独特型表位的抗体，即抗独特型抗体（anti-idiotype antibody，Aid）。抗独特型抗体与抗体独特型表位相互作用形成"独特型 - 抗独特型网络"，对体液免疫应答的调节具有重要意义。

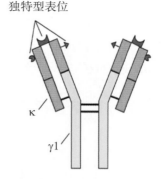

图 5-22 独特型表位模式图

三、抗体的功能

抗体的功能与其组成结构密切相关，抗体分子可变区中的互补决定区是与相应抗原表位特异性结合的部位；不同类型抗体可因其 Fc 段功能的不同而介导产生不同的生物学效应。

1. 中和作用 抗体可变区可识别和特异性结合抗原，发挥免疫防御的效应。抗体本身不能有效杀伤清除病原体，但可阻止相关病原体对机体的入侵，与相关病毒和细菌毒素结合产生中和作用，发挥抗感染免疫保护作用。分布于黏膜表面的 SIgA 与相应病原体特异性结合后，可通过对病原体表面侵袭相关分子的干扰和封闭作用，使其丧失侵入和感染机体的能力。IgG 类抗毒素中和抗体与细菌外毒素特异性结合形成的免疫复合物可被具有 IgG Fc 受体的吞噬细胞识别结合，并将其摄入胞内，通过酶解作用将细菌外毒素消化降解。抗病毒 IgG/IgM 类中和抗体能与相应病毒特异性结合，并通过对病毒表面亲细胞分子的封闭作用阻止病毒与宿主靶细胞结合，使其不能进一步感染和扩散，进而在体内补体系统、中性粒细胞和相关酶类物质参与作用下将病毒裂解破坏。

2. 激活补体 抗体与病原菌相应抗原结合后，可因构象改变使其 CH2 或 CH3 功能区内补体 C1q 结合点暴露，并与 C1q 结合而使 C1r 和 C1s 相继活化，即通过激活 C1 引发经典补体激活通路，形成 C5b6789 攻膜复合物，导致菌细胞溶解破坏（图 5-23）。其中 IgM、IgG1 和 IgG3 激活补体的能力较强，而 IgA 及 IgG4 没有补体活化位点，但 IgA 及 IgG4 形成聚合物后可通过旁路途径激

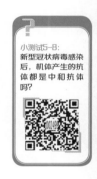

小测试5-8：
新型冠状病毒感染后，机体产生的抗体都是中和抗体吗？

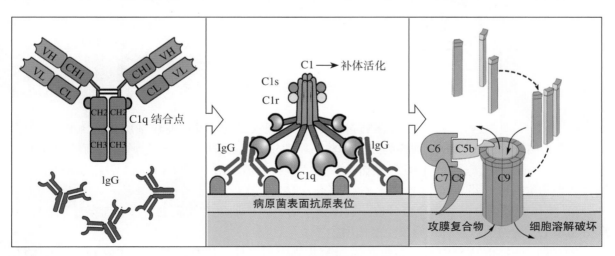

图 5-23 IgG 激活补体介导的细胞溶解破坏示意图

活补体。

3. 调理作用 调理作用（opsonization）是指 IgG 类抗体通过其互补决定区与病原菌等颗粒性抗原特异性结合后，再通过其 Fc 段与巨噬细胞或中性粒细胞表面 IgG Fc 受体（FcγR）结合，介导产生促进吞噬细胞对病原菌吞噬杀伤和消化降解的作用（图 5-24）。

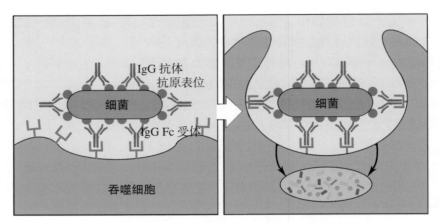

图 5-24 IgG 抗体介导的调理作用示意图

4. 抗体依赖性细胞介导的细胞毒作用 抗体依赖性细胞介导的细胞毒（antibody-dependent cell mediated cytotoxicity，ADCC）作用是指 IgG 类抗体与肿瘤或病毒感染靶细胞表面相应抗原表位特异性结合后，再通过其 Fc 段与 NK 细胞或巨噬细胞表面相应 IgG Fc 受体（FcγR Ⅲ）结合，介导产生的增强或触发上述效应细胞对靶细胞杀伤破坏的作用（图 5-25），其所针对的靶细胞主要是肿瘤细胞、病毒感染细胞或同种异体细胞。

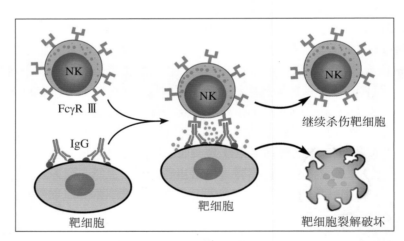

图 5-25 IgG 抗体介导的 ADCC 作用

5. 介导 Ⅰ 型超敏反应 IgE 抗体通过其 Fc 段与肥大细胞 / 嗜碱性粒细胞表面 IgE Fc 受体（FcεR Ⅰ）结合而使上述效应细胞处于致敏状态；致敏肥大 / 嗜碱性粒细胞通过表面特异性 IgE 抗体与相应抗原（变应原）"桥联"结合后，可脱颗粒释放组胺和产生白三烯等生物活性介质，引发 Ⅰ 型超敏反应（图 5-26）。

6. 抗体介导的自然被动免疫效应 抗体介导的自然被动免疫效应主要指 IgG 穿过胎盘屏障和分泌型 IgA 穿过黏膜发挥抗感染免疫作用。

IgG 是唯一能够从母体通过胎盘转运到胎儿体内的抗体。研究表明，母体内 IgG 类抗体可通过其 Fc 段选择性地与胎盘母体一侧滋养层细胞表面相应受体，即新生 Fc 受体（neonatal FcR，FcRn）结合，进而穿过胎盘进入胎儿体内发挥抗感染免疫作用。上述自然被动免疫作用对新生儿抗感染具有重要意义。

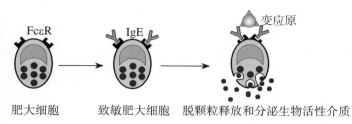

图 5-26　IgE 介导的肥大细胞脱颗粒

分泌型 IgA（SIgA）能够穿过黏膜上皮细胞到达黏膜表面发挥抗感染免疫作用。SIgA 产生和分泌过程如图 5-27 所示：① 黏膜固有层中浆细胞合成分泌的 IgA 二聚体首先与黏膜上皮细胞基底侧表面多聚免疫球蛋白受体（poly-Ig receptor，pIgR）结合形成 IgA-pIgR 复合体；② 经细胞内吞形成转运小体后，在蛋白水解酶作用下使其内 pIgR 断裂产生由分泌片与 IgA 二聚体结合形成的 SIgA；③ 通过胞吐作用将 SIgA 分泌到黏膜表面发挥抗感染等免疫作用。新生儿 / 婴儿易患呼吸道、消化道感染性疾病可能与其自身 SIgA 尚未合成有关，但新生儿 / 婴儿可从母乳中被动获得抗感染所需的 SIgA，因此应大力提倡母乳喂养。

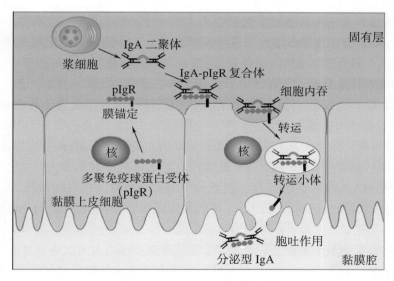

图 5-27　分泌型 IgA 的形成过程

四、各类抗体的特性与功能

1. IgM　IgM 分为膜型和血清型两种类型。

（1）膜型 IgM（membrane IgM，mIgM）：是表达于 B 细胞表面的抗原识别受体（BCR），为单体 IgM。mIgM 主要发挥两种功能，一是维持 B 细胞的存活，如果 B 细胞缺少 mIgM，B 细胞则停止发育、发生凋亡；二是作为 B 细胞抗原识别受体（BCR）特异性识别抗原表位，提供 B 细

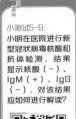

小测试5-9：
小明在医院进行新型冠状病毒核酸和抗体检测，结果显示核酸（－）、IgM（＋）、IgG（－），对该结果应如何进行解读？

胞活化第一信号，促进 B 细胞增殖、分化为浆细胞或记忆性 B 细胞。

（2）血清型 IgM：是由 5 个单体 IgM 通过二硫键和 J 链相连组成的五聚体，其分子量（950 kD）居五类抗体之首。血清型 IgM 主要存在于血液中，占血清抗体总量的 5% ～ 10%；血清型 IgM 在胚胎发育晚期即可产生，是个体发育过程中最早产生的抗体；母体中的 IgM 不能通过胎盘，脐带血中某种病原体特异性 IgM 含量升高提示胎儿发生宫内感染。血清型 IgM 也是初次体液免疫应答中最早产生的抗体，对机体早期抗感染免疫具有重要意义；血清中检出某种病原体特异性 IgM 或其水平升高提示患者近期发生感染。血清型 IgM 抗原结合价高，补体激活能力强于 IgG，具有高效抗感染免疫作用。此外，血清型 IgM 可不依赖抗原刺激而自发产生及分泌，具有天然抗体活性，其对抗原识别的特异性及亲和力较低，可以广泛识别病原微生物共有表位，发挥固有免疫防御作用。

2. IgG　IgG（分子量 150 kD）存在于血液和组织液中，主要由脾和淋巴结中的浆细胞合成分泌；其占血清抗体总量的 75% ～ 80%，居五类抗体之首；在五类抗体中其血清半衰期最长，约为 23 天；也是再次体液免疫应答产生的主要抗体。IgG 在婴儿出生后 3 个月开始合成，3 ～ 5 岁接近成人水平，40 岁后逐渐下降；IgG 是五类抗体中唯一能够通过胎盘的抗体，在新生儿抗感染中发挥重要作用；IgG 包括四个亚类，其中 IgG1 ～ 3 与相应抗原结合后可激活补体经典途径，发挥 CDC 效应，IgG4 参与 I 型超敏反应的调节；IgG 与病原体等相应抗原结合后再通过其 Fc 段与表面具有相应受体的吞噬细胞或细胞毒作用的细胞（例如 NK 细胞）结合，可介导产生调理作用或 ADCC 作用。需要说明的是，抗核抗体、抗双链 DNA 抗体、抗甲状腺球蛋白抗体等一些 IgG 型自身抗体可对机体造成病理性损伤。此外，IgG 的翻译后修饰如糖基化可影响疾病的进展，如半乳糖化 IgG 可促进炎症反应；而唾液酸化 IgG 则可抑制 T 细胞活化，介导肿瘤免疫逃逸。

3. IgA　IgA 分为血清型和分泌型两种类型。

（1）血清型 IgA：分子量 160 kD。主要为单体 IgA，占血清抗体总量的 10% ～ 15%，具有一定的抗感染免疫作用。

（2）分泌型 IgA（secretory IgA，SIgA）：由 IgA 二聚体与一个分泌片结合组成，其中组成 IgA 二聚体的单体 IgA 和 J 链由黏膜相关淋巴组织中的浆细胞合成分泌，分泌片由黏膜上皮细胞产生。SIgA 主要存在于呼吸道、消化道、泌尿生殖道和乳汁、唾液、泪液等分泌液中，尤其是初乳中 SIgA 的含量很高，是参与黏膜局部抗感染免疫的主要抗体，SIgA 与黏膜上皮细胞共同组成机体的第一道防线。新生儿血清中无 IgA 抗体，但可从母乳中获得 SIgA。新生儿出生 4 ～ 6 个月后，血中可出现 IgA，以后逐渐升高，到青少年期达到高峰。在病理条件下，IgA 也具有致病作用，如 IgA 型肾病时肾小球系膜区的 IgA 可刺激系膜细胞分泌炎性因子，促进 IgA 型肾病的进展，但其机制尚不清楚。

4. IgD　IgD 分为血清型和膜型两种类型。

（1）血清型 IgD：分子量 184 kD。含量低，约占血清抗体总量的 0.3%，半衰期约为 3 天，其生物学功能目前还不十分清楚。

（2）膜型 IgD（mIgD）：是表达于 B 细胞表面的具有抗原识别结合功能的受体分子，也是 B 细胞发育分化的标志。未成熟 B 细胞只表达 mIgM，成熟 B 细胞同时表达 mIgM 和 mIgD，有研究认为 IgD 是成熟 B 细胞重要的活化受体。

5. IgE　IgE（分子量 190 kD）主要由黏膜相关淋巴组织中的浆细胞合成分泌，是正常人血清中含量最低的抗体，仅占血清抗体总量的 0.02%；但在过敏性疾病或寄生虫感染患者血清中，特异性 IgE 含量可显著增高。IgE 为亲细胞性抗体，可通过其 CH2/CH3 区与肥大细胞或嗜碱性粒细胞表面相应受体（FcεR I）结合而使上述效应细胞致敏；当致敏效应细胞通过表面 IgE 与相应抗原"桥联"结合后，可使其活化产生组胺和白三烯等生物活性介质，引发 I 型超敏反应。IgE 抗体与寄生虫特异性结合后，再通过其 Fc 段与嗜酸性粒细胞表面相应受体结合，使上述效应细胞活化产生主要碱性蛋白等细胞毒性介质，杀伤破坏寄生虫；此外，IgE 还可与肥大细胞和嗜碱性粒细胞表面 FcεR Ⅰ 结合，促进细胞脱颗粒作用，进一步使平滑肌收缩、增加肠道蠕动，从而排出寄生虫。

上述五类抗体的主要理化性质和生物学功能比较如表 5-6 所示。

表 5-6　五类抗体主要理化性质和生物学功能

理化性质及功能	IgM	IgD	IgG	IgA	IgE
分子量（kD）	950	184	150	160/400	190
重链	μ	δ	γ	α	ε
亚类及其数目	无	无	IgG1 ~ 4	IgA1 ~ 2	无
C 区结构域数	4	3	3	3	4
轻链	κ、λ	κ、λ	κ、λ	κ、λ	κ、λ
亚型及其数目	λ1 ~ λ4	λ1 ~ λ4	λ1 ~ λ4	λ1 ~ λ4	λ1 ~ λ4
辅助成分	J 链	无	无	J 链，分泌片	无
主要存在形式	五聚体	单体	单体	单体 / 二聚体	单体
血清中检出时间	胚胎后期	较早	生后 3 个月	生后 4 ~ 6 个月	较晚
占血清抗体总量比例（%）	5 ~ 10	0.3	75 ~ 80	10 ~ 15	0.02
血清含量（mg/ml）	0.7 ~ 1.7	0.03	9.5 ~ 12.5	1.5 ~ 2.6	0.0003
半衰期（d）	10	3	23	6	2.5
通过胎盘	−	−	+	−	−
结合嗜碱性粒细胞 / 肥大细胞	−	−	?	−	+
结合吞噬细胞（调理作用）	−	−	+	+	?
介导 ADCC 作用	−	−	+	−	?
参与补体经典途径激活	+	−	+	−	−
溶菌 / 抗病毒活性	+	?	+	+	?
黏膜局部免疫	−	−	−	+	−
介导 Ⅰ 型超敏反应	−	−	−	−	+

五、人工制备抗体

抗体在临床诊断和疾病治疗中发挥着重要作用。人工制备抗体是获得大量抗体的重要途径。制备方法有按常规动物免疫方法获得的多克隆抗体、用杂交瘤技术制备的单克隆抗体和通过分子生物学技术制备的基因工程抗体。

（一）多克隆抗体

一般而言，自然界大部分天然抗原含有多种不同的抗原表位，可以刺激体内多个 B 细胞发生克隆扩增，产生针对不同抗原表位的抗体并释放至血清中，因此该血清即为多种抗体的混合物，称为多克隆抗体（polyclonal antibody，PcAb）。多克隆抗体可为天然产生或人工制备。自然界的多种抗原，如各类病原微生物、移植物甚至肿瘤抗原都会在体内产生多克隆抗体，这些抗体可用于诊断及治疗。此外，多克隆抗体也可人工制备。多克隆抗体一般通过免疫接种合适的哺乳类动物而产生，例如小鼠、兔子、山羊或马等，为了获得大量的抗体，通常更倾向于采用大型哺乳类动物。多克隆抗体的产生原理如图 5-28 所示。多克隆抗体是机体发挥特异性体液免疫作用的主要效应分子，具有中和毒素、免疫调理、介导 ADCC 等重要作用。多克隆抗体容易制备，但因易发生交叉反应而使其应用受到一定限制。

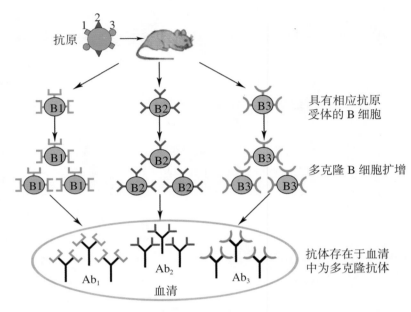

图 5-28　多克隆抗体的产生

（二）单克隆抗体

1975 年，Kohler 和 Milstein 利用细胞杂交技术制备出针对单一抗原表位的抗体，即单克隆抗体，该种技术开辟了抗体研究领域的新纪元。单克隆抗体（monoclonal antibody，McAb）通常是指由单一克隆杂交瘤细胞产生的、只识别某一特定抗原表位的特异性抗体。杂交瘤细胞是由免疫小鼠脾细胞（B 细胞）与小鼠骨髓瘤细胞在聚乙二醇（polyethylene glycol，PEG）作用下融合而成的（图 5-29）。此种杂交瘤细胞既有骨髓瘤细胞大量无限增殖的特性，又具备免疫 B 细胞（浆细胞）合成分泌特异性抗体的能力。将上述杂交瘤细胞株体外培养扩增或接种于小鼠腹腔，即可从培养上清液或腹水中获得相应单克隆抗体。单克隆抗体结构组成高度均一，其类型、抗原结合特异性和亲和力完全相同，此外还具有易于大量制备和纯化等优点。单克隆抗体因其具备上述特性和优点，而在医学和生物学等领域得到广泛应用，例如：① 用 McAb 代替 PcAb 能克服交叉反应，提高免疫学实验的特异性和敏感性；② 用 McAb 制备亲和层析柱，可分离纯化含量极低的可溶性抗原，如激素、细胞因子和难以纯化的肿瘤抗原等；③ 用细胞表面标志特异性 McAb 与荧光素结合后，可对免疫细胞进行快速准确鉴定和分类；④ 将肿瘤抗原特异性 McAb 与抗肿瘤药物、毒素或放射性物质偶联构建"生物导弹"，可用于肿瘤临床治疗。

单克隆抗体与多克隆抗体的特性比较见表 5-7。

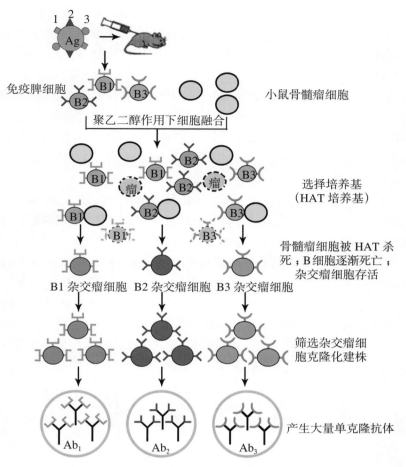

图 5-29　单克隆抗体制备示意图

表 5-7　单克隆抗体和多克隆抗体的特性比较

	单克隆抗体	多克隆抗体
获取成本	相对昂贵	相对低廉
获取时间	较长	较快
特异性	高	相对低
识别表位	单一抗原表位	多个抗原表位
产生宿主选择	鼠、兔	多种
抗体同质性	高	低
抗体同源性	单一抗体（同源性）	多种抗体（异源性）

（三）基因工程抗体

基因工程抗体（engineering antibody）又称重组抗体，是指利用重组 DNA 及蛋白质工程技术对编码抗体的基因按不同需要进行加工改造和重新装配，经转染适当的受体细胞所表达的抗体分子。基因工程抗体是在治疗性抗体人源化需求及基因工程技术等高新生物技术取得重大突破的背景下产生的第三代抗体。最初，为了降低鼠源性治疗性抗体的免疫原性，科学家们只是利用基因重组技术对鼠源性抗体进行部分改造，如利用人的 IgG 恒定区基因替换小鼠的 IgG 恒定区基因，制备人 - 鼠嵌合抗体。后来，为了进一步降低嵌合抗体的免疫原性，又将鼠源单克隆抗体的 CDR

序列移植到人源抗体可变区，仅保留鼠源 CDR 结构，此类抗体称为改型抗体，目前基因工程抗体技术可将鼠源性抗体完全人源化。不仅如此，目前可以不依赖鼠源性抗体的结构，不受免疫系统限制而在体外利用抗体库技术生产人源化抗体或其他基因工程抗体。

1. 基因工程抗体种类

（1）嵌合抗体（chimeric antibody）：是最早制备的基因工程抗体。它是将鼠源抗体的 V 区基因与人源抗体的 C 区基因连接而成的嵌合基因，然后插入表达载体并转染到工程细胞表达的抗体分子（图 5-30）。嵌合抗体保留了鼠源单克隆抗体的特异性和亲和力，降低了原有单克隆抗体中的鼠源蛋白的免疫原性，有助于提高疗效，降低人抗小鼠抗体反应（human anti-mouse antibody response，HAMA）。

（2）改型抗体（reshaped antibody）：也称 CDR 移植抗体（CDR grafting antibody）或人源化抗体（humanized antibody），是将决定抗体特异性的鼠源单克隆抗体的 CDR 序列移植到人源抗体可变区而形成的抗体（图 5-30），使人源抗体获得鼠源单克隆抗体的特异性，并降低其免疫原性。

（3）完全人源化抗体：是指通过转基因或转染色体技术，将编码人类抗体的基因转移至基因工程改造的抗体基因缺失小鼠中，使小鼠表达人类抗体，然后用抗原免疫小鼠，再经杂交瘤技术即可产生大量完全人源化抗体（图 5-30）。也可采用噬菌体展示技术制备人类抗体库，用抗原在体外筛选特异性抗体序列，再用基因工程方法制备重组完全人源化的特异性抗体。

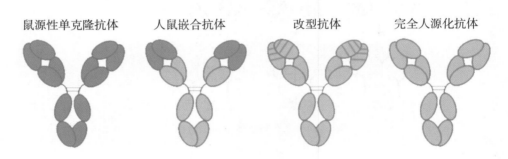

鼠源性单克隆抗体　　人鼠嵌合抗体　　改型抗体　　完全人源化抗体

深绿色代表鼠源，浅绿色代表人源

图 5-30　基因工程抗体的种类

（4）单链抗体（single chain fragment variable，ScFv）：是将编码抗体的重链和轻链可变区基因用寡核苷酸接头连接，转染大肠埃希菌或真核细胞表达的抗体分子。ScFv 能自发折叠成天然构象，保持可变区的特异性和亲和力，且易于进入局部组织发挥作用。

（5）双特异性抗体（bispecific antibody，BsAb）：是通过细胞融合、重组 DNA、蛋白质工程等技术制备的人工抗体，可以同时或先后特异性结合两种抗原或同一抗原的两个不同表位。因此，它可通过识别不同抗原表位而增强其结合特异性，同时减少脱靶毒性带来的不良反应；或者结合同一细胞上不同的免疫分子，同时阻断/激活下游免疫信号通路，抑制或激活免疫细胞。这种具有双功能的重组抗体理论上具有比单克隆抗体药物更高的疗效。

2. 基因工程抗体的特点　　重组抗体本质上是单克隆抗体，但与常规的单克隆抗体和多克隆抗体不同，具有以下主要特点：①重组抗体的序列可以被修饰以适应于具体需要；②抗体的产生不依赖于宿主动物的免疫特性；③重组抗体不含有动物病原体；④体外表达的抗体在批次之间具有一致性；⑤可被设计成适合与药物和毒素进行融合的结构，从而更适于疾病的治疗。

（王　炜）

第五节　补体系统

案例 5-4 解析

19 世纪末期，比利时免疫学家 Bordet 发现，新鲜动物的血清可以使细菌聚集并逐渐溶解，但是，如果将血清放置一段较长的时间以后，特别是采用 56 ℃加热 30 分钟以后，血清就会失去溶解细胞的能力，而只保留使细菌聚集的能力。此时，如果再向其中加入新鲜血清，细菌又会被溶解。后来的研究表明，能够导致细菌聚集的物质是抗体，而通过加热就失去溶解细菌活性的物质就是补体（complement）。

补体并非是一种单一的成分，而是一群广泛存在于血清、组织液等体液中的可溶性蛋白质分子和细胞膜表面的膜蛋白质分子，它们大多具有酶原活性，在激活后发挥酶的活性，参与机体的免疫应答过程。通过 Bordet 及后来很多科学家的努力，目前已经发现并命名了 30 多种补体的成分，因此补体也被称为补体系统。

补体系统属于固有免疫分子，在杀伤和溶解病原体及靶细胞的同时，也可能会导致组织细胞的损伤和免疫功能调节的紊乱，造成免疫病理过程。随着现代生物医学的飞速发展，人们对于补体及其功能的认识也在不断地深化，目前以抗补体 C5 分子单克隆抗体药物为代表的补体系统相关药物正在不断地获得批准，用于疾病的治疗。

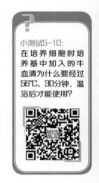

小测试5-10：
在培养细胞时培养基中加入的牛血清为什么要经过56℃、30分钟，温浴后才能使用？

一、补体系统概述

补体系统由几十个糖蛋白分子所组成，是人体血清中重要的蛋白成分，在血清电泳时，补体分子一般位于 β 球蛋白区域，但有些补体分子较小，位于 α 球蛋白区域，有些则分子量较大，位于 γ 球蛋白区域。

补体系统的成分大多不稳定，特别是对热不稳定，在 56 ℃加热 30 分钟即可失去活性；在室温下也会很快失活；在冷藏条件下（0 ～ 10 ℃），补体的活性能够保持 3 ～ 4 天。所以，在储存补体样品时，应该将其置于冷冻条件下（-20 ℃）保存。

（一）补体分子的来源

补体系统分子种类较多，来源也比较复杂。肝细胞和巨噬细胞是体内合成补体的主要细胞，当人体发生严重肝病时，可以发生补体合成的不足，导致体内补体含量下降，使人体的免疫功能低下。在病原体感染、组织损伤或者机体炎症等急性期反应状态下，单核/巨噬细胞会受到刺激，大量合成并产生补体分子，使血清补体水平显著升高。补体分子也是急性期反应蛋白的重要成分。

（二）补体系统的成分及其分类

补体系统的成分比较复杂，至今已经发现了30多种不同的蛋白质分子，根据其在补体系统活化过程中的作用，可以将其分为补体固有成分、补体调节因子和补体受体三大类成分。

1. 补体固有成分　补体固有成分是补体系统的主要活性成分，是参与补体活化（激活）酶促级联反应的蛋白分子。它们主要以可溶性酶原分子的形式存在于血清、组织液等体液中，在眼泪等人体分泌液中有含有大量补体固有成分分子。

2. 补体调节因子　补体调节因子是补体系统活性调节的主要调节分子，主要以可溶性分子或者膜结合分子的形式存在于人体，可以调节和控制补体系统的活化与效应。根据其功能不同可以分为能够稳定补体活性成分的正调节因子（例如备解素 P 因子等）和促进补体成分降解或者抑制补体成分损伤正常组织细胞的负向调节因子。补体活化的负向调节因子种类较多，主要包括 C1 抑制物、C4 结合蛋白、H 因子、I 因子、S 蛋白、Sp40/40 以及组织细胞膜表面的衰变加速因子、膜辅助蛋白、同源抑制因子、膜反应溶解抑制物等，它们也都是补体系统的重要组成成分。

3. 补体受体　在人体各种组织细胞的表面还有多种补体受体（包括 CR1、CR2、CR3、CR4 和 CR5）以及片段受体（例如 C1qR、C3aR、C5aR 等）。这些受体的表达有细胞类型的特异性，通过结合不同的补体分子活性片段而发挥相应的生物学效应（表 5-8）。

表 5-8　补体受体

受体	配体	表达细胞	生物学功能
CR1	C3b，C4b，iC3b	红细胞	结合和清除循环免疫复合物（IC）
	MBL	单核/巨噬细胞	加速 C3 转化酶的解离
		中性粒细胞	辅助 I 因子裂解 C3b 和 C4b
		嗜酸性粒细胞	增强 Fc 受体/非 Fc 受体介导吞噬的调理作用
		B 细胞、T 细胞	促进细胞内被捕获的 IC 溶解
		肾小球上皮细胞	
		滤泡树突状细胞	
CR2	C3b，iC3b，C3d，C3dg，EBV	B 细胞	活化 B 细胞
		鼻咽部上皮细胞	介导 EBV 感染
		滤泡树突状细胞	结合 IC
CR3	iC3b	单核/巨噬细胞	参与免疫细胞黏附
		中性粒细胞	参与免疫细胞趋化作用
		脾树突状细胞	参与调理作用
		NK 细胞	
CR4	iC3b	嗜酸性粒细胞 平滑肌细胞	增强 Fc 受体及非 Fc 受体介导吞噬的调理作用
CR5	C3dg/C3d	中性粒细胞 血小板	结合清除带有 iC3b 的 IC
C3aR	C3a，C4a	肥大细胞/嗜碱性粒细胞	促进脱颗粒、释放各种生物活性介质
		平滑肌细胞	收缩平滑肌
		淋巴细胞	

续表

受体	配体	表达细胞	生物学功能
C5aR	C5a	肥大细胞 / 嗜碱性粒细胞	促进脱颗粒、释放各种生物活性介质
		内皮细胞	血管通透性增强
		吞噬细胞	增加趋化作用的强度
C1qR	C1q	B 细胞	促进 B 细胞产生抗体
	MBL	单核 / 巨噬细胞	促进吞噬调理作用
		中性粒细胞	提高 ADCC 作用
		内皮细胞	调节血小板的功能
		成纤维细胞	

（三）补体系统的命名

补体系统的成分众多，功能复杂，各种成分的命名也比较复杂，需要掌握一定的规律才能明确，而明确补体的命名规律，对于认识和了解补体的功能非常重要。

补体的命名规律主要是根据其分类和功能来进行的。对于补体的固有成分来说，其命名是根据其参与的补体激活途径来进行的，参与补体经典激活途径的固有成分共有 9 个，它们是最早发现的补体成分，按照其被发现的先后顺序分别被命名为 C（代表补体 comlement 的英文缩写 C）1 ~ C9，其中 C1 又包含三个亚基，分别被称为 C1q、C1r、C1s；参与补体旁路激活途径但不参与经典激活途径的补体成分及旁路激活途径中的补体调节因子，则以英文大写字母和"因子"进行命名，包括 B 因子、D 因子、P 因子、H 因子、I 因子等；参与 MBL 途径但不参与经典激活途径的补体成分，则按其功能进行命名，包括 MBL、MASP 等。

在补体活化过程中，产生的各种补体裂解片段和中间产物也都有各自的命名方法。一般来说，补体成分的裂解片段要以该成分的符号后面附加小写英文字母进行命名，如 C3a、C3b、C3c、C3d、C3e 等（通常情况下，在补体片段第一次裂解时，会产生具有酶活性的大片段，参与补体后续的活化过程，这个片段被命名为 b，而小片段一般会被释放到液相当中，不参与补体后续的活化过程，小片段被命名为 a*）；被灭活的补体片段在该片段名称前加上英文字母 i，表示被灭活的状态，例如 iC3b 等。

补体的调节因子和补体的受体一般以其具有的功能进行命名，包括 C1 抑制物、C4 结合蛋白、衰变加速因子以及 CR1、CR2、CR3、CR4、CR5、C1qR、C3aR、C5aR 等。

（四）补体系统激活的通路

在生理条件下，补体的固有成分都会以无活性的酶原形式存在于血清及组织液等体液中。在激活物的作用下，补体固有成分会在特定的固相成分（例如靶细胞膜）表面上，被依次激活，产生级联反应。即当一个补体组分被激活，成为具有活性的片段后，能够酶切裂解下一个补体固有成分，从而构成一系列的级联放大反应，最终组装成具有细胞打孔功能的膜攻击复合体，导致靶细胞的溶解。在这个过程，有些补体的固有成分还可以产生多种具有不同免疫效应的片段，参与趋化、过敏及炎症反应和调节机体免疫活化及功能的过程。

补体系统的活化具有顺序性，一般可以将其分为起始阶段、中间活化和终末效应（膜攻击复合物形成）三个阶段。起始阶段主要包括从补体激活物刺激到 C3 转化酶形成，中间活化阶段包括从 C3 转化酶形成到 C5 转化酶形成阶段，而终末阶段则是 C5 转化酶形成以后的补体激活及其效应的过程。

根据被发现的先后顺序，人们把补体活化的途径分为经典激活途径、旁路（替代）激活途

Note

和 MBL 途径三条通路。这三条通路的起始激活物各不相同，但最终都要通过形成膜攻击复合物，才能溶解靶细胞。在生物进化的角度来说，旁路（替代）激活途径才是最古老的补体活化通路，其发挥细胞溶解及抗感染作用不需要抗原 - 抗体的特异性结合进行启动，属于固有免疫反应的范畴。而经典激活途径，需要抗原 - 抗体复合物的存在才能被启动，是最晚出现的补体活化通路，是适应性免疫应答的效应过程之一。

（五）补体系统活化的主要调节机制

补体系统的活化是一个顺序性的级联反应，具有放大刺激信号、活化免疫应答效应的作用，但其对细胞的损伤是非抗原特异性的，如果不能得到精准的调节，不仅可能会导致免疫系统活化的程度与范围失去控制，导致强度过大，而且可能会造成正常组织细胞的损伤。在补体活化过程中的各个环节，都有相应的调节机制发挥着有效的调节作用，从而可以保证补体活化的适当与适度，避免或者减少免疫病理损伤，维持机体内环境的稳定。

补体系统活化的调控机制主要包括补体成分自身的调控、补体调节因子的作用和补体受体的作用等。补体活化过程中，产生的具有酶活性的功能片段，一般都处于非常不稳定的状态，很容易衰变，在液相中存在的时间极短，只有结合在特定固相表面后才能较为稳定地发挥激活后续补体活化过程的作用。因此，在血液循环中，游离的补体很难发生强烈的自发性激活反应。

在补体的活化过程中，补体调节因子能够与相应的补体固有成分发生相互作用，进而精准地调节补体活化，使补体能够发挥有效的抗感染和细胞毒作用，但又能避免对机体正常组织细胞的损伤。

二、补体系统激活的起始阶段

补体系统激活的三条通路在起始阶段是各不相同的，这是补体活化不同通路差异最大的阶段。

（一）经典激活途径的起始阶段

经典激活途径（classical pathway）是人们最早发现的补体系统活化通路，这个过程也是体液免疫应答过程中，抗体发挥溶解靶细胞效应的主要方式之一。

1. 经典激活途径的激活物与激活条件　免疫复合物（immune complex，IC）是经典途径的主要激活物，可以与补体固有成分 C1 结合并激活补体的经典激活途径。并不是所有的抗体与抗原形成的免疫复合物都具有激活补体的能力，因为 C1 分子只能与 IgM 分子的 CH3 区和 IgG1、IgG2、IgG3 的 CH2 区的补体结合位点结合，所以只有 IgM 和 IgG1、IgG2、IgG3 与抗原形成的复合物才能激活补体，而 IgA、IgD、IgE 和 IgG4 因为没有相应的补体 C1 结合位点，其形成的 IC 不能激活补体经典激活途径。

在游离状态下，Ig 的补体结合位点会被隐藏在分子结构的内部，无法与 C1 分子结合，游离状态下的抗体分子是无法激活补体的，只有当抗体与抗原特异性结合以后，空间构象发生改变，才能暴露出补体结合位点，激活补体系统。每一个 C1 分子要同时结合 2 个或者 2 个以上的 Ig 分子 Fc 段上的补体结合位点才能够被活化，IgM 为五聚体，具有 5 个 Fc 段，所以 IgM 形成 IC 可以直接激活补体，但 IgG 往往是以单体形式存在的，需要具有 2 个或者 2 个以上 IgG 形成的 IC，才能够激活补体系统。

2. 经典激活途径起始阶段的激活过程　参与经典途径起始阶段的补体固有成分主要有 C1（C1q、C1r、C1s）、C2、C4、C3，可以分为识别和活化两个环节。

当抗原和相应的特异性抗体结合后，抗体分子发生构象改变，使 Fc 段的补体结合位点暴露，结合并激活补体 C1 分子，这一过程被称为补体激活的启动阶段。

C1q 为六聚体（图 5-31），是分子量最大的补体分子，呈球形，其每一亚单位均可与 Ig 结合。当两个以上的 C1q 亚单位被 Ig Fc 段结合并固定以后，C1q 分子的构象就会发生改变，继而激活与之相连的 C1r 分子，然后裂解与 C1q 相连的 C1s 成为大小两个片段，C1s 小片段具有蛋白酶活性，可以继续依次裂解 C4 与 C2，完成补体起始阶段的识别环节。

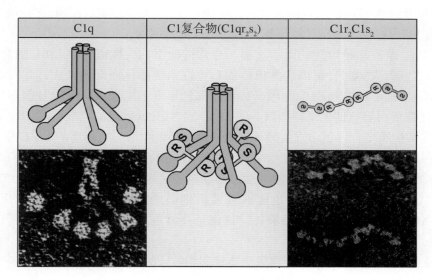

图 5-31 C1 分子的结构示意图
C1 分子是由 C1q、C1r 和 C1s 分子组成的多聚体复合物，分子结构像一个花束

活化的 C1s 首先作用于 C4 分子，使其裂解为大小两个片段，其中小片段 C4a 释放入液相；大片段 C4b 可与胞膜或抗原 - 抗体复合物等固相表面结合，并在 Mg^{2+} 存在的条件下，与 C2 分子结合，继而使 C2 分子被 C1s 裂解，这个过程所产生的小片段 C2a 会被释放入液相中，大片段 C2b 可与 C4b 形成 C4b2b 复合物，并具有进一步降解和转化 C3 能力，形成经典途径中的 C3 转化酶，完成经典途径起始阶段的活化环节。

3. 经典激活途径起始阶段的调节 在补体经典激活途径起始阶段中，产生的活性片段，如 C4b、C3b 和 C3 转化酶 C4b2b 等，都很不稳定，容易发生衰变，特别是在液相中与细胞膜相应的补体受体结合以后，使补体的活化级联反应中断。只有在特定的固相表面，这些活性成分才能比较稳定，半衰期延长，才可以继续激活补体系统的后续反应。

在经典激活途径起始阶段主要的调节因子包括 C1 抑制物（C1 inhibitor，C1INH）、I 因子、C4 结合蛋白（C4 binding protein，C4bp）、补体受体 1（CR1）、膜辅助蛋白（membrane cofactor protein，MCP）和衰变加速因子（decay-accelerating factor，DAF）等。其中，C1INH 可以通过与活化的 C1r 或 C1s 结合并形成稳定的共价复合物，灭活 C1r 和 C1s 的酶活性，使其不能继续裂解相应的底物，中断补体活化的级联反应。同时，C1INH 还可以使 C1 与 IC 结合体解聚，促进 C1 分子的衰变，缩短其在体内的半衰期。

I 因子是一种丝氨酸蛋白酶，可将 C4b 裂解为无活性的 C4c 与 C4d。可溶性 C4bp 和细胞膜上的 CR1 都可以与 C4b 结合，抑制其与 C2 分子结合，阻止 C3 转化酶的形成，同时它们还可以作为辅助因子，促进 I 因子对 C4b 的降解作用。MCP 由白细胞、上皮细胞和成纤维细胞表达，本身不能直接降解 C4b2b，但是可以作为辅助因子，促进 I 因子降解 C4b。DAF 又称为 CD55，广泛表达于所有外周血细胞、内皮细胞和各种黏膜上皮细胞膜上，能够竞争性地抑制 C2 与 C4b 分子的结合，减少 C3 转化酶的形成并且促进其分解而失去活性。

（二）MBL 激活途径的起始阶段

补体活化的 MBL 途径（mannan-binding lectin pathway），也被称凝集素结合蛋白（MBP）途径。

1. MBL 途径的激活物　MBL 是一种依赖钙离子的凝集素糖结合蛋白，具有与 C1q 相似的分子结构（虽然二者并无氨基酸序列的同源性），能够与微生物表面特有的甘露糖、岩藻糖和 *N*-乙酰葡糖胺等糖基结构结合而发生构象变化，激活 MBL 途径。因此，MBL 途径的激活物主要是动物细胞表面没有但存在于细菌等微生物表面的特殊糖基结构。

2. MBL 激活途径起始阶段的激活过程　通常情况下，人体血清中 MBL 的含量水平很低，但是，当病原体感染人体时，可以刺激机体固有免疫系统活化而发生炎症，此时炎症细胞可以通过产生 TNF-α、IL-1 和 IL-6 等细胞因子，刺激和诱导肝细胞合成与分泌甘露聚糖结合凝集素（MBL）和 C 反应蛋白等急性期反应蛋白，使 MBL 的含量大幅增加。

当 MBL 与微生物结合以后，发生分子构象变化，可以激活与之相连的 MBL 相关的丝氨酸蛋白酶（MBL associated serine protease，MASP）1 和 MASP2。这两种 MASP 都具有与 C1s 类似的生物学活性，能水解 C4 和 C2 分子，继而通过与经典激活途径类似的过程，形成 C3 转化酶。

血清纤维蛋白胶凝素（ficolin）也能够直接识别微生物表面的 *N*-乙酰葡糖胺，通过激活MASP，启动 MBL 途径的活化，激活补体。这也是补体系统与血液中其他活性蛋白系统相互关联的一种现象。

MBL 途径起始阶段中的调节与经典激活途径起始阶段的调节基本相同。

（三）旁路激活途径的起始阶段

在发现补体经典激活途径之后，人们还发现补体系统可以通过 C3 及 B 因子和 D 因子的作用，绕过 C1、C4 和 C2 的活化，形成与经典激活途径不同的 C3 转化酶，继而激活补体系统活化的过程，这个通路称为补体的旁路激活途径（alternative pathway），也被称为替代激活途径或者第二途径。

1. 旁路途径的激活物　在特定的固相表面，例如某些细菌、革兰氏阴性菌的内毒素、酵母多糖、葡聚糖、凝聚的 IgA 和 IgG4 以及其他种类的哺乳动物细胞表面，补体活化的级联反应可不通过特异性抗体与抗原形成的 IC 激活 C1q 的活化，而直接使补体系统活化，这就是补体旁路活化途径的激活物。这种激活方式不需要特异性抗体的产生和参与，在感染早期即可发挥抵抗和溶解病原体的作用，为人体提供有效的免疫防御保护作用。

2. 旁路激活途径起始阶段的激活过程　C3 分子是人体最为重要的补体固有成分，也是体液中含量最高的补体分子。C3 分子可以自发的裂解或者在组织蛋白酶（组织因子）等作用下，以及通过补体活化的其他途径作用，而产生 C3b 片段。这些 C3b 片段可以与 B 因子（B factor）结合，形成 C3bB 复合体；此时，血清中的 D 因子（D factor，含量最少，分子量最小的补体分子）可以使与 C3b 结合的 B 因子裂解成 Ba 和 Bb 两个片段，其中 Ba 片段被释放入液相，而 Bb 仍与 C3b 结合，形成 C3bBb 复合物，其中结合状态下的 Bb，具有裂解 C3 的蛋白酶活性，这就是旁路途径 C3 转化酶。

3. 旁路激活途径起始阶段的调节　在正常生理状态下，C3 会一直不断地低水平裂解，并产生 C3b，但这些 C3b 在液相或者自身细胞表面都很不稳定，会被迅速降解灭活。旁路激活途径的 C3 转化酶 C3bBb 极不稳定，可被迅速降解。血清中备解素（properdin，P 因子）可与 C3bBb 结合，形成 C3bBbP 复合物，使 C3bBb 在体内的半衰期增加 10 倍以上，成为比较稳定的 C3 转化酶。

稳定的 C3bBb 可进一步裂解 C3 分子而产生更多 C3b 片段，这些 C3b 片段能再从参与旁路激活途径的活化过程，裂解 C3 分子，产生更多的 C3b，构成补体活化放大的正反馈环路，从而促进补体激活的放大效应，是机体免疫系统活化放大调节的重要组成机制。

H因子（H factor）、I因子、CR1和DAF等也是旁路激活途径中的重要补体活化调节因子。其中，H因子、CR1和DAF能与B因子竞争结合C3b片段，并发挥辅助因子的作用，使C3b片段被I因子酶解而失活。H因子还能与Bb片段竞争与C3b结合，而促进C3b被I因子灭活。同时，MCP和CR1均可以增加H因子与膜结合型C3b的亲和力，促进旁路激活途径中C3转化酶的降解和灭活，终止补体的旁路激活途径的级联反应。

三、补体系统激活的中间活化阶段

在补体系统活化的过程中，C3分子是非常关键的固有成分，当C3转化酶形成之后，补体系统激活，就进入了中间活化阶段。

（一）补体经典激活途径与MBL激活途径的中间活化阶段

补体经典激活途径与MBL途径的C3转化酶都是C4b2b复合体。C4b2b复合体中的C4b能与C3结合，而C2b片段则可以水解C3，产生小片段C3a和大片段C3b，之后C3a片段释放入液相。大部分C3b与水分子作用，释放到液相中，可以被I因子水解为C3f和无活性的iC3b，后者可被继续裂解为C3c和C3dg。大约10%的C3b片段可以与细胞表面的C4b2b复合体结合，进一步形成C4b2b3b复合体，即经典途径（也包括MBL途径）的C5转化酶，具有裂解C5分子的能力（图5-32，图5-33）。

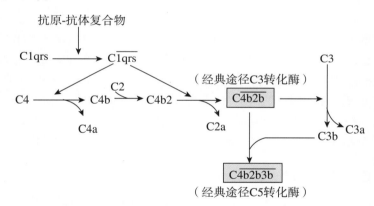

图 5-32 补体经典激活途径的起始阶段和中间活化阶段

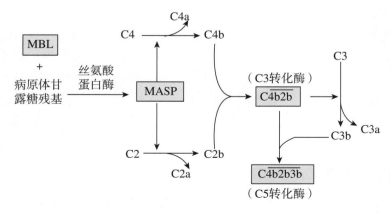

图 5-33 补体 MBL 激活途径的起始阶段和中间活化阶段
注：MBL，甘露聚糖结合凝集素；MASP MBL 相关的丝氨酸蛋白酶

（二）旁路激活途径的中间活化阶段

旁路激活途径中 C3 转化酶 C3bBb，可以裂解 C3 分子形成 C3a 和 C3b 两个片段，其中部分 C3b 片段能够沉积于固相表面，并与 C3bBb 复合体结合形成 C3bBb3b（或称 C3bnBb）复合体，其与经典途径中 C5 转化酶 C4b2b3b 功能类似，具有裂解 C5 的酶活性，是旁路激活途径中的 C5 转化酶（图 5-34）。

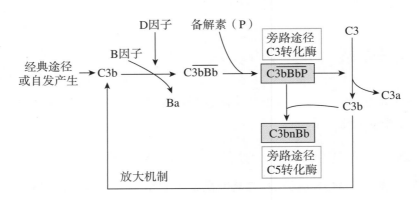

图 5-34 旁路激活途径的起始阶段和中间活化阶段

四、补体系统激活的膜攻击复合物形成阶段

补体系统活化的三条通路形成的 C5 转化酶，都具有可裂解 C5 分子的作用，这是补体系统激活级联反应中的最后一个酶促反应步骤。在 C5 激活以后的过程中，都只有完整蛋白分子的结合与聚合过程。这些过程可以形成两类产物：①如果补体系统活化过程发生在脂质双分子膜上，会形成由 C5b ～ 9 组成的膜攻击复合物（membrane attack complex，MAC），并在脂膜上打孔；②而如果补体活化过程发生在无靶细胞的血清中，相应的补体成分分子则可以与 S 蛋白形成具有亲水性但无溶细胞活性的 SC5b ～ 7、SC5b ～ 8、SC5b ～ 9 等复合体结构。

（一）膜攻击复合物形成的过程

C5 转化酶中的 C3b 片段与 C5 分子结合，将其裂解成小片段 C5a 和大片段 C5b。C5a 会被释放入液相，C5b 则仍然与细胞表面结合，并可进一步依次与 C6 和 C7 分子结合，形成 C5b67 复合体插入细胞膜脂质双层中，进而再与 C8 分子发生高亲和力结合，形成 C5b678 复合体。该复合物可以牢固地附着于细胞膜的表面上，但其对细胞溶解的能力却很有限。当附着在细胞膜表面的 C5b ～ 8 复合体与 C9 分子（一般为 12 ～ 15 个 C9 分子）结合后，就形成了 C56 ～ 9 复合体，即膜攻击复合物（MAC）。MAC 可在靶细胞膜上打孔，能使小的可溶性分子、离子以及水分子自由透过细胞膜，但能阻止蛋白质等大分子通过，最终可导致胞内渗透压降低，使细胞溶解。同时，细胞膜通透性的改变，还可能使大量钙离子被动向细胞内扩散，最终也可导致细胞死亡（图 5-35）。

（二）膜攻击复合物形成中的调控

在自体细胞表面表达的 C8 结合蛋白（C8-binding protein，C8bp）可以干扰扰 C9 与 C8 结合，避免补体系统的膜攻击复合物形成攻击自体细胞，也被称为同源限制因子（homologous restriction factor，HRF）。在细胞上还有膜反应性溶解抑制物（membrane inhibitor of reactive lysis，MIRL）

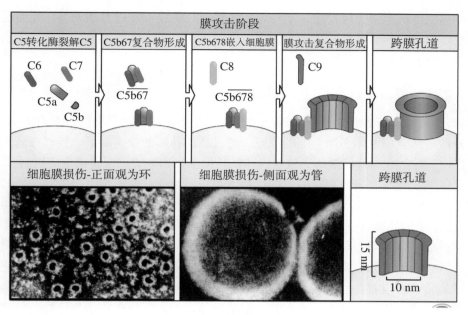

图 5-35　膜攻击复合物形成的过程及其生物学效应

即 CD59 的表达，这个分子能阻碍 C7、C8 与 C5b ～ 6 复合物的结合，从而抑制膜攻击复合物的形成，与 HRF 一样都是抑制 MAC 形成并保护正常细胞免受补体溶细胞作用的最重要的补体系统调节因子。

补体活化三条通路如图 5-36 所示。

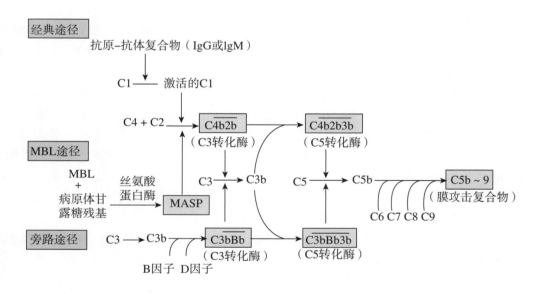

图 5-36　补体活化三条通路示意图

五、补体系统的生物学功能

补体系统通过被激活物启动的活化级联反应通路，产生膜攻击复合物及具有生物学活性的裂解片段，参与机体抗感染免疫反应，维持内环境稳定及免疫应答过程的调节，还通过与其他血浆酶系统相互作用，参与一系列的生理和病理生理学过程，是人体一种十分重要的蛋白质分子系统，具有很多生物学功能。

（一）补体系统膜攻击复合物的生物学功能

1. 溶解病原体　溶解各种病原体是膜攻击复合物最重要的生物学功能。在有抗体的存在下，抗体可以特异性地结合病原体细胞表面的抗原，通过激活补体的经典激活途径，在病原体表面形成膜攻击复合物，导致病原体的溶解，这是机体抵抗微生物感染的重要防御效应机制。

在抗体产生前或者没有抗体存在的时候，补体系统可以通过"识别"微生物表面的特殊成分或者特定的固相表面特征，而经旁路激活途径或者 MBL 途径活化，形成膜攻击复合物，发挥溶解细菌和抗感染作用。在病原体感染的早期即可发挥强大的防御效应。

2. 溶解靶细胞　在某些病理情况下，补体系统活化产生的膜攻击复合物也可以引起宿主细胞溶解，并导致组织细胞的免疫病理损伤，引发相关的疾病。例如，在使用某些药物时，药物分子可以与红细胞膜表面附着并紧密结合，刺激机体产生针对这种药物抗原的特异性抗体，这些抗体可以与红细胞膜表面的抗原结合，并在其上激活补体系统，形成膜攻击复合物，导致正常的红细胞溶解，引发自身免疫性溶血症。

（二）补体系统其他活性片段的生物学功能

1. 清除血液循环中的免疫复合物　补体成分可以通过与抗体 Fc 的结合改变抗体的分子构象，抑制抗体与抗原的结合，减少免疫复合物的产生，同时还可以插入已经沉积在血管壁上的免疫复合物的空间网格结构中，使已经沉积的免疫复合物溶解。结合在免疫复合物上的 C3b 分子还可以与表达 CR1 和 CR3 的血细胞结合，特别是与数量庞大的表达 CR1 的红细胞结合，将免疫复合物带到肝和脾中进行代谢和清除。

2. 促进吞噬调理作用　补体系统激活过程中产生的 C3b、C4b 和 iC3b 片段，都能够与细菌及其他异物结合，通过与单核/巨噬细胞及中性粒细胞表面的 CR1（C3b/C4bR，CD35）、CR3（iC3bR，Mac-1，CD11b/CD18）和 CR4（CD11c/CD18）等相应的受体结合，促进这些吞噬细胞的吞噬作用，而发挥调理作用。当补体系统被激活以后，可以促进吞噬细胞对微生物的黏附、吞噬和杀伤作用，这是人体抵抗全身系统性细菌或者真菌感染的主要抗感染免疫防御机制之一。

3. 介导炎症反应过程　在补体系统的活化过程中，可以产生 C3a、C4a 和 C5a 等多种具有炎性因子作用的生物活性片段。它们可以通过与表达于肥大细胞、嗜碱性粒细胞、平滑肌细胞和淋巴细胞表面的 C3aR/C4aR 或者与表达于肥大细胞、嗜碱性粒细胞、中性粒细胞、单核/巨噬细胞和内皮细胞表面的 C5aR 结合，刺激这些细胞脱颗粒，释放组胺等生物活性介质，引起血管扩张、通透性增强以及平滑肌收缩等过敏样反应，所以也被称为过敏毒素。

过敏毒素可以介导急性炎症反应，在正常情况下，这种反应只发生在外来异物入侵的局部，发挥抗感染的作用。但是，在某些情况下，补体系统被异常活化，产生大量的过敏毒素，会导致人体发生超敏反应，引起正常的组织细胞发生免疫病理损伤。

4. 参与适应性免疫　补体系统是人体固有免疫系统的重要组成成分，不仅具有非常重要的固有免疫应答作用，而且还参与适应性免疫应答的启动、效应和免疫记忆维持的过程，具有诱导适应性免疫应答、促进 T、B 细胞增殖分化，发挥免疫应答效应及维持免疫记忆等功能，是连接固有免疫和适应性免疫的重要桥梁。

（三）补体系统与其他血浆酶系统的相互作用

补体系统能够与凝血系统、激肽系统及纤溶系统等其他血浆酶系统发生相互影响及相互调节

补体系统的知识结构图

的作用。免疫复合物既可以激活补体系统，也可以同时通过激活凝血因子活化凝血、纤溶和激肽系统，产生凝血等生物学效应。在这些血浆酶系统中，还有共同的调节因子，例如 C1INH 不仅能够抑制补体 C1 的活性，中断补体系统活化的级联反应，而且可以抑制凝血因子 XII、激肽释放酶、纤维蛋白溶解酶等分子的活性。当 C1INH 发生缺陷时，除了补体经典途径活化受到影响以外，还会致凝血和激肽系统的活化异常，引起遗传学血管神经性水肿等疾病。补体系统的一些具有生物活性的裂解片段，例如 C3a 和 C5a 也可以通过促使血管内皮细胞释放组织因子，启动并加速凝血和激发纤溶的过程。

此外，补体、凝血、纤溶和激肽系统活化以后，产生的多种活化产物均具有增加血管渗透性、扩张血管、释放溶酶体酶、趋化吞噬细胞、使平滑肌痉挛等免疫病理学效应，可以促进和增强炎症反应的发生及其作用，在炎症、超敏反应、休克、DIC 等病理过程的发生与发展过程中，具有非常重要的病理生理学意义。

（王月丹）

第六节 主要组织相容性复合体及其编码分子

○ 案例 5-5

19 月龄男童，无家族史，9 月龄出现腹泻持续数周、红疹 5 天、咳嗽 3 天，随后出现尿路感染。实验室检查痰标本 CMV+，尿样细菌 +，乳糖不耐受，$CD4^+$ T 细胞数目正常，$CD8^+$ T 细胞及 B 细胞数目增多，CD4/CD8 倒置，血 IgA 及 IgG 水平降低，IgM 升高。患者经对症的抗生素及静脉输注免疫球蛋白后红疹和尿道感染减轻，腹泻仍无缓解。2 个月后出现重症肺炎及急性呼吸窘迫综合征，伴心力衰竭和呼吸衰竭。CT 扫描显示支气管肺炎，胸腺小于正常同龄婴儿。高通量测序结果显示 CIITA（c.1243delC，p.R415fs*2，c.3226C > T，p.R1076W）。

问题：
1. 该男童最可能患有什么疾病？
2. 为什么患者会出现反复感染？

案例 5-5 解析

主要组织相容性复合体（major histocompatibility complex，MHC）是一组与免疫应答密切相关、决定移植组织是否相容、紧密连锁且多态性丰富的基因群。哺乳动物都有 MHC。人的 MHC 最早是在不同个体的白细胞上发现的，因此人的 MHC 又称为人类白细胞抗原（human leukocyte antigen，HLA）基因复合体，其编码产物称为 HLA 分子或 HLA 抗原。小鼠的 MHC 又称为 H-2 基因复合体。

框 5-3 MHC 的发现及 MHC 限制性

Baruj Benacerraf、George Snell 和 Jean Dausset 三位科学家于 20 世纪 40—60 年代分别在豚鼠 [immune response（Ir）genes]、小鼠（H-2）和人（HLA）发现了调节免疫应答的细胞膜分子的遗传结构，即 MHC。这一发现对于理解细胞如何利用其表面蛋白帮助免疫系

Note

统区分"自己"与"非己"至关重要。三人因此获得了 1980 年的诺贝尔生理学或医学奖。

1973 年，Peter C. Doherty 和 Rolf M. Zinkernagel 研究病毒特异性细胞毒性 T 细胞。他们发现这些病毒特异性 T 细胞只杀死病毒感染的细胞，但不会伤害未被感染的细胞和被不同病毒感染的细胞。他们的研究还发现，T 细胞对病毒感染细胞的杀伤能力受到 MHC 多态性的影响。MHC^a 基因型小鼠通过感染病毒所诱导出的病毒特异性杀伤性 T 细胞只能杀死表达 MHC^a 的病毒感染细胞，而不能杀死感染了相同病毒，但具有 MHC^b 或 MHC^c 基因型的细胞。这一实验是发现 MHC 限制性的基础。二人也因此获得了 1996 年的诺贝尔生理学或医学奖。

一、MHC 结构及其遗传特性

HLA 基因复合体位于人第 6 号染色体短臂（6p21.31），全长 7.7 Mb，共有 224 个基因座，目前已发现 128 个可表达蛋白分子的有功能基因座。HLA 基因复合体包括 HLA Ⅰ 类、Ⅱ 类和Ⅲ类基因座。HLA Ⅰ 类基因座由经典Ⅰ类基因座（HLA Ⅰ a）即 *A*、*B*、*C* 和非经典Ⅰ类基因座（HLA Ⅰ b）即 *E*、*F*、*G* 等组成。Ⅱ类基因座由经典的 *DP*、*DQ*、*DR* 和参与抗原加工提呈的 *DM*、*DO*、*TAP*、*TABP*、*PSMB* 等基因座组成。Ⅲ类基因座位于Ⅰ类和Ⅱ类基因区之间，无多态性，包括补体基因 *C2*、*B*、*C4* 及参与炎症反应的基因 *TNF*、*LTA*、*LTB* 和 *HSP*，以及多种 RNA 结合蛋白基因等（图 5-37）。

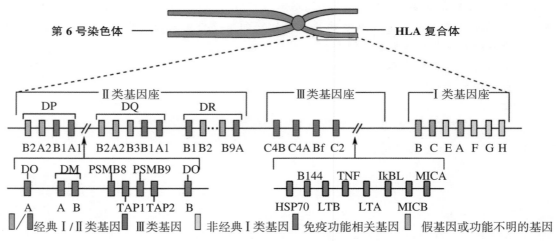

图 5-37　人类 HLA 复合体结构示意图

（一）经典的 HLA Ⅰ及Ⅱ类基因

经典的 HLA Ⅰ 类基因座集中在远离着丝粒的一端，包括 *HLA-A*、*HLA-B*、*HLA-C* 三个基因座，编码三种 HLA Ⅰ 类分子的 α 链。HLA Ⅰ 类分子的 β 链为 β$_2$ 微球蛋白（β$_2$ microglobulin，β$_2$m），其编码基因位于第 15 号染色体。

经典的 HLA Ⅱ 类基因座位于靠近着丝粒一侧，由 *HLA-DP*、*HLA-DQ*、*HLA-DR* 三个亚区组成，每个亚区包括 α 和 β 两种功能基因座，分别编码分子量相近的 HLA Ⅱ 类分子的 α 链和 β

链，形成 αβ 异二聚体（DPαDPβ、DQαDQβ、DRαDRβ）。部分人群在 *HLA-DR* 基因亚区还有额外的一个 DRβ 链基因，可以与 DRα 链相配，因此三套基因可以产生 3 ～ 4 种 HLA Ⅱ类分子。

（二）非经典 HLA Ⅰ类基因

1. *HLA-E* *HLA-E* 属于非经典Ⅰ类基因座，位于 HLA Ⅰ类基因座。*HLA-E* 的多态性有限，虽已检出超过 100 种等位基因，但有功能的等位基因在绝大部分人群中只有两个（*HLA-E*01：01* 和 *HLA-E*01：03*）。HLA-E 分子由 α 链和 β$_2$m 组成，低水平表达于各种组织细胞，但在中性粒细胞以及免疫豁免区域，如滋养层细胞、睾丸和附睾的腺管上皮细胞表面高表达。HLA-E 的抗原肽结合槽在结构上与 HLA Ⅰa 类分子相似，不仅能结合来自 HLA Ⅰ类分子和 HSP60 信号肽的肽段（序列相似），也能结合多种病原微生物来源的肽段。HLA-E 与信号肽形成的复合物，主要被 NK 细胞表面的 C 型凝集素受体家族 CD94/NKG2 识别，尤其是胞浆区含两个 ITIM 的抑制型受体 NKG2A 与 HLA-E/ 信号肽复合物的亲和力远高于结合 DAP12 的活化型受体 NKG2C，NK 细胞藉此抑制其对自身细胞的杀伤作用。由于巨细胞病毒来源的 UL40 与 HLA Ⅰ的信号肽序列相同，该病毒也藉此逃避 NK 细胞的杀伤。HLA-E 所呈递的病原微生物的抗原肽也可被 CD8$^+$ T 细胞的 TCR 识别，诱导 CD8$^+$ T 细胞的活化和对病原体感染细胞的杀伤。

2. HLA-G HLA-G 分子由 1 条或 2 条 α 链和 β$_2$m 组成，主要分布于母胎界面绒毛外滋养层细胞，在母胎耐受中发挥重要作用。部分肿瘤，如结肠癌、乳腺癌等也可检测到 HLA-G 的表达。

（三）免疫功能相关基因

免疫功能相关基因位于 HLA Ⅱ类基因座和Ⅲ类基因座，通常不显示多态性或多态性有限，基因产物主要参与抗原加工、固有免疫以及免疫调节过程。

1. 血清补体成分的编码基因 位于 HLA Ⅲ类基因区，编码的产物包括补体成分 C4、C2 和 B 因子，参与固有免疫应答。

2. 抗原加工相关基因

（1）蛋白酶体 β 亚单位（proteasome subunit beta type，PSMB）基因：包括 *PSMB8* 和 *PSMB9*，编码胞浆中蛋白酶体 β 亚单位的成员。

（2）抗原加工相关转运体（transporters associated with antigen processing，TAP）基因：由 *TAP1* 和 *TAP2* 两个基因编码，产物为异二聚体，在内质网膜上表达，介导胞浆中抗原肽向内质网腔的运输。

（3）TAP 相关蛋白（Tap-associated protein）基因：其产物称为 tapasin，与 MHC Ⅰ类分子和 TAP 结合，促进 MHC 上抗原肽的加载和组装。

（4）*HLA-DM* 基因：包括 *DMA* 和 *DMB*，分别编码 HLA-DM 的 α 和 β 链，通过形成异二聚体在胞内囊泡中参与抗原提呈细胞对抗原的加工过程，能够稳定未结合抗原肽的 MHC Ⅱ类分子，并催化 CLIP 从Ⅱ类分子抗原肽结合槽解离。

（5）*HLA-DO* 基因：包括 *DOA* 和 *DOB*，分别编码 HLA-DO 分子的 α 和 β 链，所形成的异二聚体与 HLA-DM 结合，抑制后者的功能。

3. 炎症相关基因 HLA Ⅲ类基因座存在多个免疫功能相关基因，包括肿瘤坏死因子家族基因（*TNF*、*LTA*、*LTB*）、MIC 基因（*MICA*、*MICB*）和热休克蛋白家族基因（*HSP70*）等，这些基因多参与炎症反应和免疫应答。

（四）MHC 的遗传特点

HLA Ⅰ类和Ⅱ类基因具有多基因性、多态性、单体型和连锁不平衡等遗传特点。

1. 多基因性和共显性 多基因性（polygeny）指 HLA 包含多个不同的 HLA Ⅰ类和Ⅱ类基

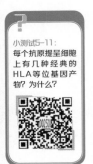

因，因此每个个体都拥有一套 HLA 分子，这些分子都具有不同范围的抗原肽结合特异性。HLA 基因产物的表达还具有共显性（co-dominance）特点，即同一个体中，来自同源染色体同一基因座的两个等位基因能够同时表达在同一细胞上，并都能呈递抗原肽给 T 细胞。因此共显性表达能够使每个个体在多基因的基础上在细胞表面增加 1 倍的 MHC 分子个数，即每个个体抗原提呈细胞表面表达的经典 Ⅰ 类和 Ⅱ 类 HLA 等位基因产物有 12 ～ 14 种。

2. MHC 的多态性　多态性（polymorphism）是指在群体中，单个基因座存在两个以上不同等位基因的现象，即存在复等位基因。HLA 基因复合体的多态性最丰富，截至 2021 年 3 月，已确定的 HLA 等位基因总数达到 30 522 个，其中等位基因数量最多的在 HLA Ⅰ 类基因座（21 903 个），尤其是 HLA-B 基因座（7967 个）。另外，人群中复等位基因之间的差异也非常明显，序列差别平均可高达 10 ～ 20 个碱基对。这表明，无亲缘关系个体之间存在两个相同等位基因的概率极低，进行组织和器官移植时极易发生移植排斥反应（表 5-9）。

表 5-9　HLA 主要基因座位的等位基因数（2021 年 3 月，hla.alleles.org）

基因种类	经典 Ⅰ 类基因			经典 Ⅱ 类基因						非经典 Ⅰ 类基因和免疫功能相关基因				
基因座	A	B	C	DRA	DRB	DQA	DQB1	DPA	DPB	E	F	G	MICA	MICB
等位基因数	6766	7967	6620	29	3701	346	1997	263	1755	271	45	82	224	229
蛋白数	4064	4962	3831	2	2557	154	1303	109	1109	110	6	22	104	38

在蛋白水平，HLA 多态性主要表现在各种等位基因产物在结构上存在差异，即 HLA 分子抗原结合槽的氨基酸残基组成和序列不同。其中，部分具多态性的氨基酸组成抗原肽结合槽的口袋，可与抗原肽的氨基酸侧链结合。

HLA 多态性是构成人种种群基因结构异质性的分子基础。HLA 多态性可以导致 HLA 提呈的抗原谱有很强的个体差异，使人群对病原体的反应性和易感性不同，防止快速进化的病原微生物对宿主种群的毁灭性攻击，因而赋予人群强大的生命力。从临床的角度，HLA 基因分型（HLA genotyping）即确定特定个体所有的 HLA Ⅰ 类和 Ⅱ 类分子的编码基因，对寻找合适的移植物供受体、分析疾病易感基因，以及在法医学上进行亲子鉴定都非常关键。

3. 单体型和连锁不平衡　MHC 的单体型（haplotype）是指在同一条染色体上紧密连锁的 MHC 等位基因的组合。由于绝大多数个体的 MHC 基因都是杂合的，因此子代只能继承父亲和母亲各一个 MHC 单体型。子代之间只有 25% 的可能性拥有完全相同的两个 MHC 单体型（图 5-38）。这就导致很难在子代之间为器官移植找到合适的供者。单体型遗传主要是基于 MHC 的两个特点，即等位基因的非随机表达和连锁不平衡。

（1）等位基因的非随机性表达：MHC 等位基因在群体中的表达并不是随机的。例如 HLA-DRB1 和 HLA-DQB1 座位的等位基因数分别为 2949 和 1997。按随机分配的原则，这两个基因座上任一等位基因在群体中出现的频率应该是 0.034% 和 0.050%。但是在我国北方汉族人群中，等位基因 DRB1*09:01 和 DQB1*07:01 的频率分别高达 15.6% 和 21.9%，而在斯堪的纳维亚白种人中，高频率出现的等位基因则是 DRB1*05:01 和 DQB1*02:01。

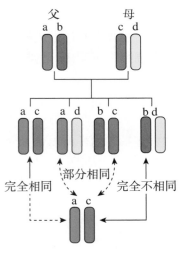

图 5-38　HLA 单体型遗传示意图

（2）连锁不平衡：MHC 等位基因的分布和表达还存在连锁不平衡（linkage disequilibrium）的现象，即分属两个或两个以上基因座的等位基因同时出现在一条染色体上的概率，高于随机出现的频率。例如前述等位基因 *DRB1*09:01* 和 *DQB1*07:01* 同时出现在一条染色体上的频率经检测高达 11.3%。而如果按随机分配原则，这一概率仅为 3.4%（$0.156 \times 0.219 = 0.034$）。

等位基因的非随机表达和连锁不平衡，是长期自然选择的结果，构成种群基因结构的一个重要特征，可用于追溯和分析种群的迁移和进化规律。如果部分等位基因与种群对特定疾病的易感性或抵抗能力相关，也可据此开展疾病的诊断、防治和预后评估。另外，MHC 的这些特征还有利于寻找 HLA 匹配的移植物供者。

二、HLA 分子

（一）HLA 分子的结构及其分布

HLA Ⅰ 类和 Ⅱ 类分子在结构上比较相似，均属于免疫球蛋白超家族，均由两条多肽链组成，构成胞外区、跨膜区和胞浆区。其中，胞外区含免疫球蛋白 C 区结构域和 N 端的抗原肽结合槽，后者能够结合抗原肽；跨膜区将 HLA 分子锚定在细胞膜表面；胞浆区较短，其中的酪氨酸被磷酸化后可向胞内传递信号。

HLA Ⅰ 类分子的 α 链（43 kDa）由外及里形成胞外区的 α1、α2、α3 结构域、跨膜区和胞浆区。其中 α3 结构域与短肽链 β2 微球蛋白（β2-microglobulin，12 kDa）通过非共价键连接。后者促进 α 链在细胞膜表面的稳定表达及其与抗原肽的结合。α1 和 α2 结构域共同形成两端封闭的抗原肽结合槽（peptide-binding cleft/groove），其中 α 螺旋构成槽壁，β 片层构成槽底。抗原肽（8 ~ 10 个氨基酸残基）与结合槽的槽壁和槽底发生相互作用；结合槽两端的保守氨基酸与抗原肽的两端形成氢键和离子键，进一步稳定抗原肽与结合槽的结合（图 5-39）。

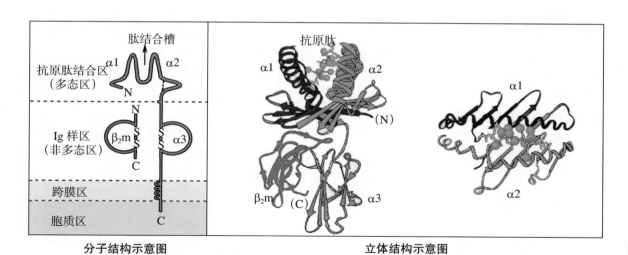

图 5-39　HLA Ⅰ 类分子及其结构示意图

HLA Ⅱ 类分子由 α（35 kDa）和 β（28 kDa）两条肽链组成，二者通过非共价键连接。MHC Ⅱ 类分子的抗原肽结合槽由 α 链的 α1 结构域和 β 链的 β1 结构域共同构成，末端为开放构象，未发现保守的氨基酸残基，也不与抗原肽的两端相结合（图 5-40）。因此 HLA Ⅱ 类分子所结合的抗原肽长度范围比较大，可为 13 ~ 17 个氨基酸，末端能延伸至结合槽外。

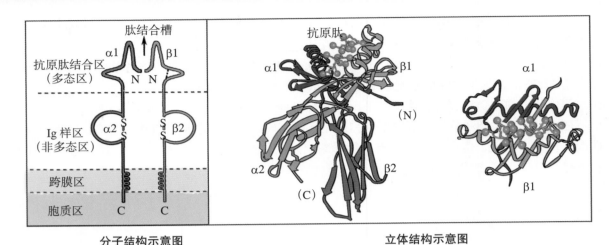

图 5-40　HLA Ⅱ类分子及其结构示意图

HLA Ⅰ 类分子分布于所有有核细胞表面，但不同细胞的表达强度不同。成熟红细胞几乎不表达 HLA Ⅰ类分子，因此寄生在红细胞中的疟原虫可以逃避 CD8⁺ T 细胞的识别和攻击。HLA Ⅱ类分子仅表达于专职性抗原提呈细胞（树突状细胞、巨噬细胞、B 细胞）、胸腺上皮细胞和活化的 T 细胞。HLA 分子的表达受到细胞因子的调控，如 Ⅰ型和 Ⅱ型干扰素可促进所有有核细胞表达 HLA Ⅰ类分子；IFN-γ 还可上调 HLA Ⅱ类分子的表达，并诱导通常 HLA Ⅱ类分子阴性的细胞表达 HLA Ⅱ类分子。除促进 HLA 的表达外，干扰素还能通过促进部分关键分子的表达，促进抗原提呈。

（二）HLA 分子与抗原肽的相互作用

HLA 分子需要与抗原肽相结合才能在细胞膜表面稳定表达。另外，抗原肽和抗原肽结合槽的表面均与 TCR 发生相互作用，而 TCR 需要对 HLA 和抗原肽二者进行共同识别才能被活化。

HLA 的抗原肽结合槽中有两个或两个以上与抗原肽结合的关键部位，称为锚定位（anchor position）。HLA 多态性也主要位于这些锚定位。抗原肽中与这些特定位置结合的氨基酸残基称为锚定残基（anchor residue）。与同一锚定位结合的锚定残基其结构相同或相似，如与 HLA Ⅰ类分子结合的抗原肽羧基端，其锚定残基通常为疏水或碱性氨基酸。这些氨基酸的侧链可伸到结合槽的锚定位中，将抗原肽锚定在结合槽中。与 HLA Ⅰ类分子相比，HLA Ⅱ类分子抗原肽结合槽中的锚定位数量更多，且能够结合更多不同的侧链（图 5-41）。HLA 与抗原肽结合的这些特点使每个个体的 HLA Ⅰ类分子都能结合多种不同的抗原肽，而 HLA 的多态性又使不同等位基因表达的分子可以结合不同的抗原肽，因此对个体之间疾病的易感性产生重要影响。将 HLA 结合抗原肽的这些序列特征与肽段 /HLA 的亲和力以及抗原加工相关特点进行信息整合，可被用于预测肿瘤或病原体的新抗原，为肿瘤和感染的个性化免疫治疗奠定基础。

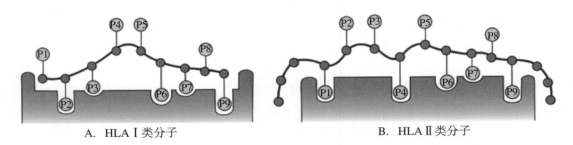

A. HLA Ⅰ类分子　　　　　　　　　　　　B. HLA Ⅱ类分子

图 5-41　抗原肽与 HLA Ⅰ类分子和 Ⅱ类分子结合及相应的锚定位

（三）HLA 分子的功能

1. 作为抗原提呈分子参与适应性免疫应答

（1）决定 T 细胞识别抗原的 MHC 限制性（MHC restriction）：T 细胞表面的 TCR 只能识别自身 MHC 分子提呈的抗原肽，即对抗原肽和自身 MHC 分子进行双重识别。其中，TCRα 链的 CDR1 和 CDR2 区域与 MHC 的 α2 结构域一侧，以及抗原肽的氨基端部分紧密结合，TCRβ 链的 CDR1 和 CDR2 与 MHC 的 α1 结构域一侧，以及抗原肽的羧基端部分结合。TCRα 和 β 链的 CDR3 与抗原肽的中间部分氨基酸结合。CD8+ T 细胞识别 MHC Ⅰ类分子提呈的内源性抗原肽，其中 CD8 的 α 和 β 链分别与 MHC Ⅰ类分子的 α3 和 α2 结构域结合；CD4+ T 细胞则识别 MHC Ⅱ类分子结合的外源性抗原肽，其中 CD4 与 MHC Ⅱ类分子 α2 和 β2 结构域所形成的疏水裂隙结合。

（2）参与 T 细胞在胸腺中的选择和分化：在 T 细胞胸腺发育的阴性选择中，T 细胞表面的 TCR 与胸腺上皮细胞、抗原提呈细胞表面的自身抗原肽 -MHC 分子复合物相互作用，结合亲和力过高的 T 细胞发生凋亡，从而清除自身反应性 T 细胞，建立 T 细胞的中枢免疫耐受。

（3）决定疾病易感性的个体差异：某些特定的 MHC 等位基因（或与之紧密连锁的疾病易感基因）与某些疾病的发生密切相关，是决定人体对疾病易感程度的重要基因。

（4）参与构成种群免疫反应的异质性：MHC 不同等位基因产物所提呈的抗原肽谱存在差异，赋予了不同个体不同的抗病能力。这一特点在群体水平有助于增强物种的适应能力。例如，西非存在一种致死性疟疾的地方病。而能从该病中康复者与 HLA-B53 等位基因的表达相关。长期的病原体感染可随时间的推移，将某一特定 MHC 等位基因的携带者选择出来。另外，病原体也编码能够逃避免疫系统识别的分子，如腺病毒编码一种能在内质网中与 MHC Ⅰ类分子的多态性区域结合的蛋白质，防止 MHC Ⅰ类分子的部分亚型表达到细胞膜表面，藉此避免病毒来源的抗原肽被 CD8+ T 细胞识别。因此，增加 MHC 的多态性能够降低病原体逃避所有免疫识别的可能性。

（5）参与移植排斥反应：每个个体都有 1% ~ 10% 的 T 细胞能够识别"非己"MHC（直接识别或"非己"MHC 降解产生的抗原肽）并产生活化，又称为同种异型反应。因此，MHC 作为主要移植抗原，在同种异体移植中可引起排斥反应而导致器官移植失败。

2. 作为调节分子参与固有免疫应答　非经典 MHC Ⅰ类分子和 MICA 等基因产物，可作为配体分子，结合活化型和抑制型受体，调节 NK 细胞和不同 T 细胞亚群的活性。MHC Ⅲ类基因区编码的补体和细胞因子等产物，可参与和调节炎症反应。

三、HLA 与临床医学

（一）HLA 与器官移植

器官移植的成败主要取决于供者和受者之间的组织相容性。HLA 作为主要组织相容性分子，其等位基因的匹配程度最为重要。为提高供、受者 HLA 匹配的准确性，需要对供者和受者分别做 HLA 分型，尤其是基因分型，以及供、受者间的交叉配型实验。

（二）HLA 分子的异常表达与临床疾病

HLA 分子的表达受到细胞自身和微环境中多种细胞因子的影响。例如，一方面，部分病毒感染细胞或肿瘤细胞降低其表面 HLA Ⅰ类分子的表达，导致不能有效激活 CD8+ T 细胞，造成免疫逃逸；另一方面，发生某些自身免疫病时，原先不表达 HLA Ⅱ类分子的细胞，如胰岛素依赖性

糖尿病中的胰岛 β 细胞，可被诱导表达 Ⅱ 类分子，导致 T 细胞的识别和异常活化。

（三）HLA 与疾病关联

带有特定 HLA 等位基因或单体型的个体易患某一疾病或对该疾病有较强的抵抗力，分别被称为阳性关联和阴性关联。与 HLA 关联的疾病以自身免疫病为主，也包括部分传染性疾病和肿瘤。对 HLA 进行分型检测将有助于相关疾病的预测和防治。

（四）HLA 与亲子鉴定和法医学

HLA 系统所显示的多基因性和多态性，决定了两个无亲缘关系个体之间，在所有 HLA 基因座上拥有相同等位基因的概率几乎为零。因此，HLA 等位基因型别作为不同个体的遗传标志，已在法医学上用于亲子鉴定和对死亡者的身份鉴定。

框 5-4　MHC Ⅱ / Ⅰ 类基因缺陷

　　MHC Ⅱ 类基因缺陷（MHC class Ⅱ deficiency）又称裸淋巴细胞综合征（bare lymphocyte syndrome），由 MHC Ⅱ 类基因的转录活化相关分子如 CIITA 或 RFX 的编码基因缺陷导致。因为胸腺中缺乏 MHC Ⅱ 类分子，$CD4^+$ T 细胞不能通过阳性选择而发育成熟。即便有少量的 $CD4^+$ T 细胞出现，这些细胞也由于抗原呈递细胞不表达 MHC Ⅱ 类分子而不能被活化。患者的 MHC Ⅰ 类分子的表达和 $CD8^+$ T 细胞数量都正常，但因缺乏 $CD4^+$ T 细胞的辅助，而表现出严重的免疫缺陷。

　　MHC Ⅰ 类基因缺陷患者表现为慢性呼吸道细菌感染和皮肤血管炎。患者细胞内存在 MHC Ⅰ 类分子的 mRNA 和蛋白质，但细胞表面缺乏 MHC Ⅰ 类分子，因此 $CD8^+$ T 细胞数量减少。其基因缺陷主要包括 TAP1、TAP2 或 TAPBP，导致内质网中新生成的 MHC Ⅰ 类分子无法装载抗原肽。

（徐　雯）

第七节　细胞因子及其受体

案例 5-6

75-12a
案例 5-6 解析

　　患者，男，35 岁。因近日胃口欠佳、乏力、反复出现头晕、肝区不适入院。患者入院前，自感全身乏力、萎靡、食欲不振，并有恶心、呕吐、头晕、失眠，巩膜、皮肤出现黄染入院。患者自述 6 年前体检发现 HbsAg 阳性，未作任何治疗。入院后，体格检查：肝大，于肋下 1 cm 触及、压痛，左肋下可触及脾；实验室检查：谷丙转氨酶升高。诊断为急性乙型肝炎。住院后经用拉米夫定、葡醛内酯（肝泰乐）、维生素等抗病毒和护肝药物治疗 2 个月，病情仍未见好转；根据患者病情迁延不愈，医生随即在原用药的基础上使用干扰素治疗（500 万 U/ 次），使用干扰素 4 个月后，患者自感状态好转，使用干扰素治疗 6 个月后，患者血清谷丙转氨酶正常，HbsAg 转阴性，患者病愈出院。

问题：

1. 为什么使用干扰素能治愈乙肝？干扰素有哪些特点？
2. 除干扰素外，细胞因子还有哪几类？其各自的理化性质和作用特点是什么？

一、细胞因子概述

免疫系统的细胞发挥正常功能通常具有环境依赖性，需要与周围细胞进行实时有效的细胞通讯以互相传递相关信息。在信息传递过程中发挥重要功能的小分子分泌型蛋白通常被称为细胞因子（cytokine）。免疫系统的所有细胞都具有产生特定细胞因子的能力，并表达有特定细胞因子的受体以接收相关信号。分泌到胞外的细胞因子通过自分泌、旁分泌或内分泌的方式与其各自对应的受体相互结合，触发受体细胞胞内重要信号通路的激活，进而发挥细胞活动干预或免疫调节的作用。

细胞因子虽然种类数目繁多，但究其结构特点与发挥功能的方式仍有较多共性。一方面，它们通常在某些特定的细胞刺激下被诱导产生，多以单体形式被分泌到胞外，少部分以二聚体（如 IL-10、GM-CSF、IFN-γ 等）或三聚体（如 TNF 等）形式存在，其分子量较小且半衰期较短，这有利于保证体内的组织稳态不会长时间偏离正常水平。另一方面，细胞因子一般在近距离条件下发挥作用，作用方式都是与其特异性受体结合以介导胞内信号激活，其发挥功能具有多效性、功能重叠性、协同/拮抗性等特点。细胞因子在正常条件下发挥积极的免疫调节、抗肿瘤和抗感染效应，而在分泌失控的情况下则会造成组织平衡从稳态转向病理性疾病，比如感染条件下引发的细胞因子风暴（cytokine storm）会导致发热以及多器官衰竭，危及患者生命安全。因此，一些发挥重要促炎作用或免疫抑制类的细胞因子经常作为一些重大疾病的最有效的药物靶标（例如，白介素 -1β、PD-L1 等）。

二、细胞因子的种类

常见的细胞因子由于在命名、结构与功能等方面存在的巨大差异，大致可以分为以下几个种类。

1. 干扰素（interferon）家族　IFN 因具有干扰病毒复制的功能而得名，近年来研究发现其具有广泛的抗病毒、抗肿瘤、抑制细胞增殖以及免疫调节能力。IFN 目前主要分为 3 种类型：Ⅰ型干扰素（type Ⅰ interferon，IFN-Ⅰ）包括 IFN-α 和 IFN-β，主要由被病毒感染的细胞或 pDC 细胞产生，具有增强抗病毒应答、提高 MHC Ⅰ类分子表达的功能；Ⅱ型干扰素（IFN-Ⅱ）仅包含 IFN-γ 一名成员，由活化的 T 细胞及 NK 细胞产生，是一种强力的巨噬细胞活化因子，可以促进入侵细菌的快速清除。另外，在肿瘤免疫中，IFN-γ 可以起到抑制肿瘤细胞增殖、促进其凋亡等功能；Ⅲ型干扰素（IFN-Ⅲ）包括多种亚型的 IFN-λ，由 DC 细胞产生用以增强上皮细胞的抗病毒应答。

2. 肿瘤坏死因子（tumor necrosis factor，TNF）超家族　TNF 超家族是一类增强炎症反应、促进杀伤靶细胞、诱导细胞凋亡的重要细胞因子，由于最初发现其在体内外均具有强大的肿瘤杀伤能力而得名。常见的成员包括：TNF（又名 TNF-α），由巨噬细胞、NK 细胞、T 细胞分泌，促进内皮细胞、中性粒细胞活化；淋巴毒素 α（lymphotoxin-α，LT-α），由 T、B 细胞分泌，促进细胞杀伤作用与内皮细胞活化；Fas 配体（FasL），由 T 细胞分泌，促进细胞凋亡与细胞毒作用。另外，TNF 超家族的其他成员如 BAFF、CD27L、CD30L 等因子在促进淋巴细胞增殖、活化等方面发挥着重要的作用。

3. 生长因子（growth factor，GF） GF 泛指一类可促进不同类型细胞生长与分化的细胞因子，根据其功能和作用的靶细胞不同，分别被命名为转化（transforming）生长因子（TGF-β）、神经（nerve）生长因子（NGF）、表皮（epithelial）生长因子（EGF）、成纤维细胞（fibroblast）生长因子（FGF）、血小板源（platelet-derived）生长因子（PDGF）和血管内皮（vascular endothelial）生长因子（VEGF）等。其中，VEGF 通过作用于血管内皮细胞表面的 VEGFR 激活胞内酪氨酸激酶，进而促进内皮细胞增殖与心血管的生成；血小板分泌的 PDGF 可以促进间充质干细胞的有丝分裂。另外，该家族中的其他成员还具有免疫调节以及机体代谢调节等生物学活性，如 TGF-β 主要由 Treg 细胞分泌，发挥着抑制 T、B 细胞增殖与活化，抑制巨噬细胞激活，以及促进成纤维细胞合成胶原等功能；FGF21 主要由肝细胞分泌，可以调节机体的糖、脂代谢，改善肥胖以及糖尿病患者的血脂异常等症状。

4. 集落刺激因子（colony stimulating factor，CSF） 人们在对造血干细胞的体外研究中发现，一些细胞因子可以刺激 HSC 在培养基中形成特定的细胞集落，这类因子被称为集落刺激因子。在体内，CSF 刺激多能造血干细胞或祖细胞增殖、分化为特定的血细胞或免疫细胞集群。常见的 CSF 成员有：巨噬细胞集落刺激因子（M-CSF/CSF-1），由 T 细胞和骨髓基质细胞分泌，可促进单核谱系细胞分化发育；粒细胞 / 巨噬细胞集落刺激因子（GM-CSF/CSF-2），由巨噬细胞和 T 细胞分泌，促进髓系单核系细胞（特别是 DC 细胞）以及粒细胞的生长与分化，增强巨噬细胞活化；粒细胞集落刺激因子（G-CSF/CSF-3），由成纤维细胞和单核细胞分泌，促进中性粒细胞的发育与分化。另外，促进干细胞分化的干细胞因子（stem cell factor，SCF）和促进红细胞分化成熟的红细胞生成素（erythropoietin，EPO）也属于此类因子。

5. 趋化因子（chemokine） 趋化因子是一类结构相似、分子量较小（8 ～ 10 kDa），可以刺激细胞运动与活化，引导白细胞从血液迁移到组织的细胞因子。免疫细胞（主要是白细胞）沿着趋化因子的化学浓度梯度定向移动的过程被称为趋化作用（chemotaxis）。依据蛋白分子结构上靠近氨基端的半胱氨酸（简写 C）的个数以及排列顺序将趋化因子分为 C（XCL1 ～ 2）、CC（CCL1 ～ 28）、CXC（CXCL1 ～ 17）和 CX_3C（CX_3CL1）四个亚家族。常见的成员包括 CXCL8，又称 IL-8，由巨噬细胞和内皮细胞产生，可以诱导粒细胞的趋化作用，促进吞噬作用以及血管生成等；CCL2，又称 MCP-1（monocyte chemoattractant protein），是募集单核细胞进入组织微环境分化为巨噬细胞的重要因子。

6. 白细胞介素（interleukin，IL） 因最早被发现在白细胞（血液免疫细胞）之间传递特定信息而得名。与 CD 类分子的命名规则类似，IL 后面的数字仅代表其发现顺序，不包含任何结构 / 功能等信息（意为两种 IL 之间或无任何相似性联系），因此亟待一套更加合理的命名分类系统。目前在人类中已发现的白细胞介素和相关蛋白质达 50 余种，其在促进 / 抑制炎症反应、调节淋巴细胞发育与分化等过程中发挥着重要的功能。常见的成员有：由单核 / 巨噬细胞、DC 细胞和成纤维细胞分泌的 IL-1α、IL-1β 和 IL-18 等分子，发挥启动和促进炎症反应的功能；由 T 细胞产生的 IL-2，可促进包括 T、NK、B 细胞以及单核细胞在内的多种免疫细胞的存活、增殖与活化；由巨噬细胞、内皮细胞分泌的 IL-6，可以促使肝合成急性期蛋白（acute-phase protein），促进脂肪动员，介导体温升高等；由活化的 Treg 或单核 / 巨噬细胞分泌的 IL-10，主要发挥强力的炎症抑制效应；由 Th2 细胞分泌的 IL-4、IL-5、IL-9 和 IL-13 等分子，在超敏反应或寄生虫感染条件下发挥抑制炎症，促进 B 细胞 IgE 转换，促进肥大细胞、嗜酸性 / 嗜碱性粒细胞活化等重要功能，被认为是 Ⅱ 型免疫的重要参与者。

除以上与免疫反应密切相关的细胞因子外，广义上的细胞因子还包括许多由特定组织细胞分泌的执行调节作用的细胞因子。例如，由脂肪细胞分泌的脂肪因子（adipokine）——瘦素分子

（leptin）和脂联素（adiponectin）等可以调节机体的食欲以及能量代谢；由运动中的肌肉细胞分泌的肌因子（myokines）——肌生成抑制素（myostatin）和鸢尾素（irisin）等可以分别起到调节肌肉耐力、促进脂肪组织棕色化的功能。

在某个特定的生理 / 病理学场景下，往往需要多种细胞因子共同协作以完成免疫细胞增殖、活化的调节，而对于某种特定的细胞因子来讲，又会在不同的场景下被合成、分泌以发挥功能，因此，细胞因子的合成和发挥功能具有很强的网络性特点。在研究相关疾病进展时，往往更多考虑那些含量相对较高且发挥主导功能的细胞因子，并针对其进行类似物 / 抑制剂类药物的开发研究。

三、细胞因子受体

所有细胞因子受体都由一个或多个跨膜蛋白质组成，其胞外段部分负责与细胞因子结合，而胞质段部分则负责启动细胞内信号转导途径。细胞因子受体的命名方式通常为相应配体名称后加 R（receptor），如 TNF 受体为 TNFR。大多数细胞因子受体在接收到其配体信号时会发生寡聚化进而被激活，受体胞内段的寡聚进而招募下游接头蛋白，发生一系列磷酸化或构象变化事件，从而促使细胞发挥特定的生物学效应。

最常见的细胞因子受体的分类方式是依据它们的胞外配体结合段的结构同源性和胞内信号通路的相似性，共计以下 6 大类（图 5-42）。

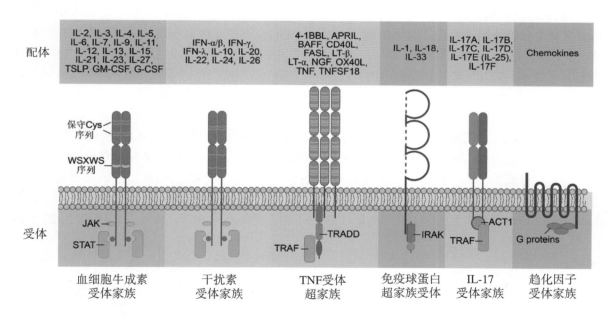

图 5-42　细胞因子受体家族

1. 血细胞生成素受体家族（hematopoietin receptor family）　又称 I 型细胞因子受体（type I cytokine receptor），呈二聚体或三聚体状态，通常由独特的配体结合链和一个或多个共有的信号转导链组成。此类受体的胞外结构域包含保守的半胱氨酸残基区和含有 Trp-Ser-X-Trp-Ser（WSXWS）基序的膜近端肽段（其中 X 是任意氨基酸）。此受体家族可以根据结构上的同源性或使用共享的信号链而被划分为 2 个主要的亚组。其中，IL-2、IL-4、IL-7、IL-9、IL-15 和 IL-21 受体的亚组包含一条共有 γ 链（γc）。另一个亚组包括 IL-6、IL-11 和 IL-27 的受体，使用共有 gp130 信号链（图 5-43）。所有的类型 I 细胞因子受体都参与 JAK-STAT 信号转导途径。

2. 干扰素受体家族（interferon receptor family）　又称 II 型细胞因子受体（type II cytokine receptor），与 I 型细胞因子受体类似，拥有含保守半胱氨酸的胞外结构域，但不包含 WSXWS 基序。所有的 II 型受体也会介导下游的 JAK-STAT 信号途径。家族成员包括所有的 IFN，以及 IL-10、IL-20 和 IL-22 等因子的受体。

3. 肿瘤坏死因子受体超家族（TNF receptor superfamily） 包含一大类 TNFR 超家族成员，因配体分子多为三聚化状态，因此受体发挥作用也需要三聚化。此类受体胞外段区域含有保守的半胱氨酸富集，成员包括 TNFR I、TNFR II、CD40、FAS、淋巴毒素受体、BAFF 受体等。该受体家族通常通过下游 TRAF/NF-κB 或 TRAF/AP-1 通路传递信号。

4. 免疫球蛋白超家族受体（Ig superfamily receptor，IgSFR） 又称 IL-1 受体家族（IL-1 receptor family），其成员典型的特征是胞外具有免疫球蛋白样的结构域，胞内有十分保守的 Toll/IL-1 受体（TIR）结构域。其成员主要包括 IL-1、IL-18、IL-33、M-CSF 等细胞因子的受体，该受体家族主要通过下游 IRAK/NF-κB 通路传递信号（如 IL-1R、IL-18R 等），或是利用酪氨酸激酶结构域直接激活 Ras、PI3K 等信号（如集落刺激因子受体）。

5. IL-17 受体家族（IL-17 receptor family） 该家族的受体通常以预形成的二聚体形式存在，包括 IL-17RA、B、C、D 和 E 链的各种组合形式。其中至少包含一个 IL-17RA 链分子。每个受体链都是一种 I 型整合膜蛋白，包含两个胞外 FN III 结构域和一个胞内 SEFIR 基序。已知 IL-17A 和 IL-17F 因子可结合由 IL-17RA 和 IL-17RC 组成的异二聚化受体。而 IL-17E/IL-25 与包含 IL-17RB 和 IL-17RA 的异二聚体结合。

6. 趋化因子受体家族（chemokine receptor family） 又称 G 蛋白偶联受体超家族（G-protein-coupled receptors superfamily），其家族成员典型的特征为受体分子均 7 次跨膜。趋化因子受体命名的规则是在趋化因子亚家族名称后缀以 R（receptor），再按受体被发现的顺序缀以阿拉伯数字进一步区分。例如与 CXCL 趋化因子结合的受体共有 6 种，分别命名为 CXCR1 ~ CXCR6；CCL 趋化因子受体共有 11 种，分别命名为 CCR1 ~ CCR11。少数趋化因子受体仅与一种配体结合，如 CXCR4 仅能结合 CXCL12。多数情况下，一种趋化因子受体可结合多个配体，一种配体也可与多个受体结合，为共享性趋化因子受体。

大多数细胞因子受体由 2 ~ 3 条多肽链构成，通常由负责特异性结合细胞因子的结合亚基，与负责向胞内转导信号的转导亚基共同构成高亲和力受体并向胞内转导信号。在细胞因子受体中，信号转导亚单位常可共用，称为细胞因子受体共有链（图 5-43）。目前已知的共有链成员有共有 γ 链（γc）、共有 β 链（βc）和 gp130。其中较为典型的例子包括 IL-2、IL-4、IL-7、IL-9、IL-15 和 IL-21 的受体共用 γ 链；IL-3、IL-5 和 GM-CSF 受体共用 β 链；IL-6、IL-11 和 IL-27 受体

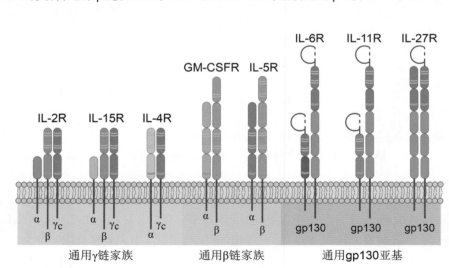

图 5-43 细胞因子受体共有链

共用 gp130。

细胞因子还存在一些负调机制，例如，大多数细胞因子受体存在可溶形式，这种形式的受体与膜上受体竞争性结合细胞因子而达到一种封闭其功能的效果；一些细胞因子诱饵受体（decoy receptor）没有胞内段信号结构域，结合配体后会介导细胞因子的内化降解，如 TNF 诱饵受体、IL-13Rα2 亚单位等；一些细胞因子的受体也存在天然拮抗剂，如 IL-1 受体拮抗剂 IL-1Ra 与 IL-1 有一定的同源性，其大量结合 IL-1R 后会导致 IL-1 信号封闭，从而达到抑制炎症的效果。

四、常见细胞因子信号通路

1. **JAK-STAT 信号通路**　Ⅰ型和Ⅱ型细胞因子受体家族的成员参与了涉及非受体酪氨酸激酶的信号转导途径，这些酪氨酸激酶被称为 Janus 激酶（JAK），转录因子为信号转导子/转录激活子蛋白（signal transducer and activator of transcription proteins，STAT）。JAK-STAT 通路的发现来自于对干扰素信号的生化和遗传学分析。目前已知有 4 种 JAK（JAK1 ~ JAK3、TYK2）和 7 种 STAT（STAT1 ~ STAT4，STAT5A、5B 和 6）。未活化的 JAK 酶首先以非共价方式锚定到Ⅰ型或Ⅱ型细胞因子受体的细胞质结构域。当两个受体分子由于细胞因子配体的结合而彼此靠近形成二聚化时，JAK 被激活并磷酸化受体胞质部分中的酪氨酸残基。被磷酸化的酪氨酸残基随后被胞质中 STAT 蛋白的 SH2 结构域识别并与之结合。因此，STAT 蛋白质与 JAK 激酶靠近并被磷酸化激活，随后发生二聚化入核。入核后的 pSTAT 转录因子结合到细胞因子应答基因（cytokine-responsive gene）的启动子区域，激活特定的基因转录（图 5-44）。

不同细胞因子受体中独特的氨基酸序列为特异结合进而激活不同组合的 JAK 和 STAT 提供了支持。而且不同 STAT 蛋白质的 SH2 结构域可以选择性地结合不同的细胞因子受体的磷酸化的酪氨酸侧链。这在很大程度上支持了各种细胞因子受体对特定 STAT 的激活，也因此造成了细胞因

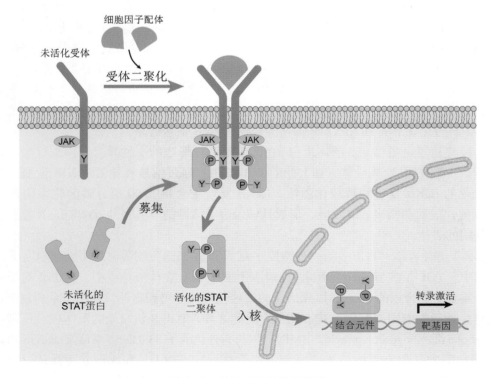

图 5-44　JAK-STAT 信号通路

子信号的特异性。不同的细胞因子受体会结合到不同的 JAK，两种不同的磷酸化的 STAT 也可以通过异二聚化的方式结合并发挥功能。因此，从有限的 JAK 和 STAT 蛋白种类中可以产生大量的组合多样性。

JAK-STAT 通路也具有一定的负向调节机制。细胞因子信号抑制物（suppressor of cytokine signaling，SOCS）是一种多亚基 E3 泛素连接酶的接头蛋白（adaptor），它们可以结合到激活的 JAK 和 STAT 上，与之紧密相关的 E3 连接酶可以将 JAK 和 STAT 泛素化，使其靶向蛋白酶体降解。SOCS 蛋白质水平可以通过 TLR 配体、细胞因子或其他刺激来调节。因此，SOCS 是多种细胞因子介导的细胞激活的负反馈调节剂。一些酪氨酸磷酸酶如 SHP1 和 SHP2 等，可以使 JAK 分子去磷酸化而失活。此外，名为 PIAS（protein inhibitors of activated STAT）的抑制性蛋白质家族可以结合磷酸化的 STAT 并阻止它们与 DNA 的相互作用。现在已知 PIAS 蛋白还与其他细胞因子激活的转录因子相互作用并阻断其功能，如 NF-κB 和 SMAD 等。

2. NF-κB 信号通路　NF-κB（nuclear factor kappa-light-chain-enhancer of activated B cell）指的是一组在结构上相关的转录因子，在炎症、淋巴细胞激活、细胞存活和次级淋巴器官形成中起核心作用。NF-κB 可以被 IL-1、TNF 和 IL-17 家族的细胞因子强力激活，也会在 TLR 分子刺激和抗原刺激后活化。NF-κB 共包含 5 种蛋白质，它们共有一个称为 REL 的 DNA 结合域。其中，REL-A（又称 p65）、REL-B 和 c-REL 三种蛋白质同时具有 REL 同源域和转录激活域，而另外两种蛋白质，即 NF-κB1（p50）和 NF-κB2（p52）却不包含转录激活域。p50 通常与 p65 或 c-REL 形成活性异二聚体，而 p52 通常与 REL-B 形成二聚体（图 5-45）。

NF-κB 通路共有两种激活途径，分别为经典（canonical）和非经典（noncanonical）途径（图 5-45）。

（1）大多数激活 NF-κB 的刺激（如 TLR、IL-1R 和 TNFRI）都是通过经典途径实现的。在淋巴细胞活化时，其也可由 BCR 和 TCR 信号激活。经典途径使具有转录活性的 p50 与 p65/c-REL 的异二聚体入核启动转录激活事件。在未激活状态下，包含 p50 的异二聚体通常与其特异性的抑制分子 IκBα 结合存在于细胞质中，因而无法进入细胞核。受到相应刺激后，IκB 激酶 IKK 复合物会首先将 IκBα 磷酸化，进而会导致其被泛素化降解，以释放具转录因子活性的异二聚化的 NF-κB。另外，TCR 和 BCR 信号可以分别促进 PKCθ 和 PKCβ 的激活。这些 PKC 可以磷酸化一种名为 CARMA1 的蛋白质，该蛋白质与 BCL-10 和 MALT1 形成复合物，进而促进 E3 泛素连接酶（ubiquitin E3 ligase）——TRAF6 的激活。活化的 TRAF6 可以激活 TAK1，并将 Lys-63 泛素链添加到 NEMO 上，促进 IKKβ 的激活。TLRs、IL-17R 和 IL-1R 也可以激活 TRAF6 来启动 IKK 的活化。许多肿瘤坏死因子受体家族的成员，包括 TNFRI 和 CD40，可以通过激活其他 TRAF 蛋白（如 TRAF2、TRAF3 和 TRAF5）来激活经典的 NF-κB 信号通路。

（2）非经典途径是指将 p52 前体蛋白 p100 与 REL-B 形成的一种异二聚体进行加工处理使其激活的过程。少数 TNF 家族受体（如 LTβR 和 BAFFR）通过信号转导激活 NIK 激酶，该激酶会将同源二聚化的 IKKα 复合物磷酸化激活。IKKα 复合物会将 p100 组分磷酸化，使其在胞质中被泛素化标记，进而切割出 p52 片段，形成具转录因子活性的非典型的 p52/REL-B 复合物，入核启动相关基因的表达。

3. TGF-β 信号通路　TGF-β 是一种调控 T 细胞和 B 细胞免疫活性的关键细胞因子。在 T 细胞分化过程中，TGF-β 参与 Treg 细胞和 Th17 细胞的发育。在体液免疫中，TGF-β 对于 IgA 的类别转换十分重要。新合成的 TGF-β 以无活性的二聚化形式分泌到胞外，经历一系列复杂加工程序后才形成具生理活性的同二聚化 TGF-β 因子。除此之外，TGF-β 超家族的配体成员还包括骨形态发生蛋白（bone morphogenetic protein，BMP）、生长与分化因子（GDF）、激活素 activin 和 nodal 等。

哺乳动物细胞共含有 7 种 TGF-β 家族 I 类受体（TGFβRI）和 5 种 II 类受体（TGFβRII）。两者都是二聚体跨膜蛋白，其胞外结构域结合 TGF-β，胞质部分则包含 Ser/Thr 激酶结构

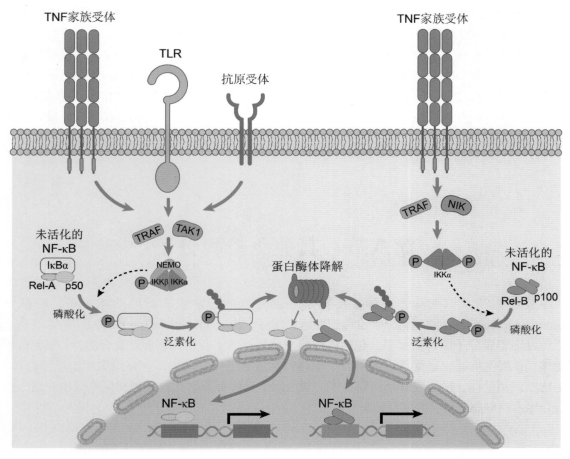

图 5-45 NF-κB 信号通路

左侧为经典 NFkB 活化通路，右侧为非经典 NFkB 活化通路

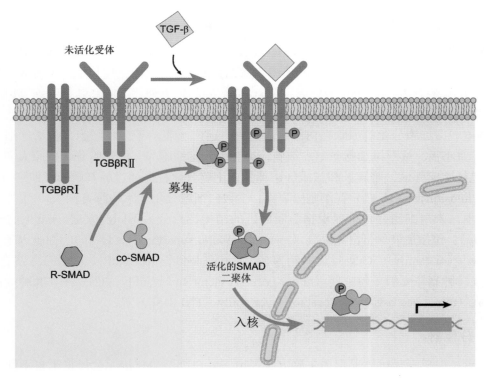

图 5-46 TGF-β 信号通路

域。TGFβR Ⅱ 被配体激活后会进一步磷酸化和激活 TGFβR Ⅰ，进而招募并激活 R-SMAD 分子（SMAD2 或 SMAD3）。磷酸化后的 R-SMAD 获得与 co-SMAD（SMAD4）的高亲和力，从而形成具转录因子活性的复合物，进入细胞核以诱导 TGF-β 靶基因的转录（图 5-46）。根据细胞类型的不同，激活的靶基因也有所不同。例如，在诱导外周 Treg 细胞时，TGF-β 信号可激活 FOXP3 转录因子的表达，这对于这些 Treg 细胞的发展和抑制功能至关重要。而在组织修复场景下，TGF-β 可以诱导成纤维细胞分化，促进胶原合成并介导纤维化反应的上调，在组织纤维化疾病进展中扮演着重要的角色。

（王　迪）

第八节　其他免疫膜分子

免疫细胞相互识别和作用的重要分子基础是表达于细胞表面的功能分子，即膜分子（membrane molecule），细胞膜分子也称为细胞表面标志物（cell surface marker）。

免疫细胞膜分子的种类繁多，包括白细胞分化抗原、主要组织相容性复合体、T 细胞抗原识别受体、B 细胞抗原识别受体、细胞因子受体和黏附分子等。其中，主要组织相容性复合体、T 细胞抗原识别受体、B 细胞抗原识别受体、细胞因子受体等分别在本书的相应章节中介绍，本节主要介绍人白细胞分化抗原和黏附分子。

一、人白细胞分化抗原

（一）人白细胞分化抗原

1. 概念　人白细胞分化抗原（human leukocyte differentiation antigen，HLDA）是指在造血干细胞分化为不同谱系、各种细胞谱系分化不同阶段以及成熟细胞活化过程中，出现或消失的细胞表面标志。其得名于 20 世纪 80 年代初，当时研究主要集中于淋巴细胞和髓样细胞等白细胞的表面标志，故命名为"白细胞分化抗原"。

2. 特点　白细胞分化抗原除在白细胞表达外，还广泛表达于多种细胞，包括红细胞、血管内皮细胞、血小板、成纤维细胞、上皮细胞、神经内分泌细胞等。白细胞分化抗原大多是跨膜的糖蛋白，包括胞膜外区、跨膜区和胞质区；部分白细胞分化抗原通过糖基磷脂酰肌醇（glycosyl-phosphatidylinositol，GPI）锚定在细胞膜表面；少数白细胞分化抗原是糖类。

3. 分类　人白细胞分化抗原根据胞膜外区的结构特点分为不同的家族（family）或超家族（superfamily）。包括免疫球蛋白超家族（immunoglobulin superfamily，Ig-SF）、细胞因子受体家族（cytokine receptor family）、C 型凝集素超家族（C-type lectin superfamily，Cl-SF）、整合素家族、选择素家族、肿瘤坏死因子超家族（tumor necrosis factor superfamily，TNF-SF）和肿瘤坏死因子受体超家族（tumor necrosis factor receptor superfamily，TNFR-SF）等。

（二）分化群

1. 概念　以单克隆抗体鉴定为主要方法，由国际白细胞分化抗原会议将来自不同实验室的单克隆抗体所识别的同一种分化抗原归为同一个分化群（cluster of differentiation，CD）。

2. 组成　根据第九届国际人类白细胞分化抗原专题会议（HLDA9），目前人的 CD 编号已至 CD363，大致划分为 14 个组（表 5-10）。CD 分子表达十分广泛，组的划分不是绝对的，有些 CD 分子可从不同角度分类进不同的组。

表 5-10　人 CD 分组（部分列举）

分组	CD 分子（举例）
T 细胞	CD2、CD3、CD4、CD5、CD8、CD28、CD152（CTLA-4）、CD154（CD40L）、CD278（ICOS）
B 细胞	CD19、CD20、CD21、CD40、CD79a（Igα）、CD79b（Igβ）、CD80（B7-2）、CD86（B7-2）
髓样细胞	CD14、CD35（CR1）、CD64（FcγR I）、CD284（TLR4）
血小板	CD36、CD41、CD51、CD61、CD62P
NK 细胞	CD16(FcγR III)、CD56(NCAM-1)、CD94、CD158(KIR)、CD161(NKR-P1A)、CD314(NKG2D)
非谱系	CD30、CD32(FcγR II)、CD45RA、CD45RO、CD46(MCP)、CD55(DAF)、CD59、CD279(PD-1)、CD281～284（TLR1～TLR4）
黏附分子	CD11a～CD11c、CD18（整合素 β2）、CD29（整合素 β1）、CD54（ICAM-1）、CD62E（E- 选择素）、CD62L（L- 选择素）
细胞因子 / 趋化因子受体	CD25（IL-2Rα）、CD95（Fas）、CD178（FasL）、CD183（CXCR3）、CD184（CXCR4）、CD195（CCR5）
内皮细胞	CD106（VCAM-1）、CD140（PDGFR）、CD144（VE 钙黏蛋白）、CD309（VEGFR2）
糖类结构	CD15u、CD60a～CDc、CD75
树突状细胞	CD83、CD85（ILT/LIR）、CD206（甘露糖受体）、CD274～CD276（B7H1～B7H3）
干细胞 / 祖细胞	CD34、CD117（SCF 受体）、CD133、CD243
基质细胞	CD331～CD334（FGFR1～FGFR4）
红细胞	CD233～CD242

二、黏附分子

细胞黏附分子（cell adhesion molecule，CAM）定位于细胞表面，参与细胞黏附，即介导细胞间或细胞与细胞外基质（extracellular matrix，ECM）结合的过程，介导细胞的附着和移动，细胞的发育和分化，细胞的识别、活化和信号转导，此外还参与接触抑制和细胞凋亡。黏附分子通过受体与配体的结合，在免疫应答、炎症发生、凝血、肿瘤转移以及创伤愈合等一系列重要生理和病理过程中发挥重要作用。

根据分子结构特点可将黏附分子分为免疫球蛋白超家族、整合素家族、选择素家族、钙黏蛋白家族，此外还有一些尚未归类的黏附分子。

（一）免疫球蛋白超家族

在黏附分子中，具有与免疫球蛋白相似的 V 区样或 C 区样结构域，其氨基酸组成也有一定同源性的分子属于免疫球蛋白超家族（immunoglobulin superfamily，IgSF）。IgSF 黏附分子种类繁多，分布广泛，功能多样，其配体多为 IgSF 黏附分子及整合素，主要参与淋巴细胞的抗原识别、免疫细胞间的黏附，为免疫细胞提供活化和抑制信号。表 5-11 介绍了部分免疫球蛋白超家族成员的表达情况及主要功能。

表 5-11　IgSF 黏附分子的种类、分布、配体及其主要功能

IgSF 黏附分子	主要分布细胞	配体	功能
LFA-2（CD2）	T，Thy，NK	LFA-3（IgSF）	T 细胞活化
LFA-3（CD58）	广泛	LFA-2（IgSF）	细胞黏附
CD4	Th，Thy	MHC Ⅱ	Th 细胞辅助受体，HIV 受体
CD8	CTL，Thy	MHC Ⅰ	CTL 辅助受体
CD28	Tsub	B7-1、B7-2（IgSF）	T 细胞共刺激信号
CTLA-4（CD152）	Tac	B7-1、B7-2（IgSF）	抑制 T 细胞活化
B7-1（CD80）	APC	CD28、CTLA-4（IgSF）	提供 T 细胞共刺激或抑制信号
B7-2（CD86）	APC	CD28、CTLA-4（IgSF）	提供 T 细胞共刺激或抑制信号
ICAM-1（CD54）	广泛	LFA-1，Mac-1（整合素）	细胞间黏附，鼻病毒受体
ICAM-2（CD102）	EC，Pt，Ly	LFA-1，Mac-1（整合素）	细胞间黏附
VCAM-1（CD106）	EC，Ep，DC，Mac	α4β1，α4β7（整合素）	淋巴细胞黏附、活化和共刺激
MadCAM-1	HEV	α4β1，α4β7（整合素），L-选择素	淋巴细胞归巢
PECAM-1	EC，Pt，Ly，My	PECAM-1（IgSF），αvβ3（整合素）	细胞黏附，内皮细胞连接
NCAM（CD56）	NK，Tsub，Neur	NCAM（IgSF）	免疫细胞和神经细胞黏附
PTA-1（CD226）	NK，Tac，M，Pt	CD155，CD112（IgSF）	细胞分化、黏附、杀伤，血小板活化
Tactile（CD96）	NK，Tac	CD155（IgSF）	NK 细胞杀伤
PVR（CD155）	EC，Ep，肿瘤	CD226，CD96（IgSF）	细胞黏附、杀伤，脊髓灰质炎病毒受体
CD112	En	CD226	细胞黏附、杀伤，内皮细胞连接，单纯疱疹病毒突变株受体
ICOS（CD278）	Tac，Tfh	ICOSL（CD275）	促进体液免疫应答，T 细胞分泌细胞因子
PD-1（CD279）	Tac，B，Mac	PD-L1（CD274），PD-L2（CD273）	抑制 T、B 细胞增殖、分化和效应功能，维持免疫耐受

注：APC：抗原提呈细胞；CTL：杀伤性 T 细胞；DC：树突状细胞；EC：内皮细胞；Ep：上皮细胞；HEV：高内皮微静脉；ICAM（intercellular adhesion molecule）：细胞间黏附分子；LFA（lymphocyte function-associated antigen）：淋巴细胞功能相关抗原；Ly：淋巴细胞；M：单核细胞；Mac：活化单核细胞；MadCAM-1（mucosal addressin cell adhesion molecule-1）：黏膜地址素细胞黏附分子；My：髓样细胞；NCAM（neural cell adhesion molecule）：神经细胞黏附分子；Neur：神经细胞；NK：自然杀伤细胞；PECAM-1（platelet endothelial cell adhesion molecule-1）：血小板内皮细胞黏附分子；Pt：血小板；PTA-1：血小板 T 细胞活化抗原 1；PVR：脊髓灰质炎病毒受体；Tac：活化 T 细胞；Tfh：滤泡辅助性 T 细胞；Th：辅助性 T 细胞；Thy：胸腺细胞；Tsub：T 细胞亚群；VCAM-1（vascular cell adhesion molecule-1）：血管细胞黏附分子 1

（二）整合素家族

整合素家族（integrin family）主要介导细胞与细胞外基质和细胞间的黏附，使细胞得以附着形成整体，因此得名。

整合素分子在体内分布广泛，一种整合素分子可分布于多种细胞，同一种细胞也表达多种整合素。某些整合素的表达有显著的细胞类型特异性，如 GP Ⅱ b Ⅲ a 分布于巨核细胞和血小板，白细胞黏附受体组（β2 组）主要分布于白细胞。整合素分子的表达水平可随细胞分化和生长状态发

生改变。

整合素家族的成员均由 α、β 两条链通过非共价键连接组成异源二聚体，α、β 链共同组成识别配体的结合点（图 5-47）。

整合素家族由 18 种 α 亚单位和 8 种 β 亚单位组成，依据 β 亚单位种类的不同，将整合素家族分为 8 个组，即 β1～β8，同一组中 β 链相同，α 链不同。大部分 α 链结合一种 β 链，部分 α 链可结合两种或以上的 β 链，已知 α 链与 β 链之间存在 24 种组合形式。表 5-12 举例说明了整合素家族成员的特征。

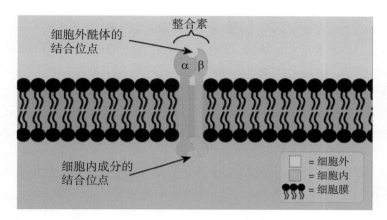

图 5-47 整合素结构示意图

表 5-12 整合素家族部分成员的主要特征

分组	成员	α/β 亚单位分子量（kDa）	亚单位结构	分布	配体	主要功能
VLA 组（β1 组）（12 个成员）	VLA-4 (LPAM-2)	150/130 (CD49d/CD29)	α4β1	淋巴细胞、胸腺细胞、单核细胞、嗜酸性粒细胞、肌细胞	FN VCAM-1 MadCAM-1 OPN	参与免疫细胞黏附，为 T 细胞活化提供共刺激信号
白细胞黏附受体组（β2 组）（4 个成员）	LFA-1	180/95 (CD11a/CD18)	αLβ2	淋巴细胞、髓样细胞	ICAM-1 ICAM-2 ICAM-3 JAM-1	为 T 细胞活化提供共刺激信号，参与淋巴细胞再循环和炎症
	Mac-1 (CR3)	170/95 (CD11b/CD18)	αMβ2	髓样细胞、淋巴细胞	iC3b、Fg、ICAM-1、JAM-3	参与免疫细胞黏附、炎症和调理吞噬
	P150，95 (CR4)	150/95 (CD11c/CD18)	αXβ2	髓样细胞、自然杀伤细胞、活化 T 细胞、活化 B 细胞	Fg、iC3b、ICAM-1	参与免疫细胞黏附、炎症和调理吞噬
血小板糖蛋白组（β3 组）（2 个成员）	GP Ⅱ b Ⅲ a	125+22/105 (CD41/CD61)	αⅡbβ3	血小板、内皮细胞、巨核细胞、单核细胞	Fg、FN、vWF、TSP	血小板活化和凝集

注：FN（fibronectin）：纤连蛋白；Fg（fibrinogen）：血纤蛋白原；iC3b：灭活 C3b 片段；ICAM-1（2、3）：细胞间黏附分子 1（2、3）；LFA-1：淋巴细胞功能相关抗原 1；MadCAM-1：黏膜地址素细胞黏附分子；JAM-1（2、3）（junctional adhesion molecule 1、2、3）：连接黏附分子 1（2、3）；OPN（osteopontin）：骨桥蛋白；TSP（thrombospondin）：血小板反应蛋白；VCAM-1：血管细胞黏附分子；VLA（very late antigen）：迟现抗原；vWF（von Willebrand factor）：冯·维勒布兰德因子

β1、β2、β3 是整合素家族中的主要成员：β1 整合素主要参与细胞与细胞外基质结合的过程，作用广泛，调控细胞增殖、存活、迁移等；β2 整合素主要介导白细胞与内皮细胞或其他免疫细胞的黏附，在淋巴细胞活化、白细胞黏附、调理吞噬、抗感染等方面发挥作用；β3 整合素主要参与血管损伤或炎症部位血小板和中性粒细胞的相互作用，介导血小板黏附、凝血。整合素家族与疾病关系密切，如 β2 整合素特别是 CD18 基因缺陷，可导致白细胞不能向感染部位迁移，吞噬功能下降，抵抗力差，患者早期死亡。

（三）选择素家族

选择素家族（selectin family）有 L- 选择素（CD62L）、P- 选择素（CD62P）和 E- 选择素（CD62E）（表 5-13），L、P 和 E 分别代表最初发现相应分子的细胞，即白细胞（leukocyte）、血小板（platelet）和血管内皮细胞（endothelial cell）。选择素在白细胞与内皮细胞黏附、炎症发生以及淋巴细胞归巢中发挥重要作用。

选择素为跨膜分子，选择素家族各成员胞膜外区结构相似，均由 C 型凝集素样（CL）结构域、表皮生长因子（EGF）样结构域和补体调节蛋白（CCP）重复结构域（consensus repeat，CR）组成（图 5-48）。其中，CL 结构域可结合某些糖类（carbohydrate recognition，CRD），是选择素与配体结合的部位；EGF 样结构域对维持选择素分子的构象至关重要，CCP 结构域增加分子的柔韧性。与大多数黏附分子所结合的配体不同，选择素识别的是一些寡糖基团，主要是唾液酸化的路易斯寡糖（sialyl-Lewis^x，sLe^x 即 CD15s）或类似结构的分子，这些配体主要表达于白细胞、内皮细胞和某些肿瘤细胞表面。选择素分子胞质区与细胞骨架相连。

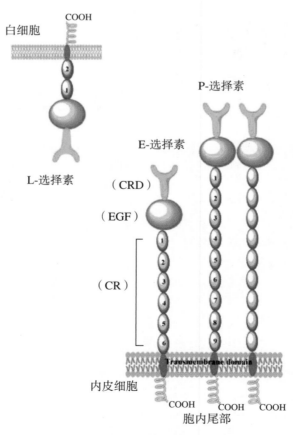

图 5-48　选择素家族结构示意图

表 5-13 选择素的种类、分布、配体和功能

选择素	分布	配体	功能
L-选择素（CD62L）	白细胞（活化后下调）	CD15s（sLe^x）、外周淋巴结 HEV 上的 CD34 和 GlyCAM-1	白细胞与内皮细胞黏附，参与炎症、淋巴细胞归巢到外周淋巴结
P-选择素（CD62P）	血小板、巨核细胞、活化内皮细胞	CD15s（sLe^x）、CD15、PSGL-1	白细胞与内皮细胞黏附，参与炎症黏附
E-选择素（CD62E）	活化内皮细胞	CD15s（sLe^x）、CLA、PSGL-1、ESL-1	白细胞与内皮细胞黏附，参与炎症

注：CLA：皮肤淋巴细胞相关抗原；ESL-1：E-选择素配体-1 蛋白；GlyCAM-1：糖基化依赖的细胞黏附分子 1；PSGL-1：P-选择素糖蛋白配体-1；sLe^x：唾液酸化的路易斯寡糖；HEV：高内皮微静脉

（四）钙黏蛋白家族

钙黏蛋白（cadherin）是同亲型结合（两个相同分子相互结合）、Ca^{2+} 依赖的细胞黏附分子，在胚胎发育中的细胞识别、迁移和组织分化以及成体组织器官构成中具有重要作用。钙黏蛋白分子均为单糖链蛋白，由胞质区、跨膜区和胞膜外区三部分组成（图 5-49）。其胞膜外区有数个重复功能区，分子外侧 N 端的 113 个氨基酸残基构成钙黏蛋白分子的配体结合部位。此外，胞膜外区具有与 Ca^{2+} 结合的作用。钙黏蛋白分子的胞质区高度保守，与细胞骨架连接。

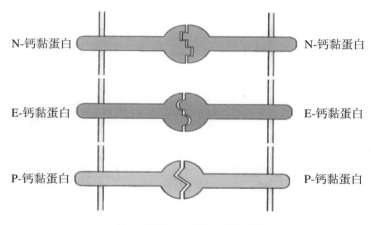

N-钙黏蛋白　　　　　　　　　　　N-钙黏蛋白

E-钙黏蛋白　　　　　　　　　　　E-钙黏蛋白

P-钙黏蛋白　　　　　　　　　　　P-钙黏蛋白

图 5-49 钙黏蛋白家族结构示意图

钙黏蛋白家族拥有 20 多个成员，由经典的钙黏蛋白和原钙黏蛋白两个亚家族组成。经典的钙黏蛋白亚家族包括 E-钙黏蛋白、N-钙黏蛋白、P-钙黏蛋白等，E、N、P 分别代表最初在上皮（epithelial）、神经（neural）和胎盘（placental）组织中发现。不同钙黏蛋白分子在体内有独特的组织分布，并随细胞生长、发育状态不同而改变。表 5-14 举例介绍了钙黏蛋白家族成员特征。

钙黏蛋白分子以其独特的方式相互作用，其配体是与自身相同的钙黏蛋白分子。以这种方式相互作用的还有属于免疫球蛋白超家族的 CD31（PECAM）和 CD56（NCAM）。

表 5-14 钙黏蛋白成员、分布、配体及功能

钙黏蛋白家族成员	分子量（kDa）	主要组织分布	配体	功能
E-钙黏蛋白	124	上皮组织	E-钙黏蛋白	参与胚胎发育及正常组织中上皮细胞层的形成和维持

续表

钙黏蛋白家族成员	分子量（kDa）	主要组织分布	配体	功能
N- 钙黏蛋白	127	神经组织、横纹肌、心肌	N- 钙黏蛋白	介导 Ca²⁺ 依赖的神经细胞黏附
P- 钙黏蛋白	118	胎盘、间皮组织、上皮细胞	P- 钙黏蛋白	参与胚胎的植入及其与子宫的结合

（五）黏附分子的主要功能

黏附分子在体内多种生理和病理过程中发挥重要作用，如参与细胞发育、分化、附着和移动，参与肿瘤细胞的浸润和转移，调节效应细胞对肿瘤的免疫反应，参与凝血和血栓形成等。下面通过举例详细介绍其功能。

1. 参与免疫细胞之间的相互作用和活化　免疫细胞之间的相互作用均有黏附分子参与。例如，在 T 细胞活化过程中，T 细胞与 APC 相互作用时提供共刺激信号的黏附分子有 CD28-CD80（B7.1）或 CD86（B7.2）、CD2-CD58、LFA-1-ICAM-1 等（图 5-50）。在 T 细胞识别 APC 提供的第一信号后，倘若 APC 表面没有 CD80、CD86 等分子，则无法提供 T 细胞活化所需要的第二信号，T 细胞将处于免疫失能（anergy）状态。

黏附分子除了促进免疫细胞活化、增殖外，有的黏附分子还发挥重要的免疫负调节作用。例如，T 细胞表面的 CTLA-4（CD152）与 APC 表面的 CD80、CD86 结合后，可对已经活化的 T 细胞产生抑制作用，调节体内免疫反应平衡。

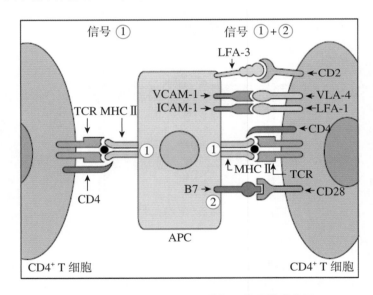

图 5-50　介导 APC 和 T 细胞相互作用的膜分子

2. 参与炎症过程中白细胞与血管内皮细胞的黏附　在炎症发生发展中，黏附分子及其配体作为重要的分子基础，其表达水平和亲和力对炎症具有重要影响。例如，在炎症初期募集中性粒细胞过程中，中性粒细胞表面的 P- 选择素配体 1（P-selectin glycoprotein ligand 1，PSGL-1）与内皮细胞表面由炎症介质诱导的 P- 选择素相互作用，介导中性粒细胞沿血管壁的滚动和最初的结合（arrest）；随后，由中性粒细胞表面的淋巴细胞功能相关抗原 1（lymphocyte function-associated antigen 1，LFA-1）与内皮细胞表面的细胞间黏附分子 2（intercellular adhesion molecule 2，ICAM-2）相互结合，导致细胞最终减速，与内皮细胞紧密黏附，最终穿出血管内皮（diapedesis）

到达炎症部位。

3. **参与淋巴细胞归巢** 淋巴细胞归巢（lymphocyte homing）是指淋巴细胞的定向迁移，包括成熟淋巴细胞向外周淋巴器官迁移，淋巴细胞再循环，以及淋巴细胞向炎症部位（如皮肤、肠道黏膜和关节滑膜等炎症部位）迁移。黏附分子在这些生理病理过程中发挥重要作用，其分子基础是表达在淋巴细胞表面的淋巴细胞归巢受体（lymphocyte homing receptor，LHR）与表达在内皮细胞表面的相应血管地址素（vascular addressin）相互作用。图 5-51 简单介绍了淋巴细胞向外周迁移的过程。在第一阶段，处于快速流动的淋巴细胞依靠微绒毛上的归巢受体如 L- 选择素（绿点），与内皮细胞表面的外周淋巴结地址素（peripheral node addressin，PNAd）结合，由此可使淋巴细胞流动速度减慢。在第二阶段，淋巴细胞沿着血管内皮滚动后，淋巴细胞表面的 LFA-1（蓝点）在细胞因子的作用下活化，此时活化的 LFA-1 与内皮细胞的 ICAM-1/2 紧密结合后，淋巴细胞会最终停滞并扁平化。随后，进入第三阶段，淋巴细胞在相邻血管内皮间穿出，在此过程中，LFA-1 不仅与 ICAM-1/2 结合，还与内皮细胞间存在的连接黏附分子 1（junctional adhesion molecule-1，JAM-1）结合。

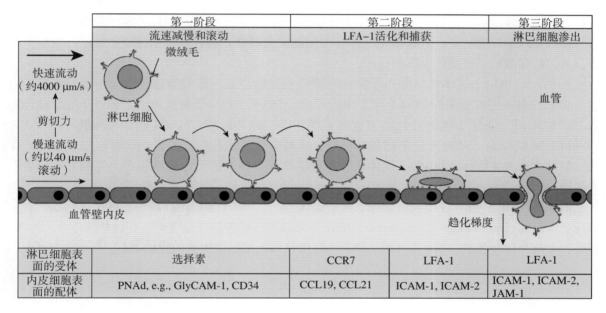

图 5-51 淋巴细胞归巢与黏附分子相互作用的关系

三、人白细胞分化抗原和黏附分子及其单克隆抗体的应用

人白细胞分化抗原和黏附分子种类与数量繁多，其在体内发挥的功能也十分广泛且复杂。白细胞分化抗原和黏附分子及其相应的单克隆抗体（mAb）在生物医学相关的基础研究、临床防治、疾病诊断和预后判断等方面得到了广泛的应用。

1. **作为细胞表面标记进行细胞分类** 当研究某一群细胞的数量和功能或发现新的细胞亚群时，区分其与其他细胞群的最常用方法就是使用 CD 分子作为细胞表面标志物，将不同形态、特定功能、不同发育阶段的细胞分群。

根据细胞表面 CD 分子的表达，可将外周血单个核细胞（peripheral blood mononuclear cell，PBMC）分为 T 细胞、B 细胞、DC 细胞、单核细胞和 NK 细胞等，用更多 CD 分子可以将每种细胞分为更多的亚群。

Note

2. 阐明疾病发病机制　人类免疫缺陷病毒（human immunodeficiency virus，HIV）在感染人体的过程中，病毒衣壳蛋白 gp120 可识别 CD4 分子，因此 CD4$^+$ T 细胞是 HIV 的主要感染细胞。此外，趋化因子 CXCR4、CCR5 分别表达于 T 细胞和单核细胞，是 HIV 识别结合的辅助受体。CD4$^+$ T 细胞是人体最重要的免疫调节细胞，HIV 靶向攻击 CD4 阳性细胞导致其数量减少，免疫功能下降，最终在临床上表现为获得性免疫缺陷综合征（acquired immunodeficiency syndrome，AIDS），即艾滋病。

白细胞黏附缺陷症（leukocyte adhesion deficiency，LAD）也是一种与黏附分子密切相关的严重免疫缺陷性疾病。其发病原因是 β2 整合素基因缺陷导致 LFA-1（CD11a/CD18）、Mac-1（CD11b/CD18）等整合素分子功能不全，使白细胞不能黏附和穿过血管内皮细胞，从而引发疾病。

3. 辅助疾病诊断　在 HIV 感染患者中，检测 CD4$^+$ T 细胞的绝对数量，可以辅助诊断并判断病情。正常人外周血 CD4$^+$ T 细胞的绝对数量应 > 500/μl，若 HIV 感染者 CD4$^+$ T 细胞的绝对数量 < 200/μl，则是病情恶化的先兆。此外，用 CD 单克隆抗体免疫荧光染色和流式细胞术分析，可对白血病、淋巴瘤患者进行免疫学分型，为患者提供更加精准的治疗方案。

4. 疾病的预防和治疗　目前，单克隆抗体（monoclonal antibody，mAb）的使用愈发普遍且有效，在治疗性抗体中，针对 CD 分子的单克隆抗体占据了 2/3。抗 CD3、CD25 等单克隆抗体在防治移植排斥中疗效明显，其机制是抗体与 T 细胞靶向结合，通过经典途径激活补体，裂解 T 细胞，从而达到防治移植排斥反应的目的。

抗 PD-1、PD-L1 抗体已批准用于治疗晚期黑色素瘤、非小细胞肺癌、肾细胞癌等肿瘤。表达于肿瘤细胞或免疫细胞的 PD-L1 与 T 细胞表面的 PD-1 结合介导免疫逃逸，通过单克隆抗体阻断二者的作用，恢复 T 细胞对肿瘤细胞的杀伤功能。此外，抗 CTLA-4 抗体可阻断 CTLA-4 与 CD80/CD86 的结合，从而增强 T 细胞的活性。在肿瘤免疫治疗中，联合用药可以发挥更好的疗效，如抗 CTLA-4 抗体、抗 PD-1 抗体联合用药能显著提高晚期黑色素瘤和非小细胞肺癌患者的生存期。

Rituximab 单抗靶向 B 细胞表面标志物 CD20，是首个用于肿瘤治疗的单克隆抗体药物，在非霍奇金淋巴瘤（non-Hodgkin lymphoma，NHL）和膜性肾病等自身免疫病中有较好的疗效。此外，利妥昔单抗与伊布替尼（Btk 抑制剂）联合治疗慢性淋巴细胞白血病的疗效更好。

（徐　雯）

小　结

免疫系统是机体执行免疫功能的物质基础，由免疫器官和组织、免疫细胞及免疫分子组成。免疫器官可分为中枢免疫器官和外周免疫器官。中枢免疫器官由骨髓及胸腺组成，是免疫细胞发生、分化、发育和成熟的场所。外周免疫器官包括淋巴结、脾和黏膜免疫系统等，是成熟 T 细胞、B 细胞等免疫细胞定居的场所，也是产生免疫应答的部位。黏膜免疫系统含有大量主要产生 SIgA 的 B 细胞，它们在肠道、呼吸道及泌尿生殖道等黏膜局部发挥着重要的抗感染作用。成熟淋巴细胞可通过淋巴细胞再循环运行于全身，以增强机体的免疫应答和免疫效应。

免疫细胞是机体抵抗外来致病性物质，监视清除凋亡、恶变细胞，以及维持组织与器官稳态的主要力量。免疫细胞按照免疫应答类型可分为固有免疫细胞和适应性免疫细胞两种，其中固有免疫细胞在进化上更为古老、发挥作用更迅速，但记忆性和专一抗原特异性较弱。而以 T、B 淋巴细胞为代表的适应性免疫细胞进化更高等，活化后需要克隆扩增发挥作用，因而反应周期更长，且在初次反应后会保留抗原记忆性，从而缩短二次应答周期。

抗原通常是指能被 T/B 淋巴细胞表面受体（TCR/BCR）识别结合，并由此导致上述淋巴细胞活化，增殖分化产生抗原特异性效应 T 细胞和（或）抗体；同时又能在体内外与上述免疫应答效应产物特异性结合，介导产生免疫效应或反应的物质。抗原具有免疫原性和免疫反应性，抗原因此可分为完全抗原和半抗原。抗原的最小结构与功能单位是抗原表位，抗原表位是抗原分子中决定抗原特异性的特殊化学基团，包括顺序表位（线性表位）、构象表位、功能性抗原表位和隐蔽性抗原表位；抗原提呈细胞表面 MHC 分子提呈的线性表位（抗原肽）可被 T 细胞识别，又称 T 细胞表位，表达于抗原分子表面的构象表位和线性表位可被 B 细胞识别，又称 B 细胞表位。抗原种类繁多，分类方法不同，主要包括：胸腺依赖性抗原（TD-Ag）和胸腺非依赖性抗原（TI-Ag），异种抗原、异嗜性抗原、同种异型抗原和自身抗原，内源性抗原和外源性抗原。超抗原和丝裂原是能够非特异性刺激多克隆 T 细胞活化和使多克隆 T、B 细胞发生有丝分裂的物质；佐剂是能够增强机体对抗原的免疫应答能力或改变免疫应答类型的非特异性免疫增强剂。

抗体是 B 细胞接受抗原刺激分化成为浆细胞后产生的具有免疫功能的球蛋白，又称免疫球蛋白（Ig），包括 IgM、IgG、IgA、IgD、IgE 五类。抗体单体分子由两条相同的重链和轻链通过链间二硫键连接组成，分为可变区、恒定区。五类抗体中，IgG、IgA、IgD 具有铰链区。可变区中的互补结合区是与抗原表位特异性结合的部位；不同类型抗体可因其恒定区氨基酸组成不同而介导产生不同的生物学效应，如激活补体（IgG、IgM）、调理作用（IgG）、ADCC 效应（IgG）、穿过胎盘（IgG）和黏膜（SIgA）、参与 I 型超敏反应（IgE）等。多克隆抗体、单克隆抗体、基因工程抗体是人工制备抗体的主要方法，单克隆抗体和基因工程抗体在免疫学诊断和防治中具有重要作用。

补体系统是一个由 30 余种可溶性蛋白及膜蛋白分子组成的复杂免疫分子系统。补体的成分均为糖蛋白，大多对热敏感。在不同激活物的刺激下，补体固有成分可以分别通过经典途径、MBL 途径和旁路激活途径被激活，发生有序的级联反应，并最终通过形成膜攻击复合物发挥溶解靶细胞的生物学效应。补体活化过程中产生的多种活性物质，具有非常广泛的生物学功能，是体内重要的免疫效应系统和效应功能放大系统，是机体抗感染免疫防御和免疫调节的重要分子。在体内，补体的活化受到了精准而有效的调节。但在一定条件下，补体系统活化失调，也可能会导致机体正常组织细胞的损伤或者生理功能紊乱，产生严重的免疫病理结果，引发相关的疾病。

主要组织相容性复合体是一组紧密连锁且多态性丰富的基因群，主要通过提呈抗原介导细胞的适应性免疫应答。人类 MHC 又称 HLA 基因复合体，包括 HLA Ⅰ 类、Ⅱ 类和 Ⅲ 类基因区。HLA Ⅰ 类基因和 Ⅱ 类基因具有多基因性、多态性和连锁不平衡等遗传特点。Ⅲ 类基因区位于 Ⅰ 类和 Ⅱ 类基因区之间，无多态性，包括补体基因、参与炎症反应的基因以及多种 RNA 结合蛋白基因等。HLA 分子通过与内源性或外源性抗原肽的相互作用，从抗原识别的 MHC 限制性、胸腺细胞的选择与分化、个体的疾病易感性、种群免疫反应的异质性以及移植排斥反应五个方面参与适应性免疫应答。非经典的 MHC 分子还可以作为调节分子参与固有免疫应答。HLA 分子不仅可以作为器官移植、亲子鉴定及法医鉴定的依据，它的异常表达还与多种疾病的发生有关。

细胞因子是免疫系统发挥免疫调节功能的重要的信息分子，广义上来讲可以是所有的细胞类型间通讯交流的蛋白类分子。需要重点掌握发挥免疫调节作用的各类细胞因子及其受体的作用场景以及功能特点。细胞因子主要通过靶向作用于相对应的细胞因子受体而发挥作用，利用其受体在不同细胞类型上表达不同的特点，可在复杂的细胞外环境中实现对特定细胞的有效调控。需注意的是，具有相似命名的同家族细胞因子仅在结构上具有相似性，而在功能上可以发挥相互独立甚至完全相反的作用。

整合思考题

1. 描述不同命名规则下免疫细胞的分类情况。

2. 举例说明不同免疫细胞间相互作用应对外来微生物入侵的场景。

3. 沟通固有免疫与适应性免疫的桥梁是什么？体内是否在面对所有危险信号时都会启动这两者进行防御？

4. 共同髓系样祖细胞是否最终都发育为固有免疫细胞？共同淋巴样祖细胞是否都发育为适应性免疫细胞？有哪些例外？

5. 试述抗原的基本特性。

6. 试比较 T/B 细胞所识别的抗原表位的差异。

7. 试比较 TD-Ag 和 TI-Ag 的特点。

8. 试分析当病毒入侵时，T 细胞如何能保证识别和杀伤的都是感染的细胞。

9. 试述超抗原与抗原的异同点。

10. 以 IgG 为例，试述抗体功能区和水解片段的功能。

11. 简述抗体的主要生物学功能。

12. 简述抗体 IgE 的类别转换机制及其主要功能。

13. 简述单克隆抗体的制备方法及其在生物医学中的应用。

14. 简述中枢免疫器官和外周免疫器官的组成和功能。

15. 试述淋巴结、脾和肠黏膜相关淋巴组织的结构特点以及与其功能的关系。

16. 什么是淋巴细胞再循环？有何生物学意义？

17. 利用补体系统成分命名的原则，对经典激活途径中 C5 转化酶各个组分的名称进行解释。

18. 补体系统活化是机体抗感染免疫的重要体液免疫效应机制，简述细菌进入机体后被补体系统溶解的过程。

19. 在人体发生严重的炎症状态时，除了可能出现细胞因子释放紊乱导致的细胞因子风暴之外，还可能有什么免疫活性物质参与？它们是如何产生的？在炎症过程中具有哪些生物学作用？

20. 人群中 MHC 的多态性可以让人类在面对自然界多种新发或已经存在的病毒，比如 SARS 或新冠病毒威胁时不至于灭亡，为什么每个人不能有更多的 MHC 分子？

21. 如何科学地进行亲子鉴定？其科学依据是什么？

22. 为什么很难用无亲缘关系个体的组织和器官进行移植？

23. 干扰素在免疫反应中的主要作用是什么？不同干扰素之间存在哪些功能上的差异？

24. 趋化因子中，哪些是目前明确的只作用于特定细胞类型的因子？它们在体内哪些场景下发挥诱导趋化的作用？

25. 除正常稳态条件下的调节功能外，细胞因子产生过量会造成哪些严重疾病？请举例说明。

26. 如何在开发靶向细胞因子的相关药物的过程中有效规避其带来的副作用？

第六章 固有免疫应答

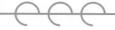

导学目标

通过本章内容的学习，学生应能够：

※ **基本目标**

1. 分析固有免疫系统的基本细胞组成。
2. 概括固有免疫应答的识别机制。
3. 总结固有免疫应答的基本模式。

※ **发展目标**

分析固有免疫应答的泛特异性识别在早期免疫应答中的优势。

案例 6-1

菌群失调引起的腹泻

研究生小王对自己所在医院 2010—2011 年住院患者抗生素使用和菌群失调进行了回顾性关联分析。将抗生素使用前无消化系统症状，抗生素治疗过程中或治疗停止 2 周内出现腹泻等症状，且粪便涂片显示菌群失调的住院患者纳入此项研究。研究发现，抗生素使用的种类越多，发生菌群失调的概率越大；并且抗生素的抗菌谱越宽，菌群失调的发生率越高。

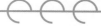

案例 6-1 解析

问题：

1. 根据所学的免疫学知识，你认为抗生素引起菌群失调的原因是什么？
2. 这一研究结果对临床用药有何启示？

固有免疫系统是生物体经历长期种系发育和进化而形成的天然防御体系，主要由组织屏障、固有免疫细胞和固有免疫分子组成。固有免疫应答（innate immune response）是指机体固有免疫细胞识别外来入侵的病原体或体内损伤、畸变或衰老的细胞，快速活化，通过吞噬杀伤、溶解破坏，清除外来"异物"和体内的抗原性物质，发挥其非特异性的免疫防御和免疫监视的功能，又被称为非特异性免疫应答（nonspecific immune response）。固有免疫在个体出生时即具备，也可称为先天免疫，在种系发生上，低等生物即具备固有免疫系统，脊椎动物才具有适应性免疫应答。固有免疫的细胞和效应分子广泛参与适应性免疫应答的启动、调节和效应过程。

第一节　固有免疫系统概述

一、组织屏障及其功能

组织屏障是生物体抵御病原体入侵体内的重要生理解剖学结构，主要包括皮肤黏膜屏障、血脑屏障、血胎屏障等。

（一）皮肤黏膜屏障

1. 物理屏障　皮肤是人体最大的器官，由致密的上皮细胞组成，完整的皮肤结构可有效阻挡病原体入侵体内。与外界相同的腔道内衬的黏膜也构成了有效的物理屏障，但作用相对较弱。黏膜上皮细胞迅速更新、呼吸道黏膜上皮细胞纤毛定向摆动、肠蠕动及黏膜表面分泌液如尿液等的冲洗作用，均有助于清除黏膜表面的病原体。

2. 化学屏障　皮肤和黏膜及附属物的分泌物中含有多种杀菌、抑菌物质，例如，皮脂腺分泌的不饱和脂肪酸，汗腺分泌的乳酸，胃液中的胃酸，唾液、泪液以及呼吸道、消化道和泌尿生殖道黏液中的溶菌酶、抗菌肽和乳铁蛋白等均具有抑菌作用。这些物质是皮肤黏膜抵御病原体的化学屏障。其中，胃酸可杀伤多种细菌，是机体抗消化道感染的重要化学屏障。

3. 微生物屏障　皮肤和黏膜表面有寄居的正常菌群，可通过与入侵的病原体竞争结合营养物质和上皮细胞，或通过分泌杀菌、抑菌物质，对病原体发挥抵抗作用。例如，口腔中的正常菌群之一唾液链球菌可产生 H_2O_2，具有杀伤白喉棒状杆菌和脑膜炎奈瑟菌等的作用；肠道中的大肠埃希菌可产生细菌素，抑制某些厌氧菌和革兰氏阳性菌。不恰当地大量或长期应用广谱抗生素，可杀伤或抑制正常菌群，破坏其对病原体的抑菌作用，从而导致口腔或肺部念珠菌感染、耐药性葡萄球菌感染等，或引起腹泻，这一现象又被称为菌群失调症。

（二）体内屏障

1. 血脑屏障　此屏障由软脑膜、脉络丛的毛细血管壁和包绕在壁外的星形胶质细胞形成的胶质膜组成。其组织结构致密，能阻挡血液中的病原体和其他大分子物质进入脑组织及脑室，对中枢神经系统产生保护作用。婴幼儿血脑屏障发育不完善，易发生中枢神经系统感染。

2. 血胎屏障　其由母体子宫内膜的基蜕膜和胎儿的绒毛膜滋养层细胞共同构成。血胎屏障不妨碍母子间营养物质交换，但可防止母体内病原体和有害物质进入胎儿体内，从而保护胎儿免遭感染。妊娠早期（前3个月内），血胎屏障发育尚未完善，此时孕妇若感染风疹病毒和巨细胞病毒等，可导致胎儿畸形或流产。

二、固有免疫细胞

固有免疫系统在骨髓发育成熟，经典的固有免疫细胞由骨髓共同髓样前体发育而来，如单核细胞、巨噬细胞、经典的树突状细胞、中性粒细胞、嗜酸性粒细胞、嗜碱性粒细胞、肥大细胞等；固有淋巴样细胞（innate lymphoid cell，ILC）如 ILC1、ILC2、ILC3、NK 细胞与固有样淋巴细胞（innate-like lymphocyte，ILL）如 NKT 细胞、γδT 细胞、B1 细胞由骨髓共同淋巴样前体发育而来。

需要指出的是，越来越多的证据表明固有免疫应答并不局限于上述固有免疫细胞类型，其他正常组织细胞如肺上皮细胞、成纤维细胞、内皮细胞等多种细胞都会表达下文中提到的胞质内的模式识别受体（如 RIG-I、cGAS 等），从而参与固有免疫应答，这些细胞的参与对于有效控制感染具有积极的意义。

三、固有免疫分子及其功能

固有免疫分子主要包括补体系统、急性期蛋白、细胞因子、抗菌肽和具有抗菌作用的酶类物质。

（一）补体系统

补体系统是参与固有免疫应答的重要免疫效应分子，具有多方面的生物学效应。

1. 细胞溶解作用　侵入机体的多种病原微生物可通过旁路途径或甘露糖结合凝集素（mannose binding lectin，MBL）途径而迅速激活补体系统，形成的攻膜复合物（membrane attack complex，MAC）可使病原体或肿瘤等靶细胞溶解破坏。

2. 补体活化产物的作用　补体系统激活后可产生多种功能性的裂解片段，其中，C5a 具有趋化作用，可吸引中性粒细胞到达感染部位，使之活化并增强其吞噬、杀菌作用；C3a/C5a 可直接激活肥大细胞，使其分泌一系列炎性介质和促炎细胞因子，引起和增强炎症反应；C3b/C4b 具有调理和免疫黏附作用，可促进吞噬细胞对病原体和抗原 - 抗体复合物的吞噬、清除。

上述作用可发生于特异性抗体产生之前，故在机体早期抗感染免疫中具有十分重要的意义。一旦针对病原体的特异性抗体产生后，所形成的抗原 - 抗体复合物可激活补体经典途径，更为有效地发挥抗感染作用。

（二）细胞因子

病原体感染机体后，可刺激免疫细胞和感染的组织细胞产生多种细胞因子。细胞因子是机体重要的免疫调节分子和效应分子，参与抗感染、抗肿瘤、免疫调节以及引起炎症反应等。

（1）干扰素（IFN）：Ⅰ型干扰素 IFN-α/β 可干扰病毒蛋白合成，抑制病毒复制或扩散。

（2）趋化因子 [CXCL 8（IL-8）、CCL2（MCP-1）、CCL3（MIP-1α）]：可募集、活化吞噬细胞，增强机体抗感染免疫应答能力。

（3）促炎细胞因子（IL-1、IL-6、TNF-α）：可增强抗感染的炎症反应。

（4）IFN-γ、TNF-α、IL-12 和 GM-CSF 等：可激活巨噬细胞和 NK 细胞，有效杀伤肿瘤和病毒感染的靶细胞，发挥抗肿瘤、抗病毒作用。

（5）IFN-γ 和 TNF：可促进 APC 表达 MHC Ⅱ类分子，增强抗原提呈作用，提高机体适应性免疫应答能力。IFN-γ 可以诱导活化的 T 细胞向 Th1 细胞极化。

（6）IL-2、IL-4、IL-5、IL-6 和 IL-2、IL-12 和 IFN-γ 等：可分别促进 B 细胞 /T 细胞增殖、分化，参与体液免疫应答和细胞免疫应答。

（三）抗菌肽及酶类物质

1. 抗菌的酶类物质

（1）溶菌酶：是一种不耐热的碱性蛋白质，主要由吞噬细胞、小肠黏膜的帕内特（Paneth）细胞产生，广泛存在于如唾液、泪液等体液，以及外分泌液和吞噬细胞溶酶体中。溶菌酶能够裂解 G$^+$ 菌细胞壁中 N- 乙酰葡糖胺与 N- 乙酰胞壁酸之间的 β-1,4- 糖苷键，破坏细胞壁的重要组分肽聚糖，从而导致菌细胞溶解、破坏。G⁻菌的肽聚糖被脂多糖和脂蛋白包裹，故对溶菌酶不敏感。但在特异性抗体和补体存在下，G⁻菌也可被溶菌酶溶解、破坏。

（2）磷脂酶 A2：小肠帕内特细胞分泌的碱性蛋白可进入细菌细胞壁，水解细胞膜磷脂，从而杀伤细菌。

2. 抗菌肽　机体在感染病原体后，上皮细胞、角质细胞、固有免疫细胞、小肠帕内特细胞等多种细胞以及唾液腺等腺体均会分泌具有广谱抗菌作用的阳离子多肽或蛋白质。通常通过在病原体上形成孔道结构，破坏病原体的膜结构，发挥其抑菌作用，目前发现的内源性抗菌肽有 100多种。

（1）防御素（defensin）：是进化保守的阳离子抗微生物小分子多肽（由 30 ～ 40 氨基酸组成），昆虫、植物、哺乳动物细胞均可产生，分为 α、β、θ 三个亚家族，可在数分钟内破坏细菌、真菌的细胞膜以及病毒的外膜。作用机制是将疏水区插入脂质双分子层，形成跨膜孔道，导致病原体裂解。

（2）乙型溶素：是血清中一种对热较稳定的碱性多肽，在血浆凝固时由血小板释放，故血清中乙型溶素浓度显著高于血浆中的水平。乙型溶素可作用于 G⁺菌细胞膜，产生非酶性破坏效应，但对 G⁻菌无效。

（3）Cathelicidin：是由上皮细胞产生的阳离子抗微生物多肽，与防御素类似，也主要通过在病原体上形成孔道，破坏膜结构而发挥作用，具有强大的抗细菌、真菌、病毒的作用。LL-37 为人 Cathelicidin，除抗菌作用外，还具有趋化作用和免疫调节作用。

（4）富足蛋白（histatin）：是由唾液腺分泌的唾液中富含组氨酸的阳离子多肽，目前发现有12 个成员，均具有抗菌作用，尤其是对念珠菌类真菌感染特别有效，对于维持口腔健康和牙齿的正常功能均具有重要作用。

第二节　固有免疫系统的识别活化机制

固有免疫细胞与 T、B 细胞不同，不表达 TCR 或 BCR，不能通过特异性的抗原识别受体识别抗原；可通过表达的模式识别受体识别入侵病原体及其代谢产物或体内衰老、畸变或凋亡细胞等特征性的结构，参与抗感染免疫、抗肿瘤、免疫调节，并参与适应性免疫应答的启动和效应阶段等。

一、固有免疫的识别对象——分子模式

1. 病原相关分子模式（pathogen associated molecular pattern，PAMP）　是模式识别受体识别的配体，对病原体生存或致病性至关重要，是病原体及其产物所共有的高度保守的特定分子结构。PAMP 在病原体中广泛分布，主要包括 G⁻菌的脂多糖（lipopolysaccharide，LPS）、G⁺菌的肽聚糖（peptidoglycan，PGN）和脂磷壁酸（lipoteichoic acid，LTA）、分枝杆菌及螺旋体的脂蛋白和脂肽、细菌和真菌的甘露糖，以及细菌非甲基化 DNA CpG 序列、病毒的 DNA 或单链或双链RNA。其中，细菌非甲基化 DNA CpG 序列以及病毒 ssRNA 和 dsRNA 以游离形式存在，其余则表达于病原体，而不存在于正常宿主细胞表面。

2. 损伤相关分子模式（damage associated molecular pattern，DAMP）　是组织或细胞受到损伤、缺氧、应激等多种因素刺激或坏死，濒死细胞释放到细胞外或循环系统中的一类危险分

子，又称为危险相关分子模式（danger associated molecular pattern，DAMP）。DAMP 包括细胞核或细胞质蛋白质、DNA、RNA、尿酸等；DAMP 也可被固有免疫细胞表达的模式识别受体所识别，从而激活固有免疫应答。DAMP 在炎症、自身免疫病（关节炎、系统性红斑狼疮等）、动脉粥样硬化、肿瘤等疾病的发生发展中发挥重要作用。

二、固有免疫的识别方式——模式识别

1. 模式识别受体（pattern recognition receptor，PRR） 是指广泛表达于固有免疫细胞表面、胞内腔室膜上、细胞质、体液中的一类能够直接识别入侵病原体及其产物或宿主畸变或衰老、凋亡细胞的共有特定分子结构的受体。此类受体是胚系基因直接编码（未经重排）的产物，较少多样性。根据模式识别受体在细胞内的分布，可分为胞膜型 PRR、内体膜型 PRR、胞质型 PRR 和分泌型 PRR。固有免疫细胞通过 PRR 结合相应的配体而区分"自己"与"非己"成分，从而启动固有免疫应答。

2. 模式识别受体识别并结合的病原相关的分子模式（表 6-1）

（1）胞膜型 PRR：主要包括 TLR 家族的某些成员、甘露糖受体以及清道夫受体等。其中，TLR 与配体结合后可以传递信号，因此这类受体又被称为信号转导型受体；而甘露糖受体以及清道夫受体识别配体后介导的是对病原体等的内吞作用，因此又被称为内吞型受体。

1）甘露糖受体（mannose receptor，MR）：是 C 型凝集素受体家族成员，主要表达于巨噬细胞和树突状细胞表面，可直接识别并结合细菌或真菌（如分枝杆菌、克雷伯菌、卡氏肺孢子菌和酵母菌等）细胞壁糖蛋白及糖脂分子末端的甘露糖和岩藻糖残基，介导病原体的胞吞作用，从而杀伤、清除病原体。

2）清道夫受体（scavenger receptor，SR）：主要表达于巨噬细胞表面，可直接识别并结合 G^- 菌脂多糖、G^+ 菌磷壁酸、乙酰化低密度脂蛋白、葡聚糖以及磷脂酰丝氨酸（凋亡细胞重要表面标志）等，从而清除某些病原体、衰老或凋亡细胞。

3）Dectin-1 受体：是一类 β- 葡聚糖受体（β-glucan receptor），为 C 型凝集素家族成员，两个 Dectin-1 组成同源二聚体，主要表达于巨噬细胞、单核细胞、树突状细胞、中性粒细胞和部分 γδT 细胞表面。Dectin-1 可识别含有 β-1,3- 糖苷键和 β-1,6- 糖苷键的葡聚糖，在真菌、细菌等感染中发挥重要作用，如可以识别酿酒酵母和白色念珠菌等，介导非调理性的吞噬。

4）膜型 Toll 样受体（Toll like receptor，TLR）：是主要表达于经典固有免疫细胞表面的 TLR，其中以同源二聚体形式存在的膜型 TLR 有 TLR2、TLR4、TLR5；以异源二聚体形式存在的有 TLR1/TLR2、TLR6/TLR2。不同膜型 TLR 识别的配体不同，例如，TLR1/TLR2 或 TLR6/TLR2 异二聚体、TLR4 同源二聚体主要识别 G^+ 菌的肽聚糖和磷壁酸、某些细菌和支原体的脂蛋白和脂肽（lipopeptide）、分枝菌属的脂阿拉伯甘露聚糖（lipoarabinomannan）和酵母菌的酵母多糖（zymosan）等；②主要识别 G^- 菌的脂多糖、G^+ 菌磷壁酸和热休克蛋白 60（HSP60）。TLR5 同源二聚体主要识别细菌的鞭毛等。TLR 识别相应的配体后，通过适配分子进一步传递活化信号，激活干扰素调控因子（interferon regulatory factor，IRF）和 NF-κB 信号通路，最终导致 I 型干扰素的产生和促炎细胞因子的分泌。

（2）内体膜型 PRR：主要由经典固有免疫细胞、内皮细胞和上皮细胞胞质内体膜上的 TLR，包括 TLR3、TLR7、TLR8、TLR9 同源二聚体。其中，TLR3 识别双链 RNA 病毒，TLR7 和 TLR8 识别单链 RNA 病毒，TLR9 识别细菌 / 病毒非甲基化 DNA CpG 序列。这些受体结合相应配体后也能传递活化信号，诱导 I 型干扰素和促炎细胞因子的产生。

（3）胞质型 PRR：是一类分布于经典固有免疫细胞和正常组织细胞胞质内的信号转导型受体。

Note

1）NOD 样受体（NOD like receptor，NLR）：这类受体含有核苷酸结合寡聚结构域（nucleotide-binding oligomerization domain，NOD）。NLR 家族包括 A、B、C、P、X5 个亚家族。NLRC 亚家族主要成员包括 NOD1 和 NOD2，巨噬细胞、中性粒细胞、树突状细胞以及组织屏障中的黏膜上皮细胞胞质内均有表达，识别并结合 G⁻ 菌细胞壁中的内消旋二氨基庚二酸（meso-diaminopimelic acid，meso-DAP）和细菌胞壁酰二肽（muramyl dipeptide）。NLR 家族成员也是炎症小体组装中的重要成分之一，在诱导细胞焦亡以及 IL-1 以及 IL-18 产生中发挥重要作用。

2）RIG-I 样受体（RIG-I like receptor，RLR）：是视黄酸诱导基因样受体（retinoic acid inducible gene-like receptor）的简称，固有免疫细胞和正常组织细胞内均有表达，包括 RIG-I 和 MDA-5，识别 RNA 病毒的双链 RNA，或 5′- 三磷酸 RNA，激活 IRF 和 NF-κB 信号通路，诱导 I 型干扰素和促炎细胞因子的产生。

3）cGAS 受体（cyclic GMP-AMP synthase，cGAS），环状 GMP-AMP 合成酶：固有免疫细胞和正常组织细胞胞内均有表达，能够感知本不应在细胞质中出现的病毒 DNA 等，催化 GTP 和 ATP 形成环鸟苷酸 - 腺苷酸（cyclic GMP-AMP，cGAMP），cGAMP 可以进一步作为第二信使结合并激活 STING，最终诱导 I 型干扰素和促炎细胞因子的产生。

4）AIM2（absent in melanoma 2）也是细胞质 DNA 病毒感受器，AIM2 识别双链 DNA，与 ASC、pro-caspase-1 组装成炎症小体，诱导炎性细胞因子 IL-1、IL-18 的分泌和细胞焦亡。

（4）胞核型 PRR：细胞核 hnRNPA2A1 识别 DNA 病毒，细胞核中的 RIG-I 和 SAFA 识别 RNA 病毒。细胞核 ZBP1 既识别 RNA 病毒，又识别 DNA 病毒。

（5）分泌型 PRR：是位于宿主血液等体液中的可溶性的 PRR，可在病原体感染或组织细胞损伤后，肝细胞大量合成并分泌到血液中的急性时相蛋白主要包括脂多糖结合蛋白（LPS binding protein，LBP）、C 反应蛋白（C reactive protein，CRP）以及甘露糖结合凝集素（MBL）。

表 6-1　模式识别受体及其识别的相应病原相关分子模式（举例）

模式识别受体（PRR）	病原相关分子模式（PAMP）
胞膜型 PRR	
TLR2/TLR1 异二聚体	G⁺ 菌肽聚糖（PGN）、磷壁酸（LTA），细菌和支原体的脂蛋白、脂肽，酵母菌的酵母多糖
TLR6/TLR1 异二聚体	同上
TLR4 同源二聚体（MD-2 辅助）	同上以及 G⁻ 菌脂多糖（LPS）、热休克蛋白（HSP）
TLR5 同源二聚体	G⁻ 菌的鞭毛蛋白
甘露糖受体（MR）	细菌或真菌甘露糖、岩藻糖残基
清道夫受体（SR）	G⁺ 菌磷壁酸、G⁻ 菌脂多糖（LPS）
Dectin-1 受体	真菌、细菌等的葡聚糖成分
内体膜型 PRR	
TLR3	病毒双链 RNA（dsRNA）
TLR7/TLR8	病毒或非病毒性单链 RNA（ssRNA）
TLR9	细菌或病毒非甲基化 DNA CpG 序列
胞质型 PRR	
NOD1	G⁻ 菌细胞壁内消旋二氨基庚二酸（meso-DAP）
NOD2	细菌胞壁酰二肽（MDP）
RLR	三磷酸双链 RNA 病毒，5′- 三磷酸 RNA

续表

模式识别受体（PRR）	病原相关分子模式（PAMP）
cGAS	DNA 病毒
AIM2	DNA 病毒
胞核型 PRR	
hRNPA2B1	DNA 病毒
IFI16	RNA 病毒
细胞核 RIG-I	
SAFA	RNA 病毒
ZBP1	RNA 病毒
分泌型 PRR	RNA 病毒、DNA 病毒
甘露糖结合凝集素（MBL）	病原体表面的甘露糖、岩藻糖和 *N*- 乙酰葡糖胺残基
C 反应蛋白（CRP）	细菌细胞壁磷酰胆碱
脂多糖结合蛋白（LBP）	G⁻ 菌脂多糖（LPS）

三、模式识别受体激活后的生物学效应

固有免疫细胞表达的模式识别受体（PRR）及病原相关分子模式（PAMP）结合后，介导吞噬和调理作用；参与活化补体；启动细胞内信号转导，促进细胞活化，诱生炎性细胞因子的产生，表达共刺激分子等膜分子；参与抗感染。此外，某些 TLR 家族成员（如 TLR2、TLR4 和 TLR9）还参与超敏反应、自身免疫病及肿瘤的发生。

第三节　固有免疫细胞及其功能

一、经典固有免疫细胞

经典固有免疫细胞包括单核 - 巨噬细胞、树突状细胞、中性粒细胞、嗜酸性粒细胞、嗜碱性粒细胞和肥大细胞。

（一）单核细胞

单核细胞（monocyte）由骨髓造血祖细胞中的粒 - 单系祖细胞发育而来，占血液中白细胞总数的 3% ~ 8%。其体积较淋巴细胞略大，胞质中富含溶酶体颗粒以及过氧化物酶、酸性磷酸酶、非特异性酯酶和溶菌酶等多种酶类物质。单核细胞在血液中仅停留 12 ~ 24 小时，在趋化性细胞因子（MCP-1）的作用下迁移至全身组织器官，分化发育为巨噬细胞。单核细胞和巨噬细胞可做变形运动，能够对趋化因子快速应答，迅速到达感染部位，在体外培养时，其对玻璃和塑料表面有很强的黏附能力，借此可将其与淋巴细胞相分离。

（二）巨噬细胞

巨噬细胞分为定居和游走巨噬细胞两大类。定居巨噬细胞广泛分布于全身各处，因所处部位不同，其形态和名称各异，如肺泡巨噬细胞、骨组织的破骨细胞、肝的库普弗细胞、脑部的小胶质细胞等。游走巨噬细胞由血液中的单核细胞衍生而来，其体积数倍于单核细胞，寿命较长，在组织中可存活数月。巨噬细胞胞质内富含溶酶体及线粒体，具有强大的吞噬、杀菌、清除凋亡细胞及其他异物的能力。巨噬细胞不仅是固有免疫的重要效应细胞，也是专职的抗原提呈细胞，能够摄取、加工处理提呈抗原，启动适应性免疫应答，同时作为抗胞内菌感染的重要细胞，参与适应性免疫应答的效应阶段。

1. 巨噬细胞表面受体　巨噬细胞表面表达特征性的标志（如 CD14）、多种模式识别受体、调理受体以及参与其趋化和活化相关的细胞因子受体、抗原提呈相关受体，以及共刺激分子等。

（1）模式识别受体（PRR）：巨噬细胞表达的模式识别受体主要包括甘露糖受体、清道夫受体、TLR 等。巨噬细胞可以通过甘露糖受体和清道夫受体识别细胞或真菌的甘露糖 / 岩藻糖残基或细胞脂多糖 / 脂磷壁酸或凋亡细胞表面的磷脂酰丝氨酸，介导巨噬细胞的有效吞噬杀伤，清除入侵病原体或体内凋亡细胞。也可通过 TLR 识别细菌、真菌、支原体等特征性结构，活化后的巨噬细胞分泌 IFN-α/β 和促炎细胞因子。

（2）调理性受体：巨噬细胞表面表达的参与调理作用的受体主要包括 IgG Fc 受体（FcγR）和补体受体（C3bR/C4bR，CR1/CR2）。针对病原体的 IgG 抗体，通过其 Fab 段与病原体表面抗原表位特异性结合，通过 Fc 段与巨噬细胞表面 IgG 的 Fc 受体结合，介导病原体与巨噬细胞桥联，从而促进吞噬作用。由抗体所介导的巨噬细胞或其他固有免疫细胞对病原体的吞噬作用又称为抗体依赖的吞噬作用（antibody dependent cell phagocytosis，ADCP）。附着于病原体等抗原性物质上的补体片段 C3b、C4b，可与巨噬细胞表面的 C3bR/C4bR 结合，促进巨噬细胞对病原体的吞噬作用。

（3）趋化因子受体和细胞因子受体：巨噬细胞表达多种趋化因子受体如单核细胞趋化蛋白 -1 受体（MCP-1R，即 CCR2）和巨噬细胞炎症蛋白 -1α/β 受体（MIP-1α/βR，即 CCR1 和 CCR5）等趋化因子受体，可在相应趋化因子作用下，募集至感染或炎症部位。巨噬细胞表达 IFN-γ、M-CSF、GM-CSF 等细胞因子受体，通过与相应配体结合而使巨噬细胞活化。

（4）抗原加工提呈和提供共刺激信号的分子：巨噬细胞作为专职性抗原提呈细胞，表达 MHC Ⅱ类分子、共刺激分子 CD80 和 CD86，为 T 细胞的活化提供第一和第二信号。

（5）信号调控蛋白 α（signal-regulatory protein，SIRPα）：主要表达于髓系细胞（巨噬细胞、单核细胞、树突状细胞以及粒细胞等）表面，其结合的配体是整合素相关蛋白 CD47。CD47 是自身的标记（"marker of self"）之一，广泛表达于宿主细胞表面，其与 SIRPα 结合，为吞噬细胞提供了抑制信号，即告知吞噬细胞，不要对自身细胞发挥吞噬杀伤作用，因此，CD47-SIRPα 提供的是"不要吃我"（don't eat me）的信号。这一信号轴的存在确保了巨噬细胞等吞噬细胞对正常细胞不会发挥作用。有意思的是，这一重要调控信号轴也被肿瘤细胞所利用，从而逃避巨噬细胞的抗肿瘤作用，因此阻断该信号，将有助于增强巨噬细胞的抗肿瘤作用。

2. 巨噬细胞的不同活化和功能状态　在正常情况下，巨噬细胞处于静息态，静息态的巨噬细胞杀伤作用很弱。在 LPS、IFN-γ、GM-CSF 的刺激下或通过细胞表面 CD40 与 CD4Th1 细胞表面 CD40L 的相互作用，均可诱导巨噬细胞的活化。活化的巨噬细胞，PRR 和调理性受体表达增加；胞内溶酶体数目及反应性氧中间物（reactive oxygen intermediate，ROI）、反应性氮中间物（reactive nitrogen intermediate，RNI）和各种水解酶浓度显著增高；细胞毒性细胞因子（TNF-α）分泌增加。由此，活化的巨噬细胞可有效杀伤肿瘤和病毒感染细胞。

在局部微环境病原体或不同类型细胞因子的诱导下，巨噬细胞可以分化为功能特性完全不同的两个亚群——M1 和 M2（图 6-1）。当局部微环境中存在病原体或其代谢产物如 LPS 等，与巨噬细胞表面的 TLR 结合介导的信号，或在 IFN-γ、GM-CSF 等细胞因子刺激下诱导分化成经典活化的巨噬细胞（classical activated macrophage），又称 M1 型巨噬细胞。M1 型巨噬细胞也就是通常所说的参与固有免疫的巨噬细胞，具有很强的杀伤病原体的能力，其胞内富含溶酶体颗粒，可以通过产生反应性氧中间物（ROI）、一氧化氮（NO）和释放溶酶体酶杀伤病原体。通过分泌促炎细胞因子如 IL-1、IL-6、TNF-α 等或趋化因子 CCL2（MCP-1）、CXCL8（IL-8）等引发炎症反应；通过分泌 IL-12 和 IL-18 等细胞因子作用于其他免疫细胞，促进免疫应答效应。在局部微环境，Th2 型细胞因子在 IL-4、IL-13 刺激下可诱导巨噬细胞向 M2 型巨噬细胞分化，M2 型巨噬细胞又称为旁路活化的巨噬细胞（alternative activated macrophage）。M2 型巨噬细胞主要通过分泌 TGF-β、PDGF 和 FGF 参与组织修复和纤维化，通过分泌的细胞因子 TGF-β、IL-10 下调免疫应答水平。

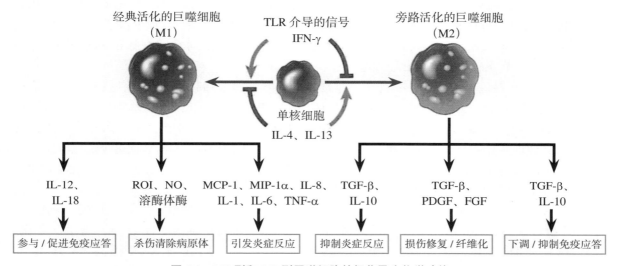

图 6-1　M1 型和 M2 型巨噬细胞的极化及生物学功能

① TLR 介导的信号或 IFN-γ 可诱导单核细胞向 M1 分化，而抑制单核细胞向 M2 分化；② IL-4、IL-13 可诱导单核细胞向 M2 分化，而抑制单核细胞向 M1 分化；③ M1 具有强大的吞噬杀菌能力，可通过释放趋化和促炎细胞因子引发炎症反应，通过分泌 IL-12、IL-18 等细胞因子参与或促进免疫应答；④ M2 细胞可通过合成分泌 IL-10、TGF-β、PDGF、FGF 等细胞因子抑制炎症反应、下调免疫应答或参与损伤组织的修复和纤维化；⑤转化生长因子 β（transforming growth factor β,TGF-β），血小板衍生生长因子（platelet-derived growth factor，PDGF），成纤维细胞生长因子（fibroblast growth factor，FGF）

3．巨噬细胞的主要生物学功能

（1）吞噬杀伤病原体：巨噬细胞可通过受体依赖或非依赖的方式摄取抗原性异物。受体非依赖的方式即是巨胞饮作用（macropinocytosis），是在某些因素刺激下，从胞膜皱褶部位向外伸展，将大量细胞外液包裹形成较大胞饮体的过程。巨噬细胞和树突状细胞均可通过巨胞饮作用将细胞外液中的病原体、营养物质、可溶性抗原以及大分子物质一同摄入细胞内。巨噬细胞表面表达多种受体，也可通过 PRR 和调理性受体以受体依赖的方式摄取病原体等抗原性异物，内吞到细胞内。

巨噬细胞可以通过氧非依赖的和氧依赖性杀菌途径杀伤病原体。

1）氧非依赖途径：指无需氧分子参与的杀菌作用，需要酸性环境和具有抗菌效应的溶菌酶和抗菌肽。①酸性环境：吞噬体或吞噬溶酶体形成后，其内糖酵解作用增强，乳酸累积可使 pH 降至 3.5～4.0，发挥杀菌或抑菌作用；②溶菌酶：在酸性条件下，溶酶体内溶菌酶使 G⁺ 菌胞壁肽聚糖破坏，发挥杀菌作用；③防御素（defensin）：包括阳离子蛋白和多肽（30～33 个氨基酸），可在细菌脂质双分子层形成"离子通道"，导致细菌的裂解。

2）氧依赖性途径：该途径的主要效应分子是反应性氧中间物（ROI）和反应性氮中间物（RNI）。①反应性氧中间物杀菌系统是指在吞噬作用激发下，通过呼吸爆发，激活细胞膜上的还原型辅酶Ⅰ和还原型辅酶Ⅱ，使分子氧活化，生成超氧阴离子（$\cdot O_2^-$）、游离羟基（$\cdot OH^-$）、过氧化氢（H_2O_2）和单线态氧（$^1O_2$），从而发挥杀菌作用。上述活性氧物质具有强氧化作用和细胞毒作用，可有效杀伤病原微生物，同时对机体组织细胞也有一定损伤作用。②反应性氮中间物杀菌作用是指巨噬细胞活化后所产生的诱导型一氧化氮合酶（inducible nitric oxide synthase，iNOS），在还原型辅酶Ⅱ或四氢生物蝶呤存在下，催化 L-精氨酸与氧分子反应，生成胍氨酸和一氧化氮（NO），从而发挥杀菌作用。NO 对细菌和肿瘤细胞均有杀伤和细胞毒作用。

病原体在巨噬细胞内被杀伤或破坏后，在吞噬溶酶体内多种水解酶（如蛋白酶、核酸酶、脂酶和磷酸酶等）作用下，可进一步消化降解：大部分产物通过胞吐作用而排出胞外；小部分可被加工、处理为抗原肽段，与 MHC 分子结合为复合物而被提呈给 T 细胞，参与适应性免疫应答。

（2）杀伤病毒感染细胞或肿瘤细胞：巨噬细胞在细胞因子或 CD4$^+$ Th1 辅助下，变成活化的巨噬细胞，可以通过释放如上所述的"杀伤性武器"ROI、RNI 到细胞外或分泌 TNF-α 等杀伤病毒感染细胞或肿瘤细胞。在特异性抗体存在的情况下，也可通过抗体依赖细胞介导的细胞毒作用（ADCC），杀伤病毒感染细胞或肿瘤细胞。

（3）参与和促进炎症反应：募集至感染部位的巨噬细胞被活化，通过多种机制参与炎症反应。①分泌 MIP-1α/β（CCL3/CCL4）、MCP-1（CCL2）和 IL-8 等趋化因子，募集、活化更多巨噬细胞、中性粒细胞和淋巴细胞，发挥抗感染作用；②分泌多种促炎症细胞因子（如 IL-1、TNF-α、IL-6）和其他炎性介质（如前列腺素、白三烯、血小板活化因子等），参与和促进炎症反应。

（4）加工提呈抗原，参与适应性免疫应答：巨噬细胞属专职抗原提呈细胞，摄取抗原并加工处理后，通过提供第一信号和共刺激信号而激活 T 细胞。

（5）免疫调节：活化巨噬细胞可分泌多种细胞因子，参与免疫调节。例如：① IL-1 和 IFN-γ 可上调 APC 表达 MHC 分子，促进 T、B 细胞活化。② TNF-α 可促进 CTL 活化、增殖和分化。③ IL-12 促进 Th0 细胞极化为 Th1 细胞；IL-18 诱导中性粒细胞活化产生促炎细胞因子；IL-12 和 IL-18 可以增强诱导 CD8$^+$ T 细胞和 NK 细胞活化；上调 APC 细胞的 MHC 分子和 B7 分子的表达等。④ IL-10 和 TGF-β 可抑制单核/巨噬细胞、NK 细胞活化，抑制 T/B 细胞增殖分化和效应功能；抑制 APC 的 MHC 分子和 B7 分子的表达。

（三）树突状细胞

树突状细胞（dendritic cell，DC）广泛分布于全身组织和脏器，数量较少，仅占人外周血单个核细胞的 1%，因具有许多分枝状突起而得名。包括来源于骨髓共同髓样前体的经典 DC（conventional DC，cDC）、来源于共同淋巴样前体的浆细胞样 DC（plasmacytoid DC，pDC）和来源于间充质祖细胞的滤泡 DC（follicular dendritic cell，FDC）。

1. 经典树突状细胞　根据功能状态，分为未成熟 DC 和成熟 DC。如表皮和胃肠上皮组织的朗格汉斯细胞（Langerhans cell，LC）和血液 DC 为未成熟 DC，高表达与摄取抗原相关的受体，如 PRR、Fc 受体和补体受体等，而低表达 MHC Ⅱ类分子和共刺激分子；因此它们摄取抗原的能力很强，而提呈抗原的能力较弱。未成熟 DC 在外周摄取抗原后，迁移至外周免疫器官，发育成熟为并指状 DC。成熟 DC 分泌对初始 T 细胞具有趋化作用的趋化因子 CCL18，可以趋化初始 T 细胞到其周围，从而利于提呈抗原。成熟 DC 还高表达 MHC Ⅱ类分子和共刺激分子，因此其摄取抗原的能力减弱，而能够有效地提呈抗原并激活初始 T 细胞（naïve T），启动适应性免疫应答。DC 是唯一能诱导初始 T 细胞活化的抗原提呈细胞，是适应性免疫应答的始动者。

2. 浆细胞样树突状细胞　是参与抗感染的固有免疫应答的主要效应细胞。其低表达或不表达调理性受体，摄取抗原的能力弱。但其表达胞质 PRR，如 TLR7/TLR9，能够识别 ssRNA 病毒

或细菌 / 病毒 DNA CpG 序列，从而激活 pDC，分泌大量 I 型干扰素（IFN-α/β），在机体抗病毒感染免疫中发挥重要作用。

3. 滤泡树突状细胞　这类细胞与传统的 DC 不同，其高表达与摄取抗原相关的受体如 PRR、Fc 受体、CR1、CR2，可高效识别并且结合细菌及其裂解物、抗原 - 抗体复合物、抗原 - 补体复合物、抗体 - 抗原 - 补体复合物，但不具备抗原的加工处理能力，能把抗原长时间置于细胞表面，便于 B 细胞的识别，其表面也不表达 MHC II 类分子和共刺激分子。FDC 还能分泌 B 淋巴细胞趋化因子 CXCL13，能够趋化表达 CXCR5 的 B 细胞到达 FDC 周围，B 细胞能够识别相应抗原，从而启动适应性体液免疫应答。FDC 促进生发中心的 B 细胞进行亲和力成熟。

DC 也具有免疫调节作用，其通过分泌不同细胞因子而影响适应性免疫应答的类型，并参与 T 细胞免疫耐受的形成。例如，胸腺 DC 参与阴性选择，诱导中枢免疫耐受；非成熟 DC 可诱导外周 T 细胞免疫耐受。

（四）粒细胞

粒细胞均由骨髓的粒 - 单核细胞前体分化发育而来，主要分布于血液和黏膜结缔组织中，包括中性粒细胞、嗜酸性粒细胞、嗜碱性粒细胞，是参与抗细菌、寄生虫感染，以及炎症反应、过敏性炎症等的重要效应细胞。

1. 中性粒细胞　中性粒细胞占外周血白细胞总数的 60% ~ 70%，是白细胞中数量最多的一种。中性粒细胞来源于骨髓，产生速率高，每分钟约为 1×10^7 个，但存活期短，为 2 ~ 3 天。中性粒细胞胞浆中含两种颗粒：较大的初级颗粒，即溶酶体颗粒，内含髓过氧化物酶（MPO）、酸性磷酸酶和溶菌酶等；较小的次级颗粒，内含碱性磷酸酶、溶菌酶、防御素等。中性粒细胞表面表达趋化因子的受体 CXCR1（IL-8R）和 C5aR，具有很强的趋化作用。病原体在局部引发感染时，它们可被 IL-8 和过敏毒素 C5a 招募，迅速穿越血管内皮细胞到达感染部位，对入侵的病原体发挥吞噬杀伤和清除作用。中性粒细胞表面表达甘露糖受体、清道夫受体、TLR 以及 IgG Fc 受体和补体 C3b 受体等，可通过调理作用促进和增强中性粒细胞的吞噬、杀菌作用。与单核巨噬细胞类似，中性粒细胞可通过氧依赖与氧非依赖的杀伤系统杀伤病原体，还可通过 ADCC、补体依赖的细胞毒作用（CDC）对入侵的病原体进行杀伤。中性粒细胞具有独特的 MPO 杀菌系统以及中性粒细胞胞外杀菌网络（neutrophil extracellular trap，NET）。在 LPS、ROS、IL-8、C5a 等多种因素刺激后，中性粒细胞质膜破裂，核酸和蛋白质释放到胞外，形成一个平滑延伸的丝状结构，内有弹性蛋白酶、MPO 等，构成了一个捕获病原体的平台，通过局部提供高浓度的抗菌蛋白来消灭 G^+ 菌、G^- 菌以及真菌等。

2. 嗜碱性粒细胞（basophil）　其存在于血液中，仅占白细胞总数的 0.2%，是人血液中含量最少的白细胞。膜表面表达 FcεR、C3a 和 C5a 受体等。其参与的生物学功能包括：通过膜表面的 IgE 高亲和力受体所结合的 IgE 特异性识别变应原，诱导嗜碱性粒细胞脱颗粒，介导 I 型超敏反应，通过补体片段（C3a、C5a）与细胞表面补体受体结合，诱导脱颗粒，释放胞内活性介质，从而发挥趋化、激活补体和致炎反应。炎症反应中，嗜碱性粒细胞可被趋化因子募集至局部炎症组织而发挥作用。嗜碱性粒细胞也是参与 I 型超敏反应的重要效应细胞。

3. 嗜酸性粒细胞（eosinophil）　占血液白细胞总数的 1% ~ 3%，在血液中仅停留 6 ~ 8 小时即进入结缔组织，可存活 8 ~ 12 天。嗜酸性粒细胞表面表达补体片段 C3a 和 C5a 的受体以及嗜酸性粒细胞趋化因子的受体。嗜酸粒细胞胞浆内含粗大的嗜酸性颗粒，颗粒内含主要碱性蛋白、嗜酸性粒细胞阳离子蛋白、嗜酸性粒细胞过氧化物酶、芳基硫酸酯酶和组胺酶。嗜酸性粒细胞具有趋化作用和一定的吞噬、杀菌、抗寄生虫感染的作用，能够产生炎性介质，在拮抗和调节 I 型超敏反应中发挥作用。

（五）肥大细胞

肥大细胞（mast cell）主要分布于皮肤、呼吸道、胃肠道黏膜下结缔组织和血管壁周围组织中。肥大细胞表面表达模式识别受体（PRR）、过敏毒素 C3a/C5a 受体和高亲和力 IgE Fc 受体。肥大细胞不能吞噬、杀伤侵入体内的病原体，但可通过上述识别受体与相应配体（如病原微生物或其产物所含的 PAMP、过敏毒素 C3a/C5a 和特异性 IgE）结合而被激活或处于致敏状态。活化的肥大细胞可通过脱颗粒而合成 / 释放一系列炎性介质（组胺、白三烯、前列腺素 D_2 等）和促炎细胞因子（IL-1、IL-4、IL-8 和 TNF 等），引发炎症反应，从而在机体抗感染、抗肿瘤和免疫调节中发挥重要作用。变应原与致敏肥大细胞表面特异性 IgE 抗体结合，可通过介导高亲和力 IgE Fc 受体交联而使肥大细胞脱颗粒，引发 I 型超敏反应。

二、固有淋巴样细胞

固有淋巴样细胞（innate lymphoid cell，ILC）由骨髓中转录因子 ID2+ 固有淋巴样前体发育分化而来，发育分化依赖细胞因子 IL-7 或 IL-15。根据表达转录因子以及分泌细胞因子的不同可以分为 ILC1、ILC2、ILC3，NK 细胞也是 ILC 的一个亚群（表 6-2）。这类细胞不表达特异性抗原识别受体。细胞表面表达活化或抑制性受体，可被感染部位某些组织细胞分泌的细胞因子或被病毒感染细胞或肿瘤表面表达的相应配体激活，通过释放不同类型的细胞因子参与抗感染免疫或参与炎症反应；或释放细胞毒性介质破坏靶细胞。

（一）ILC1 亚群

ILC1 亚群表达转录因子 T-bet，胞内寄生菌感染的巨噬细胞或病毒感染的树突状细胞产生的 IL-12、IL-18 可与 ILC1 表面的细胞因子受体结合，促进其活化。活化的 ILC1 分泌 Th1 型细胞因子 IFN-γ，IFN-γ 可促进巨噬细胞的活化，增强对胞内病原体的杀伤，并且参与炎症反应。

（二）ILC2 亚群

ILC2 亚群表达转录因子 Gata3。寄生虫感染或过敏性炎症部位上皮细胞分泌的细胞因子如胸腺基质淋巴细胞生成素（thymic stromal lymphopoietin，TSLP）、IL-25、IL-33 能够促进 ILC2 的活化，活化后的 ILC2 分泌 Th2 型细胞因子如 IL-4、IL-5、IL-9、IL-13 以及趋化因子 CCL11 等，招募嗜酸性粒细胞和肥大细胞，参与抗胞外寄生虫感染，并参与过敏性炎症反应。

（三）ILC3 亚群

ILC3 亚群表达转录因子 RORγt，可被巨噬细胞或树突状细胞产生的 IL-1β、IL-23 刺激活化，活化后的 ILC3 细胞通过分泌 IL-22、IL-17 参与抗胞外细菌、真菌感染以及肠道炎症反应。

表 6-2 不同 ILC 亚群的特点及功能

细胞亚群	转录因子	主要激活物	主要产物	主要作用
NK 细胞	E4BP4	IL-12、IL-15、IL-18	IFN-γ 为主的细胞因子	杀伤病毒感染细胞或肿瘤细胞
ILC1	T-bet	IL-12、IL-18	IFN-γ 为主的细胞因子	激活巨噬细胞杀伤胞内病原菌、参与肠道炎症反应
ILC2	Gata3	TSLP、IL-25、IL-33	IL-4、IL-5、IL-9、IL-13、趋化因子 CCL11	参与抗寄生虫免疫、过敏性炎症反应

续表

细胞亚群	转录因子	主要激活物	主要产物	主要作用
ILC3	RORγt	IL-1β、IL-23	IL-22、IL-17	抗胞外细菌和真菌感染、参与肠道炎症反应

（四）自然杀伤细胞

自然杀伤（natural killer，NK）细胞在 1975 年被鉴定为一个独立的细胞亚群，表达转录因子 E4BP4，存在于机体的大多数器官中，主要分布于外周血、脾、肝和淋巴结、骨髓和肺中。其占外周血淋巴细胞总数的 10%～15%。NK 细胞不表达特异性基因重排抗原识别受体（TCR 或 BCR），是独立于 T、B 淋巴细胞，且比 T、B 淋巴细胞大的第三类淋巴细胞。NK 细胞的表面标志为 $CD3^-$、$CD19^-$、$CD56^+$、$CD16^+$。NK 细胞具有杀伤病毒感染细胞或肿瘤细胞以及免疫调节的作用。大约 90% 的外周血和脾 NK 细胞是 $CD56^{dim}CD16^+$，是细胞毒 NK 细胞，具有杀伤病毒感染细胞或肿瘤细胞的作用；大多数淋巴结和扁桃体的 NK 细胞属于 $CD56^{bight}CD16^-$ 细胞，这群细胞主要在细胞因子 IL-12、IL-15、IL-18 的刺激下通过分泌以 IFN-γ 为主的细胞因子发挥免疫调节作用。

NK 细胞对自身的正常的组织细胞不会杀伤，而特异性杀伤病毒感染细胞或肿瘤细胞。目前已知的 NK 细胞识别的三种机制：①丢失自己（missing self）；②诱导自己（induced self）；③非己（non-self）。

1. NK 细胞表面的受体 NK 细胞表面表达功能截然相反的杀伤活化性受体和杀伤抑制性受体，按照这些受体所识别的配体性质不同，可分别识别 HLA Ⅰ类分子和非 HLA Ⅰ类分子的调节性受体。此外，NK 细胞表面还表达抗体的 Fc 受体、细胞因子受体、趋化因子受体等。

（1）识别 HLA Ⅰ类分子的调节性受体：NK 细胞表达多种以经典/非经典 HLA Ⅰ类分子为配体的杀伤活化/抑制受体。根据分子结构的不同，可分为以下两类。

1）杀伤细胞免疫球蛋白样受体（killer immunoglobulin-like receptor，KIR）：Ig 超家族的跨膜糖蛋白，胞外段有 2 个或 3 个 Ig 样结构域，能识别经典的 HLA Ⅰ类分子（HLA-A、HLA-B 和 HLA-C，主要是 HLA-C）。

根据胞外段 Ig 样结构域的数目，KIR 家族受体分为 KIR2D 和 KIR3D；根据胞内段的长短分为 L 型和 S 型。胞质区氨基酸序列较长（longer）的 KIR，称为 KIR2DL 或 KIR3DL，其含免疫受体酪氨酸抑制基序（immunoreceptor tyrosine-based inhibitory motif，ITIM）可转导抑制信号，因此 KIR2DL 和 KIR3DL 为杀伤细胞抑制性受体；胞质区氨基酸序列短（shorter）的 KIR 称为 KIR2DS 和 KIR3DS，其跨膜区可与含免疫受体酪氨酸活化基序（ITAM）的 DAP-12 同源二聚体分子非共价结合，转导活化信号，因此 KIR2DS 和 KIR3DS 为杀伤细胞活化性受体（图 6-2）。

2）杀伤细胞凝集素样受体（killer lectin-like receptor，KLR）：是 Ⅱ 型跨膜糖蛋白凝集素成员 CD94 与 C 型凝集素 NKG2 家族不同成员（NKG2A、B、C、E、H）形成的共价异源二聚体。这里介绍这个家族的两个重要成员（图 6-3）。

① CD94/NKG2A 异二聚体：CD94 胞质区短，无信号转导功能，NKG2A 胞外区有 C 型凝集素样结构，胞质区比较长，含 ITIM 基序，因此 CD94/NKG2A 异二聚体是 NK 细胞表达的杀伤抑制性受体，除 NK 细胞，一小群 $CD8^+$ T 细胞也表达 CD94/NKG2A。

② CD94/NKG2C 异二聚体：CD94 和 NKG2C 胞质区均短，无法传递信号，但其中 NKG2C 跨膜区可与胞质区含 ITAM 基序的 DAP12 非共价结合，通过它可以传递活化信号，因此 CD94/NKG2C 是杀伤细胞活化性受体。CD94/NKG2A 和 CD94/NKG2C 的配体均为非经典的 HLA Ⅰ类分子 HLA-E。经典的 HLA 分子在内质网合成过程中释放引导肽，发挥稳定功能性 HLA-E 的作用。当

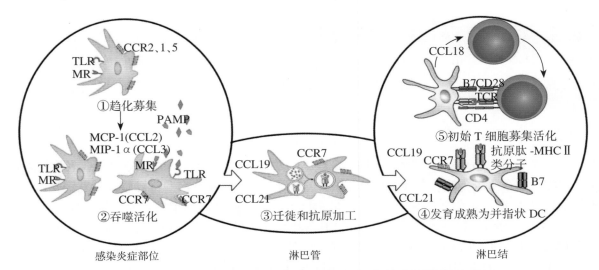

图 6-2　KIR 家族中的杀伤抑制性受体和杀伤活化性受体结构示意图

①未成熟 DC 在 CCL2 等趋化因子作用下募集到感染部位,通过表面 PRR 对相关 PAMP 的识别结合而被激活高表达 CCR7;②上述未成熟 DC 在 CCL19/CCL21 诱导下,进入淋巴管开始向淋巴结迁移并对抗原进行加工处理;③未成熟 DC 进入淋巴结后发育成熟为高表达抗原肽 -MHC Ⅱ类分子复合物和 B7 分子的并指状 DC;④上述成熟 DC 通过分泌 CCL18 招募初始 T 细胞,并使其活化启动适应性免疫应答

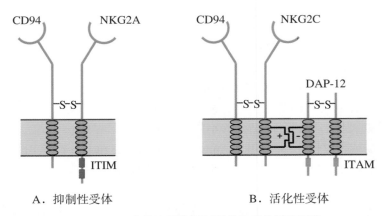

图 6-3　KLR 家族中杀伤抑制受体和杀伤活化受体

A．NKG2A 与 CD94 结合组成的复合体是 NK 细胞表面的杀伤抑制受体;B．CD94/NKG2C 与 DAP-12 结合组成的复合体是 NK 细胞表面的杀伤活化受体

细胞经典 HLA Ⅰ类分子缺陷,则会影响 HLA-E 的表达,CD94/NKG2A 不能与相应配体结合,从而不能给 NK 细胞提供抑制信号。

（2）识别非 HLA Ⅰ类分子的活化性受体:NK 细胞表面还表达某些能识别靶细胞表面非 HLA Ⅰ类分子的活化性受体。此类受体的配体不表达于正常组织细胞表面,在某些情况下(如氧化应激、DNA 损伤、病毒感染等)可被诱导上调,主要存在于某些肿瘤细胞和病毒感染细胞表面。NK 细胞通过此类杀伤活化性受体而选择性杀伤肿瘤细胞和病毒感染的细胞,但对正常组织细胞不起作用。

1）NKG2D:为同源二聚体的 C 型凝集素受体。与 NKG2 家族其他成员同源性较低,也不与 CD94 结合。NKG2D 主要表达于人 NK 细胞、γδT 和 CD8+ T 细胞表面,也表达于 iNKT 细胞表面,其本身无信号转导功能,通过与胞质区含 ITAM 基序的同源二聚体 DAP10 结合而转导活化信号(图 6-4)。细胞表面 NKG2D 的表达可被细胞因子如 IL-15 或 TNF-α 上调。NKG2D 识别的配体是人 MHC Ⅰ类链相关分子（MHC class Ⅰ chain-related molecules A/B，MIC A/B）UL-16 结合蛋白（人巨细胞病毒 IL16 结合蛋白，UL16-binding protein，ULBP，ULBP1-6）以及小鼠的 Rae-1（retinoic acid early transcript）和 H60 分子。MICA/MICB 主要表达于乳腺癌、卵巢癌、结肠癌、胃癌和肺癌等上皮肿瘤细胞表面，而在正常组织细胞表面水平很低或缺失。ULBP 主要在一些血液系统肿瘤表达上调。NK 细胞通过 NKG2D 对相应配体的识别而介导 NK 细胞的活化，这种识别机制为"诱导的自己或应激的自我"（induced self 或 stress-induced self）。

2）自然细胞毒性受体（natural cytotoxicity receptor，NCR）：NCR 是 NK 细胞特有的表面标志，是 NK 细胞杀伤活化性受体，包括 NKp30、NKp46 和 NKp44，通常在抑制性受体无法识别自我，不能发挥作用时，NCR 识别相应的配体，介导 NK 细胞的活化，从而发挥杀伤作用（图 6-4）。NKp46 和 NKp30 二者组成性表达于处于不同分化阶段的所有 NK 细胞表面，其本身无信号转导功能，通过与胞质区含 ITAM 基序的 CD3ζ-ζ 非共价结合而转导活化信号。NKp44 是活化 NK 细胞的特异性标志，其本身无信号转导功能，通过其胞质区与含 ITAM 基序的 DAP12 同源二聚体非共价结合而转导活化信号。关于 NCR 识别的配体目前所知还非常有限。已经发现的有：NKp30 可结合巨细胞病毒 pp65，介导 NK 细胞的活化，从而发挥对巨细胞感染细胞的杀伤清除作用；NKp46 和 NKp44 可与流感血凝素结合，促进 NK 细胞活化，杀伤清除感染流感病毒的靶细胞；NKp30、NKp44 和 NKp46 可通过识别某些肿瘤表面特异表达的硫酸肝素，介导 NK 细胞的活化和对肿瘤细胞的杀伤作用。NK 细胞通过 NCR 对病毒特异性蛋白的识别而介导其活化，这种识别机制为"非己"（nonself）机制。NK 细胞通过 NCR 对肿瘤细胞特有的成分的识别，这种识别机制是"诱导的自己或应激的自我"（induced self 或 stress-induced self）。

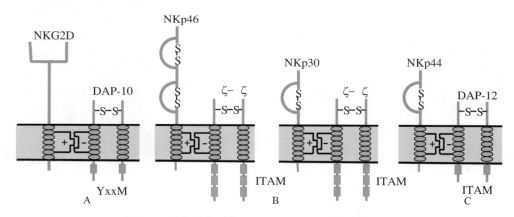

图 6-4 杀伤活化受体 NKG2D 和 NCR 的结构组成

A．DAP-10 与 NKG2D 结合组成的复合体是 NK 细胞表面的杀伤活化受体；B．NKp30 或 NKp46 与 CD3ζ-ζ 结合组成的复合体是 NK 细胞表面的杀伤活化受体；C．NKp44 与 DAP-12 结合组成的复合体是 NK 细胞表面的杀伤活化受体

（3）NK 细胞表面表达 IgG 的 Fc 受体：NK 细胞表面具有 IgG 的 Fc 受体（CD16/ FcγR Ⅲ A），其是发挥 ADCC 功能的主要效应细胞之一，可通过 ADCC 作用杀伤病毒感染细胞或肿瘤细胞。

（4）NK 细胞表面表达趋化因子和细胞因子受体：NK 细胞表面表达多种趋化因子受体和细胞因子受体（如 IFN 受体，细胞因子 IL-2、IL-4、IL-10、IL-12、IL-15、IL-18、IL-21、TGF-β 受体等），可被招募到病毒感染或肿瘤部位，也可被细胞因子如 IFN-α/β、IL-2、IL-12、IL-15 和 IL-18 等所激活。

（5）免疫检查点抑制性受体：NK 细胞表面还表达 CD161、CLRG1、PD1、TIM3、LAG3、CD96 等免疫检查点抑制性受体，接受的是 NK 细胞活化的抑制性信号。阻断这些抑制性信号，可以增强 NK 细胞的杀伤功能。

Note

2．NK 细胞对病毒感染细胞或肿瘤细胞等靶细胞的识别及其活化机制　NK 细胞表面既表达杀伤细胞活化性受体，又表达杀伤细胞抑制性受体，二者均可识别表达于自身组织细胞表面的 MHC I 类分子。已知 MHC I 类分子表达于机体所有有核细胞的表面，可以作为自身细胞的一个标志物。在正常情况下，NK 细胞因表面杀伤抑制受体识别自身 MHC I 类分子所传递的抑制信号占主导，从而不会杀伤自身的组织细胞。在某些情况下，如病毒感染或癌变时，靶细胞表面的 MHC I 类分子缺失或表达下调，此时 NK 细胞表面杀伤抑制性受体没有相应的配体（missing-self），同时 NK 细胞表面能够识别非 MHC I 类分子的杀伤活化受体（如 NKG2D/NCR 等），检测到一些异常表达或上调的相应配体（induced-self），从而激活 NK 细胞。此外，NK 细胞通过 ADCC 作用，IgG 抗体的 Fab 段特异性识别病毒感染细胞或肿瘤细胞的抗原表位，其 Fc 段与 NK 细胞表面的 FcR 结合，介导 NK 细胞释放细胞毒颗粒作用于靶细胞（图 6-5）。

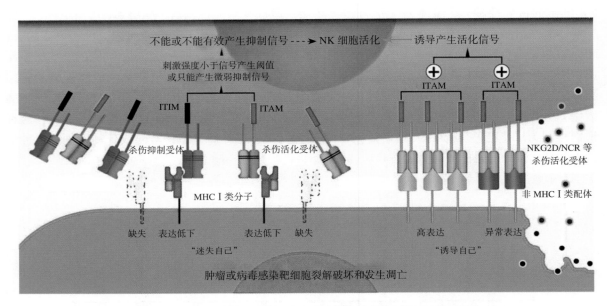

图 6-5　NK 细胞对肿瘤细胞 / 病毒感染靶细胞的识别及其活化机制
肿瘤和病毒感染细胞表面 MHC I 类分子缺失或表达低下（迷失自己），不能诱导 NK 细胞产生活化抑制信号；肿瘤和病毒感染细胞表面高表达或异常表达非 MHC I 类配体分子（诱导自己），NK 细胞活化信号占优势，对肿瘤或病毒感染靶细胞产生杀伤破坏作用

3．NK 细胞的生物学功能　NK 细胞无需抗原预先致敏，即可直接杀伤某些肿瘤细胞和病毒感染细胞，故在机体抗肿瘤、早期抗病毒或胞内寄生菌感染的免疫应答中起重要作用。NK 细胞除可借助表面表达的 IgG Fc 受体（FcγR Ⅲ）通过 ADCC 效应杀伤靶细胞此外，NK 细胞还具有非常重要的免疫调节作用。

（1）NK 细胞杀伤病毒感染细胞或肿瘤细胞

NK 细胞与病毒感染细胞或肿瘤细胞密切接触活化后，可通过不同途径发挥杀伤效应。

1）穿孔素 / 颗粒酶途径：穿孔素储存于胞浆颗粒内，其生物学效应与补体膜攻击复合物类似。在钙离子存在条件下，多聚穿孔素可在靶细胞膜上形成内径为 16 nm 的多聚"孔道"，使水、电解质迅速进入胞内，导致靶细胞崩解破坏。颗粒酶即丝氨酸蛋白酶，可循穿孔素在靶细胞膜上所形成的"孔道"进入胞内，通过激活凋亡相关的酶系统导致靶细胞凋亡。

2）Fas/FasL 途径：活化的 NK 细胞可表达 FasL，其与靶细胞表面 Fas（CD95）结合，可形成 Fas 三聚体，使 Fas 胞质区死亡结构域（death domain，DD）相聚成簇，继而招募胞浆内 Fas 相关死亡结构域蛋白（Fas-associated death domain protein，FADD），通过激活 Caspase 级联反应而导致细胞凋亡。

3）TNF-α/TNFR-Ⅰ途径：TNF 与靶细胞表面Ⅰ型 TNF 受体（TNFR-Ⅰ）结合，使之形成 TNF-R 三聚体，导致胞浆内 DD 相聚成簇，继而招募胞浆内 TNF 受体相关死亡结构域蛋白（TNF receptor-associated death domain protein，TRADD），通过激活 Caspase 级联反应而导致细胞凋亡。

（2）免疫调节作用：活化的 NK 细胞可分泌大量的 IFN-γ 以及细胞因子 IL-2 和 TNF，增强巨噬细胞以及其他杀伤细胞如 CTL 细胞的杀伤功能。NK 细胞还可分泌 CCL3（MIP-1α）、CCL4（MIP-1β）、CCL5、XCL1 等趋化因子，招募单核巨噬细胞，分泌 GM-CSF，促进更多髓系细胞的释放。NK 细胞通过与巨噬细胞、树突状细胞、T 细胞以及其他固有免疫细胞之间相互促进，形成正反馈的调节网络，放大免疫应答。

三、固有样淋巴细胞

（一）自然杀伤 T 细胞

自然杀伤 T（natural killer T，NK T）细胞是指能组成性表达 NK 细胞表面标志物 CD56（小鼠 NK1.1），由表达 T 细胞表面标记 TCR-CD3 复合受体的 T 细胞。此类 T 细胞可在胸腺内或胸腺外（胚肝）分化发育，主要分布于骨髓、肝和胸腺，在脾、淋巴结和外周血中也有少量存在。NK T 细胞绝大多数为 CD4⁻CD8⁻ 双阴性，少数为 CD4⁺ 单阳性。

NK T 细胞表面 TCR 表达密度较低（约为外周血 T 细胞的 1/3），且缺乏多样性，抗原识别谱窄，可识别 CD1 分子所提呈的磷脂（phospholipid）和糖脂（glycolipid）类抗原，且不受 MHC 限制。NK T 细胞表面表达 IL-12 和 IFN-γ 等细胞因子受体，在相应磷脂或糖脂类抗原或细胞因子作用下可被激活，从而发挥如下效应。

1．杀伤靶细胞的作用　活化的 NK T 细胞可分泌穿孔素或通过 Fas/FasL 途径杀伤靶细胞。

2．分泌细胞因子　活化的 NK T 细胞可分泌多种细胞因子：① IL-4，可诱导 CD4⁺Th0 细胞向 CD4⁺Th2 细胞分化，参与体液免疫应答，并诱导 B 细胞发生 IgE 类别转换；② IFN-γ，其与 IL-12 共同作用，可使 CD4⁺Th0 细胞向 CD4⁺Th1 细胞分化，增强细胞免疫应答，并可激活巨噬细胞和 NK 细胞，增强机体抗感染和抗肿瘤作用。

3．多种趋化因子（如 MCP-1α、MIP-1β 等）　参与炎症反应。

（二）γδT 细胞

γδ T 细胞的 TCR 由 γ 和 δ 链组成，其在胸腺内发育成熟。此类 T 细胞在外周血中仅占 CD3⁺ T 细胞的 0.5% ～ 1%，主要分布于皮肤、肠道、呼吸道及泌尿生殖道等黏膜和皮下组织，是执行黏膜固有免疫功能的 T 细胞。

γδ T 细胞组成性表达 TCRγδ-CD3 复合受体分子和 CD2 分子，多为 CD4⁻CD8⁻ 双阴性，少数为 CD8⁺ 单阳性，其 TCR 缺乏多样性，可通过以下方式直接识别有限的抗原。γδ T 细胞主要有：①肿瘤细胞表面的 MICA/B 分子；②感染细胞表达的热休克蛋白（heat-shock protein，HSP）；③感染细胞或肿瘤细胞表面 CD1 分子提呈的脂类或糖脂类抗原；④某些病毒蛋白或表达于感染细胞表面的病毒蛋白，如疱疹病毒和牛痘病毒糖蛋白等；⑤细菌裂解产物中的磷酸化抗原，如分枝杆菌产生的某些磷酸糖和核苷酸衍生物。

γδ T 具有非特异性杀伤病毒感染细胞或肿瘤细胞的功能，杀伤机制与 NK 细胞和 CD8⁺ CTL 细胞基本相同。此外，活化的 γδ T 细胞还可通过分泌的多种细胞因子如 IL-2、IL-4、IL-5、IL-6、IL-10、IL-17、IFN-γ、TNF-α 和 GM-CSF 等，增强机体非特异性免疫防御功能并参与免疫调节。

（三）B1 细胞

B1 细胞是具有自我更新能力的 CD5$^+$、mIgM$^+$ B 细胞，其分化发育与胎肝密切相关，也可由成人骨髓产生。B1 细胞主要分布于胸膜腔、腹膜腔和肠壁固有层中。B1 细胞的 BCR 缺乏多样性，其识别的抗原比较有限，主要包括：①某些细菌表面共有的多糖抗原（TI 抗原），如细菌脂多糖、肺炎球菌荚膜多糖和葡聚糖等；②某些变性的自身抗原，如变性 Ig 和变性单股 DNA。B1 细胞接受抗原刺激后，48 小时内即可产生以 IgM 为主的低亲和力抗体，且其所产生的抗体具有泛特异性，即可对多种细菌和变性自身抗原起作用，B1 细胞在增殖分化过程中一般不发生 Ig 类别转换，且无免疫记忆，再次接受相同抗原刺激后，其抗体效价与初次应答无明显差别。B1 细胞在早期抗感染和清除变性自身抗原中发挥重要作用。

第四节　固有免疫应答的作用时相和特点

一、固有免疫应答作用时相

1. **瞬时固有免疫应答阶段**（immediate innate immune response）　发生于感染 0～4 小时之内。

皮肤、黏膜及其分泌液中的抗菌物质和正常菌群构成的物理、化学和微生物屏障，可阻挡外界病原体对机体的入侵，具有即刻免疫防卫作用。组织有破损或组织屏障被破坏，病原体就可以突破屏障进入机体内。少量病原体突破机体屏障后，病原体刺激上皮细胞产生 IL-8 等趋化因子，募集活化中性粒细胞；病原体和活化中性粒细胞刺激角质细胞释放防御素、抗菌肽以及趋化因子 CCL2（MCP-1）、CCL3（MIP-1α）等；某些病原体可通过直接激活补体旁路途径而被溶解破坏。补体活化产物 C3b/C4b 可介导调理作用，显著增强吞噬细胞的吞噬杀菌能力；C3a/C5a 可直接作用于组织中的肥大细胞，使之脱颗粒而释放组胺、白三烯和前列腺素 D2 等炎性介质和促炎细胞因子，导致局部血管扩张、通透性增强，进一步招募中性粒细胞穿过血管内皮细胞进入感染部位。中性粒细胞浸润是这一时相的主要特征，通常绝大多数病原体感染终止于此时相。

2. **早期固有免疫应答阶段**（early induced innate immune response）　发生于感染后 4～96 小时。如果感染在瞬时固有免疫应答阶段没有被控制住，就需要招募巨噬细胞等其他固有免疫细胞来参与。①感染部位的上皮细胞 / 角质细胞等分泌趋化因子 CCL2（MCP-1）、CCL3（MIP-1α）等招募巨噬细胞到达感染部位并活化，活化的巨噬细胞分泌大量促炎细胞因子和炎性介质，进一步增强、放大固有免疫应答和炎症反应炎性介质白三烯和前列腺素 D2 等，诱使局部血管扩张、通透性增强，有助于血管内单核细胞、中性粒细胞以及可溶性分子补体、抗体进入感染部位，增强局部抗感染免疫应答；② TNF 和血小板活化因子可使局部血管内皮细胞和血小板活化，引起凝血、血栓封闭血管，阻止局部病原体进入血流向全身播散；③促炎细胞因子 TNF-α、IL-1 和 IL-6 作用于下丘脑引起发热，抑制体内病原体生长作用；④促炎细胞因子可促进骨髓细胞生成并释放大量中性粒细胞入血，以提高机体抗感染免疫应答能力，还可刺激肝细胞合成、分泌一系列急性时相蛋白，其中 C 反应蛋白（CRP）和甘露糖结合凝集素（MBL）可激活补体系统，产生抗感染免疫。

病毒感染细胞产生的 I 型干扰素或活化巨噬细胞分泌的 IL-12 可以增强 NK 细胞的杀伤能力，增强其对病毒感染细胞或肿瘤细胞的杀伤功能。活化的 NK 细胞又可分泌 IFN-γ 作用于巨噬细胞，促进其活化和向 M1 细胞极化，增强其对胞内菌的清除能力。

Note

NKT 细胞和 γδT 也通过表面的受体识别病毒感染细胞或肿瘤细胞发挥其杀伤作用。

B1 细胞受某些细菌共有多糖抗原（如脂多糖、荚膜多糖等）刺激，在 48 小时内产生以 IgM 为主的抗菌抗体。此类抗体在补体协同作用下，可对少数进入血流的病原菌产生泛特异性杀伤作用。

感染部位的黏膜上皮或血管内皮产生的 CCL11 等趋化因子也可招募肥大细胞到达感染部位，通过脱颗粒参与炎症反应。

3. 适应性免疫应答启动阶段　发生于感染 96 小时后，这时候如果固有免疫系统的成分还不能有效地控制病原体感染，就需要适应性免疫应答的参与。定位于皮下、黏膜、外周血等的未成熟的 DC 捕获病原体等抗原性异物后迁移至外周免疫器官，发育成熟为成熟的树突状细胞（即并指状 DC）。这些 DC 高表达 MHC Ⅱ类分子 - 抗原肽复合物以及黏附分子（ICAM-1 等）和共刺激分子（CD80、CD86），能够有效地激活 CD4$^+$ T 细胞，从而启动适应性免疫应答。

二、固有免疫应答作用特点

1. 快速反应性　固有免疫应答的启动和作用十分迅速，能够从接触病原体或其产物开始至 96 小时内发挥作用。感染 0 ~ 4 小时内，最先发挥抗感染作用的是各类屏障和一些体内预存的可溶性固有免疫分子（如补体、溶菌酶、防御素等）。同时，感染部位上皮细胞和角质细胞开始分泌趋化因子（CXCL8、CCL2、CCL3）等招募和活化中性粒细胞、单核 / 巨噬细胞。大多数病原体感染在此阶段就能被清除。感染 4 ~ 96 小时内，中性粒细胞大量浸润，伴随细胞因子和炎性介质释放，促进炎症反应。96 小时之后进入特异性免疫的诱导期。

2. 泛特异性　固有免疫的识别和应答机制并非高度精确针对特异性抗原表位，而是针对病原体相关分子模式（PAMP）和损伤相关的分子模式（DAMP）等危险信号，其识别模式为泛特异性识别，同一细胞可识别含有共同 PAMP/DAMP 的多种细菌或者危险信号

3. 无需通过细胞增殖与克隆扩增产生效应　固有免疫细胞通过趋化募集，从而在病原体感染部位集中，通过模式识别受体与 PAMP 的结合而迅速活化并产生促炎细胞因子，而不是通过增殖、分化与克隆扩增来产生免疫效应。

小 结

固有免疫系统由组织屏障、固有免疫细胞和免疫分子组成。固有免疫细胞包括经典固有免疫细胞、固有淋巴样细胞和固有样淋巴细胞。固有免疫细胞表达胞膜型、胞质型、内体膜型、胞核型以及分泌型模式识别受体识别病原相关模式后，可以吞噬、杀伤病原体；或分泌炎性细胞或趋化因子介导抗感染免疫、炎症反应或免疫调节等。巨噬细胞和 NK 细胞是固有免疫系统中主要的效应细胞。巨噬细胞除表达 PRR 外，还表达 Fc 受体和补体受体等调理性受体，介导抗体依赖的吞噬作用（ADCP）。NK 细胞通过丢失自我、诱导自我、非我三种机制识别病毒或肿瘤细胞，发挥杀伤病毒感染细胞或肿瘤细胞的作用。NK 细胞还是 ADCC 的主要效应细胞，通过 ADCC 效应杀伤靶细胞。中性粒细胞、嗜酸性粒细胞、嗜碱性粒细胞和肥大细胞是参与抗菌和寄生虫感染、炎症反应以及过敏性反应的主要效应细胞。固有淋巴样细胞、NKT、γδT 细胞、B1 细胞也是固有免疫应答的主要效应细胞。补体和细胞因子以及抗菌肽和酶类物质也在固有免疫应答中发挥重要作用。固有免疫应答根据作用的时相分为瞬时、早期和适应性免疫应答启动阶段。

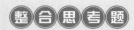

1. 固有免疫应答与特异性免疫应答的影响是什么？
2. NK 细胞与杀伤性 T 细胞的识别活化有什么异同？

（吴　砂）

第七章 适应性免疫应答

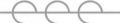
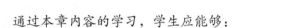

通过本章内容的学习，学生应能够：

※ **基本目标**

1. 概括三大类专职抗原提呈细胞的特性。

2. 描述抗原提呈的 MHC Ⅰ 类、Ⅱ 类分子途径的基本过程。

3. 辨析抗原交叉提呈发生的情况与基本过程。

4. 列举 T 细胞发育的主要阶段和重要事件。

5. 描述 T 细胞的分类及 T 细胞亚群基本特征和生物学功能。

6. T 细胞介导的细胞免疫应答的基本过程。

7. 概括 B 细胞的表面分子类型、B 细胞亚群分类及其功能。

8. 说明 B 细胞的发育阶段及其中枢耐受的机制。

9. 描述 TD 抗原诱导机体产生抗体的基本过程和特性。

10. 说明 TI 抗原诱导机体产生抗体的基本过程和特性。

11. 判别初次体液免疫应答和再次体液免疫应答的异同。

12. 列举免疫耐受形成的影响因素。

13. 阐释免疫耐受的发生机制。

14. 概述建立免疫耐受和打破免疫耐受的途径以及临床指导意义。

15. 总结参与免疫应答调节的机制。

16. 归纳用于自身免疫病以及肿瘤治疗的免疫干预手段。

※ **发展目标**

1. 综合运用抗原提呈细胞对抗原的提呈解析病原体感染后不同 T 细胞亚群识别抗原的 MHC 限制性及抗原的加工处理过程。

2. 综合运用 B 细胞亚群分类及其功能的知识解决机体感染后抗体产生的过程及效应机制。

3. 综合运用 B 细胞体液免疫应答解释疫苗刺激机体产生抗体的应用依据。

4. 综合运用免疫记忆的原理解释个体儿童时期感染麻疹后终生保护的现象。

5. 综合运用初次与再次体液免疫应答的一般规律解释同一疫苗多次接种的意义。

6. 综合运用有关免疫耐受的机制解决移植排斥反应的问题。

7. 将免疫耐受与自身免疫病的发生发展建立联系。

8. 综合运用免疫调节机制进行免疫生物治疗。

9. 将免疫调节异常与严重病毒感染和肿瘤的发生发展建立联系。

第一节　抗原提呈细胞与抗原提呈

案例 7-1

　　19 月龄男童，无家族史，9 月龄出现腹泻持续数周、红疹 5 天、咳嗽 3 天，随后出现尿路感染。实验室检查痰标本 CMV+，尿样细菌 +，乳糖不耐受，CD4$^+$ T 细胞数目正常，CD8$^+$ T 细胞及 B 细胞数目增多，CD4/CD8 比例倒置，血清 IgA 及 IgG 水平降低，IgM 升高。患者经对症的抗生素及静脉输注免疫球蛋白后红疹和尿道感染减轻，腹泻仍无缓解。2 个月后出现重症肺炎及急性呼吸窘迫综合征，伴心力衰竭和呼吸衰竭。CT 扫描显示支气管肺炎，胸腺小于正常同龄婴儿。高通量测序结果显示 C Ⅱ TA 基因缺陷（c.1243delC，p.R415fs*2，c.3226C > T，p.R1076W）。

　　问题：

　　1. 该男童最可能患有什么疾病？

　　2. 为什么患者会出现反复感染？

　　抗原提呈细胞（antigen-presenting cell，APC）指能摄取、加工、处理抗原，并以抗原肽 -MHC 分子复合物（peptide-MHC complex，pMHC）形式将抗原信息提呈于膜表面，供 T 细胞识别，并为 T 细胞提供共刺激信号的一类免疫细胞。其在机体免疫识别、免疫应答与免疫调节中发挥重要作用。由于绝大部分 T 细胞不能直接识别天然抗原分子，而是通过 MHC 限制性的方式识别 APC 提呈的 pMHC，因此 T 细胞的活化需要 APC 启动。

一、抗原提呈细胞

　　根据表面膜分子与功能的差异，以 MHC Ⅱ类分子途径提呈外源性抗原给 CD4$^+$ T 细胞的 APC 可分为专职性 APC（professional APC）和非专职性 APC（non-professional APC）两类。专职性 APC 主要包括树突状细胞、单核 / 巨噬细胞和 B 细胞。这些细胞直接摄取、加工和提呈抗原的能力强，且组成性表达 MHC Ⅱ类分子和参与 T 细胞活化的共刺激分子。其中，树突状细胞的功能最强，能够通过细胞表面高表达的抗原肽 -MHC Ⅱ类分子复合物和多种共刺激分子激活初始 T 细胞。单核 / 巨噬细胞和 B 细胞抗原提呈能力相对较弱，主要刺激效应 T 细胞或记忆 T 细胞活化。非专职性 APC 包括内皮细胞、上皮细胞、成纤维细胞等多种细胞，通常不表达或低表达 MHC Ⅱ类分子，加工和提呈抗原能力弱，但炎症或某些细胞因子的作用能够诱导其表达 MHC Ⅱ类分子和共刺激分子。

　　另外，体内有核细胞均表达 MHC Ⅰ类分子，能将内源性蛋白抗原（如肿瘤抗原、病毒抗原等）降解、处理为多肽片段，以抗原肽 -MHC Ⅰ类分子复合物的形式表达于细胞表面，并提呈给 CD8$^+$ T 细胞（CTL），而被 CTL 识别和杀伤。这些细胞通过 MHC Ⅰ类分子途径提呈内源性抗原肽给 CD8$^+$ T 细胞，在广义上也属于特殊类型的 APC。

（一）树突状细胞

　　树突状细胞（dendritic cell，DC）是体内分布广泛的重要专职性 APC，抗原提呈功能强大，负责对抗原的摄取、加工、处理，并将抗原信息提呈给 T 细胞，启动抗原特异性 T 细胞应答，并参与 T 细胞发育及免疫耐受等过程。DC 是迄今已知体内功能最强的专职性 APC，能够显著刺激初始 T 细胞活化、增殖、分化。因此，DC 具有独特的启动初次免疫应答的效应。

1. **DC 的生物学特征与起源**　DC 因其具有类似于神经元树突状的突起而得名，既可分布于局部组织，也可进入外周血和淋巴循环。大多数 DC 广泛分布于淋巴组织、黏膜上皮及器官实质内。其分布部位多为病原微生物入侵部位，DC 在这些部位定居、捕获、摄取抗原，启动天然免疫应答。DC 还将其摄取的蛋白类抗原提呈给 T 细胞，进而启动特异性免疫应答。DC 表达抗原提呈分子（MHC Ⅰ 类和 Ⅱ 类分子、CD1）、共刺激分子（CD80、CD86 等）、黏附分子（CD40、CD54、β1 和 β2 整合素家族等）、细胞因子受体（GM-CSFR、IL-1R、IL-10R、IL-4R 等）、与吞噬有关的受体（如 FcγR、FcεR、补体受体、甘露糖受体、TLR 等），并表达 CD1a、CD11c、CD83 和 BDCA1-3 等相对特异性标志物。

框 7-1　树突状细胞的发现

1973 年，Ralph Steinman 和 Zan Cohn 在小鼠脾中发现了一种具有树突状突起的贴壁细胞，并将之命名为树突状细胞（DC）。由于 DC 只占小鼠脾免疫细胞的 1%，当时科学界并不认可。但是 Steinman 设计了详细的 DC 纯化流程，并且发明了通过 GM-CSF、IL-4 等细胞因子联合应用扩增小鼠和人 DC 的方法，充分证实了 DC 的存在并提供了技术支撑。此后的研究表明，DC 诱导机体产生免疫应答的能力是巨噬细胞的 100 倍以上，显示了 DC 作为机体功能最强大的专职性抗原提呈细胞的独特地位。除了强大的抗原提呈功能外，DC 还表达多种免疫识别受体，识别入侵的病原微生物组分，快速释放大量细胞因子参与固有免疫应答，因此 DC 也被视为连接固有免疫与适应性免疫的桥梁。Steinman 因 DC 发现、功能解析以及扩增技术体系的开创性研究成果而被授予 2011 年诺贝尔生理学或医学奖。

2. **DC 分化和成熟阶段**　不同分化、成熟阶段的 DC，其生物学特征及功能各异。

（1）DC 前体细胞（precursor DC，pre-DC）：指在稳态下、尚无 DC 表型或功能的细胞，如血循环单核细胞被认为是巨噬细胞与髓样 DC 的共同前体细胞。DC 前体细胞经血循环或淋巴循环进入多种实体器官及非淋巴组织的上皮部位，在微生物感染、炎症刺激及某些细胞因子作用下分化、发育为未成熟 DC。

（2）未成熟 DC（immature DC）：其特征为：①高表达吞噬相关受体（如 IgG Fc 受体、补体 C3b 受体、甘露糖受体和某些 TLR），可通过受体介导的内吞作用或巨胞饮、吞噬作用而有效摄取抗原；②能表达 MHC Ⅱ 类分子，具有较强的加工、处理抗原的能力；③低表达 CD80、CD86、CD40 等共刺激分子和 ICAM 等黏附分子，故提呈抗原并刺激初始 T 细胞活化的能力很弱；④体外激发混合淋巴细胞反应（MLR）的能力较弱；⑤可参与诱导免疫耐受。稳态条件下，体内绝大多数 DC 处于未成熟状态。来源于造血组织的未成熟 DC 广泛分布于全身非淋巴组织，包括上皮组织、胃肠道、生殖和泌尿管道、气道以及肝、心、肾等实质脏器的间质等，构成初级保护屏障。未成熟 DC 摄取抗原后，可通过其 TLR 直接"感知"PAMP 和 DAMP，一旦接触和摄取抗原，或受局部微环境，如微生物产物（LPS、CpG 等）、炎性细胞因子（GM-CSF、IFN-γ、IL-1β、TNF-α、IL-6、IL-12 等）等影响，失去对上皮细胞的黏附性，并高表达趋化因子受体 CCR7，开始从组织局部向外周淋巴器官迁移。迁移过程中，未成熟 DC 发生结构、功能改变而逐渐成熟。

（3）成熟 DC（mature DC）：相较于未成熟 DC，成熟 DC 膜表面与抗原摄取相关的受体水平下调，抗原摄取能力逐渐下降；膜表面高表达 MHC Ⅰ 类 / Ⅱ 类分子，共刺激分子（特别是

CD80、CD86 和 LFA-2 等）表达上调，抗原提呈能力增强；同时分泌多种细胞因子与趋化因子，进一步诱导 T 细胞的增殖与分化，并可介导炎症反应。成熟 DC 可穿越淋巴管和（或）血管而迁移至次级淋巴组织 T 细胞区（图 7-1）。

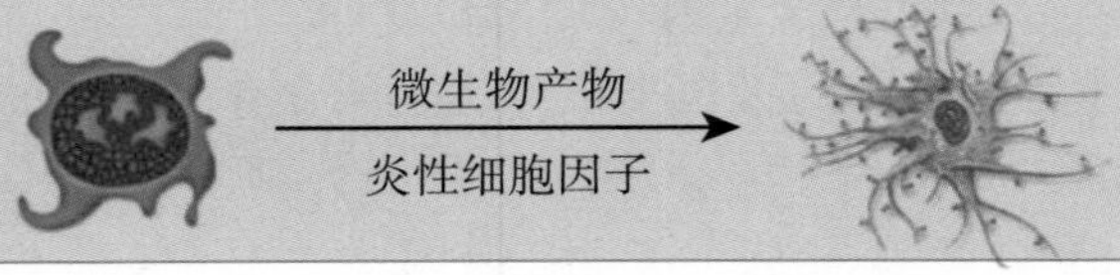

	未成熟 DC	成熟 DC
		微生物产物　炎性细胞因子 →
Fc 受体的表达	++	–/+
甘露糖受体的表达	++	–/+
MHC Ⅱ类分子的表达	+	++
共刺激分子的表达	–/+	++
抗原摄取、加工的能力	+/+	–/+
抗原提呈的能力	–/+	++
主要功能	摄取、加工抗原	提呈抗原

图 7-1　未成熟 DC 与成熟 DC 的生物学特征

3. **主要的 DC 亚群**　DC 是一类异质性的细胞群，广泛分布于机体各组织和器官。按表面标志物、转录因子、前体细胞、组织分布及功能不同，DC 有以下主要亚型（图 7-2）。

（1）经典树突状细胞（classical DC 或 conventional DC，cDC）：是捕获抗原并将其输送到外周免疫器官的主要 DC 亚群，也是上皮及淋巴器官中数量最多的 DC 亚群，主要提呈蛋白类抗原，

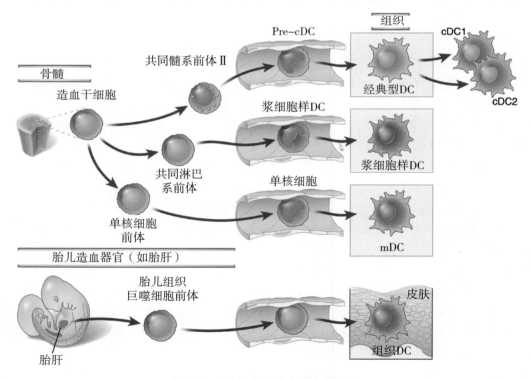

图 7-2　DC 的发育及主要分化亚群

cDC 由髓系共同前体细胞在骨髓内分化；pDC 可由共同淋巴样前体细胞分化；MoDC 主要由炎症组织中的浸润单核细胞分化；朗格汉斯细胞则起源于胎肝等胎儿发育早期组织来源的巨噬细胞

其捕获突破上皮屏障的病原微生物，具有很强的激活 T 细胞能力。cDC 是由骨髓共同髓系前体分化而来的髓样 DC，经髓系共同前体细胞分化为 pre-cDC，后者迁移至外周组织分化为 cDC。cDC 可分为 cDC1 和 cDC2。cDC1 抗原交叉提呈能力强，具有同时提呈外源性抗原给初始 CD8$^+$ T 细胞及 CD4$^+$ T 细胞的能力。cDC2 数量最多，具有较强的摄取外源性抗原，在诱导 CD4$^+$ T 细胞应答中具有关键作用。

（2）浆细胞样树突状细胞（plasmacytoid DC，pDC）：即由共同淋巴系前体分化而来的淋巴样 DC，由于其形态类似浆细胞而得名。可捕获血液中的微生物，将其携带到脾提呈给 T 细胞。病毒感染时，pDC 可产生大量 I 型干扰素。pDC 的特征性表面标志物为唾液酸结合性免疫球蛋白样凝集素 H（sialic acid-binding immunoglobulin-like lectin H，SIGLEC H）。另外，小鼠和人 pDC 均表达 CD45RA；小鼠 pDC 还表达骨髓基质抗原 -2（bone marrow stromal cell antigen 2，BST2）；人 pDC 还表达血液 DC 抗原 2（blood DC antigen 2，BDCA2）及白细胞免疫球蛋白样受体 A4（leukocyte immunoglobulin like receptor A4，LILRA4）。pDC 的抗原提呈功能弱，其可能通过产生大量 I 型干扰素参与针对血源性病原微生物（尤其是病毒）的抗感染免疫。另外，pDC 细胞前体在 IL-3 刺激下可分化为未成熟 pDC；在 IL-3、CD40L 共同刺激下可分化为成熟 pDC。成熟 pDC 在外周血及淋巴器官中数量较少，但为体内最主要的 I 型干扰素来源。

（3）单核细胞来源树突状细胞（monocyte-derived DC，MoDC）：MoDC 功能与 cDC 相似，由被募集到炎症组织的单核细胞分化而来。其除表达 DC 共有标志 CD11c 外，还表达单核细胞标志 CD11b 和 CCR2。炎症状态下，循环中 M-CSFR$^+$ 单核细胞可快速动员并分化为具有 DC 典型特征的细胞。

（4）朗格汉斯细胞（Langerhans cell，LC）：LC 是位于皮肤表皮基底层和棘细胞间或胃肠道上皮的 DC，表面高表达 MHC I、II 类分子和 FcγR、C3bR，胞质内含特征性 Birbeck 颗粒。皮肤中活化的 LC 很少，通过体外培养经 GM-CSF、IL-1 刺激而活化，可发生如下变化：MHC II 类分子和 CD40 表达上调；刺激同种异体 T 细胞增殖的能力增强；隐蔽的突起展开且数量和长度增加；胞内酸性细胞器和 Birbeck 颗粒减少甚至消失；特征性 CD1a 标记可能消失。LC 与迁移性 DC 相似，可迁移至淋巴结提呈抗原。皮肤 LC 功能受神经 - 内分泌调控，提示神经末梢可能与皮肤 LC 的分布有关。LC 并非来源于骨髓前体细胞，而是由皮肤 Ly6C$^+$ 髓样单核细胞前体细胞（起源于胚胎发育早期的巨噬细胞）分化而来。朗格汉斯细胞既可提呈自身抗原以诱导自身耐受，炎症时还可提呈病原微生物抗原而激活 CD4$^+$ T 细胞。

（5）滤泡树突状细胞（follicular dendritic cell，FDC）：FDC 有树突样形态，非骨髓来源，参与次级淋巴器官中生发中心内 B 细胞活化。一般认为，FDC 可能由间质 DC 迁移至淋巴组织而生成，其表面具有树枝状突起，主要分布于淋巴结、脾和肠相关淋巴组织（gut-associated lymphoid tissue，GALT）B 细胞区的初级和次级淋巴滤泡中，是一种非迁移性细胞群体。FDC 不表达 MHC II 类分子而高表达 FcR 和 CD35（CR1）、CD21（CR2），可与抗原 - 抗体复合物和（或）抗原 - 抗体 - 补体复合物结合，但并不发生内吞，使抗原长期滞留于细胞表面（数周、数月甚至数年），从而参与记忆性 B 细胞产生和维持，也参与诱导和维持免疫耐受。FDC 周围聚集的 B 细胞能识别和结合被 FDC 滞留、浓缩的复合物形式的抗原，并经加工处理后提呈给 Th 细胞，从而有效激发再次免疫应答（图 7-3）。

（6）其他 DC 亚群：依据 DC 功能，体内还存在耐受性 DC 和调节性 DC。

1）耐受性 DC（tolerogenic DC）：主要包括：①表达吲哚胺 2,3- 二氧化酶（indoleamine 2,3-dioxygenase，IDO）的 DC，IDO 是色氨酸代谢限速酶，可促进色氨酸分解，导致色氨酸耗竭，缺少色氨酸（必需氨基酸）的 T 细胞增殖被抑制；另外，色氨酸分解代谢产物具有细胞毒性，可介导 T 细胞凋亡。②高表达免疫球蛋白样转录物（immunoglobulin-like transcript 4，ILT4）的 DC，ILT4 与相应配体（MHC I 类分子）结合，可通过募集含 SH2 结构的磷酸酶 SHP-1 而抑制胞外信

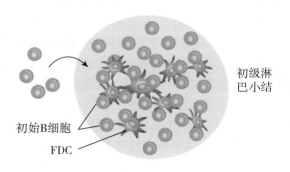

初级淋巴小结

初始B细胞

FDC

图 7-3　淋巴滤泡中 FDC 与 B 细胞相互作用
淋巴滤泡中 FDC 借助 FcR 和补体受体将 IC 和抗
原长期滞留在其表面。表达高亲和力 BCR 的 B 细
胞可有效地与 FDC 表面滞留的抗原结合

号传递，并介导胞内 Ca^{2+} 离子动员和酪氨酸磷酸化，最终下调依赖 NF-κB 的共刺激分子表达，抑制抗原特异性 T 细胞活化，从而诱导免疫耐受。③未成熟 DC，其在功能上也可被视为耐受性 DC（见上文）。

2）调节性 DC（regulatory DC）：指一类具有免疫负调节作用的 DC，例如，在含 IL-10、GM-CSF、TNF-α 或脾基质细胞的培养体系中，小鼠骨髓细胞可分化为 $CD11c^{low}CD45RB^{high}$ 调节性 DC；体内也存在调节性 DC 亚群，主要分布于小鼠脾和淋巴结，具有浆细胞样和未成熟 DC 样表型，不表达 B220、CD8、Gr-1，低表达 CD11c、CD11b、DEC-205、MHC Ⅱ、CD80 和 CD86，活化后高表达 IL-10，不表达 IL-2、IL-4、IFN-γ。此类调节性 DC 可诱导 $CD4^+CD25^-$ T 细胞转化为高分泌 IL-10 的 Tr1 细胞，介导细胞免疫耐受。

4．DC 的生物学功能

（1）抗原提呈并激活 T 细胞：DC 是迄今发现抗原提呈能力最强的一类 APC，也是唯一可活化初始 T 细胞的 APC，是适应性免疫应答的始动者。

1）DC 捕获可溶性抗原的途径：①受体介导的内吞作用，指 DC 借助膜表面不同受体可有效捕获低浓度抗原，如借助 Fc 受体捕获免疫复合物性抗原，借助甘露糖受体捕获甘露糖化 / 岩藻糖化的抗原。此途径具高效性、选择性及饱和性等特点。DC 成熟过程中，Fc 受体及甘露糖受体表达下调，其摄取抗原能力随之下降。②胞饮作用，DC 具有强大的液相吞饮功能，能在极低抗原浓度下有效摄取抗原；未成熟 DC 吞饮速度快、吞饮量大。③吞噬作用，DC 仅在某些特定发育阶段具一定吞噬功能；某些部位或幼稚阶段 DC 可通过吞噬作用摄取大颗粒或微生物（> 0.5 μm）；FDC 表面可长期储存所捕获的抗原，从而维持记忆性 B 细胞克隆和血清抗体水平。

2）DC 对抗原的加工和处理：① DC 摄入的外源性蛋白质抗原，多数在富含 MHC Ⅱ类分子的细胞内隔室（M Ⅱ C）中被降解成多肽，并与 MHC Ⅱ类分子结合为复合物而表达于 DC 表面，提呈给 $CD4^+$ T 细胞；②少数外源性蛋白质抗原通过胞质的 TAP 依赖途径或内吞体的 TAP 非依赖途径，循 MHC Ⅰ类分子途径提呈给 $CD8^+$ T 细胞；③ DC 摄取的外源性脂类或糖脂类抗原主要通过 CD1 途径被加工和提呈。

3）激活初始 T 细胞：DC 是体内激活初始 T 细胞的最重要 APC，它既能提供初始 T 细胞活化的抗原刺激信号，也能提供共刺激信号。

（2）参与 T 细胞分化、发育

1）参与 T 细胞在胸腺内发育：DC 作为重要的胸腺间质细胞，对 T 细胞在胸腺中的选择过程起重要作用。胸腺 DC 表面高表达 MHC Ⅱ类分子，双阳性胸腺细胞在 TCR 重排后识别 DC 表面的自身 MHC 分子，通过阳性选择而存活；进入胸腺髓质的单阳性 T 细胞，通过识别胸腺 DC 表面自身肽 -MHC 分子复合物而经历阴性选择。同时，胸腺 DC 还表达 LFA-1、CD40、CD30L 和 FasL 等膜分子，它们通过与 T 细胞表面 ICAM-1、CD40L、CD30 和 Fas 相互作用，参与介导 T 细胞对自身抗原的中枢耐受。

2）参与外周 T 细胞分化：一般认为，DC1 可分泌 IL-12，诱导 Th0 向 Th1 细胞分化；DC2 可分泌 IL-4，作用于 Th0 细胞，使之向 Th2 细胞分化。

3）参与记忆性 T 细胞形成：外周淋巴器官 T 细胞依赖区中有极少量长寿的 DC，它们可能与 T 记忆细胞的形成和维持有关。

（3）诱导免疫耐受

Note

1）DC 与中枢免疫耐受：①胸腺髓质 DC 参与 T 细胞的阴性选择，通过排除自身反应性克隆，在建立中枢免疫耐受中发挥重要作用；②近期发现，成熟的 pDC 表达 CCR9 及整合素 α4，从而可通过静脉途径进入胸腺，并将内吞的抗原转运提呈给胸腺细胞，从而参与建立中枢免疫耐受。

2）DC 与外周免疫耐受：未成熟 DC 在外周免疫耐受中也发挥关键性作用。其机制可能是：①未成熟 DC 不表达或低表达共刺激分子 CD80、CD86，抗原提呈时因缺乏共刺激分子信号而诱导 T 细胞失能（anergy）；②接受自身抗原刺激的未成熟 DC，可诱导调节性 T 细胞产生，后者可分泌具有负调节作用的 IL-10，从而参与外周耐受的建立；③高表达 IDO 的 DC 亚群（如 pDC、CD8α$^+$ DC），可通过耗竭色氨酸并产生致 T 细胞凋亡的色氨酸代谢产物而诱导 T 细胞耐受。

未成熟 DC 诱导外周耐受的特点为：①未成熟 DC 须摄入一定量自身抗原，此乃诱导外周耐受的前提；②未成熟 DC 表面的 DC-SIGN 受体与静止 T 细胞表面的 ICAM-3 结合，可提供自身反应性 T 细胞激活信号；③摄取自身抗原的未成熟 DC 本身可分泌 IL-10，有助于耐受的诱导；④具有可逆性：特定的炎性细胞因子信号以及病原体感染后激活信号可促进未成熟 DC 成熟，并促使其切换至免疫激活状态，从而打破外周耐受；⑤未成熟 DC 诱生的 Treg 细胞通过产生 IL-10、TGF-β 及表达 CTLA-4，可下调 DC 表面 MHC Ⅱ 类分子、共刺激分子（CD80、CD86 等）的表达，使 DC 维持未成熟状态，这一反馈性调节机制有助于免疫耐受的建立。

（4）参与免疫调节：DC 通过分泌不同细胞因子及改变其膜表面共刺激分子表达，可调节 Th 亚群分化、发育，并影响特异性免疫应答类型和强度。已报道，DC 对不同 CD4$^+$ Th 细胞功能亚群分化和功能具有调节作用。例如：① DC1 通过分泌 IL-12 促使 Th0 向 Th1 细胞分化，促进细胞免疫应答；② DC2 通过分泌 IL-4 而促进 Th0 向 Th2 细胞分化，促进体液免疫应答；③ DC 所分泌的 IL-6、TGF-β 可促进小鼠 Th17 细胞分化；④ DC 所分泌的 IL-10 与 TGF-β 可诱导 Treg 产生。另外，不同 Th 细胞亚群所产生的细胞因子也能影响 DC 的发育、分化与成熟。

（5）参与 B 细胞发育、分化及激活：位于外周淋巴器官 B 细胞依赖区的 FDC 可参与 B 细胞发育、分化、激活及记忆 B 细胞形成和维持。其主要机制为：①促进生发中心淋巴细胞对抗原产生特异性反应；②参与 B 细胞膜表面高亲和力 Ig 表达和 V 基因重排；③高表达 FcR、CR 等受体，有利于持续附着一定量抗原，通过长时间刺激记忆性 B 细胞，使其保持免疫记忆；④促进静止 B 细胞表达 B7 分子，并发挥抗原提呈功能；⑤释放可溶性因子，直接调节 B 细胞生长与分化；⑥增强细胞因子诱导的 CD40$^+$ B 细胞生长和分化。

5. DC 与疾病　DC 是启动适应性免疫应答的关键细胞，DC 分化、成熟和功能异常（过度活化或低反应性）可导致炎症反应过度或失控，参与多种免疫病理过程的发生和发展。

（1）DC 与感染性疾病：DC 与机体针对病原体（细菌、病毒、原虫）感染产生的保护性应答密切相关。作为机体最强的抗原提呈细胞，DC 是机体抗感染免疫的中心环节，通过有效摄取、提呈抗原物质、诱导机体对病原的特异性免疫，其数量和功能改变是感染发生、发展及控制的重要影响因素。

（2）DC 与自身免疫病：例如：①内分泌自身免疫病患者和自发性器官特异性自身免疫病动物模型中，均存在髓系 DC 功能缺陷，导致调节性 T 细胞数量和功能异常；② SLE 患者 pDC 表面 TLR 可识别宿主自身 DNA、RNA 及相关蛋白而被激活，从而产生大量 Ⅰ 型干扰素，参与 SLE 发病；③将正常小鼠胰腺引流淋巴液中未成熟 DC 输注给糖尿病小鼠，可通过诱导外周耐受而缓解病情。

（3）DC 与肿瘤：动物模型和临床资料显示，肿瘤微环境浸润大量抑制性细胞亚群（包括耐受性 DC 及 M2 细胞等），与肿瘤免疫逃逸及转移密切相关。近年来，基于 DC 的肿瘤生物治疗获得重要进展，如 2010 年 FDA 已批准首个 DC 疫苗（Provenge）治疗晚期前列腺癌，其原理为：前列腺酸性磷酸酶（PAP）表达于绝大多数前列腺癌细胞和正常前列腺组织；将负载重组 PAP 和 GM-CSF（作为佐剂）融合蛋白的自身 DC 回输患者，可诱导 PAP 特异性 T 细胞应答，从而

Note

杀伤表达 PAP 的前列腺癌细胞。其他策略包括：构建 DC 与肿瘤细胞的融合细胞；应用 TLR9 和 TLR7 激动剂募集 pDC（具有明确的杀瘤效应）至肿瘤局部；等等。

目前，DC 疫苗的临床应仍受某些因素制约，例如，多数肿瘤尚未能确定其特异性肿瘤抗原；负载单一肿瘤抗原肽的 DC 有可能介导肿瘤免疫耐受；DC 体外扩增技术的优化及规范；DC 疫苗临床应用的剂量、疗程及免疫途径等有待进一步标准化；DC 疫苗可能导致部分患者出现自身耐受或超敏反应等。

（二）单核吞噬细胞系统

单核吞噬细胞系统（mononuclear phagocyte system，MPS）包括骨髓前单核细胞（pre-monocyte）、外周血单核细胞（monocyte，Mon）和各种组织巨噬细胞（macrophage，MΦ）。单核细胞和 MΦ 具有较强的吞噬功能，并作为专职抗原提呈细胞提呈抗原给 T 细胞。其通过吞噬（phagocytosis）、胞饮（pinocytosis）、受体介导的胞吞作用（receptor mediated endocytosis）等方式摄取抗原，经加工、处理，以抗原肽 -MHC Ⅱ类分子复合物的形式提呈给 CD4$^+$ T 细胞。大多数单核 / 巨噬细胞均表达 MHC Ⅰ类分子、MHC Ⅱ类分子和共刺激分子，虽然其摄取和加工抗原的能力很强，但提呈抗原的能力较弱，较难激活初始 T 细胞，主要在再次免疫应答中提呈抗原给记忆性 T 细胞，促进其快速活化。IFN-γ 等 Th1 型细胞因子可诱导单核 / 巨噬细胞上调 MHC 与共刺激分子的上调表达，增强其抗原提呈功能，激活 T 细胞产生 IFN-γ 等 Th1 型细胞因子。后者进一步激活单核 / 巨噬细胞，促进其发挥更强的吞噬清除病原体的能力。

1. MPS 生物学特征　MPS 由骨髓干细胞分化而来。骨髓髓样干细胞受某些细胞因子（如 M-CSF 及单核细胞生长因子）作用而发育为前单核细胞；前单核细胞在单核诱生因子刺激下发育为单核细胞，并不断进入血液；单核细胞在血液中存留仅数小时至数日，随即移行至全身各组织器官，发育成熟为 MΦ，其寿命可达数月以上。定居于组织的 MΦ 一般不再返回血流，但可在组织间隙自由移动，成为游动的 MΦ（如腹腔 MΦ、脾及淋巴结中的游走 MΦ），或在组织中成为固定的 MΦ（在不同器官组织中名称各异）（表 7-1）。

表 7-1　正常组织中的单核吞噬细胞

部位	细胞名称及迁移组织
骨髓	干细胞→单核母细胞→前单核细胞→进入血液
血液	单核细胞→进入组织
组织	组织细胞（结缔组织）、库普弗（Kupffer）细胞（肝）、肺泡 MΦ、腹腔和胸腔 MΦ、游走及固定的 MΦ（淋巴结、脾、骨髓）、破骨细胞（骨）、小胶质细胞（神经组织）、组织细胞及滑膜 A 型细胞（关节）

成熟单核细胞与巨噬细胞高表达 CD14，可被视为其相对特异性表面标志。此外，成熟的单核 / 巨噬细胞（尤其是 MΦ）还表达其他许多表面标志，包括 MHC Ⅰ类和Ⅱ类分子、某些黏附分子和共刺激分子（如 B7 分子）、多种受体 [趋化因子受体、细胞因子（GM-CSF、M-CSF 等）受体、补体受体（CR1、CR3）、Fc 受体（FcγR Ⅰ、FcγR Ⅱ、FcγR Ⅲ）、激素、神经肽、多糖、糖蛋白、脂蛋白的受体、模式识别受体（甘露糖受体、清道夫受体、Toll 样受体）] 等。这些表面标志多为跨膜蛋白或糖蛋白，参与单核吞噬细胞迁移、黏附、识别抗原、吞噬等，并在机体免疫防御、炎症反应、组织修复等生理、病理过程中发挥重要作用。

2. 激活　活化的 MΦ 功能明显增强，MΦ 活化涉及如下过程。

（1）病原体（尤其是 PAMP 组分）等异物与静止状态的 MΦ 表面某些模式识别受体结合，并启动相应信号转导途径，导致 MΦ 内 cAMP/cGMP 比值升高，激发胞内生化反应。此阶段 MΦ 具有增殖、趋化和吞噬异物功能，但提呈抗原和杀伤瘤细胞的功能微弱。

（2）MΦ 受某些细胞因子（如 MAF、IFN-γ 等）刺激，其胞内 Ca^{2+} 缓慢、持续升高，激活蛋白激酶 C，导致代谢活跃，可表达 MHC Ⅱ类分子和 LFA-1，从而具有提呈抗原功能。

（3）MΦ 受 LPS、CD40 信号、TNF、分枝杆菌、肿瘤细胞等刺激，其胞内 Ca^{2+} 浓度迅速而短暂地升高，促进 PKC 对蛋白质进行磷酸化，使 MΦ 充分激活，产生 TNF 等效应分子。

3. 巨噬细胞的主要分类　MΦ 的生物学特征具有很大可塑性，不同微环境可明显改变其生物学功能，并分化为 1 型巨噬细胞（type 1 macrophage，M1）与 2 型巨噬细胞（type 2 macrophage，M2）两大功能亚群。

M1 在 LPS、IFN-γ、GM-CSF 和 TNF-α 等刺激下分化，亦称经典活化的 MΦ（classically activated macrophage），具有强吞噬和细胞毒作用，可分泌大量炎症细胞因子，参与杀灭微生物及促炎，并在 Th1 细胞介导的细胞免疫应答中被激活，作为效应细胞参与某些免疫病理过程的发生。M2 在 IL-4、IL-13、IL-10 及免疫复合物等刺激下活化，表达精氨酸酶 -1、甘露糖受体（CD206）与 IL-4Rα，亦称旁路活化的巨噬细胞（alternatively activated macrophage），主要参与免疫调节、抑制炎症、清除寄生虫及组织修复，并与感染性疾病的慢性进展相关。在不同微环境中，此类 MΦ 又可分化为不同功能亚群，例如：①参与创伤愈合的巨噬细胞（wound-healing macrophage）；②调节性巨噬细胞（regulatory macrophage），指过度激活的 MΦ，可通过产生 PGE 等发挥负调节作用；③肿瘤相关巨噬细胞（tumor-associated macrophage，TAM），指浸润于肿瘤灶慢性炎症部位的 MΦ，可分泌某些生长因子（如纤维生长因子、血管内皮细胞生长因子等）促进血管与淋巴管生成，从而促进肿瘤生长与迁移。已发现，在不同病理过程和微环境中，M1 和 M2 型巨噬细胞可互相转化。另外，M2 还可进一步分为 M2a、M2b、M2c 等亚型，它们在不同微环境中发挥不同的生物学作用。

（三）B 淋巴细胞

B 细胞是参与体液免疫应答的关键细胞，也是一类重要的专职性 APC。B 细胞可持续表达 MHC Ⅱ类分子，有效提呈抗原给 CD4$^+$ T 细胞，也表达共刺激分子（尤其在病原体及 LPS 等刺激下可高表达 CD80、CD86），对活化的 Th 细胞发挥共刺激效应。与其他 APC 比较，B 细胞的抗原提呈作用具有如下特点。

（1）摄取抗原的类型：B 细胞主要摄取可溶性抗原，如某些半抗原、细菌毒素、大分子蛋白、病毒抗原、自身抗原、变应原等。DC 和巨噬细胞主要摄取颗粒抗原。另外，在局部抗原浓度很高的情况下，B 细胞也可通过胞饮作用摄入异物抗原。

（2）摄取及处理抗原的方式：B 细胞可借助其表面 BCR 与可溶性抗原的特异性 B 细胞表位结合，所形成的 BCR- 抗原肽复合物被内化。摄入的抗原在 B 细胞内经处理后与 MHC Ⅱ类分子结合为复合物，表达于 B 细胞表面，并提呈给 CD4$^+$ T 细胞。由于 B 细胞通过 BCR 的特异性识别和结合而摄入抗原，故其效率极高，可将极微量（浓度可降低 1/1000）的可溶性抗原提呈给 T 细胞。

（3）生物学意义：B 细胞的抗原提呈功能在胸腺依赖性抗原诱导的抗体产生中有重要作用，是再次免疫应答过程中（尤其是抗原浓度低的情况下）起主要作用的 APC。

三种专职性 APC 摄取和提呈抗原作用的比较见图 7-4。

（四）非专职性 APC

非专职性 APC（non-professional APC）正常情况下并无抗原提呈功能，但在炎症过程中或接受 IFN-γ 等刺激后，可诱导表达 MHC Ⅱ类分子和共刺激分子，并能处理和提呈抗原。非专职性 APC 包括血管内皮细胞、某些（如胸腺、甲状腺）上皮细胞和间质细胞、皮肤成纤维细胞、脑胶

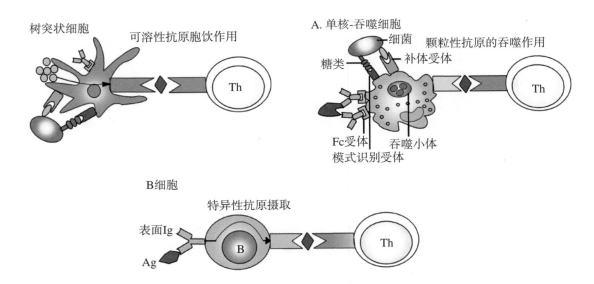

图 7-4　三类专职性 APC 对抗原的摄取和提呈

巨噬细胞、B 细胞和 DC 均能对抗原进行加工、处理，并以抗原肽 -MHC Ⅱ类分子复合物的形式提呈给 Th 细胞。A．DC 通过胞饮作用及借助其表面 Fc 受体、补体受体及甘露糖受体介导的内吞等方式摄取可溶性抗原；B．单核 / 巨噬细胞（及 DC）摄入细菌或颗粒性抗原；C．B 细胞通过其表面 BCR 特异性结合并摄取抗原

质细胞、胰岛细胞及活化的 T 细胞等。

非专职性 APC 可参与炎症反应或某些自身免疫病发生，例如，人静脉内皮细胞受 IFN-γ 刺激可表达 MHC Ⅱ类分子并能提呈抗原，从而介导细胞免疫应答；甲状腺滤泡上皮细胞在某些情况下能表达 MHC Ⅱ类分子，并将甲状腺球蛋白提呈给 Th 细胞，从而参与自身免疫性格雷夫斯病的发生。IFN-γ 等可诱导组织成纤维细胞（fibroblastic cell）表达 MHC Ⅱ类分子，使之具有抗原提呈能力，从而参与 T 细胞应答。另外，成纤维细胞也具有吞噬作用，但其机制不同于巨噬细胞。静止状态 T 细胞仅表达 MHC Ⅰ类抗原，但某些激活的 T 细胞还能表达 MHC Ⅱ类分子，从而具有提呈抗原功能，故亦属非专职性 APC。例如，可溶性 gp120 分子可被活化的 CD4+ T 细胞摄取，在胞内被处理并与 MHC Ⅱ类分子结合，表达于细胞表面，从而诱发 CD4+ CTL 介导的细胞毒性效应，清除 HIV 感染的 CD4+ T 细胞。

（五）其他表达 MHC Ⅰ类分子的特殊 APC

由于所有有核细胞均表达 MHC Ⅰ类分子，因此未被纳入专职性 APC 及非专职性 APC 的有核细胞也可被称为特殊的 APC，均能通过 MHC Ⅰ类分子途径加工和提呈抗原给 CD8+ T 细胞，并可称为 CD8+ T 细胞分化而成的效应细胞（细胞毒性 T 细胞，CTL）的靶细胞。

二、抗原加工和提呈

抗原加工（antigen processing）指 APC 将抗原降解并加工成一定大小的抗原肽片段，促使抗原肽与 MHC 分子结合形成复合物再转运到细胞表面的过程。抗原提呈（antigen presentation）指 APC 将其表面表达的抗原肽 -MHC 复合物转运到细胞表面，提呈给 T 细胞并被 T 细胞识别的过程。CD4+ T 细胞的 TCR 识别 APC 表面的抗原肽 -MHC Ⅱ类复合物，CD8+ T 细胞的 TCR 识别抗原肽 -MHC Ⅰ类复合物。

大多数胞质抗原在细胞内合成，少数胞外抗原被 APC 吞噬后再转运至细胞质。根据抗原来源或性质不同，APC 通过不同途径进行加工、处理，将它们提呈给 T 细胞。根据抗原的来源不同，APC 所提呈的抗原可分为两类，即外源性抗原（exogenous antigen）和内源性抗原（endogenous antigen）。外源性抗原来自细胞外，如被吞噬的细胞、细菌或其他抗原；内源性抗原多为细胞内合成的抗原，如细胞内病毒合成的病毒蛋白，以及细胞内合成的自身抗原和肿瘤抗原。根据这些不同来源和不同性质的抗原及 APC 提呈的方式，APC 的抗原加工和提呈又可分为四种途径，即 MHC Ⅰ 类分子抗原提呈途径、MHC Ⅱ 类分子抗原提呈途径、交叉提呈途径和其他提呈途径。

（一）MHC Ⅰ类分子抗原提呈途径

由细胞自身表达的内源性抗原主要通过 MHC Ⅰ 类分子途径加工并提呈，所有有核细胞（包括专职性 APC、非专职性 APC 以及其他表达 MHC Ⅰ 类分子的特殊 APC）均表达 MHC Ⅰ 类分子，因此所有有核细胞均具有 MHC Ⅰ 类分子加工提呈抗原的能力。MHC Ⅰ 类分子抗原提呈途径主要提呈内源性抗原，并且主要在细胞质中进行，因此也称为内源性抗原提呈途径或胞质溶胶抗原提呈途径（图 7-5）。

1. 内源性抗原在蛋白酶体的加工和处理　内源性抗原表达在胞浆中，首先须与胞内泛素（ubiquitin）结合。泛素酶激活泛素，使泛素分子与抗原肽结合为多聚泛素 - 抗原肽复合物，后者使抗原肽解除折叠、降低稳定性，并提供蛋白酶体的识别、结合部位，使之更易被水解。蛋白酶体是一类胞内大分子蛋白酶复合体，由一个 20S 圆柱体且具有酶活性的核心复合体和两端各一个的 19S 调节复合体构成。IFN-γ 可诱导蛋白酶体水解及调节亚单位的替换，使其结构发生改变而成为免疫蛋白酶体，从而改变蛋白酶体降解作用的选择性，促进疏水残基的酶切，减少酸性残基的剪切。在蛋白酶体作用下，泛素化的内源性蛋白被降解为 6～30 个氨基酸且含羧基端残基的肽段，有利于转运并与 MHC Ⅰ 类分子的抗原肽结合凹槽结构结合。

在胞质经蛋白酶体降解的抗原肽，须进入内质网才可与新合成的 MHC Ⅰ 类分子结合。经蛋白酶体切割的内源性肽段极不稳定，胞质内的分子伴侣即热休克蛋白（HSP70、HSP90）可与之结合，从而稳定抗原肽段并将其运送至内质网表面。抗原加工相关转运体（transporter associated with antigen processing，TAP）是由两个跨膜蛋白 TAP1 和 TAP2 组成的异二聚体复合体，在内质网膜上形成孔道。TAP 转运体选择性地将抗原肽从胞质转运至内质网腔内，其偏好转运羧基端含疏水或碱性氨基酸、由 8～16 个氨基酸构成的肽，将胞浆中的短肽以 ATP 依赖的方式运送到内质网腔内，与新组装的 MHC Ⅰ 类分子结合。TAP1 或 TAP2 基因的突变导致短肽不能被运至内质网，新合成的 MHC Ⅰ 类分子因此被滞留在内质网腔内，使细胞膜表面的 MHC Ⅰ 类分子显著减少。

2. MHC Ⅰ类分子的组装以及抗原肽 -MHC Ⅰ类分子复合物的组装　MHC Ⅰ 类分子的 α 链和 β2m 在内质网腔内通过折叠组装成异二聚体。其中，新合成的 α 链进入内质网后，立即与分子伴侣结合，维持其部分折叠的状态。多种分子伴侣参与修饰 MHC Ⅰ 类分子：①钙联蛋白（calnexin），可与内质网新合成的 MHC Ⅰ 类分子 α 链结合，以保持其部分折叠状态，直至 β2 微球蛋白与 α 链结合形成 α 链 -β2m 异源二聚体，钙联蛋白被释放；②钙网蛋白（calreticulin），可取代钙联蛋白而与 α 链 -β2m 异源二聚体结合，稳定 MHC Ⅰ 类分子的空槽构象；③TAP 相关蛋白（TAP-associated protein，tapasin），可保持 TAP1/TAP2 复合物稳定性，介导新合成的 MHC Ⅰ 类分子与 TAP 的结合，促进转入的抗原肽就近与 MHC Ⅰ 类分子结合，并增强 Ⅰ 类分子与抗原肽结合的稳定性（tapasin 基因缺陷的个体，其细胞表面 MHC Ⅰ 类分子表达受阻，可发生 Ⅰ 型裸淋巴细胞综合征）。

3. 抗原肽 -MHC Ⅰ类分子复合物的形成与抗原提呈　转运至内质网的抗原肽首先以低亲和力与 MHC Ⅰ 类分子肽结合区结合，MHC Ⅰ 类分子围绕抗原肽进一步折叠，直至形成一个致密

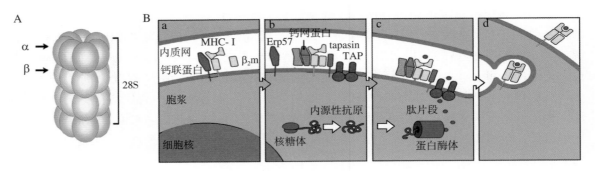

图 7-5 蛋白酶体结构及 MHC Ⅰ类分子途径

A. 蛋白酶体结构：由 28 个亚单位组成的中空圆柱体结构，每 7 个亚单位组成一个环状体，中间两个环各由 7 个 β 亚基组成，外部 2 个环各由 7 个 α 亚基组成。B. MHC Ⅰ类分子抗原提呈途径：（a）内质网新合成的部分折叠的 MHC Ⅰ类分子 α 链与钙联蛋白结合，直至 β2 微球蛋白与之结合；（b）MHC Ⅰ类分子释放钙联蛋白，与分子伴侣复合体（钙网蛋白和 Erp57）结合，并通过 tapasin 与 TAP 结合；（c）内源性抗原由蛋白酶体降解成肽，被 TAP 转运至内质网；（d）肽与 MHC Ⅰ类分子结合，使之完成折叠；pMHC 被 TAP 复合物释放，并被转运至细胞表面

稳定的复合物结构（pMHC）。一旦抗原肽与 MHC Ⅰ类分子结合形成 pMHC Ⅰ类分子，即丧失与 tapasin 的亲和力，进而离开内质网，通过高尔基复合体转运至细胞表面，提呈给 CD8+ T 细胞识别，从而激活 CD8+ T 细胞应答，使之增殖分化成具有杀伤功能的细胞毒性 T 细胞（cytotoxic T lymphocyte，CTL），杀伤向其提呈特异性抗原的靶细胞（病毒感染靶细胞、肿瘤细胞等）。已发现，某些病毒可干扰 MHC Ⅰ类分子提呈抗原而逃逸免疫应答。

（二）MHC Ⅱ类分子抗原提呈途径

被 APC 摄取的外源性抗原（如病原体及其产物），或寄生于 APC（如巨噬细胞）内囊泡的病原体，被 APC 溶酶体系统降解为肽段，从而暴露出能被特异性 T 细胞识别的表位，与 MHC Ⅱ类分子结合为复合物，提呈给 CD4+ T 细胞识别，此为溶酶体途径（lysosome pathway）或 MHC Ⅱ类分子途径。外源性抗原主要通过 MHC Ⅱ类分子途径加工和提呈。MHC Ⅱ类分子抗原提呈途径主要由 DC、单核 / 巨噬细胞以及 B 细胞等专职性 APC 执行。

1. 外源性抗原的摄取与加工（图 7-6）

（1）外源性抗原的摄取：外源性抗原进入机体后，数分钟内即在淋巴结中被捕获。初次应答中，抗原主要在深皮质区（即胸腺依赖区）和淋巴窦壁被巨噬细胞或 DC 捕获；再次应答中，抗原与体内初次应答中产生的抗体形成抗原 - 抗体复合物，主要在浅皮质区淋巴滤泡内被 FDC 捕获。专职性 APC 通过不同机制从细胞外环境摄取外源性抗原，但各类 APC 摄取抗原的途径各异。主要包括模式识别受体识别外源性抗原，并通过吞噬作用、胞饮作用、受体介导的内吞等方式摄取抗原。

1）DC 对抗原的摄取：DC 吞噬能力较弱，一般通过受体摄入抗原。其中，模式识别受体（PRR）识别并结合携带病原相关分子模式（PAMP）的抗原。DC 可借助其表面的 Fc 受体（如 FcγR Ⅱ）捕捉抗原 - 抗体复合物；另外，FDC 有长的伪足交织在滤泡内的淋巴细胞之间，通过其膜表面的 FcγR 和 C3bR 吸附免疫复合物形式的抗原。此外，DC 还具有强大的吞饮能力，可通过吞饮作用摄入外源性抗原。

2）巨噬细胞对抗原的摄取：巨噬细胞可通过多种方式摄取抗原，包括通过吞噬作用非特异性摄入颗粒抗原（如细菌、细胞及其碎片等）；胞饮作用非特异性吞入可溶性抗原或极微小颗粒；并可借助其表面 Fc 受体（如 FcγR）和补体受体（如 C3bR 等）识别和结合抗原，通过受体介导的内吞作用及膜囊泡系统摄入抗原。

3）B 细胞对抗原的摄取：B 细胞可通过胞饮作用摄取未经处理的抗原，也可借助 B 细胞膜表面 BCR（即 mIg）特异性结合天然抗原，通过受体介导的内吞作用将抗原和受体卷入胞内。由于 BCR 与抗原具有高亲和力，可在 B 细胞表面富集抗原，这对摄取和提呈低浓度可溶性抗原有重要意义。

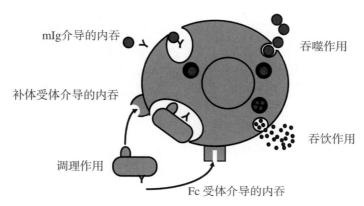

图 7-6　专职性 APC 摄取抗原的主要方式

（2）外源性抗原的加工：外源性抗原被专职性 APC 摄入后，被质膜包裹形成内体（endosome）或吞噬体（phagosome）。内体或吞噬体内包含的抗原与溶酶体融合形成吞噬溶酶体（phagolysosome）。在吞噬溶酶体中，多种蛋白酶（包括组织蛋白酶 B/D、酸性硫醇还原酶、IFN-γ 诱导的溶酶体硫醇还原酶等）可将蛋白质类的抗原降解为小分子肽（含 12～18 个氨基酸），从而暴露出能被特异性 T 细胞识别的表位（即免疫显位）。1 个蛋白分子可含数个免疫显位，不同蛋白分子免疫显位的数量与其分子量大小及氨基酸组成密切相关。APC 降解内源性抗原的能力及程度与其抗原提呈的效率密切相关。其中巨噬细胞降解抗原的程度比 DC 更彻底，这可导致蛋白质抗原在巨噬细胞内被降解成过小的肽段，从而无法被 MHC Ⅱ类分子提呈，因此巨噬细胞抗原提呈的有效性较 DC 细胞低。

2．MHC Ⅱ类分子的合成、组装　外源性抗原的提呈有赖于 APC 内 MHC Ⅱ类分子参与。MHC Ⅱ类分子的 α 链与 β 链组成的异二聚体在内质网合成，并与 MHC Ⅱ类分子相关恒定链（MHC class Ⅱ -associated invariant chain，Ⅱ链，CD74）非共价结合。3 条Ⅱ链与 3 条 MHC Ⅱ类分子 α 链、3 条 MHC Ⅱ类分子 β 链组装成九聚体（αβⅡ）₃。Ii 属分子伴侣，其功能为：①以非共价键形式与 MHC Ⅱ类分子肽结合区结合，阻止其与内质网中的肽和折叠不全的蛋白结合；②促进 MHC Ⅱ类分子折叠及组装；③引导 MHC Ⅱ类分子向含已降解抗原肽的晚期内体和溶酶体迁移。ER 内钙联蛋白（calnexin）等分子伴侣也参与Ⅱ类分子的组装，其作用是保证 α、β 链的正确折叠。

Ⅱ链的羧基一侧含有独特的圆柱形结构域，介导Ⅱ三聚体的形成。这个圆柱形结构域附近的肽段，又被称为 CLIP（class Ⅱ -associated invariant chain peptide）。每个 Ii 与一个 MHC Ⅱ类分子非共价结合，其中 CLIP 刚好"躺"在后者的抗原肽结合槽中，避免抗原肽结合槽与内质网中的多肽和部分折叠的蛋白结合。缺乏 Ii 时，MHC Ⅱ类分子多与错误折叠的蛋白结合，并滞留在内质网内。Ii 的另一个作用是引导 MHC Ⅱ类分子从内质网转运到低 pH 的内体。内体中的 Ii 逐步被酸性蛋白酶、半胱氨酸蛋白酶和组织蛋白酶 S 切割，促使膜上的 Ii 与 MHC Ⅱ类分子解离，只留下 CLIP 片段仍然与 MHC Ⅱ类分子的抗原肽结合槽结合。脱离了 Ii 的 MHC-CLIP 复合物离开胞内囊泡，逐渐移至细胞膜表面。

此外，还存在 Ii 非依赖性途径（或称替代途径），其过程为：APC 表面的成熟 MHC Ⅱ类分子可重新内化，进行再循环，进入内体与新被处理的抗原肽片段结合。MHC Ⅱ类分子 α 或 β 链的胞质尾部参与此内化过程，在替代途径中发挥重要作用。

MHC Ⅱ类分子组装过程中，某些分子伴侣参与此结合过程。

（1）HLA-DM：属非经典 MHC Ⅱ类分子，其参与 CLIP 与肽的交换。机制为：①与 MHC Ⅱ类分子结合，催化其释放 CLIP，并与抗原肽结合；②促使低亲和力的抗原肽与 MHC Ⅱ类分子解离，以高亲和力的抗原肽取而代之，形成稳定的 pMHC Ⅱ复合物。此功能即肽编辑（peptide editing）。与 MHC Ⅱ类分子结合的抗原肽进一步被酶修剪至适宜大小（通常含 10 ~ 30 个氨基酸）。

（2）HLA-DO：属非经典 MHC Ⅱ类分子，是 HLA-DM 的负调节分子，由胸腺上皮细胞、DC 和 B 细胞表达，通过与 HLA-DM 结合而阻止其催化 MHC Ⅱ释放 CLIP 及结合抗原肽。炎症反应中，T 细胞与 NK 细胞释放 IFN-γ 增加，可上调 HLA-DM 表达，以控制 HLA-DO 的抑制效应，促进抗原提呈。

3. 抗原肽 -MHC Ⅱ类分子复合物的转运、提呈　在向细胞膜移行的过程中，或从细胞膜返回至胞内的内吞过程中，MHC-CLIP 复合体进入富含蛋白降解产物的内体或溶酶体。内体中含有与 MHC Ⅱ类分子很相似的 HLA-DM 分子（也为 αβ 异二聚体但缺乏抗原肽结合槽）。HLA-DM 分子可与 MHC Ⅱ类分子 α 链的抗原结合位点底部附近结合，一方面稳定未结合抗原肽的 MHC Ⅱ类分子，另一方面改变构象，打开抗原肽结合槽，从而催化 CLIP 的解离，并允许其他多肽与抗原肽结合槽结合。与 HLA-DM 同属于非经典的 MHC Ⅱ类分子的 HLA-DO 可作为 HLA-DM 的负调节分子，通过与 HLA-DM 结合而阻止其催化 MHC Ⅱ释放 CLIP 及结合抗原肽。HLA-DM 分子还能介导与 MHC Ⅱ类分子反复结合和解离，即 HLA-DM 与多肽 -MHC Ⅱ类分子复合物反复结合和解离，去除所结合的低亲和力多肽，促进 MHC Ⅱ类分子与更高亲和力的多肽结合。多肽编辑能延长抗原肽 -MHC Ⅱ复合物在细胞膜表面展示的时间，促进其被 CD4⁺ T 细胞的 TCR 所识别；避免从 MHC 上过早解离的抗原肽与其他细胞的 MHC 分子结合而造成 T 细胞对自身健康细胞的识别和破坏。炎症反应中，IFN-γ 增加可上调 HLA-DM 表达，控制 HLA-DO 的抑制效应，促进抗原提呈（图 7-7）。

综上所述，外源性抗原提呈的基本过程如下：①抗原被 APC 内化而形成内体或吞噬体；②内体 / 吞噬体与溶酶体融合，抗原在多种蛋白酶作用下被酶解，形成免疫原性肽段；③在内质网中，新合成的 MHC Ⅱ类分子 α、β 链与 Ⅱ链组装成九聚体，经高尔基复合体转运；④携有 MHC Ⅱ类分子的分泌囊泡与带有抗原肽的内体 - 溶酶体融合形成 M Ⅱ C，抗原肽与 MHC Ⅱ类分子在其中结合成 pMHC Ⅱ复合物；⑤ pMHC Ⅱ复合物被转运并表达于 APC 表面；⑥ pMHC Ⅱ复合物被特异性 T 细胞 TCR 所识别。稳定的抗原肽 -MHC Ⅱ复合物被转运至细胞膜表面供 CD4⁺ T 细胞识别。

（三）MHC 分子对抗原的交叉提呈途径

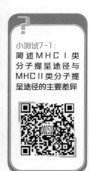

小测试7-1：
简述MHCⅠ类分子提呈途径与MHCⅡ类分子提呈途径的主要差异

抗原的交叉提呈（cross-presentation）主要参与针对病毒、细菌感染以及肿瘤的抗瘤免疫应答的激发，指抗原提呈细胞将外源性抗原通过 MHC Ⅰ类分子提呈给 CD8⁺ T 细胞，或将内源性抗原通过 MHC Ⅱ类分子途径提呈给 CD4⁺ T 细胞。自身抗原的交叉提呈在维持外周耐受中发挥重要作用（图 7-8）。

1. 外源性抗原的交叉提呈　外源性抗原循 MHC Ⅰ类分子途径被提呈给 CD8⁺ T 细胞，此为外源性抗原交叉提呈。DC 对外源性抗原的交叉提呈在诱发有效的 CTL 效应中至关重要。可能的机制主要为：①某些 DC 亚群，如 cDC1 可将病原体抗原摄入内体系统，然后转运至胞质，被蛋白酶体降解为抗原肽并与 MHC Ⅰ类分子结合，提呈给 CD8⁺ T 细胞；②内体与含 MHC Ⅰ类分子的囊泡融合，外源性抗原与再循环的 MHC Ⅰ类分子结合而被提呈；③内体 - 溶酶体与内质网融合，前者所含的外源性抗原肽逆向转运至融合体的胞质面，被胞质内蛋白酶体降解，在胞质 HSP70 参与下，由内质网表面 TAP 将抗原肽转运至融合体，与 MHC Ⅰ类分子结合，进而转运至

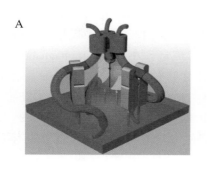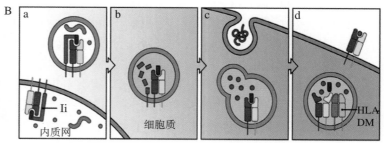

图 7-7　MHC Ⅱ类分子提呈途径

A．Ii/MHC Ⅱ九聚体：Ⅱ三聚体与 3 个 MHC Ⅱ类分子的肽结合区结合，形成九聚体。B．MHC Ⅱ类分子提呈途径：(a) Ⅱ链与新合成的 MHC Ⅱ类分子结合为复合物，阻止内质网中肽与错误折叠的蛋白与 MHC Ⅱ类分子结合；(b) MHC Ⅱ类分子转运至内体，蛋白酶水解Ⅱ链，仅残留 CLIP 仍占据 MHC Ⅱ类分子肽结合区；(c) 吞噬或内化的抗原在内体被降解为肽，CLIP 可阻止肽与 MHC Ⅱ类分子结合；(d) HLA-DM 与 MHC Ⅱ类分子结合，促进 CLIP 释放及肽与 MHC Ⅱ类分子结合，pMHC 复合物被转运至 APC 表面

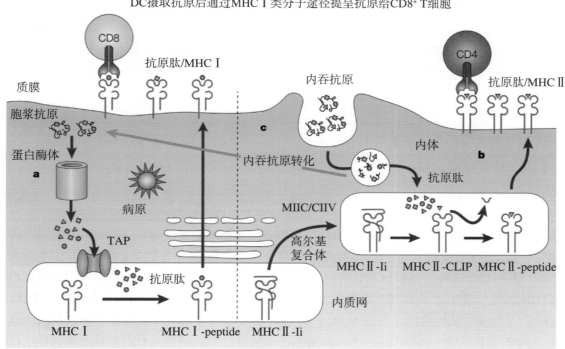

图 7-8　抗原的交叉提呈

A．外源性抗原通过 MHC Ⅰ类分子途径交叉提呈：外源性抗原通过 APC 表面受体而内化→部分降解→被转位至胞质→由蛋白酶体降解；或抗原直接从吞噬溶酶体转位至另一小室→与成熟 MHC Ⅰ类分子结合。B．内源性抗原通过 MHC Ⅱ类分子途径交叉提呈：细胞自身胞浆蛋白被摄入自噬体→与内体 - 溶酶体融合→内源性蛋白被降解成肽→由 MHC Ⅱ类分子提呈

细胞膜表面被提呈给 CD8[+] T 细胞；④某些外源性抗原直接穿越细胞膜进入细胞质，通过蛋白酶体降解为抗原肽，循 MHC Ⅰ类途径被处理和提呈；⑤另外，病原微生物感染而被摄入 APC 的抗原，可直接进入胞质或者通过损伤吞噬体膜从囊泡逃逸至胞质，循胞质溶胶途径被提呈。

　　2．内源性抗原的交叉提呈　内源性抗原循 MHC Ⅱ类分子途径被提呈给 CD4[+] T 细胞，此为内源性抗原的交叉提呈。已发现，热休克蛋白家族成员（包括 gp96、HSP70、HSP90 等）在交叉提呈中发挥重要作用。例如，肿瘤细胞生长过程中可裂解、释放 gp96- 内源性抗原肽复合物，后者作为外源性抗原被 APC 摄取和加工，通过交叉提呈，以肿瘤抗原肽 -MHC Ⅱ类分子复合物的形式表达于 APC 表面，供 CTL 识别。自噬（autophagy）也可参与内源性抗原交叉提呈。细胞应激状态（如饥饿等）下，待降解的胞浆组分及细胞器被包裹而形成自噬小体（autophagosome），由 HSP70 和溶酶体相关膜蛋白 2 转送而与内体 - 溶酶体融合，使之降解，并循 MHC Ⅱ分子途径被提呈。例如，自噬参与处理（内源性）EB 病毒核抗原 1，并将后者交叉提呈给 CD4[+] T 细胞。另外，内质网腔中产生的 Ⅱ 链由于突变等原因，不能与 MHC Ⅱ类分子结合，或因结合的亲和力降低而不能覆盖 MHC Ⅱ类分子的抗原结合槽，导致循经典途径进入内质网腔的内源性抗原有可能直接被 MHC Ⅱ类分子接纳。

框 7-2　抗原交叉提呈的重要意义

　　专职性 APC 可摄取外源性抗原并通过外源性抗原 MHC Ⅱ类分子提呈途径提呈给 CD4[+] T 淋巴细胞。但是病毒感染、胞内菌感染以及肿瘤等病理下，感染或病变的组织细胞自身提呈抗原激活 CD8[+] T 淋巴细胞的能力较弱，依赖于专职性 APC（尤其是 DC）对初始 CD8[+] T 淋巴细胞的激活。对专职性 APC 而言，感染或病变的组织细胞释放的抗原为外源性抗原，需要通过交叉提呈实现外源性抗原经 MHC Ⅰ类分子途径提呈，从而激活 CD8[+] T 淋巴细胞，在机体抗病毒及抗胞内菌感染、肿瘤免疫及自身免疫耐受中具有至关重要的作用。另外，深入阐明交叉提呈的分子机制对于开发抗肿瘤、抗感染预防接种的策略具有重要意义。

（四）其他提呈途径

　　上述经典的 MHC Ⅰ类和 Ⅱ类分子提呈途径主要提呈蛋白质类抗原。近年发现，某些 MHC 分子类似物（如 CD1 分子、MR1 分子）也可参与加工、提呈脂质或维生素类抗原。

　　1. CD1 分子提呈途径　CD1 是 MHC Ⅰ类分子类似物，也与 β2m 形成复合物，结构上与 MHC Ⅰ类分子类似，主要识别脂质抗原。人有 5 个 CD1 基因，即 CD1a ~ e，但该基因并不位于 MHC 基因复合体内，与多种非经典的 MHC Ⅰ类分子一起被归类于 MHC Ⅰ b 类分子。小鼠仅有 CD1d 基因。CD1 分子主要表达在树突状细胞、单核细胞和一部分胸腺细胞。尽管 CD1 分子与 MHC Ⅰ类分子结构类似，但与 MHC Ⅰ类分子主要在内质网组装并结合抗原肽不同，CD1 分子不在内质网中与脂质抗原结合，而是在溶酶体中结合抗原。CD1 具有深的疏水结合槽，在结合抗原的烃基链后，将糖基或亲水部分伸出结合槽。CD1 藉此将脂类分子提呈给具有 CD1 限制性的 T 细胞。

　　CD1 分为三组。第 1 组由 CD1a、CD1b、CD1c 构成，主要结合微生物来源的糖脂、磷脂、脂蛋白抗原，如分枝杆菌膜成分分枝菌酸、海藻糖、磷脂酰肌醇甘露糖苷、阿拉伯甘露糖脂。第 2 组只包含 CD1d，主要结合自身脂质分子如鞘脂、二酰甘油、海绵中提取出的 α-GalCer（α-galactoceramide）以及多种细菌如脆弱拟杆菌所产生的多种鞘糖脂。第 3 组为 CD1e，是唯一不表达于 DC 表面的 CD1 分子，在不成熟 DC 中主要位于高尔基复合体内，而在成熟 DC 中主要位于溶酶体中。CD1 的胞浆区末端与接头蛋白 AP 复合物结合，并通过 AP 复合物在细胞膜、早期内体、晚期内体和溶酶体间穿梭，并在这些囊泡中与脂质分子结合。其中，CD1d 提呈脂质抗原给 NKT 细胞识别，由于 NKT 细胞也表达 NK 细胞受体，因此 CD1 激活的 NKT 细胞既有固有免疫应答的特征，又能介导适应性免疫应答。

　　2. MR1 分子提呈途径　MR1（MHC-related protein 1）与 CD1 分子同属于非经典 MHC Ⅰ b

类分子，结构上也与经典 MHC Ⅰ类分子类似，结合 β2m 基因形成异二聚体，并且 MR1 基因也位于 MHC 基因复合体外。MR1 能够与核黄素（维生素 B$_2$）的代谢产物结合，并提呈给 MR1 限制性的黏膜相关恒定性 T 细胞（mucosal-associated invariant T cells，MAIT）。核黄素代谢产物在绝大多数细菌和真菌的生物合成途径中都会生成。因此，MAIT 细胞能够通过感知微生物的叶酸代谢产物而对感染进行应答。另外，现有研究还发现，MR1 除了提呈维生素类的代谢产物外，还可提呈肝局域的药物以及其他小分子代谢物，从而活化 MAIT 细胞。

（翁秀芳）

第二节　T 细胞及其介导的细胞免疫应答

案例 7-2

　　患者，女，29 岁，因反复肺部感染入院检查，外周血检查白细胞数量正常，中性粒细胞数量正常，CD4$^+$ T 细胞占比 1.8%（参考值：28%～58%），CD8$^+$ T 细胞占比 59.6%（参考值：19%～48%），CD4$^+$ T 细胞 /CD8$^+$ T 细胞：0.03（参考值：0.9～12.0）。痰培养：铜绿假单胞菌；血培养：新型隐球菌。HIV 抗体检测阳性，相关流行病调查也支持 HIV 感染。临床诊断：HIV 感染合并隐球菌机会性感染。

　　问题：
　　该患者因 HIV 感染造成反复肺部感染的原因是什么？

案例 7-2 解析

一、T 细胞发育及分类

　　T 淋巴细胞（T lymphocyte）从胸腺（thymus）发育而来，因此被称为 T 细胞。成熟 T 细胞迁移至外周淋巴组织（淋巴结、脾等）和非淋巴组织（肝、肺、肠道、皮肤等）。T 细胞在适应性免疫应答中处于核心地位，不仅介导适应性细胞免疫应答，也在体液免疫应答和天然免疫应答中发挥重要的辅助作用。T 细胞在抗原及其他信号的共同刺激下，分化为多种类型的效应性 T 细胞和记忆性 T 细胞，发挥特定的免疫功能。

胸腺功能的鉴定为 T 细胞发现奠定基础

（一）T 细胞的发育

　　造血干细胞（hematopoietic stem cell，HSC）在胎肝或骨髓中分化成共同淋巴样祖细胞（common lymphoid progenitor，CLP），随后经血液循环进入胸腺，成为早期 T 细胞前体（early T lineage precursor，ETP），在由基质细胞和细胞因子组成的胸腺微环境下，经过皮质和髓质区分化为成熟的 T 细胞，随血液循环进入外周淋巴器官。

　　在胸腺的发育过程中，ETP 首先要经历抗原识别受体（TCR）基因的重排，表达多样性的 TCR，然后经历阳性和阴性选择（图 7-9）。TCR 由 α、β 链或 γ、δ 链构成异二聚体，也因此将 T 细胞分为 αβT 细胞和 γδT 细胞。根据 CD4 和 CD8 分子的表达，αβT 细胞的发育经历 CD4$^-$CD8$^-$（double negative，DN）、CD4$^+$CD8$^+$（double positive，DP）和 CD4$^+$CD8$^-$/CD4$^-$CD8$^+$（single positive，SP）三个阶段。γδT 细胞发育是在 αβT 细胞发育过程中的 DN 阶段完成的。因为 αβT 细胞在胸腺

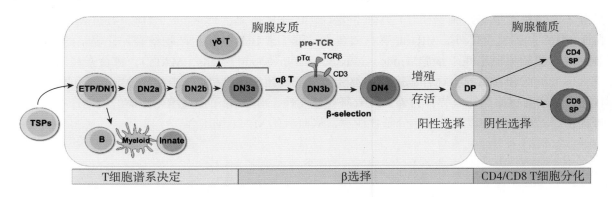

图 7-9　T 细胞在胸腺内发育的基本过程和重要事件

TSP，thymus seeding progenitor，胸腺定植祖细胞；DN，double negative，双阴性；DP，double positive，双阳性；SP，single positive，单阳性。

中占据绝对主要的组成（＞95%），本节主要针对此类细胞发育过程中的重要事件进行描述。

1．T 细胞发育经历的三个阶段

（1）CD4⁻CD8⁻ 双阴性阶段：在胸腺皮质区，ETP（CD44⁺CD25⁺，DN1 阶段）首先获得 T 细胞定向分化的能力，随后在 CD44⁺CD25⁺（DN2）阶段 RAG2（recombination activating 2，RAG-2）开始表达，负责 TCRγδ 链的重排以及 TCRβ 链的重排。在 CD44ˡᵒCD25⁺（DN3）阶段，重排成功的 β 链和 pTα 形成 pre-TCR，与 CD3 组装并表达在细胞膜表面，同时诱导 RAG 表达下调，终止 β 链的基因重排，促进等位排斥，启动细胞增殖，此时细胞终止 CD25 表达，进入 CD44⁻CD25⁻（DN4）阶段。

（2）CD4⁺CD8⁺ 双阳性阶段：胸腺皮质中的 DN4 细胞停止增殖后，表达 CD4 和 CD8 分子，进入 DP 阶段，RAG 基因表达上调，开始 α 链重排。α 链的重排可以反复进行，重排成功的 α 链与 β 链组装成 αβTCR，成为未成熟的 T 细胞。

（3）CD4⁺CD8⁻ 或 CD4⁻CD8⁺ 单阳性阶段：未成熟的 T 细胞经历阳性选择，进一步分化为 SP 细胞，并迁移进入胸腺髓质。胸腺髓质中的 SP 细胞经历阴性选择，存活的初始 T 细胞上调 S1P1、CCR7 和 CD62L 的表达，通过血液进入外周淋巴器官。

2．T 细胞在胸腺内发育过程中的重要事件

（1）αβTCR 基因重排：TCR 基因群与 BCR 基因群的结构和重排过程比较相似。TCRβ 基因群包括 Vβ、Dβ 和 Jβ 三类基因片段，以及编码恒定区的 2 个高度同源的 C 基因片段。TCRα 基因群包括 Vα 和 Jα 两类基因片段，以及 1 个 C 基因片段。

DN 细胞在重组酶的作用下，从 Dβ 和 Jβ 中各选 1 个片段连接成 D-J，随后与 Vβ 中的 1 个片段重排成 V-D-J，最后与 1 个 Cβ 连接成完整的 β 链。在 DP 细胞阶段的 TCRα 重排起始于 Vα 和 Jα 中的各一个片段连接成 V-J，随后与 Cα 重排成完整的 α 链。最后，TCRβ 链与 TCRα 链组装成完整的 αβTCR。TCRα 和 TCRβ 链基因的重排与 Ig 基因一样，具有等位基因排斥现象。如果在一条染色体上 TCR 基因的重排是有效的，那么就可以抑制另一条染色体相应的等位基因座的重排。当一条染色体上 α 链或 β 链基因座的重排无效时，则另一条染色体上相应的 α 链或 β 链的等位基因座开始发生重排。如果两条染色体上 TCRα 或 TCRβ 链基因重排都无效，则未成熟的 T 细胞发生死亡。

TCR 的多样性形成机制包括组合多样性和连接多样性。尤其不同基因片段的连接过程中，末端脱氧核苷酸转移酶（TdT）所介导的 N 序列插入概率远高于 Ig，导致 TCR 的多样性可达 10^{16}，而此阶段的 BCR 多样性只有 10^{11}。

（2）阳性选择（positive selection）：在胸腺皮质中，未成熟 DP 细胞表达的 TCR 具有高度的

多样性。此时的 TCR 与胸腺上皮细胞表面的自身抗原肽 -MHC Ⅰ类复合物或自身抗原肽 -MHC Ⅱ类复合物相互作用，能以适当亲和力结合的 DP 细胞存活并获得自身 MHC 限制性，不能结合或结合亲和力过高的 DP 细胞发生凋亡，凋亡细胞占总 DP 细胞的 95% 以上。

在此过程中，DP 细胞分化为 SP 细胞：与 MHC Ⅰ类分子以中等亲和力结合的 DP 细胞 CD8 表达水平升高，CD4 表达水平下降直至丢失；而与 MHC Ⅱ类分子以中等亲和力结合的 DP 细胞 CD4 水平升高，CD8 表达水平下降，最后丢失。

（3）阴性选择（negative selection）：经过阳性选择的胸腺 SP 细胞在胸腺皮髓交界处和髓质区，与胸腺上皮细胞、树突状细胞和巨噬细胞表面的自身抗原肽 -MHC Ⅰ类复合物或自身抗原肽 -MHC Ⅱ类复合物相互作用，高亲和力结合的 SP 细胞（即自身反应性 T 细胞）发生凋亡，少部分分化为调节性 T 细胞；中等亲和力的 SP 细胞存活下来，并发育为成熟的 T 细胞进入外周免疫器官。因此，阴性选择是 T 细胞中枢免疫耐受的重要机制，能清除自身反应性 T 细胞，并保留多样性的抗原反应性 T 细胞。

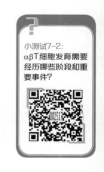

小测试7-2：αβT细胞发育需要经历哪些阶段和重要事件？

胸腺的阴性选择并不能完全清除自身反应性 T 细胞，这些 T 细胞在离开胸腺后，还会受到多种外周免疫耐受机制的调节，避免自身免疫损伤。

TCR 测序鉴定 T 细胞 TCR 组库

（二）T 细胞的表面分子及其作用

1. TCR-CD3 复合物

（1）TCR 的结构和功能：T 细胞的抗原识别受体（T cell receptor，TCR）是表达在所有 T 细胞表面的特征性分子。TCR 对抗原的识别与 BCR 不同，不能直接识别抗原表面的表位，而是通过抗原提呈细胞或靶细胞表面 MHC 分子提呈和展示的抗原肽，即抗原肽 -MHC 复合物（peptide-MHC complex，pMHC）。其中，TCR 既识别抗原肽，也识别自身 MHC 分子的多态性部分。TCR 识别 pMHC 的这种双重特异性，被称为 MHC 限制性（MHC restriction）。

TCR 由两条大小相似的肽链组成异二聚体，其中绝大部分为 α 和 β 两条链（αβTCR），也有部分由 γ 和 δ 两条链组成（γδTCR）。TCR 两条肽链的胞外区均有一个 N 端的可变（V）区和 1 个恒定（C）区。V 区含 3 个互补决定区（complementarity determining region，CDR1、CDR2、CDR3），是 TCR 识别 pMHC 的功能区。TCR 两条肽链的胞外区在近膜端含有半胱氨酸，能够形成链间二硫键。两条肽链的跨膜区通过带正电荷的氨基酸残基（赖氨酸或精氨酸）与 CD3 分子的跨膜区形成盐桥，连接成为 TCR-CD3 复合物。TCR 两条肽链的胞浆区很短，TCR 识别抗原所产生的活化信号由 CD3 转导至 T 细胞内。

（2）CD3 的结构和功能：CD3 有 4 种跨膜肽链，即 γ、δ、ε 以及 ζ。其中，γ、δ、ε 链的胞外区各有一个 Ig 样结构域，分别形成 γε 和 δε 二聚体；ζ 链的胞外区很短，通过二硫键形成同源二聚体。这些肽链的跨膜区通过带负电荷的氨基酸残基（天冬氨酸）与 TCR 跨膜区带正电荷的氨基酸残基形成盐桥，从而保障 TCR 在内质网的正确组装以及向细胞膜表面的运输。

除了保障 TCR 的组装和结构之外，CD3 的最主要功能是转导 TCR 识别抗原所产生的活化信号。CD3 的 γ、δ、ε 链胞浆区各含有 1 个免疫受体酪氨酸活化基序 ITAM，ζ 链含有 3 个 ITAM。ITAM 序列中的两个酪氨酸在被磷酸化后，能够募集含两个 SH2 结构域的信号分子，如蛋白酪氨酸激酶 ZAP-70，启动这些激酶的活化和一系列信号转导过程，最终激活 T 细胞（图 7-10）。

2. CD4 和 CD8

绝大部分成熟 T 细胞只表达 CD4 或 CD8，形成 CD4⁺ T 细胞或 CD8⁺ T 细胞。CD4 和 CD8 主要通过结合 MHC 的非多态部位辅助 TCR 识别抗原，并通过胞浆区结合的蛋白酪氨酸激酶参与 T 细胞活化信号的转导。

CD4 是单链跨膜蛋白，属于免疫球蛋白超家族成员。胞外区含 4 个 Ig 样结构域，其中远膜端的 2 个结构域能与 MHC Ⅱ类分子 β2 结构域结合，辅助 TCR 识别结合 pMHC 复合物。CD4 也表达于部分 NKT 细胞、部分巨噬细胞和树突状细胞。CD4 还是人类免疫缺陷病毒（HIV）的受

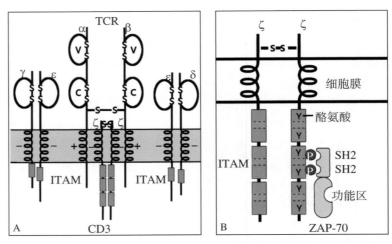

图 7-10 TCR-CD3 复合体及磷酸化 ITAM 与相关蛋白激酶结合示意图

A. TCR 与 CD3 分子非共价结合组成 TCR-CD3 复合体；B. CD3 分子胞质区 ITAM 磷酸化可招募并与 ZAP-70 蛋白激酶结合启动活化信号的转导

体，HIV 的 gp120 结合 CD4 是 HIV 侵入并感染 CD4+ T 细胞或 CD4+ 巨噬细胞的重要机制。

CD8 由 α 和 β 两条肽链组成，各含有 1 个 Ig 样结构域，两条链之间通过近膜端的二硫键连接。CD8 的 α 链也可以形成 CD8αα 同源二聚体，主要表达在黏膜相关恒定 T 细胞（mucosal associated invariant T cell，MAIT cell）。CD8 的两条链都能够与 MHC Ⅰ类分子重链的 α3 结构域结合。

CD4/CD8 能够和 TCR 同时结合相应的 pMHC，增强 T 细胞与抗原提呈细胞或靶细胞之间的相互作用。CD4 和 CD8α 的胞浆区还结合有 Src 家族的蛋白酪氨酸激酶 Lck，在靠近 TCR-CD3 复合体后能够磷酸化 CD3 多肽链的 ITAM，随后催化 ZAP-70（结合到磷酸化 ITAM）的磷酸化，启动 TCR 识别抗原后活化信号的转导过程。上述结构和信号转导的作用使 CD4 和 CD8 能够将 TCR 识别抗原的敏感性提高 100 倍。

3. 共刺激分子 共刺激分子（co-stimulatory molecule）是为 T 细胞完全活化提供共刺激信号的细胞表面分子及其配体。第一信号由 TCR 识别 APC 提呈的 pMHC 产生，经 CD3 转导信号，CD4 或 CD8 起辅助作用。仅有第一信号不足以完全活化初始 T 细胞，由 APC 或靶细胞表面的共刺激分子与 T 细胞表面相应的共刺激分子相互作用，提供第二信号，使 T 细胞完全活化，进一步分泌细胞因子和表达细胞因子受体。缺乏共刺激信号，T 细胞不能完全活化，形成克隆失能并逐渐死亡。除了正性共刺激分子，有些表面分子还可以提供免疫抑制信号，称为负性共刺激分子或共抑制分子。

正性共刺激分子包括属于 IgSF 的 CD28 家族成员（CD28、ICOS）、CD2、ICAM，属于 TNFSF 的 CD40L，属于 TNFRSF 的 OX40、4-1BB，属于整合素家族的 LFA-1。负性共刺激分子包括属于 IgSF 的 CTLA-4、PD-1、BTLA 等（图 7-11）。

（1）CD28：CD28 是由相同的两条肽链组成的同源二聚体，属于正性共刺激分子，其配体是表达在树突状细胞等抗原提呈细胞表面的 CD80 和 CD86。CD28 与配体的结合主要活化 PI3K，通过诱导第二信使三磷酸磷脂酰肌醇（3,4,5-PIP$_3$）的产生，放大 TCR 下游级联信号的激活，促进 T 细胞的存活、增殖和 IL-2 等细胞因子的产生。嵌合抗原受体 T 细胞（chimeric antigen receptor-T cell，CAR-T）肿瘤免疫疗法中，胞外段是识别肿瘤抗原的抗体，胞内段就是 CD3 和 CD28 分子，用以增强 T 细胞的活化及功能。

（2）CTLA-4：CTLA-4 也是由两条相同的肽链组成的同源二聚体，属于负性共刺激分子。CTLA-4 主要位于 T 细胞的胞浆区，只有在 T 细胞活化后才能从胞浆区迁移到胞膜。其配体也是

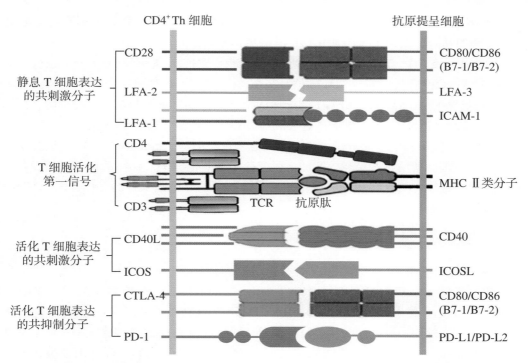

图 7-11 T 细胞表达的共刺激 / 共抑制分子及其与 APC 表面相关分子间的相互作用

T 细胞通过表面 TCR-CD3 复合体和 CD4 分子与 APC 表面抗原肽 -MHC Ⅱ类分子复合物结合可诱导产生 T 细胞活化第一信号；T 细胞通过表面共刺激分子 CD28、LFA-1、LFA-2 与 APC 表面相应共刺激分子 CD80/CD86（B7-1/B7-2）、ICAM-1、LFA-3 结合，可诱导产生 T 细胞活化第二信号而使 T 细胞活化；活化 T 细胞表面共刺激分子 CD40L、ICOS 与 APC 表面 CD40、ICOSL 结合，可诱导 APC 活化和促进 T 细胞增殖分化；活化 T 细胞表面共抑制分子 CTLA-4、PD-1 与 APC 表面 B7-1/B7-2、PD-L1/PD -L2 结合，可抑制 T 细胞活化使其免疫功能下降

CD80 和 CD86，但与配体结合的亲和力显著高于 CD28。由于 CTLA-4 胞质区有 ITIM 基序，故传递抑制信号。另外，调节性 T 细胞（regulatory T cell，Treg）表面高表达 CTLA-4，在 Treg 的负性调节功能中也发挥重要作用。小鼠 CTLA-4 的缺失可因 T 细胞在多种组织中的自发增殖而出现早期死亡。CTLA-4 被认为是肿瘤免疫检查点分子之一，抗体阻断该分子能增强 T 细胞的抗肿瘤免疫应答。

（3）PD-1：PD-1（programmed death-1）也是重要的负性共刺激分子，表达于活化的 T 细胞表面，其配体为 PD-L1 和 PD-L2。PD-1 的胞浆区既含有免疫受体酪氨酸抑制基序 [ITIM，（I/V）XYXX（L/I）]，也含有免疫受体酪氨酸转换基序 [immunoreceptor tyrosine-based switch motif，ITSM，TXYXX（V/I）]。ITIM 和 ITSM 中的酪氨酸在磷酸化后，可招募含 SH2 结构域的磷酸酶 SHP 和 SHIP，从而抑制 T 细胞的增殖以及 IL-2 和 IFN-γ 等细胞因子的产生。PD-1 也是重要的肿瘤免疫检查点分子，PD-1 或 PD-L1 抗体可以阻止活化 T 细胞的凋亡而增强其抗肿瘤免疫应答。

（4）ICOS：ICOS（inducible co-stimulator）表达于活化 T 细胞表面，其配体是 ICOSL。ICOS 促进活化的 CD4⁺ T 细胞产生多种细胞因子，也增强 Treg 细胞、滤泡辅助 T 细胞（T follicular helper cell，Tfh）的存活和功能。

（5）CD40L：CD40 配体主要表达于活化的 CD4⁺ T 细胞，而 CD40 表达于抗原提呈细胞。CD40L 与 CD40 的结合，活化 NFκB 和 PI3K 途径，具有双向作用。一方面促进抗原提呈细胞活化，促进 CD80/CD86 表达和细胞因子（如 IL-12）分泌；另一方面促进 T 细胞的活化。在胸腺依赖抗原诱导的免疫应答中，活化 T 细胞表达的 CD40L 与 B 细胞表面的 CD40 结合可促进 B 细胞的增殖、抗体产生和抗体类别转换，诱导记忆 B 细胞的产生。

（6）CD2：CD2 又称淋巴细胞功能相关抗原 2（LFA-2），配体为 LFA-3（CD58）或 CD48。

CD2 在 T 细胞发育早期即开始表达，也表达于部分 NK 细胞。CD2 介导 T 细胞与抗原提呈细胞或靶细胞之间的黏附，也为 T 细胞活化提供共刺激信号。

（7）LFA-1：LFA-1（T 细胞表面的淋巴细胞功能相关抗原 -1，lymphocyte function-associated antigen-1）属整合素家族成员（CD11a/CD18，$\alpha_L\beta_2$），其配体为细胞间黏附分子（intercellular adhesion molecule-1，ICAM-1）。LFA-1 与配体的结合可介导 T 细胞与血管内皮细胞、抗原提呈细胞或靶细胞的紧密黏附，促进 T 细胞的迁移和血管穿出，增强 T 细胞的活化。

4. 丝裂原受体及其他表面分子 T 细胞表达多种丝裂原（mitogen）受体，丝裂原可非特异性地直接诱导 T 细胞的活化和增殖。T 细胞还表达多种其他分子，参与活化、增殖、存活、分化相关的细胞因子受体、与迁移相关的趋化因子受体，可诱导细胞凋亡的受体（FasL/CD95L）、Fc 受体（如 FcγR）、补体受体（CR1）等。

（三）T 细胞的分类和功能

1. 根据所处的活化阶段分类

（1）初始 T 细胞：初始 T 细胞（naïve T cell）指从未接受过抗原刺激的成熟 T 细胞，处于细胞周期的 G0 期。在人，表型为 $CD45RA^+CD45RO^-CCR7^+CD62L^+$，在小鼠，表型为 $CD44^-CCR7^+CD62L^+$，在外周血和外周免疫器官间循环。抗原特异性初始 T 细胞频率一般都很低，某种抗原特异性 T 细胞占总 T 细胞的比例通常只有 1/100 000 ~ 1/10 000。初始 T 细胞在外周淋巴器官中识别树突状细胞提呈的 pMHC 而活化，最终分化为效应 T 细胞和记忆 T 细胞。

（2）效应 T 细胞：效应 T 细胞（effector T cell，Teff）的存活期短，表达高水平 IL-2 受体，与 IL-2 结合促进其增殖和存活。效应 T 细胞离开外周淋巴器官，向炎症部位或某些组织迁移，不再循环回淋巴结。效应 T 细胞是行使免疫效应的主要细胞。

（3）记忆 T 细胞：记忆 T 细胞（memory T cell，Tm）由效应 T 细胞分化而来，也可由初始 T 细胞接受抗原刺激后直接分化而来。记忆 T 细胞可在没有抗原刺激的情况下长期存活，并通过低度增殖维持一定数量。再次接受相同抗原刺激后，记忆 T 细胞可以不依赖多种共刺激分子信号而迅速活化，并分化为效应 T 细胞，介导再次免疫应答。根据记忆 T 细胞是否参与再循环和定居的部位，还可分为参与淋巴细胞再循环、具有强大增殖功能的中央型记忆 T 细胞（central memory T cell，Tcm），主要位于局部组织和脾、增殖能力弱但能快速执行效应功能的效应型记忆 T 细胞（effector memory T cell，Tem），以及定居于局部组织、不参与淋巴细胞再循环的组织定居型记忆 T 细胞（tissue resident memory T cell，Trm）。最近研究发现，初始 T 细胞受到抗原刺激后，一小部分细胞分化为记忆 T 细胞前体，表达 IL-7α（CD127）和转录因子 TCF-7，随着免疫反应的进程和抗原的清除，分化为记忆 T 细胞。

2. 根据 TCR 类型分类

（1）αβT 细胞：αβT 细胞即通常所称的 T 细胞，占脾、淋巴结和血液循环中 T 细胞的 95% 以上。

（2）γδT 细胞：大部分 γδT 细胞在胚胎发育和新生期的胸腺中产生，在外周淋巴器官和循环中较少，主要分布于皮肤和黏膜的上皮组织（如肠道、呼吸道和泌尿生殖道）是皮肤黏膜局部参与早期免疫应答的主要效应细胞。γδ T 细胞通过释放穿孔素 / 颗粒酶或 Fas/FasL 等方式杀伤靶细胞，分泌多种细胞因子如 IFN-γ、IL-17、TNF-α 等参与免疫调节或介导炎症反应。与 αβT 细胞相比，γδT 细胞对抗原识别的特异性较低，识别多肽抗原时无 MHC 限制性，但识别某些 MHC Ⅰ 类样分子提呈的抗原。γδ T 细胞可以识别整个多肽，也可以识别非多肽抗原，如来自分枝杆菌的单烷基磷酸酯和热休克蛋白等。αβT 细胞与 γδT 细胞特性的比较见表 7-2。

表 7-2　αβT 细胞与 γδT 细胞特性的比较

特征		αβT 细胞	γδT 细胞
TCR 多样性		多	少
分布	外周血	60%～70%	1%～10%
	组织	外周淋巴组织	皮肤和黏膜上皮
表型	CD3$^+$CD2$^+$	100%	100%
	CD4$^+$CD8$^-$	60%～65%	＜1%
	CD4$^-$CD8$^+$	30%～35%	20%～50%
	CD4$^-$CD8$^-$	＜5%	≥50%
识别抗原		8～17 个氨基酸组成的短肽	HSP、脂质、多糖
提呈抗原		经典 MHC 分子	MHC Ⅰ类样分子
MHC 限制		有	无
辅助细胞		Th	无
杀伤细胞		CTL	γδT 杀伤活性

3. 根据 CD4 或 CD8 表达分类　根据是否表达 CD4 或 CD8 分子，成熟的 αβT 细胞主要分为 CD4$^+$ T 细胞和 CD8$^+$ T 细胞，但外周也存在极少量的 CD4$^-$CD8$^-$ T 细胞和 CD4$^+$CD8$^+$ T 细胞。

（1）CD4$^+$ T 细胞：初始 CD4$^+$ T 细胞识别由 MHC Ⅱ类分子呈递的抗原肽（13～17 个氨基酸残基组成），活化后分化为多种辅助性 T 细胞，通过产生多种细胞因子辅助免疫应答；部分 CD4$^+$ 效应 T 细胞也可获得细胞毒功能和免疫调节功能。

（2）CD8$^+$ T 细胞：初始 CD8$^+$ T 细胞识别由 MHC Ⅰ类分子呈递的抗原肽（8～10 个氨基酸残基组成），活化后分化为细胞毒性 T 细胞，具有细胞毒作用，能够抗原特异性地杀伤靶细胞；在某种情况下，少部分细胞也具有调节功能。

4. 根据功能特征分亚群

（1）辅助性 T 细胞：辅助性 T 细胞（helper T cell，Th）通常为 CD4$^+$ T 细胞。未受抗原刺激的初始 CD4$^+$ T 细胞为 Th0。在抗原激活 TCR 信号和细胞因子作用下，上调特定转录因子，使 Th0 细胞向不同 Th 亚群分化，主要包括 Th1、Th2、Th9、Th17、Th22 和 Tfh 等细胞。而不同 Th 亚群的分化状态和细胞因子产生也并非恒定不变，在一定条件下可发生改变。

（2）细胞毒性 T 细胞：细胞毒性 T 细胞（cytotoxic T lymphocyte，CTL）主要指 CD8$^+$ T 细胞。CTL 的主要功能是杀伤靶细胞，包括病原感染的细胞、肿瘤细胞等。CTL 的杀伤作用依赖其 TCR 特异性识别抗原肽 -MHC Ⅰ类分子复合物，且可连续杀伤多个靶细胞。CTL 的杀伤机制主要有三种：①分泌穿孔素（perforin）、颗粒酶（granzyme）、颗粒溶素（granulysin）等细胞毒性物质直接杀伤靶细胞；②表达 FasL，通过与靶细胞表面的 Fas 结合；③分泌 TNF-α，通过与靶细胞表面的 TNFR 结合诱导靶细胞发生程序性死亡。

（3）调节性 T 细胞：调节性 T 细胞（regulatory T cell，Treg）通常指的是表达转录因子 Foxp3（forkhead box p3）的 CD4$^+$CD25$^+$ 细胞。Foxp3 是 Treg 的特征性转录因子，Foxp3 的突变或缺失可导致 Treg 减少或缺失，人和小鼠均发生严重的自身免疫病，如 IPEX 综合征（人，immune dysregulation，polyendocrinopathy，enteropathy，X-linked syndrome）。

Treg 细胞根据来源可分为两类：自然型调节性 T 细胞（natural Treg，nTreg），直接从胸腺中发育而来，又称为 tTreg（thymus-derived Treg，tTreg）；诱导型 Treg（induced Treg，iTreg），在 TGF-β 和 IL-2 诱导下表达 Foxp3 分化而来（表 7-3）。

Note

表 7-3　nTreg 与 iTreg 细胞的区别

特点	nTreg	iTreg
诱导部位	胸腺	外周
CD25 表达	+++	-/+
转录因子 Foxp3	+++	+
抗原特异性	自身抗原	组织特异性抗原或外来抗原
功能	抑制自身反应性 T 细胞介导的病理性应答	抑制自身损伤性炎症反应和移植排斥反应

另外，还存起其他具有调节功能的 T 细胞，包括 Tr1、Th3、CD8⁺ 调节性 T 细胞等。其中，Tr1 主要分泌 IL-10 和 TGF-β，Th3 主要分泌 TGF-β。NKT 和 γδT 细胞中也存在一定的亚群，具有免疫调节功能。

二、T 细胞介导的适应性免疫应答

适应性免疫应答（adaptive immune response）是指体内 T / B 细胞被入侵的外来病原体等非己抗原或体内异常的肿瘤抗原等激活后，抗原特异性 T/B 细胞发生克隆扩增，分化为效应 T 细胞或浆细胞后，通过释放细胞因子、细胞毒性介质或分泌抗体发挥一系列生物学效应，有效清除入侵病原体或肿瘤等抗原性异物的生理过程，也称为获得性免疫应答（acquired immune response）。适应性免疫应答根据参与的免疫细胞的不同分为 T 细胞介导的细胞免疫应答和 B 细胞介导的体液免疫应答。外周免疫器官如淋巴结、脾和黏膜相关淋巴组织是适应性免疫应答发生的主要场所。

T 细胞在胸腺内发育成熟，随血液循环到达外周淋巴器官，与特异性抗原相遇前的 T 细胞一般被称为初始 T 细胞。初始 T 细胞通过 TCR 与 APC 表面的抗原肽 -MHC 分子复合物特异性结合后，在共刺激信号和细胞因子协同作用下，发生活化、克隆扩增，并分化成为能直接或辅助清除抗原的细胞，称效应 T 细胞（effector T cell），效应 T 细胞通过迁移到抗原部位，进而完成对抗原清除的过程，即 T 细胞介导的细胞免疫应答。效应 T 细胞在发挥功能后恢复到稳态，在这一过程中，会有一小部分细胞分化为记忆 T 细胞（memory T cell）。

T 细胞介导的细胞免疫应答是一个有序的过程，分为三个阶段：① T 细胞特异性识别抗原阶段；② T 细胞活化、克隆扩增和分化为效应细胞阶段；③效应 T 细胞发挥作用、产生免疫应答反应阶段。

（一）T 细胞对抗原的识别

初始 T 细胞膜表面 TCR 与 APC 提呈的 MHC- 抗原肽复合物（MHC peptide complex，pMHC）特异性结合的过程称为 T 细胞的抗原识别（antigen recognition），这是抗原特异性 T 细胞活化的第一步，在这一过程中，T 细胞遵循 MHC 限制性（MHC restriction）的原则，即 TCR 在特异性识别 APC 所提呈的抗原肽的同时，必须识别 MHC- 抗原肽复合物中的 MHC 分子。

1. T 细胞与 APC 的非特异性结合　APC 从外周器官组织中摄取抗原并加工，进入外周免疫器官与定居于胸腺依赖区的初始 T 细胞相遇，T 细胞利用表面黏附分子（如 IFA-1、CD2）与 APC 表面相应配体（ICAM-1、IFA-3）发生短暂的可逆性结合。T 细胞可从 APC 表面大量的 pMHC 中筛选出能特异性结合的抗原肽。若 T 细胞表面 TCR 不能识别 APC 表面的抗原肽，则二者分离，仍定居于胸腺依赖区或进入淋巴细胞再循环；能特异性识别 pMHC 的 T 细胞，则进入特异性结合阶段。

2. T细胞与APC的特异性结合 除黏附分子对外，在T细胞与APC的特异性结合中，CD4和CD8可分别识别、结合APC或靶细胞表面的MHC Ⅱ类或Ⅰ类分子，稳定TCR与特异性pMHC复合物的结合，同时增强TCR的信号转导。共刺激分子以受体和配体的形式分别表达于T细胞和APC细胞表面，二者的相互结合，有助于维持和加强T细胞与APC的直接接触，并为T细胞进一步激活提供共刺激信号。

在T细胞与APC短暂结合过程中，若TCR识别相应的特异性pMHC后，则T细胞可与APC发生特异性结合，导致LFA-1分子构象改变，增强其与ICAM-1的亲和力，从而稳定并延长APC与T细胞间结合的时间。此时，T细胞与APC以配体和受体作用，在结合面形成一种特殊结构，称为免疫突触（immunological synapse）。在免疫突触形成初期，TCR-pMHC分散在周围，然后向中央移动，最终形成一组中心为TCR-pMHC，外环为CD80/86-CD28等共刺激分子，最外环为LFA-1-ICAM-1等黏附分子对的免疫突触（图7-12）。免疫突触有助于增强TCR与pMHC结合的亲和力，促进T细胞信号通路的激活，从而参与T细胞的有效激活和效应功能的发挥。

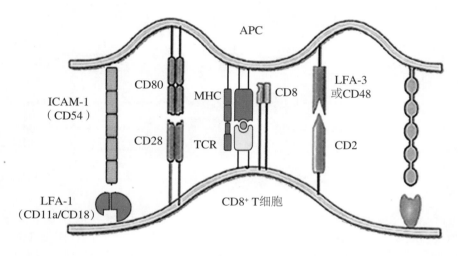

图 7-12 T 细胞与 APC 形成的免疫突触

（二）T细胞活化、增殖和分化

TCR识别pMHC是T细胞活化的第一步。TCR与CD3分子形成复合物，TCR负责识别抗原肽，CD3负责将TCR介导的细胞外刺激信号传递到细胞内部，通过细胞内信号转导途径将细胞膜刺激信号转化为细胞功能活化状态，这一过程称为T细胞活化的信号转导（signal transduction）。T细胞活化后，才能发生克隆扩增及分化为效应T细胞，有效发挥免疫应答作用。

1. T细胞活化信号 T细胞的完全活化依赖于TCR-pMHC提供的第一信号和共刺激分子提供的第二信号，而细胞因子会对活化T细胞的增殖和分化起调控作用。

（1）T细胞活化的第一信号：APC通过pMHC将抗原肽提呈给T细胞，TCR特异性识别并结合在MHC分子槽中的抗原肽，CD4和CD8分别与相应的MHC分子结合，CD3和CD4或CD8分子的胞质段尾部聚集，促使CD3分子胞质区ITAM中的酪氨酸（Y）发生磷酸化（pY），pY使下游含酪氨酸的蛋白磷酸化，启动激酶活化的级联反应，最终激活NFAT、NFκB、AP-1等转录因子，转位入细胞核内结合于多种膜分子和细胞活化相关基因的启动子区，调控靶基因的转录与表达（如IL-2），促进T细胞的初步活化。与此同时，与T细胞相互作用的APC也被进一步活化，上调共刺激分子等活化相关分子的表达。

（2）T细胞活化的第二信号：T细胞与APC细胞表面有多对相互作用的配体与受体，如免疫球蛋白超家族的 CD28/B7、CTLA4/B7、ICOS/ICOSL、PD-1/PD-L1 以及 TNF/TNF 受体超家族的 CD40/CD40L、4-1BB/4-1BBL、CD27/CD70、OX40/OX40L 等（图 7-13）。

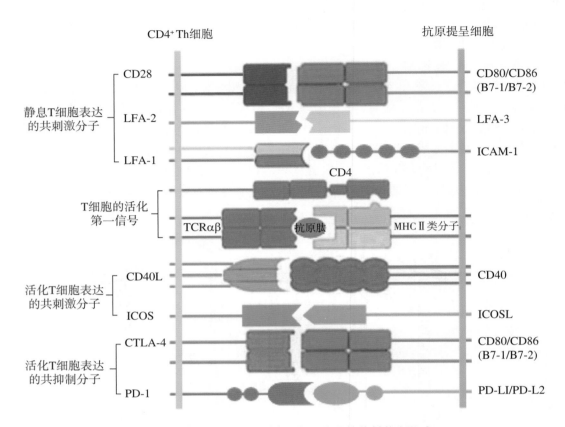

图 7-13　T 细胞与 APC 表面相互作用的共刺激分子对

T 细胞通过表面 TCR-CD3 复合体和 CD4 分子与 APC 表面抗原肽 -MHC 分子复合物结合可产生 T 细胞活化第一信号；T 细胞通过表面共刺激分子 CD28、LFA-1、LFA2 与 APC 表面相应共刺激分子 CD80/CD86（B7-1/B7-2）、ICAM-1、LFA-3 结合可诱导产生 T 细胞活化第二信号；活化 T 细胞表达 CD40L、ICOS 等共刺激分子和 CTLA-4、PD-1 等抑制分子结合，诱导抑制活化信号

　　CD28/B7 是最重要的正性共刺激分子对，其所提供的信号就是一般而言的 T 细胞活化第二信号。CD28 传递的共刺激信号可以促进 IL-2 基因的转录和 mRNA 的稳定，从而增加活化 T 细胞 IL-2 的合成。除 IL-2 外，共刺激信号还诱导活化 T 细胞表达多种细胞因子和细胞因子受体。活化的 APC 也分泌多种细胞因子作用于 T 细胞，这些细胞因子的协同作用促进活化 T 细胞的进一步增殖与分化。第二信号可以促进 T 细胞的完全活化，促进 T 细胞的存活和抗原特异性 T 细胞克隆增殖。在只有第一信号而缺乏第二信号情况下，才会导致 T 细胞无能（anergy）。

　　除了正性共刺激分子外，还有一些负性共刺激分子介导抑制作用。CTLA-4 与 CD28 分子高度同源，其配体也是 B7。CTLA-4 在 T 细胞活化后上调，该分子与 B7 结合的亲和力远远大于 CD28 分子，从而与 CD28 竞争结合 APC 细胞表达的 B7 分子。CD28 家族中的另一个抑制性受体是 PD-1，其配体是 PD-L1 和 PD-L2。这些分子对启动的抑制性信号可有效地调节 T 细胞的活化程度，将 T 细胞的免疫应答控制在适度范围内。

　　（3）细胞因子促进 T 细胞的增殖和分化：T 细胞完全活化后，活化 T 细胞、APC 或其他固有免疫细胞分泌的多种细胞因子（IL-1、IL-2、IL-4、IL-6、IL-12、IL-15、IL-23、IFN-γ 等）进一步促进 T 细胞增殖和分化。IL-2 对于 T 细胞的增殖至关重要，其他细胞因子参与活化 T 细胞的分化。若没有适当水平细胞因子的存在，活化的 T 细胞不能增殖或分化，而发生活化后的凋亡。

2. TCR 活化的信号转导途径 TCR 识别 pMHC 后，借助 CD3、CD4/CD8 和 CD28 等分子的辅助，将胞外信号传递至细胞内部，使转录因子活化，转位到核内，活化相关基因转录，这一过程称为 T 细胞受体活化的信号转导。在 T 细胞活化早期（约 30 分钟），第一信号诱导转录因子和膜相关共刺激分子、黏附分子基因表达；T 细胞活化 4 小时后，多种细胞因子及其受体基因的转录水平显著升高；T 细胞活化 12 小时左右，上述基因开始表达并分泌生长因子 IL-2 等。T 细胞的活化通常可通过检测其表面蛋白的表达加以鉴定，这些蛋白称为活化标志，包括 CD69、CD25（IL-2Rα）等。

小测试7-3：
T细胞活化所需要的信号及分子有哪些？

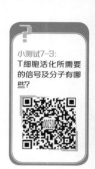

细胞活化信号转导的早期，受体与配体的交联使 TCR 相关的膜蛋白（如 CD3、CD4 或 CD8）的胞浆尾部聚集在一起，可分别激活与其偶联的不同家族的蛋白酪氨酸激酶（protein tyrosine kinase，PTK），包括 LCK、Fyn 及 ZAP-70 等。LCK 主要与 CD4 或 CD8 胞内段的尾部相连，Fyn 与 CD3 的 ζ 链相连，而 ZAP-70 存在于胞质中。经 LCK 及 Fyn 激酶作用促使具有酪氨酸的蛋白分子发生磷酸化而活化，启动两条主要的信号转导途径：PLC-γ 活化途径和 MAP 激酶活化途径。经过一系列信号转导分子的级联式反应，最终导致转录因子的活化和靶基因转录（图 7-14）。

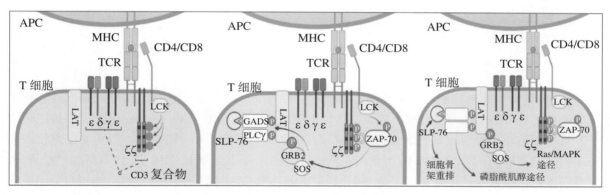

图 7-14 TCR 受体活化信号

磷酸化起始于共受体 CD4 或 CD8 分子，共受体与 p-MHC 中的 MHC 分子结合后构象改变，使与之相接触的 LCK 活化，活化后的 LCK 磷酸化 ZAP-70。活化的 ZAP-70 继续磷酸化 CD3ζ 链，以及接头蛋白 LAT 和 SLP-76，进一步将活化信号传递下去

（1）PLC-γ 活化：pMHC 复合物与 TCR 和共受体 CD4 或 CD8 分子结合后，使与之相接触的 Lck 活化，活化后的 Lck 磷酸化 ZAP-70，活化的 ZAP-70 继续磷酸化 CD3ζ 链、接头蛋白 LAT 和 SLP-76。磷酸化的 LAT 募集胞质中的 PLC-γ 并磷酸化其酪氨酸残基。这一过程发生在 TCR 与其配体相互作用的数分钟内。活化的 PLC-γ 可裂解细胞膜上的磷脂酰肌醇二磷酸（phosphatidylinositol bisphosphate，PIP_2），产生两个重要的信息分子——三磷酸肌醇（IP_3）和二酰甘油（DAG），分别活化不同的下游信号。

IP_3 经胞浆扩散至内质网，与其受体结合并刺激胞膜开放 Ca^{2+} 离子通道，使 Ca^{2+} 流入胞内，并开放胞内钙储备，使胞内 Ca^{2+} 浓度快速升高。Ca^{2+} 与胞质内的钙调素（calmodulin）结合形成钙-钙调素复合物，活化一个被称为钙调神经磷酸酶（calcineurin）的丝氨酸 / 苏氨酸磷酸酶，进而使转录因子 NFAT（nuclear factor of activated T cell）去磷酸化，从而由胞质转位到核内，激活下游基因转录。

DAG 与游离 Ca^{2+} 组合作用使细胞膜内面结合的蛋白激酶 C-θ（protein kinase C，PKC）活化，PKC-θ 磷酸化 CARMA1，与 Bcl10-MALT1 结合，进一步招募 TRAF6，经 TAK1 磷酸化 IKKβ 激活转录因子 NF-κB（nuclear factor-κB，核因子），转位至核内，激活下游基因转录。

（2）MAP 激酶活化：ZAP-70 磷酸化 Grb-2，协助 LAT 激活后募集 Sos。Sos 使 Ras 分子上的 GDP 置换为 GTP，Ras 发生变构性活化，产生丝裂原活化蛋白（mitogen-activated protein，MAP）

激酶的活性。细胞外活化激酶（extracellular receptor-activated kinase，ERK）活化后，使 Elk 磷酸化，激活活化蛋白 -1（AP-1）成员 c-fos。

与 Ras 活化平行发生的是，TCR- 相关激酶磷酸化的适配蛋白也募集和活化一个称为 Vac 的 GTP/GDP 置换蛋白。活化型的 Rac（Rac-GTP）启动酶促级联反应，进一步激活 JNK（c-Jun N-terminal kinase）的 MAP 激酶活化。活化的 JNK 可磷酸化 AP-1 的另一个成员 c-Jun。

除 ERK 和 JUN 外，MAP 激酶家族的另一个成员 p38 也可被活化型 Rac 所激活，继而活化多种转录因子。

案例 7-3

免疫抑制剂的使用

患者，女，36 岁，反复腹痛，排黏液脓血便半个月入院。结合临床症状、肠镜检查、病理诊断以及辅助检查确诊为溃疡性结肠炎（ulcerative colitis，，UC）。给予营养支持，糖皮质激素、免疫抑制剂环孢素（cyclosporine A，CsA）治疗病情有所缓解。

问题：
环孢素治疗疾病的原理是什么？

案例 7-3 解析

3. 抗原特异性 T 细胞的克隆扩增　活化的抗原特异性 T 细胞迅速进入细胞周期，通过有丝分裂发生大量增殖，这一过程称为抗原特异性 T 细胞的克隆扩增（clonal expansion）。多种细胞因子参与 T 细胞增殖过程，其中最重要的是 IL-2。IL-2 受体由 α、β、γ 链组成，静止 T 细胞仅表达中亲和力 IL-2R（βγ），与 IL-2 的亲和力较低；激活的 T 细胞上调 IL-2Rα 链（CD25），则细胞表面可表达高亲和力的 IL-2R（αβγ 三聚体），同时也分泌 IL-2，因此，IL-2 可选择性通过自分泌或旁分泌的作用方式促进经抗原活化的 T 细胞增殖。其他细胞因子如 IL-1、IL-4、IL-6、IL-7、IL-12、IL-15、IL-18 等也在 T 细胞增殖中发挥作用。

通常情况下，体内表达某一种抗原特异性 TCR 的 T 细胞克隆只占总 T 细胞群的 $1/10^6 \sim 1/10^4$。数量极少的特异性 T 细胞只有被相应抗原激活后，经克隆扩增产生大量效应细胞，CD8$^+$ 和 CD4$^+$ 抗原特异性 T 细胞的频率可分别增加到 1/10 和 1/（100 ～ 1000）。小鼠在病毒感染后，抗原特异性 CD8$^+$ T 细胞发生 50 000 ～ 100 000 倍的数量增加，脾 1/3 的 CD8$^+$ T 细胞具有抗原特异性。在人类，EB 病毒或 HIV 感染的急性期内，高达 10% 的循环 CD8$^+$ T 细胞具有抗原特异性，而且 CD8$^+$ T 细胞的扩增能力比 CD4$^+$ T 细胞要强。

4. 抗原特异性 T 细胞的分化　在不同细胞因子的作用下，大量活化的 T 细胞（Th0 细胞）分化成为不同的效应 T 细胞，然后效应 T 细胞离开外周淋巴器官，随血液循环到特异性抗原聚集部位，从而发挥生物学效应。T 细胞经迅速增殖 4 ～ 5 天后，定向分化为效应 T 细胞，其中 CD4$^+$T 细胞分化为辅助性 T 细胞（Th），而 CD8$^+$ T 细胞则分化为细胞毒 T 细胞（CTL），部分活化 T 细胞可分化为长寿命记忆 T 细胞，参与机体的再次免疫应答。

（1）CD4$^+$ T 细胞的分化：初始 CD4$^+$ T 细胞被活化后分化为 Th0 细胞，Th0 细胞在局部微环境中所存在的不同种类细胞因子的调控下分化为 Th1、Th2、Th17、Tfh 和 Treg 等。病原体的类型、APC 的种类以及细胞因子等因素决定了 CD4$^+$ T 细胞的极化方向（图 7-15）。

IL-12、IFN-γ 可促进 Th0 细胞分化为转录因子 T-bet$^+$ 的 Th1 细胞；IL-4 等细胞因子可促进 Th0 分化为 GATA3$^+$Th2 细胞；TGF-β 和 IL-2 可诱导 Th0 向 Treg 分化；TGF-β 和 IL-6 诱导小鼠 Th0 向表达转录因子 RORγt 的 Th17 分化；细胞因子 IL-1β、IL-6 和 IL-23 可以诱导人 Th0 向 Th17 分化；经树突状细胞活化的 CD4$^+$ T 细胞表达 ICOS，活化 B 细胞通过表面 ICOSL，与之结合诱导其进一步分化为表达转录因子 Bcl6 和高表达趋化因子受体 CXCR5 的滤泡辅助 T 细胞（follicular helper T cell，Tfh）；TGF-β 和 IL-4 可诱导 Th0 表达转录因子 PU.1，分化为 Th9 亚群；IL-6 和 TNF-α 可诱导 Th0 表达 AHR，分化为 Th22 亚群。

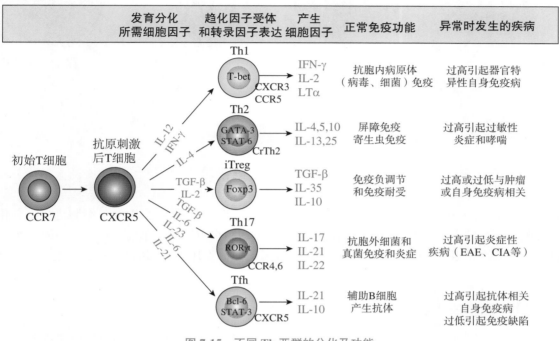

图 7-15　不同 Th 亚群的分化及功能

（2）CD8⁺T 细胞的分化：初始 CD8⁺ T 细胞不能发挥生物学效应，只有被相应抗原激活分化为效应 T 细胞，即 CD8⁺ 细胞毒 T 细胞（又称为细胞毒 T 细胞，cytotoxic lymphocyte，CTL）后才能发挥细胞毒作用。初始 CD8⁺ T 细胞的激活主要有 Th 细胞依赖和非依赖两种方式。

1）Th 细胞依赖性 CD8⁺ T 细胞分化：当 CD8⁺ T 细胞作用的靶细胞低表达或不表达共刺激分子，不能有效激活初始 CD8⁺T 细胞时，CD8⁺ T 细胞活化需要 APC 和 CD4⁺ T 细胞的辅助，即 Th 细胞依赖性 CD8⁺T 细胞的活化，这是初始 CD8⁺ T 细胞活化的主要方式。例如，病毒抗原、肿瘤抗原、同种异体 MHC 抗原从宿主细胞表面脱落或在细胞凋亡时被细胞释放出来，以可溶性抗原的形式被 APC 摄取，并在细胞内加工处理，分别与 MHC Ⅰ类分子或 MHC Ⅱ类分子结合形成复合物，表达于 APC 细胞表面。CD4⁺T 细胞表面 TCR 识别和结合 pMHC Ⅱ后，在共刺激信号的作用下活化 CD4⁺ T 细胞；活化的 CD4⁺ T 细胞分泌 IL-2 并上调细胞表面 CD40L 的表达；CD40L 与 APC 表面的 CD40 相互作用，上调 APC 细胞表面共刺激分子 B7 和 4-1BBL 的表达；这些经活化的 CD4⁺ T 细胞刺激的 APC 能够为 CD8⁺ T 细胞提供充分的活化信号（图 7-16）。这种 APC 与初始 CD8⁺ 细胞结合后，活化细胞毒 T 细胞前体细胞。活化的 Th 细胞释放细胞因子作用于 CTL 前体细胞，在 pMHC Ⅰ 发出的特异性活化信号作用下，分化为细胞毒 T 细胞。

APC 刺激效应 CD4⁺ T 细胞上调 CD40L 和 IL-2 的表达，APC 接受 CD40 与 CD40L 相互作用传递的活化信号，上调共刺激分子 B7 和 4-1BBL 的表达，这些共刺激分子与初始 CD8⁺ T 细胞表面相应配体结合，促进初始 CD8⁺ T 细胞的活化。

2）Th 细胞非依赖性 CD8⁺ T 细胞活化：病毒感染后，高表达 B7 等共刺激分子的 APC 可直接激活 CD8⁺ 初始 T 细胞，而无需 Th1 细胞协助。初始 CD8⁺ T 细胞通过表面 TCR 识别病毒感染APC 细胞表面的 pMHC Ⅰ，接受 T 细胞活化的第一信号；通过表面 CD28 等共刺激分子与 APC 表面 B7 等共刺激分子结合，接受 T 细胞活化的第二信号，从而导致初始 CD8⁺ T 细胞活化。活化

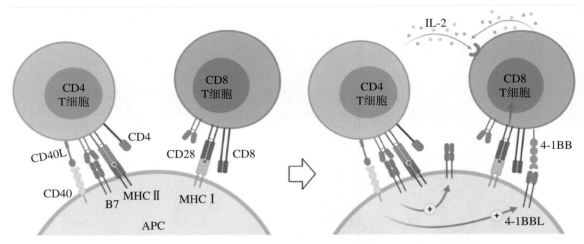

图 7-16 大多数 CD8$^+$ T 细胞活化需要 CD4$^+$ Th 细胞辅助

CD8$^+$ T 细胞高表达 IL-2R，同时合成分泌 IL-2，在 IL-2 的作用下活化 CD8$^+$ T 细胞进一步分化为效应细胞，即细胞毒 T 细胞（CTL）。活化的 CD8$^+$ T 细胞也可反作用于与其相互作用的 APC，刺激其产生细胞因子 IL-12 和 IL-18；IL-12 和 IL-18 又可协同作用于相邻的 CD8$^+$ T 细胞，诱导其充分活化。

（三）T 细胞的免疫效应与转归

不同效应 T 细胞亚群具有不同的特点和效应，发挥免疫效应后，大部分效应 T 细胞发生凋亡，少量效应 T 细胞成为长寿命的免疫记忆 T 细胞。

1. Th 和 Treg 细胞的效应

（1）Th1 细胞的效应：Th1 细胞高表达功能性 CD40L 等膜分子，分泌多种细胞因子，通过促进 CTL、NK 细胞及巨噬细胞的活化和增殖，诱导细胞免疫反应，在防御胞内寄生菌、真菌和病毒感染中发挥重要作用。Th1 细胞通过释放的细胞因子募集和活化单核/巨噬细胞和淋巴细胞，这些细胞浸润过多造成的炎症反应又称为迟发型炎症反应（delayed-type hypersensitivity response，DTH），最典型的例子就是机体抗分枝杆菌感染的反应。此外，Th1 细胞与多种自身免疫性疾病的发病机制密切相关，如多发性硬化、1 型糖尿病、类风湿关节炎以及克罗恩病等。

1）Th1 细胞对巨噬细胞的作用：Th1 细胞表面的 CD40L 与巨噬细胞表面 CD40 结合，以及 Th1 细胞分泌的细胞因子 IFN-γ 作用于巨噬细胞，促进巨噬细胞的活化，增强其向 M1 巨噬细胞极化。活化的巨噬细胞也可通过上调 MHC Ⅱ类分子和共刺激分子的表达以及分泌 IL-12 等细胞因子，进一步增强 Th1 细胞分化和 Th1 细胞的效应。

2）Th1 细胞对淋巴细胞的作用：Th1 细胞产生细胞因子 IL-2，促进 Th1 本身、Th2、CTL 和 NK 细胞等的活化和增殖，从而放大免疫效应。Th1 细胞产生 IFN-γ，可促使 B 细胞产生具有强调理作用的抗体（如 IgG2a），从而进一步增强巨噬细胞对病原体的吞噬。

3）Th1 细胞对中性粒细胞的作用：Th1 细胞产生的淋巴毒素和 TNF-α，可活化中性粒细胞，促进其杀伤病原体。

（2）Th2 细胞的效应：Th2 细胞膜表面分子表达改变和分泌细胞因子，促进浆细胞的分化和 IgE 抗体的产生，活化嗜酸性粒细胞等，引起速发型超敏反应，抵抗寄生虫感染，也与哮喘、过敏症时发生的气道特应性和高反应性有关。另外，Th2 细胞分泌的细胞因子也发挥免疫调节作用。

1）辅助体液免疫应答：Th2 细胞通过膜分子 CD40L 与 B 细胞表面的 CD40 相互作用，促进 B 细胞的活化、增殖和产生抗体的类别转换。Th2 细胞产生 IL-4，协助和促进 B 细胞增殖和分化为浆细胞，诱导 B 细胞产生 IgE 型抗体。

2）参与超敏反应性炎症：Th2 细胞分泌 IL-5、IL-9 等细胞因子可激活肥大细胞、嗜碱性粒细胞和嗜酸性粒细胞，参与超敏反应的发生和抗寄生虫感染。

3）更新寄生虫感染的上皮细胞：Th2 细胞分泌 IL-13，刺激黏膜下平滑肌细胞收缩，将寄生虫及其感染脱落上皮细胞从体内清除；可促进黏膜杯状细胞分泌黏液，阻止寄生虫的黏附。

4）Th2 细胞的免疫调节效应：Th2 细胞分泌的 IL-4 和 IL-13 可以抑制 IFN-γ 对巨噬细胞的活化作用，分泌的 IL-10 抑制巨噬细胞的功能，从而对 Th1 细胞的效应起到抑制作用。

（3）Th17 细胞的效应：Th17 细胞分泌 IL-17A、IL-17F、IL-21、IL-22、G-CSF 等细胞因子和趋化因子，诱导中性粒细胞为主的炎症反应。一方面，在多种自身免疫病（红斑狼疮、类风湿关节炎、炎症性肠病、多发性硬化）的发生发展中发挥作用。另一方面，可以杀伤细菌和真菌等病原，维持消化道等上皮免疫屏障的完整性。此外，IL-17 在肿瘤的发生发展中也发挥作用。

1）促进中性粒细胞的分化及招募：IL-17 促进基质细胞和髓系细胞产生 G-CSF，进而促使骨髓产生更多的中性粒细胞；IL-17 活化基质细胞和上皮细胞产生趋化因子，招募更多的中性粒细胞到达感染部位。

2）增强上皮组织的免疫屏障功能：IL-17 和 IL-22 可以刺激局部组织细胞产生抗菌肽，直接清除与上皮细胞附着的病原体；IL-22 可促进上皮细胞的更新，干扰细菌、真菌的定植；IL-22 还通过刺激上皮细胞分泌趋化因子和其他细胞因子参与组织损伤和炎症反应。

3）放大细胞和体液免疫效应：IL-21 通过自分泌方式刺激和放大 Th17 功能；刺激 CD8+ T 细胞和 NK 细胞增殖、分化；促进 Tfh 细胞的分化，B 细胞产生高亲和力抗体，增强生发中心反应。

（4）Tfh 细胞的效应：Tfh 细胞表面高表达 CD40L、PD-1 和 CXCR5，可分泌 IL-21、IFN-γ、IL-4 等细胞因子，在生发中心发育和浆细胞分化、抗体产生中发挥关键作用。Tfh 细胞辅助 B 细胞产生高亲和力抗体，不仅在抵抗病原感染中发挥重要作用，也辅助 B 细胞产生自身抗体参与自身免疫性疾病的发生。

1）诱导 B 细胞活化和分化：Tfh 细胞通过表面 CD40L 与 B 细胞表面 CD40 结合，可诱导产生共刺激信号而使 B 细胞活化。

2）诱导浆细胞分化及抗体类型转换：通过分泌 IL-21 可诱导活化 B 细胞增殖分化为浆母细胞；通过分泌 IL-21、IFN-γ、IL-4 可诱导和促进抗体类型转换，参与高亲和力 IgG 抗体 B 细胞的分化与选择。

3）辅助记忆性 B 细胞：Tfh 还可调节记忆 B 细胞的功能，促进其长期生存和保持免疫应答的能力。

（5）Treg 细胞的效应：Treg 细胞是一群主要的抑制性 T 细胞，在维持机体免疫耐受、免疫稳态和阻止自身免疫病发生中发挥重要作用，但也参与促进肿瘤细胞逃逸和肿瘤进展。Treg 细胞可通过多种机制发挥负向调控作用：①通过表达负向共刺激分子 CTLA-4，竞争结合 APC 表面的 B7 分子，下调 DC 激活效应 T 细胞的功能，发挥接触性抑制作用；②可分泌 TGF-β、IL-10 和 IL-35 等可溶性负性免疫分子发挥免疫抑制作用；③高表达 IL-2 的高亲和力受体 CD25，竞争性消耗活化 T 细胞生存所需的 IL-2，导致活化 T 细胞的增殖抑制和凋亡；④通过颗粒酶 A、颗粒酶 B 以穿孔素依赖方式使 CTL 和 NK 等细胞凋亡；⑤通过表达胞外核酸酶 CD39 和 CD73，将 ATP 水解为腺苷而发挥免疫抑制功能。

（6）其他 Th 细胞的效应：Th9 细胞以分泌 IL-9 为主，在过敏性疾病、抗寄生虫感染、自身免疫性疾病和抗肿瘤中发挥重要作用。Th22 细胞以分泌 IL-22 为主要特征，也通过产生 IL-26、IL-13 和 TNF-α 参与皮肤和黏膜的炎性病理过程，特别是在炎性皮肤疾病（如特应性皮炎）和肠道炎症的免疫病理中发挥重要作用。

2. CTL 细胞的效应 细胞毒性 T 细胞（cytotoxic T lymphocyte，CTL）是 CD8+ T 细胞活化

后分化成的效应 T 细胞，识别 MHC Ⅰ类分子提呈的抗原肽，特异性杀伤胞内病原体（病毒、胞内寄生菌等）感染或寄生的宿主靶细胞、肿瘤细胞等。几乎所有的病毒或部分细菌在感染细胞内扩增，抗体不能进入细胞内杀伤胞内寄生病毒或细菌，CTL 可以发挥直接杀伤作用。CTL 的效应过程包括 CTL 结合靶细胞、CTL 极化和致死性攻击。

（1）效 - 靶细胞结合：CD8$^+$ T 细胞在外周淋巴组织内增殖、分化为效应性 CTL，在趋化因子作用下离开淋巴组织向感染灶集聚。CTL 高表达黏附分子（如 LFA-1、CD2 等），可与靶细胞表面相应受体（ICAM-1、LFA-3 等）有效结合。TCR 识别靶细胞提呈的 pMHC Ⅰ后形成初步的免疫突触，可增强效 - 靶细胞表面黏附分子与其配体的亲和力，从而在 CTL 与靶细胞之间形成更稳固的结合。

（2）CTL 的极化：极化是指细胞膜分子或胞内分子聚集于细胞一端的现象。效 - 靶细胞表面分子结合形成突触后，TCR 和共受体向效 - 靶细胞接触部位聚集，导致 CTL 内某些细胞器的极化，如细胞骨架系统（肌动蛋白、微管等）、高尔基复合体及胞浆颗粒等向效 - 靶细胞接触部位重新排列，从而保证 CTL 分泌的效应分子释放后有效作用于所接触的靶细胞。

（3）致死性攻击：CTL 胞浆颗粒中的效应分子释放到效 - 靶细胞结合面，效应分子对靶细胞进行致死性攻击。随后，CTL 脱离死亡靶细胞，继续在数小时内连续攻击杀伤数个靶细胞。CTL 主要通过以下两条途径杀伤靶细胞。

1）穿孔素 / 颗粒酶途径：穿孔素（perforin）和颗粒酶（granzyme）都是储存于 CTL 胞浆颗粒中的细胞毒素。穿孔素的生物学效应类似于补体激活所形成的膜攻击复合物（MAC）。穿孔素单体可插入靶细胞膜，在钙离子存在的情况下，聚合成内径为 16 nm 的孔道，破坏细胞膜完整性，使水、电解质迅速进入细胞，导致靶细胞崩解。颗粒酶是一类丝氨酸蛋白酶，随着 CTL 脱颗粒，随穿孔素在靶细胞膜所形成的孔道进入靶细胞，通过激活凋亡相关的酶系统而介导靶细胞凋亡。

2）死亡受体途径：CTL 可表达膜型 FasL 和分泌型 FasL，分泌 TNF-α 等分子，分别与靶细胞表面的 Fas 受体和 TNF 受体结合，激活胞内 caspase 信号通路，诱导靶细胞凋亡。

3. T 细胞介导的细胞免疫应答的生物学意义

（1）抗感染：Th1 和 CTL 细胞介导的细胞免疫效应主要是针对胞内病原体如胞内寄生细菌、病毒等感染。而 Th2 和 Th17 介导的细胞免疫效应，则主要针对胞外菌、真菌及寄生虫感染等。

（2）抗肿瘤：抗原特异性细胞免疫是主要的抗肿瘤因素，包括 CTL 对肿瘤细胞的杀伤、T 细胞分泌细胞因子的直接抗肿瘤作用、激活巨噬细胞和 NK 细胞的细胞毒作用，以及细胞因子的其他抗肿瘤作用等。

（3）免疫病理作用：T 细胞介导的细胞免疫效应，在迟发型超敏反应和移植排斥的病理过程中发挥重要作用，还可以直接或间接调节髓系（单核 / 巨噬细胞、中性粒细胞等）和 B 细胞参与多种自身免疫病的发生和发展，如多发性硬化、类风湿关节炎、红斑狼疮、炎症性肠病等。

（4）免疫调节作用：CD4$^+$ 的 Th 亚群之间的平衡有助于调控机体产生合适类型和强度的免疫应答，Treg 则通过多种机制抑制过度免疫应答和及时终止免疫应答，从而在清除抗原的同时保持机体的免疫平衡状态，并抑制自身免疫病的发生发展。

4. 活化 T 细胞的转归 机体对特定抗原的免疫应答和免疫效应通常不会持久进行，一旦抗原被清除，免疫系统则恢复平衡，因此，效应细胞也需要被抑制或清除，仅少数记忆细胞维持免疫记忆，以便再次接触抗原时能迅速启动应答。

（1）效应 T 细胞的抑制或清除

1）Treg 的免疫抑制作用：Treg 在免疫应答的晚期可被诱导产生，通过多种机制负向调控免疫应答的强度（见"Treg 效应"部分）。

2）活化诱导的细胞死亡：活化诱导的细胞死亡（activation induced cell death，AICD）是指免疫细胞活化并发挥免疫效应后诱导的一种自发的细胞凋亡。活化 T 细胞表达 Fas 增加，多种细胞表达的 FasL 与之结合，启动活化 T 细胞的凋亡信号，诱导细胞凋亡。AICD 发生凋亡有助于控制免疫应答强度，恢复和维持免疫稳态；也可清除可能由抗原交叉反应而产生的自身反应性 T 细胞克隆，对防止自身免疫病和维持自身免疫耐受至关重要。

3）被动细胞死亡：在免疫应答晚期，由于大量抗原被清除，淋巴细胞所接受的抗原刺激和生存信号及所产生的生长因子均减少，导致胞内线粒体释放细胞色素 C，通过 caspase 级联反应而致细胞凋亡。

（2）记忆性 T 细胞的形成和作用：记忆性 T 细胞（memory T cell，Tm）是指对特异性抗原有记忆能力、寿命较长的 T 细胞。一般认为 T 细胞克隆性扩增后，有小部分细胞分化为记忆性 T 细胞，当再次遇到相同抗原后，可迅速启动有效的免疫应答。近年来的研究也发现，初始 T 细胞受到抗原刺激后，会分化一小部分记忆性前体 T 细胞，再随着免疫应答进程分化为成熟的记忆性 T 细胞。

1）Tm 的表型：初始 T 细胞是 CD62L$^+$（人 / 小鼠）、CD44$^-$（人 / 小鼠）、CCR7$^+$（人 / 小鼠）、CDR5RA$^+$（人）、CD45RO$^-$（人），短寿命效应 T 细胞是 CD62L$^-$（人 / 小鼠）、CD44$^+$（人 / 小鼠）、KLRG1$^+$（人 / 小鼠）、T-bet^{hi}（人 / 小鼠）、CDR5RA$^-$（人）、CD45RO$^+$（人），而记忆性 T 细胞是 CD62L$^{+/-}$（人 / 小鼠）、CD44$^+$（人 / 小鼠）、CD127^{hi}（人 / 小鼠）、TCF-7^{hi}（人 / 小鼠）、CDR5RA$^-$（人）、CD45RO$^+$（人）。

2）Tm 的作用特点：免疫记忆可产生更快、更强、更有效的再次免疫应答，主要由于 Tm 细胞比初始 T 细胞通过相对较低浓度的抗原即可激活，再活化对共刺激信号（如 CD28/B7）的依赖性较低，分泌更多的细胞因子，且对细胞因子作用的敏感性更高。

效应性和记忆性 CD8$^+$
T 细胞的命运分化及
分子调控

（张保军）

第三节　B 细胞及其介导的体液免疫应答

案例 7-4

患儿，男，10 个月，最近确诊脑膜炎。患儿自 6 个月以来，两次患上肺炎。而且患儿的哥哥和叔叔均死于反复感染。实验室检查发现外周血没有 B 淋巴细胞，也检测不到免疫球蛋白，基因检测提示布鲁顿酪氨酸激酶（BTK）基因发生了突变。

问题：
1. 患儿可以被诊断为什么病？
2. 该病发生的病因是什么？

案例 7-4 解析

一、B 淋巴细胞

B 淋巴细胞（B lymphocyte）来源于哺乳动物骨髓（bone marrow，BM）或鸟类法氏囊（bursa of Fabricius）中的共同淋巴样细胞前体（common lymphoid progenitor，CLP）。成熟 B 细胞主要定居于淋巴结及脾等外周免疫器官的淋巴滤泡内，在外周血淋巴细胞中占 5% ~ 20%。B 细胞通过产生抗体发挥特异性体液免疫功能，也是专职性抗原提呈细胞，并参与调节免疫应答。

（一）B 细胞表面标志

1. B 细胞抗原受体复合物 B 细胞的特征性表面分子和最重要的分子是 B 细胞受体（B cell receptor，BCR）。BCR 是表达于 B 细胞表面的免疫球蛋白，即膜表面免疫球蛋白（membrane immunoglobulin，mIg）。B 细胞通过 BCR 特异性识别和结合抗原，启动体液免疫应答。BCR 复合物由识别、结合抗原的 BCR 和传递抗原刺激信号的 Igα/Igβ（CD79a/CD79b）异二聚体组成（图 7-17）。BCR 复合物为 B 细胞活化提供抗原信号，也称 B 细胞活化的第一信号。

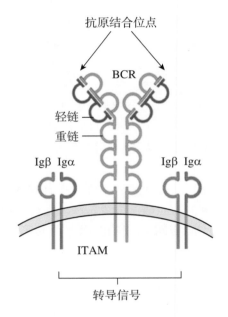

图 7-17 BCR 复合物结构示意图

BCR 复合物由识别、结合抗原的 BCR 和传递抗原刺激信号的 Igα/Igβ（CD79a/CD79b）异二聚体组成

（1）BCR（mIg）：mIg 以单体形式存在，可特异性结合抗原。mIg 的胞浆区很短，只有 3 个氨基酸，需要其他分子的辅助才能将结合抗原的信号传递到细胞内。B 细胞经历抗原刺激后逐步分化为不表达 mIg 的浆细胞。根据膜上 BCR 类型不同，B 细胞可分为表达 mIgM、mIgD、mIgG、mIgA 和 mIgE 的 B 细胞。未成熟 B 细胞的 BCR 主要为 mIgM，初始成熟 B 细胞同时表达 mIgD 与 mIgM，活化并已发生过类别转换的 B 细胞可表达 mIgG、mIgA 或 mIgE。

（2）Igα/Igβ（CD79a/CD79b）：Igα 和 Igβ 都属于免疫球蛋白超家族的跨膜蛋白，二者在胞外区的近胞膜处通过二硫键相连，构成异二聚体。Igα/Igβ 和 mIg 通过跨膜区的极性氨基酸所形成的静电吸引组成稳定的 BCR 复合物。Igα/Igβ 的胞浆区较长，含有免疫受体酪氨酸激活基序（immunoreceptor tyrosine-based activation motif，ITAM），在被蛋白酪氨酸激酶磷酸化后，可募集下游含 SH2 结构域的信号分子，转导 BCR 结合抗原所产生的信号，为 B 细胞提供第一活化信号。

2. B 细胞共受体 B 细胞共受体（co-receptor）是 B 细胞表面能促进 BCR 对抗原识别与活化的细胞膜分子。包括 CD19、CD21 和 CD81，三者以非共价键连接，形成 BCR 识别抗原的共受体，增强 BCR 与抗原结合的稳定性并与 Igα/Igβ 共同传递 B 细胞活化的第一信号（图 7-18）。其中，CD21（即 CR2）可结合 C3d，形成 CD21-C3d-抗原-mIg 复合物。CD21 也是 EB 病毒受体，与 EB 病毒选择性感染 B 细胞有关。复合体中的 CD19 是免疫球蛋白超家族成员，表达于 B

细胞和 B 细胞源性肿瘤细胞表面，但大部分浆细胞不表达 CD19。CD19 可直接或间接募集多种蛋白激酶，如 Src 家族的 Lyn、Fyn 以及 PI3K 等，向胞内传递信号，增强 B 细胞的活化。另外，CD19 是 CAR-T 免疫治疗最重要的靶向 B 淋巴瘤的生物标志物。

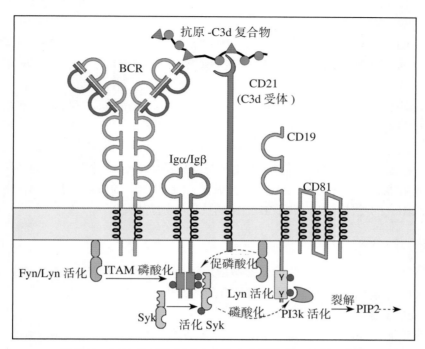

图 7-18 BCR 共受体促进 B 细胞产生活化第一信号示意图

抗原 -C3d 复合物→激活 Fyn/Lyn →使 Igα/Igβ 胞质区 ITAM 磷酸化→募集活化 Syk →使 CD19 胞质功能区中酪氨酸残基（Y）磷酸化→募集活化 Lyn →促进 Igα/Igβ 胞质区 ITAM 磷酸化及 Syk 活化→诱导 PI3k 活化→ PIP2 裂解启动下游信号转导→对 B 细胞活化第一信号产生促进 / 增强作用

3．共刺激分子 B 细胞的活化需要两个信号。第一信号为抗原与 mIg 结合后通过 Igα/Igβ 和 CD19 向胞内传递的信号，仅有第一信号不足以使 B 细胞活化。第二信号主要通过 Th 细胞和 B 细胞表面的共刺激分子（co-stimulatory molecule）相互作用产生。共刺激分子的作用促进 B 细胞的活化和增殖。B 细胞也是专职性抗原提呈细胞，活化后上调表达 MHC Ⅱ类分子和共刺激分子，后者为 T 细胞活化提供第二信号，促进 T 细胞的增殖。

（1）CD40：CD40 属肿瘤坏死因子受体超家族（TNFRSF），组成型地表达于成熟 B 细胞。CD40 与表达于活化 T 细胞表面的 CD40 配体（CD40L/CD154）结合，活化非经典的 NF-κB 信号通路，为 B 细胞活化提供最重要的第二信号，促进 B 细胞的存活、活化和分化。

（2）CD80 和 CD86：CD80（B7-1）和 CD86（B7-2）在静息 B 细胞不表达或低水平表达，在活化 B 细胞上调表达。CD80 和 CD86 与 T 细胞表面的 CD28 相互作用，为 T 细胞提供活化最重要的第二信号；CD80 和 CD86 也可与 T 细胞表面的 CTLA-4 相互作用，为 T 细胞的活化提供抑制细胞。

（3）黏附分子：T 细胞和 B 细胞之间存在动态的相互作用，包括 Th 细胞对 B 细胞的辅助以及活化 B 细胞作为抗原提呈细胞参与活化 T 细胞，黏附分子在这些相互作用中发挥重要的作用。B 细胞表达的黏附分子，比如 CD54（ICAM-1）、CD11a/CD18（LFA-1）等，也能发挥共刺激的作用。

4．其他表面分子

（1）CD20：CD20 表达在除浆细胞外的所有 B 细胞，可通过调节钙离子的跨膜流动调控 B 细胞的增殖和分化，是 B 细胞淋巴瘤免疫治疗的重要靶点。

（2）CD22：CD22 是 B 细胞特异性表达的分子，能够识别被唾液酸修饰的糖蛋白。CD22 是 B 细胞的抑制型受体，其胞浆区含有免疫受体酪氨酸抑制基序（immunoreceptor tyrosine-based inhibitory motif，ITIM），可结合磷酸酶 SHP，对 B 细胞共受体 CD19/CD21/CD81 具有负性调节作用。

（3）CD32：CD32 有 a 和 b 两个亚型，其中 CD32b（FcγRⅡB）的胞浆区也含有 ITIM，在结合了 IgG 的 Fc 段后可募集磷酸酶 SHIP，抑制 BCR 诱导的 PI3K 活化，从而对抗体的分泌具有负反馈调节作用。

（4）模式识别受体：B 细胞表达模式识别受体，如 Toll 样受体，在与病原相关分子模式结合后活化 NF-κB 信号通路，为胸腺非依赖的 B 细胞活化提供第二信号。

（5）细胞因子受体：B 细胞表达多种细胞因子受体，如 IL-21 受体。滤泡辅助 T 细胞（follicular T helper cell，Tfh）分泌的 IL-21 通过与受体的结合，活化 B 细胞的转录因子 STAT3，促进 B 细胞增殖和浆细胞 / 记忆 B 细胞分化。其他细胞因子，如 IL-6、TGF-β、IFN-γ、IL-4 等，可与 B 细胞表面相应的受体结合，调节 B 细胞的抗体类别转换。

（二）B 细胞的分类

B 细胞的异质性很高，具有复杂的亚群组成。按照不同的分类方法，B 细胞可分为多个具有不同表型特点和功能特点的亚群，不同亚群具有独特的生理功能。

1. 根据所处的活化阶段和功能特征分类

（1）初始 B 细胞（naïve B cell）：从未接受过抗原刺激的 B 细胞为初始 B 细胞。初始 B 细胞在抗原的刺激下发生活化和分化，成为记忆 B 细胞或浆细胞。

（2）效应 B 细胞（effector B cell）：又称浆细胞（plasma cell，PC）。初始 B 细胞或记忆 B 细胞在接受抗原激活后分化形成效应 B 细胞（浆细胞）。浆细胞主要分布于外周淋巴器官和骨髓，是专职的抗体分泌细胞，其产生的抗体量可达总蛋白量的 20%。浆细胞的核小，多偏于一侧，胞浆中富含密集的粗面内质网，高尔基复合体位于核周。浆细胞表面不表达 B 细胞的很多特异性标志，如 mIg、CD19、CD20、CD21。

（3）记忆 B 细胞（memory B cell）：初始 B 细胞接受初次抗原刺激后在生发中心分化，一部分 B 细胞成为记忆 B 细胞。与初始 B 细胞相比，记忆 B 细胞具有更长的存活周期，在相同抗原的再次刺激时，响应更迅速，能够产生更高水平的高亲和力抗体。

（4）调节性 B 细胞（regulatory B cell，Breg）：以分泌 IL-10 为主，不产生促炎细胞因子的 B 细胞被称为 Breg。Breg 细胞的产生、表面分子或转录因子的特征性表达都存在争议，主要指功能上具有抑制炎症反应的 B 细胞亚群。

2. 根据反应特异性分类 根据抗原反应特异性的严格程度，可将人 B 细胞分为泛特异性识别抗原的 B1 细胞和严格特异性的 B2 细胞（表 7-4）。两群 B 细胞分布、表型及功能特征具有较大差别。B1 细胞主要为 CD5⁺ B 细胞，而 B2 细胞 CD5 阴性表达。

（1）B1 细胞：B1 细胞在 B 细胞中占 5% ~ 10%，具有自我更新（self-renewal）能力，主要分布于胸膜腔、腹膜腔和肠道黏膜固有层，也少量存在于脾中。小鼠中，B1 细胞主要为 CD5⁺ B 细胞。B1 细胞属固有淋巴细胞，在抗感染免疫的早期发挥重要作用，通过迅速产生 IgM 抗体，构成了机体免疫的第一道防线。所合成的低亲和力 IgM 能与多种不同的抗原表位结合，具有抗原识别的广泛特异性。缺乏 B1 细胞的小鼠因不能产生磷酸胆碱抗体而易发生肺炎链球菌感染。

B1 细胞表达的免疫球蛋白主要识别病原微生物表面的多糖类抗原、低密度脂蛋白上的氧化特异性表位、细胞膜上的磷脂酰胆碱或某些变性的自身抗原，如变性 Ig 和变性单链 DNA 等，与自身免疫病的发生有一定关系。B1 细胞在被抗原激活后的 48 小时内产生以 IgM 为主的低亲和力抗体，无需 T 细胞的辅助。B1 细胞产生的 IgM 不仅亲和力低，而且具有交叉反应性，能与多种不同的抗原表位结合，一般不发生 Ig 类别转换，也缺乏免疫记忆。与初次应答相比，再次接受相同抗原刺激所产生抗体的效价可相似或下降。部分 B1 细胞（CD5⁻）的免疫应答也可在 T 细胞的辅助下增强，并能够发生 IgA 的类别转换。

大部分 B1 细胞是从胎肝中的前体细胞发育而来，出生后的骨髓中产生的 B1 细胞较少。B1 细胞的 BCR 在与自身抗原有较强的亲和力时才能完成发育过程，但 B2 细胞发育中的多种关键转录因子和细胞因子都不是 B1 细胞所必需的。

（2）B2 细胞：B2 细胞是参与体液免疫应答的主要细胞，出生后才出现。B2 细胞主要位于外周淋巴器官，其中位于滤泡区的细胞又被称为滤泡 B 细胞（follicular B cell，FOB）。抗原刺激和 T 细胞的辅助可使 B2 细胞逐步分化成为浆细胞，专职产生抗体，行使体液免疫功能。初次免疫应答后在生发中心保留下来的部分高亲和力细胞分化成为记忆 B 细胞，再次遇到抗原时能够快速分化为浆细胞，介导快速高效的再次免疫应答。

表 7-4　B1 细胞和 B2 细胞亚群的比较

性质	B1 细胞	B2 细胞
第一次出现时间	胚胎期	出生后
Ig VDJ 连接区的 N- 核苷酸	很少	很多
Ig V 区多样性	有限	高
位置	胸膜腔、腹膜腔	外周淋巴器官
发育依赖 BAFF 和 IL-7	否	是
更新方式	自我更新	有骨髓产生替代
自发产生 Ig	高	第
分泌的 Ig 类别	IgM ≫ IgG	IgG > IgM
抗原的识别	多糖类抗原	蛋白质
是否需要 T 细胞辅助	否	是
体细胞高频突变	低 / 无	高
免疫记忆	少 / 无	有

（三）B 细胞的功能

1. 产生抗体介导体液免疫应答　B 细胞通过分泌抗体介导体液免疫应答。抗体的作用包括中和作用、激活补体、调理作用、ADCC、参与 I 型超敏反应等。

2. 提呈抗原　B 细胞是专职抗原提呈细胞之一，在再次免疫应答中能够摄取、加工并向 T 细胞提呈抗原，尤其是可溶性抗原。

3. 免疫调节　B 细胞可产生多种细胞因子，如 TNF-α、IFN-γ、IL-4、IL-6、IL-12 等，可协同 B 细胞表面的共刺激分子和黏附分子发挥免疫调节作用，参与调节 T 细胞、NK 细胞、巨噬细胞和树突状细胞等多种免疫细胞的功能。其中，Breg 亚群以产生 IL-10 为主，以直接或间接的方式抑制免疫应答，缓解自身免疫病、移植排斥，但也限制了抗肿瘤和抗感染免疫。

（四）B 细胞的分化发育

哺乳动物的 B 细胞在骨髓中发育成熟，此即 B 细胞在中枢免疫器官中的发育，骨髓微环境在 B 细胞的发育过程中发挥了重要作用，主要事件包括 BCR 的表达和 B 细胞自身免疫耐受的形成，该过程为 B 细胞分化发育的抗原非依赖期。中枢发育成熟的 B 细胞迁移至外周淋巴组织，在外周免疫器官的 B 细胞区定居，经抗原刺激而分化为可产生抗体的浆细胞或记忆 B 细胞，此过程为 B 细胞分化的抗原依赖期（图 7-19）。

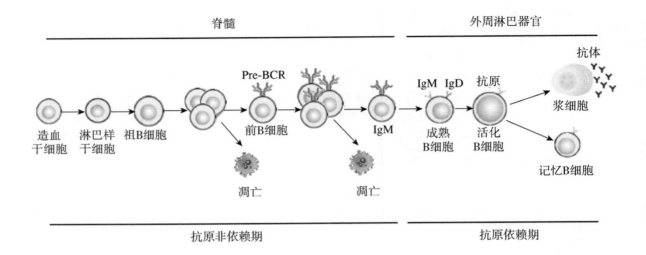

图 7-19　B 细胞发育阶段示意图

B 细胞在骨髓中发育成熟，经历祖 B 细胞、前 B 细胞、未成熟 B 细胞和成熟 B 细胞等阶段，成熟 B 细胞迁移到外周，经抗原刺激而分化为可产生抗体的浆细胞或记忆 B 细胞

1. B 细胞在中枢免疫器官中的发育　B 细胞在骨髓中的发育经历了祖 B 细胞（pro-B cell）、前 B 细胞（pre-B cell）、未成熟 B 细胞（immature B cell）和成熟 B 细胞阶段（图 7-19，抗原非依赖期）。

（1）祖 B 细胞：早期祖 B 细胞开始表达重组激活酶基因（recombination activating gene，RAG）、末端脱氧核苷酸转移酶（terminal deoxyribonucleotidyl transferase，TdT）和转录因子 Pax5，前二者启动重链可变区基因 D-J 的重排（两条同源染色体都发生重排），Pax5 促进 CD19、Igα 和 BLNK 的表达。Pax5 的缺陷可导致 B 细胞发育停滞在祖 B 细胞阶段，发育阻滞的祖 B 细胞发生凋亡。晚期祖 B 细胞一条染色体上的 V_H 基因片段与 D_H-J_H 基因发生重排，如果重排成功并在细胞膜上表达完整的 μ 重链，祖 B 细胞通过细胞膜上 μ 重链与替代轻链（surrogate light chain）组成的前 B 细胞受体（pre-BCR，非 mIgM）获得存活信号，发育成为前 B 细胞。其中，VpreB 与轻链 V 区同源，λ5 与 C 区同源。BLNK 和蛋白酪氨酸激酶 BTK（Bruton's tyrosine kinase）在 B 细胞受体的信号传递中发挥重要作用。BTK 的基因突变导致 B 细胞发育停滞在前 B 细胞阶段，无法形成成熟的 B 细胞，导致 X 连锁无丙种球蛋白血症（X-linked agammaglobulinemia）。

（2）前 B 细胞：前 B 细胞的特征是表达 pre-BCR，并经历大 pre-B 和小 pre-B 两个阶段。pre-BCR 在 pro-B 向 pre-B 转变过程中通过下调 RAG 基因表达，促进 RAG 蛋白降解，减少重链区的基因可及性抑制另一条重链基因的重排（等位基因排斥，allelic exclusion），促进 IL-7 诱导的多轮细胞增殖，并进一步发育成为小 pre-B 细胞。在小 pre-B 阶段，RAG 重新表达，开始启动轻链基因的 V-J 重排。轻链重排的成功和完整 mIgM 在细胞膜表面的表达为细胞提供存活信号，并诱导细胞进行轻链重排的等位基因排斥和同种型排斥。

（3）未成熟 B 细胞：完整 mIgM 的表达标志着 pre-B 细胞发育成为未成熟 B 细胞。未成熟 B 细胞在骨髓内接受自身抗原反应性的测试。与自身抗原亲和力高的未成熟 B 细胞将引发细胞凋亡而导致克隆清除或失活，以保证从骨髓中迁出的 B 细胞群体对自身抗原耐受，又称中枢耐受

（central tolerance）。

（4）成熟 B 细胞：未成熟 B 细胞在刚刚离开骨髓时，如果在外周遇到特异的自身抗原，这些 B 细胞会发生凋亡或失活，又称外周耐受（peripheral tolerance）。只有到达脾等外周淋巴器官后，未成熟 B 细胞（IgM^{hi}IgD^{lo}）逐步从边缘区进入滤泡，发育成为成熟 B 细胞（IgM^{lo}IgD^{hi}）。成熟 B 细胞在滤泡中获得存活信号，可长期存活。滤泡中的滤泡树突状细胞（非造血细胞）不仅分泌 TNF 家族成员 BAFF，促进 B 细胞存活，而且能够捕获抗原，提供给 B 细胞识别。

2. BCR 基因重排及其多样性形成的分子基础　B 细胞应答特异性的分子基础是：每个 B 细胞均表达多拷贝的一种抗原受体（BCR），人体内有数十亿个 B 细胞，其 BCR 谱显示极为复杂的多样性，使得机体能对数量众多的抗原产生特异性抗体应答。初始 BCR 库由大量抗原特异性初始 B 细胞负载。编码 BCR 的基因群在胚系阶段以分隔的数量有限的基因片段（gene segment）形式存在。数量有限的基因片段通过基因重排（gene rearrangement）可产生数量众多的 BCR（mIg）分子，这是保证机体对种类繁多的抗原产生特异性应答的分子基础。

（1）BCR（mIg）胚系基因结构：BCR 是嵌入细胞膜脂质双层结构中的膜型免疫球蛋白（mIg）。与分泌型 Ig 相同，mIg 也由 2 条相同的重链和 2 条相同的轻链所组成。重链基因群由编码可变区的 V 基因片段（variable gene segment）（V$_H$）、D 基因片段（diversity segment）（D$_H$）和 J 基因片段（joining segment）（J$_H$）以及编码恒定区的 C 基因片段（constant gene segment）组成。人 Ig 轻链基因群分为 κ 基因与 λ 基因，轻链可变区只有 V 基因片段（Vκ 与 Vλ）、J 基因片段（Jκ 与 Jλ）与 C 基因片段组合（图 7-20）。

H链基因

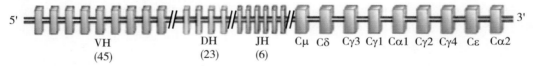

κ链基因

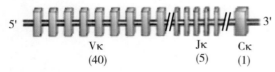

λ链基因

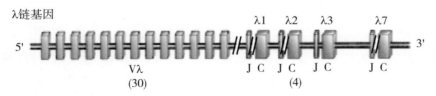

图 7-20　人 Ig 重链和轻链胚系基因结构示意图

人 Ig 重链可变区基因由 V、D、J 基因片段组成。其中：功能性 V$_H$ 基因片段约 45 个；D$_H$ 基因片段位于 V$_H$ 和 J$_H$ 基因簇之间，约 23 个；J$_H$ 基因位于 D$_H$ 下游，有 6 个功能性片段。人重链恒定区（C$_H$）基因由多个外显子组成，排列顺序为 5'-Cμ-Cδ-Cγ3-Cγ1-Cα1-Cγ2-Cγ4-Cε-Cα2-3'。而轻链可变区基因由 Vκ/Vλ 与 Jκ/JλV 基因片段组成

人 Ig 的胚系基因是以被分隔开的基因片段的形式成簇存在。重链基因座位于第 14 号染色体长臂，由 45 个功能性 V$_H$ 基因、23 个成簇分布的 D$_H$ 基因、6 个 J$_H$ 基因和一簇 C 基因组成。上述基因外显子间均存在无编码功能、长短不一的碱基序列插入。人胚系 λ 型轻链基因座位于第 22 号染色体，含约 30 个功能性 Vλ 基因片段，4 对 J-C 基因片段。人胚系 κ 型轻链基因座位于第 2

号染色体，含约 40 个功能性 Vκ 片段、5 个成簇分布的 Jκ 和单一的 C 基因。

（2）BCR（Ig）基因重排：机体针对多种甚至单一抗原表位的 Ig 有多种。这些分子构成抗体库（antibody repertoire）或 BCR 库（BCR repertoire）。人抗体 /BCR 库达 10^{13} 数量级。有限的 V、D、J 基因片段通过基因重排形成 V-D-J（重链）或 V-J（轻链）连接后，再与 C 区基因片段连接，编码完整的 Ig 多态链，进一步加工、组装成有功能的 BCR 或分泌型抗体。Ig 分子 CDR1、CDR2 由 V 基因片段编码，CDR3 由重组后的 V-J（轻链）或 V-D-J（重链）基因片段编码。

多种普遍存在的 DNA 修饰酶协同作用参与 V（D）J 基因重排。包括 V（D）J 重组酶含淋巴细胞特异性组分 RAG-1 和 RAG-2，其分别由重组激活基因 1、2（recombination activating gene，RAG-1、RAG-2）编码。RAG-1、RAG-2 仅在发育中的淋巴细胞重排其抗原受体时表达。其他参与 V（D）J 重组的酶还包括 DNA 双链断裂修复酶、DNA 末端修饰酶及末端脱氧核苷酰转移酶（TdT）。通过这些酶的协同作用，可以从众多 V（D）J 基因片段中各选择 1 个 V 片段、1 个 D 片段（重链）和 1 个 J 片段重排在一起，形成 V（D）J 连接，最终表达为有功能的 BCR（图 7-21）。

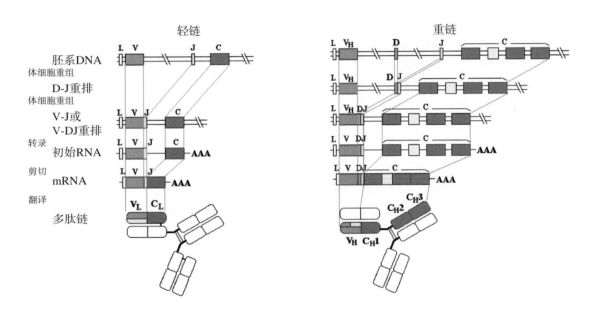

图 7-21 免疫球蛋白 V（D）J 基因重组过程

分别从 Ig 重链众多 V、D、J 基因片段与轻链 V、J 基因中各选择 1 个 V 片段、1 个 D 片段（重链）和 1 个 J 片段重排在一起，形成 V（D）J 连接，最终表达为有功能的 BCR

（3）Ig 多样性形成机制：BCR（Ig）通过多种机制获得多样性（diversity）。①组合多样性、连接多样性发生于基因重排阶段，形成 BCR（Ig）分子初次多样性；②免疫应答过程中，已发生基因重排的 B 细胞在外周淋巴器官中通过体细胞高频突变、基因转换和 Ig 分子类别转换等机制而获得再次多样性。

1）组合多样性（combinatorial diversity）：包括 V（D）J 基因重排时的组合和已重组后轻、重链随机组合所产生的多样性。胚系基因的 V、D、J 基因片段有多个拷贝，不同拷贝的组合导致多样性。例如，人 κ 型轻链基因约有 40 个功能性 Vκ 基因片段和 5 个 Jκ 片段，可产生 200 种（40×5）Vκ 区；λ 型轻链基因约有 30 个 Vλ 和 4 个 Jλ 片段，可产生 120 种（30×4）Vλ 区。因此，V_L 有 320 种（200+120）。人重链基因含 45 个 V_H 片段、接近 25 个 D_H 片段和 6 个 J_H 片段，故 V_H 区有 6000 多种（45×25×6）。多样性的轻、重链随机组合，进一步增加 Ig 分子库的多样性。理论上，轻、重链组合多样性达 1.9×10^6（6000×320）。但是，并非所有基因片段均以相同频率被选择，也并非所有重排后的轻、重链均能匹配。若轻、重链不能形成稳定的 Ig 分子，则这些细胞会继续重排轻链，直至成功或被清除。

2）连接多样性（junctional diversity）：胚系基因重组时，V、D、J 基因片段连接点可发生核苷酸插入和缺失。Ig 分子 CDR1、2 由 V 基因片段编码，CDR3 由 VJ 或 VDJ 片段编码。V（D）J 重排时连接位点 P- 核苷酸、N- 核苷酸的插入或缺失可增加 CDR3 区多样性。P- 核苷酸是指基因片段末端、构成回文序列（palindromic sequence）的核苷酸。绝大多数基因重排时，DNA 修复酶补齐单链尾端，使 P- 核苷酸位于结合位点末端。但重链基因和部分人轻链基因重排时，TdT 在回文序列末端插入不需模板（non-template）的 N- 核苷酸，当增加至 20 个核苷酸时，两单链缺口形成互补碱基对，修复酶切除不能互补的碱基后补齐缺口，连接新产生的 DNA 至回文序列之间（含 P- 核苷酸、N- 核苷酸）。TdT 主要在 B 细胞重链基因重排期间表达，故 N- 核苷酸在 V-D、D-J 结合位点多见。

重排时结合位点核苷酸亦可被切除，参与切除的外切核酸酶不明。核苷酸缺失导致重链 CDR3 编码基因可小于最短的 D 基因片段。缺失的核苷酸甚至包括 P- 核苷酸。随机插入的核苷酸也可导致编码区移码突变而不能产生功能蛋白，此即无效重排（nonproductive rearrangement），约 2/3 的重排属无效重排。

3）受体编辑（receptor editing）：在骨髓微环境中，部分未成熟的自身反应性 B 细胞（仅表达 mIgM）接受自身抗原刺激后，可上调 RAG1 和 RAG2 表达，通过内源性重链或轻链（主要是后者）重排，改变 BCR 特异性，不能再识别自身抗原并产生应答，此为受体编辑。

4）体细胞高频突变（somatic hypermutation）：功能性 Ig 基因重排后，B 细胞在外周淋巴器官生发中心活化时，发生体细胞高频突变。高频突变位点主要位于重排后的 V 区 CDR 部位的基因序列，并以 C-T、G-A 转换点突变为主。体细胞高频突变不仅增加抗体的多样性，也可促进抗体的亲和力成熟。

3. B 细胞中枢免疫耐受的形成 未成熟 B 细胞阶段的细胞膜表面已表达完整的 mIgM，此时的 mIgM 会经历自身抗原反应性测试并决定其分化与转归。

（1）未成熟 B 细胞在识别自身抗原后，通过 mIgM 的多价交联信号启动新的轻链基因重排（受体编辑）并形成新的 BCR。受体编辑机制的缺陷与自身免疫性疾病如红斑狼疮和类风湿关节炎密切相关。

（2）如果经过多轮受体编辑后所表达的 mIgM 仍然可以结合自身抗原，B 细胞将发生凋亡，形成克隆清除（clonal deletion）。

（3）部分未成熟 B 细胞在骨髓内识别可溶性蛋白时，mIgM 的交联信号很弱，诱导 mIgM 表达的下调和对抗原的永久无反应性（anergy）。这类细胞虽然可以离开骨髓，但是无法进入外周淋巴组织的滤泡，因缺乏存活信号而很快凋亡。

（4）部分自身反应性 B 细胞可因自身抗原浓度低、亲和力弱或未遇到抗原而存活并进入外周免疫器官，即免疫忽视（immunological ignorance）。这些成功迁移到外周淋巴组织的自身反应性 B 细胞在生理条件下还会再接受外周耐受的调节，但是在特殊情况下，如高浓度自身抗原的存在或者有炎症发生，也可导致 B 细胞活化并产生自身免疫损伤。

二、B 细胞对胸腺依赖性抗原的免疫应答

细菌、真菌等病原体进入机体后诱导抗原特异性 B 细胞活化、增殖，并最终分化为浆细胞，产生特异性抗体进入体液，通过抗体的中和、调理、激活补体等作用，清除病原体，控制感染，这一过程称为体液免疫应答（humoral immune response）。根据抗原种类和成分，以及激活 B 细

L7-11e
抗体生成的四种理论

胞是否需要 Th 细胞的辅助，诱导体液免疫应答的抗原包括胸腺依赖性抗原（thymus-dependent antigen，TD-Ag）和胸腺非依赖性抗原（thymus-independent antigen，TI-Ag）。B 细胞对 TD-Ag 的应答需要 Th 细胞的辅助，而对 TI-Ag 的应答无需 Th 细胞辅助。

框 7-3　抗原受体基因重排及克隆清除学说

抗原受体基因重排最早于 1976 年被 Susumu Tonegawa 发现，也因此于 1987 年获得诺贝尔生理学或医学奖。Peter Medawar 于 1953 年发现小鼠胚胎期遇到外来组织可导致对这种组织的免疫耐受。Burnet 提出克隆清除的概念，即发育过程中的自身反应性淋巴细胞由于其重排表达的抗原受体与自身抗原结合，在成熟之前即被清除。Medawar 和 Burnet 因此获得 1960 年的诺贝尔生理学或医学奖。

（一）B 细胞对 TD-Ag 的识别

1. B 细胞接触抗原　成熟初始 B 细胞持续地在血液与外周淋巴组织淋巴滤泡间再循环。从血液进入外周淋巴组织（如脾、淋巴结与黏膜相关淋巴组织）的 B 细胞首先到达 T 细胞区，然后迁移入滤泡 B 细胞区。不同形式的抗原可通过不同途径进入外周淋巴器官，被 B 细胞捕获（图7-22）：①多数抗原通过淋巴液进入引流淋巴结，其中分子量小的可溶性抗原（< 70 kDa）通过被膜下窦和滤泡间管道进入 B 细胞区，直接与抗原特异性 B 细胞接触；②病原体或大分子免疫复合物进入引流淋巴结后，可由被膜下窦巨噬细胞或髓质 DC 以完整形式捕获于自身表面，进而传递给 B 细胞；③中等大小的抗原不能被巨噬细胞捕获，也不能进入被膜下窦和滤泡间管道，则可被髓质驻留的 DC 摄取，再迁移至淋巴滤泡，将抗原传递给 B 细胞；④免疫复合物形式的抗原可激活补体，借助滤泡 DC（follicular dendritic cell，FDC）表面补体受体捕获抗原，供 B 细胞识别；⑤血源性病原体可以被浆细胞样 DC（plasmacytoid DC，pDC）捕获并转运到脾，供边缘区 B 细

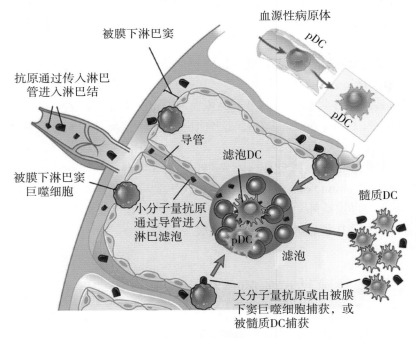

图 7-22　B 细胞遭遇抗原的途径

淋巴液内小分子量抗原与大分子抗原经过不同途径传递给滤泡 B 细胞；血源性病原体通过 pDC 转运给边缘区 B 细胞识别

胞识别。

2. B 细胞通过 BCR 特异性识别 TD-Ag 不同发育和分化阶段 B 细胞的 BCR 中 mIg 的类型有所不同。未成熟 B 细胞只表达 mIgM,成熟 B 细胞同时表达 mIgM 和 mIgD,也可为 mIgG、mIgA 或 mIgE。BCR 可直接识别天然抗原表位,而无需 APC 对抗原进行处理和提呈,亦无 MHC限制性。BCR 识别抗原对 B 细胞的作用包括两个方面:一方面向 B 细胞传递抗原刺激信号;另一方面通过内化而摄入抗原,将抗原降解为肽段,形成抗原肽 /MHC Ⅱ类分子复合物,并向抗原特异性 Th 细胞提呈抗原,从而获得 Th 细胞的辅助。必须指出,Th 细胞辅助 B 细胞的前提是:Th 细胞所识别的抗原肽来自被 B 细胞识别并内化的抗原。换言之,相互作用的 B 细胞与T 细胞须分别识别同一抗原的 B 细胞表位和 T 细胞表位,此现象称为"联合识别"(associative recognition)(图 7-23)。

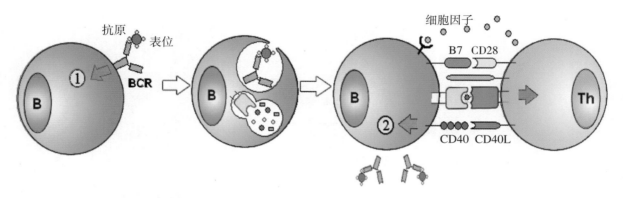

图 7-23 联合识别是 B 细胞获得 Th 细胞辅助的前提
BCR 识别抗原所含的 B 细胞表位→抗原内化→抗原蛋白被降解为含 T 细胞表位的抗原肽→与 MHC Ⅱ类分子结合为复合物→表达于 B 细胞表面→被抗原特异性 Th 细胞识别→辅助提呈抗原的 B 细胞活化、增殖、分化为浆细胞→产生抗体

BCR 识别 TD-Ag 后引发两个相互关联的事件:BCR 特异性结合抗原,获得 B 细胞活化的第一信号;B 细胞内化与其 BCR 结合的抗原,并进行加工处理,形成抗原肽 -MHC Ⅱ类分子复合物,提呈给抗原特异性 Th 细胞识别,而活化的 Th 细胞通过其表达的 CD40L 与 B 细胞上 CD40结合,又为 B 细胞提供活化的第二信号(图 7-23)。

BCR 对抗原的识别与 TCR 识别抗原有所不同:① BCR 不仅能识别蛋白质抗原,还能识别多肽、核酸、多糖类、脂类和小分子化合物;② BCR 可识别完整抗原的天然构象,或抗原降解所暴露的表位的空间构象;③ BCR 识别抗原无需 APC 对抗原进行加工和处理,也无 MHC 限制性。

3. B 细胞活化及所需要的信号 B 细胞活化需要双信号,即抗原被 B 细胞表面 BCR 特异性识别后传递的第一信号启动 B 细胞活化,以及 Th 细胞辅助提供的第二信号使 B 细胞完全活化。B 细胞活化后的信号转导途径与 T 细胞相似。

(1)B 细胞活化的第一信号

1)BCR-CD79a/CD79b 信号:BCR 与抗原特异性结合后,启动 B 细胞活化的第一信号,但由于 BCR 重链胞浆区短,自身不能传递信号,需由 BCR 复合物中的 CD79a/CD79b(Igα/Igβ)将信号转入 B 细胞内。与传递 TCR 活化信号的 CD3 分子类似,CD79a/CD79b 胞浆区有 ITAM。

BCR 被多价抗原交联后,激活 Blk、Fyn 或 Lyn 等酪氨酸激酶,使 CD79a/CD79b 胞浆区的ITAM 中的酪氨酸发生磷酸化,进一步募集并活化 Syk(类似于 TCR 信号转导中的 ZAP-70),启动活化细胞内信号转导的级联反应,经 PKC、MAPK 及钙调蛋白三条途径激活转录因子(NF-κB、AP-1 和 NFAT),启动调控 B 细胞活化、增殖、分化等相关基因的表达(图 7-24)。

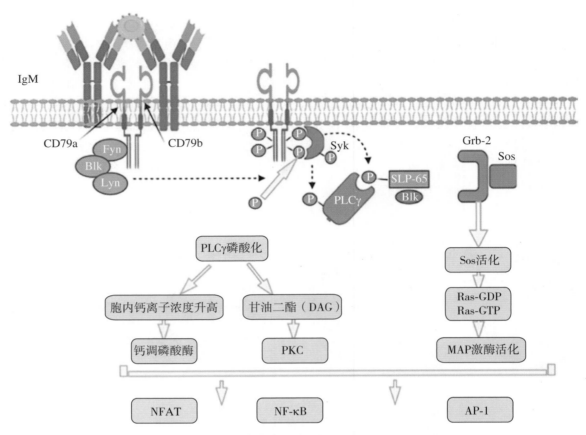

图 7-24　BCR 复合物识别抗原后的胞内信号转导

BCR 受体交联后，信号通过与 CD79a/b 相连的酪氨酸激酶启动信号转导的级联反应，最终激活转录因子 NFAT、NF-κB、AP-1，诱导靶基因的表达

2）B 细胞共受体的增强作用：在成熟 B 细胞表面，CD19 与 CD21、CD81 以非共价键形式组成 B 细胞活化共受体复合物。抗原进入机体后通过不同途径激活补体，产生的补体活性片段可沉积于抗原表面。CD21（又被称为补体 2 受体 CR2、C3d 受体或 EBV 受体）能识别结合补体片段 C3d、C3dg、iC3b，但胞内段不能传递信号。补体片段结合的抗原一方面通过 BCR 识别抗原的 B 细胞表位，另一方面通过共受体复合物中的 CD21 分子识别与抗原结合的补体片段 C3d、C3dg 等，使 CD19/CD21 交联，通过 CD19 向胞内传递信号。CD19 的胞浆区有多个保守的酪氨酸残基，能募集 Lyn、Fyn 等含有 SH2 结构域的信号分子，随后激活级联信号传导途径。共受体中的 CD81 分子为 4 次跨膜分子，其主要作用可能是连接 CD19 和 CD21，稳定 CD19/CD21/CD81 复合物。补体受体 CD21 与补体片段结合介导的 CD19 的活化增强了 BCR 复合物传导的信号，明显降低了抗原激活 B 细胞的阈值，显著提高了 B 细胞对抗原刺激的敏感性。B 细胞的活化信号在共受体的存在下，可增强 1000 倍以上（图 7-25）。

（2）B 细胞活化的第二信号：多种共刺激分子对的相互作用为 B 细胞的活化提供第二信号，其中最重要的是 CD40/CD40L 分子对。CD40 组成型表达于 B 细胞、单核细胞和 DC 表面；CD40L 对于 CD4 T 细胞发挥效应功能非常重要，静息 T 细胞不表达 CD40L，活化 T 细胞如 Th1、Th2、Th17、Tfh 迅速表达 CD40L，通过 CD40L 与 B 细胞表面组成型表达的 CD40 相互作用，向 B 细胞传递活化的第二信号促进抗体产生。此外，CD30 和 CD30L、4-1BB 和 4-1BBL、B7RP 和 ICOS 也参与二者的相互作用（图 7-26）。

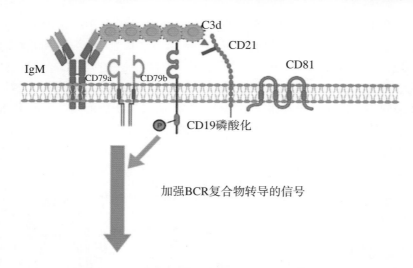

图 7-25　BCR 共受体在 B 细胞活化中的作用

补体片段 C3d 结合的抗原同时被补体受体 CD21 和 BCR 识别并结合，在 CD19、CD21、CD81 组成的共受体的作用下，放大 BCR 的活化信号

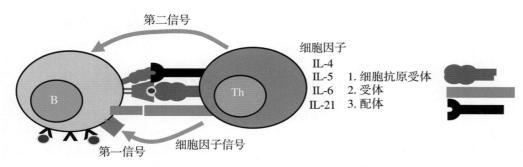

图 7-26　B 细胞激活的第二信号及细胞因子信号

B 细胞 BCR 识别抗原（→启动第一活化信号）→提呈 T 细胞表位与 MHC Ⅱ类分子结合成复合物→表达于 B 细胞表面。效应 Th 细胞识别 B 细胞表面的特异性抗原 -MHC Ⅱ类分子复合物→与 B 细胞稳定结合；T 细胞表面 CD40L 与 B 细胞表面 CD40 结合→向 B 细胞提供共刺激信号；T 细胞分泌细胞因子（IL-2、IL-4、IL-5、IL-21 等）→参与 B 细胞活化增殖

　　B 细胞通过 BCR 识别并结合抗原，抗原 - 抗体复合物内化，抗原被加工成抗原肽后与 MHC Ⅱ类分子形成复合物，提呈给 T 细胞的 TCR，产生 T 细胞活化的第一信号。B 细胞识别抗原后表达 CD80/CD86 分子，与 T 细胞表面的 CD28 结合提供 T 细胞活化的第二信号。活化的 T 细胞表达 CD40L，与 B 细胞表面组成型表达的 CD40 结合，产生 B 细胞活化的第二信号。

　　（3）B 细胞活化过程中细胞因子的作用：活化的 B 细胞表达多种细胞因子受体，活化的 Th 细胞分泌 IL-2、IL-4、IL-21 等多种细胞因子，作用于 B 细胞，促进 B 细胞大量增殖与后期分化，诱导活化 B 细胞的进一步分化和抗体的产生。

　　（4）Th 细胞与 B 细胞相互作用：B 细胞对 TD-Ag 的应答需要 T 细胞辅助。Th 细胞与 B 细胞相互作用的结构基础是免疫突触（immune synapse）。Th 细胞和 B 细胞经 TCR 和 pMHC Ⅱ类分子特异性结合后，多个分子对（如 LFA/CD3、ICAM-1/LFA1、MHC Ⅱ /CD4 等）也参与促进免疫突触的形成，促使 T、B 细胞结合更加牢固，并确保 Th 细胞分泌的细胞因子主要作用于与其结合的 B 细胞，高效协助 B 细胞进一步增殖、分化（图 7-27）。

　　理论上，抗原特异性 T 细胞和 B 细胞相遇的概率极低，原因如下：其一，体内针对任一抗原

Note

的特异性初始淋巴细胞克隆数仅占淋巴细胞克隆总数的 1/（$10^4 \sim 10^6$），故在完全随机下任一抗原特异性 T 细胞和 B 细胞相遇的概率仅为 1/（$10^8 \sim 10^{12}$）；其二，T 细胞和 B 细胞分布于外周淋巴组织的不同区域，使二者相遇更加困难。但是，针对 TD-Ag 的应答中，通过抗原特异性捕获，可使具有相同抗原特异性的 T 细胞和 B 细胞被滞留于外周淋巴组织，从而极大增加二者相遇的概率。T 细胞和 B 细胞相互作用首先发生于滤泡外，数天后发生于滤泡内。辅助 B 细胞活化增殖并分化为浆细胞产生抗体的 Th 细胞主要为滤泡 T 辅助性细胞（fTfh）。

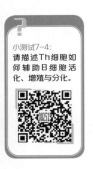

小测试 7-4:
请描述 Th 细胞如何辅助 B 细胞活化、增殖与分化。

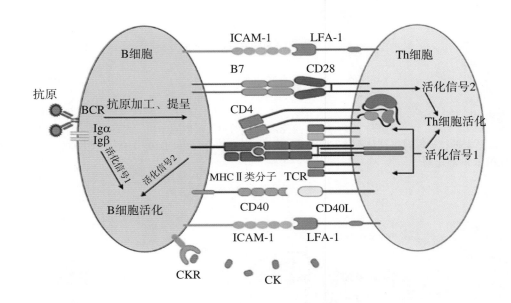

图 7-27　B 细胞与 Th 细胞之间的相互作用

相互作用的 B 细胞与 Th 细胞分别识别同一抗原的 B 细胞表位和 T 细胞表位。BCR 识别抗原的 B 细胞表位从而结合抗原，随后内化抗原 - 抗体复合物，在细胞内抗原被内化后加工处理成抗原肽段，与 MHC Ⅱ 形成复合物，提呈给 T 细胞，为 T 细胞活化提供第一信号；B 细胞识别抗原后，表面上调 CD80/CD86 的表达，与 T 细胞表面 CD28 结合，为 T 细胞提供活化的第二信号，活化的 T 细胞表达 CD40L，与 B 细胞表面的 CD40 结合，为 B 细胞提供活化的第二信号。活化 T 细胞分泌的 IL-2、IL-4 等多种细胞因子，诱导活化 B 细胞的进一步分化和抗体的产生

框 7-4　B 细胞产生抗体需要 T 细胞的辅助

　　Miller 等在 20 世纪 60 年代首先证明了淋巴细胞是不均一的细胞群。他用早期摘除鸡的胸腺和法氏囊的方法证明了有两类不同的淋巴细胞，即 T 细胞和 B 细胞。前者与细胞免疫有关，后者与抗体形成有关（表 1）。随后，Claman 给经 X 线照射小鼠移入同系骨髓细胞（B 细胞来源）和胸腺细胞（T 细胞来源），然后用羊红细胞免疫，结果证明只有同时移入两种细胞才能产生抗体，因此证明了抗体产生需要 T 和 B 细胞共同参与（表 2）。

表 1　新生期摘除胸腺及法氏囊对免疫功能的影响（鸡）

处理方法	外周血淋巴细胞数	Ig 浓度	抗体产生	移植物排斥反应
未处理	148 000	++	+++	++
胸腺摘除	9 000	++	+	-
法氏囊摘除	13 200	-	-	+

+ 阳性反应；- 阴性反应

表 2　T 细胞和 B 细胞在抗体产生中的作用

X 线照射鼠移入的细胞	抗体产生
脾细胞（含 T 和 B 细胞）	++
胸腺细胞	±
骨髓细胞	+
胸腺细胞 + 骨髓细胞	+++

+ 阳性反应；− 阴性反应

4. B 细胞的增殖和分化　B 细胞接受抗原刺激并在 Tfh 细胞辅助（表达 CD40L 及分泌细胞因子）下完全活化，具备了进一步增殖和分化的能力。血液中的微生物或病毒抗原经引流淋巴管进入外周淋巴器官内，其中大部分经过补体的调理作用，结合 C3b 或 C3dg，可被滤泡树突状细胞（FDC）或被膜下淋巴窦巨噬细胞表面的补体受体 CR1 和 CR2 所识别、捕获，滞留在淋巴滤泡中。这两种抗原提呈细胞表面高表达 Fc 受体和补体受体，捕获抗原后，长期置于细胞表面供 B 细胞识别或内吞，其中，FDC 在激发体液免疫应答及产生和维持记忆性 B 细胞中也起到十分关键的作用，另一种与 B 细胞分化密切相关的细胞是 Tfh。DC 将抗原提呈给初始 CD4[+] T 细胞，DC 表面 ICOSL 与 T 细胞表面 ICOS 结合，在 IL-6 与 IL-21 参与下，T 细胞迅速表达 CXCR5，并低表达 Bcl-6，成为 Tfh 前体细胞，在 CXCL13 作用下向 B 细胞区迁移。在 T 细胞区和淋巴滤泡交界处，Tfh 前体细胞表面 ICOS 与活化的 B 细胞表面 ICOSL 结合，T 细胞上调 Bcl-6 表达，成为 Tfh 细胞。Tfh 与 B 细胞在生发中心相互作用（ICOSL-ICOS 及 CD84-CD84），使之完全分化。

（1）B 细胞的滤泡外活化及初级聚合灶的形成：经滤泡外 T 细胞辅助，部分活化增殖的 B 细胞迁移至淋巴结髓质（脾红髓和 T 细胞区之间）并继续增殖。在 B 细胞和 T 细胞初次接触活化 2～3 天后，B 细胞下调 CCR7 的表达，离开 T-B 细胞交界处向滤泡间区、边缘窦或 T 细胞区与红髓交界处（脾）迁移，在这些区域内 B 细胞经过进一步的增殖和分化，形成初级聚合灶。初级聚合灶一般在感染后初次免疫达 5 天后形成，B 细胞在初级聚合灶中会存活数天，介导第一阶段的体液免疫应答，部分 B 细胞在初级聚合灶中分化成为浆母细胞，经历 Ig 类别转换并分泌抗体，浆母细胞寿命较短，通常只有数天并且不具备长距离迁移到骨髓的能力。浆母细胞分泌的抗体可以与 FDC 固定的抗原形成免疫复合物（包括抗原 - 抗体及补体），促进 FDC 分泌细胞因子，募集活化的 B 细胞向淋巴滤泡迁移，进而形成生发中心。

（2）生发中心的形成：滤泡外 T-B 细胞相互作用后，部分活化并开始增殖的 B 细胞迁移至附近 B 细胞区（即初级淋巴滤泡），继续增殖并形成生发中心（germinal center）。生发中心又称为次级淋巴滤泡，是 B 细胞对 TD 抗原应答、增殖、分化的主要场所，由活化 B 细胞快速分裂增殖所形成，但其中约 10% 的细胞为抗原特异性 T 细胞（图 7-28）。生发中心在抗原刺激后 1 周左右形成。生发中心里的 B 细胞每 6～8 小时分裂一次，这些分裂增殖的 B 细胞称为生发中心母细胞（centroblast），其特点为分裂能力极强，不表达 BCR（mIg）。生发中心母细胞分裂增殖产生的子代细胞称为生发中心细胞（centrocyte），其分裂速度减慢或停止且体积较少，表达 mIg。随着生发中心细胞增加，生发中心可分为两个区域：一个是暗区（dark zone），分裂增殖的生发中心母细胞在此紧密集聚，滤泡树突状细胞（FDC）很少，在光镜下透光度低；另一个为明区（light zone），生发中心细胞在此比较松散，在光镜下透光度比较高，为 B 细胞与 FDC、Tfh 细胞相互作用的主要区域。在明区，中心细胞在 FDC 和 Tfh 的协同作用下继续分化，经过阳性选择完成亲和力成熟过程，只有表达高亲和力 BCR（mIg）的 B 细胞才能继续分化发育，其余大多数中心细胞发生凋亡。

生发中心的重要性在于向 B 细胞提供合适的发育微环境，例如：生发中心的 FDC 通过将抗原（免疫复合物形式）长期滞留在其表面，向 B 细胞持续提供抗原信号；B 细胞接受 Tfh 细胞辅助（表达 CD40L 及分泌细胞因子）。通过 DC、Tfh 细胞、B 细胞间复杂的相互作用，使 B 细胞在生发中心经历克隆增殖、抗体可变区的体细胞高频突变、改变自身抗原特异性的抗原受体编辑、抗体类别转换、抗体亲和力成熟及阳性、阴性选择等过程，最终分化为抗体亲和力成熟的浆细胞产生抗体或长寿命记忆性 B 细胞。

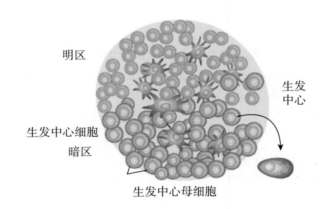

图 7-28　生发中心的形成

活化的 B 细胞进入外周免疫器官的 B 细胞区，分裂增殖形成生发中心。大量生发中心母细胞聚集形成生发中心暗区，生发中心细胞和散在的滤泡树突状细胞相互接触，形成生发中心明区

（3）体细胞高频突变、Ig 亲和力成熟和阳性选择：生发中心中的重要事件就是体细胞的高频突变、Ig 亲和力成熟和抗体的类别转换等。介导这一系列重要事件的关键分子是活化诱导的胞嘧啶核苷脱氨酶（activation induced cytidine deaminase，AID），其仅在活化的 B 细胞表达，因其能够诱导 C 突变成 U，从而启动 DNA 修复机制，从而介导体细胞高频突变（somatic hypermutation），也参与抗体的类别转换过程。

生发中心母细胞在增殖分裂过程中发生体细胞高频突变，且这一突变主要发生在重链和轻链 V 基因。在每次细胞分裂中，IgV 区基因中大约每 1000 bp 就有一对发生突变，而一般的体细胞自发突变的频率是 $1/10^{10} \sim 1/10^7$。体细胞高频突变与 Ig 基因重排导致的多样性一起，导致 BCR 多样性以及最终产生抗体的多样性。体细胞的高频突变除 AID 参与外，还需要抗原的诱导和 Tfh 细胞的辅助（图 7-29）。

生发中心母细胞在增殖分裂中发生体细胞高频突变后，产生大量子代生发中心细胞，进入明区。大多数突变后的生发中心细胞 BCR 与抗原亲和力降低，甚至不表达 BCR，不能结合 FDC 表面的抗原，进而无法将抗原提呈给 Tfh 获取活化的第二信号而发生凋亡；少部分突变后的生发中心细胞克隆的 BCR 亲和力提高，表达抗凋亡蛋白而继续存活。这就是 B 细胞成熟过程中的阳性选择，也是抗体亲和力成熟的机制之一。

体细胞高频突变在 FDC 表面的抗原诱导下发生。在初次应答时，大量抗原的存在，可选择和激活表达不同亲和力 BCR 的 B 细胞克隆，产生多种不同亲和力的抗体。B 细胞在生发中心中会经历几轮的高频突变和与其识别的抗原结合，进行筛选，最终能筛选到与抗原高亲和力的 B 细胞，并经历抗体的类别转换，最终分化成浆细胞，产生抗体。生发中心母细胞在分裂增殖过程中经历高频突变，以及其子代细胞与 FDC 表面抗原的结合，进行筛选，与抗原高亲和力结合的 B 细胞发生克隆扩增，最终产生高亲和力抗体的过程，为抗体亲和力成熟（affinity maturation）。

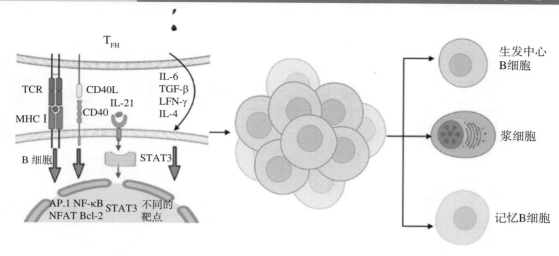

图 7-29　Tfh 在 B 细胞活化、分化以及记忆 B 细胞的形成中的作用

（4）Ig 的类别转换：在已经发生亲和力成熟的 B 细胞还会经历抗体的类别改变以适应机体的需要。抗体类别转换指抗体可变区不变，但其重链类别（恒定区基因编码产物）发生改变，其可发生于滤泡外灶及生发中心，主要机制是 Ig 恒定区基因与 V 区基因重组。每个 B 细胞最初分化成的浆细胞开始时一般均表达 IgM，在免疫应答中首先分泌 IgM，但随后可表达其他类别的抗体如 IgG、IgA 或 IgE，而其 Ig V 区不发生改变，这种可变区相同而 Ig 类别发生变化的过程称为 Ig 的类别转换（class switching）。类别转换的遗传学基础是同一 V 区基因与不同重链 C 基因的重排。在 C 基因的 5′ 端内含子中含有一段称为转换区（switching region，S 区）的序列，不同的转换区之间可发生重组（图 7-30）。

Ig 的类别转换在抗原诱导下发生，而 Th 细胞分泌的多种细胞因子则直接调节 Ig 转换的类别，Tfh 在这一过程中发挥关键作用。如在小鼠，IL-4 和 IL-13 诱导 Ig 的类别转换成 IgG1 和 IgE，TGF-β 诱导转换成 IgA，IFN-γ 诱导转换成 IgG2a，IL-17 诱导转换成 Ig2a、IgG2b、IgG3。Ig 的类别转换是根据不同类型感染，产生不同类型抗体并发挥不同功能的基础。

（5）浆细胞的形成：浆细胞又称抗体形成细胞（antibody forming cell，AFC），是 B 细胞分化的终末细胞，浆细胞胞质中出现大量粗面内质网，有利于合成和分泌特异性抗体，浆细胞不再表达 BCR 和 MHC Ⅱ类分子，故不能识别抗原，也失去了与 Th 细胞相互作用的能力。生发中心产生的浆细胞大部分迁入骨髓，并在较长时间内持续产生抗体。

（6）记忆 B 细胞的产生：生发中心中存活下来的 B 细胞，或分化发育成浆细胞，或成为记忆 B 细胞（memory B cell，Bm），大部分 Bm 离开生发中心进入血液参与再循环。记忆 B 细胞的大小与静息 B 细胞相似。记忆 B 细胞不产生 Ig，但再次与同一抗原相遇时可迅速活化，产生大量抗原特异的 Ig。记忆 B 细胞的特异性表面标志还不是很清楚，但 Bm 表达 CD27，与初始 B 细胞相比，表达较高水平的 CD44。一般认为记忆细胞为长寿细胞，但维持其存活的因素尚不清楚，有可能 FDC 表面持续存在的抗原为生发中心的 Bm 提供了存活的信号。

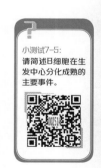

小测试7-5：
请简述B细胞在生发中心分化成熟的主要事件。

三、B 细胞对胸腺非依赖性抗原的免疫应答

细菌多糖、多聚蛋白质及脂多糖等能激活初始 B 细胞分泌抗体而无需 Th 细胞的辅助，这类抗原属于胸腺非依赖性抗原（TI-Ag）。根据激活 B 细胞方式的不同，TI-Ag 又可进一步分为 TI-1 抗原和 TI-2 抗原（图 7-31）。对 TI 抗原的应答具有有限的抗体类别转换，但无记忆细胞产生，在

Note

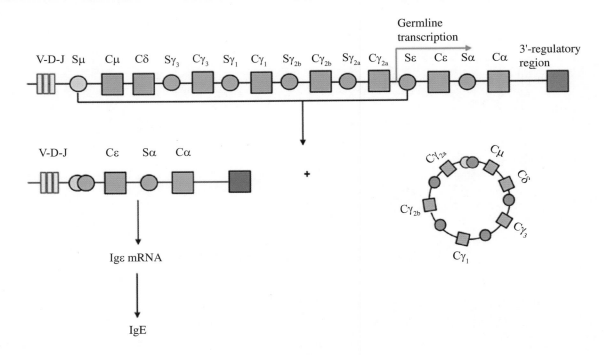

图 7-30　抗体的类别转换

S 代表每一个 C 基因游的转换区，在 Ig 类别转换为 α 时，Sμ 和 Sε 重组，其间的序列包括 Cμ、Cγ2a 都被换出，从而使 Ig 类别转换为 ε（IgE）

针对某些病原体（其表面抗原不能激活 T 细胞应答）的免疫防御中发挥关键作用。

（一）TI-1 抗原诱导的 B 细胞应答

TI-1 抗原多是 B 细胞丝裂原，可非特异性激活多克隆 B 细胞增殖和分化，如 LPS 和 DNA 均可通过与 B 细胞 TLR 结合而使之激活，发挥丝裂原作用。TI-1 抗原同时有 B 细胞表位，因此 TI-1 抗原既可以与 B 细胞表面的 BCR 结合，又可以与 B 细胞表面的丝裂原受体结合，诱导 B 细胞的活化和增殖。TI-1 抗原可激活成熟或不成熟的 B 细胞，诱导产生低亲和力的 IgM。

高浓度 TI-1 抗原可经丝裂原受体与 B 细胞结合，无需与 BCR 结合，即可诱导多克隆 B 细胞增殖和分化；低浓度 TI-1 抗原则需与 BCR 结合，因此激活的是抗原特异性 B 细胞。由于无需 Th 细胞预先致敏与克隆扩增，故机体对 TI-1 抗原刺激所产生的应答可在感染早期发挥作用，尤其是在抗某些胞外病原体感染中非常重要。需要指出的是，TI-1 抗原单独不足以诱导 Ig 类别转换、抗体亲和力成熟及记忆 B 细胞形成。

（二）TI-2 抗原诱导的 B 细胞应答

TI-2 抗原多为细菌胞壁与荚膜多糖，具有高度重复的 B 细胞表位，仅能激活成熟的 B 细胞，主要是脾边缘区 B 细胞（marginal zone B cell，MZB）和 B1 细胞。人体内边缘区 B 细胞和 B1 细胞在出生时没有，在 5 岁左右才发育成熟，故婴幼儿易感染含 TI-2 抗原的病原体。

TI-2 抗原诱导 B 细胞活化是通过其高度重复的抗原表位使 B 细胞表面的 BCR 广泛交联而被激活。因此，抗原表位密度在 TI-2 抗原激活 B 细胞中似乎起决定作用：密度太低，BCR 交联的程度不足以激活 B 细胞；密度太高，则导致 B 细胞产生耐受。

TI-2 抗原诱导的 B 细胞的应答具有重要的生理意义。大多数胞外菌有胞壁多糖，能抵抗吞噬

TI-1抗原 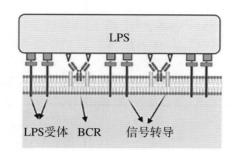　　　　　TI-2抗原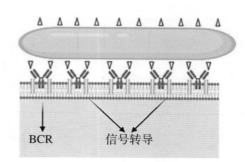

图 7-31　TI-1 抗原和 TI-2 抗原

低浓度的 TI-1 抗原与丝裂原受体和 BCR 结合，无需 T 细胞辅助，激活多克隆 B 细胞；TI-2 抗原通过介导 BCR 交联，激活 B 细胞

细胞的吞噬消化。B 细胞针对此类 TI-2 抗原所产生的抗体，可发挥调理作用，促进吞噬细胞对病原体的吞噬，并且有利于巨噬细胞将抗原提呈给特异性 T 细胞。

TI-2 抗原诱导产生的抗体主要是 IgM，也有 IgG。TI-2 可以直接激活 B1 细胞或边缘区 B 细胞，产生的抗体以 IgM 为主，其他细胞分泌的细胞因子可明显增强此类 B 细胞的免疫应答，如树突状细胞分泌的细胞因子 BAFF 可以增强针对 TI-2 抗原的抗体产生，而且还可以诱导此类 B 细胞发生抗体类别转换，产生 IgG 抗体。

TD 抗原和 TI 抗原的异同见表 7-5。

表 7-5　TD 抗原和 TI 抗原的异同

	TD 抗原	TI-1 抗原	TI-2 抗原
诱导婴幼儿抗体应答	+	+	−
刺激无胸腺小鼠产生抗体	−	+	+
无 T 细胞条件下的抗体应答	−	+	+
T 细胞辅助	+	−	−
多克隆 B 细胞激活	−	+	−
对重复序列的需要	−	−	+
抗原举例	白喉毒素、PPD、病毒血凝素	革兰氏阴性菌脂多糖 革兰氏阳性菌脂磷壁酸	肺炎球菌脂多糖、沙门菌多聚鞭毛

四、体液免疫应答的生物学效应与临床相关性

（一）体液免疫应答的生物学效应

B 细胞增殖分化为浆细胞，通过分泌抗体而发挥免疫效应。但抗体本身不具有直接杀菌和清除病原体的作用，仅在固有免疫细胞（如吞噬细胞和 NK 细胞）和固有免疫分子（如补体）参与下，通过调理吞噬、ADCC 和补体介导的溶菌效应等机制，才能有效杀伤、清除病原体。体液免疫应答的生物学效应，即抗体的生物学效应，主要包括中和毒素作用、激活补体的经典通路、调理吞噬作用、ADCC 效应等（图 7-32）。

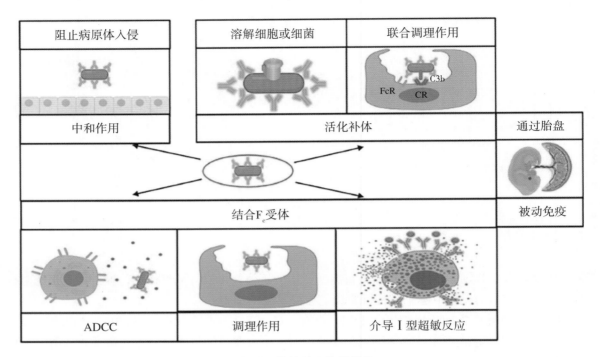

图 7-32　抗体的生物学效应

（二）体液免疫应答与疾病

1. 抗体与超敏反应　IgE 抗体介导的肥大细胞、嗜碱性粒细胞脱颗粒与 I 型超敏反应相关，参与全身过敏性反应如药物过敏性休克、血清过敏性休克以及局部过敏反应如哮喘等呼吸道过敏反应、消化道过敏反应以及皮肤过敏反应的发病。IgG 型抗体识别自身组织细胞及细胞外基质造成的组织损伤，为 II 型超敏反应。参与输血反应、自身免疫性溶血性贫血、药物过敏性血细胞减少症、肺出血 - 肾炎综合征以及甲状腺功能亢进症等的发病。而针对自身可溶性抗原的 IgG、IgM 以及 sIgA，与抗原结合后沉积于血管基底膜可引发 III 型超敏反应。

2. 抗体与自身免疫病　抗体与可溶性自身抗原结合，形成中等大小的复合物，沉积于局部或全身激活补体，造成炎性细胞因子浸润，增强血管通透性等，参与系统性红斑狼疮、类风湿关节炎等多种自身免疫性疾病的发病。

3. 抗体与免疫缺陷病　B 细胞发育障碍或 B 细胞功能障碍会导致因抗体产生缺失或减少所引起的免疫缺陷病。如 RAG-1/RAG-2 缺陷或 IL-2Rγ 链、腺苷脱氨酶（adenosine deaminase，ADA）缺陷导致的 T、B 细胞发育障碍引起的重症联合免疫缺陷病。布鲁顿酪氨酸激酶（BTK）或 BLINK 缺陷导致 B 细胞发育障碍，从而引起无丙种球蛋白血症；CD40L 缺陷导致抗体的类别转换障碍而引起高 IgM 血症等。

4. 抗体与移植排斥反应　若供受者 ABO 血型不合，受者血清中的 IgM 型血型抗体可与供者移植物血管内皮细胞表面的血型抗原结合，激活补体，引起血管内皮细胞损伤和血管内凝血，导致超急性排斥反应，肾移植中最常见。

（三）基于体液免疫应答的应用

1. 血清抗体检测可以作为病原体感染不同阶段的重要诊断依据之一　病原体感染后，特异性的 IgM 抗体检测可作为早期感染的临床检测指标。针对乙型肝炎病毒（表面抗原、e 抗原、核心抗原）的抗体以及抗原的检测，可以作为乙型肝炎病毒不同感染阶段的诊断指标。而保护性

IgG 抗体的检测可作为是否具有针对某个特定性病原体免疫力的重要依据。

2. 对于疫苗接种的提示意义　再次应答具有所需抗原量较初次应答少、潜伏期短、产生抗体水平高、持续时间长的特点。感染某种病原体后，抗原特异性的再次免疫应答可持续数月、数周甚至终生；因此，在很多情况下，机体一旦感染过某种病原体，可在相当长的时间内具备抵御此种病原体再次感染的免疫力，这就提示了疫苗接种在预防传染病方面的重要性。再次免疫的强弱与两次抗原刺激的间隔长短有关：间隔短则应答弱，因为初次应答后存留的抗体可与再次刺激的抗原结合，形成抗原 - 抗体复合物而被迅速清除；间隔太长，因为记忆细胞只有一定的寿命，则反应也弱。这一特点对于疫苗接种次数，以及两次接种之间的时间间隔也有重要的指导意义。值得提出的是，部分病原体（如麻疹病毒）感染或疫苗能够诱导长寿命浆细胞的产生，因此感染或疫苗接种即可获得长久保护力。

3. 抗体在肿瘤免疫治疗中的应用　肿瘤的抗体治疗是免疫治疗中进展较大的领域，针对肿瘤抗原如 EGFR、Her2 的抗体已经用于如乳腺癌等的治疗。根据针对肿瘤细胞表面抗原的抗体的序列制备的单链抗体与胞内 CD3、4-1BB 等信号传递单位构建成的嵌合受体转染如 T 细胞，构建成的 CAR-T 细胞在体外扩增后，回输到患者体内，在血液系统肿瘤等方面具有较好的治疗效果。另外，针对免疫检查点 PD-1、CTLA-4 的阻断性抗体已经在临床上用于激活 T 细胞应答，用于肿瘤的治疗。

（翁秀芳）

第四节　免疫记忆与再次免疫应答

免疫记忆（immunological memory）是适应性免疫应答的重要特征之一，指机体对特异性抗原产生初次应答后，免疫细胞所接受的活化信息和产生的效应信息分别通过记忆免疫细胞存留于机体免疫系统；一旦该抗原第二次进入机体，则存留的活化和效应信息被迅速调动，触发比初次应答更为迅速、强烈、持久的特异性免疫应答。这些存留的信息即免疫记忆性的物质基础，其包括：增强的抗原提呈能力，极少量处于静息态的记忆 T、B 细胞，经抗原初次刺激后亲和力增强的特异性 BCR。免疫记忆主要由抗原特异性记忆 T、B 细胞介导。记忆细胞再次遭遇同一抗原的刺激，可迅速地发挥增强的免疫效应，比初次应答具有更有效清除入侵的病原体的作用。免疫系统的记忆特性对机体抵御病原体多次侵袭至关重要，也是预防接种的免疫学基础。

一、记忆 T 细胞与再次应答特点

T 细胞介导的免疫记忆具有长效性。记忆 T 细胞（memory T cell，Tm）是对特异性抗原具有记忆能力的长寿命 T 细胞。一般认为 Tm 由初始 T 细胞或由效应 T 细胞分化而来，其中效应 T 细胞来源的 Tm 分化机制可能为：①处于高峰期的效应 T 细胞中，约 10% 随机分化为 Tm；②高峰期效应 T 细胞经不对称分裂而分化为两群，即注定死亡的效应 T 细胞和高表达 Bcl-2 的 Tm。人 Tm 细胞的表型特征为 CD45RA⁻CD45RO⁺，而初始 T 细胞为 CD45RA⁺CD45RO⁻。

1. Tm 细胞的主要分类　按照定居部位和发挥效应的不同，Tm 可分为三群。

（1）干细胞样记忆 T 细胞（stem cell-like memory T cell，Tscm）：这部分 Tm 具有包括自我更新和多能性的干细胞特性，意味着它们可以分化成其他类型的记忆 T 细胞。Tscm 具有较长的生存寿命，可维持多年甚至终生，像 Tcm 一样高表达 CCR7 受体，主要表型特征为 CD44^{low} CD62L^{high} CCR7^{high} CD27^{high}，能够进入淋巴组织，有助于维护免疫记忆。

（2）中枢记忆 T 细胞（central memory T，Tcm）：其表型为 CD44$^+$ CD62L^{high} CCR7^{high}，在外周血和二级淋巴组织间穿梭循环，参与维持免疫记忆。

（3）效应记忆 T 细胞（effector memory T，Tem）：其表型为 CD44$^+$ CD62^{low} CCR7$^-$，定居于外周淋巴器官，再次被同一抗原激活后可迅速发挥效应，主要在感染局部发挥免疫防御作用。

2. Tm 介导的再次免疫应答 与初始 T 细胞相比，Tm 更易被激活，可介导增强的再次免疫应答，其主要表现为：

（1）相对较低浓度的抗原即可使 Tm 激活。

（2）Tm 接受再次抗原刺激后，其再次激活对共刺激信号（如 CD28/B7）的依赖性降低。

（3）分泌更多的细胞因子，且对细胞因子作用的敏感性增强。

因此，主要由 Tm 细胞介导的再次细胞免疫应答启动更为迅速和有效。

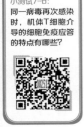

小测试7-6：
同一病毒再次感染时，机体T细胞介导的细胞免疫应答的特点有哪些？

二、记忆 B 细胞与再次体液应答特点

B 细胞所介导免疫记忆即 B 细胞介导的再次体液免疫应答，其在反应时相、产生抗体类型及抗体效价等方面均有别于初次体液免疫应答，主要由记忆 B 细胞（memory B cell，Bm）在接受再次抗原刺激后，表现出更加迅速、高效、持久的体液免疫应答。TD-Ag 多次免疫，易诱发增强的再次体液免疫应答，而 TI-Ag 由于其诱导免疫记忆的能力较弱，不易诱发增强的再次免疫应答。

1. 初次和再次体液免疫应答抗体产生的一般规律

（1）初次体液免疫应答：在初次应答中，机体产生抗体的过程和规律可依次分为四个阶段。

1）潜伏期（lag phase）：抗原进入机体至血清中能测到抗原特异性抗体前的阶段称为潜伏期。此期可持续数小时至数周，时间长短与抗原的性质、抗原进入机体的途径、所用佐剂类型及宿主状态等密切相关，一般需要 4 ~ 7 天。

2）对数期（log phase）：当机体开始出现抗原特异性抗体后，抗体产生量迅速呈指数增长，即为对数期。抗原本身的性质及抗原进入机体的剂量是决定抗体量增长速度的重要因素，一般是抗原进入机体后的 7 ~ 10 天。

3）平台期（plateau phase）：抗体产生量到达一定的水平后，血清中抗体浓度基本维持在相当稳定的较高水平，产生量不再明显升高或下降，即为平台期。初次应答的时候平台期维持时间较短，到达平台期所需的时间和平台的高度及其持续时间与抗原本身的性质有关，有的只有数天，有的可长至数周。

4）下降期（decline phase）：合成的抗体在机体内会被降解或与抗原结合而被清除，当抗体的产生量小于降解清除量时，血清中抗体浓度慢慢下降，此期可持续几天或几周。

（2）再次免疫应答：同一 TD-Ag 再次进入机体，由初次应答后产生的免疫记忆细胞发生应答，机体迅速产生大量的抗原特异性抗体，并发挥效应的过程，称为再次免疫应答。

与初次免疫应答比较，再次免疫应答时抗体的产生过程有如下特征。

1）潜伏期短，大约为初次应答潜伏期的一半，通常为 1 ~ 3 天。

2）抗体倍增时间短，快速到达平台期（一般为 3 ~ 5 天）。

3）平台高（有时可比初次应答高 10 倍以上），维持时间长，下降缓慢。

4）诱发再次应答所需抗原剂量小。

5）再次应答主要产生高亲和力的抗体 IgG，而初次应答中主要产生低亲和力的 IgM（图 7-33）。

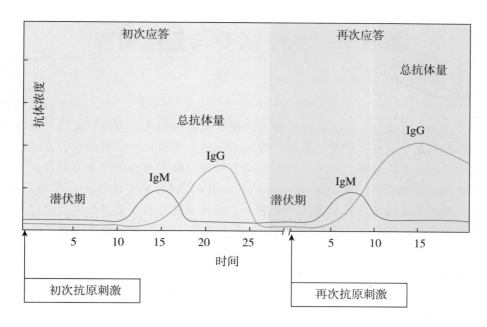

图 7-33　初次与再次免疫应答抗体产生的一般规律

初次应答潜伏期较长，产生以 IgM 为主的低亲和力抗体，抗体维持时间短；再次应答潜伏期较短，产生以 IgG 为主的高亲和力抗体，抗体维持时间长

2．Bm 细胞的特征　再次体液免疫应答主要由 Bm 介导。Bm 细胞具有增强的抗原提呈作用，在较低浓度抗原刺激下即可激活 Th 细胞，作为再次体液免疫应答的重要的抗原提呈细胞激活记忆 Th 细胞；同时对 Th 细胞提供的共刺激信号与细胞因子辅助信号的反应阈值降低；经抗原再次刺激后数量可增长 10～100 倍，所产生抗体的亲和力显著增高，并发生抗体类别转换；并且表达膜型 IgG、IgA 或 IgE 及 MHC Ⅱ类分子水平显著增高。B 细胞免疫记忆有利于机体抵御致病微生物再次侵袭，并成为接种疫苗防治传染性疾病的理论基础。

框 7-5　记忆 B 细胞、长寿命浆细胞与疫苗的研发

　　不同疫苗对机体保护时长不同，从数月到数十年不等，与其诱导的记忆 B 细胞存在时间长短密切相关。当再次遭遇相同抗原刺激时，记忆 B 细胞可以迅速活化增殖，分化为分泌抗体的浆细胞，快速产生大量高亲和力的抗体而发挥免疫效应。另外，抗体是由终末分化的浆细胞分泌，近期研究表明浆细胞可分为长寿命和短寿命浆细胞两种，其中，长寿命浆细胞在体内可以长时间存活、持续分泌抗体并参与免疫记忆的维持。部分病毒或疫苗可诱导长效记忆 B 细胞或长寿命浆细胞的产生，从而起到长期保护的作用。如何诱导机体产生长效的记忆 B 细胞或长寿命浆细胞是传染性疾病疫苗研发的关键所在。

3．Bm 的维持　Bm 细胞的产生与维持均有赖于抗原存在。抗原初次激活的少量 B 细胞在淋巴组织滤泡外分化为分泌抗体的短寿命浆细胞，大部分 B 细胞则迁徙至滤泡，成为生发中心 B 细胞。在生发中心，经滞留于滤泡树突状细胞（FDC）表面的抗原 - 抗体复合物再次刺激，B 细胞发生体细胞高频突变及类别转换，产生分泌高亲和力抗体的浆细胞，此时 B 细胞应答达到顶峰。

（翁秀芳）

第五节　免疫耐受与免疫调节

案例 7-6

　　男，60 余天，体重 4.5 kg。腹泻 1 个月，便常规潜血阳性，有时伴发热，查体发现周身出现红色点状皮疹，突出于皮肤表面，压之不褪色，并出现重度脱水貌，血常规显示中性粒细胞增多，给予抗感染、补液、止泻及调节肠道菌群等对症治疗未见好转。结合患儿持续慢性腹泻、全身湿疹，考虑遗传代谢性疾病 IPEX 综合征可能性大，经与家属商议，取得患儿父母同意后抽取患儿及其父母静脉血，进行全套外显子基因检测，通过对疾病相关基因的测序分析，发现 FOXP3 基因发生半合子变异，流式细胞术分析发现患儿外周血 CD4$^+$CD25$^+$FOXP3$^+$T 细胞占 CD4$^+$T 细胞的比例（0.61%）明显低于正常儿童（4.2%）。最后患儿诊断为 IPEX 综合征、肠源性脓毒症、湿疹。

　　问题：

　　1. IPEX 综合征是一种什么病？预后如何？

　　2. 为什么 FOXP3 基因突变会导致该病的发生？

　　3. 该病的治疗原则是什么？

一、免疫耐受

　　免疫的本质是区分"自己"和"非己"，一方面对外来抗原刺激产生一系列应答以清除抗原物质，另一方面对自身组织细胞表达的抗原表现为免疫耐受（immunological tolerance），即机体免疫系统在接触某种抗原后对该抗原产生的特异性免疫无应答状态。免疫耐受可天然形成，如机体对自身组织抗原的免疫耐受；也可为后天获得，如人工注射某种抗原后诱导的获得性耐受。诱导机体产生免疫耐受的抗原称为耐受原（tolerogen），同一抗原物质在不同的情况下可以是耐受原，也可以是免疫原（immunogen），这取决于抗原的理化性质、剂量、进入机体的途径以及个体的遗传背景等因素。免疫耐受具有高度特异性，即只对特定的抗原不应答，对其他抗原仍能产生良好的免疫应答。因此，免疫耐受不影响适应性免疫应答的整体功能，从而不同于免疫抑制剂或免疫缺陷所致的非特异性的低反应或无反应状态。免疫耐受与正免疫应答的作用相反，二者的平衡对于机体保持自身稳定至关重要。

（一）免疫耐受的形成和表现

　　在胚胎发育期，未成熟的 T、B 细胞遇到抗原刺激，不论是自身抗原还是外来抗原，都会形成对所接触抗原的免疫耐受，出生后如再遇相同抗原，免疫系统不予或不易应答。原则上，这种免疫耐受长期持续，不会轻易被打破。在后天生活中，原本具有应答能力的 T、B 细胞克隆受多种因素影响，也可能失去反应性，产生暂时的免疫耐受，但可能随诱导因素的消失而逐渐解除，重新恢复对相应抗原的免疫应答能力。

　　1. 胚胎期及新生期接触抗原所致的免疫耐受　1945 年，John Owen 首先报道了在胚胎期接触同种异型抗原导致免疫耐受的现象。他发现遗传背景不同的异卵双生小牛各有不同的血型抗原，但由于胎盘血管融合，血液自由交流，呈现彼此相容的自然连体共生现象（图 7-34）。出生后，两头小牛体内均存在两种不同血型抗原的红细胞，构成血型嵌合体（chimeras）。这种小牛不但允许抗原性不同的血细胞在体内长期存在，不产生相应抗体，而且还能接受双胞胎另一小牛的皮肤移植但不产排斥反应。然而将无关小牛皮肤移植给此小牛，则会发生移植排斥反应。因此，上述异卵双生小牛对同种异型抗原的耐受具有抗原特异性，也是天然形成的免疫耐受。

Peter Medawar 等推测可能是在胚胎期接触同种异型抗原诱导产生了免疫耐受。为了证实这一假设，他们首先将 CBA 品系（H-2^k）小鼠的骨髓细胞注射给新生期的 A 品系（H-2^a）小鼠，在 A 品系小鼠出生后

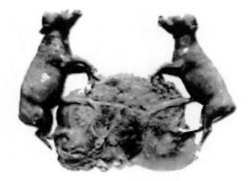

图 7-34　牛异卵双生胚胎构成的血型嵌合体

8 周，为其移植 CBA 品系和 C 品系小鼠（Balb/c，H-2^d）的皮肤，结果发现，CBA 品系小鼠的皮肤移植物可长期存活不被排斥，而来自 C 品系小鼠的皮肤则出现明显的排斥反应（图 7-35）。Medawar 等的实验不仅证实了 Owen 的观察，且揭示了当体内的免疫细胞处于早期发育阶段而尚未成熟时，可人工诱导其对"非己"抗原产生免疫耐受。

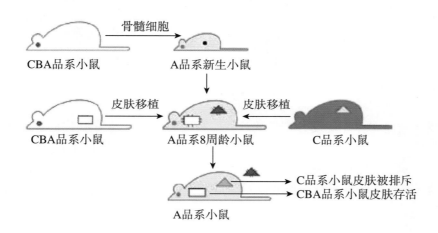

图 7-35　新生期免疫耐受诱导的小鼠模型

Medawar 等的实验为 MacFarlane Burnet 的克隆选择学说提供了重要的证据，后者认为，在胚胎发育期，不成熟的自身反应性细胞接触自身抗原后会发生克隆清除，从而形成对自身抗原的耐受。因为这项开拓性工作，Burnet 和 Medawar 于 1959 年共同获得诺贝尔生理学或医学奖。

2. 后天接触抗原导致的免疫耐受　胚胎期及新生期所接触的抗原会诱导免疫耐受，后天接触到的某些抗原在一定条件下也可能诱导耐受。后天免疫耐受形成和维持取决于抗原和机体两方面因素。

（1）抗原因素

1）抗原理化性状：一般情况下，小分子、可溶性、非聚合单体物质（如非聚合的血清蛋白、脂多糖等）以及机体遗传背景接近的抗原常为耐受原，易诱发免疫耐受；而大分子、颗粒性抗原和蛋白质聚合物（如血细胞、细菌、丙种球蛋白聚合物）为良好的免疫原，易被抗原提呈细胞摄取，经加工提呈后可有效激活 T、B 细胞产生的免疫应答。例如，以牛血清白蛋白（BSA）免疫小鼠，可产生抗体；若将 BSA 先经高速离心，去除其中的聚合物，再行免疫小鼠则致耐受，不产生抗体。

2）抗原剂量：1964 年，Mitchison 通过给小鼠注射不同剂量牛血清白蛋白（BSA）分析了抗

原剂量与免疫耐受的关系，发现给予低剂量（10^{-8} mol/L）或高剂量（10^{-5} mol/L）的 BSA，均不能诱导小鼠产生特异性抗体，只有注射适当剂量（10^{-7} mol/L）的 BSA 才能诱导产生 BSA 特异性抗体（图 7-36）。究其原因，抗原剂量过低，不足以活化 T 和 B 细胞，不能诱导免疫应答；抗原剂量过高，则诱导活化的免疫细胞凋亡，也可能诱导 Treg 细胞产生，抑制免疫应答。将抗原剂量太低或太高时引起的免疫耐受分别称为低带耐受（low-zone tolerance）和高带耐受（high-zone tolerance）。

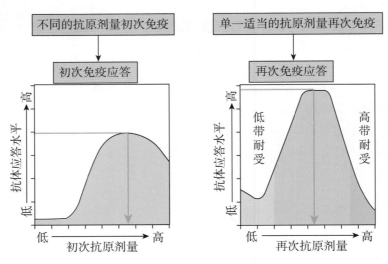

图 7-36　抗原剂量与免疫耐受

低带耐受主要是 T 细胞耐受，产生速度快，持续时间长；高带耐受时 T 和 B 细胞均产生耐受，产生时间慢，持续时间短。通常高剂量 TI 抗原能够诱导 B 细胞耐受，低剂量 TD 抗原可诱导 T 细胞耐受，高剂量 TD 抗原可同时诱导 T 和 B 细胞免疫耐受。T 和 B 细胞产生免疫耐受的抗原剂量明显不同：T 细胞耐受所需的抗原剂量为 10 μg，而 B 细胞耐受所需的抗原剂量为 1～10 mg（图 7-37）。

3）抗原免疫途径：抗原进入途径不同，引起免疫耐受的难易程度也不一样。通常，易于引起耐受的顺序是：口服或静脉注射＞腹腔注射＞肌内注射＞皮下注射。口服抗原使肠道 CD4+ T 细胞产生 TGF-β 和 IL-4，通过诱导 Treg 导致免疫耐受。相反，抗原经皮内或皮下免疫，会活化 APC，诱导免疫应答。

4）抗原表位特点：某些抗原表位在特定宿主可能更倾向于诱导免疫耐受，如鸡卵溶菌酶（HEL）N 端氨基酸构成的抗原表位能诱导 Treg 活化，为耐受原表位（tolerogenic epitope）；其 C 端氨基酸构成的抗原表位可诱导 Th 细胞活化，为效应性抗原表位。用天然 HEL 免疫，因 Treg 活化抑制 Th 细胞功能，诱导免疫耐受，不能产生抗体；如删除 HEL 的 N 端 3 个氨基酸残基使其耐受原表位破坏，则丢失活化 Treg 的表位，而使 Th 细胞活化，辅助 B 细胞应答产生抗体。

5）抗原变异：野生型抗原诱导机体正向免疫应答，产生致敏 T 细胞和抗体，但是却不能与变异的抗原发生免疫反应，从而使机体对变异的抗原产生免疫耐受。这些现象在如人类免疫缺陷病毒（HIV）、丙型感染病毒（HCV）等易发生变异的病原体感染中可见。

6）耐受原的持续存在：持续存在于体内的抗原易导致免疫耐受，并可维持较长时间。在实验性免疫耐受模型中，停止给予耐受原后可使免疫耐受逐渐消失，并恢复对抗原的特异性免疫应答，持续存在的耐受原则可使免疫耐受得以维持和加强。由于机体不断产生新的免疫活性细胞，持续存在的耐受原可使新生细胞保持耐受状态。自身细胞、某些病毒和细菌等耐受原可长期在体内存在，故已建立的免疫耐受不易消退，长期维持；易降解、无自我复制能力的耐受原在体内降

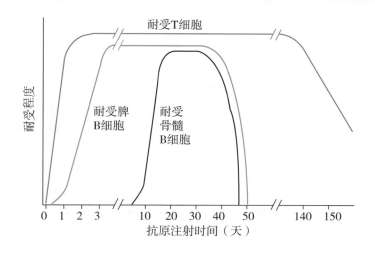

图 7-37　T 和 B 细胞免疫耐受的特点

解较快，需要多次重复给予才能维持耐受。

（2）机体因素

1）年龄及发育阶段：免疫耐受的诱导在胚胎期最易，新生期次之，而成年产生免疫耐受比较困难，产生的免疫耐受也不持久，这主要与免疫系统的发育成熟程度有关。未成熟的免疫细胞与成熟细胞相比更容易发生免疫耐受，成熟的免疫细胞耐受所需抗原量较未成熟免疫细胞耐受需要的抗原量高数十倍。在免疫系统尚未发育成熟的时期静脉注射外来抗原能够诱导终生耐受。全身照射破坏成年免疫器官成熟的淋巴细胞，此时中枢免疫器官重新生成，未发育成熟的淋巴细胞能被抗原诱导，建立持久的免疫状态。

2）种属和品系：人类新生儿较新生小鼠免疫系统成熟得多，因此人类出生后不久即可接种疫苗（如卡介苗、乙肝疫苗），而不产生免疫耐受。新生期大鼠和小鼠均能诱导免疫耐受的形成，而家兔、猴及有蹄类动物在胚胎期才能建立耐受性，新生期难以诱导免疫耐受的产生。同一种动物中的不同品系诱导耐受所需的抗原剂量也不同，用人丙种球蛋白注射小鼠诱导免疫耐受，BALB/c 小鼠需要 10 mg，A/J 小鼠需要 1 mg，C57BL/6 小鼠则需要 0.1 mg。

3）免疫抑制剂的应用：在用外来抗原对动物进行免疫时，如果使用适当剂量的免疫抑制剂如糖皮质激素、环磷酰胺、环孢素 A 等，可有效诱导抗原特异性免疫耐受。常采用亚致死量 X 线照射，联合抗 CD3、CD4 或 CD8 抗体注射，也能帮助建立免疫耐受状态。临床上对组织或器官移植患者，免疫抑制剂可以降低移植排斥反应，提高宿主对移植物的耐受状态。

（二）免疫耐受产生的机制

免疫耐受分为中枢耐受（central tolerance）和外周耐受（peripheral tolerance）。中枢耐受是指胚胎期未成熟 T、B 细胞在中枢免疫器官与自身抗原结合相互作用后，剔除自身反应性淋巴细胞克隆；外周耐受是指成熟 T、B 淋巴细胞在外周免疫器官与外源性抗原或自身抗原结合相互作用后形成的免疫不应答状态。外源性抗原诱导机体产生的免疫耐受主要发生于外周免疫器官；自身抗原诱导机体产生的免疫耐受既可以发生于中枢免疫器官，也可以发生于外周免疫器官。

1. 中枢耐受　1959 年，Burnet 提出了克隆选择学说，他认为胚胎期由于免疫细胞高度突变分化，形成大量识别不同抗原的细胞克隆，这些细胞克隆处于未成熟阶段，通过表面抗原受体与相应自身抗原结合可发生克隆清除（clonal deletion）或被抑制成为禁忌克隆（forbidden clone），出生后因体内缺乏识别和结合自身抗原的免疫细胞，故对自身抗原表现免疫耐受。

（1）T 细胞中枢免疫耐受：胸腺是 T 细胞发育和成熟的中枢免疫器官，来自骨髓的始祖 T

细胞在胸腺皮质区经历阳性选择（positive selection）后，CD4+CD8+双阳性胸腺细胞（double positive，DP）表面表达其特异性T细胞受体（TCR），只有那些能够识别皮质上皮细胞表达的主要组织相容性复合体（MHC）分子的DP才能存活下来，从而获得自身MHC限制性。TCR与胸腺髓质区上皮细胞（medullary thymic epithelial cell，mTEC）、树突状细胞等APC接触，能够高亲和力结合自身抗原肽-MHC Ⅱ / Ⅰ类复合物的T细胞，则发生阴性选择（negative selection），细胞凋亡而被清除；不能结合自身抗原肽-MHC Ⅱ / Ⅰ类复合物的T细胞，则进一步发育为成熟的CD4+或CD8+单阳性T细胞。

　　T细胞中枢耐受的紊乱与自身免疫病密切相关。自身免疫性多内分泌病-白色念珠菌-外胚层营养不良（autoimmune polyendocrinopathy-candidiasis-ectodermal dystrophy，APECED）又称自身免疫性多腺体综合征Ⅰ（autoimmune polyglandular syndrome type Ⅰ，APS-Ⅰ），是一种常染色体隐性遗传病，是由于自身免疫调节因子（autoimmune regulator，AIRE）基因突变或缺失而引起的自身免疫性疾病综合征。AIRE是一种转录调节因子，主要通过调控胸腺髓质上皮细胞中组织特异性抗原（tissue-specific antigen，TSA）的表达，如胰腺、甲状腺等组织特异性抗原，mTEC可以直接或经由DC把这些TRA交叉提呈给胸腺T细胞，诱导自身反应性T细胞凋亡，导致克隆清除，维持免疫耐受（图7-38）。AIRE也可以诱导CD4+CD8-T细胞发育成FOXP3+调节性T细胞（Treg），称为天然Treg（natural Treg，nTreg），在维持自身免疫耐受中发挥重要作用。

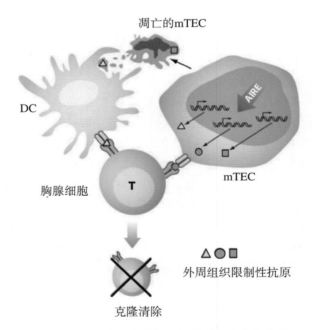

图 7-38　AIRE 介导自身反应性胸腺细胞克隆清除

AIRE 诱导 mTEC 表达众多组织特异性抗原 TSA，直接提呈给胸腺细胞；另外，DC 细胞吞噬凋亡的 mTEC 或细胞片段，加工处理后将这些 TRA 交叉提呈给胸腺细胞，诱导胸腺细胞过度活化进而凋亡

　　（2）B细胞中枢耐受：骨髓是B细胞发育分化的中枢免疫器官。未成熟B细胞通过表面BCR（mIgM-Igα/Igβ）复合物与骨髓微环境中基质细胞表面自身抗原高亲和力结合，可发生凋亡，导致克隆清除，也称为阴性选择。另外，未成熟B细胞通过BCR高亲和力结合可溶性自身抗原，可产生胞内抑制信号，mIgM表达受阻，阻断抗原特异性B细胞的发育或功能丧失，形成克隆无能（clonal anergy）。部分自身反应性B细胞在接触自身抗原后，可重新启动免疫球蛋白基因重排，即通过受体编辑（receptor editing）使内源性免疫球蛋白重链或轻链基因发生重排，产生具

有新 BCR 的 B 细胞克隆而不再对相应自身抗原产生应答，这一机制也同时增加了 BCR 的多样性。

T 和 B 细胞发育分化阶段所经历的克隆清除，显著减少出生后的自身免疫病的发生。如果胸腺和骨髓微环境中基质细胞缺陷，阴性选择下调或障碍，出生后易患自身免疫病。

2．外周耐受　尽管中枢免疫器官的阴性选择能够清除自身反应性 T 和 B 细胞，但是这种清除是不完全的。其原因在于有些自身抗原并不出现在胸腺中，能够识别这些自身抗原的 T 或 B 细胞而得以存活下来。因此，在健康的成年个体，可发现具有潜在的自身反应性淋巴细胞，但是机体有多重机制能够抑制它们的反应性，从而维持外周的免疫耐受。

（1）克隆无能或失能（clonal anergy）：T 细胞的有效活化，除了 TCR 介导的信号，还有赖于共刺激分子提供的第二信号以及细胞因子的作用。缺乏第一或第二信号，可导致自身反应性 T 细胞表现克隆无能，由此引发 B 细胞克隆失能。

1）缺乏第一信号的 T 细胞克隆无能：在生理条件下，自身组织细胞通常不表达 MHC Ⅱ 类分子，不能将自身抗原提呈给 CD4⁺ 自身反应性 T 细胞，即因缺少活化第一信号而使之处于克隆无能状态。

2）缺乏第二信号的 T 细胞克隆无能：未成熟树突状细胞能为自身反应性 T 细胞提供活化第一信号，但因其低表达 CD80/CD86 等共刺激分子，不能有效诱导产生 T 细胞活化的第二信号，而使上述自身反应性 T 细胞处于无能状态。无能的 T 细胞丧失分泌 IL-2 等细胞因子和表达受体的能力，从而抑制接触抗原的 T 细胞增殖分化为效应 T 细胞，这是保证 T 细胞对自身抗原产生耐受的重要机制之一。

3）共抑制分子的作用：在某种情况下，活化的自身 T 细胞表达膜表面抑制分子 CTLA4 以及 PD-1。CTLA4 竞争性地与其配体 CD80/CD86 高亲和力结合，并启动抑制信号，导致后续 T 细胞的失能。PD-1 与 PD-L1 的结合可导致自身反应性 T 细胞发生凋亡和功能低下。

4）B 细胞克隆无能：TD 抗原激活 B 细胞需要 CD4⁺ Th 细胞协助，如果上述 CD4⁺ 自身反应性 T 细胞处于克隆无能状态，即使相应 B 细胞接受抗原刺激也不能有效活化，而呈现免疫无应答状态。另外，膜表面 IgD 和 IgM 阳性的 B 细胞与大量可溶性自身抗原接触后，不能使 BCR 交联，信号转导障碍，抑制 B 细胞增殖分化为抗体生成细胞，成为无能的 B 细胞。无能 B 细胞寿命较短，能够表达 CD95（FAS）蛋白，最终通过 FAS-FASL 凋亡机制被清除。

（2）免疫调节细胞的作用（详见免疫调节）：有多种免疫调节细胞在外周免疫耐受中发挥作用，如调节性 T 细胞（regulatory T cell，Treg）、调节性 B 细胞（regulatory B cell，Breg）、调节性巨噬细胞（regulatory macrophage）、调节性 DC（regulatory DC，DCreg）、髓系来源的抑制性细胞（myeloid-derived suppressor cell，MDSC）等，上述细胞发挥调节作用的方式各不相同。

（3）活化诱导的细胞死亡（详见免疫调节）：活化诱导的细胞死亡（activation-induced cell death，AICD）是指免疫细胞活化并发挥效应后，诱发的一种主动性细胞凋亡现象，以便清除外周组织中识别自身抗原的 T 和 B 细胞。其机制主要是，自身反应性 T 细胞在外周遭受高水平以及持续的刺激，继而诱导 FASL 以及 FAS 的表达，FASL 结合 T 细胞自身或邻近细胞（如 B 细胞）表达的 FAS，激活死亡受体通路介导的细胞凋亡。这一过程是保证免疫应答适当终止的一个重要机制，对维持外周免疫耐受也发挥重要作用。当 FAS 或 FASL 基因发生突变，细胞不能表达功能性的 FAS 和 FASL 蛋白，细胞凋亡途径受阻，导致活化的 T 和 B 细胞克隆清除障碍，在体内大量堆积，可发生系统性自身免疫性疾病。

（4）克隆忽视（clonal ignorance）：亦称为免疫忽视（immunological ignorance），指自身反应性 T 细胞与相应自身抗原并存，但不引发免疫应答反应，可能有以下几个原因：①抗原浓度太低或免疫原性太弱，不能提供足够强的第一信号；②自身反应的 TCR 对组织特异性自身抗原亲和力低；③APC 未活化，不能对自身抗原有效加工和提呈；④存在于免疫豁免部位（immunologically privileged site）的组织特异性自身抗原，如眼晶状体蛋白、眼葡萄膜色素蛋白、

257

精子等，可通过局部组织构成的物理屏障与自身反应性淋巴细胞隔离。若因感染或外伤使抗原释放入血，则又可刺激相应自身反应性免疫应答。

（三）免疫耐受与临床应用

免疫耐受的形成、维持及免疫耐受的终止与临床多种疾病的发生、发展和转归密切相关。诱导免疫耐受的策略可用于超敏反应、自身免疫病、器官移植排斥反应的防治；打破免疫耐受的方法可用于某些传染性疾病和肿瘤的防治。

1. 诱导免疫耐受

（1）口服抗原以及静脉注射抗原：口服抗原可以使肠黏膜 CD4$^+$ T 细胞产生 TGF-β 以及 IL-4，这些细胞因子进而诱导抗原特异性 B 细胞产生 IgA，在黏膜免疫中发挥效应，同时可以诱导 Treg 细胞抑制全身免疫应答。静脉注射可溶性抗原不容易被 APC 摄取，也不能与抗原识别受体形成交联，不能诱导淋巴细胞的活化，导致免疫耐受。如在器官移植前，静脉注射供者的表达同种异型抗原的外周血细胞，能够建立一定程度的免疫耐受，增加移植物的存活时间。

（2）造血干细胞移植（hematopoietic stem cell transplantation，HSCT）：在自身免疫病如系统性红斑狼疮患者中，由于多种自身抗原特异性 T 细胞及 B 细胞的活化，造血微环境和造血干细胞受到损害，给患者输注同种异型骨髓造血干细胞，可在免疫重建过程中引起自身反应性 T 和 B 细胞凋亡，对自身抗原重新产生免疫耐受，减轻或缓解自身免疫病。

骨髓间充质干细胞（bone mesenchymal stem cell，BMSC）是骨髓基质中存在的具有支持和调控造血功能的一类非造血干细胞，主要存在于全身结缔组织和器官间质中。BMSC 对 T 细胞、B 细胞、DC、NK 细胞均有免疫抑制作用，BMSC 既不表达 MHC Ⅱ分子和 FASL，亦不表达共刺激分子，只表达少量的 MHC Ⅰ分子，对 T 细胞增殖的抑制作用不受 MHC 的限制。HSCT 与 BMSC 联合移植，可形成稳定嵌合体，并诱导免疫耐受的产生。

（3）诱导免疫偏离和输入免疫调节性细胞：很多情况下，自身免疫组织损伤主要是 Th1 或 Th17 介导的，而 Th2 具有一定的保护作用，因此可以尝试使用一些细胞因子如 IL-4 诱导免疫反应向 Th2 型偏离，并抑制 Th1 和 Th17 的分化和生物学活性。调节性 T 细胞可以抑制免疫效应对靶细胞的杀伤，对于自身免疫病患者，可以体外扩增 Treg，然后输入患者体内，有助于缓解症状。另外，输入调节性 DC、调节性巨噬细胞或间充质干细胞等也可以建立免疫耐受。

（4）防止感染：自身免疫病常因感染而诱发，病原体的某些抗原与自身组织抗原具有相同或类似的抗原表位，病原体感染激活免疫系统产生抗体和效应 T 细胞，不仅攻击病原体以及被感染的细胞，也能破坏与病原体相同或类似的自身组织细胞，这种现象称为分子模拟（molecular mimicry），如化脓性链球菌感染能够引起急性肾小球肾炎。另外，感染刺激 DC 的成熟和活化、Th 细胞的旁路活化等，易致自身反应细胞的活化和增殖。因此，防止感染，可减少自身免疫病发生或发展。

（5）其他方法：①阻断共刺激信号：如用 CTLA4/Ig 融合蛋白阻断 CD80/86-CD28 的相互作用，CD58/IgG1 融合蛋白阻断 CD2-CD58 的相互作用，应用抗 CD40L 抗体阻断 CD40L-CD40 的相互作用，这些阻断可以抑制共刺激分子介导的 T 和 B 细胞活化；②抗免疫细胞表面分子抗体（抗 CD3 和抗 CD4 抗体、抗自身反应性 TCR 和 BCR 独特型抗体）可以抑制自身反应性免疫细胞的功能；③抗细胞因子及其受体的抗体或拮抗剂：如用人源化的 TNF-α 抗体、IL-6 抗体以及 IL-6R 抗体、可溶性 TNF 受体/Fc 融合蛋白、IL-1 受体拮抗剂等；④自身抗原肽拮抗剂（拮抗肽）的应用，拮抗肽与机体抗原竞争性结合相应的 TCR 或 BCR，以及 MHC 分子，从而不能转导活化信号或只能传递部分信号，不能有效激活抗原特异性免疫应答，导致免疫耐受的形成。

2. 打破免疫耐受 肿瘤细胞具有强烈的免疫抑制性，导致免疫逃逸。一些慢性病毒感染如 HIV、HBV 以及 HCV 等，也呈现类似的病理性耐受，导致病毒清除障碍。常见的原因主要是免疫抑制分子过表达、共刺激分子缺失或 Treg 细胞增多等，导致免疫耐受。靶向这些分子或细胞可以打破免疫耐受，恢复正常免疫应答。如免疫检查点阻断（immune checkpoint blockade），临床上已经将抗 CTLA-4、抗 PD-1 以及抗 PD-L1 封闭单抗用于肿瘤的靶向治疗，在多种类型肿瘤中表现出较好的疗效。临床应用的基因工程细胞因子，包括 IL-2、IFN-γ、G-CSF 和 GM-CSF 等能够促进免疫细胞的活化和功能，增强机体抗肿瘤免疫功能。另外，可以用抗 CD25 或抗 CTLA-4 抗体去除体内部分 Treg，抑制其功能，但也存在活化 T 细胞被清除的可能性。

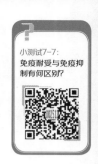

小测试7-7：
免疫耐受与免疫抑制有何区别？

二、免疫调节

免疫调节（immune regulation）是指免疫应答过程中免疫细胞之间、免疫细胞与免疫分子之间，以及免疫系统与其他系统之间的相互作用，形成正负反馈的网络结构，使免疫应答维持在适宜的强度和时限，从而维持机体内环境的稳定。无论是对"非己"抗原的排斥还是对"自己"成分的耐受，都是在免疫调节机制的控制下进行的。免疫调节贯穿免疫应答过程，由多种免疫分子（抗原、抗体、补体、细胞因子以及膜表面分子等）、多种免疫细胞（T 细胞、B 细胞、NK 细胞、DC 和巨噬细胞等）和多个系统（神经、内分泌和免疫系统等）共同参与。如果免疫调节功能失常，对"非己"抗原不能产生有效应答而丧失有效的免疫保护作用；也可能对自己成分产生强烈的免疫攻击，导致自身免疫病的发生。因此，了解免疫应答的调节因素及机制，将有利于开发免疫干预手段，用于感染、肿瘤、过敏和自身免疫病等疾病的预防与治疗。

（一）免疫分子的调节作用

1. 抗体或免疫复合物的免疫调节　抗体与抗原形成的免疫复合物（immune complex，IC）能够通过激活补体系统进一步形成抗原 - 抗体 - 补体复合物，从而与滤泡树突状细胞（FDC）表面的 Fc 受体和补体相互作用，持续提供抗原给 B 细胞识别，促进免疫应答。此外，特异性抗原能刺激产生相应的抗体，会对体液免疫应答产生抑制作用，即特异性抗体的负反馈调节。其机制包括：①抗体与抗原形成复合物，促进吞噬细胞对抗原的吞噬和清除，从而降低抗原对免疫细胞的刺激作用，下调抗体的产生。②特异性 IgG 抗体可以与 BCR 竞争性结合抗原，产生阻断作用，抑制抗原对 B 细胞的刺激与活化。③抗原成分与 BCR 结合，抗体的 Fc 段可以与同一 B 细胞表面的 FcγR Ⅱ b（CD32）结合，其胞浆区含有免疫受体酪氨酸抑制基序（ITIM）并磷酸化，抑制 CD19 的酪氨酸磷酸化并转导负调控信号（图 7-39B），抑制 B 细胞活化、分化和抗体的产生。

人类除了 ABO 血型之外，还存有 Rh 血型抗原。Rh⁺ 的人占 95%，而 Rh⁻ 的人是少数，如果 Rh⁻ 的母亲分娩了一个 Rh⁺ 的胎儿，再次怀孕时会发生 Rh 血型不符引起的新生儿溶血症。应用抗 Rh 抗体给分娩了 Rh⁺ 胎儿的 Rh⁻ 母亲注射，由于分娩过程进入母体的 Rh 抗原被 Rh 抗体所清除，因而也就抑制了 Rh⁻ 的母亲进一步产生抗体，故可防止下一次妊娠时发生新生儿溶血症。

2. 补体的调节作用　补体活化后产生的活性片段可上调免疫应答，C3b、C4b 和 iC3b 可以结合中性粒细胞或巨噬细胞表面的相应受体发挥免疫调理作用，促进吞噬细胞对这些补体结合的病原微生物进行吞噬；APC 可以通过膜表面补体受体 CR2 与 Ag-Ab-C3b 复合物结合，提高抗原提呈效率；补体活化片段 C3d 包被的抗原可以与 B 细胞表面的 CR2（CD21）结合，通过共受体复合物（co-receptor complex）加强刺激信号的转导，促进 B 细胞的活化，共受体复合物包括 CD19、CD21、CD81 和 CD225（图 7-39）。

在正常情况下，补体系统自身存在抑制补体过度活化的负反馈调节机制，如可溶性补体激活的抑制分子 C1 INH、C4bp、H 因子以及 I 因子等，膜补体调节蛋白包括 CR1（CD35）、CD46、CD55 以及 CD59 等，这些负向调控分子在保证机体有效启动调理作用、炎症反应和介导细胞毒

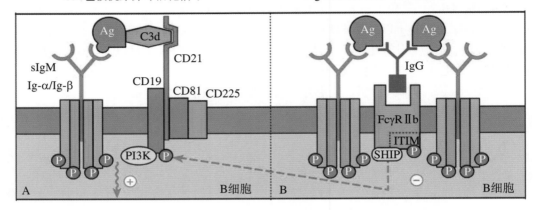

C3d包被抗原介导活化信号　　　　　Ag-Ab复合物介导抑制信号

图 7-39　B 细胞表面不同的受体转导活化或抑制信号

A．补体活化片段 C3d 包被的抗原与补体受体 CD21 结合，以及交叉连接到 BCR 的表面 IgM（sIgM）上，相关的 CD19-CD21-CD81-CD225 共受体复合物转导刺激信号，导致 CD19 的酪氨酸磷酸化和随后的磷脂酰肌醇 3 激酶（PI3K）的结合，导致 B 细胞的激活；B．FcγRⅡb 分子具有细胞内免疫受体酪氨酸抑制基序（ITIM），与膜 IgG 交联后磷酸化，募集 SHIP，抑制下游分子的磷酸化，从而抑制 B 细胞的活化

作用清除病原体的同时，严格控制补体活化的强度和持续时间，预防无限制的耗竭，同时也能够保护宿主细胞免遭补体介导的溶解破坏。如果红细胞表面 CD59 以及 CD55 缺陷，则导致红细胞溶解，引起阵发性睡眠性血红蛋白尿症（paroxysmal nocturnal haemoglobinuria，PNH）。

3．**独特型网络（idiotype network）的调节作用**　T 细胞和 B 细胞的抗原识别受体和 Ig 的 V 区都存在独特型决定簇，它们可以被机体内另一些淋巴细胞识别而刺激产生抗独特抗体（anti-idiotype，AId），也称为 Ab2。抗独特型抗体主要有两种：抗 Ab1 的 V 区骨架区部分（α 型，Ab2 α），抑制 B 细胞克隆活化；抗 Ab1 的 V 区抗原结合部位（β 型，Ab2 β）。β 型又称抗原内影像（antigen internal image），Ab2β 可模拟抗原刺激产生 Ab1 的 B 细胞克隆，增强免疫应答（图 7-40）。

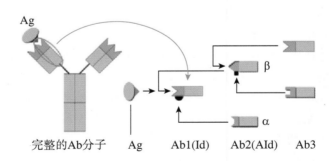

完整的Ab分子　　　Ag　　　Ab1(Id)　Ab2(AId)　Ab3

图 7-40　独特型 - 抗独特型网络的调节作用

抗原进入机体前，体内已存在 Ab2、Ab3，但其数量未达到能引起连锁反应的阈值，故独特型网络保持相互平衡；当机体接受抗原刺激后，针对该抗原的特异性淋巴细胞克隆增殖，产生大量的抗体（Ab1）和具有独特型抗原受体的淋巴细胞克隆，作为抗原诱导 AId 的产生。独特型 - 抗独特型相互识别，相互调节，在免疫系统内部构成网络，发挥重要的调节作用。

4．**调节性细胞因子的作用**　调节性细胞因子主要指那些具有免疫抑制性作用的细胞因子如 TGF-β、IL-10 和 IL-35。TGF-β 能够抑制 DCs 以及单核巨噬细胞 MHC Ⅱ 以及 CD80/CD86 的表达，从而抑制 APC 细胞的抗原提呈功能以及 T 细胞的活化，也能抑制 CTL 细胞的细胞毒性和扩增，TGF-β 基因敲除小鼠能够发生多组织炎症性疾病，TGF-β 在防止过度免疫反应，以及对自身免疫耐受中发挥重要的调控作用。IL-10 是广谱性的调节细胞因子，主要由 Treg、Breg 和 Th2 细胞分泌。通过抑制 IL-2 以及 IL-5 等的产生，抑制 T 和 B 细胞的增殖。IL-35 是 2007 年被发现的一个抗炎细胞因子，由 p35 亚基和 EBI3 亚基组成，主要由 Treg 分泌，能够抑制效应 T 细胞的增殖，IL-35 分泌失调与许多疾病相关，如肿瘤、自身免疫性疾病以及过敏性疾病等。

（二）免疫细胞抑制性膜分子介导的免疫调节作用

1. CD28 超家族成员负向调节免疫反应　在 CD28 家族中，能够激活 T 细胞的是组成型表达的共刺激分子 CD28，其胞质含有 ITAM，与其配体 CD80/CD86 结合转导刺激信号。参与负调节免疫反应的共抑制分子（co-inhibitory molecule）包括细胞毒性 T 淋巴细胞抗原 4（cytotoxic T lymphocyte antigen 4，CTLA4）、程序性死亡 1（programmed death-1，PD-1）以及 B 和 T 淋巴细胞衰减因子（B-and T-lymphocyte attenuator，BTLA）等。CTLA4 表达在激活的 T 细胞以及 Treg 细胞，与 CD28 竞争性结合 CD80/CD86，且结合力显著高于 CD28，并转导抑制信号下调 CD80/CD86 的表达。因此在免疫应答的后期，原来 CD28 介导的激活信号被 CTLA4 转导的抑制信号所替代。

PD-1 和 BTLA 主要表达在活化的 T 细胞、B 细胞和髓样细胞上。PD-1 的配体是 PD-L1/PD-L2，PD-L1 在许多细胞类型广泛表达，PD-L2 主要存在于树突细胞、巨噬细胞和 B 细胞。BTLA 的配体是 TNF 受体超家族成员 HVEM（herpesvirus entry mediator），主要表达在活化的 B 细胞、分化的 Th1 和 Th2，以及专职性抗原呈递细胞上。PD-1 和 BTLA 的胞质区含有一个 ITIM 和一个免疫受体酪氨酸转化基序（immunoreceptor tyrosine-based switch motif，ITSM），招募 SHP1 和 SHP2 磷酸酶。这些负调节分子均出现在免疫应答的晚期，通过招募蛋白酪氨酸磷酸酶，去除细胞激活所需的各种信号分子的磷酸化，转导抑制信号，减少细胞因子的产生，抑制细胞增殖和分化，导致活化细胞死亡（图 7-41）。

上述反馈机制体现了免疫调节的一个重要规律：有激活就有抑制，先激活，后抑制。这种负向调控机制在抑制过度的免疫反应和防止自身免疫病的进展中发挥重要作用。但在慢性感染或肿瘤微环境中，T 细胞可因表达 CTLA4 和 PD-1 而使其活化受到抑制，促进肿瘤的生长，因此临床上用相应单抗阻断 CTLA4 或 PD-1 介导的抑制信号可使 T 细胞重新活化，发挥抗感染以及抗肿瘤等效应。

框 7-6　负向调节免疫反应的其他 T 细胞表面分子

　　除了上述 CD28 超家族成员负向调节免疫反应之外，一些新发现的免疫抑制性膜分子也发挥了重要的作用。淋巴细胞激活基因 3（lymphocyte activation gene 3，LAG3），又称 CD223，是一个 I 型跨膜蛋白，属于免疫球蛋白超家族（immunoglobulin super family，IgSF），主要表达在活化的 T 细胞、B 细胞、NK 细胞和浆细胞样树突状细胞上。LAG3 可以直接负向调控 T 细胞功能，也可以诱导 Treg 细胞活化，刺激其免疫抑制功能，从而发挥负向免疫调节作用。T 细胞免疫球蛋白和 ITIM 结构域蛋白（T cell immunoreceptor with Ig and ITIM domain，TIGIT）又称为 VSIG9、VSTM3 或 WUCAM，也是 IgSF 的成员之一，在活化的 CD4$^+$ T 和 CD8$^+$ T 细胞、Treg 细胞以及 NK 细胞表面表达，TIGIT 通过结合 DC 细胞上的 CD155 来改变 IL-10 和 IL-12 的分泌，还可以抑制 T 细胞和 NK 细胞的功能，阻碍 T 细胞增殖和 NK 细胞的细胞毒性。T 淋巴细胞免疫球蛋白黏蛋白 3（T cell immunoglobulin domain and mucin domain 3，TIM3）又称 HAVCR2，是 TIM 家族的一个受体蛋白，在 CD4+ T 细胞亚群（如 Th1 细胞、Treg 细胞）、1 型 CD8+ T 细胞（Tc1 细胞）、NK 细胞、树突状细胞和单核细胞表面表达，TIM3 可作为 T 细胞耗竭的标志物，其增加抑制了 T 细胞的活化，并引起 T 细胞免疫耐受。

2. **B 细胞通过 FcγR Ⅱ B 对体液免疫应答的负向调节**　B 细胞活化受体是 BCR，介导抗原识别信号的转导。FcγR Ⅱ B 是 B 细胞表面的抑制性受体，胞质内含 ITIM 结构域，可转导抑制性信号，其发挥作用需要与 BCR 形成桥联，参与交联作用主要有两种成分：抗 BCR 的独特型 IgG 抗体和抗原 - 抗体（IgG）复合物。抗独特型抗体通过其抗原结合部位与 BCR 可变区相应独特型结合，再通过其 Fc 段与同一 B 细胞表面 FcγR Ⅱ B 结合产生"桥联"作用（图 7-45）。抗原 - 抗体复合物通过 BCR 结合抗原表位，而 IgG 抗体的 Fc 段与同一 B 细胞表面 FcγR Ⅱ B 结合（图 7-42 B），从而转导抑制信号，抑制 B 细胞的活化以及抗体的产生。

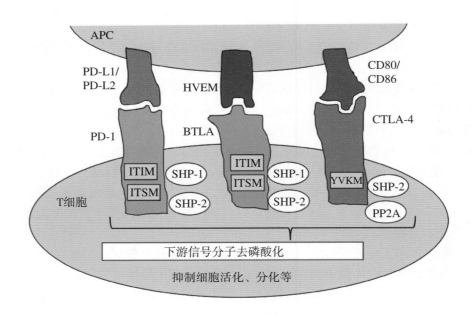

图 7-41　CD28 超家族的抑制受体
PD-1 和 BTLA 的细胞质包含一个 ITIM 和一个 ITSM，招募 SHP1 和 SHP2 磷酸酶。CTLA4 胞质区含有 YVKM 基序，同时招募 SHP2 和 PP2A 磷酸酶，这些磷酸酶介导 T 细胞激活的信号分子去磷酸化，转导抑制信号

3. **NK 细胞表面抑制性受体介导的免疫调节**　NK 细胞表面共表达活化性和抑制性受体，二者均可识别自身组织细胞表面的 MHC Ⅰ 类分子。其中胞质区氨基酸序列较长、含有 ITIM 的受体，能够转导抑制性信号，为 NK 细胞表面的抑制性受体，如 KIR2DL 和 KIR3DL 单次跨膜蛋白，以及 CD94/NKG2A 异二聚体。而活化性受体胞质区氨基酸序列较短，本身没有转导信号的能力，必须与含有 ITAM 的 DAP-12 同源二聚体等进行非共价结合，才具备转导活化信号的能力，如 KIR2DS 和 KIR3DS，以及 CD94/NKG2C 异二聚体。在正常情况下，NK 细胞表面杀伤抑制受体识别 MHC Ⅰ 类分子，抑制性信号占主导地位而不能杀伤自身组织细胞，NK 细胞处于耐受状态。在病毒感染或细胞癌变时，MHC Ⅰ 类分子缺失或表达低下，或者活化性配体上调表达，导致 NK 细胞活化受体介导信号处于优势地位，NK 细胞被激活（图 7-43），并通过脱颗粒释放穿孔素、颗粒酶和表达 FasL 等作用方式杀伤病毒感染和肿瘤靶细胞。

4. **其他免疫细胞的抑制性受体**　肥大细胞的抑制性受体为 FcγR Ⅱ B，与 B 细胞的抑制性受

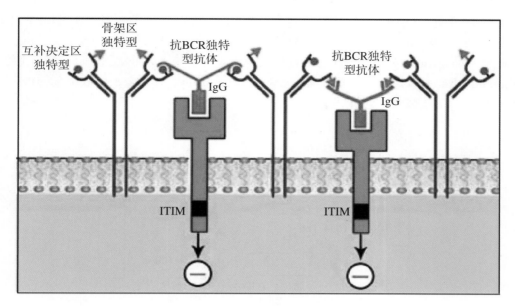

图 7-42 抗 BCR 独特型 IgG 抗体抑制 B 细胞活化

抗独特型 IgG 抗体与 B 细胞表面 BCR 独特型和 FcγR Ⅱ B "桥联"，抑制 B 细胞活化

体相同。该受体通过与肥大细胞活化性受体 FcεR Ⅰ 交联，发挥负向调节作用。人类 Vγ9Vδ2 型 γδT 细胞的抑制性受体是 CD94/NKG2A，与 NK 细胞相同，可识别来自支原体、细菌和寄生虫的磷酸化代谢产物，以及宿主细胞应激性上调表达的分子，活化的 γδT 细胞通过释放颗粒酶、穿孔素杀伤靶细胞，实现免疫调节。

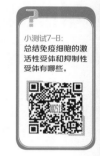

小测试7-8：
总结免疫细胞的激活性受体和抑制性受体有哪些。

（三）细胞水平的免疫调节

1. 调节性 T 细胞的免疫调节作用　在正常免疫系统存在一群具有免疫抑制功能的 T 细胞亚群，即调节性 T 细胞（Treg），细胞膜表面表达 CD4 和 CD25 分子，FOXP3 是其关键的转录因子。Treg 主要分为胸腺发育的天然 Treg（natural Treg，nTreg）和外周抗原刺激产生的诱导性

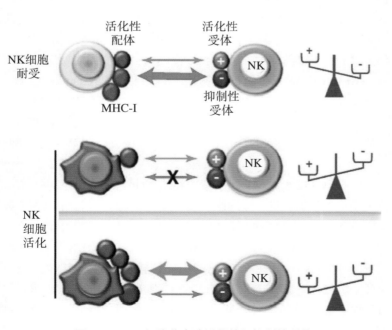

图 7-43 NK 细胞共表达活化性和抑制性受体

Treg（inducible Treg，iTreg），iTreg 又分为 Tr1 和 Th3（图 7-44）。Treg 能够抑制各种 T 细胞亚群、B 淋巴细胞增殖与活化，抑制 iDC 分化成熟为 DC，促进 iDC 诱导的免疫耐受。FOXP3 基因突变或缺失，可以引起一种严重的罕见自身免疫病，即 X 连锁多内分泌腺病、肠病伴免疫失调综合征（immune dysregulation，polyendocrinopathy，enteropathy，X-linked syndrome，IPEX），该疾病治疗效果欠佳，引起婴幼儿早期死亡。

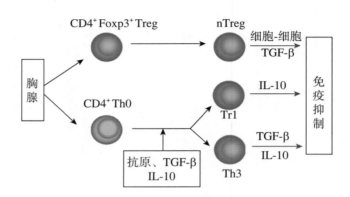

图 7-44　调节性 T 细胞的分化及效应特点

　　Treg 免疫抑制效应主要包括两种不同的机制，即细胞 - 细胞直接接触和分泌抑制性细胞因子，详见本章第二节"T 细胞的免疫效应与转归"部分。

　　2. Th1 和 Th2 的免疫调节作用　Th1 产生的 IFN-γ 能够激活转录因子 T-bet 的表达，T-bet 又可促进 IFN-γ 基因转录，而抑制 IL-4 基因转录，从而对 Th0 细胞向 Th2 分化发挥抑制作用；相反，Th2 分泌的 IL-4 可激活 Gata-3 转录因子，Gata-3 又促进 IL-4 基因转录而抑制 IFN-γ 基因转录，从而抑制 Th1 细胞的分化。Th1 的大量扩增以及释放的细胞因子，可以遏制 Th2 介导的免疫反应和疾病；反之，Th2 的大量扩增以及释放的细胞因子，可以遏制 Th1 介导的免疫反应和疾病。因此，Th1 和 Th2 的互相拮抗对维持免疫稳态发挥重要的调控作用。

　　3. 调节性 B 细胞（Breg）　B 细胞中也存在一群免疫抑制功能的调节性 B 细胞（regulatory B cell，Breg），表面标志为 CD19+IgM^high CD24^high CD1d^high CD5+IL-10+。Breg 通过分泌抑制性细胞因子如 IL-10 以及 TGF-β，能够抑制 Th1、Th17、CTL、DC 和单核巨噬细胞的功能，诱导 FOXP3+Treg 和 Tr1 的分化和功能。Breg 还能够通过 FasL-Fas 通路杀伤 CD4+ 效应 T 细胞而实现负向调节（图 7-45）。Breg 在控制持续性感染和过度的自身免疫炎症反应中发挥重要作用。

　　4. 调节性 DC、M2 以及 MDSC 的调节作用　调节性 DC（regulatory DC，DCreg）也称为耐受型 DC（tolerogenic DC），其发挥效应的主要机制包括：分泌抑制性细胞因子 IL-10、TGF-β，诱导 Treg 细胞的分化和扩增；表达抑制性膜分子如 PD-L1、PDL2、CD103，表达抑制性酶如精氨酸酶、IDO 等，从而抑制免疫细胞的活性，在维持肠道耐受、母婴耐受、肿瘤逃逸等方面发挥重要作用。

　　巨噬细胞分为 M1 型和 M2 型。M1 型巨噬细胞介导抗原提呈，能够分泌促炎细胞因子和趋化因子，正向调节免疫应答。M2 型巨噬细胞主要是通过分泌抑制性细胞因子如 IL-10、TGF-β 等下调免疫应答，发挥负向免疫调节作用，在肿瘤免疫逃逸中发挥重要的作用。

　　髓系来源免疫抑制性细胞（myloid-derived suppressor cell，MDSC）是一类 Gr1+CD11b+ 未成熟表型的异质性细胞群体，主要是来源于骨髓的不成熟髓系细胞。MDSC 通过产生精氨酸酶和反应性氧中间产物如 iNOS、NO，抑制 NK、CTL、B 细胞的功能，并抑制 DC 的成熟，促进肿瘤微环境中 M2 细胞的分化。肿瘤微环境中长期大量富集 MDSC，抑制免疫细胞活性，促进肿瘤细胞生长，因此 MDSC 成为肿瘤治疗的潜在靶标。

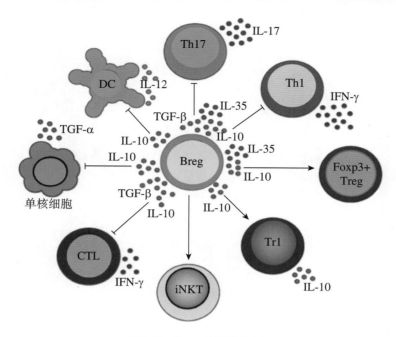

图 7-45 Breg 的调控作用

另外，其他细胞如 CD8⁺FOXP3⁺Treg、γδTreg、NKT 等也具有免疫调节活性。

框 7-7 MDSC 的分类与主要作用

在肿瘤、细菌或寄生虫感染、脓毒血症、创伤、骨髓移植以及一些自身免疫病等病理状态下，MDSC 会大量产生和累积，从而对机体的免疫系统起到抑制作用。MDSC 可分为单核细胞 MDSC（monocytic-MDSC，M-MDSC）和粒细胞/多形核细胞 MDSC（polymorphonuclear-MDSC，PMN-MDSC）两个亚群，二者都是不成熟的髓系来源的细胞，具有免疫抑制功能。在小鼠中，MDSC 主要存在于骨髓、外周血、脾、肝、肺或各种器官的肿瘤中，其中 M-MDSC 的表型为 CD11b⁺Ly6G⁻Ly6C⁺Gr1⁺，PMN-MDSC 的表型为 CD11b⁺Ly6G⁺Ly6C^{low}Gr1⁺。在人类中，MDSC 主要存在于血液和各种器官的肿瘤中，M-MDSC 的表型为 CD11b⁺CD14⁺CD15⁻HLA-DR⁻，而 PMN-MDSC 的常见表型为 CD11b⁺CD14⁻CD15⁺HLA-DR⁻ 或 CD11b⁺CD14⁻CD66b⁺HLA-DR⁻。MDSC 除了可以通过固有免疫和适应性免疫调节免疫细胞功能之外，还通过促进肿瘤血管生成、肿瘤细胞侵袭及向远处器官转移等非免疫机制参与肿瘤的生物学行为。越来越多的证据表明，MDSC 是恶性肿瘤的基本特征之一，也是肿瘤治疗的潜在靶点。

5. **活化诱导的细胞死亡（AICD）的调节作用** 多种细胞膜表面表达 Fas（CD95），免疫细胞活化后上调该分子的表达，FasL（CD178）主要表达在活化的 T 细胞和 NK 细胞，相邻的活化 T 细胞表面的 Fas-FasL 相互作用，启动死亡受体途径，引发 caspase 介导的级联反应，导致细胞凋亡。另外，膜表面的 FasL 还可以在金属蛋白酶作用下脱落下来，这种可溶性 FasL 分子可以与自身细胞、邻近活化 T 细胞以及 B 细胞表面的 Fas 结合，不仅能以自分泌方式使活化 T 细胞自身发生凋亡（自杀），还能以旁分泌方式使相邻活化的 T、B 细胞发生凋亡（图 7-46），这一过程对免疫应答的负向调节发挥重要作用。

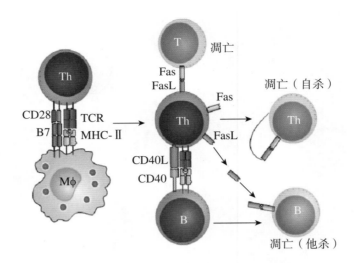

L7-15u

细胞凋亡与 caspase

图 7-46　FAS-FASL 介导的细胞凋亡

　　当 Fas 或 FasL 基因发生突变，细胞不能表达功能性的 Fas 和 FasL 蛋白，死亡受体途径介导的细胞凋亡受阻，导致活化的 T 和 B 细胞克隆清除障碍，在体内大量堆积时，可发生系统性自身免疫病。而在肿瘤微环境中，某些肿瘤细胞高表达 FasL，与浸润的效应 T 细胞表面的 Fas 结合，导致这些 T 细胞凋亡，从而实现肿瘤细胞的免疫逃逸。

（四）整体和群体水平上的免疫调节

　　1. 神经 - 内分泌 - 免疫的网络调节（regulatory immunoneuroendocrine networks）　神经、内分泌和免疫这三大系统之间的相互刺激、相互制约构成的多维控制网络，对维持机体内环境稳定，以及整体的正常生理功能发挥重要作用。焦虑、过劳、精神紧张等精神因素使机体免疫功能紊乱，增加对感染以及肿瘤的易感性，或加重原有的病情；内分泌失调也制约着疾病的发生发展。这是一种整体水平的调节。

　　（1）神经内分泌系统对免疫系统的调节：神经内分泌系统主要由大脑、脑垂体、甲状腺、甲状旁腺、胰腺、肾上腺、睾丸、卵巢等组成。神经细胞和内分泌细胞能够分泌多种神经递质、激素和细胞因子，几乎所有免疫细胞都有不同的神经递质和内分泌激素受体。这些内分泌激素和神经递质通过与免疫细胞上的受体结合，发挥免疫调节功能。糖皮质激素的分泌是机体对各种刺激如温度的极端变化、恐惧、饥饿和身体伤害等引起的主要应激反应，刺激下丘脑可通过促肾上腺皮质激素释放因子（CRF），引起脑垂体释放 ACTH，进而促进肾上腺皮质释放糖皮质激素，糖皮质激素对几乎所有免疫细胞都有程度不一的抑制作用，下调免疫反应，抑制炎症因子（IL-1、IL-6、TNF-α 等）的分泌，形成下丘脑 - 垂体 - 肾上腺轴的免疫调节（图 7-47）。另外，也存在非垂体 - 肾上腺轴的免疫调节，包括雌激素、生长激素、阿片肽、催乳素等的调节作用，雌激素、生长激素等能够促进免疫应答，而阿片肽对免疫细胞的影响具有增强和抑制的双重作用。

　　（2）免疫系统对神经内分泌系统的调节：活化的免疫细胞分泌的细胞因子除了对自身活性的调节外，还能够作用于神经内分泌系统，从而影响全身各系统的功能活动。如免疫细胞分泌的炎症因子如 IL-1，可通过下丘脑 - 垂体 - 肾上腺素轴，刺激糖皮质激素合成和释放，后者与受体结合，下调免疫细胞如 Th1 和单核 / 巨噬细胞的活性，抑制过度的炎症反应，产生反馈调节作用（图 7-47）；随着糖皮质激素合成相应减少，又能使上述免疫细胞解除抑制，而使其产生细胞因子的能力再次增加，又会促进皮质激素的合成。如此循环往复，组成调控网络。值得注意的是，糖皮质激素一方面可以保护机体免受更严重的炎症损伤，另一方面也能降低机体对病原体的免疫

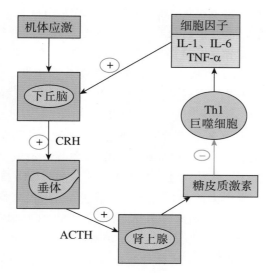

图 7-47 糖皮质激素负反馈调节免疫应答

CRH（corticotropin-releasing hormone）：促肾上腺皮质激素释放激素；ACTH（adrenocorticotropic hormone）：促肾上腺皮质激素

力，容易引起继发感染或肿瘤的发生。

同时，免疫细胞本身也分泌多种神经递质和激素物质，如 ACTH、TSH、生长激素以及脑啡肽等，对神经内分泌系统产生调节作用。

2. 免疫应答的遗传调控 机体能够通过各种反馈机制对免疫应答进行调控，以便维持免疫稳态以及内环境的稳定。针对某一特定抗原，不同的个体所产生的免疫应答，以及应答的强弱存在明显的差异，表明免疫应答受遗传背景的控制。MHC 基因多态性是控制免疫应答水平的主要遗传因素，由于 TCR 识别的抗原是与 MHC Ⅰ类分子或 MHC Ⅱ类分子结合的抗原肽，因此，MHC 分子的多态性调控着 T 细胞的活化。

在群体水平，不同个体所携带的 MHC 等位基因类型有所差异，其表达的 MHC 结合特定抗原肽的能力也有差异，从而不同个体之间产生的免疫应答程度也有不同，所以 MHC 的多态性是群体水平免疫调节得以产生的条件。MHC 的多样性提供的是免疫应答能力各不相同的个体，这是在长期的进化过程中人类自然选择的结果，以便提高人群对环境的适应能力。

另外，环境、饮食、肠道菌、微量元素、维生素、性别和年龄都对固有免疫应答和适应性免疫应答发挥重要的调节作用。

（张保军）

小测试7-9：
妊娠过程中，携带父亲HLA分子的胚胎作为一种半同种异体移植物，为何不被母体的免疫系统所排斥？

小 结

适应性免疫细胞主要包括 T 细胞和 B 细胞，在细胞免疫应答和体液免疫应答中发挥重要作用。

根据 T 细胞所处的活化阶段可分为初始 T 细胞、效应 T 细胞、记忆 T 细胞；根据 TCR 类型可分为 αβ T 细胞和 γδ T 细胞；根据 CD 分子表达可分为 CD4+ T 细胞和 CD8+ T 细胞；根据功能特征可分为辅助 T 细胞、细胞毒性 T 细胞、调节性 T 细胞。T 细胞在胸腺中发育，完成 TCR 基因重排获得多样性 TCR 的表达，通过阳性选择获得自身 MHC 限制性，以及阴性选择获得自身免疫耐受。

Note

T 细胞通过 TCR 特异性识别 pMHC，由 CD3 和共受体 CD4 或 CD8 传递 T 细胞活化的第一信号，共刺激分子提供第二信号，以及在多种细胞因子的作用下充分活化。而共抑制分子会下调 T 细胞活化及免疫应答强度。适应性免疫应答主要靠 Th 和 CTL 发挥效应。T 细胞清除病原后，通过细胞凋亡和 Treg 的免疫调节，完成免疫转归。在这个过程中，小部分效应 T 细胞会分化为记忆 T 细胞，当再次遇到相同抗原时，产生更快、更强的再次免疫应答，快速、有效地清除病原。

特异性体液免疫应答主要由 B 细胞介导。根据 B 细胞所处的活化阶段和功能特征可分为初始 B 细胞、效应 B 细胞、记忆 B 细胞和调节性 B 细胞；根据 B 细胞反应特异性可分为 TI 抗原反应性 B1 细胞和 TD 抗原反应性 B2 细胞。B 细胞对 TD 抗原的免疫应答始于 BCR（mIg）对 TD 抗原的识别，所产生的第一活化信号经由 Igα/Igβ 向胞内传导。BCR 共受体复合物加强第一活化信号的传导。Th 细胞与 B 细胞相互作用（CD40/CD40L 等）及 Th 细胞分泌的细胞因子向 B 细胞提供第二活化信号（辅助刺激信号）。B 细胞充分活化后再淋巴滤泡进一步形成生发中心，并在生发中心发生体细胞高频突变、抗原受体亲和力成熟及类别转换，最后分化成熟为分泌抗体的浆细胞或记忆 B 细胞。特异性体液免疫应答具有免疫记忆，再次接触相同抗原诱导的再次应答具有所需抗原量少、潜伏期短、抗体水平高、持续时间长的特点。

免疫耐受是机体免疫系统针对某种抗原表现出的特异性免疫无应答或低应答状态。免疫耐受可分为中枢耐受和外周耐受。中枢耐受主要基于中枢器官的自身反应性 T 细胞和 B 细胞的克隆剔除，而外周耐受是淋巴细胞活化过程中第一信号、共刺激或共抑制信号，克隆无能、失能或忽视，以及多种免疫抑制细胞、免疫分子和抑制性细胞因子等参与的。免疫调节贯穿整个免疫应答过程，其机制主要由多种免疫细胞、免疫相关分子以及神经内分泌系统所介导。免疫耐受和免疫调节与临床应用密切相关，建立和打破免疫耐受以及干预免疫调节，在自身免疫病、器官移植排斥、超敏反应性疾病、感染、癌症等疾病的防治中发挥重要作用。

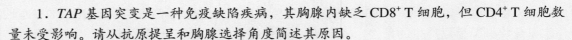

整合思考题

1. *TAP* 基因突变是一种免疫缺陷疾病，其胸腺内缺乏 CD8$^+$ T 细胞，但 CD4$^+$ T 细胞数量未受影响。请从抗原提呈和胸腺选择角度简述其原因。

2. 从 T 细胞激活过程中的正向和负向调控信号解释 T 细胞活化状态是如何被调控的。

3. CD4$^+$T 细胞和 CD8$^+$T 细胞如何协同完成抗感染的适应性免疫应答？

4. 简述乙肝疫苗注射后机体产生抗体的免疫学过程以及参与的主要细胞及分子。

5. 请辨析第二剂乙肝疫苗注射后产生抗体与第一剂有何不同，并描述机制。

6. 在临床治疗中，哪种情况下需要建立免疫耐受或打破免疫耐受？分别有哪些方法或策略？

7. 参与免疫调节的抑制性膜分子主要有哪些？作用机制是什么？

8. 调节性 T 细胞（Treg）的作用机制以及临床意义是什么？

L7-14e

整合思考题参考答案

第八章　病原的感染与免疫、致病机制

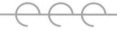
导学目标

通过本章内容的学习，学生应能够：

※ **基本目标**

1. 描述病原菌感染的不同途径与方式。
2. 总结病原菌的致病机制。
3. 从形态上辨别不同种类的病媒节肢动物，总结病媒节肢动物所传疾病及传病机制。
4. 运用前期所学习的免疫学知识，结合病原体的特征，说明机体固有免疫和适应性免疫是如何对抗各类病原体感染机体的。
5. 通过分析机体抗感染免疫应答机制，解释病原体所具备的相应免疫逃逸机制。
6. 比较机体针对病毒、细菌、寄生虫等不同类型病原体抗感染免疫应答的异同。
7. 比较不同种类寄生虫对宿主致病的差异。

※ **发展目标**

1. 应用病原体感染与免疫、致病机制方面的重要知识为感染性疾病的防控奠定重要基础。
2. 灵活运用本章所学知识，合理分析机体对各类病原体感染的免疫应答特点及临床表现。
3. 从病媒节肢动物的生态特点入手分析其防治策略。
4. 分析寄生虫病对社会经济发展的影响。

　　病原感染是指在一定条件下，病原侵入宿主体内，并与机体相互作用，引起一系列病理变化的过程。能感染宿主并导致疾病产生的生物称为病原体（pathogen）。病原体（包括病原性细菌、真菌、病毒及寄生虫等）在宿主体内与宿主防御机制相互作用并引起一定的病理过程，称为感染（infection）。引起感染的病原体可来自宿主体外，也可来自宿主体内。前者称为外源性感染（exogenous infection），后者称为内源性感染（endogenous infection）。病原体从一个宿主到另一个宿主体内并引起感染的过程称为传染。病原体能通过不同的方式和途径传播，引起宿主不同程度的病理过程。不同的病原体感染的宿主种类也不同。

　　抗感染免疫是指病原体入侵机体后宿主免疫系统产生的抗感染免疫应答，旨在抑制或避免病原体的致病作用。同时，在宿主抗感染免疫的压力下，病原体还可能通过各种方式对抗宿主，逃避宿主的免疫防御。因此，在疾病的发生、发展与消失过程中，病原体感染和宿主的抗感染作用会发生此消彼长的相互作用。

第一节　病原体的感染

案例 8-1

　　女，73 岁。因发热 1 周，持续咳嗽并伴有咳痰 4 天入院。既往诊断慢性淋巴细胞白血病 8 年。入院检查发现，体温 38.6 ℃，右肺可闻及少许湿啰音，胸部 X 线片显示右中下肺叶大片阴影。初步诊断为肺部感染。进一步胸部 CT 显示右下肺大片实变，两侧少量胸腔积液。痰培养分离鉴定出草绿色链球菌。选用头孢曲松治疗，1 周后病情好转，未再发热，咳嗽减轻，改用头孢克洛抗感染。

　　问题：

　　1. 患者出现链球菌感染的原因是什么？

　　2. 草绿色链球菌导致肺炎的机制是什么？

　　3. 草绿色链球菌的治疗药物如何选择？

　　病原体的致病性与其毒力、侵入机体的途径及入侵病原体数量等因素密切相关。不同病原体可通过多种途径感染机体，并与机体的免疫系统发生相互作用和斗争，进而引发各种类型感染，并导致不同的结局。

一、感染原

　　引起机体感染的病原体主要有外源性和内源性两大来源。

　　1. 外源性感染

　　（1）患者

　　（2）带菌者

　　（3）感染的动物

　　病原体源自宿主机体外的环境，传染源主要是感染者。感染者从潜伏期到病后恢复期间，可能将病原体排出，污染外界环境或通过接触传播，使人们通过接触污染的空气或医院内设施而感染。由于医院内各种患者众多，感染机会增大，且患者抵抗力降低，这增加了感染的易感性。

　　2. 内源性感染　主要由患者自身体内或体表的微生物群引起的感染，也称为自身感染。这类感染的病原体通常是机体内的正常微生物群，但在特定条件下，某些机会致病菌会引起感染并致病。内源性感染还包括原发感染后少数病原体潜伏下来，随后重新激活引起感染的情况，如结核分枝杆菌感染。内源性感染具有条件依赖性，是医院感染的一种常见现象，已成为临床上的常见病和多发病。

二、感染途径

　　病原体固有的生物学特性决定其感染途径和入侵宿主的部位。不同病原体生物学特性存在差异，它们可通过一个或多个途径入侵机体，在适宜的系统和器官寄居、增殖，并引起疾病（表

8-1）。了解病原体的感染途径对于病原体的鉴别诊断、指导临床用药和疾病预防具有重要意义。

1. 病原体的感染途径 主要包括：①直接侵入，如吸入、食入病原体；②间接侵入，如通过接触环境污染物或器具；③媒介传播，包括动物或昆虫叮咬传播的疾病，如鼠疫、斑疹伤寒和流行性乙型脑炎等。

表 8-1 病原菌感染途径

途径	方式	疾病举例
呼吸道感染	气溶胶，飞沫方式吸入	肺结核、白喉、百日咳、流感、麻疹等
消化道感染	粪 - 口方式，食入、饮用	肠热症、痢疾、食物中毒、甲肝等
泌尿生殖道感染	性接触，黏膜损伤	淋病、梅毒、艾滋病等
创伤性感染	皮肤、黏膜创伤、破损	皮肤化脓感染、破伤风、狂犬病等
经血感染	输血、注射、针刺	细菌败血症、乙肝、丙肝等
媒介昆虫感染	密切接触、叮咬	鼠疫、乙脑等
多途径感染	消化道、呼吸道、创伤、血液、泌尿生殖道等	结核、艾滋病等
垂直传播	宫内、分娩产道、哺乳等	乙肝、艾滋病等

2. 播散 病原体通过不同途经（表 8-1）感染机体后，可能出现两种情况：一些病原体通常只在皮肤或黏膜表面引起感染，而不进入组织内部；另一些病原体则先在局部引起轻微感染，随后侵入皮肤、黏膜以及其他组织。皮肤或黏膜的任何创伤和破损都有可能使病原体穿越这些天然屏障，并从入侵部位通过体液或神经系统扩散到机体其他部位或全身，这种情况称为播散（dissemination）。

病原体由局部入侵部位向全身播散的主要方式包括：①直接接触播散。病原体通过细胞 - 细胞接触进行播散。如有些病毒可引起细胞融合而导致播散；有些细菌则通过向周围组织产生和释放侵袭性酶，进而向全身播散。②血液播散。病原体进入血液，或感染吞噬细胞或淋巴细胞后，可通过血液播散到其他部位或全身。病毒进入机体血液系统称病毒血症（viremia），有些病毒还可能引起二次病毒血症。③神经系统播散。病原体通过与感染部位的神经元接触发生感染，并可沿神经系统向远离入侵部位或全身播散。目前，只有病毒被发现可以通过神经系统播散，其引起的疾病常表现为沿神经迁移，如疱疹病毒、狂犬病毒等。

3. 传播方式 即病原体从传染源侵入宿主的过程。流行病学将病原体的传播分为两大类：①水平传播（horizontal transmission），即病原体在人群中不同个体之间的传播，包括人与人之间的传播以及通过媒介或动物的传播。②垂直传播（vertical transmission），指病原体从宿主的亲代传播给子代的方式，主要发生在孕妇感染后导致的子代感染。分娩过程和新生儿期（出生后 28 天内）哺乳也可能导致垂直传播。多种病原体能引起垂直传播，包括乙型肝炎病毒（hepatitis B virus，HBV）、丙型肝炎病毒（hepatitis C virus，HCV）、巨细胞病毒、人类免疫缺陷病毒（human immunodeficiency virus，HIV）、风疹病毒、梅毒螺旋体和弓形虫等。垂直感染可能导致死胎、流产、早产或先天畸形，子代也可能没有任何症状或成为病毒携带者（表 8-1）。

三、感染类型

当病原体感染宿主后，它们之间的相互作用最终会导致不同的临床症状和结局。根据病原体和宿主力量的对比和有无症状，可分为不感染、隐性感染（inapparent infection）和显性感染

（apparent infection）（表 8-2）。

不感染是指当侵入的病原体数量较少、毒力较弱或宿主具有较强的免疫力时，病原体会被宿主迅速消灭，从而不会发生感染。

隐性感染是指当侵入的病原体数量较少、毒力较弱，宿主抗感染免疫力较强，或者病原体不能到达靶细胞或靶器官，感染后对机体损害较轻，不会出现或仅出现轻微的临床症状，亦称为亚临床感染（subclinical infection）。由于隐性感染者不出现临床症状，这可能导致漏诊和误诊。隐性感染后，机体常可获得特异性免疫力，能抵御同种病原体的再次感染。但也有少数患者可一直携带病原体，机体免疫力无法将其清除，仍可在体内增殖并向外界播散，成为带菌者（carrier）或病毒携带者（viral carrier），是重要的传染源，所以隐性感染在疾病流行控制中具有重要意义。

显性感染发生在大量病原体侵入机体，宿主抗感染免疫力较弱的情况下，导致细胞组织受损并引发机体出现临床症状，也被称为临床感染（clinical infection）。

表 8-2　病原体的感染类型

感染类型	病原体毒力	宿主抗感染免疫	临床症状
带菌状态	显性感染后病原体没被全部消灭，与免疫力短暂平衡		症状轻或不明显
不感染	病原体数少，毒力很弱，部位不合适	强	无症状
隐性感染	病原体数少，毒力弱	强	不出现或很弱
潜伏感染	致病性与抗感染免疫力平衡		长期潜伏灶，症轻
显性感染	数量多，毒力强	弱	有症状，结构功能损害
急性感染			发病急，病程短，数日至数月
慢性感染			发病慢，病程长，数年
局部感染	局限在一定部位		疖、痈
全身感染	扩散全身		多种多样，各种毒血症、菌血症

（一）细菌的感染类型

1. 隐性感染　结核分枝杆菌、白喉棒状杆菌及伤寒沙门菌等常出现隐性感染。

2. 显性感染　临床上按病程和病情缓急不同，显性感染可分为以下类型。

（1）急性感染（acute infection）：病情发展迅速，病程较短，通常持续数日至数周。病愈后，外源性致病菌会从宿主体内被清除。

（2）慢性感染（chronic infection）：病程缓慢，常持续数月至数年。如结核分枝杆菌等胞内菌往往引起慢性感染。

（3）亚急性感染（subacute infection）：病情发展较急性感染慢，但病程较慢性感染短，如甲型溶血性链球菌所致的亚急性细菌性心内膜炎。

根据感染的部位和性质不同，显性感染又可分为以下类型。

（1）局部感染（localized infection）：致病菌仅在宿主的某个特定部位生长繁殖，释放毒素，导致该局部区域出现病变。

（2）全身感染（generalized infection）：致病菌或其毒性代谢产物通过血液播散，引起宿主全身性的急性症状。临床上常见以下几种情况。

1）毒血症（toxemia）：病原菌在宿主体内特定部位生长繁殖，不进入血流，但其产生的外毒素随血液进入循环系统，影响靶器官，造成组织损伤和特有的毒性症状，如白喉、破伤风等。

2）菌血症（bacteremia）：病原菌从局部感染部位侵入血流，但不在血液中生长繁殖，仅为短暂的一过性，这些菌通过血液循环传播到体内其他适宜部位，再次繁殖并致病。如肠热症早期的菌血症。

3）败血症（septicemia）：病原菌侵入血流并在其中大量繁殖，释放毒性产物，导致严重的全身中毒症状，如高热、皮肤和黏膜瘀斑、肝大和脾大等。革兰氏阳性菌和革兰氏阴性菌都可能引发败血症，如鼠疫耶尔森菌、炭疽芽孢杆菌等。

4）脓毒血症（pyemia）：化脓性细菌侵入血液，在血液中大量繁殖，并通过血流扩散到机体其他组织或器官，形成新的化脓性病灶。如金黄色葡萄球菌引起的脓毒血症，常导致多发性肝脓肿、皮下脓肿、肺脓肿和肾脓肿。

5）内毒素血症（endotoxemia）：革兰氏阴性菌侵入血流，大量繁殖并在死亡崩解后释放大量内毒素，或感染部位大量革兰氏阴性菌死亡，释放的内毒素进入血液。血中内毒素的浓度不同会导致不同的症状，轻微的表现为发热，严重时可能引起弥散性血管内凝血（DIC）、休克，甚至死亡。如小儿急性中毒性细菌性痢疾会出现严重的内毒素血症，导致患儿病情危重，甚至死亡。

L8-24
脓毒症

3. 潜伏感染（latent infection） 致病菌与宿主的免疫系统处于一种暂时平衡状态，病原菌会在病灶或某些特定组织细胞内长期潜伏，通常不表现出任何症状，且在血液、分泌物或排泄物中不易被检测到。然而，一旦宿主的免疫力下降，这种平衡就可能被打破，从而引发疾病，如结核分枝杆菌感染。值得注意的是，潜伏感染与感染的潜伏期（incubation period）是两个完全不同的概念。

4. 带菌状态（carrier state） 在经历显性或隐性感染后，致病菌并未被完全清除，而在宿主体内继续存在，与宿主的免疫力形成一种相对平衡，被称为带菌状态。带菌者自身可能没有明显的临床症状，但能持续不断或间歇性地排出致病菌，成为传播疾病的重要源头。因此，及早发现和治疗带菌者，对控制传染病的流行具有重要意义。

（二）病毒的感染类型

1. 隐性感染 在某些病毒中较为普遍，如脊髓灰质炎病毒和流行性乙型脑炎病毒的感染者中，大多数属于隐性感染，发病者只占感染者的 0.1%。

2. 显性感染 根据病毒在机体内感染过程、滞留的时间及临床症状出现时间和持续时间，可以分为急性感染（acute infection）和持续性感染（persistent infection）。

（1）急性感染：在急性感染中，病毒感染宿主后，通常表现出短暂的潜伏期和迅速的发病过程，病程可能持续数日至数周。病愈后，病毒通常会从宿主体内消失。典型的病毒引发的急性感染性疾病包括流行性感冒和甲型肝炎等。然而，当病毒损害的是生命重要器官时，宿主往往以死亡告终。

（2）持续性感染：某些病原体在宿主内可持续存在数月、数年甚至数十年。患者可能出现临床症状，也可能不出现临床症状，但病原体在体内存在时间长，患者成为长期携带者，不但是重要的传染源，也可引起慢性进行性疾病。病毒持续感染是一种重要的感染类型，其形成原因有病毒和宿主两方面因素，是二者相互作用的结果：①宿主免疫力低下，无力清除病毒；②病毒抗原性弱，宿主难以产生免疫应答予以清除；③病毒存在于受保护部位或病毒发生突变，逃避宿主免疫作用；④病毒基因组整合进宿主基因组中，与细胞长期共存；⑤某些病毒在感染过程中产生缺陷干扰颗粒，干扰病毒增殖，影响病毒的感染过程，也导致持续性感染。

持续性感染的致病机制因病原体不同而异，临床表现多样，根据感染过程和临床表现的不同，持续性感染可分为以下两类。

1）慢性感染（chronic infection）：经显性或隐性感染后，病原体未被完全清除，持续存在于宿主血液或组织中，并不断排出体外，可被检测或分离培养。慢性病毒感染病程长达数月或数十年，患者临床症状轻微或为无症状病毒携带者，但可能会反复发作，迁延不愈，如乙型肝炎病毒等常形成慢性感染。

有些病毒感染后，有很长的潜伏期，在此期间宿主无症状，一旦出现临床症状，病程多呈慢性、进行性加重，常导致死亡，这种情况被称为慢发病毒感染（slow virus infection）。如少数曾患麻疹的儿童在青春期可能会出现亚急性硬化性全脑炎（subacute sclerosing panencephalitis, SSPE），这可能是由于麻疹病毒感染过程中形成的缺陷病毒颗粒所致。慢发病毒感染通常会出现神经性症状，并可能会演变为一些少见的神经退行性疾病，最终导致死亡。

2）潜伏感染（latent infection）：经急性或隐性感染后，病原体与机体处于一种平衡状态，潜伏在特定组织或细胞内，但不能产生有感染性的病毒体，也不出现临床症状，此时用常规方法不能分离出病毒。但在特定条件下，如宿主免疫力下降、劳累、受到辐射、内分泌功能失调或基础疾病等情况下，这种平衡被破坏，引起显性感染。潜伏感染的特点是反复发作，例如单纯疱疹病毒感染后，在三叉神经节中潜伏，此时机体无症状，也无病毒排出，但在宿主免疫功能下降或使用皮质激素等情况下，潜伏的病毒被激活，沿感觉神经到达皮肤，发生唇部单纯疱疹。

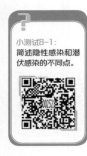

小测试8-1：
简述隐性感染和潜伏感染的不同点。

（朱　帆）

第二节　病原生物媒介及传播

一、病媒节肢动物

病媒节肢动物是一类能够直接或间接将病毒、细菌、立克次体、寄生虫等病原体传播给人类的节肢动物，包括蚊、蝇、虱、蚤、蜱和螨等。由病媒节肢动物传播的疾病称为病媒传染病，也称虫媒病。近十余年来，多种再现或新现虫媒病相继暴发，如登革热、寨卡病毒病、无形体病、发热伴血小板减少综合征、基孔肯亚病、西尼罗病毒病等。目前全球 80% 人口处于虫媒病风险中，每年超过 70 万人死于虫媒病，虫媒病的发病率已占全球传染病的 17%。在我国，卫健委最新发布的 40 种法定报告传染病中有 8 种为虫媒病，其中鼠疫被列为甲类传染病，登革热、乙型脑炎、流行性出血热和疟疾被列为乙类传染病，斑疹伤寒、黑热病、丝虫病被列为丙类传染病。虫媒病虽然只占我国传染病的 5% ~ 10%，但死亡人数却占 30% ~ 40%，对国人健康造成巨大威胁。因此，了解掌握病媒节肢动物的分类、形态、食性、生态以及与疾病的关系，对于有效防控虫媒病至关重要。

（一）病媒节肢动物的分类

病媒节肢动物主要涉及节肢动物的昆虫纲和蛛形纲。

昆虫纲是地球上种类最多、数量最大的类群，全世界报道有 34 目 1000 科 100 余万种，中国有 12 万 ~ 15 万种。昆虫纲是病媒节肢动物最重要的组成部分，包括蚊、蝇、白蛉、蚤、虱、蜚蠊等种类。蚊隶属双翅目（Diptera）蚊科（Culicidae），是最重要的吸血病媒种类，世界上有 3500 余种及亚种，在我国已发现近 400 种，伊蚊属、库蚊属和按蚊属是主要的传病蚊，能够传播寨卡病毒病、流行性乙型脑炎、登革热等病毒性疾病以及丝虫病、疟疾等寄生虫病。蝇隶属双翅目蝇科（Muscidae），全世界有 64 科 34000 余种，我国已报告 4200 余种。其中舍蝇、丝光绿蝇、大头金蝇、巨尾阿丽蝇和麻蝇等可通过携带病毒、细菌、寄生虫等病原体传病，而舌蝇和厩螫蝇则可通过叮人吸血传病。白蛉隶属双翅目白蛉亚科（Phlebotomidae）白蛉属（*Phlebotomus*），全世界有 700 余种，我国已报告 40 余种，中华白蛉、长管白蛉、吴氏白蛉和亚历山大白蛉等是传播黑热病的主要种类。虱隶属虱目（Phthiraptera），是哺乳动物和鸟类永久性体外吸血寄生虫，全世界有 3000 余种，寄生于人体的虱隶属吸虱亚目（Anoplura），有人虱（*Pediculus humanus*）（包括头虱和体虱）和耻阴虱（*Pthirus pubis*）两种，能够传播斑疹伤寒、虱传回归热等。蚤隶属蚤目（Siphonaptera）蚤科（Pulicidae），全世界有 2500 余种，我国有 650 余种，寄生于哺乳动物和鸟类的体表，主要传病种类有印鼠客蚤、人蚤等 18 种（亚种）。蜚蠊隶属蜚蠊目（Blattaria）蜚蠊科（Blattidae），全世界有 5000 余种，我国有 250 余种，常见传病种类为美洲大蠊和德国小蠊等。

蛛形纲常见的病媒节肢动物主要为蜱（ticks）和螨（mites）。蜱隶属寄螨目（Parasitiformes）、蜱总科（Ixodoidea），包括软蜱（Argasidae）和硬蜱（Ixodidae）两大类。全世界有蜱 890 余种，我国有硬蜱 100 余种、软蜱 10 余种，能够传播森林脑炎、Q 热、土拉菌病、发热伴血小板减少综合征、蜱媒回归热、莱姆病等多种虫媒病。能够传病的蜱种很多，主要有全沟硬蜱、亚东璃眼蜱、草原革蜱、乳突钝缘蜱等。螨类主要涉及革螨和恙螨。革螨隶属寄螨目革螨亚目（Gamasida），全世界有革螨 800 余种，中国有 600 余种，主要传病种类有柏氏禽刺螨、囊禽刺螨、鸡皮刺螨、格氏血厉螨等，能够传播肾综合征出血热、土拉菌病等。恙螨又称恙虫或沙螨，隶属真螨目（Acariformes）恙螨科（Trombiculidae），全世界有 3000 多种或亚种，在我国传播恙虫病的主要种类为地里纤恙螨和小盾纤恙螨。

（二）病媒节肢动物的发育与形态特征

1. 发育特征 变态和蜕皮是病媒节肢动物的发育特征。依据从卵到成虫的发育过程中形态结构、生理功能、生活习性和行为的变化，将病媒节肢动物分为完全变态和不完全变态两类。完全变态是指生活史经历卵、幼虫、蛹及成虫四个发育阶段，每个阶段的形态及生活习性明显不同，如蚊、蝇、白蛉和蚤。不完全变态是指生活史经历卵、幼虫、若虫和成虫，不经历蛹期，若虫的形态和习性与成虫相似，只是形体较小，生殖器官尚未发育成熟，如虱、蜚蠊、蜱、螨。病媒节肢动物在发育过程中需要经历多次蜕皮，才能完成生长发育。

2. 形态特征 成虫的共同特征为躯体与附肢分节，左右对称；体表为坚硬外骨骼，由几丁质和醌单宁蛋白组成；循环系统为开放式，与血腔相通，内含无色或有色的血淋巴。然而，昆虫纲与蛛形纲形态有所不同，主要鉴别特征见表 8-3。

表 8-3 昆虫纲与蛛形纲的主要形态区别

区别点	昆虫纲	蛛形纲
体型	分头、胸、腹三部	分头胸和腹二部或头胸腹融合
触角	1 对	无
翅	1～2 对，有的退化	无
足	3 对	成虫 4 对，幼虫 3 对

（1）昆虫纲（Insecta）：虫体分头、胸、腹三部分（图 8-1）。头部为取食与感觉中心，触角和触须各 1 对，口器（又称喙）依据取食方式不同，可分为刺吸式（蚊、蛉和少数蝇）、舐吸式（大多数蝇）和咀嚼式（蜚蠊）（图 8-1）。胸部分前、中、后胸 3 部，有足 3 对，翅 1～2 对或退化，翅脉和脉序可以作为物种分类的重要依据。腹部分节，通常由 11 节组成，前 1～2 节趋于退化，末端 2～4 节进化为外生殖器，因此外观节数变少。常见病媒昆虫种类有蚊、蝇、白蛉、虱、蚤、蜚蠊等。

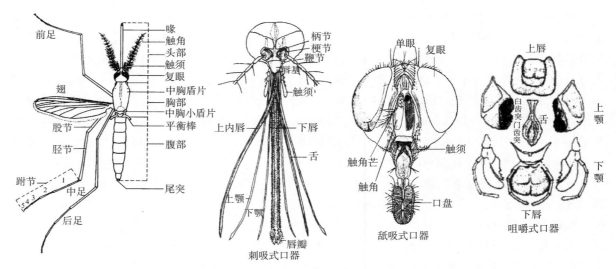

图 8-1 病媒昆虫成虫（以雌蚊为例）与三种口器模式图

1）蚊：成蚊呈灰褐色、棕褐色或黑色，体长 1.6～12.6 mm。口器为刺吸式，适于雌蚊叮刺吸血。蚊全身覆盖鳞片，翅、足等鳞片的颜色、光泽、位置、数量等是蚊种鉴定的重要依据。卵长约 1 mm，夏季在水中 2～3 天可孵化为幼虫。幼虫俗称孑孓，共有 4 龄，分头、胸、腹 3 部。腹部分 9 节，长有大量毛丛，第 8 节背面气门或呼吸管（孔）的形状可作为蚊种分类依据；幼虫蜕皮四次化为蛹。蛹外形似逗点状，浮于水面下，头部与胸部融合为圆球形状的头胸部，其背面有呼吸管 1 对，其形状与分类有关；腹部细小。蛹经 1～2 天羽化为成蚊。常见病媒蚊种鉴别如图 8-2。

按蚊，成蚊呈灰褐色，体型中等，躯体与停留面约成 45° 夹角，触须与喙等长，翅有黑白斑，数量和位置是按蚊鉴定的重要依据。卵呈船形，两侧各有一浮囊，常漂浮于水面。幼虫为呼吸孔，平浮于水面下。蛹呼吸管呈"喇叭状"，口大粗短。

库蚊，成蚊呈棕褐色，体型偏小，躯体与停留面平行，雌蚊触须短，翅多无黑白斑，足多无白环。卵呈圆锥形，无浮囊，相互竖立粘成卵块，漂浮在水面。幼虫呼吸管细长，倒垂于水面。蛹呼吸管口窄细长。

伊蚊，成蚊呈黑色，中小型，躯体与停留面平行，雌蚊触须短，翅无黑白斑，但足有明显白环。卵呈长椭圆形，无浮囊，单个沉于水底。幼虫呼吸管粗短，倒垂于水面。蛹呼吸管略粗，口宽。

2）蝇：成蝇呈黑褐色或灰褐色，体长 4～14 mm，全身被有鬃毛，有些种类有金属光泽。口器多为舐吸式，少数为刺吸式。中胸发达，背板上的鬃毛、斑纹可作为分类依据。足 3 对，多毛，末端有爪及发达的爪垫各一对；爪垫上密布细毛，并能分泌黏液携带病原体。蝇卵乳白色，香蕉型，长约 1 mm，常堆积成块；约经 1 天孵化出幼虫。幼虫俗称蛆，乳白色，圆柱状，前尖后钝，长 1～13 mm，分头、胸、腹 3 部分，腹部背面可见 8 节，第 8 节后侧有后气门 1 对，由气门环、气门裂和钮孔组成，是主要的呼吸孔道；三龄幼虫的后气门形状是分类的重要依据；经 4～12 天化蛹。蛹棕褐色或黑色，圆筒形，长 5～8 mm，不食不动，经 3～17 天羽化为成蝇（图 8-3）。与传病有关的蝇种因口器不同分为两类。

常见舐吸式口器蝇种（图 8-4）及主要鉴别点如下。

舍蝇，也称饭蝇或家蝇，属于蝇科家蝇属。躯体呈灰黑色，体型较小，长 5～8 mm，无光泽，胸背有 4 条黑色纵纹和腹部近胸橙黄色为形态特征。蝇幼虫杂食性，孳生习性复杂，一般孳生于人畜粪中和腐败的动植物中。成蝇喜爱在厨房、厕所、菜场、住屋及庭院处活动，耐寒力强，当秋后气温下降、多数蝇类消失后，舍蝇仍能继续活动和繁殖。

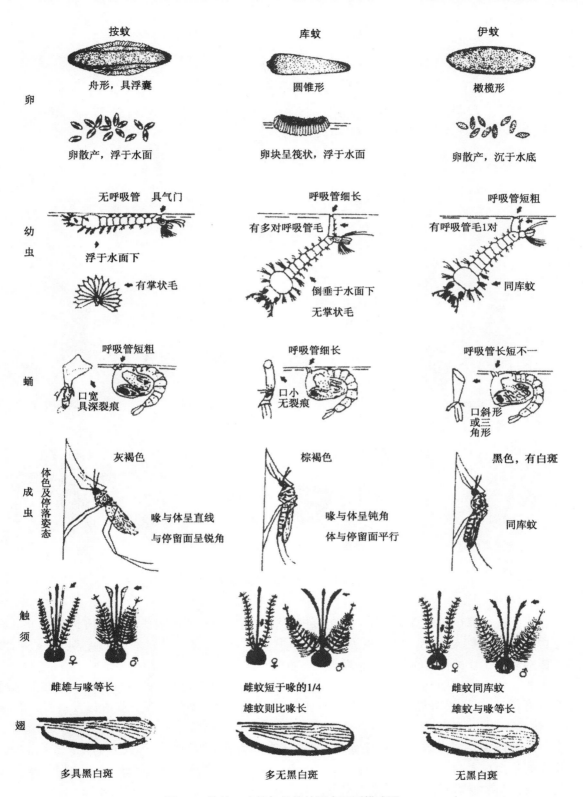

图 8-2　按蚊、库蚊与伊蚊的形态区别模式图

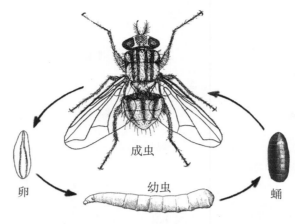

图 8-3　蝇生活史示意图

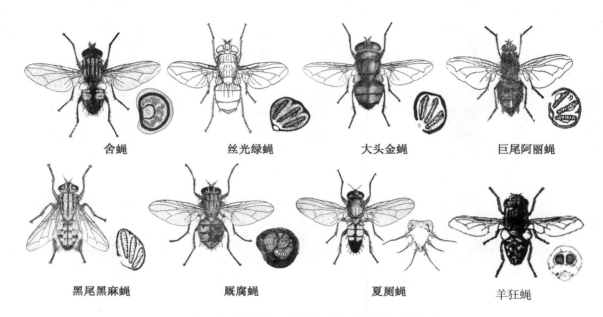

图 8-4　舐吸式口器传病蝇种成虫及其三龄幼虫后气门模式图

丝光绿蝇，属于丽蝇科绿蝇属。绿色金属光泽为其鉴别特征，体型较大，长 5 ~ 10 mm，颊部银白色，胸背鬃毛发达。蝇幼虫为尸食性，主要孳生于尸体、鱼、虾、垃圾等腥臭腐败的物质。成蝇活动在腥臭腐烂的动物及垃圾等处，也常飞入住室。

大头金蝇，属于丽蝇科金蝇属。躯体呈蓝绿色光泽，体型肥大，长 8 ~ 11 mm，头比胸宽，复眼深红色，"头大眼睛红"为典型特征。蝇幼虫主要孳生在新鲜人粪、粪缸以及畜粪，成蝇活动于腐烂的瓜果、蔬菜及粪便周围，厨房内常可见。

巨尾阿丽蝇，属于丽蝇科阿丽蝇属。青蓝色光泽为其典型特征，体大多毛，长 5 ~ 12 mm，幼虫主要孳生在人粪尿中。成蝇喜室外，常出没在垃圾堆、厕所、人畜粪便上、动物尸体上以及有蚜虫或开花的植物上；虽不常进入室内，但喜欢接触人类食物，与人关系密切。

尾黑麻蝇，也称肉蝇，属于麻蝇科麻蝇属。躯体呈灰色，无光泽，长 6 ~ 12 mm，胸背有 3 条黑色纵纹，腹部背面有黑白相间的方块斑，"川字背，棋盘腹，卵胎生"为典型特征。成蝇产幼虫于腐肉、稀便、酱缸或腌菜缸以及伤口等腐败动植物，成蝇可活动于室内外。

厩腐蝇，俗称大家蝇，属于蝇科腐蝇属，体形似家蝇，较大，长 8 ~ 9 mm。胸背有两条黑纵纹，两侧有四块黑斑。幼虫孳生于腐败植物、动物尸体及各种粪便中。成蝇多在马、牛厩舍内活动。一般以蛹或成虫越冬。

夏厕蝇，又称小家蝇，隶属于蝇科厕蝇属，体灰黄，瘦小，长 5 ~ 6 mm，触角芒上无毛，腹部黄灰色，各节背面有倒 "T" 形暗斑。幼虫常随食物进入人体，亦可进入尿道和肠腔，引起蝇蛆病。成蝇活动较广泛，主要孳生在人粪、鸡粪、牲畜混合粪、血料、烂菜、动物饲料、垃圾、泔水等人群聚居场所。

羊狂蝇，又称羊鼻蝇，属于狂蝇科狂蝇属，体躯壮实，长 10 ~ 12 mm，淡灰色，全身密被绒毛，外形似蜂。头大眼小，头顶额部凸出，且满布粗大的凹点。头与胸等宽。中胸背板具黄毛，胸背有小黑疣。腹部有银灰色与黑绿色的块状斑。翅透明，中脉末端向前方弯曲，与第四、五径脉愈合，形成封闭的第五径室，是狂蝇科的重要特征。雌蝇产幼虫于绵羊或山羊的鼻腔内。蜕皮发育为第 3 期幼虫，成熟后随喷嚏落入地面化蛹，羽化成蝇。人是羊狂蝇的转续宿主，雌成蝇撞击人眼部可产下 1 期幼虫，寄生于结膜囊，引起眼蝇蛆病。成蝇野居于养羊业发达的牧区。

常见刺吸式口器传病的蝇种（图 8-5）及主要鉴别点如下。

厩螫蝇，属于蝇科螫蝇属，形似家蝇，体型稍大，长 6 ~ 9 mm，暗灰色，胸背部有 4 条纵纹。雄蝇额头较宽，约等于触角第 3 节宽的 2 倍，间额宽于侧额，触角橙色，小盾片末端为红黄色，胫节黄色或棕黄色，翅第四纵脉末端呈弧形弯曲。雌蝇多在黄昏产卵，幼虫喜食人粪以及厨余、食物、垃圾、植物液汁等。入土化蛹，成蝇主要在白天活动，吸食家畜血液，偶尔吸食人血，能传播炭疽病和锥虫病。

舌蝇，又称采采蝇，属于舌蝇科舌蝇属，体粗壮，长 6 ~ 13 mm，鬃毛稀疏，喙较长，向前水平伸出。胸部灰色，常有深色斑纹；腹部有带纹；停息时两翅重叠于腹部背面。每个触角上有一个鬃毛状的附器——触角芒，触角芒上有一排长而分支的毛，可与其他蝇类区分。舌蝇分布广泛，多栖于撒哈拉以南农业地带人类的聚居地，以人类、家畜等脊椎动物血液为食。舌蝇为卵胎生，经三龄幼虫，落地后钻入土中化蛹，数周后羽化为成蝇。

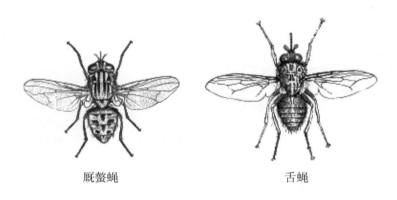

厩螫蝇   舌蝇

图 8-5 刺吸式口器传病蝇种成虫模式图

3）白蛉：成蛉呈灰黄色，长 1.5 ~ 4 mm，全身密被细毛，复眼黑而大，触角细长（图 8-6）。口器为刺吸式，喙与头约等长。触须分 5 节，向下后方弯曲。口腔内大多有口甲和色板，咽内的咽甲具有分类价值。胸背隆起呈驼背状，停息时两翅上举和身体成 45°。腹部分节，第 1 节背面均为竖立毛，依据 2 ~ 6 节背毛平卧、竖立或平卧竖立交杂三种类型的不同而具有分类价值。足细长多毛。翅狭长，末端尖且被有细毛。飞行能力较弱，只能作跳跃式飞行。卵长椭圆形，深棕或黑色，表面具有纹饰，经 7 ~ 12 天即能孵出幼虫。幼虫三次蜕皮入土化蛹。蛹经 6 ~ 10 天羽化为蛉（图 8-6）。我国常见种类有中华白蛉、长管白蛉、吴氏白蛉和亚历山大白蛉等。

4）虱：寄生于人体的虱有两种，即人虱和耻阴虱（图 8-7），常通过身体密切接触直接传播，或因使用感染者的梳子、帽子和内衣等个人物品间接传播。人虱再按寄生部位分为人头虱和人体

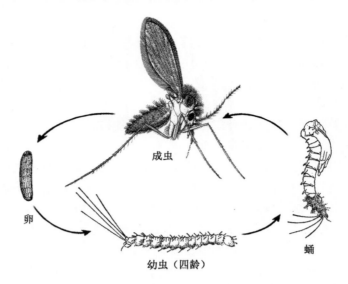

图 8-6　白蛉生活史示意图

虱，头虱寄生在头发上，体虱寄生在贴身衣物皱褶和衣缝处，两者形态颇为相似，不易区分。成虫呈灰白色，背腹扁平，体狭长，雌虱体长 2.5 ～ 4.2 mm，雄虱稍小。头部小略呈菱形，有刺吸式口器。胸部三节已融合，腹部分节明显。雌虱的腹末端呈"W"形；雄虱的腹后末端钝圆。足粗壮，末端形成抓握器，能紧握宿主的毛发或衣服纤维。耻阴虱则寄生在人体外阴部毛发上，偶可寄生于头发或眼睫毛。成虫呈灰白色，长 1.5 ～ 2.0 mm，体型宽短似蟹，胸部宽于腹部，腹侧具锥形突起，上有刚毛。前足及爪均较细，中、后足及爪明显粗大。虱卵为灰白色，椭圆形，一端有盖，产卵于毛发或衣服纤维上。若虫形似成虫，生殖器官尚未发育，经 3 次蜕皮后发育为成虫。

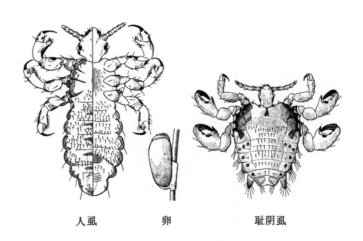

人虱　　　　　卵　　　　耻阴虱

图 8-7　人虱雄虫、虫卵与耻阴虱雌虫模式图

5）蚤：成虫深褐色，体型侧扁，长 2 ～ 4 mm，体表多鬃毛。头部呈三角形，刺吸式口器。胸部无翅，有足 3 对，后足发达。腹部由 11 节组成，从第 8 节起发育为生殖器。卵呈椭圆形，长 0.4 ～ 2.0 mm，暗黄色，表面光滑，经 5 ～ 15 天发育为幼虫。幼虫白色，蛆状，头部有咀嚼式口器和触角 1 对，蜕皮 2 次结茧为蛹。蛹长椭圆形，不活动，蛹期与温度有关，一般 9 ～ 15 天发育为成虫（图 8-8）。我国常见病媒种类有人蚤、印鼠客蚤等。

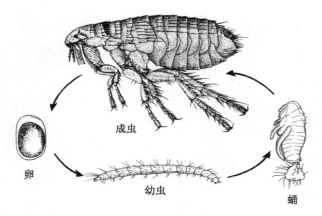

图 8-8 蚤生活史示意图

6）蜚蠊：成虫体表油光发亮，背腹扁平，大小因种类不同而相差较大，室内常见者为 10～35 mm，咀嚼式口器，翅 2 对，前翅革质，后翅膜质。半变态，发育经卵、若虫和成虫 3 期。雌虫排出卵荚，内含数十个虫卵。卵呈窄长形，乳白色，半透明，在卵荚中排成整齐的两列。若虫刚孵出时呈白色，以后着色逐渐变深，多次蜕皮后羽化为成虫。我国常见种类有德国小蠊、黑胸大蠊和美洲大蠊等（图 8-9）。

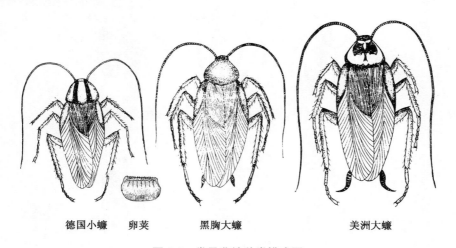

德国小蠊　卵荚　　　黑胸大蠊　　　　　美洲大蠊

图 8-9 常见蜚蠊种类模式图

（2）蛛形纲（Arachnida）：体型较小，呈圆形、椭圆形或长形，无翅，无触角，无复眼，有单眼或退化，有足 4 对。成虫由颚体（或称假头）与躯体两部分或头胸腹愈合成一体。颚体位于躯体前方或前端腹面，由颚基及颚基前面两侧的 1 对须肢和须肢内侧背面的 1 对螯肢及腹面的口下板组成。躯体呈囊袋状，表皮有的较柔软，有的形成不同程度骨化的背板（图 8-10）。常见的病媒种类有蜱螨亚纲的蜱、恙螨、革螨等。

1）蜱：分软蜱和硬蜱。硬蜱躯体为长圆形，暗褐色。背面有盾板，雄虫覆盖整个背部，雌虫盾板小，仅覆盖近一半。躯体前端颚基前方有螯肢一对，顶端各有 2 个向外的倒钩，能刺破皮肤。未吸血时较小，腹背扁平，背面稍隆起；饱血后胀大如赤豆或蓖麻子状。软蜱的基本形态和构造与硬蜱相似，但颚体较小，位于躯体前部腹面，躯体背面无盾板。卵呈球形，直径 0.5～1.0 mm，淡黄色至褐色，聚集成堆，在适宜条件下 2～4 周孵化。幼虫足 3 对，经 1～4 周蜕皮为若虫。若虫足 4 对，无生殖孔。硬蜱若虫只 1 期，软蜱若虫 3～8 期不等。若虫再吸血后经 1～4 周蜕皮为成虫。我国常见种类有全沟硬蜱、草原革蜱、亚东璃眼蜱、乳突钝缘蜱等（图 8-11）。

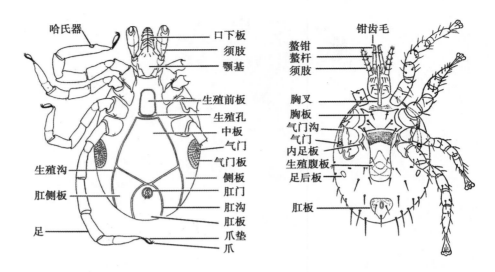

图 8-10 硬蜱成虫与革螨雌成虫腹面模式图

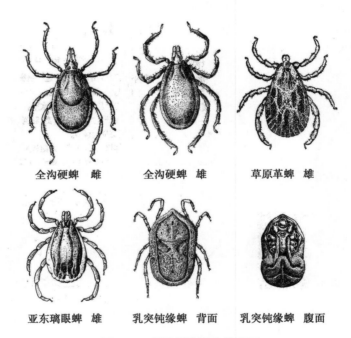

全沟硬蜱 雌　　　全沟硬蜱 雄　　　草原革蜱 雄

亚东璃眼蜱 雄　　　乳突钝缘蜱 背面　　　乳突钝缘蜱 腹面

图 8-11 常见蜱种形态模式图

2）恙螨：仅幼虫营寄生生活，体小，长 0.2 ～ 0.5 mm，椭圆形，体呈红、橙、淡黄或乳白色（图 8-12）。幼螨头、胸、腹三部分分界不明显，前端有螯肢及须肢各 1 对，背面前部有 1 块具有分类价值的盾板，分别为长方形、五角星和舌形，其上通常有 5 根刚毛及 1 对感器，感器形状包括细丝状、羽毛状、棍棒状等。卵呈球形，淡黄色，直径约 0.2 mm，破壳发育为前幼虫，蜕皮后发育为幼虫，饱食后蜕皮发育为若蛹，蜕皮后成为若虫，停止活动变为成蛹，脱蛹而出变为成虫。我国常见种类为地里纤恙螨和小盾纤恙螨。

3）革螨：成虫呈卵圆形，黄色或褐色，体长 0.2 ～ 0.5 mm，颚体由颚基、螯肢和须肢组成，颚基的形状具有分类学价值。口下板 1 对，呈三角形。背面背板整块或分 2 块，披有刚毛（图 8-13）。雌虫腹面有多块骨化的板，雄虫通常愈合为 1 块全腹板。卵呈椭圆形，乳白色或淡黄色，直径为 0.1 ～ 0.35 mm。一般经过 1 ～ 2 天孵出幼虫。经 3 次蜕皮，依次发育为第一若虫、第二若虫和成虫。我国常见种类有柏氏禽刺螨、鸡皮刺螨、格氏血厉螨、囊禽刺螨和毒厉螨等。

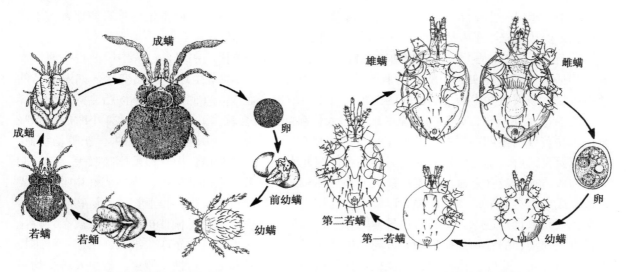

图 8-12　恙螨生活史示意图　　　　　图 8-13　革螨生活史示意图

（三）病媒节肢动物的生态

病媒节肢动物的生态是指节肢动物与周围环境的相互关系，包括环境因素与病媒生物生长、发育、繁殖、食性、栖息、越冬等生理行为的相互关系以及环境因素对这些生理行为的影响。环境因素包括温度、湿度、光照、生物因素等。温度是对节肢动物影响最显著的气候因素。节肢动物是变温动物，每一种节肢动物都有一定的适宜温度范围，即适温区，通常为 20 ～ 25 ℃。温度对节肢动物的影响表现在发育起点温度、休眠越冬及寿命等诸多方面，低于 10 ℃ 或者高于 35 ℃ 对病媒节肢动物生殖力、产卵量、吸血频率等都有影响。湿度影响不及温度影响突出，30% ～ 60% 相对湿度适宜病媒节肢动物的生长繁殖。光照主要影响节肢动物的昼夜活动，伊蚊、蝇等属于昼行性类群，按蚊、库蚊、白蛉等属于夜行性类群。生物因素主要涉及食物和植被等。依据食性将节肢动物分为血食性和非血食性两类，前者与医学关系密切。单血食性节肢动物只刺吸一种宿主的血液，如人虱只刺吸人血，有较强的宿主特异性，仅在人间传播疾病；多血食性者则可刺吸多种宿主的血液，宿主特异性低，如蚊、白蛉、蚤、蜱、螨等，不仅传播人类疾病，还可传播人兽共患病。植被主要与节肢动物的孳生与栖息有关，节肢动物种类不同，对植被的要求也各不相同。了解这些因素对病媒节肢动物孳生习性、食性、活动与栖息、季节消长和越冬的影响，对于制定切实可行的防制措施，控制它们对人类的危害具有重要意义。

1. 孳生习性　病媒节肢动物成虫产卵和幼虫发育的地方称为孳生地（breeding ground）。不同类别的病媒节肢动物，孳生地差异很大；即使同一类别的不同种间也存在差异。在昆虫纲，蚊类幼虫均孳生于水中，按蚊多产卵于沼泽、稻田以及灌溉沟渠等清水中，库蚊多产卵于污水坑、污水沟、洼沟积水；而伊蚊则产卵于雨后积水的小容器中，如树洞、石穴、竹洞、缸等处。蝇类多数孳生于人粪、畜禽粪、腐败植物质以及垃圾等处，但丝光绿蝇、厩腐蝇则孳生于腐败动物体。白蛉各期幼虫均生活在土壤中，以人房、畜舍、厕所、窑洞、墙缝等隐蔽、温湿度适宜、土质疏松且富含有机物的场所地面下 10 ～ 12 cm 处多见。虱有趋向黑暗和群集的习性，人头虱多寄生于耳后发根上；人体虱多寄居于内衣、裤的皱缝内；耻阴虱则寄生于阴毛、肛周毛处，偶可寄生于眼睫毛上。雌蚤常在宿主皮毛上和窝巢中产卵，卵散落在树洞、禽舍、墙缝、土坑等阴暗潮湿的环境发育为幼虫；蜚蠊则喜欢在温暖、潮湿、食物丰富和多缝隙的场所孳生。在蛛形纲，蜱类多分布在森林、灌木丛、牧场、草原、半荒漠地带等开阔的自然界，不同蜱种的分布与气候、土壤、植被和宿主密切有关，如全沟蜱多见于高纬度针阔混交林带，草原革蜱生活在半荒漠草原，微小牛蜱分布于农耕地区；而软蜱则多栖息于家畜的圈舍、野生动物的洞穴、鸟巢及人房的缝隙中。恙螨幼虫孳生于隐蔽、潮湿、温暖、多草、多鼠的场所；而寄生性革螨多数寄生于宿主体表，少数则寄生于人体鼻腔、呼吸道、外耳道、肺部等部位。

2. **食性**　食性是指病媒节肢动物对食物成分的偏好和选择，在取食过程中因获得病原体而成为传播媒介。在昆虫纲，雌蚊为刺吸式口器，吸血习性可随孳生地不同而变化，如海南岛的微小按蚊主吸人血并内栖，而内陆的微小按蚊则吸取家畜血液并外栖。吸食不同宿主的蚊种在媒介效能上也存在差异，即偏嗜人血的蚊传播人体疾病的机会较多。雌蛉在羽化24小时后开始吸血，多在黄昏与黎明前进行。我国平原地区家栖型中华白蛉主要吸食人血以及牛、驴等动物血，不吸或偶吸犬血，主要传播人源型黑热病；而西北山丘地区的野栖性中华白蛉则嗜吸犬、牛、驴等动物血，很少吸食人血，主要传播犬源型黑热病。在蝇类，吸血蝇类雌、雄性成蝇均吸血，吸食家畜或者人类血液；非吸血蝇类以腐败的动植物、人和动物的食物、排泄物、分泌物和脓血等为食，频繁取食与边吃、边吐、边排便的食性，极易引起病原体的机械性扩散。蜚蠊属杂食性昆虫，以人和动物的食物、排泄物、分泌物以及垃圾等为食，也可啃食布匹、纸张、书籍、纤维板等，喜欢边吃、边吐、边排便，也能机械性传播病原体。虱和蚤的食性，雌虫、雄虫及若虫均吸血，每天吸血数次，边吸血边排便。在蛛形纲，蜱类寄生宿主广泛，包括陆生哺乳类、鸟类、爬行类和两栖类。幼蜱、若蜱、雌、雄成蜱均吸血，吸血量大，饱血后可胀大几十倍甚至100多倍。硬蜱吸血时间较长，一般持续数天。软蜱吸血时间较短，可持续数分钟到1小时不等。营寄生生活的革螨，雌螨、雄螨、若螨均吸血。巢栖型革螨如柏氏禽刺螨吸血量大，耐饥力强，而毛栖型革螨如毒厉螨吸血量较小，耐饥力差。恙螨仅幼虫营寄生生活，宿主广泛，大多数寄生于宿主体表皮薄而湿润处，以宿主组织和淋巴液为食，传播病原体。

3. **活动与栖息**　病媒节肢动物成虫活动与栖息的场所或环境称为栖息地（habitat）。雌蚊吸饱血后需寻找温度、湿度适宜的阴暗、不通风的场所栖息。室内多在床下、柜后、门后、墙缝以及畜舍、地下室等处，室外多在草丛、山洞、地窖、桥洞、石缝等处。如淡色库蚊室内吸血室内栖息，中华按蚊室内吸血室外栖息，白纹伊蚊吸血后多在野外草丛、树洞等处栖息。蝇类善飞翔，多在白天以孳生地为中心的100～200 m半径范围以内活动，不超过1～2 km。其活动与栖息场所因种类而异，常因气候条件、食物或产卵物的引诱或附近有孳生物质的大量存在而有所变动，受温度影响明显，如家蝇在4～7 ℃仅能爬行，20 ℃以上才比较活跃，在30～35 ℃时活动最为活跃，35～40 ℃因过热而停止活动，45～47 ℃时致死。白蛉活动能力较弱，活动范围一般在30 m内；因环境不同而表现出不同的栖息习性，如中华白蛉指名亚种在平原地区为家栖型，栖息于人房、畜舍内；在西北高原为野栖型，多见于各种洞穴内。虱类寄生环境比较恒定，最适温度为人体表温度，约30 ℃，相对湿度为10%～60%，不喜欢潮湿和高温。蚤善跳跃，活动范围广，大部分蚤类寄生宿主比较广泛，经常变换宿主，在蚤传播疾病上具有重要意义。蜚蠊多数栖息于野外，少数栖息于室内；喜暗怕光，昼伏夜出。蜱类活动范围一般为数十米。硬蜱多在白天侵袭宿主，软蜱则多在夜间侵袭。对宿主气味敏感，常侵袭宿主皮肤较薄且不易被搔抓的部位。恙螨幼虫活动范围一般不超过1～2 m，垂直距离10～20 cm；多数恙螨幼虫具有向光性，但光线太强时则停止活动；宿主行动时的气流可刺激恙螨幼虫活动。革螨种类不同，对温度、湿度和光线的要求各不相同，如柏氏禽刺螨适应于25～30 ℃，而毒厉螨为23～35 ℃；多数革螨喜欢潮湿环境，而鸡皮刺螨在相对湿度20%时最活跃，白天躲藏在缝隙内，夜间侵袭宿主。

4. **季节消长**　病媒节肢动物在特定空间内，种群数量随全年季节变动而起伏的波动规律称为季节消长（seasonal change in number）。蚊的季节消长与温度、湿度及雨量等密切相关，我国气候南北悬殊，各蚊种季节消长亦不同。即使在同一地区的不同蚊种，或不同地区的同一蚊种，也因蚊本身的习性和环境因素的影响而有不同的季节消长情况。我国大多数地区在6—9月是成蚊密度高峰季节，与蚊媒疾病的流行季节一致。蝇的季节分布与蝇的种类和地域差异密切相关。我国蝇类通常被分为五类，即春秋型（如巨尾阿丽蝇、夏厕蝇）、夏秋型（如大头金蝇、丝光绿蝇、黑尾黑麻蝇）、夏型（如厩螫蝇、厩腐蝇）、秋型（主要为家蝇）和寒季高峰型（如毛腹雪种蝇），其中以夏秋型和秋型蝇类与夏秋季肠道传染病的关系最为密切。白蛉的季节分布与当地的温度变化有关，中华白蛉指名亚种在北方始见于5月中、下旬，6月中旬达高峰，9月中、下旬消失，通常可持续出现3～5个月。蜱类的季节消长受温度、湿度、土壤、光照周期、植被和宿主等影响。硬蜱活动有明显的季节性，如全沟硬蜱在我国东北林区成虫活动期通常在4—8月，高峰在5—6月初，幼虫和若虫的活动季节较长，从早春4月持续至9—10月间。残缘璃眼蜱在南方炎热地区秋、冬、春季均活动。软蜱因多在宿主洞巢内，故终年均可活动。恙螨的季节消长受温度、湿度和雨量的影响，各地区恙螨幼虫寄生在宿主体表而呈现出季节消长规律，根据出现高峰的时间一般可分为3型：夏季型，每年夏季出现一次高峰，如地里纤恙螨；春秋型，有春、秋两个季节高峰，如苍白纤恙螨；秋冬型，在10月以后至次年2月出现1个高峰，如小盾纤恙螨。革螨大多数整年活动，但有明显的繁殖高峰；季节消长与宿主活动的季节变化、宿主巢穴内微小气候条件以及宿主居留在巢穴中的久暂等有关。一般密度在9月以后逐渐增高，10—11月可出现高峰，入冬后渐降，春夏季最少。如格氏血厉螨、耶氏厉螨和上海犹厉螨在秋冬季繁殖，柏氏禽刺螨和鸡皮刺螨在夏秋季大量繁殖。

5. 越冬　越冬是指病媒节肢动物对气候季节性变化的生理适应现象。蚊大多数以成蚊越冬，如中华按蚊，但微小按蚊以幼虫越冬，伊蚊则以卵越冬。气温低于10℃时，以成蚊越冬的雌蚊表现为不吸血，卵巢停止发育，营养物质转化为脂肪，进入越冬，不食不动。蝇除卵外的各期都可越冬。我国南、北方季温差甚大，越冬虫期因虫种或地区不同而异。金蝇、丽蝇和麻蝇等大部分蝇类以蛹越冬，舍蝇等少数蝇类以幼虫和成虫越冬。越冬的蝇幼虫多在孳生物底层，蝇蛹在孳生地附近土壤中，而成蝇则在暖室、地窖、屋脚等温暖、隐蔽处。白蛉以幼虫越冬，常潜藏于10 cm以内的地表浅土内。蜱多数在栖息场所越冬。硬蜱在动物的洞穴、土块、枯枝落叶层中或宿主体上越冬，软蜱则在宿主住处附近越冬。越冬虫期因种类而异。硬蜱属多数种类各虫期均可越冬，革蜱属均以成虫越冬，残缘璃眼蜱以若虫越冬，微小牛蜱以幼虫越冬，而血蜱属和软蜱中的一些种以若虫和成虫越冬。恙螨的夏季型和春秋型多以若虫和成虫越冬，秋冬型无越冬现象。

（四）病媒节肢动物重要的传病机制

病媒节肢动物对人体的危害，不仅在于叮人吸血，螫刺释放毒液引起虫咬性皮炎或蜱瘫痪；更重要的是能够传播病原体，引起多种虫媒病。病媒节肢动物的口器和食性不同，决定了病媒在传播病原体过程中传病方式和机制存在差异。非血食性病媒通常为机械性传播，血食性病媒通常为生物性传播。

1. 机械性传播　机械性传播（mechanical transmission）是指病原体黏附在病媒节肢动物体表、鬃毛、唇瓣，或进入肠道内的病原体排出，机械地从一个宿主传给另一个宿主的过程。病媒节肢动物仅起携带和运输的作用，病原体保持感染力，但无形态和数量的变化。如蝇和蟑螂传播细菌性痢疾、阿米巴痢疾等。蝇通常在吃或爬行时停留在垃圾、粪便等有机物上，可能含有各种细菌、病毒、寄生虫等病原体。苍蝇周身及附肢长满细毛，而且足部能分泌黏液沾带病原体。苍蝇有边吃、边吐、边排便的习性和杂食性，频繁取食等特点，易使病原体传播。蟑螂穿梭于人类、食物和垃圾之间，沾带病原体，食性杂，边吃边排，同样能够携带并传播多种病原体。

2. 生物性传播　生物性传播（biological transmission）是指病原体在节肢动物体内经历发育和（或）繁殖才具有感染性，再传播给新宿主的过程。依据病原体在节肢动物体内的发育和（或）繁殖情况，可分为四类。

（1）发育式：发育式是指病原体在病媒节肢动物体内只有形态发生变化，而无数量增加的发育过程。如蚊传播淋巴丝虫病和蝇传播结膜吸吮线虫病属于发育式。当雌蚊叮咬含有微丝蚴患者或无症状带虫者的血液时，微丝蚴进入蚊胃，脱去鞘膜进入胸肌，发育为腊肠蚴，蜕皮2次，逐渐变长发育为感染期丝状蚴，进入蚊喙，再次叮人吸血时感染新宿主。结膜吸吮线虫雌虫在患者结膜囊及泪管内产出具鞘膜的初产蚴，蝇类舔食患者宿主眼眶分泌物时，初产蚴随分泌物进入蝇消化道，穿中肠入血腔，蜕皮两次发育为感染期幼虫；当蝇舔吸另一宿主眼部时，幼虫即从蝇口器逸出侵入新宿主。病原体在媒介节肢动物体内只经历了形态上的发育过程。

（2）繁殖式：繁殖式是指病原体在节肢动物体内只繁殖（出现数量增加）而不发育（无形态改变）。病原体通常为病毒、立克次体和鼠疫耶尔森菌，蚊传流行性乙型脑炎和基孔肯亚热、虱传斑疹伤寒以及蚤传斑疹伤寒和鼠疫的方式就属于繁殖式。乙型脑炎和基孔肯亚热病毒是在雌蚊叮咬患者吸血时进入蚊肠上皮细胞进行复制，大量病原体移行至蚊唾液腺，再次叮咬人和动物时造成流行性乙型脑炎和基孔肯亚热的传播。立克次体是在虱或蚤叮咬斑疹伤寒患者或感染的鼠时，进入病媒节肢动物肠壁上皮细胞大量增殖，胀破细胞溢入肠腔，后随虱、蚤粪便排出，或因虱、蚤体被压碎而扩散到外界环境，病原体随呼吸道吸入或污染眼结膜或皮肤伤口而造成传播。鼠疫耶尔森菌则是在蚤叮咬鼠疫患者血液时，病原体进入蚤消化道开始繁殖形成小菌团，随着细菌数量的增加，菌团逐渐增大，堵塞消化道而形成"菌栓"；再次叮咬宿主吸血时，因前胃被"菌栓"阻塞血液不能进入消化道中后部，造成"菌栓"随血液逆流到宿主皮下而感染传播。在上述传播过程中，病毒、立克次体和鼠疫耶尔森菌在病媒节肢动物体内均只有复制与繁殖过程引起的数量增加，病原体并未发生形态的改变。

（3）发育繁殖式：发育繁殖式是指病原体在节肢动物体内既有形态变化，也有数量增加。按蚊传播疟原虫和白蛉传播黑热病原虫属于发育繁殖式。雌性按蚊刺吸疟疾患者或带虫者血液时，配子体进入蚊胃继续发育；雄配子体在蚊胃形成 4～8 个雄配子，雌配子体发育为雌配子；雄配子钻入雌配子受精形成合子，发育为动合子，完成配子发育的形态改变；动合子穿过蚊胃壁上皮细胞，在基底膜下形成圆球形卵囊，卵囊内的成孢子细胞开始出芽生殖，卵囊表面芽生出数以万计的子孢子，数量剧增，完成孢子增殖。最后子孢子钻出卵囊壁或卵囊破裂，移行到按蚊唾液腺，当按蚊再次叮人吸血时，子孢子随唾液进入人体而造成疟疾的传播。雌性白蛉在叮咬黑热病患者或病犬时，宿主血液或皮肤组织内含无鞭毛体的单核巨噬细胞被吸入胃内，1 d 后发育为圆形的早期前鞭毛体，2 d 后先后发育为短粗形前鞭毛体和梭形前鞭毛体，鞭毛由短变长，3～4 d 发育为成熟前鞭毛体，活动力增强，并以纵二分裂法大量繁殖，向白蛉前胃、食管和咽部移动，具有感染力的成熟前鞭毛体聚集在白蛉口腔和喙。当白蛉再次叮人吸血时，前鞭毛体随唾液传播给下一个健康人。在媒介传播过程中病原体均出现了形态变化和数量增加。

（4）经卵传递式：经卵传递式是指病原体在节肢动物体内增殖后侵入卵巢，经卵传递至下一代，使其下一代具有感染力。这种传播方式在流行病学也被称为垂直传递。病原体多为病毒、螺旋体和立克次体等，传播媒介多见于蜱类、恙螨以及某些蚊类。森林脑炎是由蜱吸吮被森林脑炎病毒感染的啮齿动物血液后，病毒在蜱体内繁殖，既可侵入涎腺，叮咬人而传播；也可侵入卵巢，经卵传至下一代。蜱媒回归热则是蜱叮咬鼠类及患者吸血时，螺旋体不仅随涎液注入人体，或基节腺分泌液污染伤口侵入人体，也可侵入卵巢，经卵传递数代。恙虫病是由恙虫幼虫叮咬带有东方立克次体的鼠类时，病原体可经若虫、蛹、成虫、卵，一直传到第二代幼虫。当该幼虫再叮咬鼠类时，又可将病原体传染给鼠类。登革病毒感染伊蚊后不但可使蚊虫终生携带和传播病毒，还可经卵将病毒传给后代，使登革热不断发生。

二、主要虫媒病

虫媒病主要依据病媒节肢动物种类或病原体种类来分类。按病媒节肢动物种类可分为蚊媒虫媒病、蛉媒虫媒病、蝇媒虫媒病、虱媒虫媒病、蚤媒虫媒病以及蜱媒虫媒病和螨媒虫媒病等，以蚊媒虫媒病和蜱媒虫媒病最多见，蚊可传播疟疾、丝虫病、乙脑、寨卡病毒病、基孔肯雅热、登革热、黄热病和西尼罗河病毒病等虫媒；蜱可传播刚果出血热、蜱传脑炎、发热伴血小板减少综合征、Q热、莱姆病、北亚蜱媒斑疹热和人巴贝虫病等虫媒病。按病原体种类可分为病毒性疾病、细菌性疾病、立克次体病和寄生虫病等（表8-4）。我国流行的主要虫媒病包括流行性乙型脑炎、登革热、寨卡病毒病、基孔肯雅热、蜱媒出血热、森林脑炎、发热伴血小板减少综合征和肾病综合征出血热等病毒性疾病，鼠疫和土拉菌病等细菌性疾病，恙虫病和斑疹伤寒等立克次体病，以及疟疾、黑热病、丝虫病、锥虫病、结膜吸吮线虫病等寄生虫病。

（一）病毒性疾病

1. 流行性乙型脑炎 简称乙脑，是由蚊传播的属嗜神经乙型脑炎病毒引起的一种中枢神经系统的人兽共患急性传染病。本病主要分布在亚洲远东和东南亚地区，多见于夏秋季。我国除东北北部、青海、新疆及西藏等地未见病例报道外，大部分省区市均有流行。主要传播媒介有三带喙库蚊、致倦库蚊、淡色库蚊、东乡伊蚊等，其中三带喙库蚊最重要。蚊可携带病毒越冬或可经卵传代成为乙脑病毒的长期宿主。蚊虫叮咬带乙脑病毒的家畜、家禽和各种鸟类，当蚊虫叮咬人体后，病毒随蚊虫唾液进入而引起人类感染。病毒在人毛细血管内皮细胞和局部淋巴结以及肝脾等处的单核巨噬细胞中大量增殖，入血形成病毒血症，在极少数患者，病毒可突破血 - 脑脊液屏障侵犯中枢神经系统，临床上急起发病，有高热、惊厥、意识障碍、强直性痉挛和脑膜刺激征等，重型患者病后往往留有后遗症。虫媒病毒病的诊断方面，血清特异性抗体、抗原、核酸检测或病毒分离培养任一项阳性，即可明确诊断；治疗目前尚缺乏特效药，主要采用利巴韦林或干扰素等广谱抗病毒药物，但疗效仍缺乏循证医学支持。

2. 登革热和登革出血热 / 登革休克综合征（DHF/DSS） 是由伊蚊叮咬携带登革病毒（DENV）的人或灵长类动物而传播的急性传染病。登革病毒是全球流行最广泛的蚊媒病毒。主要流行于热带、亚热带地区，我国南方为主要流行地区。伊蚊多在早上和晚上吸血，且在居家周围孳生，故儿童和老人感染较多。不同地区作为主要传播媒介的伊蚊种类有所不同。在东南亚以及我国海南省，埃及伊蚊是主要传播媒介，而在太平洋岛屿以及我国广东、广西，白纹伊蚊为主要传播媒介。伊蚊既是传播媒介，又是登革病毒的储存宿主，病毒可在伊蚊体内存活长达半年，并可经卵将病毒传给后代。致倦库蚊和三带喙库蚊等其他种类蚊也可能传播本病，但传播效率低。登革病毒多引起隐性感染，少数感染者可发生登革热及 DHF/DSS。登革热为自限性疾病，主要表现为全身毛细血管内皮细胞肿胀、通透性增加、皮肤微量出血等，而 DHF/DSS 则以高热、出血和休克为主要特征，病死率高。

3. 寨卡病毒病 寨卡病毒病是一种主要由蚊虫叮咬传播的自限性急性传染病。埃及伊蚊和白纹伊蚊是主要传播媒介。在非洲、亚洲、美洲和一些太平洋岛屿至少 45 个国家有传播证据，以巴西疫情最严重。人被带有寨卡病毒的伊蚊叮咬后，经 3 ～ 12 天潜伏期，约五分之一感染者会出现症状。感染者发病时血液中存在寨卡病毒，此时若再次被病媒蚊叮咬，病毒将在病媒蚊体内增殖，约 10 天病毒进入蚊唾液腺，当蚊叮咬其他健康人时，就被感染寨卡病毒。母婴、血液以及性行为也有可能造成感染。人类对寨卡病毒普遍易感，绝大多数感染者为隐性感染，仅少数出现临床症状，症状通常较温和，一般为自限性。临床症状与普通登革热十分相似，典型症状为低热、皮疹伴关节疼痛；有的会出现结膜炎以及全身肌肉酸痛、头痛、眼眶痛等表现，极少数患者会出现腹痛、恶心、呕吐等症状。

4. 基孔肯雅热 基孔肯雅热是始发于非洲的一种由伊蚊叮咬传播基孔肯雅病毒引起的自然疫源性急性传染病。埃及伊蚊和白纹伊蚊是本病的主要传播媒介。1952 年首次在坦桑尼亚证实了基孔肯雅热流行，1956 年分离到病毒。目前在亚洲、非洲、欧洲以及美洲的 60 多个国家和地区有流行，其中亚洲和美洲受影响最严重。本病主要流行于在夏、秋季，热带地区一年四季均可流行，主要与媒介的活动有关。伊蚊一般在白天叮咬人，活动高峰在日出后 2 小时和日落前 2 小时，儿童发病较多。临床典型表现通常为突发性的高热、皮疹、关节痛等，极少报道发生严重出血或死亡，病死率很低。

5. 克里木 - 刚果出血热（CCHF） 称蜱媒出血热，是由蜱传播的克里木 - 刚果出血热病毒（CCHFV）引起的自然疫源性急性传染病，在欧洲、亚洲和非洲均有分布，是人类最重要的蜱传病毒性疾病之一。我国于 1965 年首次在新疆南部发现该病流行，当时称为新疆出血热（Xinjiang hemorrhagic fever，XHF）。后来又在新疆北部及新疆以外的地区如青海、云南、四川、内蒙古、海南、安徽等地的人群和动物中查出该病毒的抗体，提示该病在我国可能存在除新疆以外的流行区域。该病毒可在不同蜱种之间以宿主动物为媒介水平传播，同种内还可经卵垂直传播。其中最主要的媒介为璃眼蜱属（*Hyalomma*）。我国疫区的传播媒介主要为亚东璃眼蜱（*Hyalomma asiaticum kozlovi*），病原体在蜱体内可贮存数月，并可经卵传至下一代。患者以发热、出血和休克为特征，起病急，病死率高。

6. 森林脑炎 又称蜱传脑炎（tick-borne encephalitis，TBE），是经蜱传播的由森林脑炎病毒引起的一种自然疫源性急性传染性疾病。流行于俄罗斯的远东地区及朝鲜北部林区以及我国东北和西北的原始森林地区，全沟硬蜱和森林革蜱为主要传播媒介，多见于春夏季节。人类被蜱叮咬后多经皮肤或黏膜感染，蜱传脑炎病毒具有极强的嗜神经性，主要侵犯人的中枢神经系统，临床上以突发高热、脑膜刺激征、头痛呕吐、意识障碍及颈和肢体瘫痪为特征，病死率和致残率相当高。

7. 发热伴血小板减少综合征 俗称蜱咬病，是我国新发现的一种经蜱叮咬传播的新布尼亚病毒（SFTS 病毒）引起的急性传染病。目前在河南、湖北、山东、安徽、辽宁、江苏等省陆续有该病病例报道，主要发生在丘陵、山地、森林等地区生产和生活的人群，以散发为主，春夏季多发。本病的发生因疫源地而异，通常与当年气象条件及蜱密度有关。最近研究表明直接接触患者血液或血性分泌物可导致感染。临床表现主要为发热、血小板减少、白细胞减少、消化道症状及多脏器功能损伤等，经过及时的规范治疗，多数患者预后良好。病情严重者可出现抽搐、昏迷、休克、全身弥散性血管内凝血等，甚至导致死亡。

8. 肾病综合征出血热 又称流行性出血热，是由螨传播汉坦病毒引起的以啮齿类动物为主要传染源的自然疫源性疾病。该病呈世界性分布，非洲和美洲的病例较少，我国为高发区，大多数地区曾有本病的发生，具有全年高度散发性特点，且近年的发病率有明显升高的趋势。革螨或恙螨幼虫可寄生于褐家鼠、黑线姬鼠等啮齿动物体表吸血而感染汉坦病毒，螨虫通过叮咬人体皮肤将病毒注入人体血液系统，诱发出血热。临床主要表现为发热、休克、充血、出血和肾损害等，病情危急，病死率高。

（二）细菌性疾病

1. 鼠疫（plague） 是一种由鼠疫耶尔森菌（*Yersinia pestis*）引起的广泛流行于野生啮齿动物间的烈性自然疫源性疾病，属于国际检疫的传染病，我国将本病列为甲类传染病。鼠疫在世界历史上曾有多次大流行，我国在 1949 年以前也曾发生多次流行，病死率极高。人与人之间主要通过带菌的鼠蚤叮咬而传播，形成"啮齿动物→蚤→人"的传播方式，经皮肤侵入引起腺鼠疫，经呼吸道吸入含菌的飞沫与尘埃引起肺鼠疫。鼠疫耶尔森菌感染以非洲、亚洲和美洲发病最多，我国近年有 19 个省区发生鼠疫疫情，发病最多的是滇西黄胸鼠疫源地和青藏高原喜马拉雅旱獭疫源地。本病起病急骤，病情严重，传染性强，死亡率高。临床表现为高热、严重毒血症症状、淋巴结肿痛、肺炎、出血倾向。通过检测鼠疫耶尔森菌抗原、抗体以及 DNA 即可确诊；治疗缺乏特效药物。

2. 土拉菌病 也称兔热病，土拉弗朗西斯菌的储存宿主主要是家兔和野兔（A 型）以及啮齿类动物（B 型），其中 A 型主要经蜱、虻等吸血节肢动物叮咬传播。该病主要分布在北半球，我国的兔热病疫源地存在于黑龙江、吉林、内蒙古、新疆、青海、西藏、山东等地。网纹革蜱是欧洲中部兔热病的传播媒介，我国疫区的传播媒介为肩板硬蜱、边缘革蜱、草原革蜱等。感染者会出现高热、全身疼痛、腺体肿大和吞咽困难等症状。分泌物和渗出液微生物学检查到土拉弗朗西斯菌可确诊。链霉素是治疗兔热病的首选药，特别是与四环素合用已成为治疗该病的最有效手段。

（三）立克次体病

1. 恙虫病 又名丛林斑疹伤寒，是由恙虫病东方体（恙虫病立克次体）引起的急性传染病，系一种自然疫源性疾病，啮齿类为主要传染源，恙螨幼虫为传播媒介。该病主要流行于太平洋地区，东南亚尤为多见，我国多个省份均有流行，尤其是东南沿海地区多发。患者多有野外作业史，潜伏期 5 ~ 20 天。起病急，临床症状多样复杂，特征性表现为高热、毒血症、皮疹、焦痂和淋巴结肿大等，常可导致多脏器损害，严重者可因心、肺、肾衰竭而危及生命。补体、抗体检测，以及病原体基因检测与分离培养阳性即可确诊，四环素类药物治疗有效。

2. 斑疹伤寒 包括流行性斑疹伤寒和地方性斑疹伤寒，是分别由普氏立克次体（*Rickettsia prowazeki*）和莫氏立克次体（*Rickettsia mooseri*）引起的急性传染病，两者在传染源、传播媒介、传播方式以及流行等方面存在不同。流行性斑疹伤寒患者是唯一的传染源，传播媒介为虱，传播方式为人 - 虱 - 人。呈全球散发，以非洲和中南美洲为主，一年四季均可发病，冬、春季高发。地方性斑疹伤寒传染源以家鼠为主，患者以及家畜也可作为传染源，传播方式为家鼠 - 蚤 - 人。呈全球散发，以热带和亚热带为主，我国华北、西南、西北地区高发。一年四季均可发病，夏、秋季高发。通常虱 / 蚤粪或虫体破裂后，立克次体污染人皮肤破损处引起感染发病。临床主要表现为发热、头痛和皮疹等。外斐反应、立克次体凝集反应、补体结合试验、间接免疫荧光、核酸检测等检查可用于确诊，四环素等抗生素类药物治疗有效。

（四）寄生虫病

1. 黑热病 也称内脏利什曼病，属全球五大寄生虫病，是由白蛉叮咬传播杜氏利什曼原虫所引起的人兽共患病。呈世界性分布，广泛流行于欧洲、美洲、非洲、亚洲以及地中海地区。在我国，黑热病曾流行于长江以北 16 个省（市）、自治区的广大农村。人源性黑热病主要以家栖型中华白蛉和长管白蛉为传播媒介，犬源性黑热病则以野栖性或近野栖性中华白蛉为传播媒介，荒漠地区以野栖性吴氏白蛉为传播媒介，而在新疆砾石戈壁山麓地带则以亚历山大白蛉为传播媒介。患者临床表现为发热，贫血，肝、脾、淋巴结肿大以及全血细胞减少等。1951 年，在新中国刚成立不久，经济萧条、百废待兴的困境下，党和国家始终把人民健康放在首位，对黑热病开展全国性普查普治，提出骨髓穿刺检测无鞭毛体、采用试制的特效药葡萄糖酸锑钠治疗以及推行六六六或溴氰菊酯等杀虫剂杀灭白蛉，对于人源性黑热病的诊治和防控具有决定性意义；对流行区家犬进行扑杀，溴氰菊酯药浴，犬源性黑热病发病率显著降低；大面积开垦使得荒漠型黑热病趋于消灭。1958 年首战告捷，闻之色变的黑热病在全国基本消灭，1983 年，人源型黑热病在我国率先达到世界卫生组织制定的消除标准，在世界实属首创。目前仅在新疆、四川、甘肃、陕西、山西和河南 6 省、自治区有散在病例报道。

2. 丝虫病 丝虫病属全球五大寄生虫病，被世界卫生组织列为世界第二位致残病因，也是蚊媒传染病。新中国成立初期，丝虫病流行严重，主要为班氏丝虫病和马来丝虫病，班氏丝虫病的传播媒介主要为淡色库蚊、致倦库蚊和中华按蚊，马来丝虫病的传播媒介主要为中华按蚊、嗜人按蚊和东乡伊蚊。我国北方 16 省 864 县均有流行，患者达 3100 万，微丝蚴血症者有 2559.4 万，3.3 亿人健康受到威胁。患者早期表现为淋巴管炎和淋巴结炎；晚期因淋巴回流不畅，出现

Note

象皮肿、乳糜尿和睾丸鞘膜积液等淋巴管阻塞症状而失去劳动能力。1956 年，丝虫病防治工作全面启动，全民推行乙胺嗪药盐（海群生），收到很好的防控效果，人群外周血微丝蚴检测率快速下降，维持在 1% 以下，1983 年，山东率先实现全省基本消除丝虫病，1994 年，卫生部宣布全国基本消除丝虫病。2007 年，世界卫生组织审核认可中国成为全球第一个宣布消除丝虫病的国家，为全球消除丝虫病树立了榜样。目前输入性丝虫病偶有发生，在我国仍处于消除后的监测状态。

3. 疟疾　疟疾位居全球五大寄生虫病之首，危害最严重，是由雌性按蚊叮咬传播疟原虫所引起的蚊媒传染病，广泛流行于热带和亚热带，表现为周期性寒战、高热、出汗退热的典型临床发病过程，反复发作可引起贫血、肝脾大、疟性肾病，严重者可引起凶险性疟疾而导致死亡。三千年前，甲骨文中就有疟疾的记载，我国主要流行间日疟和恶性疟。中华按蚊是我国平原地区大部农村的优势蚊种。大劣按蚊是我国海南岛山林和山麓地区疟疾的重要媒介。微小按蚊是我国南方山区和丘陵区恶性疟的主要媒介。嗜人按蚊是我国独有的传疟媒介，主要分布于北纬 22°～33° 广大低山、丘陵岗地和浅丘平畈区，该蚊喜吸人血，传疟效能高，以嗜人按蚊为主要媒介的地区，疟疾流行严重。日月潭按蚊是我国广东大陆和海南岛、广西和云南等南方山地和丘陵地区疟疾的次要媒介。在新中国成立初期，4.5 亿人口中有 3.5 亿受其威胁，1829 个县有流行，约 3000 万疟疾病例。党和政府对疟疾防治制定了切实可行的长期规划，从控制到消除经历了 5 个阶段：1949—1959 年为重点调查与防治阶段，1960—1979 年为控制严重流行阶段，1980—1999 年为降低发病阶段，2000—2009 年为巩固防治成果阶段，2010—2020 年为消除疟疾阶段。在 2009 年，全国疟疾发病数已大幅下降为 1.4 万，仅有 87 个县疟疾发病率超过 1/ 万，我国疟疾防治工作已具备从控制走向消除的条件。2010 年，我国启动了《中国消除疟疾行动计划（2010—2020 年）》，制定了以病例和疫点为核心的"线索追踪、清点拔源"策略和"1-3-7"工作规范，科学开展除疟行动。2017 年，实现零本土病例报告重大突破，2021 年，已连续 4 年无本地原发感染病例，我国消除疟疾达到了 WHO 认证标准。这一成果凝聚着几代寄生虫工作者的努力，药学家屠呦呦发现的青蒿素及其衍生物对我国疟疾消除起到了举足轻重的作用。然而，目前疟疾流行形势仍不乐观，全球近年疟疾发病数和死亡数不降反升，输入性疟疾在我国不断出现，存在疟疾再现与流行的潜在风险，给我国疟疾防控带来新挑战。

4. 锥虫病　属全球五大寄生虫病之一，分非洲锥虫病和美洲锥虫病。非洲锥虫病又称非洲睡眠病或嗜睡性脑炎，是由布氏锥虫经舌蝇（俗称采采蝇）叮咬而传播的人兽共患寄生虫病，在非洲撒哈拉南部肆虐，有些流行区患病率高达约 80%。非洲锥虫病分为中、西非锥虫病和东非锥虫病两种。主要症状为发热、皮疹、水肿和淋巴结肿大、脑部和脑膜炎症以及嗜睡、昏睡等神经系统症状。美洲锥虫病则是由猎蝽科锥蝽吸血叮咬传播克氏锥虫而引起，主要流行于中、南美洲。克氏锥虫寄生于人和哺乳动物的血液和多种组织细胞内，经皮肤创口感染侵入人体血液，也可通过母乳、胎盘、输血或食入锥蝽粪便污染的食物而感染。急性期有发热、颜面水肿、淋巴结炎、贫血等症状，慢性期可出现心肌炎、心力衰竭、巨食管炎、巨结肠、肺或脑栓塞等，严重者可发生猝死。我国为锥虫病非流行区，时有输入性锥虫病的病例报道。诊断主要依据：①流行区的旅居史；②有锥虫性"下疳"、不规则发热、剧烈头痛、嗜睡、昏睡、淋巴结肿大、心动过速等症状；③血液或组织液涂片染色镜检测到锥虫鞭毛体（图 8-14）或 PCR 检测到特异性 DNA 片段即可确诊，ELISA 检测抗体阳性有助于诊断。常用药物有妥拉唑林、喷他脒、有机砷剂、硝基呋喃胺或硝基咪唑类衍生物等。

5. 结膜吸吮线虫病　是由结膜吸吮线虫（*Helazia callipaeda*）寄生于人、犬、猫、兔等哺乳动物眼结膜囊而引起的人兽共患寄生虫病，中间宿主与传播媒介均为冈田绕眼果蝇。主要分布在我国等亚洲国家或地区。蝇靠近人和动物的眼睛飞行，舔吸分泌物或泪液，初产蚴进入蝇消化道，蜕皮发育为感染期幼虫。当蝇类再次舔吸宿主眼部时，幼虫即从蝇口器逸出，侵入眼部而感染，蜕皮发育为成虫。临床表现为结膜充血、畏光和流泪等。依据患者与家畜或蝇接触史、镜下

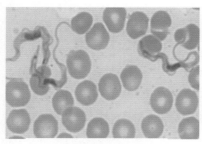　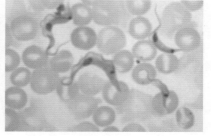

布氏锥虫鞭毛体　　　　　　　　　　　克氏锥虫鞭毛体

图 8-14　人血中锥虫鞭毛体镜下照片
Munang'andu H M 等，2010；CDC

发现成虫（图 8-15）即可确诊。治疗可用 1% ~ 2% 可卡因或地卡因溶液滴眼，虫体受刺激自行爬出或用镊子取出即可。

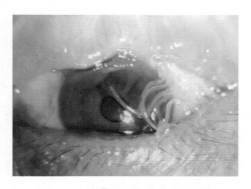

图 8-15　结膜吸吮线虫寄生于眼部
Wang L 等，2022

表 8-4　病媒节肢动物与虫媒病

类别	病名	病原体	传播媒介
病毒病	流行性乙型脑炎	流行性乙型脑炎病毒	三带喙库蚊
	登革热	登革病毒	埃及伊蚊、白纹伊蚊
	婴儿小脑症	寨卡病毒	埃及伊蚊、白纹伊蚊
	西尼罗热	西尼罗病毒	库蚊、按蚊、伊蚊
	基孔肯雅热	基孔肯亚病毒	埃及伊蚊、白纹伊蚊
	黄热病	黄热病病毒	埃及伊蚊
	圣路易脑炎	圣路易脑炎病毒	库蚊
	东部马脑炎	东部马脑炎病毒	伊蚊和曼蚊
	西部马脑炎	西部马脑炎病毒	库蚊
	委内瑞拉马脑脊髓炎	委内瑞拉型马脑脊髓炎病毒	库蚊
	白蛉热	白蛉热病毒	静食白蛉
	蜱传病毒性脑炎	蜱传脑炎病毒	硬蜱属
	克里米亚 - 刚果出血热	刚果出血热病毒	璃眼蜱属
	新疆出血热	新疆出血热病毒	亚东璃眼蜱
	苏格兰脑炎	苏格兰脑炎病毒	蓖子硬蜱
	波瓦桑脑炎	波瓦桑脑炎病毒	革蜱属、硬蜱属、血蜱属
	科罗拉多蜱热	科罗拉多蜱热病毒	矩头蜱属

续表

类别	病名	病原体	传播媒介
病毒病	鄂木斯克出血热	鄂木斯克出血热病毒	革蜱属、硬蜱属、血蜱属
	森林脑炎	森林脑炎病毒	全沟硬蜱、拟脂刺螨属
	流行性出血热	汉坦病毒	革螨
	淋巴细胞性脉络丛脑膜炎	淋巴细胞性脑膜脊髓炎病毒	厩真厉螨、格氏血厉螨、巢搜血革螨
细菌病	炭疽	炭疽芽孢杆菌	厩螯蝇
	鼠疫	鼠疫耶尔森菌	印鼠客蚤、方形黄鼠蚤、长须山蚤、犬蚤
	土拉菌病	土拉弗朗西斯菌	蜱、革螨
立克次体病	流行性斑疹伤寒	普氏立克次体	人虱
	战壕热	五日热立克次体	人虱
	鼠型斑疹伤寒	莫氏立克次体	印鼠客蚤
	地中海斑疹热	康氏立克次体	扇头蜱、血蜱、钝眼蜱、牛蜱、璃眼蜱
	北亚蜱传斑疹伤寒	西伯利亚立克次体	硬蜱属、隐喙蜱科
	落基山斑疹热	立氏立克次体	革蜱和其他蜱
	阵发性立克次体病	立克次氏体	蓖子硬蜱
	日本红斑热	日本立克次体	革蜱属、血蜱属、硬蜱属
	Q热	贝氏立克次体	蜱、柏氏禽刺螨、鸡皮刺螨
	恙虫病	恙虫立克次体	地里纤恙螨、红纤恙螨
	立克次体痘	小蛛立克次体	拟脂刺螨属
寄生虫病	疟疾	疟原虫	中华按蚊、嗜人按蚊、微小按蚊、大劣按蚊
	淋巴丝虫病	班氏丝虫	库蚊、伊蚊、按蚊
	马来丝虫病	马来丝虫	按蚊、曼蚊
	曼森丝虫病	奥氏曼森线虫	拟蚊属，库蠓属
	锥虫病	布氏冈比亚及罗德西亚锥虫、克氏锥虫	采采蝇、骚扰锥蝽、攀锥蝽属
	结膜吸吮线虫病	结膜吸吮线虫	冈田绕眼果蝇
	罗阿丝虫病	罗阿丝虫	鹿蝇
	黑热病	杜氏利什曼原虫	中华白蛉和长管亚种、硕大白蛉吴氏亚种
	缩小膜壳绦虫病	缩小膜壳绦虫	蚤、甲虫、蟑螂、大黄粉虫、谷蛾
	复孔绦虫病	犬复孔绦虫	犬蚤、猫蚤
	微小膜壳绦虫病	微小膜壳绦虫	蚤幼虫、面粉甲虫、拟谷盗
	猪巨吻棘头虫病	猪巨吻棘头虫	天牛、金龟子
	巴贝虫病	巴贝虫	蜱
螺旋体病	虱传型回归热	回归热疏螺旋体	人虱
	莱姆病	伯氏包柔疏螺旋体	全沟硬蜱、臭虫
	蜱媒回归热	波斯疏螺旋体	钝缘蜱
	鹅螺旋体病	鹅包柔氏螺旋体	波斯锐缘蜱
巴尔通体病	巴尔通体病	巴尔通氏体属	白蛉属
	猫抓病	汉赛巴通体	栉头蚤属
埃立克体病	埃利希体病	埃立克体属	钝眼蜱、硬蜱属

三、病媒节肢动物的判定

病媒节肢动物的判定主要依据以下四个方面的证据。

1. 生物学证据 ①与人的关系密切，必须刺吸人血，或舐吸人的食物；②数量较多，往往是当地的优势种或常见种类；③寿命较长，能保持病原体完成发育和增殖所需的时间。

2. 流行病学证据 其地理分布及季节消长与某种虫媒病流行地区以及流行季节相一致。

3. 自然感染证据 在流行地区流行季节采集可疑的节肢动物分离到自然感染的病原体，如果是原虫和蠕虫，须查到感染期。但作为媒介的确定，还需其他方面的资料。

4. 实验室证据 用人工感染方法证明病原体能在某种节肢动物体内增殖或能发育至感染期，并能传染给易感的实验动物。实验感染可证实媒介节肢动物对病原体的易感性，还可测定易感性的程度。

若符合上述证据，即可初步判定某种节肢动物为某种疾病在某一地区的传播媒介。但由于各地区的地理环境、气温的差异，同一国家、同一虫媒病出现的时间可能不同。另外，媒介可有一种或数种，如有数种时，应区分主要媒介和次要媒介。

四、病媒节肢动物的防制

病媒节肢动物的防制是虫媒病防制工作中的重要环节。大多数病媒节肢动物因种群数量大，环境适应力强，生态习性复杂，单一防制措施往往难以奏效。为了把病媒种群控制在不足以传播疾病的数量，必须从不同病媒的生态特征、自然条件和社会因素整体出发，因地制宜，标本兼顾，制本为主，制定出有效、经济、简便和安全无害的综合性防制措施。

1. 环境防制 主要通过改造、处理病媒节肢动物的孳生、栖息环境，造成不利于病媒节肢动物的生存条件，减少或防止虫媒病的传播。

2. 化学防制 当前主要是使用化学合成的杀虫剂、驱避剂及引诱剂来防制病媒节肢动物。常用有机合成的杀虫剂有机氯、有机磷、氨基甲酸酯类、合成拟菊酯类以及昆虫生长调节剂等。驱避剂、引诱剂须配合杀虫剂以毒杀病媒节肢动物。

3. 生物防制 利用生物或生物的代谢产物以防制病媒节肢动物具有广阔的应用前景。可分捕食性生物和致病性生物。

4. 物理防制 利用机械、热、光、声、电等以捕杀或隔离或驱赶病媒节肢动物，使它们不能伤害人体或传播疾病。

5. 遗传防制 使用各种方法处理病媒节肢动物，使其遗传物质发生改变或移换，以降低其繁殖势能，从而达到控制一个种群的目的。目前还在研究和小规模现场试验，推广应用尚待努力。

6. 法规防制 利用法律、条例或法规，防止病媒节肢动物随交通工具进出国境，对其进行法令性监督和强制性防制。

病媒节肢动物引起的虫媒病作为传染病的重要组成部分，严重危害人类健康。目前新发和再发病媒生物传染病异常活跃，业已成为全球亟待解决的公共卫生问题和突发事件。"全球病媒控制对策2017—2030"的实施，标志着全球媒介生物传染病防控已进入新时代，制定适合不同国家或地区有效、可持续的病媒生物控制方案，以减少病媒生物传染病对人类的负担和威胁已成为当务之急。我国病媒生物传染病存在新发和再发、输入或本地暴发的潜在风险，只有针对我国国情，依法科学制定中国病媒生物可持续防控对策和行动计划，才能加速推进健康中国战略进程，为"一带一路"倡议推动全球治理提供公共卫生保障。

（赵亚娥）

第三节　抗感染免疫

案例 8-2

　　男，76 岁，于 2020 年 2 月 7 日因"发热 3 天"来院就诊。患者主诉于 4 天前出现嗅觉、味觉减退，随后出现嗜睡、咽痛、干咳、发热等症状。查血常规显示外周血白细胞总数减少，淋巴细胞计数减少，诊断为疑似新冠肺炎。2020 年 2 月 8 日换定点医院治疗，血清学检查：新型冠状病毒 IgM 抗体、IgG 抗体阳性；肺 CT 检查：双肺多发磨玻璃影、浸润影。次日新冠病毒核酸检测呈阳性，确诊新型冠状病毒肺炎，按新冠肺炎予以干扰素、利巴韦林等药物治疗。患者自述平日有高血压及糖尿病病史。入院后持续高热不退，入院 1 周后出现呼吸困难和低氧血症，行血浆疗法后，患者病情好转：淋巴细胞比例上升，血氧饱和度上升，体温、呼吸等生命体征恢复正常。

　　问题：

　　1. 感染新型冠状病毒后，人体内固有免疫和适应性免疫的过程如何？

　　2. 什么是血浆疗法？它的原理是什么？

　　3. 新冠肺炎患者主要的致死原因为急性呼吸窘迫综合征（ARDS）和多脏器衰竭（MOF），其致死原理是什么？

　　机体抵御和清除病原体的免疫防御功能称为抗感染免疫，是基于固有免疫和适应性免疫的协同作用。固有免疫系统包括组织屏障结构、固有免疫细胞和体液因素等，在感染早期提供防御作用。适应性免疫包括细胞免疫和体液免疫，通常在感染后期与固有免疫协同发挥抗感染免疫作用。根据病原体种类不同，分为病毒感染、细菌感染和寄生虫感染等。机体针对不同种类病原体，既有相同或相似的抗感染免疫机制，又有相对特有的免疫作用方式。机体免疫应答在清除病原体的同时，也会造成机体免疫损伤。同时，病原体也通过各种免疫逃避机制抑制机体免疫应答，避免被机体清除。病原体的毒力、感染范围与机体免疫力之间的相互作用，决定了感染的结局。

一、抗病毒免疫

　　病毒是专性细胞内寄生微生物，一旦越过了初始屏障（如皮肤、胃酸等），就会进入宿主细胞并进行复制、成熟、释放，进而感染其他正常细胞。在微生物感染性疾病中，由病毒引起的约占 75%。机体免疫系统抵御病毒感染主要包括固有免疫和适应性免疫。

（一）抗病毒固有免疫

　　固有免疫又称先天免疫（innate immunity），是宿主针对病毒感染的第一道防线，具有控制病毒感染、防止临床症状出现的作用。其中，干扰素、NK 细胞和巨噬细胞是固有免疫中的重要效应因子和效应细胞。

　　1. 屏障作用　除了皮肤和黏膜之外，血脑屏障和血胎屏障在阻止病毒扩散中起到了一定的屏障作用。血脑屏障能阻挡病毒经血流进入中枢神经系统，主要由软脑膜、脉络丛、脑血管及星状胶质细胞组成。婴幼儿因血脑屏障未发育完全，故易患脑膜炎或乙型脑炎等传染病。胎盘屏障可保护胎儿免受母体所感染病毒的侵害，但其屏障保护作用与妊娠时期有关，妊娠 3 个月以内，胎盘屏障尚未发育完善，在此期间，孕妇若感染风疹病毒或巨细胞病毒（cytomegalovirus，CMV），易通过胎盘感染胎儿，引起先天性畸形或流产。

2. 干扰素　干扰素（interferon，IFN）是病毒或特定诱导剂刺激细胞所产生的相对分子质量小、生物活性高的糖蛋白，具有抗病毒和免疫调节等多种生物学功能。干扰素具有广谱抗病毒作用。

干扰素可以分为Ⅰ型、Ⅱ型、Ⅲ型3型：Ⅰ型干扰素主要包括IFN-α和IFN-β，主要由病毒感染细胞、巨噬细胞、浆细胞DC、上皮/内皮细胞、成纤维细胞产生。Ⅰ型干扰素具有抑制病毒复制、增强免疫细胞杀伤活性、参与免疫调节等作用，其抗病毒作用强于免疫调节作用。抗病毒机制包括：①效应细胞受干扰素作用后产生抗病毒蛋白（antiviral protein，AVP），干扰病毒基因组复制或抑制病毒蛋白合成；②提高感染细胞表面MHC Ⅰ类分子表达，有助于向Tc细胞提呈抗原，引起CD8+ T细胞的杀伤作用；③增强NK细胞对病毒感染的杀伤能力。Ⅱ型干扰素为IFN-γ，主要由T淋巴细胞和NK细胞产生，其主要生物学活性为免疫调节作用，包括激活巨噬细胞、活化NK细胞、促进细胞MHC抗原的表达、增强淋巴细胞对靶细胞的杀伤等。Ⅲ型干扰素由抗原提呈细胞和上皮细胞产生，主要包括IFN-λ1（IL-29）、IFN-λ2（IL-28a）、IFN-λ3（IL-28b）和IFN-λ4，其诱导过程及生物学功能与Ⅰ型干扰素相似，均可抑制病毒感染。

3. NK细胞　NK细胞对免疫监视和宿主防御病毒感染至关重要。NK细胞具有一系列"活化"和"抑制"受体，可被感染病毒的细胞激活。活化的NK细胞可以通过释放穿孔素、颗粒酶、高表达FasL、分泌LT-α等引起被感染细胞的溶解或凋亡。活化的NK细胞还可通过释放IFN-γ或TNF-α等促炎因子发挥抗病毒效应。NK细胞还是ADCC的效应细胞。前述3型IFN均可增强NK细胞活性。此外，还有一类抑制性杀伤细胞受体（又称杀伤抑制受体）与靶细胞表面相应配体结合，可抑制NK细胞产生杀伤作用。

4. 巨噬细胞　巨噬细胞对阻止病毒感染和促使病毒感染的恢复具有重要作用，如果巨噬细胞受损，病毒易入血引起病毒血症。巨噬细胞发挥了早期的抗病毒免疫反应，活化的巨噬细胞不仅可以产生活性氧、活性氮等（如NO、ROI和RNI等）协助清除病毒，还能消化病毒抗原，并将其提呈至T细胞。巨噬细胞也是应对病毒感染产生促炎细胞因子的主力之一，IL-1、IL-6、IL-12、TNF-α等都是其分泌的主要促炎介质。此外，巨噬细胞还能基于ADCP机制吞噬病毒感染细胞。不过，巨噬细胞也可能成为病毒的储存库，将病毒转移身体各个部位，导致持续感染，如HIV感染。

5. 树突状细胞　树突状细胞除了作为经典的抗原提呈细胞激活病毒特异性淋巴细胞启动适应性免疫应答外，其本身也可直接产生抗病毒的Ⅰ型干扰素。特别是浆细胞样树突状细胞（plasmacytoid DC，pDC），其摄取加工提呈抗原的能力不强，但由于其细胞内膜高表达TLR7/9，可与病毒ssRNA或细菌/病毒CpG DNA结合而激活，从而刺激产生大量Ⅰ型干扰素，在抗病毒免疫应答中扮演重要的角色。

（二）抗病毒适应性免疫

适应性免疫（adaptive immunity）又称特异性免疫（specific immunity）或获得性免疫，是人体经后天感染（病愈、无症状感染）或人工预防接种（菌苗、疫苗、类毒素、免疫球蛋白等）而使机体获得的抵抗感染能力。适应性免疫中，T细胞介导的细胞免疫和B细胞介导的体液免疫均可发挥抗病毒作用（图8-16）。

1. 细胞免疫　细胞免疫指T细胞介导的免疫应答，即T细胞受到抗原刺激后，活化、增殖、分化为致敏T细胞，当相同抗原再次进入机体，致敏T细胞可对抗原直接杀伤，且由致敏T细胞释放的细胞因子有协同杀伤作用。针对病毒的细胞免疫主要是CD8+细胞毒性T细胞（CTL）和CD4+辅助性细胞（Th1）。

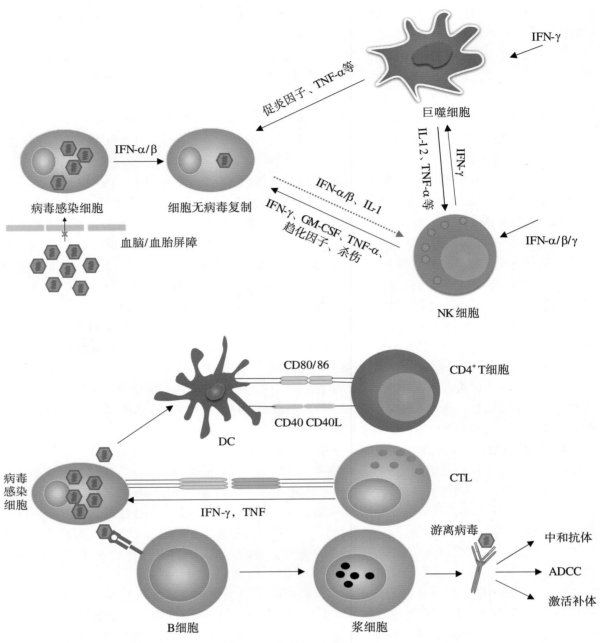

图 8-16　宿主对病毒的免疫防御机制

（1）CD8+ 效应 CTL：可通过抗原受体识别病毒感染的靶细胞，通过细胞裂解和诱导细胞凋亡等机制直接杀伤靶细胞。CD8+ CTL 特异性杀伤靶细胞受 MHC Ⅰ 类分子限制，是发挥细胞毒性作用的主要细胞。病毒特异性 CTL 应答是抗病毒免疫的关键。一方面，病毒在被感染细胞内增殖，通过内源性抗原提呈途径将抗原肽 -MHC Ⅰ 提呈到感染细胞表面，成为 CTL 靶点；另一方面，病毒特异性 CTL 在引流淋巴结被激活后到达感染部位，通过颗粒酶、穿孔素介导的细胞毒作用、Fas 介导的细胞凋亡等杀死靶细胞。在多数病毒感染中，CTL 可杀伤靶细胞，清除或释放细胞内病毒，在抗体作用配合下清除病毒，因此是终止病毒感染的重要机制。CTL 还可通过分泌多种细胞因子，如 IFN-γ、TNF 等发挥抗病毒作用。

（2）CD4+ Th1 细胞：活化的 Th1 细胞释放 IFN-γ、TNF 等多种细胞因子，通过激活巨噬细胞和 NK 细胞，诱发炎症反应，促进 CTL 增殖和分化等，在抗病毒感染中发挥作用。

2. 体液免疫　体液免疫是以浆细胞（效应 B 细胞）产生抗体来达到阻止病毒在机体内传播

的免疫机制。机体受病毒感染后，体液中可出现相应的特异性抗体抵御病毒，包括中和抗体、血凝抑制抗体和补体结合抗体。

（1）中和抗体（neutralizing antibody）：能与细胞外游离的病毒结合，从而消除病毒的感染能力。其作用机制主要是直接封闭与细胞受体结合的病毒抗原表位，或改变病毒表面构型，阻止病毒吸附、侵入易感细胞。IgG、IgM 和 IgA 均可能作为中和抗体发挥抗病毒作用。

（2）血凝抑制抗体（hemagglutinin-inhibiting antibody，HIAb）：表面含有血凝素（HA）的病毒能凝集人或动物红细胞，称为血凝现象。血凝现象可刺激机体产生血凝抑制抗体，使原有的血凝反应被抑制。检测该类抗体有助于血清学诊断。常用于登革出血热、流行性感冒、小儿流行性感冒、腮腺炎等疾病的诊断，也可用于鉴定病毒型与亚型。

（3）FcR 结合抗体（FcR binding antibody）：主要为 IgG 和 IgM，此类抗体由病毒内部抗原或病毒表面非中和抗原所诱发，不能中和病毒的感染性，但可通过抗体 Fc 段结合 NK 细胞或单核 - 巨噬细胞上的 Fc 受体（FcR）介导抗体依赖的细胞毒性作用（ADCC）或抗体依赖的细胞吞噬作用（ADCP）。此外，自然免疫或接种疫苗后，再次接触相关病毒时，某些 FcR 结合抗体可能会通过协助病毒感染细胞而增强病毒感染能力，导致病毒大量复制或免疫应答异常，甚至导致病情加重，这种现象被称为抗体依赖增强症（antibody dependent enhancement，ADE）。

（三）病毒的免疫逃逸

病毒可以凭借多种策略逃避机体免疫系统的监控、识别与攻击，继而促进复制和感染。病毒免疫逃逸机制主要如下。

1. 逃逸固有免疫反应 痘病毒、腺病毒和 KSHV 等可阻断或者抑制干扰素的分泌，降低宿主细胞抗病毒能力。多种病毒通过上调宿主 RCA、DAF 等蛋白，逃逸补体的杀伤。CMV 和 WNV 等通过上调 MHC Ⅰ 类分子及表达其类似物的方式阻断 NK 细胞的活化。麻疹病毒通过上调 FasL 的表达干扰 DC 细胞的抗病毒功能。

2. 逃逸细胞免疫反应 HIV、EBV、VSV 等通过干扰 MHC Ⅰ 类分子抗原呈递的不同环节，抑制 CD8$^+$T 细胞介导的细胞免疫反应。EBV、HCMV 等通过合成细胞因子类似物，干扰正常细胞因子的活性，从而抑制 Th1 细胞活化及其介导的细胞免疫反应。

3. 逃逸体液免疫反应 病毒通过抗原基因变异产生"抗原漂移"，从而逃逸宿主预存的免疫，如新冠病毒突变株对抗体介导的体液免疫敏感度下降。HIV、腺病毒等通过干扰 MHC Ⅱ 类分子介导的抗原呈递，抑制体液免疫反应。HSV-1 可诱导细胞表达病毒性的 FcγR，阻断 ADCC 和抗体中和作用。

二、抗细菌免疫

细菌可分为胞内菌和胞外菌两类。胞内菌是指进入机体后在细胞内进行繁殖的细菌，而胞外菌是指寄居在细胞外的细菌。宿主的免疫系统具有识别和清除致病菌的防御机制，但抗胞内菌和胞外菌的免疫机制有所区别。

（一）抗胞外菌免疫

体内的胞外菌主要寄生于结缔组织、各种腔道及血液中，在细胞外繁殖，其主要致病特点是：引起炎症导致感染部位组织损伤；释放毒素及侵袭性酶等导致组织细胞损伤、坏死。机体抗胞外菌免疫主要包括固有免疫和体液免疫，细胞免疫也可参与抗菌效应，一般不占重要地位（图 8-17）。

Note

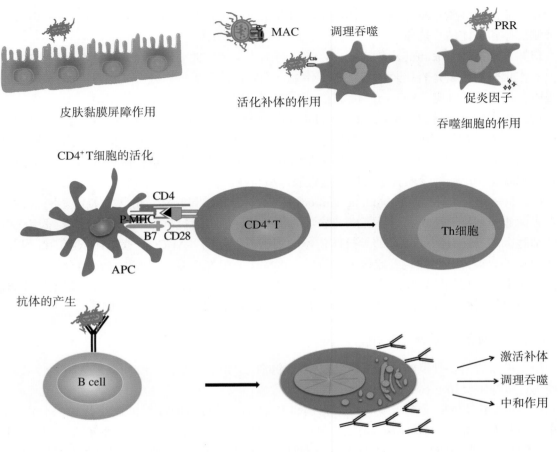

图 8-17 机体抗胞外菌的主要免疫机制

1. 抗胞外菌固有免疫 抗胞外菌固有免疫机制主要有：皮肤黏膜屏障作用、吞噬作用、活化补体的作用等。

（1）皮肤黏膜屏障作用：皮肤黏膜屏障是机体抵挡病原体入侵的第一道防线，其通过机械屏障作用、皮肤和黏膜细胞分泌杀/抑菌物质、表面寄生的正常菌群形成微生物屏障等机制发挥抗菌作用。

（2）吞噬作用：入侵机体的细菌可刺激局部的上皮细胞、内皮细胞、吞噬细胞等产生趋化因子，继而将血液中的中性粒细胞、单核细胞及邻近组织中的巨噬细胞募集到感染局部并被活化。吞噬细胞通过模式识别受体、补体受体、Fc 受体等识别细菌表面的配体，继而发挥吞噬和杀伤作用。中性粒细胞数量多、吞噬能力强、反应快，是感染早期抗胞外菌的主要细胞。大多数胞外菌常在入侵部位被吞噬清除，但毒力强、数量多的细菌也可进入血循环或其他器官，此时血液和组织中的吞噬细胞仍继续发挥吞噬、清除的效应。

（3）活化补体的作用：活化的补体具有趋化、调理、溶菌等作用，是重要的抗感染固有免疫机制之一。胞外菌的某些组分如 LPS、肽聚糖、甘露糖等可通过旁路途径或凝集素途径激活补体，IgG 或 IgM 类抗体产生后可与胞外菌结合，通过经典途径激活补体。补体活化过程中可产生活性片段和攻膜复合物（MAC）参与抗胞外菌作用，其中，MAC 可在细菌胞膜上形成孔道，溶解胞外菌；产生的 C3b、C4b 等补体片段可固定在细菌表面，通过与吞噬细胞表面的补体受体结合促进吞噬细胞对细菌的吞噬杀伤，即发挥补体的调理作用；而 C3a、C4a、C5a 等补体片段可介导炎症反应、趋化中性粒细胞等，参与抗菌作用。补体的三条激活途径在抗胞外菌感染过程中发挥重要效应，其中旁路途径起效最快，凝集素途径也在感染早期发挥效应，经典途径在适应性免疫应答发生后与抗体协同发挥效应。

2. 抗胞外菌的适应性免疫　固有免疫未能及时清除的细菌，可由 APC 细胞将细菌抗原提呈给 CD4⁺ T 细胞，启动适应性免疫。活化的 CD4⁺ T 细胞分泌细胞因子，增强吞噬细胞的杀菌作用，并能辅助 B 细胞活化及产生抗体。细胞免疫在抗胞外菌中发挥一定作用，但清除胞外菌的主要效应分子是特异性抗体，因此体液免疫是抗胞外菌感染的主要免疫机制。针对胞外菌及其毒素的抗体主要有 IgG、IgM 和 sIgA，它们的作用机制如下。

（1）细菌可通过表面结构（如菌毛、磷壁酸等）黏附于细胞表面，在局部定植，进而繁殖、扩散并产生致病物质等引起感染。抗体（如黏膜表面的 sIgA）与相应细菌结合后，可阻止细菌在黏膜上皮细胞表面的黏附和定植，发挥抗感染作用。

（2）抗毒素抗体与细菌外毒素结合，可封闭外毒素的毒性位点或阻止毒素与细胞的结合，发挥中和毒素作用。最终抗毒素抗体与外毒素免疫复合物被吞噬细胞吞噬、清除。

（3）IgG 和 IgM 等与细菌结合可通过经典途径激活补体，聚合 IgA 等可通过旁路途径激活补体，产生的 MAC、补体裂解片段可通过直接或间接作用发挥杀菌效应。

（4）IgG 等与细菌结合后，其 Fc 段与吞噬细胞表面的 FcR 结合，促进吞噬细胞吞噬杀伤效应，即发挥抗体的调理作用。

3. 胞外菌的免疫逃逸机制　胞外菌的免疫逃逸机制主要如下。

（1）某些细菌可通过基因变异，导致表面分子发生改变，逃避体内抗体的特异性清除效应；通过分泌蛋白水解酶，导致抗体失活。

（2）细菌可通过表面的结构阻止吞噬细胞识别和吞噬杀伤，如肺炎链球菌的荚膜能抗吞噬；可通过释放细菌蛋白，促进非吞噬细胞的巨吞饮作用或细胞骨架的重构，继之进入非吞噬细胞中而逃避吞噬细胞的吞噬和杀伤；通过产生抗吞噬能力的蛋白，如小肠结肠耶尔森菌属可产生磷酸酯酶，介导细胞蛋白去磷酸化，从而阻止吞噬细胞对细菌的吞噬作用。

（3）细菌可利用自身的组分逃避补体的杀伤作用：如梅毒苍白螺旋体的外膜不利于 C3b 的附着；有些细菌的 LPS 具有突出表面的结构，能阻止在其表面形成补体 MAC；有些细菌带有唾液酸残基，与血清中 H 因子结合，继而解离 C3 转化酶，阻止补体活化；有些细菌如淋病奈瑟菌等刺激机体产生的抗体比较单一，以 IgA 为主，不能高效激活补体。

（二）抗胞内菌免疫

胞内菌可分为兼性胞内菌和专性胞内菌。兼性胞内菌可在宿主细胞内繁殖，也可在无生命培养基中生长繁殖，如结核分枝杆菌、布鲁菌、伤寒沙门菌等。专性胞内菌必须在活细胞内生长繁殖，如立克次体、衣原体等。胞内菌常见的宿主细胞有上皮细胞、内皮细胞、肝细胞、巨噬细胞等。胞内菌通常毒性不强，在宿主细胞内繁殖，但不产生导致细胞损伤的毒素，常与宿主细胞长期共存，发生慢性感染。胞内菌具有抵御吞噬细胞杀伤的机制，且进入宿主细胞后，可避开体液中杀菌物质的攻击，因此抗胞内菌免疫主要以细胞免疫为主，固有免疫也发挥一定作用（图 8-18）。

1. 抗胞内菌固有免疫

（1）吞噬细胞的作用：胞内菌感染的早期，趋化因子和炎性细胞因子等将吞噬细胞吸引到感染的局部，其中，中性粒细胞可分泌防御素等破坏尚未侵入细胞的细菌或者通过吞噬后发挥杀伤作用，在早期清除细菌。单核 - 巨噬细胞是胞内菌的最主要吞噬细胞，但未活化时杀菌效率极低，反而易导致胞内菌的隐蔽，甚至使其随着巨噬细胞的运动而扩散。活化后的巨噬细胞在吞噬和杀灭胞内菌中发挥重要作用：激活的巨噬细胞产生活性氧中间物（ROI）、活性氮中间物（RNI）的能力增强，尤其是产生大量一氧化氮（NO），杀伤胞内菌的效率更高；激活的巨噬细胞产生细胞因子等炎症因子，活化 NK 细胞、Th1 细胞等。

（2）NK 细胞的作用：胞内菌可刺激感染细胞表达 NK 细胞激活受体的配体或刺激 DC、巨

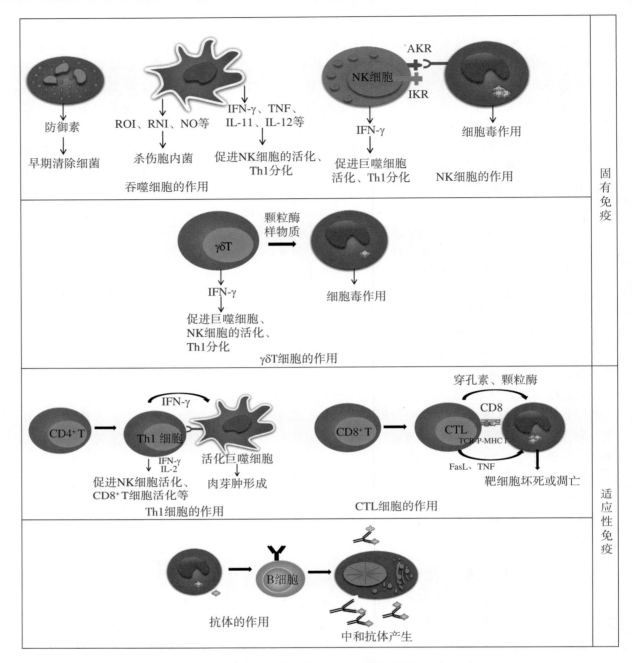

图 8-18　机体抗胞内菌的主要免疫机制

噬细胞等或释放 IL-12、IL-15 等激活 NK 细胞。活化的 NK 细胞识别被感染的靶细胞（感染后靶细胞 MHC Ⅰ 表达下降）并发挥细胞毒作用，还能分泌 IFN-γ 促进巨噬细胞活化、Th1 细胞分化，增强抗胞内菌的效应。

（3）γδT 细胞的作用：γδT 细胞识别胞内菌某些组分或 CD1 分子提呈的抗原如分枝杆菌的脂类抗原、小磷酸化分子等而被激活，活化的 γδT 细胞产生颗粒酶样物质，杀伤胞内菌感染的靶细胞，还可以释放 IFN-γ 等细胞因子，参与巨噬细胞、NK 细胞等的活化，发挥抗菌效应。

2. 抗胞内菌适应性免疫

（1）CD4⁺ T 细胞：巨噬细胞等吞噬胞内菌后，可将细菌蛋白通过 MHC Ⅱ类分子途径提呈并激活 CD4⁺ T 细胞，其中产生的 Th1 细胞在抗胞内菌中发挥重要作用：① Th1 细胞通过高表达 CD40L、释放 IFN-γ 等激活巨噬细胞，增强巨噬细胞对胞内菌的清除作用。② Th1 细胞释放的

IFN-γ 可激活 NK 细胞，通过活化的 NK 细胞杀伤胞内菌寄生的靶细胞。③Th1 细胞释放 IL-2 等促进 CD8$^+$ T 细胞活化增殖，增强抗菌效应。抗胞内菌免疫中，Th1 应答优于 Th2 应答，如在麻风分枝杆菌感染时，Th2 应答占优势的患者常患瘤样麻风，其破坏性强；而 Th1 应答占优势的患者常患结核样麻风，其病变较瘤样麻风轻。

（2）CD8$^+$ T 细胞：胞内菌在胞内增殖时，胞质中出现的细菌蛋白可通过 MHC Ⅰ类分子途径提呈给 CD8$^+$ T 细胞，产生特异性 CTL。CTL 识别被感染的细胞后通过释放 TNF、IFN-γ 等杀伤靶细胞，发挥抗菌效应。

（3）抗体：结合细菌后阻止细菌入侵细胞，并通过调理吞噬、激活补体等清除细菌。抗体不能清除胞内的细菌，但可结合尚未侵入细胞时的细菌或从宿主细胞内释放到胞外的细菌，发挥抗菌效应。

3．肉芽肿的形成　胞内菌可抵抗宿主抗菌免疫，当机体不能完全清除胞内寄生细菌，进入慢性感染状态时，免疫细胞持续聚集，出现聚合多核化，同时成纤维细胞形成，导致感染部位容易形成肉芽肿。肉芽肿的中心主要为巨噬细胞和 CD4$^+$ T 细胞，周围主要是 CD8$^+$ T 细胞。细胞因子 TNF、IFN-γ 等在肉芽肿形成过程中发挥重要作用，Th1 和 CTL 细胞产生的 IFN-γ 能维持巨噬细胞的活化，TNF-α 将白细胞趋化到肉芽肿初始的位置。肉芽肿可有如下 3 种结局。

（1）将细菌隔离在被感染的巨噬细胞，阻挡细菌的扩散，起到保护作用。

（2）肉芽肿形成在局部可造成病理损伤如内层细胞死亡，外层钙化、纤维化等。如肉芽肿中死亡细胞内的细菌被消灭，则感染消除。

（3）肉芽肿破溃后，内部存活的细菌被释放，继续增殖，如机体免疫力低，未能募集抵挡新一轮攻击所需要的 T 细胞和巨噬细胞，细菌可以播散产生新的病灶，甚至导致全身性感染。

4．胞内菌的免疫逃逸机制

（1）逃避吞噬杀伤作用：有些胞内菌可在非吞噬细胞中寄生和增殖，从而逃避吞噬细胞的吞噬杀伤作用，如麻风分枝杆菌可感染外周神经的施万细胞，继而逃避吞噬。有些胞内菌虽然被吞噬细胞吞噬，但不能有效被杀伤，如分枝杆菌可以被吞噬细胞吞噬，但其产生的硫酸脑苷脂等可干扰吞噬体和溶酶体结合；李斯特菌通过产生李斯特菌溶素 O 破坏吞噬溶酶体，逃避杀伤；还有些胞内菌能产生超氧化物歧化酶和过氧化氢酶，通过降解超氧离子和过氧化氢，逃避吞噬细胞的杀伤作用。

（2）逃避抗体的中和作用：某些胞内菌可通过细胞之间的连接在细胞间扩散，逃避细胞外抗体的中和作用。如李斯特菌可诱导宿主细胞生成伪足并内陷至邻近细胞，细菌可通过伪足进入邻近细胞，这个过程细菌并不出现在细胞外，逃避了抗体的抗菌效应。

（3）阻止淋巴细胞活化：某些胞内菌在 APC 如巨噬细胞、DC 等细胞内寄生时可下调 MHC 分子、CD1 分子表达和细胞因子产生，从而减弱抗原提呈能力，阻止 T 淋巴细胞活化。

三、抗寄生虫免疫

寄生虫包括单细胞原虫和多细胞蠕虫。寄生虫感染会对宿主造成多方面损害，如虫体入侵、移行和定居过程中造成的机械性损伤，生长繁殖时对宿主的营养掠夺，以及分泌物造成的毒性和免疫损伤。宿主通过固有免疫和适应性免疫抵抗寄生虫感染，而寄生虫也进化出各种免疫逃逸机制避免被宿主杀灭。寄生于细胞内的原虫主要激活巨噬细胞、Th1 型免疫应答和 CD8$^+$ CTL 细胞，胞外寄生的原虫主要由体液免疫中 B 细胞产生的 IgG 抗体发挥免疫效应，多细胞无脊椎的蠕虫感染则由 Th2 型免疫应答和 IgE 抗体发挥抗感染作用。某些蠕虫感染，宿主缺少有效的获得性免疫，很难清除虫体。

（一）抗原虫免疫应答

1. **固有免疫应答**　对于较小的胞外寄生原虫及从寄生细胞释放出的胞内寄生虫，巨噬细胞和中性粒细胞等吞噬细胞通过识别其表面糖蛋白等病原相关分子模式，吞噬、消化和杀伤原虫。巨噬细胞吞噬原虫后随即活化并分泌 IL-12 和 IL-18，具有活化 ILC1 细胞和 NK 细胞、促进初始 CD4[+] T 细胞向 Th1 细胞分化的作用。ILC1 细胞在感染早期、Th1 应答出现前发挥作用，分泌 IFN-γ 等 Th1 型细胞因子，进一步促进巨噬细胞活化和吞噬功能（图 8-19）。

2. **适应性免疫应答**

（1）Th1 细胞应答：以产生 IL-2 和 IFN-γ 等细胞因子、激活巨噬细胞为特征，主要针对巨噬细胞内寄生的原虫，机制与抗胞外菌相似。Th1 细胞的应答效应包括：①提供巨噬细胞活化的 2 种信号 IFN-γ 和 CD40L，促进巨噬细胞表达 MHC Ⅱ类分子、CD40 等，提高抗原提呈能力；②募集更多的吞噬细胞到感染部位，形成正反馈，放大并维持 Th1 应答；③刺激 B 细胞增殖和抗体产生；④促进 CD8[+] T 细胞分化和活化。

（2）CD8[+] CTL 细胞：胞内寄生的原虫，其抗原通过 MHC Ⅰ类分子抗原提呈途径加工提呈，被 CD8[+] CTL 细胞识别。CD8[+] CTL 细胞通过释放穿孔素和颗粒酶、高表达 FasL 等杀伤感染的靶细胞。CD8[+] CTL 还可分泌 IFN-γ 激活巨噬细胞。

（3）体液免疫：主要针对胞外寄生的原虫，其机制与抗胞外菌相似。B 细胞产生的特异性抗体（主要是 IgG）有如下作用：①与虫体表面的特异受体结合，发挥中和作用，阻止寄生虫入侵；②与抗原结合，激活补体，溶解寄生虫；③与感染的细胞结合，介导 ADCC 效应，杀死细胞内寄生的原虫；④调理吞噬作用，促进吞噬细胞对原虫的吞噬。

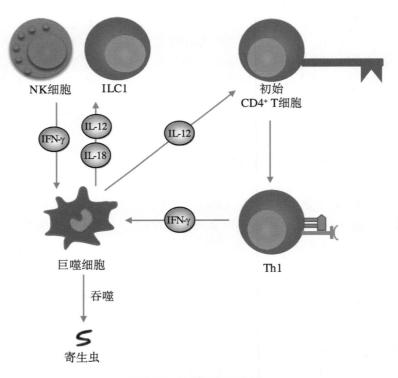

图 8-19　抗原虫免疫应答

（二）抗蠕虫免疫应答

1. **固有免疫应答**　固有免疫细胞和上皮细胞能识别蠕虫表面的病原相关分子模式并活化。

嗜酸性粒细胞、肥大细胞激活后分泌大量 IL-4，促进初始 CD4$^+$ T 细胞向 Th2 细胞分化。上皮细胞分泌 IL-33、IL25 和 TSLP，进而激活驻留在黏膜组织中的 ILC2，TSLP 还有促进 Th2 细胞分化的作用。ILC2 早于 Th2 细胞应答的出现，主要产生 IL-4、IL-5、IL-9 和 IL-13 等 Th2 型细胞因子，增强黏膜免疫，阻止寄生虫入侵和定植。

2．适应性免疫应答

（1）Th2 细胞应答：以分泌 IL-4、IL-5、IL-9 和 IL-13 为特征，主要作用是辅助体液免疫和参与超敏反应。Th2 细胞应答效应包括：①募集并激活嗜酸性粒细胞、肥大细胞，使其脱颗粒释放主要碱性蛋白、组胺，以及合成白三烯等生物活性物质，毒杀蠕虫；②促进杯状细胞增生、平滑肌过度收缩、黏液产生，促进蠕虫排出；③诱导 B 细胞增殖分化和抗体类别转换。

（2）体液免疫：IgE 是重要的抗蠕虫抗体，介导Ⅰ型超敏反应，另外，B 细胞还产生 IgG1 和分泌型 IgA（SIgA）。肥大细胞和嗜酸性粒细胞 Fc 受体与 IgE 结合，再次遇到蠕虫抗原时，引起脱颗粒作用，对细胞产生直接毒性；Fc 受体也可以与 IgG1 结合介导 ADCC 作用而清除感染的蠕虫。SIgA 是肠道黏膜免疫的组成部分，具有中和毒素、调理吞噬细胞吞噬作用、激活补体等功能（图 8-20）。

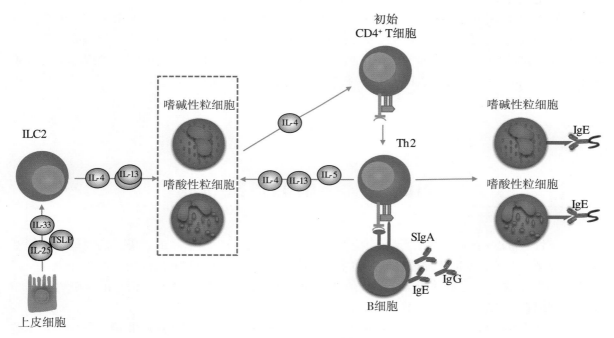

图 8-20　抗蠕虫免疫应答

（三）寄生虫免疫逃逸机制

寄生虫能通过各种途径逃避宿主的免疫效应，从而在宿主体内继续生长、发育、繁殖的现象，称为免疫逃逸（immune evasion）。寄生虫免疫逃逸机制主要为生理屏障的隔离、抗原的改变、宿主免疫应答的抑制或调节等。

1．生理屏障的隔离　大多数人体寄生虫具有相对固定的寄生位置，如细胞、组织和腔道中，寄生虫寄生在这些具有生理屏障的部位时，特殊的生理屏障可使寄生虫与宿主免疫系统相隔离，能使寄生虫有效地逃避宿主的免疫效应。比如寄生在红细胞内的疟原虫和寄生在巨噬细胞内的利什曼原虫，可逃避宿主的免疫识别。另外，某些寄生虫，如棘球蚴、囊尾蚴、旋毛虫幼虫可在宿主组织中形成包囊，阻断宿主免疫系统与寄生虫接触，从而逃避宿主的免疫攻击。

2. 抗原的改变

（1）抗原变异：有些寄生虫在宿主体内会发生抗原变异，使宿主体内抗体针对变异前的抗原不起作用，从而逃避宿主的免疫效应。布氏锥虫具有显著的抗原性变异能力，以逃避感染人类引起的抗体反应。锥虫表面覆盖着一种单一类型的糖蛋白，即变异特异性糖蛋白（VSG），它会引发一种有效的保护性抗体反应，迅速清除大多数寄生虫。然而布氏锥虫的糖蛋白抗原不断更新变异，宿主体内原来的抗体识别不了新的变异体。

（2）抗原伪装：有些寄生虫可被宿主的抗原包被或者虫体表面结合宿主抗原，从而影响宿主免疫系统对虫体抗原的识别。如血吸虫肺期童虫可结合宿主的抗原分子，从而逃避宿主的免疫攻击。

（3）抗原模拟：某些寄生虫可表达与宿主体内抗原相似的成分，从而妨碍宿主免疫系统的识别。

3. 抑制与调节宿主免疫应答

（1）释放可溶性抗原：寄生虫在宿主体内寄生的过程中，会释放可溶性抗原，与宿主抗体结合形成抗原 - 抗体复合物，以中断或阻断特异性抗体对虫体的杀伤作用。如曼氏血吸虫感染者血清中存在循环抗原，可在宿主体内形成可溶性免疫复合物。

（2）干预 T 细胞的免疫应答：原虫和蠕虫均可通过干扰宿主 T 细胞应答来保护寄生虫逃避免疫系统的攻击。如恶性疟原虫可诱导 Th 细胞分泌 IL-10，导致 MHC Ⅱ类分子抗原提呈能力下降，抑制 T 细胞的激活，从而保护寄生虫的存活。利什曼原虫主要通过抑制巨噬细胞宿主分泌 IL-12，从而抑制 NK 细胞分泌 IFN-γ，抑制 Th1 细胞的分化和功能。

（邓　凯）

第四节　细菌的致病机制

致病性（pathogenicity）是指病原体引发宿主疾病的能力，与宿主的种类、病原体的类型及其株系或型别有关。不同病原体在同一宿主中可能引起不同的感染和病理反应。毒力（virulence）是衡量病原体致病性强弱的指标，与病原体数量、入侵部位的适宜性以及宿主的免疫力密切相关。环境因素也会影响病原体的致病机制。

毒力通常用半数致死量（LD50）或半数感染量（ID50）来表示。LD50 指的是导致一定体重的实验动物中 50% 死亡的最少细菌数或细菌毒素量；ID50 则是导致 50% 实验动物感染的最少细菌数或细菌毒素量。LD50 或 ID50 的数值越小，毒力越强。

一、正常菌群

人体体表及与外界相通的腔道寄居着多种对宿主有益且无害的微生物，统称为正常菌群（normal flora）或正常微生物群（normal microflora）。在一般情况下，这些菌群与宿主共生，不产生致病作用。

1. 正常菌群的组成　正常菌群主要包括两类。

（1）常居菌群（resident flora）：这些是宿主固有的微生物，固定地定居于特定部位，对宿主至关重要。即使发生失衡，这些菌群也常能迅速恢复正常状态。

（2）过路菌群（transient flora）：由非致病菌或机会致病菌组成，来源于周围环境或宿主其他生境。可在皮肤或黏膜上暂时存在数小时到数周。在宿主免疫功能受损或常居菌群失衡的情况下，这些过路菌群可能在体内定植、繁殖并引发疾病。

2. 正常菌群的生理作用 正常菌群在维持宿主微生态平衡和内环境稳定中发挥关键作用，主要体现在以下几个方面。

（1）生物拮抗作用：正常菌群通过在宿主皮肤黏膜表面形成菌膜屏障，并通过空间和营养竞争以及产生代谢产物（如乳酸、脂肪酸等），抑制外来菌的侵入和定植，从而保护宿主。

（2）营养作用：正常菌群参与宿主的物质代谢和营养转化，如合成 B 族维生素和维生素 K，并参与宿主糖类和蛋白质的代谢，促进宿主的营养吸收和生长。肠道菌群失衡可能导致维生素缺乏症。

（3）免疫作用：正常菌群刺激宿主免疫应答，促进抗体产生和免疫系统的成熟，增强巨噬细胞功能和多种细胞因子的释放，以抵御外来菌侵袭。

（4）排毒、抑癌及抗衰老作用：正常菌群有助于肠道正常蠕动，促进毒素和致癌物质的排泄，将致癌物转化为非致癌物，且其产生的超氧化物歧化酶（SOD）具有抗衰老作用。

二、机会致病菌

在正常情况下，宿主与正常菌群之间维持着动态的微生态平衡。然而，在特定条件下（宿主免疫低下），这些通常无害的菌群可能转变为机会致病菌（opportunistic pathogen）或条件致病菌（conditioned pathogen）。这些菌群在特定条件下引发的机会性感染（opportunistic infection）主要由以下因素导致。

1. 宿主免疫防御功能下降 免疫防御功能下降主要见于先天或后天免疫功能缺陷患者（如艾滋病患者）、长期使用激素或免疫抑制剂的患者。这些患者的免疫防御能力普遍下降，使他们成为易感染的免疫抑制宿主（immunocompromised host），从而增加了机会性或内源性感染的风险。

2. 菌群失调（dysbacteriosis） 指宿主正常菌群比例发生显著变化，超出正常范围，通常表现为原籍菌种类和数量的减少以及外来菌或环境菌的增多。严重的菌群失调可能引起一系列临床症状，称为菌群失调症，又称为二重感染（superinfection），通常由不当使用抗生素引起。在二重感染发生时，除立即停用正在使用的抗菌药物外，还应对优势菌株进行药物敏感性测试，以选择合适的敏感药物进行治疗。此外，使用微生态制剂（如双歧杆菌、乳杆菌等益生菌）调整菌群也是恢复微生态平衡的有效方法。

3. 定位转移（translocation） 指正常菌群从其原生境转移到其他部位或无菌区域。虽然这些菌群在其原生境通常不致病，但一旦转移到非正常部位，它们就可能成为致病因素。

三、细菌致病的物质基础

细菌毒力的物质基础在于其侵袭力和产生的毒素等因素。侵袭力（invasiveness）指的是病原菌突破宿主的生理屏障，如皮肤和黏膜，进而在体内定植和扩散的能力。毒素是病原菌产生的大分子成分，能损伤宿主组织和器官，导致生理功能失调。除此之外，细菌的毒力还涉及超抗原、体内诱生抗原和毒力岛（毒力相关的基因组序列）。这些侵袭力和毒素等因素，统称为毒力因子（toxic factor）。

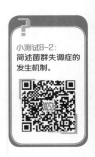

小测试8-2：
简述菌群失调症的发生机制。

Note

1. 侵袭力　侵袭力的物质基础是某些与致病菌相关的物质，这些物质有助于致病菌的黏附、定植、扩散和产生侵袭。主要涉及菌体的表面结构及释放的胞外蛋白和酶，如荚膜、黏附素、侵袭素、侵袭性酶和细菌生物被膜等。

（1）黏附素（adhesin）：是细菌黏附到宿主细胞并形成感染的关键因素。细菌表面存在的一些特殊结构和蛋白质具有使细菌黏附到宿主靶细胞的作用，称为黏附素，分为菌毛黏附素和非菌毛黏附素（afimbrial adhesin）。①菌毛黏附素：主要存在于革兰氏阴性菌的菌毛上，能使细菌吸附于细胞表面并定植，又称定植因子（colonization factor）。菌毛黏附素的作用具有选择性，这与宿主细胞表面的黏附素受体有关。抗特异性菌毛抗体对病原菌感染有预防作用，如肠产毒性大肠埃希菌的菌毛疫苗已用于预防动物腹泻。②非菌毛黏附素：是指菌毛之外且与黏附有关的分子，如某些革兰氏阴性菌的外膜蛋白和革兰氏阳性菌表面的某些分子。如鼠疫耶尔森菌的外膜蛋白、A 群链球菌的 M 蛋白上覆盖着的膜磷壁酸及其 F 蛋白、肺炎支原体的 P1 蛋白等均为非菌毛黏附素。

黏附作用可帮助病原菌抵抗清除机制，如液体冲刷、细胞纤毛运动和肠蠕动等，有利于病原菌定植。此外，黏附素可以激活宿主细胞的信号转导系统，引发炎症和细胞凋亡，促进细菌的生长和扩散。

（2）荚膜和微荚膜：是细菌的关键结构，帮助它们在宿主体内生存、繁殖和扩散。荚膜具有抗吞噬和阻挡杀菌物质的功能，使得如肺炎链球菌和炭疽芽孢杆菌等含荚膜细菌难以被吞噬细胞杀灭。微荚膜是类似荚膜的物质，存在于某些细菌表面，如 A 群链球菌的 M 蛋白，具有抗吞噬及抵抗抗菌抗体和补体的作用。这些结构的主要功能是突破宿主防御，促进细菌快速增殖。

（3）侵袭性酶类：一些病原菌释放的胞外酶，虽无毒性，但能协助病原菌抗吞噬和向周围组织乃至全身扩散。例如，致病性葡萄球菌产生的血浆凝固酶有助于抗吞噬；A 群链球菌的透明质酸酶有助于细菌在组织中的扩散。被吞噬后的细菌，如葡萄球菌，还能产生抵抗杀菌作用的酶类物质，如过氧化氢酶，有利于其在宿主体内扩散。

（4）侵袭素（invasin）：一些细菌通过侵袭基因编码的蛋白多肽向邻近组织扩散，甚至进入邻近黏膜上皮细胞内。例如，肠侵袭性大肠埃希菌通过其侵袭基因编码的侵袭素入侵肠黏膜上皮细胞，而福氏志贺菌等则通过不同的侵袭蛋白向邻近组织细胞扩散。

（5）细菌生物被膜（bacterial biofilm）：是由细菌及其分泌的多聚物组成的膜状群体结构。这一结构形成于细菌在体内表面的定植和繁殖过程中，细菌首先形成微菌落，随后通过菌体外多聚物和黏附素相互黏附，形成更大的生物被膜。这种被膜结构通常附着于黏膜上皮细胞或无生命材料表面（图 8-21）。

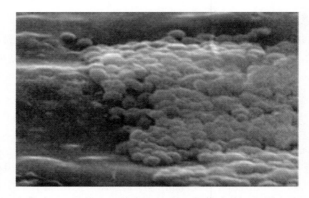

图 8-21　生物被膜（定植于静脉导管表面的表皮葡萄球菌）扫描电镜照片（×6000）
来源：Lansing M．Prescott *et al*．Microbiology．5th edition. McGraw-Hill companies，2002：920

框 8-1 细菌生物被膜的作用

1. 有利于细菌的黏附和附着。
2. 阻挡抗生素等杀菌药物和免疫物质的作用。
3. 利于细菌之间的信息传递和致病基因的转移。
4. 与细菌耐药性的产生有关。
5. 与医院感染有关。

以上细菌生物被膜的作用均与细菌的致病性密切相关。

2. 细菌毒素（bacteria toxin） 是细菌在生长过程中产生的有害物质，分为外毒素（exotoxin）和内毒素（endotoxin）两大类。

（1）外毒素：主要由革兰氏阳性菌和部分革兰氏阴性菌产生并分泌出细胞外，包括破伤风梭菌、肉毒梭菌、白喉棒状杆菌、产气荚膜梭菌、金黄色葡萄球菌、痢疾志贺菌、鼠疫耶尔森菌、霍乱弧菌、肠产毒性大肠埃希菌、铜绿假单胞菌等。某些外毒素可存在于菌体内部，在菌体溶解后才释放，如痢疾志贺菌。

外毒素多由 A 和 B 两个亚单位组成，A 亚单位是外毒素活性部分，决定其毒性效应。B 亚单位是结合亚单位，无毒性但免疫原性强，与宿主靶细胞表面特殊受体结合，介导 A 亚单位进入细胞。外毒素的致病作用依赖于毒素分子结构的完整，各亚单位单独对宿主无致病作用。其特性：①本质是蛋白质。②毒性强，且作用有组织器官选择性，引发特殊症状。如肉毒毒素为肉毒梭菌产生的外毒素，毒性强，1 mg 肉毒毒素纯品能杀死 2 亿只小鼠，毒性比氰化钾高 1 万倍。③选择性高：仅对特定组织、器官造成损害，引起特殊病症。如肉毒毒素可阻断胆碱能神经末梢释放乙酰胆碱，使眼和咽肌麻痹，引起眼睑下垂、复视、吞咽困难等。④理化稳定性差。多不耐热，60 ~ 80 ℃ 30 分钟可被破坏，对化学因素不稳定。但葡萄球菌肠毒素是例外，能耐受 100 ℃ 30 分钟。⑤抗原性强。0.3% ~ 0.4% 甲醛处理可使外毒素失活，转化为类毒素（toxoid），可用于人工主动免疫预防相关疾病。也可用纯化的 B 亚单位作为疫苗，预防外毒素所致疾病。类毒素注入机体可刺激其产生具有中和外毒素作用的抗外毒素抗体（简称抗毒素）。类毒素和抗毒素主要用于预防和治疗相关传染病，前者用于人工主动免疫，后者用于治疗和紧急预防。

按外毒素对宿主细胞的亲和性及作用方式可分成三类（表 8-5）。①神经毒素（neurotoxin）：主要作用于神经组织，引起神经传导功能紊乱，如破伤风痉挛毒素和肉毒毒素。②细胞毒素（cytotoxin）：抑制细胞蛋白质的合成（如白喉毒素）或破坏宿主细胞膜（如一些细菌的溶血素和产气荚膜梭菌 α 毒素，可通过成孔毒素样作用或类磷脂酶作用破坏细胞膜）。③肠毒素（enterotoxin）：作用于肠上皮细胞，引起肠功能紊乱，如产毒性大肠埃希菌肠毒素、艰难梭菌毒素及霍乱肠毒素等。

表 8-5　外毒素的种类、作用机制和所致疾病

外毒素类型	外毒素名称	产生细菌	作用机制	所致疾病	症状和体征
神经毒素	痉挛毒素	破伤风梭菌	阻断抑制性神经元释放抑制性神经介质	破伤风	全身骨骼肌强直性痉挛
	肉毒毒素	肉毒梭菌	抑制胆碱能运动神经元释放乙酰胆碱	肉毒中毒	肌肉松弛性麻痹

续表

外毒素类型	外毒素名称	产生细菌	作用机制	所致疾病	症状和体征
细胞毒素	白喉毒素	白喉棒状杆菌	灭活延长因子 -2，抑制靶细胞蛋白质合成	白喉	假膜形成、中毒性心肌炎、外周神经麻痹
	致热外毒素	A 群溶血性链球菌	为超抗原，破坏毛细血管内皮细胞	猩红热	高热、全身鲜红色皮疹
	百日咳毒素	百日咳鲍特菌	阻断 G 蛋白介导的信号转导，激活腺苷酸环化酶	百日咳	黏稠分泌物增多，阵发性痉挛性咳嗽
	α- 毒素	产气荚膜梭菌	水解细胞膜上的磷脂酰胆碱，溶解红细胞等	气性坏疽	血管通透性增加，水肿，细胞坏死
肠毒素	霍乱毒素	霍乱弧菌	激活腺苷酸环化酶，增高细胞内 cAMP 水平	霍乱	严重的呕吐、米泔水样便
	志贺毒素	出血性大肠埃希菌	降解核糖体 60S 亚基 28S rRNA，抑制靶细胞蛋白质合成	出血性肠炎	血性腹泻
		痢疾志贺菌		细菌性痢疾	黏液脓血便，里急后重
	葡萄球菌肠毒素	金黄色葡萄球菌	为超抗原，刺激呕吐中枢	食物中毒：以呕吐为主，腹痛、腹泻	

注：志贺毒素亦可纳入细胞毒素

外毒素的致病机制分为两类。一类是与特异性受体结合后的作用机制，包括：①改变细胞内离子平衡，如耶尔森菌外毒素可使细胞内钠离子和水分大量丢失。②进入细胞质，抑制宿主细胞蛋白质合成，导致细胞死亡，如白喉毒素、炭疽毒素等。③直接改变细胞膜结构，形成通道，导致细胞裂解，如金黄色葡萄球菌 α 溶血素。④直接破坏细胞，如链球菌溶血素、蜡样芽孢杆菌溶细胞素等。另一类是外毒素本身的固有性质的作用，包括：①酶活性，如葡萄球菌 β 溶血素可作为磷脂酶 C，分解胞膜上的磷脂，使细胞膜结构损害。②超抗原作用，一些外毒素分子属超抗原，如金黄色葡萄球菌和链球菌的超抗原毒素就与一些原发性皮肤病和自身免疫性疾病密切相关，包括葡萄球菌毒性休克综合征、链球菌所致风湿热、肾小球肾炎等（详见本节超抗原内容）。

（2）内毒素：主要存在于革兰氏阴性细菌的细胞壁中，为脂多糖（LPS）组分。内毒素在细菌死亡或被人工破坏时释放。螺旋体、衣原体、支原体、立克次体也含有类似的 LPS。内毒素由 O 特异性多糖、核心多糖和脂质 A 组成（图 8-22），其中脂质 A 是其主要毒性成分。尽管不同细菌的脂质 A 结构有所差异，其毒性作用却大致相同。内毒素特点包括：①革兰氏阴性细菌产生。②本质是 LPS。③稳定性好，可耐受高温和化学处理，160 ℃ 2 ~ 4 小时才被破坏，或用强酸、强碱、强氧化剂处理 30 分钟才能灭活。④不能用甲醛液脱毒成为类毒素。⑤免疫原性较弱，刺激产生的抗体中和作用有限。⑥毒性作用较弱，对组织无选择性。

内毒素的生物学作用主要包括以下几点：①发热反应：极微量（1 ~ 5 ng/kg）内毒素可致人体温上升。这一致热机制是通过 LPS 激活巨噬细胞等产生细胞因子如 IL-1 和 TNF-α，这些因子作为内源性致热原（endogenous pyrogen），作用于下丘脑体温调节中枢所致。②白细胞数量变化：LPS 进入血液后，会先导致白细胞数骤减，随后 1 ~ 2 小时内通过诱导因子刺激骨髓释放中性粒细胞，导致其数量增加，并有核左移现象。只有伤寒沙门菌内毒素例外，血液中白细胞总数始终减少，机制不明。③内毒素血症与休克：大量内毒素进入血液可导致内毒素血症，严重时引发休克。这主要是由 LPS 诱导的 TNF-α、IL-1 等血管活性介质导致血管功能紊乱，引发血压降低和微循环衰竭。④ Shwartzman 现象与弥散性血管内凝血（disseminated intravascular coagulation，DIC）：Shwartzman 现象是内毒素致病作用的一种动物实验模型。在家兔皮内注射革兰氏阴性菌培养滤液（含 LPS），8 ~ 24 小时后，静脉再注射同一种或另一种革兰氏阴性菌的培养滤液，10

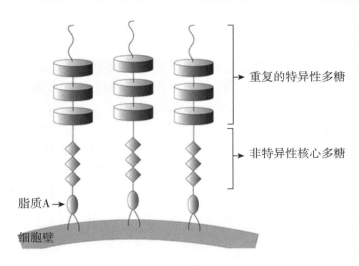

重复的特异性多糖

非特异性核心多糖

脂质A

细胞壁

图 8-22　革兰氏阴性菌细胞壁内毒素结构

小时后发现在第一次注射的局部皮肤呈现出血和坏死的局部反应，是局部 Shwartzman 现象。若两次均静脉注射休克剂量滤液，则动物两侧肾上腺皮质坏死，全身广泛出血，最终死亡，此为全身性 Shwartzman 现象。小量 LPS 可对宿主产生有益的炎性反应，大量内毒素释放可激活凝血系统，诱发 DIC，在严重的革兰氏阴性菌感染中常见，可能导致休克，甚至死亡。

　　内毒素的致病机制主要通过激活免疫细胞、内皮细胞和黏膜细胞产生细胞因子和炎性因子，引发局部和全身性反应。LPS 作用于机体靶细胞的方式分为两种：①特异性结合，其中 LPS 通过脂质 A 受体，如 CD14 分子，激活 Toll 样受体（toll-like receptor，TLR），引发跨膜信号转导，激活 NF-κB，从而促进免疫、炎症、凋亡基因转录，产生 IL-1、IL-6、TNF-α 等。②非特异性结合，脂质 A 通过亲脂性与细胞膜磷脂结合，影响细胞膜的完整性、流动性和传导性，导致细胞形态和功能的改变，引起病理性变化。

　　细菌毒素在特定条件下可对机体产生积极作用。低剂量 LPS 能增强机体非特异性抵抗力，包括抗感染和抗肿瘤免疫，以及提升网状内皮系统功能和佐剂活性，可能与激活免疫细胞和体液免疫系统有关。在医药领域，细菌外毒素应用广泛：①外毒素与单克隆抗体结合，制成免疫毒素或重组毒素，用于靶向肿瘤治疗。②利用外毒素作为强力丝裂原和多种细胞因子的刺激剂，作为免疫调节剂增强宿主抵抗力。③某些外毒素，如肉毒毒素，能有效治疗眼肌痉挛和内斜视等疾病。

　　细菌外毒素与内毒素的主要区别见表 8-6。

表 8-6　细菌外毒素与内毒素的主要区别

区别要点	外毒素	内毒素
来源	革兰氏阳性菌与部分革兰氏阴性菌	革兰氏阴性菌
存在部位	由活菌分泌到菌体外，少数是细菌崩解后释出	细胞壁组分，细菌裂解后释出
化学成分	蛋白质	脂多糖
编码基因	染色体基因、质粒或前噬菌体基因	染色体基因
稳定性	60 ～ 80 ℃ 30 分钟被破坏	160 ℃ 2 ～ 4 小时才被破坏
作用方式	与细胞的特异性受体结合	刺激宿主细胞分泌细胞因子、血管活性物质
毒性作用	强，对组织器官有选择性毒害效应，引起特殊的临床表现	较弱，各菌的毒性效应大致相同，引起发热、白细胞增多、微循环障碍、休克、DIC 等
抗原性	强，刺激机体产生抗毒素；甲醛液处理脱毒形成类毒素	弱，刺激机体产生的中和抗体作用弱；甲醛液处理不形成类毒素

Note

3. 超抗原 细菌超抗原（super antigen，SAg）是一类由某些细菌产生的高活性蛋白因子，即使在极低的浓度下也能激活大量 T 细胞克隆，引发强烈的免疫应答。SAg 作为强大的免疫激活因子，其生物学效应主要表现在两方面：①直接作用于免疫系统，可作为 T 细胞的丝裂原（mitogen），无需抗原提呈细胞（APC）的加工处理即可大量激活 T 细胞，导致细胞大量凋亡、数量减少，从而降低宿主的免疫功能并引发免疫抑制。此外，SAg 还可大量激活 B 细胞，促使其分化为浆细胞，产生自身抗体，进而引起自身免疫反应，如毒性休克综合征患者常见的关节炎、滑膜炎等。②间接作用，通过细胞因子介导，SAg 超常量激活 T 细胞和 MHC 分子表达细胞，导致过量分泌细胞因子（如 IL-1、IL-2、IL-6、TNF-α 和 IFN-γ 等），从而造成免疫功能严重紊乱，对机体产生毒性效应，表现为体温升高、炎性细胞浸润、血管内皮细胞或其他细胞损伤以及生物活性介质的释放等。

4. 体内诱生抗原 有些细菌的基因仅在进入宿主体内时才会表达，这类基因被称为体内诱导抗原基因（*in vivo* induced gene，IVIG）。它们与细菌的致病性密切相关。

5. 毒力岛 细菌中与毒力相关的基因通常存在于质粒、转座子、前噬菌体或细菌染色体上，这些基因能在不同细菌间转移。病原体中的某些毒力基因由结构基因、邻近的调控基因序列以及两端的成分序列组成，这些重复序列具有插入功能。这类位于病原菌基因组中的特殊区域，其分子结构和功能与普通细菌基因组不同，且含有与致病性密切相关的基因簇，被称为毒力岛（pathogenicity island）或致病岛。近年来，在大肠埃希菌、鼠疫耶尔森菌、幽门螺杆菌、霍乱弧菌、福氏志贺菌等多种细菌中发现了 20 多个毒力岛。其主要特征包括：① 20 ～ 100 kb 大小的染色体 DNA 片段。②仅存在于强毒株中，而在弱毒株或无毒株中通常不存在。③含有编码细菌毒力及相关因子的基因簇，其产物多为分泌性蛋白和细菌表面蛋白，例如溶素、菌毛等。毒力岛还编码毒力因子的分泌系统、信号转导系统和调节系统。④毒力岛两侧常有同向重复序列和插入元件。⑤大多位于细菌染色体的 tRNA 基因位点或附近，可能是因为 tRNA 基因高度保守，为重组酶提供了适宜的结合部位，成为外源 DNA 的整合位点。⑥毒力岛 DNA 片段的 G+C mol% 和密码子使用与宿主菌染色体有显著差异，暗示毒力岛可能通过基因的水平转移获得。⑦可移动的遗传成分，是不稳定的 DNA 区域，可能发生部分或完全缺失。

四、其他影响细菌致病的因素

1. 免疫病理损伤 有些病原体产生的抗原可激活机体的免疫应答，进而引起超敏反应，导致组织细胞的免疫病理损伤，最终促发疾病。如被 A 群链球菌的某些型别感染可诱发 Ⅲ 型超敏反应，其免疫复合物沉积于血管基底膜，进而导致肾小球肾炎、风湿性关节炎、风湿性心脏病等疾病。结核分枝杆菌引起的结核病变通常与 Ⅳ 型超敏反应的发生有关。

2. 细菌的侵入数量 致病菌的感染不仅依赖于其毒力，还需达到一定数量。菌量的多少与致病菌毒力高低和宿主免疫力的强弱相关。通常，细菌毒力越强和（或）宿主免疫力越弱，所需的致病菌越少。举例来说，在免疫力较弱的宿主中，少量高毒力的鼠疫耶尔森菌便可引发感染；而毒力弱的某些引起食物中毒的鼠伤寒沙门菌，常需摄入数亿个细菌才引起急性胃肠炎。

3. 细菌侵入的门户 具有一定毒力和数量的致病菌，若侵入途径不适宜，仍不能引起感染。例如，伤寒沙门菌须经口感染；脑膜炎奈瑟菌则通过呼吸道侵入；破伤风梭菌的芽孢需进入深部伤口，在厌氧微环境中生长繁殖。有些致病菌的入侵途径不局限于一种，如结核分枝杆菌可通过呼吸道、消化道或皮肤创伤等多途径感染。这些侵入途径的特异性与致病菌生长和繁殖所需的特定微环境紧密相关。

4. 环境因素 环境因素在细菌感染和致病性方面扮演着重要角色，这些因素包括自然和社

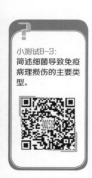

小测试8-3：
简述细菌导致免疫病理损伤的主要类型。

会因素。自然因素，如气候变化、季节性、温度、地理特征以及自然灾害，均可显著影响传染病的发生和发展。社会因素，包括社会结构、经济水平、文化教育、医疗卫生条件、生活习惯以及战争等，同样在传染病的流行和扩散中起着关键作用。

（朱　帆）

第五节　病毒的致病机制

病毒入侵机体后，其首要步骤是感染易感细胞并在这些细胞内繁殖，从而开始对宿主造成病理影响，进而导致疾病。病毒感染和引发疾病的能力，受到其自身的致病性和宿主免疫力的双重影响。病毒的致病性（pathogenicity）指的是病毒感染特定宿主并引发疾病的能力，这是一个定性的概念。而病毒的毒力（virulence）则是量化指标，用来反映病原体引起宿主症状和病理变化的程度。以流感病毒为例，它能够感染人类并引起各种症状，表明其具有致病性。然而，不同的流感病毒株之间毒力的强弱不同，导致它们引起的流行规模也有所不同。

病毒的致病作用始于侵入细胞，随后扩展到大量细胞，最终可能导致组织和器官的损伤以及功能障碍。这种致病作用在细胞和整个机体（图 8-23）两个层面上展现。一方面是病毒对宿主细胞的直接致病作用，另一方面是病毒感染引发的机体免疫应答，后者可能导致免疫病理性损伤。

病毒致病性的核心在于其在宿主细胞内的增殖，这一过程会导致细胞结构的损害和功能障碍。病毒对细胞的致病作用主要涉及两个方面：一是病毒直接对细胞造成的损伤，二是由病毒感染引发的机体免疫病理反应。细胞一旦被病毒感染，由于病毒与宿主细胞间的相互作用差异，其表现形式呈现多样化。

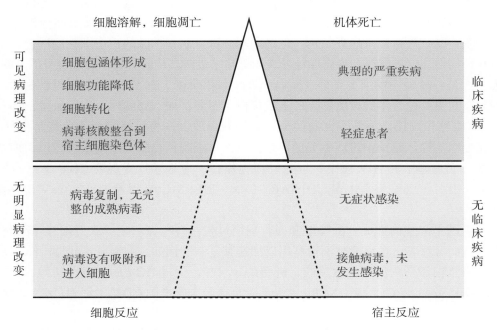

图 8-23　急性病毒感染时细胞和宿主的反应

一、病毒感染直接对宿主细胞的作用

在不同类型的细胞中，病毒感染的结果可以有多种不同的表现：例如，在非容纳细胞中，病毒感染可能因无法继续繁殖而迅速终止；而在容纳细胞中，则可能出现多种情况，包括溶细胞型感染、稳定状态感染、病毒基因组整合、细胞增殖和转化，以及包涵体形成等。这些不同的感染过程反映了病毒与宿主细胞之间复杂而多变的相互作用。

1. 溶细胞型感染（cytolytic infection） 在溶细胞型感染中，病毒在宿主细胞内繁殖并成熟，随后迅速释放大量子代病毒，导致宿主细胞的破坏和死亡。这一过程也被称作病毒的杀细胞效应（cytocidal effect）。此类感染通常出现在无包膜且杀伤性强的病毒中，如脊髓灰质炎病毒、腺病毒等，它们多引起急性感染。溶细胞型感染的主要机制包括以下方面。

（1）阻断细胞大分子合成：病毒编码的早期蛋白（如酶类）通过多种途径抑制或阻断（甚至降解）细胞核酸复制、转录和蛋白质合成，导致细胞新陈代谢功能紊乱，最终引起细胞病变和死亡。

（2）改变细胞溶酶体结构和通透性：病毒感染可能增加溶酶体膜的通透性或导致其破坏，从而释放溶酶体内的酶，引起细胞自溶。

（3）细胞表面抗原改变：病毒抗原成分可能被插入细胞膜表面，引起细胞膜抗原的改变，造成细胞融合或免疫性细胞损伤。

（4）病毒产生的毒性蛋白：某些病毒（如腺病毒）产生的毒性蛋白具有直接杀伤宿主细胞的作用。

（5）致细胞病变效应（cytopathic effect，CPE）：病毒感染和复制过程中可导致细胞器（包括细胞核、内质网、线粒体等）损伤，常见的细胞变化包括浑浊、肿胀、团缩等。在体外组织培养中，可观察到细胞变圆、聚集、融合、裂解或脱落等现象，这被称为病毒的致细胞病变效应。一般而言，病毒在体外引起的 CPE 与其在体内感染产生的细胞损伤作用是一致的。

（6）细胞凋亡（apoptosis）、焦亡（pyroptosis）和自噬（autophagy）：疱疹病毒科、正黏病毒科、小 RNA 病毒科、逆转录病毒科、细小病毒科等的病毒感染后，可直接或间接诱导宿主细胞凋亡。细胞凋亡既可导致宿主病理损伤，也是限制病毒复制和扩散的宿主细胞的保护性反应。例如，丙型肝炎病毒、疱疹病毒、腺病毒等可表达抗凋亡蛋白，从而有利于病毒自身的复制。

细胞焦亡是一种程序性细胞死亡（programmed cell death，PCD），与细胞凋亡相似，但有其独特的特点。它主要由含半胱氨酸的天冬氨酸蛋白水解酶，如 caspase 1、caspase 4、caspase 7 和 caspase 11 等诱导和调控，并伴随大量促炎症因子的释放。作为机体重要的免疫防御反应之一，细胞焦亡在控制病原体感染中扮演着关键角色。然而，细胞焦亡的过度激活可能反而加剧疾病的进程。例如，病毒感染如 HIV 感染，可触发细胞焦亡，这是导致旁观者 CD4$^+$ T 细胞死亡的一个重要因素。此外，细胞焦亡也参与了 SARS-CoV、MERS-CoV 以及 SARS-CoV-2 等病毒的致病过程。

细胞自噬则是细胞内部成分的降解和回收利用过程。自噬如一把"双刃剑"，既能通过直接降解病毒抵抗病毒感染，也可能被病毒利用以加速其复制。例如，丙型肝炎病毒（HCV）可通过大量表达病毒蛋白激活内质网应激反应，进而诱导自噬，促进 HCV 的复制。同样，HIV 的包膜糖蛋白 gp120 和 gp41 与 CD4 及 CXCR4 结合后，可诱导未感染的 CD4$^+$ T 细胞自噬，导致 T 细胞凋亡。

当溶细胞型感染发生在关键器官（如中枢神经系统）时，可能导致严重的后果，包括严重的后遗症甚至死亡。

2. 稳定状态感染（steady state infection） 在稳定状态感染中，某些病毒（通常是有包膜病毒）在宿主细胞内增殖时对细胞代谢和溶酶体膜的影响相对较小。这些病毒通常通过出芽的方式释放，这一过程进行得缓慢，引起的病变较轻微，且在短期内不会导致细胞溶解或死亡。流感病毒和疱疹病毒等就是典型的稳定状态感染的例子。尽管如此，稳定状态感染最终也可能导致细胞的破坏和死亡，其原因主要有以下方面。

（1）细胞融合：病毒产生的蛋白酶和受损的细胞溶酶体释放的水解酶可以损害并改变被感染细胞膜的成分，导致感染细胞与邻近细胞融合，形成多核巨细胞或合胞体。例如，麻疹病毒在体内可以形成华新（Warthin）多核巨细胞。细胞融合也是病毒扩散到其他细胞的一种方式。

（2）细胞膜上抗原成分改变：病毒基因编码的蛋白质会表达在被感染细胞的表面，这导致细胞膜结构的改变和新抗原的表达。这些改变的细胞成为机体细胞毒性 T 细胞（CTL）或特异性抗体的靶标。例如，流感病毒表达的血凝素出现在细胞膜上，不仅赋予细胞吸附红细胞的功能，也使其成为中和抗体的作用目标。

虽然稳定状态感染的直接病变较轻，但其最终也可能对宿主细胞造成显著的损伤。

3．病毒基因组整合（integration）　某些病毒能够将其基因组的全部或部分整合进宿主细胞的染色体 DNA 中。病毒基因组的整合主要有两种方式。

（1）全基因组整合：逆转录病毒如 HIV 在复制过程中，先将基因组 RNA 逆转录成互补 DNA（complementary DNA，cDNA），再合成 DNA 双链，然后整合至细胞染色体中，成为前病毒（provirus）。

（2）异常整合（aberration）：病毒的部分基因组 DNA 随机整合至细胞染色体中。整合后的病毒 DNA 可以在细胞分裂时传递给子代细胞，但不会产生病毒颗粒。这种现象常见于 DNA 病毒，例如人乳头瘤病毒（human papillomavirus，HPV）。

病毒 DNA 的整合可能对宿主细胞的基因组造成损伤，如整合处基因的失活或附近基因的激活等。此外，某些整合的病毒基因仍然具有编码功能，能够表达出对细胞具有特殊影响的蛋白质。例如，猴病毒 40 型（SV40）的整合片段可编码 T 抗原，这可能导致细胞发生转化和恶性增殖，从而诱发肿瘤的形成。

病毒基因组的整合不仅是病毒复制和传播的一个重要机制，也是影响宿主细胞行为和功能的关键过程，尤其在病毒致病性和肿瘤学领域中具有重要意义。

4．细胞的增殖与转化　有些病毒感染后能够促进宿主细胞的增殖，并引起细胞形态的改变，例如失去细胞间接触抑制作用，导致细胞堆积生长。这些在细胞生物学行为上的改变被称为细胞转化（cell transformation）。如单纯疱疹病毒、巨细胞病毒、EB 病毒（Epstein-Barr virus）、人乳头瘤病毒、某些类型的腺病毒等，都能转化为体外培养的细胞，并且这些病毒均具有致瘤潜力。被病毒转化的细胞通常生长旺盛，容易进行连续传代。这些细胞表面可能出现新的抗原，并且大多数细胞的染色体中整合有病毒 DNA。某些被转化的细胞在移植到动物体内后，可能形成肿瘤。

5．包涵体形成　当细胞被病毒感染后，在细胞质或细胞核内会出现在光学显微镜下可见的嗜酸性或嗜碱性、圆形或椭圆形、大小和数量各异的斑块状结构，这些结构称为包涵体（inclusion body）。病毒包涵体由病毒颗粒或未装配的病毒成分组成，也可能是病毒增殖过程中留下的细胞反应痕迹。包涵体可能破坏细胞的正常结构和功能，并有时导致细胞死亡。不同病毒的包涵体在细胞内的位置、形状及着色特征各不相同，因而在病原学诊断中具有重要价值。例如，狂犬病毒感染机体的大脑海马回锥体细胞质内可形成嗜酸性的内基小体（Negri body），这是临床诊断狂犬病的一个重要指标。

二、病毒感染与宿主免疫系统相互作用后的致病机制

在病毒感染过程中，病毒与宿主的免疫系统相互作用诱发免疫病理损伤，这是病毒致病机制

Note

313

中的一个重要方面，尤其在持续性病毒感染及由病毒感染引发的自身免疫性疾病中尤为显著。一些病毒甚至能直接破坏机体的免疫功能。

病毒具有强烈的抗原性，并通过与宿主体的相互作用，激发宿主的免疫应答。这种免疫应答可能导致免疫病理损伤，从而引发疾病。在病毒感染的致病机制中，这种免疫应答占据了重要的地位，特别是病毒性肝炎这样的持续性病毒感染中。

此外，病毒感染细胞后，可能会引发自身抗原的出现。机体对这些自身抗原的免疫应答，特别是超敏反应和炎症反应，是病毒感染引起的主要病理反应。因此，病毒感染的影响不仅局限于直接的细胞损伤，还包括对宿主免疫系统的广泛干扰，这些干扰可能导致复杂的临床症状和疾病进程。

1. 体液免疫病理作用　主要是抗体介导的Ⅰ型、Ⅱ型、Ⅲ型超敏反应。病毒的结构性抗原通常具有强烈的抗原性，能有效激发机体的免疫应答。特别是有包膜的病毒，它们能诱导宿主细胞表面出现新的抗原。当特异性抗体与这些抗原结合时，可以激活补体系统，导致感染细胞的破坏，这就是Ⅱ型超敏反应的典型例子。例如，登革病毒可以在体内与特异性抗体结合，作用于红细胞和血小板表面，激活补体，从而引起血细胞和血小板的破坏，导致出血和休克综合症状。

抗原-抗体复合物的形成也会引发Ⅲ型超敏反应。一些病毒抗原与相应的抗体结合，形成免疫复合物，这些复合物可以长期存在于血液中。当这种免疫复合物沉积在特定器官或组织的膜表面时，会激活补体并引发Ⅲ型超敏反应，导致局部的损伤和炎症。例如，当免疫复合物沉积在肾小球毛细血管的基底膜上时，会引起肾损伤，表现为蛋白尿和血尿，如乙型肝炎病毒感染所引起的相关肾炎，患者通常会有血尿和蛋白尿等症状。免疫复合物沉积在关节滑膜上可引起关节炎，例如慢性病毒性肝炎患者常见的关节症状。如果免疫复合物沉积在肺部，则可能引发细支气管炎和肺炎，如婴儿呼吸道合胞病毒感染所见。而免疫复合物沉积在血管壁上，则可能因激活补体而导致血管通透性增加，从而引起出血和休克，例如在登革病毒感染中的所见。

近年来的研究揭示了嗜碱性粒细胞和肥大细胞在清除细菌和病毒感染中的重要作用。这些细胞不仅在免疫防御中发挥关键作用，而且还是IgE介导的Ⅰ型超敏反应的主要效应细胞。特别是在呼吸道病毒感染中，Ⅰ型超敏反应的发生较为常见。例如，在由呼吸道合胞病毒引起的婴幼儿支气管炎和肺炎的病程中，Ⅰ型超敏反应可能扮演了一个关键角色。

病毒感染引发的体液免疫病理作用是复杂且多样的，涉及机体多个系统和器官，对疾病的诊断和治疗提出了挑战。

2. 细胞免疫病理作用　细胞免疫在抵抗病毒感染的过程中发挥关键作用，然而，特异性CTL（细胞毒性T细胞）也可能对病毒感染的细胞（这些细胞表面出现了新抗原）造成损伤。感染的后期阶段，由免疫复合物、补体活化、CD4$^+$ T细胞介导的复杂反应以及感染细胞的溶解，可能会引起机体局部组织器官的严重损伤和炎症，这属于Ⅳ型超敏反应。由于某些病毒可能引起免疫病理损伤，因此在临床治疗中应谨慎使用免疫功能增强剂。

3. 自身免疫病理损伤　病毒蛋白与宿主细胞蛋白之间的共同抗原性可能导致自身免疫应答。对700种病毒蛋白进行序列分析和单克隆抗体分析发现，约4%的病毒蛋白与宿主蛋白存在共同的抗原决定簇。例如，麻疹病毒引起的脑炎和乙型肝炎病毒引起的慢性肝炎都包含自身免疫性疾病的病理损伤因素。

4. 炎性细胞因子导致的病理损伤　病毒感染可促使免疫细胞释放大量炎性细胞因子，如IFN-γ、TNF-α和IL-1等。这些炎性细胞因子可能导致代谢紊乱，并激活血管活性因子，引发休克甚至死亡。病毒感染引起的这种过度炎症反应，特别是炎症因子风暴，是许多严重病毒感染并发症的关键因素，需要在治疗中予以特别关注。

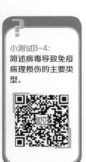

小测试B-4:
简述病毒导致免疫病理损伤的主要类型。

三、病毒对免疫系统的致病作用

1. 病毒感染引起免疫抑制　众多病毒感染能导致机体免疫应答的降低或暂时性免疫抑制。例如，麻疹病毒感染的患儿对结核菌素皮肤试验的应答通常较弱。由病毒引起的免疫抑制不仅加剧和延长了感染，还可能使疾病过程更加复杂。此外，免疫抑制还可能加重已有疾病，激活体内潜伏的病毒，或促进某些肿瘤的生长。免疫应答的降低可能与病毒对免疫细胞的直接侵犯有关，如麻疹病毒、EB 病毒和风疹病毒等。病毒入侵免疫细胞后，不仅损害了机体的免疫功能，还可能在免疫细胞内获得保护，从而逃避抗体和补体的作用，使得病毒难以被清除，并可能随免疫细胞散布至全身。

2. 病毒杀伤免疫细胞　人类免疫缺陷病毒（HIV）对 $CD4^+$ T 辅助细胞（Th）具有高度亲和性和杀伤性，导致这些细胞的数量持续减少，最终引起细胞免疫功能低下，进而导致获得性免疫缺陷综合征（AIDS）的发生。

3. 病毒感染引起的自身免疫病　病毒感染免疫系统可能导致免疫应答功能的紊乱，主要表现为失去对自身与非自身抗原的识别能力。病毒感染细胞后，有可能导致正常情况下隐蔽的抗原被暴露或释放出来。这可能触发机体对这些细胞产生免疫应答，引发自身免疫病（autoimmune disease）。

四、病毒的逃逸免疫应答

病毒具备多种策略来逃避免疫监视，防止免疫细胞的激活，或阻止免疫应答的发生，从而实现对免疫系统的逃逸。这种免疫逃逸作用是病毒毒力的重要组成部分和关键指标，同时也是病毒致病机制中的一个重要因素。病毒通过多种方式躲避免疫系统的攻击（表 8-7）。

病毒的免疫逃逸不仅增强了其在宿主体内的存活能力，也加大了其传播和致病的潜力，为病毒感染的防治带来了更大的挑战。

表 8-7　病毒的免疫逃逸作用

免疫逃逸机制	举例
细胞内寄生	所有病毒具有的方式，既可逃避抗体、补体等免疫物质作用，也可逃避抗病毒药物作用
抑制机体抗病毒物质	乙型肝炎病毒可抑制干扰素和抗病毒蛋白的表达
损伤免疫细胞	人类免疫缺陷病毒、EB 病毒、人类嗜 T 细胞病毒（HTLV）和麻疹病毒可在 T 细胞或 B 细胞中寄生，并导致细胞死亡。麻疹病毒可损伤 DC 细胞功能
病毒基因组易变异	人类免疫缺陷病毒、流感病毒等 RNA 病毒基因组的高频突变导致抗原变异，引起免疫应答滞后
病毒抗原多态性	病毒的型别和准种众多，使得免疫应答和疫苗的效果不佳
降低抗原的表达	腺病毒、巨细胞病毒可抑制 MHC Ⅰ 类抗原的表达，影响免疫应答

自然及社会因素对病毒致病性的影响

（朱　帆）

第六节　真菌的致病机制与感染类型

在自然界众多真菌中，大部分对人有益，少数可致病。它们能导致真菌感染、过敏性疾病和毒素中毒，有的毒素还可能引发肿瘤。真菌按致病性分为致病性真菌和机会致病性真菌，按感染部位分为表皮、皮下和深部真菌。

一、真菌的致病机制

真菌感染需突破宿主免疫，依靠病原菌的侵袭力和毒力。研究显示，真菌的侵袭力和毒力来源于多种因素，包括荚膜、黏附素和侵袭素、细胞壁成分、胞外酶、形态转换、色素、毒素、生物被膜等，共同作用导致感染。

1. 组成真菌侵袭力的物质基础　①荚膜：如新生隐球菌的荚膜，助其抗吞噬。②黏附素和侵袭素：例如白假丝酵母的凝集素家族、菌丝胞壁蛋白、菌丝相关蛋白、整合素等，增强黏附和侵袭力，尤其在芽管形成后。③细胞壁成分：如曲霉细胞壁的 1,3- 葡聚糖、半乳甘露聚糖、几丁质合成酶等，促进黏附和定植。④胞外酶：新生隐球菌分泌的磷脂酶、酸性磷酸酶，白假丝酵母分泌的天冬氨酸蛋白酶、磷脂酶、脂酶，曲霉分泌的金属蛋白酶、丝氨酸蛋白酶、磷脂酶等，助其侵袭组织、降低宿主免疫力。曲霉孢子被吞噬细胞吞噬后可产生过氧化氢酶和超氧化物歧化酶，也被认为与其致病有关。

2. 组成真菌毒力的物质基础　①形态转换：如白假丝酵母侵入机体后可产生假菌丝或真菌丝，增强毒力因子表达，促进组织损伤。双相型真菌在体内转为酵母相，抵抗巨噬细胞杀灭，促进感染扩散。②色素：例如新生隐球菌细胞壁的黑素是其重要的毒力因子，可增强其在巨噬细胞内的存活，保护其免受宿主体液中杀菌肽、氧化剂等的杀伤作用，降低药物敏感性。曲霉孢子色素有助于其自我保护、适应宿主微环境、抵抗真菌药物、改变免疫应答等作用。③毒素：曲霉可产生多种毒素，如黄曲霉毒素、胶霉毒素、赭曲霉毒素等，降低宿主免疫防御能力。④生物被膜形成：白假丝酵母、新生隐球菌、烟曲霉等真菌在感染过程中形成的生物被膜，成为保护性屏障，使真菌适应宿主微环境，逃逸免疫攻击，并增强抗药性。

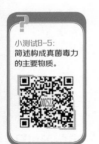

小测试8-5：
简述构成真菌毒力的主要物质。

二、真菌感染的类型

1. 真菌感染性疾病

（1）致病性真菌感染：是真菌侵入健康或免疫功能低下者而引起的感染，也称为原发性真菌感染，属于外源性感染，分为深部和浅部致病性真菌感染。深部致病性真菌感染通常症状轻微，可能自愈，如荚膜组织胞浆菌，有地方流行特性，亦称为地方流行性真菌。这些真菌也可在吞噬细胞内繁殖，抑制宿主免疫反应，引发组织慢性肉芽肿和组织坏死溃疡，有时还导致全身性真菌感染，致病机制尚不明确。浅部致病性真菌感染，如各种皮肤癣菌，多具有较强的传染性，因这些真菌具有嗜角质性，部分还可产生酯酶和角蛋白酶，具有分解细胞脂质、角蛋白的能力，引起局部炎症和病变。

（2）机会致病性真菌感染：常见于免疫力低下者，如接受放化疗的肿瘤患者、长期使用抗生素或免疫抑制剂者、移植患者、免疫缺陷患者、糖尿病患者等。这些患者的免疫功能低下，极易继发机会性感染，且治疗效果差，预后不佳，病死率较高。另外，使用各种导管或经介入治疗的患者，因导管为真菌的侵入提供了门户，可导致全身性感染。机会致病性真菌主要是非致病性的腐生性真菌和寄居在人体的正常菌群，包括白假丝酵母、新生隐球菌、烟曲霉、毛霉、肺孢子菌等。

2. 真菌超敏反应性疾病　是由于吸入或食入某些真菌的菌丝或孢子引发的超敏反应，是临床上重要的超敏病因。其表面的强致敏原可诱发显著的超敏反应。虽有少数真菌感染和超敏反应并存的病例，但多数源于吸入空气中的真菌菌丝和孢子。呼吸道为其主要侵入途径。如曲霉、青霉等真菌常导致哮喘、鼻炎、荨麻疹、接触性皮炎等。

3. 真菌毒素性疾病　人或动物食入真菌产生的真菌毒素（mycotoxin）可引起真菌中毒症（mycotoxicosis）。有些毒素还具有致癌、致畸及致突变作用，对健康构成严重威胁。目前已发现200余种真菌毒素，成为临床医学、卫生微生物学、食品卫生学和肿瘤学等领域的重要研究课题。

（1）真菌毒素的产生：真菌毒素是在谷物、经济作物、食品、饲料等环境中生长的真菌产生的有害次级代谢产物，毒性较高，可引起人或动物发生病理变化。这些毒素主要由曲霉属、青霉属及镰刀菌属等少数菌种或菌株产生。典型毒素包括黄曲霉毒素、赭曲霉毒素、展青霉素、T-2毒素、玉米赤霉烯酮、烟曲霉毒素等。一种真菌可产生多种毒素，而不同真菌也可能产生相同的毒素，这种不专一性增加了研究和预防的难度。

真菌毒素的产生受到多种因素影响，包括菌种或菌株的特性、生长基质（如玉米、花生、小麦、大米等）、水分含量、环境温湿度和通气条件。菌株的产毒能力还可能发生变异，强产毒株经过培养后产毒能力可能下降。如黄曲霉毒素多见于玉米和花生，玉米赤霉烯酮多见于小麦和玉米，黄绿青霉素多见于大米等。

（2）真菌毒素的分类：最初，真菌毒素根据化学结构分为二呋喃环类、内酯环类、醌类等，但由于毒性与结构关系不密切，这种分类已较少使用。后来，毒素按照靶器官分类，包括肝毒素、肾毒素、神经毒素、造血器官毒素、超敏性皮炎毒素等。还可以按产生毒素的菌种分类，如黄曲霉毒素、赭曲霉毒素、展青霉素等。有研究专注于可导致实验动物恶性肿瘤的真菌毒素，其中，对黄曲霉毒素的研究最为深入。表8-8列举了一些可引起实验动物恶性肿瘤的真菌毒素。

表8-8　致恶性肿瘤的真菌毒素

毒素名称	产生菌	敏感动物	作用部位（肿瘤）
黄曲霉毒素 B1	黄曲霉、寄生曲霉	大鼠	肝、肾、肺（癌）
黄曲霉毒素 G1	黄曲霉、寄生曲霉	大鼠	肝、肾、肺（癌）
赭曲霉毒素	赭曲霉、纯绿青霉	小鼠	肾、肝（癌）
杂色曲霉毒素	杂色曲霉、构巢曲霉	大鼠	肝（癌）、皮下组织肉瘤
展青霉素	展青霉	大鼠	皮下组织肉瘤
灰黄霉素	灰棕青霉、黑青霉	小鼠	肝（癌）
T-2 毒素	三线镰刀菌	大鼠	胃肠（腺癌）
念珠菌毒素	白假丝酵母	小鼠	皮下组织肉瘤
白地霉培养物	白地霉	小鼠	胃

（3）真菌毒素与疾病：真菌毒素引起的中毒症与细菌性或病毒性感染不同。这些毒素通常在受污染的粮食或食品中生成，受环境条件影响较大，表现出明显的地区性和季节性，但不具有传染性和流行性。多次搓洗污染粮食可起到一定预防作用。

近年来的研究显示，某些真菌毒素具有致癌性和促癌性，与多种肿瘤发生相关。例如，黄曲霉毒素（aflatoxin，AF）主要影响肝，可诱发肝癌；赭曲霉毒素主要是肾毒素，与泌尿系统肿瘤相关，亦可诱发肝癌；镰刀菌的 T-2 毒素与胃癌、胰腺癌、垂体瘤和脑肿瘤有关；青霉的灰黄霉素可能导致小鼠的肝和甲状腺瘤；展青霉素与肉瘤发生相关。

（4）黄曲霉毒素：AF（黄曲霉毒素）由黄曲霉（*A. flavus*）和寄生曲霉（*A. parasiticus*）产生，具有极强的毒性和致癌性。化学结构包含二呋喃环和香豆素，已发现 20 多种衍生物。根据长波紫外线下荧光类型，分为 AFB 和 AFG 两类，AFB1 和 AFB2 呈蓝紫色，AFG1 和 AFG2 呈黄绿色，其中，AFB1 毒性最强，常见于自然污染食品，是食品污染检测的重要指标。

1）AF 的产生与分布：黄曲霉广泛分布，用于食品发酵。天然情况下，AF 主要污染粮油及其制品，如花生、玉米、大米等，也见于干果、豆类和发酵食品。产毒量因菌株不同而异，10 ～ 10^6 μg/kg 不等。产毒条件为相对湿度 80% ～ 90%，温度 25 ～ 30 ℃，氧含量 1% 以上，培养时间约 7 天。生长基质也影响产毒量，天然基质一般高于人工培养基。

2）AF 的毒性与致癌性：AF 是一种剧毒物，毒性超过氰化钾。根据不同实验动物和毒素摄入情况，分为急性和慢性毒性。不同动物敏感性不同，如雏鸭对 AFB1 特别敏感，LD50 为 0.24 mg/kg。急性中毒可导致肝病变，慢性中毒可能引起生长障碍、肝功能变化，甚至肝硬化。雏鸭肝中毒病变可作为 AF 生物鉴定指标。

AF 的致癌性极强，约为二甲基亚硝胺的 75 倍。能在多种动物体内诱发肝癌，包括鱼类、鸟类、哺乳及灵长类，其中大鼠最敏感。流行病学研究显示，AFB1 是人类肝癌的重要因素。AFB1 主要通过肝微粒体酶活化成亲电子 AFB1-2,3- 环氧化物，与 DNA 鸟嘌呤酮基结合，形成 AFB1-DNA 复合物，通过去鸟嘌呤反应损伤细胞 DNA，导致癌变。AF 还可导致细胞 DNA 水解，形成开环复合物积累，改变细胞 DNA，引发肿瘤。此外，AF 还能高度抑制 RNA 合成，抑制率可高达 80% ～ 100%。

3）AF 的检测：鉴于 AF 对人类健康的严重危害，其检测至关重要。常用的检测方法包括薄层层析法、高效液相色谱法，以及高敏感免疫学方法如 ELISA、RIA 等。

（朱　帆）

第七节　寄生虫的致病机制

寄生虫与宿主的相互作用包括寄生虫对宿主的作用及宿主对寄生虫的作用。寄生虫寄生在宿主体内或体表，从寄生的本质来看是要从中获益并对宿主产生一定损害，但从生物进化角度而言，寄生现象是寄生虫与宿主的一种平衡状态，即所谓的"平衡致病性"（balanced pathogenicity），寄生虫并不一定导致宿主处于疾病状态。这种动态的平衡致病性是生物长期共同进化的结果，一旦这种平衡被打破，寄生虫就会对宿主产生损害。

一、寄生虫对宿主的作用

寄生虫多会对宿主造成不同程度的损害，由于寄生虫的毒力、虫数、在人体内的移行过程、寄生部位和各自生理活动等的差异，导致对宿主造成的损害也不同。寄生虫对宿主的危害主要有掠夺营养、机械性损害、毒素作用和免疫病理等导致的综合致病作用。

1. 掠夺营养（robbing nutrient）　寄生虫夺取宿主的营养用于自己的生长、发育和繁殖，从而可能导致宿主营养不良。例如，钩虫寄生在人体内咬附肠壁、直接吸血或引起局部持续流血可使人体长期慢性失血，铁和蛋白质不断丢失，最终导致缺铁性贫血。

2. 机械性损害（mechanical damage）　寄生虫在腔道、组织或细胞内寄生、生长、繁殖，可阻塞腔道、压迫组织和破坏细胞。虫体在体内游移、在附着部位吸附都会造成机械性损害。例如，细粒棘球绦虫的幼虫棘球蚴在脑、肝等引起占位性病变，压迫周围组织；似蚓蛔线虫大量寄生时可在小肠扭结成团，造成肠梗阻。

3. 毒素作用（toxicant effect）　寄生虫在宿主体内存活，其分泌物、排泄物及死亡虫体的分解产物均可通过不同途径损伤宿主。例如，溶组织内阿米巴滋养体侵入肠黏膜时会分泌穿孔素、蛋白酶等溶解破坏组织细胞，形成阿米巴溃疡和脓肿。

4. 免疫致病（immunopathopoiesis）　寄生虫的成分、代谢物、分泌物、死亡虫体的分解产物等都具有抗原性，可触发宿主产生包括超敏反应在内的复杂免疫反应，引起过敏反应，例如，粉螨、尘螨等的分泌物、排泄物和死亡螨体的裂解物等均为致敏原，接触或吸入可引起过敏性鼻炎、过敏性哮喘、过敏性皮炎等。有些情况下，寄生虫抗原可引起超敏反应并造成宿主重要组织细胞的免疫病理损害。

（1）Ⅰ型（速发型）超敏反应：例如细粒棘球绦虫棘球蚴内的囊液富含蛋白和酶类物质，具有抗原性。一旦囊壁被破坏，囊液即可溢出入血，引起宿主过敏性休克甚至死亡。

（2）Ⅱ型（细胞毒型）超敏反应：例如人感染杜氏利什曼原虫或疟原虫后都会出现贫血，贫血的机制之一即是原虫抗原与宿主血清中的抗体结合，在补体的参与下导致红细胞溶解。

（3）Ⅲ型（免疫复合物型）超敏反应：例如日本血吸虫感染可刺激机体产生相应抗体，虫源抗原与抗体结合形成低溶性复合物，不易被吞噬系统清除；中等大小的抗原 - 抗体复合物不能通过肾小球基底膜滤过造成沉积，激活补体后引发局部炎症反应。

（4）Ⅳ型（迟发型）超敏反应：日本血吸虫虫卵肉芽肿的形成就是一个典型的Ⅳ型超敏反应过程。虫卵内毛蚴分泌的可溶性虫卵抗原致敏宿主 T 淋巴细胞，当 T 淋巴细胞再次被虫卵抗原刺激时就会产生各种细胞因子，吸引巨噬细胞、嗜酸性粒细胞、中性粒细胞和浆细胞等聚集在虫卵周围形成虫卵肉芽肿。

二、宿主对寄生虫的作用

1. 宿主的遗传特性　人类的某些遗传特性可使自身在感染某些寄生虫后减轻临床症状，甚至可以免于某些寄生虫的感染。例如，Duffy 血型抗原阴性的西非黑种人不会感染间日疟原虫，因其缺乏 Duffy 抗原决定簇，间日疟原虫也就没有侵入红细胞的受体。又如，镰状细胞贫血患者对疟原虫的易感性比较低，感染恶性疟原虫之后，原虫血症低、临床症状轻，这是生物共进化过程中发生的基因突变所致。

2. 宿主的营养状况及饮食习惯　宿主自身状态对寄生虫感染的转归有重要影响。例如，当人体全身营养状况较好时，虽有肠道线虫寄生，却可无临床症状或仅有轻微症状；反之，可能体内寄生的线虫数量并不多，但却会引起比较严重的症状。宿主的营养状态还会影响机体的免疫状态，进而影响宿主对某些寄生虫的易感性。宿主的饮食习惯也会在寄生虫感染中发挥作用，如高蛋白饮食可抑制肠道原虫的生长，高糖饮食可促进某些绦虫的发育等。

3. 免疫应答　人体感染寄生虫之后会出现防御性生理反应，即固有免疫和适应性免疫，通过免疫应答对寄生虫产生不同程度的抵抗，是宿主对寄生虫作用的主要表现。

三、寄生虫与宿主相互作用的结果

寄生虫与宿主相互作用最终可使宿主出现三种结果：清除寄生虫、呈带虫状态和罹患寄生虫病。

1. 清除寄生虫 寄生虫侵入人体后诱导宿主产生针对寄生虫的适应性免疫应答，这种保护性的免疫防御反应可抑制、杀伤和清除寄生虫，使寄生虫不能继续生存。

2. 带虫状态 寄生虫与宿主相互作用后，双方达到一定的平衡状态，宿主产生的免疫防御虽然可以杀伤大部分入侵的寄生虫，但无法将其全部清除，残存的寄生虫可在宿主体内继续存活。此时的宿主无明显临床表现，但可作为传染源传播病原体，造成寄生虫病的流行，这种状态即为带虫状态或隐性感染（latent infection/suppressive infection），此时的宿主称为带虫者（carrier）。

3. 寄生虫病 寄生虫侵入人体后，可通过各种机制逃避宿主免疫系统的攻击，在人体内生长、发育、繁殖，同时对机体造成不同程度的损害，出现明显的症状和体征，导致寄生虫病（parasitic disease/parasitosis）。寄生虫感染和寄生虫病可呈现慢性感染（chronic infection）、幼虫移行、异位寄生（ectopic/heterotopic parasitism）、人兽共患病及机会性致病（opportunistic pathogenesis）等特点。

（1）慢性感染：慢性化是大多数寄生虫感染宿主后的一个特征，也是寄生虫与宿主间的一种平衡关系。寄生虫在宿主体内数量少、繁殖慢，宿主所表现出的临床症状也较轻，即呈现慢性病程，宿主常出现重复感染（repeated infection）或再感染（reinfection）。当宿主多次感染或急性感染未经治疗或治疗不彻底，未能完全清除寄生虫时，常转为慢性过程。

（2）幼虫移行：寄生虫在宿主体内的移行有两种情况，即幼虫的正常移行（migration）和幼虫移行症（larva migrans）。

一些蠕虫幼虫侵入正常宿主体内，先在各组织、脏器间移行，最后到达寄生部位发育为成虫，这种移行属于寄生虫生活史中的正常过程。例如，似蚓蛔线虫幼虫在人体内经循环系统、呼吸系统、消化系统移行，最终到达小肠发育为成虫。这种移行有明显的趋向性，幼虫沿固定途径适时到达寄生部位。幼虫在移行过程中会对宿主造成一定损伤，但一般症状较轻且呈一过性。

幼虫移行症是指某些蠕虫幼虫侵入非正常宿主体内，导致发育受阻，不能发育为成虫，但可在体内长期存活，其间在体内移行、破坏组织并且致病。根据寄生虫幼虫侵犯的部位和症状，可分为皮肤幼虫移行症（cutaneous larva migrans）和内脏幼虫移行症（visceral larva migrans）两种。例如，斯氏并殖吸虫幼虫就可以引起皮肤和内脏幼虫移行症。与幼虫在正常宿主体内进行的移行相比，在非正常宿主体内的幼虫活动无明显趋向性。在非正常宿主体内不能定位寄生部位，幼虫为滞育幼虫，可长期在体内移行且路线不定，损害的器官组织多。

（3）异位寄生：寄生虫在其常见寄生部位以外的组织或器官内寄生，称为异位寄生。寄生虫在异位寄生部位造成损害，常导致宿主出现复杂的临床症状和体征，即为异位损害。例如，日本血吸虫的虫卵通常寄生在肝、肠壁，此外，还可在肺、脑等部位进行异位寄生，造成异位血吸虫病。

（4）人兽共患寄生虫病：有些寄生虫除寄生在人体外，还可寄生在某些脊椎动物体内，人和这些脊椎动物可互为传染源，使得寄生虫在人与脊椎动物之间传播。这种在人与脊椎动物之间自然传播的寄生虫病称为人兽共患寄生虫病（parasitic zoonosis）。例如黑热病可在人和犬之间传播。

（5）机会性致病：免疫功能正常的人体感染某些寄生虫，如刚地弓形虫，可不出现临床症状或症状轻微，且用常规的病原学诊断方法不易查到病原体，寄生虫在人体内处于隐性感染（suppressive infection）状态。当宿主免疫功能受累时，寄生虫可出现异常增殖且致病力增强，使患者表现出明显的临床症状和体征，严重者可致死。这种现象称为机会性致病，这些寄生虫即为机会性致病性寄生虫（opportunistic parasite）。

（苏　川）

小　结

病原体从传染源（患者或动物宿主）到达机体的过程有：人群中不同个体间的水平传播和母体病毒经胎盘或产道由亲代传播给子代的垂直传播。病原体由入侵部位向全身播散的方式主要有3种：直接接触播散、经血液播散，以及经神经系统播散。目前只发现病毒可通过神经系统播散。

病原菌通过内源性或外源性途径引起感染后，一些不表现临床症状而导致隐性感染；一些导致显性感染，表现为局部感染或全身感染；隐性感染和显性感染后还可导致带菌者（病毒携带者）。

细菌的显性感染包括毒血症、内毒素血症、菌血症、败血症、脓毒血症等，近年来，临床和国外教材以脓毒症（sepsis）这一概念取代了传统的内毒素血症、败血症和脓毒血症。脓毒症是由细菌或其他微生物（如真菌）引发的全身性炎症反应。脓毒症涉及的"毒"不仅指细菌毒素，还包括由细菌及其毒素激发的机体防御系统产生的细胞因子和炎症介质。病毒的显性感染分为急性感染和持续性感染。

宿主的免疫系统具有识别和清除病原体的防御机制。在宿主抵抗致病菌免疫方面，抗胞内菌和胞外菌的免疫机制有所区别，抗胞外菌中吞噬细胞、补体和抗体发挥主要作用。抗胞内菌主要依赖于细胞免疫，NK细胞、γδT细胞、CTL等杀伤被感染靶细胞；Th1也是抗胞内菌的主要效应细胞。

在宿主抗病毒免疫方面，宿主在受到病毒感染的早期，首先通过巨噬细胞识别病毒感染，刺激机体产生干扰素等细胞因子来启动机体的固有免疫系统。随后，适应性免疫系统启动，T细胞介导的细胞免疫和体液免疫对病毒进行清除。此外，B细胞产生大量特异、高亲和力的抗体也有利于病毒清除。整个过程固有免疫系统与适应性免疫系统相互协作，在不同时期抵抗清除病毒。与此对应的是，病毒也演化出各种免疫逃逸策略用于对抗来自机体的免疫压力。

在抗寄生虫免疫方面，由于寄生虫分为原虫和蠕虫，所诱导的宿主免疫反应也不同。寄生于细胞内的原虫主要激活巨噬细胞、Th1型免疫应答和CD8[+] CTL细胞，胞外寄生的原虫主要由体液免疫中B细胞产生的IgG抗体发挥免疫效应，多细胞无脊椎的蠕虫感染则由Th2型免疫应答和IgE抗体发挥抗感染作用。寄生虫的免疫逃逸机制有生理屏障的隔离、抗原的改变和宿主免疫应答的抑制与调节。宿主抗感染免疫与寄生虫的免疫逃逸相互作用决定了感染的结局：完全清除或慢性感染。

人体微生物群/正常菌群通常存在于人体体表及与外界相通的腔道表面，与机体共生共存，正常情况下不致病，且有一定的生理作用。当机体免疫功能低下，或发生寄生部位改变、菌群失调等情况时，这些原本无害的微生物可能变成致病菌，引发疾病，成为机会致病菌。

细菌可利用其黏附、定植机制定植于人体皮肤黏膜表面生长繁殖，从而引发感染。它们还可进一步侵袭、扩散至特定感染部位生长繁殖，产生外毒素或内毒素，并突破宿主免疫防御机制。细菌毒力的基因调控、免疫病理作用、环境因素、细菌超抗原和体内诱生抗原等因素也能影响病原菌感染致病。

病毒感染的致病性主要取决于病毒的致病力和宿主免疫力。病毒和宿主细胞相互作用产生细胞病理改变，其机制表现为溶细胞型感染、稳定状态感染、细胞增殖和转化、病毒基因的整合及包涵体的形式。病毒感染最终可导致组织器官的损坏、功能障碍。病毒感染对机体的致病作用表现在：①病毒对组织器官的亲嗜性与组织器官的损伤；②免疫病理损伤（体液免疫、细胞免疫、炎症因子的病理作用和自身免疫病理损伤）；③病毒对免疫系统的致病作用。病毒还可通过多种途径逃逸机体的免疫清除作用。

真菌的荚膜、黏附素和侵袭素、细胞壁成分、胞外酶、色素、毒素、毒力因子、形态转换、生物被膜形成等与其致病性有关。真菌侵入机体可引起真菌感染性、超敏反应性及毒素性疾病，某些真菌毒素还与肿瘤发生有关。

寄生虫的致病机制复杂多样，主要包括以下几个方面：①掠夺营养：寄生虫在宿主体内生长、发育和繁殖过程中，会摄取宿主的营养物质，导致宿主营养缺乏。②机械性损伤：寄生虫在寄生部位的移行、附着和生长，可能对宿主的组织和器官造成机械性破坏。③毒性与免疫损伤：寄生虫的分泌物、排泄物和死亡虫体的分解产物等具有毒性，能引起宿主的中毒反应和免疫病理损伤。总之，寄生虫通过多种机制对宿主造成损害，其致病程度与寄生虫的种类、数量、寄生部位以及宿主的免疫状态等因素密切相关。

整合思考题

1．请简述抗胞外菌免疫和抗胞内菌免疫的异同点，并对比胞外菌和胞内菌的免疫逃逸机制的区别。

2．以新冠病毒为例，阐述固有免疫和适应性免疫如何协同抵抗病毒感染。

3．阐述干扰素在抗病毒免疫中的作用机制。

4．简述抗原生动物寄生虫免疫和抗蠕虫寄生虫免疫的异同。

5．病原体感染途径与传播方式有哪些？

6．病原体感染可导致机体出现哪些表现？

7．试分析寄生虫与宿主相互作用过程中的宿主的免疫应答机制以及寄生虫的免疫逃逸策略。

8．从寄生虫学的角度讨论如何制订全面有效的寄生虫病防控策略。

整合思考题参考答案

第九章　病原感染的实验室检查

导学目标

通过本章内容的学习，学生应能够：

※ **基本目标**

1. 描述细菌感染的实验室检查方法，包括细菌的形态学检查、分离培养与鉴定、免疫学和分子诊断等技术。
2. 阐述病毒感染的实验室检查方法，主要包括病毒形态学检查、病毒的分离培养与鉴定、病毒成分检测和病毒抗体检测等。
3. 明确目前真菌感染的实验室检查方法，主要有真菌形态学检查、真菌的分离培养与鉴定、真菌成分或抗体的检测等。
4. 明确寄生虫样本类型、采集和保存要点，以及寄生虫感染的检查方法。

※ **发展目标**

明确目前病原感染的实验室检查技术将主要向自动化、标准化、高通量和高灵敏度等方向发展。

案例 9-1

男，45 岁。因发热、咳嗽 4 天由家人护送急诊入院。患者平素好酒，4 天前因聚餐饮白酒超过 500 g，回家时在大门口睡着，半夜方被家人发现。次晨觉得头痛身重，伴有胸闷、咳嗽。近 3 天症状逐渐加重，并出现寒战、发热，体温 37.5 ~ 37.8 ℃，伴有肌肉酸痛、咳嗽咳痰，量不多，为黄色脓痰，黏稠，有时带有血丝。自行服用"布洛芬""抗病毒口服液"及"氨苄西林"2 天，症状无明显好转。近 1 天寒战、发热明显加重，体温升到 38.5 ~ 39 ℃，同时感觉胸闷、气喘、胸痛加剧，深吸气或咳嗽时觉得右胸有疼痛感。患者无抽烟史，既往无特殊病史。

查体：T 38.9 ℃，P 106 次 / 分，R 30 次 / 分，BP 105/62 mmHg。右下肺叩诊浊音，听诊呼吸音减弱，闻及干、湿啰音。血常规：WBC 16.7×10^9/L [正常 $(4 ~ 10) \times 10^9$/L]，中性粒细胞 90%，淋巴细胞 10%。肝功能：ALT 85 U/L（正常 < 40 U/L），AST 72 U/L（正常 < 40 U/L），总胆红素 31.7 μmol/L（正常 0 ~ 20 μmol/L）；肾功能：尿素氮 11.6 mmol/L（正常 3.9 ~ 7.1 mmol/L），肌酐 208 μmol/L（正常 45 ~ 133 μmol/L）。胸部 X 线片检查见右肺下叶有致密浸润阴影，有肺脓肿形成的表现，肋膈角变钝。

问题：

1. 患者最可能的诊断是什么？有哪些器官系统受累？引起患者感染的最可能是何种病

案例 9-1 解析

Note

原体？

2. 为确诊致病病原体，应如何开展病原学诊断？

临床上可通过对病原感染性标本的实验室检查（laboratory examination）实现病原学诊断（etiologic diagnosis），后者是指对来自感染性疾病患者的标本，依靠病原体形态学检查、分离培养与鉴定、免疫学和分子诊断技术等，检测标本中病原体或其成分，或病原体侵入后机体的免疫学反应，最终鉴定出病原体的属、种甚至型别，从而达到对感染性疾病进行病因学诊断的目的。实验室检查是明确诊断感染性疾病的客观依据，决定了对患者的管理决策和治疗方案。应依据采集标本的类型、待检病原体的种属分类及其所致疾病的临床特点，选择适宜的实验室检查技术和方法。

第一节　细菌感染的实验室检查

临床上应根据感染症状、罹患器官和感染部位，患者的免疫状态、当前疾病的严重程度及接受有创检查的风险，可疑病原体的特性和传播能力，流行病学等多方面因素，做出临床诊断并综合考虑应选择的临床微生物学标本类型、采样技术和检测项目，进行实验室检查以完成病原学诊断。细菌感染的实验室检查程序主要包括形态学检查、分离培养与鉴定、免疫学诊断和分子诊断等（图9-1）。其中，病原菌的分离培养与鉴定是细菌感染病原学诊断的金标准。另外，病原菌的药物敏感试验结果可指导科学、合理用药。

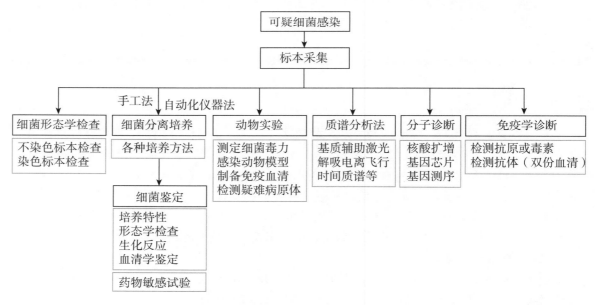

图 9-1　细菌感染的实验室检查方法

一、临床微生物学标本的采集、运送原则

临床微生物学标本（clinical microbiological specimen）是指实验室检查中所用到的标本。采

集与送检标本是否合格,直接关系到实验室检查结果的准确性。合格标本是指采集的标本中应含有活的微生物,送到实验室前应尽最大可能保持微生物的存活率并降低标本被无关微生物污染的风险。标本的采集和送检通常应遵守以下原则。

1. 早期采集标本 诊断用标本应在疾病早期、急性期或症状典型时采集。细菌感染应在使用抗菌药物之前采集标本。

2. 严格无菌操作 采取无菌操作措施,避免标本被环境中的微生物、感染部位周围或附近皮肤黏膜正常微生物群所污染。患者自行采集如痰液、粪便和尿液等标本时应获得相应的技术指导。例如,采集前对采集部位局部和周围皮肤消毒,取深部组织活检标本或抽吸物(脓液、渗出液),或将采集的标本置于无菌容器中等。

3. 采集标本适宜、足量 首先,应选择感染部位或病变明显部位采集标本。其次,还应根据疑似疾病类型选择来自无菌部位的体液,如血液、胸腔积液、腹水、脑脊液、心包液、关节液、滑膜液、骨髓、羊水、房水和玻璃体液等标本用于实验室检查的价值较大,宜应采尽采。病原菌在患者体内的分布可因疾病类型和病程而有所变化,采集的标本类型也应相应调整,如肠热症患者在病程 1 ~ 2 周内采集血液、2 ~ 3 周时收集粪便或尿液、第 1 ~ 3 周取骨髓。检查特异性 IgG 抗体时,应分别采集急性期和恢复期双份血清。标本量应足够,至少送检 0.5 ml 或 0.5 g。

4. 合理保存、尽快送检 分离培养的标本除粪便外,均应置于无菌容器中。转运容器或装置应密闭、不易碎,符合生物安全要求。用于细菌学检验的大多数标本,一般应在 2 小时内送到实验室检测;对温度、干燥敏感的某些细菌,如淋病奈瑟菌、脑膜炎奈瑟菌和流感嗜血杆菌等,采样后应立即送检,且要注意保温、保湿;为提高该类致病菌的检出率,最好床旁接种。为保证标本中的细菌存活,可将标本置于转运培养基中冷藏转运,如粪便标本常置于甘油缓冲盐水保存液中。检测前,血清标本常保存在 −20 ℃,用于分子诊断的标本保存在 −70 ℃以下最佳,避免反复冻融。

因细菌、真菌和病毒的分离培养方法有不同,也有不同的敏感药物谱,因此必要时在培养前对标本进行恰当的处理,处理方法因标本类型和病原体种类而有所差异。例如,支原体分离培养时,可在标本液及培养液中加入青霉素类抗生素,以避免杂菌污染生长;对病毒进行分离培养时,应使用多种抗生素联合处理以杀死标本中的细菌或真菌等;此外,支原体、衣原体、病毒分离培养时,还可用滤器过滤以除去标本液中所有的杂菌。

5. 申请单和标本信息完整 在检验申请单上详细填写患者的基本信息如姓名、性别、年龄和识别编号,标本信息如标本类型、采集部位、采集方法、采集日期和时间,医生信息、检验目的、临床诊断等。

6. 全程生物安全 在标本采集、标识、包装、转运、保存和检验等过程中,均应符合生物安全,做好个人防护、样品防护和实验室防护,防止病原体传播。

二、细菌形态学检查

细菌形态学检查包括对不染色标本和染色标本的检查。因标本中含活的潜在病原菌,当染色标本采用不同的制片法制片时,或不染色标本(如悬滴标本)制片及观察时,宜在生物安全柜中进行。制片后的染色标本或不染色标本需借助显微镜观察其中的细菌形态、结构、排列、染色性或运动性等特征,从而对感染的病原菌进行初步判断。

(一)常用于细菌形态学检查的显微镜

1. 普通光学显微镜(light microscope,LM) 常用于细菌染色标本或活菌运动的观察。

Note

2. 暗视野显微镜（dark field microscope）　特殊的暗视野聚光器只能使反光镜反射过来的光线斜射，因而光线不能进入物镜，造成背景视野变暗。当载物台上有细菌标本时，光线发生折射进入物镜，因此能在暗视野中看到发亮的细菌。本方法常用于在普通光学显微镜中不能清晰观察的不染色活菌、螺旋体及其动力。

3. 相差显微镜（phase contrast microscope）　在普通光学显微镜上进行特殊设计，于光源与聚合器之间增加了环形光阑，在物镜中增加了涂有氟化镁的相位板，把通过物体不同部位的光程差转变为振幅（光强度）的差别，用于观察活菌和不染色标本。

4. 荧光显微镜（fluorescent microscope）　以高压汞灯射出的紫外光或蓝紫光作为光源，根据荧光素的不同可选择使用紫外光或蓝紫光。细菌样品经荧光素染色后，在荧光显微镜下被有效激发荧光，在黑色背景中可见发荧光的细菌。

5. 电子显微镜（electron microscope，EM）　细菌性感染的检查通常不需要使用电子显微镜。但电子显微镜可使细菌形态学检查从细胞水平提高到亚细胞水平，为研究细菌的形态与结构、遗传与变异、生理功能和致病性等提供了条件。

（二）不染色标本检查法

常采用悬滴法或压滴法制片，然后用暗视野显微镜或相差显微镜观察是否有活的有鞭毛菌和螺旋体的存在及其运动情况。如疑似有霍乱弧菌的悬滴法标本，可观察到"鱼群"样排列、呈穿梭样或流星状运动的细菌，可初步诊断为霍乱弧菌的感染。观察梅毒螺旋体时，注意寻找细长、两端尖直、螺旋状且沿纵轴旋转或前后运动的菌体；钩端螺旋体则能观察到发亮、细串珠状、运动活泼的菌体。

（三）染色标本检查法

染色标本检查法又称为标本直接涂片染色镜检法，是临床上对标本最常采用的检查方法。标本经涂片法制片、固定和染色后，显微镜镜检观察菌体染色性、大小、形态、排列方式和特殊结构等。凡是这些特性上具有特征的病原菌，即可初步鉴定标本中是否存在病原菌及其种属。

1. 革兰氏染色法（Gram staining）　常用于鉴别细菌的分类。通过革兰氏染色，将细菌分为革兰氏阳性菌和革兰氏阴性菌。结合染色性、大小、形态、特殊结构和排列方式，绝大多数可初步鉴定细菌的种属。如标本检查有革兰氏染色阳性、直径约 1 μm、球形、链状排列的细菌，可初步鉴定属于链球菌属；在分离培养后仍需借助生化试验等鉴定菌种。极少数用该法可直接诊断菌种，如采集男性患者尿道口的脓液或流行性脑脊髓膜炎患者的脑脊液，在其中的中性粒细胞内检出革兰氏染色阴性的双球菌，则可分别明确诊断为淋病奈瑟菌或脑膜炎奈瑟菌感染。分枝杆菌、军团菌、支原体和螺旋体等用革兰氏染色不易着色，故一般不采用该法。

2. 抗酸染色法（acid-fast staining）　是鉴别结核分枝杆菌、麻风分枝杆菌等分枝杆菌的重要方法。分枝杆菌的细胞壁富含分枝菌酸，一旦经苯酚复红初染着色后，3% 盐酸乙醇难以将其脱色，故细菌呈红色，为抗酸染色阳性；不含分枝菌酸的其他细菌容易脱色，再经碱性亚甲蓝溶液复染呈现蓝色，为抗酸染色阴性。弱抗酸染色法采用 1% ～ 2% 硫酸溶液取代抗酸染色法中的 3% 盐酸乙醇脱色，主要用于鉴定弱抗酸染色阳性的诺卡菌。

3. 荧光染色法（fluorescence staining）　是利用荧光染料对细菌标本进行染色，敏感性强、容易观察。如结核分枝杆菌经金胺 O- 罗丹明 B 法（也称金胺 O 法）染色后，在荧光显微镜下呈亮黄色，此法可提高结核分枝杆菌的检出率。

4. 特殊染色法　适用于对细菌的鞭毛、荚膜、芽孢和异染颗粒等的染色。

进行含菌标本的直接涂片、染色和镜检，只对在大小、形态、排列、特殊结构和染色性上具有特征的病原菌有诊断价值。但很多细菌的形态和染色性缺乏明显特征，仅凭形态学不能做确切的诊断，如粪便标本中来自肠道的致病性革兰氏阴性杆菌，仍需进行分离培养和鉴定。

三、细菌的分离培养与鉴定

细菌的分离与鉴定是细菌性感染最可靠的确诊方法。应依据《人间传染的病原微生物目录》，危害程度分类不同的细菌需在不同等级的生物安全实验室中进行，并应在生物安全柜中严格无菌操作。根据不同种属细菌性感染的致病特点，采集潜在含有病原菌的标本，如血、尿、粪便、咽拭子以及脑脊液等。分区划线接种分离培养出的单个菌落可作扩增培养以获得较多的纯培养物。然后根据不同种类病原菌特殊的培养特性和培养物特点、形态学特点、生化反应、毒素种类、特异性抗原、蛋白质谱或特征性基因序列等靶标，借助手工法、自动化微生物鉴定仪器法、质谱鉴定法和分子诊断四类技术，鉴定病原菌属、种、型和亚型。对于尚不能在无生命培养基中生长的细菌如麻风分枝杆菌、梅毒螺旋体、衣原体和立克次体等，各自有特殊的增殖方法和鉴定技术。对纯培养物进行明确鉴定且有临床意义的病原菌，再进一步进行药物敏感试验。

（一）细菌分离培养与鉴定

细菌分离培养与鉴定主要内容如下。

1. 培养方法与培养特性 细菌培养应按不同目的选择适宜的培养基以提供特定细菌生长所需的必要条件。不同类型的标本，接种和培养方法有所不同。如有细菌混合的标本，宜采用平板分区划线法将标本接种于固体培养基分离到单个菌落；菌量少的标本或来自无菌部位的体液可接种于液体培养基直接增菌；对中段尿和支气管灌洗液标本可用定量接种环蘸取后密集划线接种，或移液器定量取标本涂布接种于血平板，培养后计算标本中菌浓度（CFU/ml）。培养条件如培养基、培养温度、气体环境和培养时间等因素，显著影响细菌分离培养的结果。

根据细菌所需的营养要求（糖、蛋白胨、氨基酸、维生素 B_1、血液、X 因子和 V 因子等）、生长条件（温度、pH、培养时间、CO_2 或厌氧环境等）和菌落特征（大小、形状、颜色、表面性状、透明度和在血琼脂平板上的溶血性等）做出初步鉴别，挑选出可疑病原菌的菌落；将该菌落的细菌扩增培养后获得纯培养物，用于进一步鉴定。

2. 形态学检查 对分离培养所获得的细菌纯培养物进行涂片并染色后镜检。根据细菌的染色性、形态、大小及排列、有无特殊结构等进行初步鉴定。应注意将培养物与原标本的形态学检查结果对比。

3. 生化反应 细菌的生化反应特点是鉴别细菌的重要依据，主要是通过代谢产物和酶系统等作为进一步鉴定、鉴别的依据。例如，各种肠道病原菌对不同种类的糖（葡萄糖、乳糖、麦芽糖、甘露糖和蔗糖等）的发酵或氨基酸（色氨酸、含硫氨基酸等）的分解能力不同，生化反应结果可作为鉴定依据之一；触酶试验可将葡萄球菌属与链球菌属及肠球菌属、芽孢杆菌属和梭菌属作初步鉴别，前者触酶试验阳性、后者则为阴性；^{13}C、^{14}C 呼吸试验则是直接在患者体内检测幽门螺杆菌产生的尿素酶而鉴定感染的幽门螺杆菌。

4. 血清学鉴定 根据免疫学反应的特异性，利用含有已知细菌抗体的免疫血清，对来自标本中分离的待检菌进行属、种和血清型的鉴定。常用的方法是玻片凝集试验，常用于鉴定沙门菌属、志贺菌属、致病性大肠埃希菌、霍乱弧菌、链球菌、流感嗜血杆菌和脑膜炎奈瑟菌等。

目前，自动化、标准化、高通量和高灵敏度的细菌分离培养与鉴定技术和方法得到应用和发展，包括自动化微生物鉴定仪器法、质谱鉴定法等。

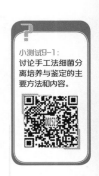

小测试9-1：
讨论手工法细菌分离培养与鉴定的主要方法和内容。

框 9-1 新型细菌分离培养与鉴定技术和方法

1. 自动化微生物鉴定仪器法 细菌编码鉴定技术是自动化微生物鉴定仪器法的基础。该技术集数学、电子、信息及自动分析技术于一体，将细菌的生化反应模式转换为数学模式，给每种细菌的反应模式赋予一组数码，构建数据库。可先在手工法初步分类基础上选择相应的鉴定卡；将培养基上分离的可疑致病菌配制成纯菌液；放入该系统中的标准化、商品化和配套的生化反应试剂条，检测反应后计算机将待检标本中的未知细菌的生化反应结果转换成数字，与数据库中的细菌条目比对并计算出现频率的总和，将细菌鉴定到属、群、种和亚种或生物型。目前，一些全自动快速微生物培养系统已能全自动完成某些细菌（如分枝杆菌）的培养、鉴定及有限的药物敏感试验。

2. 质谱分析法 将有机化合物的分子电离、碎裂，然后按照离子的质荷比（m/z）大小把生成的各种离子分离，检测其强度并排列成谱，这种研究物质的方法称作质谱法（mass spectrometry）。如每种细菌都有自身独特的蛋白质组成，因此各菌种的蛋白质谱图不同。蛋白质谱分析法主要通过检测获得细菌的蛋白质谱图，将得到的谱图与数据库中的细菌参考谱图比对，用于鉴定细菌纯培养物，实现对细菌的属、种，甚至不同亚种进行鉴定与分类，还可对药物敏感性及耐药机制进行分析。目前常用基质辅助激光解吸电离飞行时间质谱法（matrix assisted laser desorption ionization time of flight mass spectrometry，MALDI-TOF MS），具有简便快速、准确度高、重复性好、低成本、自动化和高通量等特点。

（二）药物敏感试验

药物敏感试验（drug susceptibility test，DST）简称药敏试验，是为了测定抗菌药物在体外对病原菌有无抑菌或杀菌作用。临床标本经分离培养和鉴定确定了患者感染的病原菌后，常进行药物敏感试验，这对指导临床选择适宜的抗菌药物、发现并检测细菌的耐药性、避免产生和加重细菌的耐药等具有重要意义。常用的方法包括纸片扩散法（disc diffusion test）、稀释法（dilution test）、抗生素连续梯度法（E-test 法）和自动化仪器法。纸片扩散法被 WHO 推荐为定性药敏试验的基本方法，是将含有定量抗菌药物的纸片贴在已接种待检病原菌的琼脂平板上；在细菌培养过程中，纸片上的药物向周围琼脂中扩散，形成了逐渐减小的药物浓度梯度；由于病原菌对各种抗菌药物的敏感程度不同，在药物纸片周围便出现抑制病原菌生长而形成的大小不同的抑菌环；根据抑菌环的有无和直径大小来判定病原菌对抗菌药物的敏感程度。稀释法包括宏量肉汤稀释法、微量肉汤稀释法和琼脂稀释法。其中，微量肉汤稀释法是自动化仪器广为采用的方法，将待测菌接种于含不同浓度抗菌药物的液体培养基，以能抑制细菌生长或杀菌的抗菌药物的最高稀释度为终点，即该药对待测菌的最小抑菌浓度（minimum inhibitory concentration，MIC）或最小杀菌浓度（minimum bactericidal concentration，MBC）。稀释法检出的 MIC 和 MBC 的值越低，表示细菌对该药越敏感。E-test 法是结合稀释法和扩散法的原理，将预先制备好的含有连续指数增长的稀释抗菌药物的 E 试条放在接种了待测菌的琼脂培养板上，培养后，可观察到椭圆形抑菌圈。该抑菌圈边缘与 E 试条交点的刻度即为抗菌药物抑制待测菌的 MIC。E-test 法操作简便、重复性好且稳定性高。

细菌耐药性的检测，除了通过上述药敏试验来直接观察待检菌对抗菌药物的敏感性外，还可检测细菌产生耐药性相关的酶，如 β- 内酰胺酶、超广谱 β- 内酰胺酶（extended-spectrum β-lactamase，ESBL）、头孢菌素酶（AmpC 酶）、碳青霉烯酶（KPC 型酶）和金属酶等。也可用 PCR、多重 PCR、限制性片段长度多态性分析（RFLP）、单链构象多态性分析（PCR-SSCP）、核酸杂交和基因芯片等方法检测细菌耐药基因及耐药相关基因。这些技术对耐药菌的检出率高达

90% ～ 95%，但其操作较为复杂。

（三）动物实验

主要用于测定细菌的毒力、建立感染动物模型和研究致病机制、制备免疫血清、评价新药的药效学、筛选候选疫苗并评价免疫原性和抗感染保护性等。不作为临床的常规检查技术，但可用于疑难病原体的分离和鉴定。如怀疑葡萄球菌肠毒素中毒，可用呕吐物等标本经肉汤培养后取滤液接种于幼猫肠腔，观察有无发病或死亡；对多次培养阴性的可疑结核患者，可将标本接种豚鼠，感染后可检出结核分枝杆菌。

四、细菌感染的免疫学诊断

借助免疫学技术检测病原菌的特异性抗原和毒素，或机体针对病原菌感染所产生的特异性抗体或细胞免疫反应，可以辅助诊断。

1. **检测病原菌的抗原或毒素**　其原理是用已知的特异性抗体检测未知细菌是否存在相应的抗原或毒素，可直接使用临床标本或在细菌纯培养进行，作为确诊依据之一。常用于细菌抗原和毒素的检测的方法有胶体金免疫层析法、酶联免疫吸附试验（enzyme-linked immunosorbent assay，ELISA）、免疫荧光测定（immunofluorescence，IFA）和蛋白印迹（Western blot）等。这些方法特异、敏感、简便，即使是在患者使用了抗生素后采集标本或对细菌的培养不易成功的情况下，细菌抗原和毒素仍能被检测出来。如利用胶体金免疫层析法检测尿液中的 LP1 型嗜肺军团菌抗原、粪便中的幽门螺杆菌抗原；或用 ELISA 检测粪便中艰难拟梭菌的 TcdA/B 毒素。

此外，用海洋动物鲎的血液变形细胞溶解物与微量细菌内毒素产生凝集反应（非免疫学反应）的鲎试验可检测血清等标本中的内毒素，对革兰氏阴性菌感染引起的败血症、脓毒症及内毒素性休克血症等的早期快速诊断具有一定意义。其原理尚不十分清楚，一般认为是鲎的血液变形细胞中的凝固酶原经内毒素激活转化成具有活性的凝固酶，在凝固酶的作用下，变形细胞中的凝固蛋白原转变成凝固蛋白，凝固蛋白相互聚合形成凝胶。

2. **检测抗体**　病原菌侵入机体后会刺激免疫系统产生特异性或非特异性抗体，用已知抗原检测血清或其他体液中相应抗体及其效价的变化，辅助诊断细菌抗原性较强、病程较长的感染性疾病。由于多采取血清检测抗体，故常称为血清学诊断（serological diagnosis）。抗体类型和标本采集时间是影响血清学诊断的重要因素。IgM 型抗体出现较早，故在病程早期尽量检测 IgM 型特异性抗体，发现升高可辅助诊断。在感染早期，血清中特异性 IgG 抗体未产生或水平较低，恢复期或病程晚期（1 ～ 2 周后），IgG 抗体滴度显著升高。因此，常采集病程的急性期和恢复期双份血清，检测恢复期 IgG 抗体由阴性转为阳性或抗体效价比早期升高 4 倍或 4 倍以上，则有诊断价值。常用的检测方法包括：①凝集试验，如诊断肠热症的肥达试验（直接凝集试验）、诊断梅毒的甲苯胺红不加热血清学试验等；②中和试验，如诊断风湿热的抗 O 试验等；③ ELISA。

3. **检测细胞免疫反应**　如结核菌素皮肤试验以及新近发展的 IFN-γ 释放试验辅助诊断结核分枝杆菌感染，后者比前者更加特异。IFN-γ 释放试验采用结核分枝杆菌的特异性抗原刺激外周血单个核细胞（PBMC）释放产生 IFN-γ，然后分别用 ELISA 或酶联免疫斑点（ELISPOT）技术检测 IFN-γ 的水平或分泌 IFN-γ 的 T 细胞数量。

五、细菌感染的分子诊断

不同种的细菌具有不同的基因组结构和特异性靶基因，利用分子生物学技术检测标本中是否存在某种病原菌的基因组序列或特异性靶基因序列，来确定标本中是否存在相应的病原菌。常用于鉴定培养困难或培养耗时过长的病原菌、耐药基因或毒素基因的检测，以及其他方法难以诊断和鉴定的病原菌，既是确诊的客观标准之一，也是近年来细菌感染的临床诊断中较为常用的方法，具有检测快速、敏感和特异等特点。常用的技术有核酸扩增（nucleic acid amplification）、基因芯片（DNA chip）、基因测序（DNA sequencing）三类。

1. 核酸扩增　提取标本中带有靶基因的 DNA 作为模板，依据病原菌的特异性靶基因设计引物，进行聚合酶链反应（polymerase chain reaction，PCR），上百万倍扩增出特异性基因序列，再进行电泳或测序等鉴定。可分为定性、定性定量技术两类，前者如巢氏 PCR（二次扩增，提高敏感性和特异性）、多重 PCR（多靶基因检测）和等温扩增，后者如数字 PCR 和实时荧光定量 PCR 技术（quantitative real-time PCR，qPCR）。如 Xpert MTB/RIF 试验是基于 qPCR 技术平台，可在 2 小时内同时检出标本中的结核分枝杆菌和对利福平的耐药性基因。

2. 基因芯片　原理是根据碱基互补而进行核酸杂交（nucleic acid hybridization）。先根据病原菌已知的特异性基因序列设计并合成探针，探针用化学发光物质、放射性核素、辣根过氧化物酶或地高辛等物质标记；当探针与待检标本中提取的核酸进行杂交时，若样本中有与标记的探针序列完全互补的核酸片段，依据探针的标记物质进行显示，即可检测出标本中相应病原菌的基因。该法具有高灵敏度、高通量的特点。现已应用于检测结核分枝杆菌、幽门螺杆菌、空肠弯曲菌和致病性大肠埃希菌等。

L9-2u
目前主要的高通量测序技术

3. 基因测序　根据高通量测序（high-throughput sequencing）技术，又称二代测序（next generation sequencing，NGS）技术的测序策略的不同，分为靶向测序、扩增子测序、宏基因组测序、全基因组测序和转录组测序等。结果准确、客观，但需时较长、成本较高。

（赖小敏）

第二节　病毒感染的实验室检查

目前常用的病毒感染的实验室检查方法主要包括病毒形态学检查、病毒的分离培养与鉴定、病毒成分检测和病毒抗体检测等（图 9-2）。

一、病毒形态学检查

病毒形态学检查方法主要包括电镜和免疫电镜直接检测病毒、光学显微镜观察病毒感染细胞。

1. 电镜和免疫电镜检查　因检测成本高和不甚敏感，较少用于临床的常规病原学诊断，但对胃肠道病毒及新发病毒性感染的诊断仍具有重要价值。含有高浓度病毒颗粒（≥ 10^7 颗粒 /ml）的样品或病变组织，可直接应用磷钨酸负染后电子显微镜观察，依据病毒的形态和大小，可初步鉴定到病毒科或属。对含低浓度病毒的样本（如粪便中的轮状病毒），可超速离心后取标本沉淀物进行电镜观察，以提高检出率；或用抗病毒血清经免疫电镜技术使病毒颗粒凝聚后再观察，可同时鉴定病毒种类。

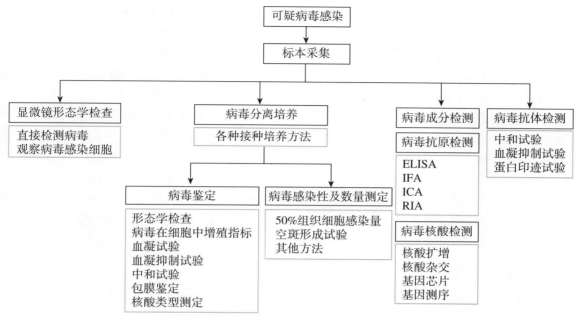

图 9-2 病毒感染的实验室检查方法

2. 光学显微镜检查 细胞学或组织病理学的直接镜检法针对的是病理标本、含有脱落细胞及针吸细胞或培养细胞的标本，在光镜下观察细胞内的特定部位（胞核、胞质）出现的嗜碱性或嗜酸性包涵体或多核巨细胞，对病毒的诊断有一定价值，方法简便。如取可疑病犬的大脑海马回制成组织切片并染色，在显微镜下见到胞质内嗜酸性内基小体（Negri body），可确诊为狂犬病；对被犬咬者，应按照狂犬病的防治要求进行处理。对疑似麻疹患者早期的眼、鼻咽分泌物涂片，瑞氏染色镜检多核巨细胞，诊断阳性率高达 90%。标本还可根据病理特征，再配合针对病毒抗原的免疫组化技术或免疫荧光技术，或针对病毒核酸的原位杂交技术，予以辅助诊断病毒性感染。

二、病毒的分离培养与鉴定

病毒的分离培养与鉴定是病毒性感染病病原学诊断的金标准。因为病毒的分离培养方法繁杂，要求条件高且培养需时较长，故未作为常规的临床诊断技术。病毒的分离培养仅在以下情况考虑应用：①怀疑为新发或再发病毒性感染病的病原体鉴定；②同症多因的病毒性感染病的鉴别诊断；③病程长且常规技术诊断较为困难的病毒性感染性的诊断；④监测病毒减毒活疫苗的效果（如及时发现恢复毒力的变异株）；⑤流行病学调查；⑥开展病毒特性相关的科学研究。绕过病毒的分离培养过程，进行标本中病毒颗粒及其成分（抗原和核酸）的检测和鉴定，以及 IgM 型特异性抗体的检测，是快速和早期诊断病毒性感染病的关键。

（一）病毒的分离培养

1. 动物接种 是分离病毒的最原始方法。目前只在狂犬病毒或乙型脑炎病毒的分离鉴定中仍用乳鼠脑内接种，或用于新发病毒性感染病的鉴定。

2. 鸡胚培养 鸡胚对多种病毒敏感，接种病毒通常选用孵化 9～14 天的鸡胚。按病毒的接种部位和应用可分为：①卵黄囊接种，常用于某些嗜神经病毒的分离；②羊膜腔接种，常用于流感病毒的初次分离；③尿囊腔接种，常用于培养流感病毒和腮腺炎病毒等，也可用于制备疫苗和大量病毒抗原；④绒毛尿囊膜接种，常用于培养单纯疱疹病毒、天花病毒和痘病毒等。目前，除分离流感病毒还继续选用鸡胚外，其他病毒的分离已被细胞培养所取代。

3. 细胞培养　是目前最常用的病毒分离培养方法。根据病毒的细胞嗜性，选择适当的细胞。根据细胞生长的方式，可分为单层细胞培养（monolayer cell culture）和悬浮细胞培养（suspended cell culture）。从细胞来源、染色体特性、传代次数和用途等，可将细胞分为：①原代细胞（primary cell），指来源于动物、鸡胚或引产人胚组织的细胞，如猴肾或人胚肾细胞等；对多种病毒的敏感性高，适用于从临床标本中分离病毒，但细胞来源困难。②二倍体细胞（diploid cell），指细胞在体外分裂 50 ～ 100 代后仍保持 2 倍体染色体数目的单层细胞，但经多次传代后也会出现细胞老化以至停止分裂，如来自人胚肺组织建立的 WI-26 和 WI-38 株；常用于病毒分离以及疫苗生产。③传代细胞系（continuous cell line），指能在体外连续传代的细胞，由肿瘤细胞或二倍体细胞突变而来，如 HeLa 细胞、HEP-2 细胞等；对多种病毒的感染性稳定，但不能用肿瘤来源的传代细胞系生产人用疫苗。

（二）病毒的鉴定

1. 病毒形态学检查　是鉴定病毒的重要方法之一。

2. 病毒在培养细胞中增殖的鉴定指标

（1）致细胞病变效应（cytopathic effect，CPE）：是部分病毒在敏感细胞内增殖引起的细胞镜检形态学变化，细胞呈现胞内颗粒增多、皱缩、变圆、形成包涵体或多核巨细胞，甚至出现细胞溶解、死亡和脱落等。溶细胞型病毒感染细胞可出现 CPE；不同病毒的 CPE 特征不同。如腺病毒可引起细胞圆缩，死亡细胞呈葡萄串样聚集并脱落；而副黏病毒、呼吸道合胞病毒等可引起细胞融合，形成多核巨细胞（又称为合胞体）。因此，观察 CPE 特点和所用细胞类型，可初步判定标本中感染的病毒种类。

其他病毒感染细胞后如不出现明显病变或所致病变轻微而不易觉察，但被感染的细胞可在胞膜表面出现病毒编码的蛋白质如血凝素、神经氨酸酶，或在细胞内表达病毒特异性抗原、产生病毒核酸等，可用红细胞吸附、免疫学或分子技术等方法检测是否存在病毒成分和量的变化，以判断病毒增殖和种类。

（2）红细胞吸附（hemadsorption）：有些病毒的血凝素能与人或一些动物（鸡、豚鼠等）的红细胞凝集。这种带有血凝素的病毒感染易感细胞后，血凝素可表达在细胞表面，向该细胞中加入红细胞，可观察到感染细胞表面有红细胞聚集现象，称为红细胞吸附。

（3）细胞代谢的改变：病毒感染细胞后可导致细胞的代谢发生改变，培养基的 pH 会改变。

3. 血凝试验（hemagglutination test）及血凝抑制试验（hemagglutination inhibition test）
将含有血凝素的病毒加入鸡、豚鼠和人等的红细胞悬液中，可导致红细胞发生凝集，称为红细胞凝集试验，简称血凝试验。如将病毒悬液作不同稀释，以血凝反应的最高稀释度作为血凝效价，可对病毒含量进行半定量检测。该红细胞凝集现象可被相应病毒的血凝素抗体或抗病毒血清抑制，即血凝抑制试验，其原理是血凝素抗体与病毒表面的血凝素结合，阻止了血凝素与红细胞的结合而抑制红细胞凝集现象的产生，既可作为病毒增殖的指标，又可鉴定含有血凝素的病毒种类（如流感病毒和乙型脑炎病毒），甚至型与亚型。

4. 中和试验（neutralization test）　用已知的中和抗体或抗病毒血清先与待测病毒悬液混合，在适当温度下作用一定时间后接种敏感细胞，经培养后观察 CPE 或红细胞吸附现象是否消失，即病毒能否被特异性抗体中和而失去对敏感细胞的感染性。既可作为病毒增殖的指标、鉴定病毒种类，还可以测定中和抗体水平。

5. 鉴定病毒有无包膜　可用乙醚敏感性试验测定。病毒包膜含有脂类成分，用乙醚或其他脂溶剂破坏包膜，病毒被灭活而失去对敏感细胞的感染能力。

6．测定病毒的核酸类型　可用碘苷（idoxuridine）敏感性试验测定。碘苷处理可抑制 DNA 病毒在感染的敏感细胞内繁殖，但对 RNA 病毒无抑制作用。也用于用 DNA 酶和 RNA 酶处理病毒的核酸，以鉴定核酸类型。

（三）病毒感染性测定及病毒数量测定

对于已增殖或纯化的病毒悬液，应进行病毒的感染性和数量的测定。在单位体积内测定感染性病毒的数量称为滴定。病毒滴定常用的方法如下。

1．50% 组织细胞感染量（50% tissue culture infectious dose，TCID$_{50}$）测定　将待测病毒液作 10 倍系列稀释，分别接种并感染敏感细胞单层，经培养后观察 CPE，以能感染 50% 细胞的病毒液最高稀释度为判定终点，经统计学处理计算 TCID$_{50}$。TCID$_{50}$ 是综合判断病毒的感染性、毒力和数量的经典方法。

2．空斑形成试验（plaque forming test，PFT）　将一定体积的适当稀释浓度的待检病毒液接种并感染培养皿中的敏感细胞单层，经一定时间培养后，覆盖一层未凝固的琼脂在细胞上，待其凝固后继续培养，由于病毒的增殖使局部被感染的单层细胞病变、脱落，形成肉眼可见的空斑（plaque）。一个空斑通常是由一个病毒感染并增殖所致的单层细胞病变、脱落，又称为一个空斑形成单位（plaque forming unit，PFU）。计数单位体积内的培养皿中的空斑数，可推算出待检病毒液中活病毒的数量，通常以 PFU/ml 表示。PFT 既是测量病毒液滴度的经典方法，也是制备病毒纯种的方法。

3．病毒滴定的其他方法　除上述方法外，传统上还可用红细胞吸附抑制试验、血凝抑制试验和中和试验等进行病毒滴定。这些传统的技术方法操作较为繁琐、结果观察有一定的主观因素。目前常用的病毒滴度技术是采用免疫学和分子技术直接检测病毒抗原和核酸，较传统技术操作更加简便、快速且结果更客观。

三、病毒成分检测

1．病毒蛋白抗原检测　利用免疫学技术直接检测标本或培养物中的病毒抗原，是目前早期诊断病毒性感染病较为常用的方法。常用 ELISA、IFA、免疫层析（immunochromatographic assay，ICA）和 RIA 等技术。这些技术操作简便、特异性强、敏感性高。使用单克隆抗体标记技术可测到 ng（10^{-9} g）至 pg（10^{-12} g）水平的抗原或半抗原。

2．病毒核酸检测　利用分子生物学技术进行病毒的核酸检测，是近年来病毒性感染的临床诊断中较为常用的方法，具有检测快速、敏感和特异等特点。

病毒成分检测的主要方法

四、病毒抗体检测

病毒感染的血清学诊断原理是利用已知的病毒抗原来检测患者血清中有无相应抗体。特别是当采集标本分离病毒为时已晚，或目前尚无体外分离培养此病毒的方法或难以分离培养的病毒时，血清学诊断有价值。可用中和试验、血凝抑制试验、蛋白印迹试验等作检测。

1．IgM 型特异抗体检测　病毒感染机体后，特异性 IgM 抗体较早产生，因此 IgM 抗体的测定有助于早期诊断。要注意在感染早期机体产生 IgM 的水平有明显的个体差异。如孕妇羊水中查到 IgM 型特异抗体，可诊断某些病毒引起的新生儿先天性感染；抗 HBc IgM 出现较早，常作为急性 HBV 感染的指标。

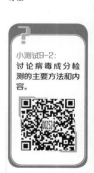

小测试9-2：讨论病毒成分检测的主要方法和内容。

2．蛋白印迹试验　某些病毒感染的诊断需要特别谨慎，如 AIDS 和成人白血病等，在抗体检测初筛试验阳性后，尚需用蛋白印迹试验进行确认试验。放射免疫沉淀试验也可用于抗 HIV 抗体检测的确认试验。

（赖小敏）

第三节　真菌感染的实验室检查

近年来由于免疫受损人群的增多，导致真菌感染的发生率不断增高，因此对其病原学诊断率也有更新、更高的要求。目前可用的真菌感染的实验室检查方法主要包括真菌形态学检查、真菌的分离培养与鉴定、真菌成分或抗体的检测等。

一、真菌形态学检查

真菌形态学检查法，即对临床标本的显微镜直接镜检，是真菌感染最简单且实用的病原学诊断方法，可证实标本中是否有真菌，分为不染色标本和染色标本的直接镜检。主要不足是不能鉴别真菌种类；镜检阳性率低、阴性不能排除真菌感染。

皮肤刮屑、毛发或指（趾）甲类标本，先用 10% KOH 微加热处理，使角质软化和透明，然后加盖玻片不染色直接镜检，如见到孢子或菌丝可初步诊断为真菌病；无菌体液如血液直接涂片镜检，可发现荚膜组织胞浆菌；对于深部真菌感染，如疑似白假丝酵母等感染，可取分泌物或体液标本离心沉淀物做涂片，革兰氏染色后镜检，若发现卵圆形、大小不均、着色不均，还有芽生孢子，甚至有假菌丝的革兰氏阳性菌体即可初步诊断；怀疑隐球菌感染时，取脑脊液的离心沉淀物做墨汁负染色观察，见有肥厚荚膜的酵母型菌体即可确诊；吉姆萨染色和瑞氏染色可用于骨髓涂片中荚膜组织胞浆菌和马尔尼菲青霉的检测；钙荧光白（calcofluor white）能非特异性结合真菌细胞壁的多糖，可用于染色痰液、灌洗液和分泌物等标本中肺孢子菌的快速筛查，在荧光显微镜观察呈现浅蓝或绿色。

二、真菌的分离培养与鉴定

常用于提高真菌检查的阳性率并确定真菌的种类。皮肤、毛发标本，须先经 70% 乙醇或 2% 苯酚浸泡 2～3 分钟以杀死杂菌，再接种于含抗生素和放线菌酮（抑制细菌、放线菌的生长）的沙氏葡萄糖琼脂（Sabouraud's dextrose agar）培养基；如标本为血液，则需先进行增菌后再分离；如为脑脊液，则应离心取沉淀物进行分离培养。培养温度以 25 ℃（丝状真菌）或 37 ℃（酵母型或类酵母型真菌）为宜。对于假丝酵母属的检测，还可选用科玛嘉显色培养基，其原理是利用真菌不同的生化反应，分解底物而使其生长菌落显示不同的颜色，可将假丝酵母属鉴定到种，准确率达到 95%。

一般来说，对于酵母型和类酵母型真菌，经革兰氏染色后观察孢子、芽生孢子或假菌丝等形态进行鉴定；对于丝状真菌，经乳酸酚棉兰染色观察镜下菌丝、孢子的形态特征，结合菌落特征进行鉴定。必要时可加做动物实验。

三、真菌成分或抗体的检测

1. 检测真菌抗原、代谢产物或抗体　近年来常作为深部真菌病的辅助诊断方法。

（1）检测抗原、代谢产物：①人体吞噬细胞吞噬真菌后，可持续释放真菌细胞壁的成分 1,3-β-D- 葡聚糖（1,3-β-D-glucan，BG），使血液中 BG 含量增高；浅部真菌感染和定植时，BG 很少释放入血，血清中 BG 含量通常不会升高；通过 G 试验检测 BG 含量，可诊断侵袭性假丝酵母病、曲霉病和肺孢子菌肺炎等。②半乳甘露聚糖（galactomannan，GM）是曲霉菌细胞壁的成分，曲霉菌感染的患者血液内存在该物质，常于临床症状和影像学出现异常前数日出现，GM 试验可用于曲霉菌感染的早期筛查指标。③甘露聚糖（mannan）为酵母型或类酵母型真菌细胞壁的成分之一，由于隐球菌的厚荚膜使细胞壁上的甘露聚糖难以释放入血，因此血浆中甘露聚糖抗原阳性可用于早期诊断侵袭性假丝酵母感染。④隐球菌荚膜多糖抗原可释放入血液或脑脊液，乳胶凝集法可定性或半定量检测血清和脑脊液中的隐球菌荚膜多糖抗原。⑤ 48 kD 烯醇化酶和假丝酵母热敏抗原检测可用于侵袭性假丝酵母感染的实验室诊断，并有可能作为监测病情变化的手段。⑥ D-阿拉伯糖醇是第一个用于实验室检测的真菌特异性代谢产物，除克柔假丝酵母和光滑假丝酵母之外，其他假丝酵母均可产生，侵袭性假丝酵母感染时，血浆 D- 阿拉伯糖醇浓度升高，而假丝酵母定植者不升高。

（2）检测抗体：主要有 D- 阿拉伯糖醇抗体、甘露聚糖抗体、烯醇化酶抗体、马尔尼菲篮状菌抗体等。

2. 真菌核酸检测　真菌感染除依据真菌形态、结构等表型特征外，还可应用分子生物学技术检测核酸，可以快速鉴定真菌菌种。主要依靠核酸扩增技术（如巢氏 PCR、qPCR、RFLP 和随机扩增多态性 DNA 技术等）、核酸杂交（如原位杂交、反向斑点杂交和基因芯片）、DNA 特殊序列测序分析（可选择特征性或保守性的靶基因如 18S rDNA、28S rDNA、ITS1 和 ITS2 等）和全基因组测序等。

3. 真菌毒素检测　目前发现的真菌毒素有 200 多种，其中部分毒素可引起人类中毒以及多种肿瘤的发生，严重危害人类健康。对真菌毒素的快速检测，尤其是对食品中真菌毒素的检测是保障食品安全和人类健康的一个重要方面。对黄曲霉毒素的检测常用薄层层析法、高效液相色谱等方法，灵敏快速，但需贵重的仪器和复杂的提取方法；ELISA 和 RIA 具有操作简便、快速敏感等优点，易于在各级医院推广应用。

（赖小敏）

第四节　寄生虫感染的实验室检查

寄生虫种类繁多，且不同虫种侵入人体的部位、移行路径、寄生部位及离开人体的方式各异，加上侵入机体内的不同发育阶段虫体影响的组织器官也不尽相同，因此，寄生虫感染的临床表现多样，临床诊断的难度增加。需要结合患者病史、临床表现特征、寄生虫流行分布特点等综合考虑以明确诊断。寄生虫感染的实验室检查包括病原学检查、免疫学检测和分子生物学检测。近年来，"图像识别＋人工智能"技术也开始应用于寄生虫卵的识别鉴定。

一、病原学检查

寄生虫的病原学检查往往是确诊寄生虫感染的"金标准"，但在感染早期、低虫荷感染或隐性感染情况下，常常会漏诊。

1. 粪便检查（fecal examination）　粪便检查是诊断寄生虫病最常用的病原学检查方法。要取得准确的结果，送检的标本必须注意：保证粪便新鲜，保存时间一般不宜超过 24 h。如检查肠内原虫滋养体，最好立即送检，或暂时保存在 35 ~ 37 ℃条件下待查；盛粪便的容器要干净，不可混入尿液、水、药物、泥土等杂质，以免影响检查结果；受检粪量一般需 5 ~ 10 g，若做粪便自然沉淀或血吸虫毛蚴孵化，受检粪量一般不应少于 30 g，检查蠕虫成虫或绦虫节片则需一日内全部粪量。常用方法如下。

（1）直接涂片法（direct smear method）：适用于检查蠕虫卵、原虫包囊和滋养体。方法简便，但取材较少，检出率低，连续 3 次涂片，可以提高检出率。

1）蠕虫卵检查：滴 1 滴生理盐水于洁净的载玻片上，用小木棍或牙签挑取绿豆大小的粪便，在生理盐水中均匀涂抹；涂片的厚度以透过粪膜可隐约辨认书上的字迹为宜；加盖玻片后在显微镜下观察。镜检时应注意虫卵与粪便中异物的鉴别，可依据虫卵的大小、颜色、形状、卵壳（包括卵盖等）和内容物等特征加以鉴别。

2）原虫检查

①滋养体检查：涂片方法同蠕虫卵检查，但涂片应较薄；室温愈接近体温，滋养体的活动愈明显，必要时可用保温台保持温度。

②包囊的碘液涂片法检查：以 1 滴碘液代替生理盐水滴加于洁净的载玻片上，涂片方法同蠕虫卵检查。若需同时检查活滋养体，可在载玻片另一侧滴 1 滴生理盐水涂片。片中滴碘液的一侧查包囊，另一侧查活滋养体。

碘液的配制：碘化钾 4 g，碘 2 g，加蒸馏水定容至 100 ml。溶解后于棕色瓶中储存备用。

（2）改良加藤法（Kato-Katz technique）：又称定量透明厚涂片法，是目前国际上广泛使用的一种粪便虫卵检查法，适用于粪便中蠕虫卵的定性和定量分析。该法应用改良聚苯乙烯制作大小为 40 mm×30 mm×1.37 mm 的定量板，中央有一长圆形模孔（8 mm×4 mm），两端呈半圆形，孔内可含粪样约 41.7 mg。

操作时将大小约 4 cm×4 cm 的 100 目尼龙网或金属筛网覆盖在粪便标本上，自筛网上用刮片刮取粪便，将定量板放在载玻片上，用一手的两指压住定量板的两端，将刮片上的粪便填满模孔，刮去多余粪便。掀起定量板，载玻片上即留下一个长形粪条。在粪条上覆盖含甘油-孔雀绿溶液的玻璃纸条，用胶塞轻轻加压，使玻璃纸下的粪便铺成长椭圆形。置于 30 ~ 36 ℃温箱中约 0.5 h 或 25 ℃约 1 h，待粪便透明后即可镜检，顺序观察并记录粪样中的全部虫卵数。将所得虫卵数 ×24，再乘上述粪便性状系数，即为每克粪便虫卵数（eggs per gram，EPG）。

玻璃纸的准备：将玻璃纸剪成 22 mm×30 mm 大小的小片，浸于甘油-孔雀绿溶液（含纯甘油 100 ml、水 100 ml 和 1 ml 3% 孔雀绿水溶液）中至少浸泡 24 h，至玻璃纸呈现绿色。

（3）饱和盐水浮聚法（saturated salt flotation method）：此法最适合检查钩虫卵，其次为其他线虫和微小膜壳绦虫卵。不适于吸虫卵和原虫包囊的检查。具体步骤：①用竹签挑取黄豆粒大小的粪便置于漂浮杯（高 3.5 cm、直径约 2 cm 的圆形直筒瓶）中，加入少量饱和盐水调匀；②慢慢加入饱和盐水；③将满时，改用滴管，滴至液面略高于瓶口，以不溢出为止；④在瓶口覆盖一载玻片，静置 15 min；⑤将载玻片垂直提起；⑥迅速翻转载玻片，加盖玻片镜检。

饱和盐水的配制：将食盐慢慢加入盛有沸水的容器内，不断搅动，直至食盐不再溶解为止。

（4）沉淀法（sedimentation method）：醛醚沉淀法最常用。取粪便 1 ~ 2 g 置于离心管内，加水 10 ～ 20 ml 调匀成混悬液，经 2 层纱布（或 100 目金属筛网）过滤，离心（2000 转 / 分）2 min；倒去上层粪液，保留沉渣，加水 10 ml 混匀，离心 2 min；倒去上层液，加 10% 甲醛 7 ml，5 min 后加乙醚 3 ml，塞紧管口并充分摇匀，取下管口塞，离心 2 min，即可见管内自上而下分为 4 层。取管底沉淀物涂片镜检。

本法不仅浓集效果好，而且不损伤包囊和虫卵的形态，易于观察和鉴定。但对布氏嗜碘阿米巴包囊、蓝氏贾第鞭毛虫包囊及微小膜壳绦虫卵等的检查效果较差。

（5）肛门拭子法（anal swab method）：适用于检查在肛周产出的虫卵（蛲虫卵等）或常可在肛门附近发现的带绦虫卵。先将棉签浸泡在生理盐水中，取出后挤去过多的盐水，在肛门周围和会阴部皮肤上擦拭，然后将棉签放入盛有清水的试管中，充分浸泡，取出，在试管内壁挤去水分后弃去，试管静置 10 min，或经离心后倒去上层液，取沉渣镜检。

（6）透明胶纸法（cellophane tape method）：预先将长约 8 cm、宽约 2.5 cm 的透明胶纸粘贴于载玻片上，在一端做好标签。将贴标签一端的透明胶掀起至另一端约 2 cm 处，翻转透明胶至玻片另一面，使玻片另一端的两侧均为透明胶的胶面，分别粘肛门周围皮肤，翻回透明胶平贴于玻片上，镜检。

2. 血液检查　血液检查是诊断疟疾、丝虫病和巴贝虫病的常规方法。涂制血膜用的载玻片用前需用铬酸洗液浸泡，用自来水、蒸馏水冲洗干净，在 95% 乙醇中浸泡，擦干或烤干后使用。用一次性针具，一人一针以免交叉感染。采血时间因虫种而异。

（1）采血：从指尖或耳垂取血，婴儿可于足部取血。用 75% 乙醇棉球消毒取血部位，待干后用左手拇指与示指绷紧取血部位（耳垂）皮肤，右手持采血针，迅速刺破皮肤，挤出血滴。厚、薄血膜可涂制在同一张玻片上。间日疟宜在发作后数小时至十余小时采血，此时疟原虫发育至滋养体利于鉴别；恶性疟在发作初期采血，此时可见大量环状体，1 周后可见配子体。丝虫病患者在夜间取血检查。巴贝虫病患者在发热时取血。

（2）涂片：可涂制厚、薄 2 种血膜。

1）薄血膜（thin blood film）制片：在载玻片 1/3 ～ 2/3 交界处滴 1 小滴血；用另一块边缘光滑的载玻片作推片，将推片一端置于血滴右前方；待血液沿推片端边缘扩散后，自右向左推成薄血膜。操作时推片与载玻片间的角度为 30° ～ 45°，推动速度适宜，用力均匀，一次推成，中途切勿停顿或重复推片。理想的薄血膜应是一层均匀分布的血细胞，血细胞间无空隙，血膜末端呈舌形。

2）厚血膜（thick blood film）制片：于载玻片的右 1/3 中间滴 1 大滴血；以推片的一角，将血滴自内向外做螺旋形摊开，使之成为直径约 1 cm 的厚血膜。薄、厚血膜做在同一张载玻片上，便于比较观察。厚血膜为多层血细胞的重叠，约 20 倍于薄血膜的厚度。血膜过厚易脱落，过薄则达不到浓集虫体的目的。

（3）固定：固定血膜前必须充分晾干血片，否则染色时血膜容易脱落。用蘸甲醇或无水乙醇的小玻棒在薄血膜上轻轻抹过（如薄、厚血膜在同一玻片上，切勿将固定液带到厚血膜上）。厚血膜固定前需先溶血。用玻璃铅笔在厚、薄血膜间划一道线，滴蒸馏水于厚血膜上，使血膜溶血，待血膜呈灰白色时，将水倾去，晾干后固定。注意：务必不使水触及薄血膜，并避免振荡，以防薄血膜溶血及厚血膜脱落。

（4）染色：采用吉姆萨染色法：将新鲜制备的染液滴于已固定的薄、厚血膜上染色 30 ～ 45 min（室温），再用蒸馏水冲洗，晾干后镜检。此法染色技术易掌握，染色效果良好，血膜褪色较慢，保存时间较久，但染色时间较长。此法操作简便，适用于临床诊断。

3. 排泄物和分泌物的检查

（1）痰液检查：痰中可能查见肺吸虫卵、溶组织内阿米巴滋养体、棘球蚴原头蚴、粪类圆线虫幼虫、蛔蚴、钩蚴、尘螨等。

1）肺吸虫卵等检查：可先用生理盐水直接涂片法检查，如多次检查为阴性，改为浓集法。

①生理盐水直接涂片法：取深部晨痰送检，勿混入唾液、鼻咽分泌物、食物、漱口水等。在洁净载玻片上加 1 ～ 2 滴生理盐水，挑取痰液少许，最好选铁锈色痰，涂成痰膜，加盖玻片镜检。如未发现虫卵，但见有夏科 - 雷登晶体，提示可能是肺吸虫感染。

②浓集法：即消化沉淀法。收集 24 h 痰液，置于玻璃杯中，加入等量 10% NaOH 溶液，用玻棒搅匀后，放入 37 ℃温箱内，数小时后痰液消化成稀液状；分装于数个离心管内，以 1500 rpm 离心 5 ～ 10 min，弃去上清液，取沉渣涂片镜检。

2）溶组织内阿米巴滋养体检查：取新鲜痰液涂片，及时送检、保温。高倍镜观察，如为阿米巴滋养体，可见伸出伪足并作定向运动。

3）蛔虫幼虫、钩蚴、粪类圆线虫幼虫、棘球蚴原头蚴及螨类等宜采用浓集法检查。

（2）十二指肠液和胆汁检查：用十二指肠引流管抽取十二指肠液及胆汁，直接涂片法镜检，也可离心浓集后，取沉渣镜检。可检查蓝氏贾第鞭毛虫滋养体、华支睾吸虫卵、肝片形吸虫卵和布氏姜片吸虫卵等；在急性阿米巴肝脓肿患者胆汁中偶可发现滋养体。本方法往往在临床症状可疑而粪检阴性时采用。

检查方法：将十二指肠引流液滴于载玻片上，加盖片后直接镜检。为提高检出率，可将十二指肠引流液加适量生理盐水稀释搅拌后，分装于离心管内，以 2000 rpm 离心 5 ～ 10 min，吸取沉渣涂片镜检。如引流液过于黏稠，应先加 10% NaOH 溶液消化后再离心。引流液中的蓝氏贾第鞭毛虫滋养体常附着在黏液小块上，或聚集成絮片状物。肝片形吸虫卵与布氏姜片吸虫卵不易鉴别，但前者可出现于胆汁，而后者只见于十二指肠液中。

（3）尿液检查：主要检查丝虫微丝蚴，有时可查见阴道毛滴虫滋养体和埃及血吸虫卵。取尿液 3 ～ 5 ml，500 rpm 离心 5 min 后，取沉渣镜检。如为乳糜尿，则需加等量乙醚，用力振荡，使脂肪溶于乙醚，吸去脂肪层，离心，取沉渣镜检。如尿中蛋白质含量很高，可先加抗凝剂，再加水稀释后离心。

（4）阴道分泌物检查：主要用于阴道毛滴虫的检查。用消毒棉签在受检者阴道后穹窿、子宫颈及阴道壁上取分泌物，用生理盐水直接涂片法镜检，可见活动的滋养体。标本应及时送检、保温，以增加阴道毛滴虫滋养体的活力，便于与其他细胞鉴别。也可将拭取的阴道分泌物涂于载玻片上，干燥后甲醇固定，瑞氏或吉姆萨染色剂染色后镜检。

4．其他组织器官检查

（1）骨髓穿刺：主要检查杜氏利什曼原虫无鞭毛体。一般常做髂骨穿刺，嘱患者平卧，暴露髂骨部位。视年龄大小，选用 17 ～ 20 号带有针芯的干燥无菌穿刺针，从髂前上棘后 1 ～ 2 cm 处刺入皮下，当针尖触及骨面时，再慢慢地钻入骨内 0.5 ～ 1.0 cm，拔出针芯，接一支 2 ml 干燥注射器，抽取骨髓液。取少许骨髓液做涂片，甲醇固定，染色方法同疟原虫薄血膜染色法，油镜检查。

（2）淋巴结穿刺液检查

1）利什曼原虫：检出率低于骨髓穿刺，但方法简便、安全。对已治疗的患者，因其淋巴结内原虫消失较慢，故仍有一定诊断价值。穿刺部位一般选腹股沟淋巴结，先将局部皮肤消毒，用左手拇指和示指捏住一个较大的淋巴结，右手用一干燥无菌 6 号针头刺入，稍待片刻，拔出针头，将针头内少量淋巴结组织液滴于载玻片上，做涂片染色检查。

2）丝虫成虫：同上法获取淋巴组织液，染色后镜检。

（3）肌肉活检

1）旋毛虫幼虫：从患者疼痛的肌肉（常为腓肠肌、肱二头肌或股二头肌）取米粒大小肌肉一块，置于载玻片上，盖上另一载玻片，均匀压紧，并用橡皮筋固定载玻片两端，低倍镜下观察。

2）并殖吸虫、曼氏迭宫绦虫裂头蚴、猪囊尾蚴：手术摘取肌肉内可疑的结节，剥除外层纤维被膜，在 2 张载玻片间压平、镜检。也可将组织固定后做切片染色检查。

（4）皮肤及皮下组织检查

1）链状带绦虫囊尾蚴、曼氏迭宫绦虫裂头蚴、并殖吸虫：参见肌肉活检。

2）皮肤利什曼原虫：在疑似皮肤型黑热病患者的皮损处（丘疹和结节等），局部消毒，用干燥灭菌的注射器，刺破皮损处，抽取组织液做涂片；或用消毒的锋利小剪刀，从皮损表面剪取一小片皮肤组织，以切面做涂片；也可用无菌解剖刀切一小口，刮取皮肤组织做涂片。以上涂片均用瑞氏或吉姆萨染液染色。如涂片未见原虫，可切取小丘疹或结节活检。

（5）直肠黏膜组织检查

1）怀疑日本血吸虫在感染者可以行直肠镜检查，慢性及晚期血吸虫病患者肠壁组织增厚、纤维化，虫卵排出受阻，粪便中不易查获虫卵，可做直肠黏膜活检。用直肠镜观察后，自可疑病变处钳取米粒大小的黏膜一块，用生理盐水冲洗后，放在两个载玻片间，轻轻压平，镜检。

2）怀疑阿米巴病患者可用乙状结肠镜观察溃疡形状，自溃疡边缘或深层刮取溃疡组织置于载玻片上，加少量生理盐水，盖上盖玻片，轻轻压平，立即镜检。也可取出一小块病变黏膜组织做病理学切片检查。

（6）脑脊液检查：取 2～3 ml 抽取的脑脊液置于离心管中，2000 rpm 离心 5～10 min，取沉渣涂片染色镜检。脑脊液中，可查见弓形虫滋养体、溶组织内阿米巴滋养体、并殖吸虫卵、日本血吸虫卵和广州管圆线虫幼虫等。

▎二、免疫学检查

病原学检查虽具有确诊寄生虫病的意义，但对于早期或隐性感染，以及某些病原体排出障碍的晚期寄生虫病患者常出现漏诊，且阳性率偏低。加上有些病原学检查方法为有创检查，患者依从性较差。因此，合理选择免疫学检查方法作为重要的辅助诊断手段可弥补上述不足。

1．酶联免疫吸附测定法（ELISA）　将抗原或抗体与底物（酶）结合，使其保持免疫反应的特异性和酶的活性。把酶标记的抗原或抗体与包被于固相载体上的配体结合，再使之与相应的无色底物作用而显示颜色，根据显色深浅程度目测或用酶标仪测定 OD 值（光密度）判定结果。临床上最常用的是间接法（检测抗体）和双抗体夹心法（检测抗原）。检测样本可取自疑有寄生虫感染的宿主体液（血清、脑脊液等）、排泄物（尿、粪便等）和分泌物（胆汁、乳汁等），可根据需要进行抗体、抗原或特异性免疫复合物检测。

ELISA 法因具有高度灵敏、微量快速、易于定量并可自动化操作和批量样本检测等优点，已被广泛应用于多种寄生虫感染的诊断及流行病学监测，如血吸虫病、弓形虫病、阿米巴病、丝虫病、蛔虫病、旋毛虫病和犬蛔虫病等。目前国内外已有多种商品化 ELISA 试剂盒。

2．间接荧光抗体技术（indirect fluorescent antibody technique）　以荧光素标记的第二抗体间接反应或示踪多种类型的抗原 - 抗体反应，既可检测抗原，还可检测抗体。该方法的主要优点是特异性强、敏感性高、重复性好；但需要荧光显微镜等特殊设备，不适合现场应用。

3．免疫胶体金技术（immunocolloidal gold technique）　是以胶体金作为示踪标记物，应用于抗原 - 抗体反应的一种免疫标记技术。胶体金除与抗体蛋白质结合外，还可以与许多其他生物大分子如 SPA、PHA、ConA 等结合。标记后的大分子物质活性不发生改变。由于标记物制备简单，样品和试剂用量少，方法敏感、特异，不需使用放射性同位素或有潜在致癌性的酶显色底物，也不需要荧光显微镜，因而应用范围广。

4．蛋白质印迹法（Western blot）　是 SDS-PAGE、电转印以及固相酶免疫试验 3 项技术相结合的一种检测技术。此法具有高度敏感性和特异性，但是操作费时费力，一般不在临床检验科使用，可用于寄生虫抗原分析和寄生虫病的辅助诊断。

三、分子生物学检测

随着分子生物学技术的快速发展，分子生物学诊断技术即基因和核酸诊断技术，由于在寄生虫病的诊断中的高敏感性和特异性，以及具有早期诊断和确定现症感染等优点，越来越受到关注和广泛使用。

1．聚合酶链反应（PCR）　PCR 是在引物介导下特异性扩增 DNA 的一种技术。针对某种寄生虫特异性基因设计引物，应用 PCR 可以特异和敏感地检测寄生虫的基因，尤其适合低感染度患者或隐性感染者的样本检测。除了常规 PCR，尚有巢式 PCR（nested PCR）、复合 PCR（multiplex PCR）等多种 PCR 技术用于寄生虫感染的基因诊断、分子流行病学研究和种株鉴定等。

2．实时定量聚合酶链反应法（quantitative real-time PCR，qPCR）　qPCR 是通过连续监测荧光信号强弱的变化来即时测定特异性寄生虫基因片段产物的量，并据此推断目的基因的初始量。不仅大幅提高检测的灵敏度，同时实现 PCR 从定性到定量的飞跃，检验结果更精确。qPCR 已在寄生虫感染诊断领域得到越来越广泛的应用。

3．环介导等温扩增检测（loop mediated isothermal amplification，LAMP）　LAMP 是一种快速、特异、灵敏且操作简单的新型核酸扩增与基因检测技术。与传统的 PCR 技术相比，LAMP 为等温扩增，无需热循环。其检测结果通过肉眼观察或使用浊度计即可判定。因此，LAMP 更适用于现场、基层条件较差的实验室进行快速检测。

4．DNA 芯片（DNA chip）　DNA 芯片又称基因芯片（gene chip）、基因微阵列（gene microarray）、DNA 微集阵列（DNA microarray），由于 DNA 是一种寡核苷酸，所以也称为寡核苷酸阵列（oligonucleotidearray），它是最基础、研究开发最早、技术最成熟、目前应用最广泛的一种生物芯片。它综合了生物学、化学、计算机、统计学等多学科的相关知识，利用基因探针与特异性寡聚核苷酸碱基互补的原理，首先将序列已知的靶核苷酸的探针有序地固化于支持物表面，然后与带有荧光标记的待测样品进行杂交，最后通过计算机对荧光信号进行分析、检测，从而获得待测样品的遗传信息。DNA 芯片分类方法有多种，根据制作方法，可分为原位合成芯片与合成后点样芯片；根据芯片上固定的探针数量，可分为高密度芯片和中低密度芯片；根据芯片上探针的不同，可分为寡核苷酸芯片和 cDNA 芯片；根据芯片用途，可分为基因表达谱芯片、测序芯片、诊断芯片等；根据载体材料不同，可分为尼龙膜、玻璃片、塑料片、硅胶晶片、微型磁珠等。DNA 芯片技术与传统基因诊断技术相比，有明显的优势，具有诊断速度快、检测效率高、诊断成本低、自动化程度强等特点，目前在寄生虫学领域已经应用于寄生虫病的诊断、检测和分型。除此之外，DNA 芯片在抗寄生虫新药的筛选、临床用药的指导、寄生虫疫苗的研究等方面也可发挥重要作用。

5．宏基因组二代测序技术（metagenomics next-generation sequencing，mNGS）　mNGS 是利用二代测序平台快速测序获得样品中的核酸序列，并进一步与已知物种的基因组序列数据库进行对比，从而得知样品中细菌、真菌和寄生虫的种类和比例的技术。NGS 在寄生虫鉴定方面的应用主要包括全基因组测序和 rRNA 基因测序。全基因组可获取更多的基因信息，更适用于鉴定难以获得完整虫体的寄生虫。rRNA 基因测序在临床上常用于细菌、真菌和寄生虫的鉴定。NGS 能否大规模应用于寄生虫鉴定主要取决于现有寄生虫参考基因组数据库的容量和质量。

四、人工智能技术检测

人工智能（artificial intelligence，AI）是研究、开发用于模拟、延伸和扩展人的智能的理论、方法、技术及应用系统的一门新的技术科学。近年来，陆续有粪便常规分析仪、粪便有形成分自动化分析系统等应用于寄生虫卵的识别和鉴定。其优点在于，它可以替代和简化复杂的手工检验流程；避免人工检验的主观性，减少漏诊、误诊；缩短检验时间，提高阳性检出率等。缺点在于现阶段阳性误报率偏高，尚不能完全替代人工检验，且价格较昂贵，当前难以普及。相信随着 AI 算法的不断精进，样本数据的不断积累，粪便检测有望实现更高效、更智能、更精准的检测。

（吕志跃）

小 结

细菌感染的实验室检查方法主要包括细菌的形态学检查、分离培养与鉴定、免疫学和分子诊断等技术。其中，病原菌的分离培养与鉴定是细菌学诊断的金标准。应根据不同细菌感染与临床情况综合考虑选择的临床标本类型、采样技术和检测项目，完成病原学诊断。病原菌的药物敏感试验结果可指导科学、合理用药。

病毒感染的实验室检查方法主要包括病毒的形态学检查、分离培养与鉴定、成分检测和抗体检测等。对标本中病毒颗粒及其成分（核酸等）的检测和鉴定，以及 IgM 型特异性抗体的检测，是快速和早期诊断病毒性感染病的关键。

真菌感染的实验室检查方法主要有真菌形态学检查、分离培养与鉴定、成分或抗体的检测等。目前，形态学检查是真菌感染最简单且实用的方法，成分或抗体的检测可作为深部真菌病的辅助诊断方法。

寄生虫的检查方法多种多样，是准确诊断寄生虫感染的重要手段。病原学检查是常用且直接的方法，如通过直接涂片法能快速观察到粪便中的寄生虫卵或原虫；浓集法和沉淀法能提高病原的检出率。免疫学检查借助皮内试验和血清学试验，通过检测机体对寄生虫产生的特异性抗体或抗原，辅助诊断难以直接观察到病原体的感染情况。分子生物学检查中的 PCR 技术，凭借其高敏感性和特异性，在寄生虫的 DNA 或 RNA 检测方面发挥重要作用。影像学检查如 B 超、CT 等能直观地发现寄生虫导致的器官病变。总之，合理选择和综合运用这些检查方法，有助于准确判断寄生虫感染，为后续的治疗提供有力依据。

整合思考题

1. 请描述微生物感染的病原学诊断及特点。
2. 请描述标本采集和运输的注意事项。
3. 比较细菌、真菌和病毒性感染病的病原学诊断技术的异同点。
4. 对于无症状的寄生虫携带者，现有的检查方法是否足够灵敏？如何提高检测能力？
5. 对于一些罕见或新出现的寄生虫感染，现有的检查方法可能存在局限性，应如何创新和改进？

整合思考题参考答案

Note

第十章 消毒、灭菌与病原微生物实验室生物安全

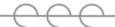 导学目标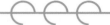

通过本章内容的学习，学生应能够：

※ **基本目标**

1. 描述消毒、灭菌与实验室生物安全相关的基本概念。
2. 解释不同消毒、灭菌方法的基本原理。
3. 区分不同消毒、灭菌方法的应用范围。
4. 说明病原微生物危害分类和生物安全实验室分级。

※ **发展目标**

1. 根据对象的不同选择正确的消毒灭菌方法。
2. 根据病原微生物种类及实验操作内容选择适当的生物安全实验室。

第一节 基本概念

微生物在自然界中"无所不在、无孔不入、无微不至、无远不届"，空气、污水、土壤、人体皮肤及与外界相通的腔道均有大量细菌存在，且种类繁多，这些微生物往往可引起工业生产和实验室中各种实验材料、实验菌种污染，其中的病原微生物是引起各种传染病的祸根。从预防感染角度出发，医务工作者必须建立"处处有菌"和无菌观念，严格执行无菌操作，这就要求必须对所用的物品（如注射器、手术器械、手术衣等）、工作环境（如无菌操作室、手术室、产房等）和人体体表进行灭菌或消毒，以确保所用的物品和工作环境的无菌或处于无菌状态。

在医学、生物科学、工农业生产实践和日常生活中，常采用多种物理或化学方法来抑制或杀灭外界环境及体表的微生物，以防止微生物污染或病原微生物传播；对培养基、实验器材和试剂等进行灭菌；对传染病患者的排泄物和实验废弃的培养物亦须进行灭菌或消毒处理。常用以下术语来表示物理或化学方法对微生物的灭菌程度。

1. 灭菌（sterilization） 是杀灭物体上所有微生物的方法，包括杀灭病原微生物、非病原微生物以及细菌芽孢。凡需要进入机体内部的器具都要求无菌，如手术器械、注射用具、引流导管等。

2. 消毒（disinfection） 是杀灭物体上病原微生物的方法，但不一定能杀死芽孢。用以消毒的化学药品称为消毒剂，一般消毒剂在常用浓度下只对细菌的繁殖体有效，对细菌的芽孢无效。

3. 防腐（antisepsis） 是防止或抑制微生物生长繁殖的方法。用于防腐的化学药品称为防腐

外科无菌技术

剂。许多化学药品在高浓度时为消毒剂，低浓度时为防腐剂。

4．抑菌（bacteriostasis） 是抑制细菌或真菌生长繁殖的方法。常用的抑菌剂（如各种抗生素）能可逆性抑制细菌或真菌的繁殖，但不直接杀死细菌或真菌。

5．无菌（asepsis） 物体不含活的微生物，一般是灭菌的结果。

6．无菌操作（aseptic technique） 是防止微生物进入机体或物体的操作方法。进行外科手术、医疗基本操作及病原微生物学实验等过程中，均需进行严格的无菌操作。

（赵　卫）

第二节　物理消毒灭菌法及其应用

物理消毒常为消毒灭菌工作中的首选方法。许多物理因素的改变可以杀灭病原微生物，除干热灭菌、湿热灭菌、电离辐射灭菌、紫外线消毒、红外线消毒、过滤除菌、干燥低温消毒、超声波消毒等经典方法外，又发展了微波、等离子体和强光脉冲照射等新技术。此类消毒方法简单方便，不需要使用药剂，没有二次污染的危害，是一种绿色环保的消毒方法。

一、热力灭菌法

热力灭菌法利用温度的升高可导致蛋白质凝固变性而杀灭微生物，是常用的消毒与灭菌技术，根据在加热过程中是否有水分子的存在，分为干热法和湿热法。干热法在加热过程中没有水分子的存在，包括干烤法、烧灼灭菌法、焚烧灭菌法、红外线杀菌法等。湿热法在加热过程中有水分子的存在，包括高压蒸汽灭菌法、巴氏消毒法、煮沸法、流动蒸汽法、间歇灭菌法等。

1．干热灭菌法 一般细菌的繁殖体在干燥状态下，$80 \sim 100 \, ℃$ 1 小时可被杀死，芽孢需要加热至 $160 \sim 170 \, ℃$ 2 小时才能被杀灭。干热灭菌的方法有烧灼灭菌（接种环、试管口灭菌）、干烤（玻璃器皿）、焚烧（废弃物品或尸体）等。

（1）焚烧：用火焚烧是一种彻底的灭菌方法，其破坏性大，仅适用于废弃物品或动物尸体等。

（2）烧灼：直接用火焰灭菌，适用于实验室的金属器械（镊、剪、接种环等）、玻璃试管口和瓶口等。

（3）干烤：在干烤箱内进行，加热至 $160 \sim 170 \, ℃$ 维持 2 小时，可杀灭包括芽孢在内的所有微生物，适用于耐高温的玻璃器皿、瓷器、玻璃注射器等。

（4）红外线（infrared ray）：是波长为 $0.77 \sim 1000 \, \mu m$ 的电磁波，以 $1 \sim 10 \, \mu m$ 波长的热效应最强。红外线的热效应只能在照射到的表面产生，不能使物体均匀加热，常用于医疗器械和碗、筷等餐具的消毒与灭菌。也可将物品置于红外线灭菌器中灭菌，如生物安全柜中接种环或接种针灭菌。

2．湿热灭菌法 湿热法可在较低的温度下达到与干热法相同的灭菌效果。原理：①湿热中蛋白质吸收水分，更易凝固变性；②水分子的穿透力比空气大，更易均匀传递热能；③蒸汽有潜热存在，水由气态变成液态释放出大量热能，可迅速提高物体的温度。常用的湿热灭菌法如下。

（1）巴氏消毒法（pasteurization）：由法国微生物学家巴斯德（Louis Pasteur）创建，方法是加热 $61.1 \sim 62.8 \, ℃$ 30 分钟，或者 $71.7 \, ℃$ 经 $15 \sim 30$ 秒，可杀死物品中的无芽孢病原菌，包括链

巴氏消毒法的发明

高压蒸汽灭菌法的发明

球菌、沙门菌、布鲁菌、结核分枝杆菌等病原菌，仍可保持其中不耐热成分不被破坏，如用于乳制品和酒类消毒，不致损害消毒物品的营养成分及风味。

（2）煮沸法：在 1 个标准大气压下水的沸点为 100 ℃，细菌繁殖体 5 分钟能被杀死，芽孢需 1 ～ 2 小时才能被杀灭。如果水中加入 2% 碳酸氢钠，可将沸点提高到 105 ℃，促进芽孢被杀灭，也可防止金属器皿生锈，适合高原地区。常用于餐具、刀剪、注射器的消毒。

（3）流通蒸汽法：在 1 个标准大气压下利用 100 ℃的水蒸气进行消毒。常用器械是 Arnold 消毒器或普通蒸笼，消毒 15 ～ 30 分钟，细菌繁殖体可被消灭，但不能杀灭全部细菌芽孢。

（4）间歇蒸汽灭菌法（fractional sterilization）：常用流通蒸汽消毒器，利用反复多次的流通蒸汽加热，杀灭所有微生物，包括芽孢。方法同流通蒸汽灭菌法，但要重复 3 次以上，每次间歇时将要灭菌的物体放到 37 ℃温箱过夜，目的是使芽孢发育成繁殖体。即加热 15 ～ 30 分钟→ 37 ℃培养过夜→加热 15 ～ 30 分钟→ 37 ℃培养过夜→加热 15 ～ 30 分钟，连续 3 次，可将所有细菌繁殖体、芽孢都杀死，达到灭菌效果。若被灭菌物不耐 100 ℃高温，可将温度降至 75 ～ 80 ℃，加热延长为 30 ～ 60 分钟，并增加重复次数。间歇蒸汽灭菌法适用于不耐高热的营养物质，如含糖、血清或牛奶的培养基。

（5）高压蒸汽灭菌法（autoclaving）：可杀灭包括芽孢在内的所有微生物，是灭菌效果最好、应用最广的灭菌方法。方法是将需灭菌的物品放在高压锅内，加热时蒸汽不外逸，高压锅内温度随着蒸气压的增加而升高。在 103.4 kPa（1.05 kg/cm^2）蒸气压下，温度达到 121.3 ℃，维持 15 ～ 20 分钟。适用于能耐高热和潮湿的物品，如普通培养基、生理盐水、手术器械、玻璃容器及注射器、敷料、手术衣、橡皮手套、玻璃器材等物品的灭菌。由于高压蒸汽灭菌所需时间较长，近年来，在此基础上又研发了一种新型的预真空压力蒸汽灭菌器，即先将灭菌器内的空气抽出 98%，再送入蒸汽，灭菌时间只需 3 ～ 4 分钟，特别适合周转快的物品。

二、辐射灭菌法

辐射是通过波动或粒子在空间高速运行而传递能量的一种物理现象。利用辐射产生的能量进行杀菌的方法，称为辐射灭菌。常利用紫外线、β 射线、γ 射线或微波辐射灭菌物体，通过损害生物体细胞内的遗传物质，破坏其新陈代谢，使细胞组织死亡，从而达到杀菌消毒的目的。

1. 紫外线　紫外线的杀菌波长范围为 240 ～ 300 nm，其中 250 ～ 270 nm 波长的紫外线杀菌力最强，原因是在此波长范围内的紫外线易被细菌 DNA 吸收。紫外线杀菌机制是干扰细菌 DNA 的复制，破坏细菌 DNA 的构型，使同一条 DNA 链上相邻的嘧啶通过共价键结合成二聚体，从而干扰 DNA 的正常碱基配对，导致细菌死亡或变异。但紫外线穿透力较弱，玻璃、纸张、尘埃、水蒸气等均能阻挡紫外线穿过，故紫外线只适用于空气和物体表面的消毒，常用于实验室、婴儿室、传染病房等场所。另外，杀菌波长的紫外线对人体皮肤、眼睛均有损伤作用，使用时要注意防护，更不要直接在紫外线灯照射下进行工作。

2. 电离辐射　具有较高的能量与穿透力，因而对细菌产生极强的致死效应，其杀菌机制是干扰 DNA 的合成、破坏细胞膜、引起酶系统的紊乱等。常用的射线包括 β 射线、γ 射线等。β 射线可由电子加速器产生，其穿透性差，但作用时间短、安全性好；γ 射线多用 ^{60}Co 作为放射源，其穿透力强，但作用时间慢，安全措施要求高。电离辐射常用于大量的一次性医用塑料注射器、吸管、导管等的灭菌，也可用于药品和生物制品的消毒灭菌。

3. 微波　波长为 1 ～ 1000 mm 的电磁波统称为微波，可穿透玻璃、塑料薄膜与陶瓷等物质，但不能穿透金属表面，用于非金属器械及餐具消毒。微波主要靠热效应发挥作用，但微波的热效应必须在有一定含水量的条件下才能显示出来，在干燥条件下，即使再延长消毒时间也不能达到有效的消毒效果。

三、滤过除菌法

滤过除菌法是用机械阻留的方法除去液体或空气中的细菌、真菌，但不能除去病毒、支原体、衣原体和细菌 L 型等比较小的微生物。常利用具有微细小孔（0.22 ～ 0.45 μm）的滤器（filter）的筛滤和吸附作用，使带菌液体或空气通过滤菌器的阻挡除去直径大于孔径的微生物后成为无菌液体或空气。该法常用于不耐热的血清、抗毒素、抗生素、药液、试剂及空气等的除菌。常用的器具是含有微小孔径的滤菌器如薄膜滤菌器、陶瓷滤菌器、石棉滤菌器和玻璃滤菌器等。

滤过除菌的效力主要由滤孔的直径大小决定。近年来，生物安全实验室、生物安全柜、医院手术室、层流洁净病房以及无菌制剂室已逐步采用生物洁净技术，通过初、中、高三级高效空气滤菌器（high-efficiency particulate air filter，HEPA filter）以除去空气中直径 0.5 ～ 5 μm 的尘埃微粒，从而保持室内的无菌环境。初级过滤采用塑料泡沫海绵，过滤率在 50% 以下；中效过滤采用无纺布，过滤率在 50% ～ 90%；高效过滤用超细玻璃纸，过滤率为 99.99%。这种经过高度净化的空气形成一种细薄的气流，以均匀的速度向同一方向输送，均匀分布于室内，不产生涡旋，聚集的尘埃通过回风口带出房间。凡在送风系统上装有高效过滤系统的房间，一般称为生物洁净室（biological clean room）。

（赵　卫）

第三节　化学消毒灭菌法及其应用

化学消毒剂是指影响微生物的化学组成、物理结构和生理活动的化学药物，可用于杀灭病原微生物，以达到消除病原体和减少感染目的的制剂。它不同于抗生素，在传染病防治中的主要作用是将病原微生物消灭于人体之外，切断传染病的传播途径，达到控制传染病的目的。消毒剂一般对病原微生物和机体都有毒性，因此只能用于物品、周围环境以及人体体表局部的消毒。

一、化学消毒剂杀灭微生物的机制

化学消毒灭菌的作用原理是通过使用化学物质来破坏或杀死多种不同类型的微生物，包括细菌、病毒、真菌等。化学消毒剂种类繁多，不同的消毒剂杀灭微生物的机制、能力和用途不同，在传染病防控工作中，需要根据不同的消毒对象和使用场所选择合适的化学消毒剂，并严格遵守相应的使用方法和浓度，以确保达到有效的消毒效果。

化学消毒剂主要通过以下机制杀灭细菌。

1. 使菌体蛋白质变性或凝固　有些消毒剂可以通过分子碰撞原理，使病原体蛋白质变性或凝固，对病原微生物的作用无选择性。主要为重金属盐类、氧化剂、酸、碱、醇类、酚类等，如红汞（皮肤黏膜、小创伤）、甲紫（表浅创伤）、乙醇溶液（皮肤、温度计）、苯酚（地面、器皿表面）、醋酸（消毒空气、控制呼吸道感染）、生石灰（地面、排泄物消毒）等。

2. 干扰细菌的酶系统和代谢　可导致细菌生长代谢障碍而死亡，包括引发细胞内的氧化损伤反应，如氧化代谢、氧气释放等，从而抑制细菌的生长和繁殖，主要为氧化剂、重金属盐类等，如过氧化氢（外耳道）、碘液（皮肤，勿与红汞同用）等。

3．损伤细菌细胞壁或改变细胞膜的通透性　使细菌破裂、溶解，主要为表面活性剂、酚类等，如苯扎溴铵（洗手）、肥皂（洗手）、杜米芬（皮肤创伤冲洗，金属器械、塑料、橡皮管）等。

化学消毒剂一般对人体组织细胞有害，所以只能外用而不能内服，主要用于体表、器械及周围环境的消毒。化学消毒剂的应用要适度、适量，消毒时间不能过长。要注意消毒剂对人的毒副作用、对环境的污染和对物体的腐蚀作用。同时要注意部分消毒剂的相互作用，如红汞、碘液不能混用，因为会发生化学反应，形成重金属盐 HgI_2。

常用消毒剂的种类、浓度和用途见表 10-1。

表 10-1　常用消毒剂的种类、作用机制及用途

类别	作用机制	常见消毒剂	用途
酚类	蛋白质变性，损伤细胞膜，灭活酶类	3%～5% 苯酚、2% 来苏、0.01%～0.05% 氯己定	地面、器具表面消毒，皮肤消毒，术前洗手，阴道冲洗等
醇类	蛋白质变性与凝固，干扰代谢	70%～75% 乙醇	皮肤、体温计消毒（不用于伤口消毒）
重金属盐类	氧化作用，蛋白质变性与沉淀，灭活酶类	0.05%～0.01% 升汞 2% 红汞水溶液、0.1% 硫柳汞 1% 硝酸银	非金属器皿的消毒；皮肤、黏膜 皮肤消毒；手术部位消毒 新生儿滴眼，预防淋病奈瑟菌感染
氧化剂	氧化作用，蛋白质沉淀	0.1% 高锰酸钾 3% 过氧化氢 0.2%～0.3% 过氧乙酸 2%～2.5% 碘酊 10%～20% 漂白粉 0.2%～0.5% 氯胺	皮肤、尿道、蔬菜和水果消毒 创口、皮肤黏膜消毒 塑料玻璃器材消毒 皮肤消毒 地面、厕所与排泄物消毒 室内空气及表面消毒，浸泡衣服
表面活性剂	损伤细胞膜，灭活氧化酶等酶活性，蛋白质沉淀	0.05%～0.1% 苯扎溴铵 0.05%～0.1% 杜米芬	外科手术洗手，皮肤黏膜消毒，浸泡手术器械 皮肤创伤冲洗，金属器械、塑料、橡皮类消毒
烷化剂	菌体蛋白质及核酸烷基化	10% 甲醛 2% 戊二醛	物品表面消毒，空气消毒，手术器械敷料等消毒 精密仪器、内镜消毒
染料	抑制细菌繁殖，干扰代谢	2%～4% 甲紫	浅表创伤消毒
酸碱类	破坏细胞膜和细胞壁，蛋白质凝固	5～10 ml/m³ 醋酸加等量水蒸发 生石灰（按 1：4～1：8 加水配成糊状）	空气消毒 地面、排泄物消毒

二、影响化学消毒剂杀灭微生物效果的因素

化学消毒剂消毒与灭菌的效果受多种因素的影响。掌握有关规律，采取措施避免干扰因素的作用，才能保证消毒灭菌的效果。消毒剂种类和性质、环境条件、微生物种类和数量等因素对消毒剂的灭菌效果均有显著影响。

1. 消毒剂的性质、浓度与作用时间　消毒剂的杀菌力与其化学性质相关。例如，戊二醛对细菌繁殖体、真菌和病毒都有强消毒作用，也可杀死细菌芽孢，是广谱消毒剂。表面活性剂只对细菌繁殖体和某些病毒有作用，不能杀死真菌和细菌芽孢，而且对革兰氏阳性菌的杀菌效果比对革兰氏阴性菌强。一般规律是消毒剂浓度越高，作用时间越长，杀菌效果越好。许多消毒剂在高浓度时有杀菌作用，低浓度时只有抑菌作用。但醇类例外，用途最广的为 70% 乙醇，它能使菌体蛋白迅速凝固并脱水，以 70% ~ 75% 乙醇杀菌力最强。70% 乙醇的杀菌作用与 3% 的苯酚相当，可杀死一般繁殖期病菌，但对芽孢无效。当浓度大于 75% 时，其杀菌作用减弱，因菌体表层蛋白质快速凝固，妨碍了乙醇向内渗透，影响了杀菌效果。

2. 温度与酸碱度　通常消毒剂的杀菌作用随温度升高而增强。例如，2% 戊二醛杀灭 10^4/ml 炭疽芽孢杆菌芽孢，20 ℃时需 15 分钟，40 ℃为 2 分钟，56 ℃仅 1 分钟即可。酸碱度也影响消毒剂的杀菌作用，例如相同浓度的苯扎溴铵，杀菌作用随 pH 降低而减弱，含氯消毒剂在酸性条件下杀菌效率最高。

3. 微生物的种类、数量　不同微生物对消毒剂的敏感性不同。革兰氏阳性菌通常比革兰氏阴性菌对消毒剂更敏感。结核分枝杆菌、细菌芽孢和真菌孢子对消毒剂有较强的抵抗力。有包膜病毒比无包膜病毒更敏感，脂溶性消毒剂对亲水性病毒如脊髓灰质炎病毒及其他肠道病毒几乎无作用。因此，必须根据消毒对象选择合适的消毒剂。此外，微生物的数量越大，所需消毒的时间就越长。

4. 有机物　细菌常与血液、尿液、痰或脓汁混合，这些液体中的有机物与消毒剂作用，可以稀释或中和消毒剂，影响消毒剂的效果。受有机物影响较大的消毒剂是表面活性剂、乙醇、次氯酸盐、氯化汞等，酚类消毒剂受有机物影响相对小。对于痰、呕吐物、粪便的消毒，宜选择受有机物影响较小的含氯石灰、生石灰及酚类化合物。

（赵　卫）

第四节　病原微生物实验室生物安全

从事病原微生物相关的实验活动有被感染和传播病原微生物的风险。生物安全（biosafety）是指研究评价生物危害因素对人体健康的危害以及相应控制风险的理论与技术。实验室的生物危害因素包括：①病原生物（病毒、细菌、真菌、寄生虫）及相关毒素；②人或动物的血液、体液和组织等；③培养细胞、病原生物的核酸及重组 DNA 等。实验室生物安全就是指在实验室环境中开展病原微生物相关的研究和应用时，采取各种措施和方法，防止病原微生物危害物质的泄漏和传播，确保实验人员、环境和公众的安全，同时又要保护生物资源的完整性和可持续利用。20世纪 80 年代，发达国家开始对病原微生物进行分级分类管理，规范实验室生物安全，建立了生物安全实验室分级制度。

一、病原微生物危害程度分类

病原微生物危害程度分类确定的主要因素是病原微生物的致病性、传播方式和宿主范围，同时还要考虑当地人群免疫水平、易感群体密度和流动性、传播媒介以及当地卫生水平（如药物与疫苗）等因素。《病原微生物实验室生物安全管理条例》（2018 年修订版）将病原微生物分为第一

Note

类、第二类、第三类、第四类。其中，第一类、第二类病原微生物统称为高致病性病原微生物。带有病原微生物标本的取样、送检、保存和销毁均需遵守生物安全相关的管理规定。

第一类病原微生物，指能够引起人类或者动物非常严重疾病的微生物，以及我国尚未发现或者已经宣布消灭的微生物。如天花病毒、埃博拉病毒、黄热病病毒等。

第二类病原微生物，指能够引起人类或者动物严重疾病，比较容易直接或者间接在人与人、动物与人、动物与动物间传播的微生物。如鼠疫耶尔森菌、炭疽芽孢杆菌、结核分枝杆菌、汉坦病毒、高致病性禽流感病毒、狂犬病毒、人免疫缺陷病毒等。

第三类病原微生物，指能够引起人类或者动物疾病，但一般情况下对人、动物或者环境不构成严重危害，传播风险有限，实验室感染后很少引起严重疾病，并且具备有效治疗和预防措施的微生物。如伤寒沙门菌、流感病毒、乙型肝炎病毒、麻疹病毒、钩端螺旋体等。

第四类病原微生物，指在通常情况下不会引起人类或者动物疾病的微生物。如生物制品用菌苗，以及疫苗生产用的各种减毒、弱毒菌种、毒种等。

2023年8月，我国发布了《人间传染的病原微生物目录》（以下简称《目录》），由非细胞型微生物（病毒，含朊粒）、原核细胞型微生物（含细菌、放线菌、衣原体、支原体、立克次体、螺旋体）和真核细胞型微生物（真菌）三大类的表格组成，包括人间传染的病原微生物的中英文名称、分类学地位、危害程度分类、从事实验活动所需实验室安全级别和运输包装分类和备注。病毒类病原体共166种，其中，危害程度第一类的29种、第二类的56种、第三类的75种、第四类的6种。细菌、放线菌、衣原体、支原体、立克次体、螺旋体类病原体共190种，其中危害程度分类为第二类的19种、第三类的171种。真菌类病原体共151种，其中危害程度分类为第二类的7种、第三类的144种。根据实验室在从事实验活动中接触不同病原体（或材料）的实际情况，明确了相应的实验室安全级别。在开展病原微生物相关的实验操作前，需要查找《目录》，了解病原微生物的危害等级和开展实验所需要的实验室条件，对病毒培养、动物感染实验等实验室生物安全操作具有十分重要的指导意义。

▎二、生物安全实验室分级

生物安全实验室（biosafety laboratory，BSL）是指具备防护屏障和严格管理措施，符合生物安全要求的实验室。生物安全实验室采用相应等级防护措施能有效避免病原微生物和实验室中有害的或有潜在危害的生物因子对人、环境和社会造成的危害和潜在危害。生物安全实验室的物理防护是指把危险微生物隔离在一定空间内的措施，包括两部分：①安全设备和个人防护装备：安全设备主要是指生物安全柜（biosafety cabinet，BSC），安全柜内有空气回收和过滤装置，以免气溶胶传播至操作人员；个人防护用品主要包括口罩、防护服、防护眼镜、手套等。②环境防护：由实验室建筑的密封、电气和自控、通风和净化、给水排水与气体供应、消毒和灭菌操作等构成，防止危险生物因素泄漏至环境。

我国从2004年开始对生物安全实验室进行分级，以避免生物危险因素发生实验室感染及向实验室以外的区域扩散。根据对所操作生物因子采取的防护措施，将生物安全实验室按防护水平的不同，分为一级、二级、三级和四级，国际通用表达方式分别是BSL-1、BSL-2、BSL-3、BSL-4。一级防护水平最低，四级防护水平最高。涉及实验动物操作的实验室，即动物生物安全实验室（animal biosafety laboratory），相应生物安全防护水平分别是ABSL-1、ABSL-2、ABSL-3、ABSL-4。生物安全防护水平为三、四级的实验室定义为高等级生物安全实验室。

对于生物安全实验室的建设和运行要求，需要遵守中华人民共和国国家标准《实验室生物安全通用要求》（GB 19489—2008）、《生物安全实验室建筑技术规范》（GB 50346—2011）、《病原微生物实验室生物安全通用准则》（WSS 233—2017）的规定（表 10-2）。在建设生物安全实验室的过程中，需要通过政府主管部门审批或备案。目前已建立了严格的生物安全法规和认证监测体系，二级以上的生物安全实验室需在显著位置张贴生物危险警示标志。

表 10-2　实验室的生物安全分级

级别和缩写	适用情况	主要安全设施
一级 BSL-1	适用于操作在通常情况下不会引起人类或者动物疾病的微生物	开放实验室
二级 BSL-2	适用于操作能够引起人类或者动物疾病，但一般情况下对人、动物或者环境不构成严重危害，传播风险有限，实验室感染后很少引起严重疾病，并且具备有效治疗和预防措施的微生物	需要用生物安全柜防护操作中可能生成的气溶胶
三级 BSL-3	适用于操作能够引起人类或者动物严重疾病，比较容易直接或者间接在人与人、动物与人、动物与动物间传播的微生物	负压、空气通过高效过滤器排出、生物安全柜或其他所有生物安全实验室工作所需要的基本设备
四级 BSL-4	适用于操作能够引起人类或者动物非常严重疾病的微生物，以及我国尚未发现或者已经宣布消灭的微生物	Ⅲ级或Ⅱ级生物安全柜并穿着正压服，空气通过高效过滤器排出

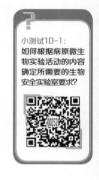

小测试10-1：
如何根据病原微生物实验活动的内容确定所需要的生物安全实验室要求？

值得注意的是，四类病原微生物与四个等级的生物安全实验室虽有关系，但并不是一一对应。确定某一病原微生物的具体实验操作所需的实验条件即实验室的生物安全防护水平，应在风险评估的基础上，依据《目录》等的具体规定，不能低于国家的要求。

（赵　卫）

小　结

在人体和周围环境中，存在各种病原微生物。为避免感染的发生，需要应用各种消毒灭菌法，规范无菌操作。本章介绍了消毒、灭菌、无菌、抑菌和防腐的概念；热力灭菌法的种类及其应用；射线灭菌法的原理和应用；常用化学消毒剂的种类、浓度和应用，常用的消毒灭菌法及其适用范围等。高压蒸汽灭菌法是目前应用最多的灭菌法，临床上大多采用 2% 中性戊二醛作为浸泡液。

生物安全是指研究评价生物危害因素对人体健康的危害以及相应控制风险的理论与技术。根据病原微生物的危害程度，将病原微生物分为四类，其中，第一、二类为高致病性病原微生物。生物安全实验室是指具备防护屏障和严格管理措施、符合生物安全要求的实验室，生物安全实验室的防护水平分为四级。

整合思考题

1. 简述灭菌和消毒的区别。
2. 简述消毒与灭菌效果的影响因素
3. 简述我国生物安全实验室分级。

整合思考题参考答案

Note

第十一章　病原感染的防治

导学目标

通过本章内容的学习，学生应能够：

基本目标

1. 描述人工主动免疫和人工被动免疫及其各自的特点。
2. 总结新型疫苗的种类，分析其发挥效能的基本原理。
3. 说明疫苗的基本要求，介绍我国免疫规划情况。
4. 总结喹诺酮类、磺胺类、β-内酰胺类、多肽类、氨基糖苷类、大环内酯类、林可霉素类、四环素类和氯霉素类抗菌药物的作用机制和不良反应。
5. 总结抗 HIV 药、抗真菌药和抗寄生虫药的作用机制。
6. 描述医院感染的定义及其诊断标准，并分析医院感染的来源及途径。

发展目标

1. 应用微生物感染的特异性预防知识于传染病的防治工作中。
2. 举例说明抗菌药物的临床应用原则。
3. 分析细菌产生耐药性的机制。
4. 应用医院感染的重要知识为预防和控制医院感染奠定重要基础。

第一节　微生物感染的特异性预防

案例 11-1

案例 11-1 解析

女，38 岁。因犬咬伤左腿 1 小时就诊。患者于 2023 年 10 月 3 日下午在一家鲜花店买花时，被一条来源不明的犬咬伤左腿，随即到附近卫生院进行了伤口的冲洗、清创和消毒处理，然后分别于当月 3 日、8 日、12 日和 16 日在中心卫生院计划门诊接种狂犬病疫苗各 1 支。

问题：

1. 接种狂犬病疫苗属于哪种免疫预防？
2. 该患者接种狂犬病疫苗是否符合规程？

在受到抗原刺激后，机体可产生适应性免疫应答，主要应答产物是抗体和效应 T 细胞，它们通过选择性地清除相应抗原（如病原微生物等），从而维持机体内环境的稳定和身体健康。人体需要面对多种类别的微生物感染，由于缺乏特效药物或存在耐药性问题，病原微生物感染预防的重要性日益凸显，而适应性免疫力的产生是预防、控制感染性疾病最重要的方法。

一、基本概念

人体获得性免疫的方式有自然免疫（natural immunization）和人工免疫（artificial immunization）两种。自然免疫又可分为两种，一种是通过微生物感染获得的，称为自然主动免疫；另一种是新生儿经过胎盘或乳汁从母体直接获得抗体，称为自然被动免疫。人工免疫即免疫预防，根据免疫产生的方式进一步又可分为人工主动免疫（artificial active immunization）和人工被动免疫（artificial passive immunization）。人工主动免疫是通过接种疫苗使机体产生适应性免疫力（如对某种病原体的免疫力）的方法。用于人工主动免疫、含有具有抗原性物质的生物制品称为疫苗。人工被动免疫是给机体注射含特异性抗体的免疫血清或其他细胞因子等制剂，使机体立即获得免疫力，以治疗或预防感染性疾病或其他疾病的方法。特异性预防的分类如图 11-1 所示。

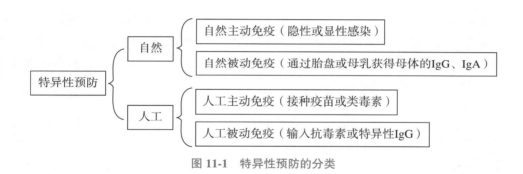

图 11-1　特异性预防的分类

人工主动免疫是机体本身受外来抗原刺激产生的适应性免疫力，所以这种免疫力一般在接种后 1 ～ 4 周才能出现，但是可以维持半年到数年，故常用来预防传染病。用于人工主动免疫的接种物质称为生物制品，其中疫苗最重要，包括菌苗、瘤苗和类毒素等。

人工被动免疫是直接输入特异性抗体或淋巴因子等外来物质，不是本体产生，所以这种免疫力生效快，维持时间较短，故主要用于治疗或紧急预防。常用的人工被动免疫制剂包括抗毒素与抗血清、免疫球蛋白制剂、细胞因子以及单克隆抗体等。两种人工免疫的比较见表 11-1。

表 11-1　两种人工免疫的比较

区别点	人工主动免疫	人工被动免疫
免疫物质	抗原	抗体或细胞因子等
接种次数	1 ～ 3 次	多为 1 次
免疫出现时间	慢（注射后 1 ～ 4 周）	快（注射后立即出现）
免疫维持时间	长（数月至数年）	短（2 ～ 3 周）
主要用途	预防	治疗或紧急预防

Note

二、细菌与病毒感染的特异性预防

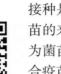

新冠疫苗

疫苗（vaccine）是指接种机体后，能使机体对特定疾病产生免疫力的生物制品的统称，疫苗接种是消灭或控制感染性疾病的重要措施。目前正在使用的人及动物疫苗种类繁多，可以根据疫苗的来源分为细菌疫苗和病毒疫苗。细菌疫苗由致病菌菌体、菌体组分或其代谢产物制成，又称为菌苗。病毒疫苗用病毒或病毒组分制成，又称为毒苗。将两种或两种以上的制剂混合又称为联合疫苗（combined vaccine）。

当代疫苗的发展趋势是增强免疫效果、简化接种程序、提高预防接种效益。而疫苗作为一类特殊制剂，用于人类接种时需要满足以下几个条件：①安全：疫苗的质量直接关系到被接种者的健康和生命安全。因此，在生产过程中应特别注意质量管理。疫苗安全性判定的客观指标包括接种后的全身反应和局部反应、接种引起免疫应答的安全程度，以及人群接种后引起的免疫株播散情况等。②有效：这是疫苗使用的理论基础，疫苗应当具有适宜的免疫原性，接种后能在大多数人中诱发保护性免疫，增强群体的抗感染能力。理想的疫苗接种后能诱导正确的免疫应答类型，发挥免疫保护作用，而且免疫力维持时间很长。③实用：疫苗必须在大多数人群中能使用，易于保存和价格低廉。同时，尽量简化接种程序，如口服疫苗、多价疫苗。

（一）人工主动免疫

用于人工主动免疫的疫苗种类很多，可分成传统疫苗和新型疫苗两类。传统疫苗是以灭活或减毒的病原微生物和细菌外毒素制备的疫苗，包括活疫苗、死疫苗、类毒素等。新型疫苗是指采用现代生物技术，如生物化学合成技术、人工变异技术、分子微生物学技术、基因工程技术等制造出的疫苗，包括亚单位疫苗和核酸疫苗等。

1. 传统疫苗

（1）灭活疫苗（inactivated vaccine）：亦称死疫苗。是选用免疫原性高、毒力强的病原微生物，经人工培养，用物理或化学方法将其灭活后制成的预防制剂。死疫苗主要诱导特异性抗体的产生，为维持血清抗体水平，常需要多次接种。注射局部和全身反应较重。由于灭活的病原体不能进入宿主细胞增殖，难以通过内源性抗原加工提呈，并诱导出 CD8$^+$ CTL，故细胞免疫弱，免疫效果有限，而且有的疫苗可能有传染疾病的危险。灭活疫苗的优点是易于制备、较稳定、易于保存和运输。为减少接种次数、提高接种效率和降低成本，可将不同种类的死疫苗适当混合制成联合疫苗使用，接种后可预防多种传染病。目前应用的联合疫苗有鼠疫、霍乱、伤寒、甲型副伤寒、乙型副伤寒和多价钩端螺旋体疫苗等。

（2）减毒活疫苗（attenuated live vaccine）：亦称活疫苗。是用减毒或无毒力的活病原微生物制备而成。传统的制备方法是将病原体在培养基或动物细胞中反复传代，使其降低或失去毒力，但保留其免疫原性。例如，用牛型结核分枝杆菌在人工培养基上多次传代后制成卡介苗。减毒活疫苗可以自然感染方式接种，如轻型或隐性感染，刺激机体产生类似自然感染所获得的免疫力；接种量与接种次数均较灭活疫苗少，一般只需接种一次，剂量较小，副作用轻微或无；免疫力保持时间长，免疫效果优于死疫苗，能同时产生细胞免疫和体液免疫；活疫苗若以自然感染途径接种，尚有 sIgA 抗体的局部黏膜免疫形成。主要缺点是需冷藏保存，且保存期短。此外，减毒活疫苗有潜在的危险性，即有可能回复为有毒力的病原体。虽然这种现象极少发生，但如果给免疫缺陷的机体接种减毒活疫苗，则可能引起感染或激活体内其他潜伏的病原体而引起显性感染。灭活疫苗和减毒活疫苗的区别见表 11-2。

表 11-2　灭活疫苗和减毒活疫苗的区别

区别点	灭活疫苗	减毒活疫苗
制剂特点	死、强毒株	活、弱毒或无毒
接种剂量及次数	较多，2～3次	较少，通常1次
副作用	较大	较小
保存及有效期	易保存，有效期约1年	不易保存，4℃冰箱保存数周
免疫效果	较差，维持6个月～2年	较好，维持3～5年或更长

（3）类毒素（toxoid）：是用细菌的外毒素经0.3%～0.4%甲醛处理制成，失去了外毒素的毒性，但保留免疫原性，接种后能诱导机体产生抗毒素。类毒素中加入适量的氢氧化铝或磷酸铝，即成吸附的精制类毒素，可以延缓在体内的吸收，较长时间地刺激机体，增强效果，同时也可以减少注射次数与用量。常用的类毒素有白喉类毒素、破伤风类毒素等。类毒素也可与死疫苗混合后制成联合疫苗，如由百日咳死菌苗、白喉类毒素和破伤风类毒素混合制备的百白破三联疫苗（DPT）。将白喉和破伤风类毒素接种动物后可得到抗毒素血清，如抗破伤风毒素血清以及抗白喉毒素血清，经过纯化之后，精制成抗体，可以用于紧急预防以及治疗相关疾病。

2. 新型疫苗

（1）亚单位疫苗（subunit vaccine）：是由单个蛋白质或寡糖组成的疫苗，采用化学方法将这些免疫原物质予以提取、纯化和精制而成。比如用霍乱弧菌B亚单位制备的霍乱弧菌B亚单位疫苗、以荚膜多糖为保护性免疫原的流脑疫苗、提取百日咳鲍特菌的丝状血凝素（FHA）等保护性抗原成分制成的无细胞百日咳疫苗等。亚单位疫苗免疫效果好、安全性高、不良反应小，其优点与灭活疫苗相似，但这些亚单位分子的免疫原性较差，需要与蛋白质载体偶联后使用。荚膜多糖亚单位疫苗的免疫原性较弱，可与破伤风类毒素、白喉类毒素等结合成偶联疫苗，既可以增强多糖的免疫原性，同时也可预防两种及以上相应细菌的感染。

1）基因工程疫苗（genetic engineered vaccine）：利用DNA重组技术将病原体的致病基因提取后与载体连接，然后在合适的受体菌表达，将表达产物加工制成的疫苗，称为基因工程疫苗。基因工程疫苗的优点是只含有病原体的一种或几种抗原，而不含有病原体的其他遗传信息，最大程度地保证疫苗的安全、经济、可批量生产。基因工程疫苗的缺点是技术要求高，明确选择蛋白的免疫原性需要做深入的临床研究，对表达的保护性蛋白质抗原的回收和纯化较困难，纯蛋白含量是评估基因工程疫苗质量标准的指标之一。亚单位疫苗和灭活病毒疫苗相似，其蛋白或多肽成分的免疫原性较弱，因此需要佐剂，并且通常需要多次注射。相比之下，基因工程疫苗主要使用DNA重组技术制造，但由于人群的遗传背景和个体差异，基因工程疫苗存在一定风险。

2）重组载体疫苗（recombined vector vaccine）：又称重组减毒活疫苗，是将编码病原体有效免疫原的基因插入载体（减毒的病毒或细菌疫苗株）基因组中，接种后，随着疫苗株在体内的增殖，大量所需的抗原得以表达。载体无毒或减毒，因此其安全可靠。在重组载体疫苗构建过程中，可将一种病原体的两个或多个蛋白质抗原的编码基因或多个病原体的蛋白抗原编码基因，导入同一种载体宿主内以制成"多价"的重组载体疫苗，一次接种即可预防多种传染病，而且可以按载体的感染途径进入机体。重组载体疫苗具有死疫苗和活疫苗的优点，相对于基因工程疫苗，开发过程相对简单，具有良好的预防效果和成本优势。此外，基因工程活载体疫苗的免疫时间较长，无需多次接种。然而，在使用重组载体疫苗时可能会出现一些问题，例如携带者疫苗接种和第二次注射可能会导致排斥反应。此外，基因工程活载体疫苗的毒力可能会增强，带来一定的安全隐患。这些问题在一定程度上影响了疫苗的安全使用，需要进一步改进。

3）合成肽疫苗（synthetical peptide vaccine）：是一种通过合成特定的蛋白质片段（肽）来引

发免疫反应的新型疫苗。这些肽片段通常是病原体的蛋白质表面上的免疫原性区域，可以激活免疫系统产生抗体和 T 细胞的免疫反应。合成肽疫苗安全性高，不存在感染病原体的风险，并可以根据不同病原体的特定抗原区域合成肽片段，提高疫苗的特异性和效力。相对于传统的灭活或活疫苗，合成肽疫苗的生产成本较低并具有较好的稳定性，不容易受环境条件的影响。然而，合成肽疫苗也存在一些缺点，相比于整个病原体的疫苗，合成肽疫苗的免疫原性较弱，可能需要使用佐剂或多次接种以增强免疫效果，且由于人群的遗传背景和个体差异，合成肽疫苗可能在不同个体中的免疫效果存在差异。此外，一些病原体具有较高的变异性，合成肽疫苗可能无法覆盖所有变异株。合成肽疫苗是一种具有潜力的疫苗开发方法，但仍需要进一步研究和改进以提高其免疫效果和适用范围。

4）多糖疫苗（polysaccharide vaccine）：是一种利用多糖类抗原制备的疫苗，通过激发机体产生特异性抗体来增强免疫系统对病原体的防御能力。多糖疫苗与传统疫苗相比成分单一，不存在易引起免疫副作用的物质，使该类疫苗更为安全有效，已经成为应用最多的疫苗之一。目前多糖疫苗主要用于预防细菌感染引起的疾病，例如肺炎链球菌、流感嗜血杆菌、A 群脑膜炎奈瑟菌等。多糖疫苗通过激活人体免疫系统产生特异性抗体来提供免疫保护。然而，由于多糖分子的特性，它们在激活免疫系统时可能不够有效，尤其是对于婴幼儿和免疫功能低下的人群。因此，针对某些细菌感染，还会采用多糖蛋白结合疫苗，它结合了多糖和蛋白质，能够更好地刺激免疫系统。

（2）核酸疫苗（nucleic acid vaccine）：也称基因疫苗，是用编码病原体有效免疫原的基因与细菌质粒构建的重组体，直接免疫机体，重组质粒转染宿主细胞，使其表达保护性抗原，从而诱导机体产生特异性免疫的疫苗。核酸疫苗可以合成表达几乎所有的蛋白质抗原，为抗原设计提供了极大的灵活性。核酸疫苗是疫苗研发的重要方向，其能够强烈激发免疫反应，对不同亚型的病原体具有交叉保护作用，免疫效果显著。它能够同时诱导适应性体液免疫和细胞免疫反应，有效预防传染病。此外，核酸疫苗能够持续表达抗原，保持免疫反应的持久性。制备过程简单，成本低廉，并且可以与其他疫苗联合使用。然而，核酸疫苗也存在一些缺点，外源性 DNA 若整合到宿主染色体中，可能会激活癌基因或干扰抑癌基因的表达，导致细胞发生恶性转化。并且可能会诱发机体产生抗核抗体，导致自身免疫性疾病等。持续表达的外源性抗原可能会导致机体对该抗原产生免疫耐受，从而降低免疫预防作用。

根据主要核酸成分的不同，可以分为 DNA 疫苗和 RNA 疫苗。DNA 疫苗可以在体内持续表达，可诱导机体产生体液免疫和细胞免疫，维持时间长，相对于传统的灭活疫苗或减毒活疫苗，DNA 疫苗的生产成本较低，目前正在针对乙型肝炎病毒、人类免疫缺陷病毒、流感病毒等研制 DNA 疫苗。而 RNA 疫苗主要指 mRNA 疫苗。mRNA 疫苗是一种新型的疫苗技术，它利用合成的 mRNA（信使 RNA）来传递病原体的遗传信息，以激发免疫反应。mRNA 疫苗已被广泛应用于新冠疫情的防控工作中，取得了显著的成果。

碱基修饰/mRNA 疫苗

（二）人工被动免疫

常见的人工被动免疫制剂含有特异性抗体的免疫血清或细胞因子，包括抗毒素与抗血清、免疫球蛋白制剂、细胞因子等。

小测试11-1：
你认为与mRNA疫苗相比，目前DNA疫苗研发需要考虑解决的最大难题是什么？

1. 抗毒素（antitoxin）　用类毒素多次注射马等实验动物，待其产生大量特异性抗体后，经采血、分离血清并经浓缩纯化后的制品，即为抗毒素。抗毒素主要用于治疗细菌外毒素所致的疾病，也可用于紧急预防。常见的有破伤风抗毒素、白喉抗毒素。由于目前使用的抗毒素多数来自马血清，对人是异种蛋白，有时可引起 I 型超敏反应，因此，应注意避免超敏反应的发生，使用抗毒素治疗前必须先做过敏试验并详细询问既往过敏史。外毒素、类毒素、抗毒素之间的关系如图 11-2 所示。

2. 抗血清（antiserum）　抗血清也称高免血清，是指将自然感染某病原体发病后恢复健康的

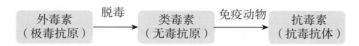

图 11-2 外毒素、类毒素、抗毒素之间的关系

动物或经连续几次接种疫苗而体内产生高滴度抗体的动物，进行采血后分离到的含抗体滴度较高的血清，其防治效果显著但维持时间较短，在发病早期疗效显著。

（1）抗菌血清（antibacterial serum）：是指用致病菌免疫动物制成的含有某种致病菌抗体的血清。抗菌血清曾用于肺炎链球菌、鼠疫耶尔森菌、炭疽芽孢杆菌、百日咳鲍特菌等的感染。自抗生素等抗菌药物问世后，加之细菌的型别比较多，抗菌血清的制备又较复杂，使用异种血清还可能引起超敏反应等，因此抗菌血清目前已经很少使用，只是对某些已产生多重耐药的菌株如铜绿假单胞菌的感染，或病原菌不明的新发感染，仍可考虑用抗菌血清进行治疗。

（2）抗病毒血清（antiviral serum）：用病毒免疫动物，取免疫血清精制而成。目前对病毒无特效药物，抗病毒血清对一般病毒也无疗效。故在某些病毒感染的早期或潜伏期，可以用抗病毒血清来治疗。仅有抗腺病毒 3、7 型血清可用于早期治疗婴幼儿的腺病毒肺炎，抗狂犬病毒血清与疫苗同时应用于被狂犬咬伤的人，有一定的作用。此外，还有抗新冠病毒血清、抗乙型脑炎病毒血清等。

3. 免疫球蛋白（immunoglobulin） 人免疫球蛋白制剂是从大量混合血浆或胎盘血中分离制成的免疫球蛋白浓缩剂，如抗乙型肝炎病毒免疫球蛋白。该制剂中所含的抗体即人群中含有的抗体，因不同地区和人群免疫状况不同而不尽相同。临床上常用的是人丙种球蛋白（gamma globulin），可以用于甲型肝炎、麻疹、丙型肝炎以及脊髓灰质炎等疾病的紧急预防。特异性免疫球蛋白（specific immunoglobulin）是从某种病毒感染者的血清中提取、纯化后制备的免疫球蛋白，可紧急预防相应的病毒感染，是针对某种抗原制成的含有高效价抗体的血浆制品，有些可用于特定的病原微生物感染的预防，如乙型肝炎免疫球蛋白；有些可以用于新生儿溶血病，比如抗RH 免疫球蛋白。

4. 细胞免疫制剂（cellular immune preparation） 细胞因子制剂是近年来研制的新型免疫制剂，主要有 IFN-γ、IFN-α、G-CSF、GM-CSF 和 IL-2 等，有望成为治疗肿瘤、艾滋病等的有效手段。细胞免疫制剂在细菌感染的特异性预防中应用不多，因为参与细胞免疫的有关细胞和细胞因子较多，相互间的调控关系复杂。因此，细胞免疫制剂主要应用于病毒性疾病的防治和肿瘤的治疗。

三、免疫规划

1. 免疫规划（national immunization program） 是政府公共卫生防疫部门和疾病预防控制中心根据某些传染病的疫情监测及人群免疫力状况所实施的、按年龄有计划进行的易感人群疫苗预防接种，预防相应传染病，确保儿童健康成长，最终达到控制以至消灭相应传染病的目的而采取的重要措施。这一措施能够提高易感人群的免疫水平，建立整个社会牢固的应对传染病的免疫屏障，是投入少、效益大的公共卫生干预措施，也是控制和消灭传染病的最有效手段。

按照国家免疫规划的部署，所有儿童须按照年龄有计划地进行各种疫苗的预防接种，包括两步程序：①全程足量的基础免疫，即在 1 周岁内完成基础性免疫接种；②加强免疫，即根据疫苗的免疫特性和机体的免疫水平、疾病的流行情况进行加强性免疫接种，以激发再次应答，巩固免疫力，提高防病效果。

2. 常用疫苗 我国免疫规划工作的主要内容是"五苗防七病"，五苗是卡介苗、脊髓灰质炎疫苗、百白破三联疫苗、麻疹疫苗和乙肝疫苗，七病是结核病、脊髓灰质炎、百日咳、白喉、破伤风、麻疹和乙型肝炎。1992 年，国家把乙肝疫苗纳入计划免疫范畴。部分省、市、自治区还把流行性乙型脑炎、流行性脑脊髓膜炎和流行性腮腺炎等传染病的预防纳入计划免疫管理。而 2007 年国家扩大了免疫规划免费提供的疫苗种类，在原有的"五苗七病"基础上增加到 15 种传染病，新增了甲型肝炎疫苗、乙脑疫苗、流脑多糖疫苗、风疹疫苗、腮腺炎疫苗、钩体病疫苗、流行性出血热疫苗和炭疽疫苗。2021 年版《国家免疫规划疫苗儿童免疫程序及说明》中，列出了国家免疫规划疫苗儿童免疫程序表。此外，在重点流行地区的重点人群中采用流行性出血热疫苗、炭疽疫苗和钩端螺旋体病疫苗进行预防。

框 11-1 我国免疫规划程序

疫苗分类	疫苗	接种对象、月（年）龄	接种剂次、途径及间隔时间
减毒活疫苗	乙脑减毒活疫苗	8 月龄，2 周岁	共 2 剂次，皮下注射
	甲肝减毒活疫苗	18 月龄	1 剂次，皮下注射
	脊灰减毒活疫苗	2、3、4 月龄，4 周岁	共 4 剂次，口服，第 1、2、3 剂次间隔均 ≥ 28 天
	麻疹疫苗	8 月龄	1 剂次，皮下注射
	麻腮风疫苗	18 ~ 24 月龄	1 剂次，皮下注射
	卡介苗	出生时	1 剂次，皮内注射
	出血热疫苗	16 ~ 60 周岁	共 3 剂次，肌内注射，接种第 1 剂次后 14 天接种第 2 剂次，第 3 剂次在第 1 剂次接种后 6 个月接种
灭活疫苗	乙脑灭活疫苗	8 月龄（2）剂次，2 周岁，6 周岁	共 4 剂次，皮下注射，第 1、2 剂次间隔 7 ~ 10 天
	甲肝灭活疫苗	18 月龄，24 ~ 30 月龄	共 2 剂次，肌内注射，间隔 ≥ 6 个月
	脊灰灭活疫苗	2、3 月龄	共 2 剂次，肌内注射
	百白破疫苗	3、4、5 月龄，18 ~ 24 月龄	共 4 剂次，肌内注射，第 1、2、3 剂次间隔均 ≥ 28 天
	白破疫苗	6 周岁	1 剂次，肌内注射
	钩体疫苗	流行地区可能接触疫水的 7 ~ 60 岁高危人群	共 2 剂次，皮下注射，接种第 1 剂次后 7 ~ 10 天接种第 2 剂次
	炭疽疫苗	炭疽疫情发生时，病例或病畜的间接接触者及疫点周围高危人群	1 剂次，皮上划痕，病例或病畜的直接接触者不能接种
多糖疫苗	A 群流脑疫苗	6 ~ 18 月龄	共 2 剂次，皮下注射，第 1、2 剂次间隔 3 个月
	A + C 流脑疫苗	3 周岁，6 周岁	共 2 剂次，皮下注射，剂次间隔 ≥ 3 年；第 1 剂次与 A 群流脑疫苗第 2 剂次间隔 ≥ 12 个月
基因工程疫苗	乙肝疫苗	0、1、6 月龄	共 3 剂次，肌内注射，出生后 24 h 内接种第 1 剂次，第 1、2 剂次间隔 ≥ 28 天

（赵 卫）

第二节 微生物感染的治疗及耐药

案例 11-2

男，55 岁。因发热、咳嗽、咳浓痰 1 周入院。患者 1 周前出现发热伴寒战，咳浓痰。查体：体温 38.9 ℃，双肺呼吸音粗，双下肺可闻及散在湿啰音，以右肺明显。心率 85 次 / 分，未闻及杂音。痰涂片检查发现革兰氏阳性球菌和革兰氏阴性杆菌，痰培养为肺炎克雷伯菌。胸部 CT 示右肺中下大片状模糊阴影。临床诊断为右肺中、下叶肺炎，采用莫西沙星 400 mg，1 次 / 日，3 天后体温降至 37.5 ℃，5 天后体温恢复正常，症状明显好转，复查胸部 X 线片提示炎症消失，痊愈出院。

案例 11-2 解析

问题：
1. 本案例使用的莫西沙星属于哪类抗菌药物？其作用机制如何？
2. 根据你对抗菌药物作用机制的理解，本案例还可以采用什么抗菌药物治疗？

抗微生物药物（antimicrobial drug）包括抗菌药、抗真菌药和抗病毒药。在应用各类抗微生物药物治疗病原体所致疾病时，应注意机体、病原体和药物三者之间在防治疾病中的相互关系（图 11-3）。一方面，抗微生物药物通过抑制或杀灭病原体而发挥作用，为机体最终清除病原体创造有利条件。另一方面，病原体有可能表现出耐药性，使药物不能发挥其生物活性。在药物治疗的过程中，抗微生物药物对机体可产生不良反应。因此，应掌握药物的药效学、药动学及毒理学，充分发挥药物的治疗作用并减少不良反应。理想的抗微生物药物应符合如下条件：对病原体有高度选择性；对人体无毒或者毒性很低；病原体不易对其产生耐药性；具有良好的药动学特点。

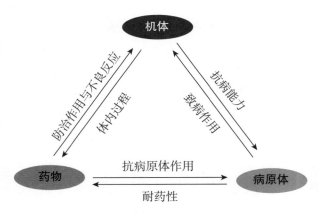

图 11-3 机体、病原体和药物之间相互关系

一、细菌感染的治疗及耐药

抗菌药物的临床使用在治疗细菌感染性疾病领域具有里程碑意义。药物的抗菌作用特点、合理使用、相互作用、细菌耐药性和不良反应，是临床治疗中具体要考虑的问题。围绕机体、药

物、病原体三者之间的关系，理解抗菌药物的合理应用原则。

（一）抗菌药物的基本概念

1. 抗菌药（antibacterial drug） 是对细菌有抑制或杀灭作用的药物，包括天然抗生素（β-内酰胺类、大环内酯类、氨基糖苷类、林可霉素类及多肽类、四环素类及氯霉素类）和人工合成药物（喹诺酮类、磺胺类等）。抗生素分为天然抗生素和半合成抗生素，前者由微生物产生，后者是对天然抗生素进行结构改造获得的。

2. 抗菌谱（antibacterial spectrum） 即抗菌药物的抗菌范围。窄谱抗菌药仅对一种或有限的几种细菌有抑制、杀灭作用；广谱抗菌药物对革兰氏阳性菌和革兰氏阴性菌等多种病原微生物有效。

3. 抗菌活性（antibacterial activity） 是指药物抑制或杀灭细菌的能力，临床上常用最低抑菌浓度或最低杀菌浓度表示。在体外培养细菌 18 ~ 24 小时后，能够抑制培养基内病原菌生长的最低药物浓度称之为最低抑菌浓度（minimum inhibitory concentration，MIC）；能够杀灭培养基内病原菌或使细菌数减少 99.9% 的最低药物浓度称为最低杀菌浓度（minimum bactericidal drug，MBC）。

4. 抑菌药（bacteriostatic drug） 对细菌生长繁殖仅有抑制作用而无杀灭效果，如四环素类、磺胺类药物等。

5. 杀菌药（bactericidal drug） 是具有杀菌作用的抗菌药，如青霉素类、头孢菌素类、氨基糖苷类药物等。

药物的抑菌、杀菌效应并非绝对，对一些病原菌有杀菌活性的药物可能对其他病原菌仅有抑菌活性，反之亦然。

（二）抗菌药物的作用机制

抗菌药物主要是通过特异性干扰细菌生长繁殖所依赖的生物学过程，从而发挥抗菌作用（图 11-4）。

1. 抑制细胞壁的合成 细菌细胞壁维持细菌的完整结构，使其适应多样的环境变化。而人体细胞没有细胞壁结构，因此细菌细胞壁是一个非常理想的抗菌药物靶点。β- 内酰胺类以及万古霉素通过抑制细胞壁合成，起到抗菌作用。

2. 影响细胞膜通透性 通过抑制细胞膜功能发挥抗菌作用，使细胞膜的完整性遭到破坏，

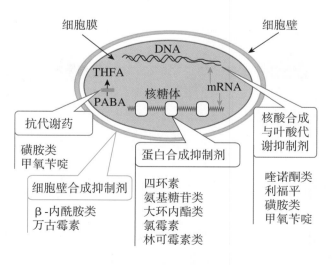

图 11-4 抗菌药物作用机制

细菌内的蛋白质、氨基酸等外漏，细胞受到损伤而导致细菌死亡。多黏菌素类通过影响细胞膜通透性发挥抗菌作用。

3. 抑制蛋白质合成 通过阻断细菌核糖体始动复合物的形成、阻碍肽链延伸或阻止新生肽链的释放等蛋白质生物合成环节，产生抑菌甚至杀菌的作用。大环内酯类、林可霉素类、氯霉素类通过与细菌 50S 亚基结合，氨基糖苷类及四环素类通过与细菌 30S 亚基结合，抑制蛋白质合成，发挥抗菌作用。

4. 影响核酸代谢 这类抗菌药物通过抑制核酸合成以及影响细菌叶酸代谢而发挥作用。抑制核酸合成以及转录过程中的重要酶，阻碍 DNA 生物合成、mRNA 转录，可以诱导细菌死亡。喹诺酮类和利福霉素分别通过抑制核酸合成和转录而发挥抗菌作用。此外，细菌不能利用环境中的叶酸，需要利用对氨基苯甲酸（PABA）和二氢蝶啶在二氢叶酸合成酶的作用下合成二氢叶酸，再经二氢叶酸还原酶的作用形成四氢叶酸。因此，磺胺类药物化学结构与 PABA 相似，能与 PABA 竞争二氢叶酸合成酶，从而阻断叶酸的合成，可以发挥抗菌作用。

（三）细菌的耐药性

1. 细菌耐药性的产生 细菌耐药性（bacterial resistance）是指细菌产生对抗菌药物的相对不敏感性。细菌接触到抗菌药，通过改变代谢途径或产生相应的灭活物质抵抗抗菌药物，形成耐药性。耐药性的程度通常用药物对细菌的最低抑菌浓度（MIC）表示，当某抗菌药物对某株细菌 MIC 小于该药物对该菌的治疗浓度时，则该菌株对该药物敏感，反之则为耐药。

2. 细菌耐药性产生的遗传机制 耐药性可分为固有耐药（intrinsic resistance）和获得性耐药（acquired resistance）。固有耐药性又称天然耐药性，是由细菌染色体基因决定、代代相传的，如肠道革兰氏阴性杆菌对青霉素 G 天然耐药，铜绿假单胞菌对多数抗生素均不敏感。获得性耐药性是细菌通过基因突变、基因转移即转导、转化、接合等方式获得耐药表型，其发生率受药物使用的剂量、细菌耐药的自发突变率和耐药基因的转移状况等因素影响。获得性耐药可在抗生素环境下迅速被筛选出来，给临床治疗造成困难。

3. 耐药性产生的生化机制

（1）产生灭活酶：细菌产生灭活抗菌药物的酶，使抗菌药物失活。例如，耐药菌通过产生 β-内酰胺酶，使 β-内酰胺环裂解而使 β-内酰胺类抗生素丧失抗菌作用；细菌在接触到氨基糖苷类抗生素后产生钝化酶，使其失去抗菌作用，常见的氨基糖苷类钝化酶有乙酰化酶、腺苷化酶和磷酸化酶，可以分别将乙酰基、腺苷酰基和磷酰基连接到氨基糖苷类的氨基或羟基上，使氨基糖苷类的结构改变而失去抗菌活性；耐药菌还可以产生氯霉素乙酰转移酶灭活氯霉素、产生酯酶灭活大环内酯类抗生素、产生核苷转移酶灭活林可霉素。

（2）改变药物作用的靶位：耐药菌主要通过以下三种方式实现耐药性，即改变与抗生素结合的靶蛋白结构，降低与抗生素结合的亲和力；产生新的靶蛋白亚型，使得抗生素不能与新靶蛋白结合；增加靶蛋白的数量，即使抗菌药物存在，仍有足够量的靶蛋白可以维持细菌的正常功能和形态。例如，耐甲氧西林金黄色葡萄球菌（MRSA）产生青霉素结合蛋 -2a（PBP-2a），与 β-内酰胺类抗生素亲和力极低；肠球菌通过增加青霉素结合蛋白的量，对 β-内酰胺类抗菌药产生耐药性。

（3）降低细胞膜的通透性：细菌与抗生素接触后，通过改变通道蛋白（porin）性质和数量来降低细菌的膜通透性而产生耐药性。例如，铜绿假单胞菌外膜结构使得许多广谱抗菌药不能进入铜绿假单胞菌菌体内，故产生天然耐药。

（4）影响主动外排系统：耐药菌可以通过主动外排系统（active efflux system）将进入菌体的药物泵出胞外。由于这种主动外排系统的存在以及对抗菌药物选择性的特点，使得多种细菌对四环素、喹诺酮类、大环内酯类、氯霉素、β-内酰胺类产生多重耐药。

（5）改变代谢途径：细菌通过改变代谢途径或者改变对代谢物的需求等方式产生耐药性。例

Note

如，细菌通过产生对磺胺类药物具有拮抗作用的对氨基苯甲酸而产生耐药。

（四）抗菌药物合理应用原则

合理使用抗菌药物的基本原则是：在了解机体、病原体和药物之间相互关系的基础上，有针对性地制订用药方案，安全、有效地应用抗菌药物。

1. 早期明确病原学诊断　抗菌药物品种的选用原则上应根据病原菌种类及病原菌对抗菌药物敏感性或耐药性，即细菌药物敏感试验的结果而定。

2. 按照药物的抗菌作用特点及其体内过程特点选择用药　各种抗菌药物的药效学（抗菌谱和抗菌活性）和药动学（吸收、分布、代谢和排出过程）特点不同，因此各有不同的临床适应证。根据各种抗菌药物的上述特点，按临床适应证正确选用抗菌药物。

3. 确定给药剂量和用法　使用抗菌药物治疗感染性疾病时，需按各种抗菌药物的治疗剂量范围给药；根据疾病严重程度以及全身性或是局部感染，选取口服、静脉注射、肌内注射或者局部应用；为保证药物在体内能最大限度地发挥药效，杀灭感染灶病原菌，应根据药动学和药效学相结合的原则给药；根据感染性疾病的具体情况，制定相应治疗疗程。

4. 应根据患者的生理、病理、免疫等状态合理用药　对于新生儿、孕妇、老年人、肝功能减退或肝病患者、肾功能减退患者，由于药动学特点有所改变，应用抗菌药物时应相应选择合适的药物种类以及调整剂量或给药间隔。

5. 抗菌药物的预防应用　在内科领域，有明确应用预防性抗菌药物的指征者仅限于少数情况。外科领域中，抗菌药物大多用于预防手术后感染，外伤、烧伤患者，留置导尿管及气管切开者。不适当的预防用药可引起病原菌高度耐药，发生继发感染而难以控制。

6. 抗菌药物的联合应用　多数感染用一种抗菌药物即可控制，联合用药仅适用于少数情况。联合用药的目的是发挥药物的协同抗菌作用而提高疗效，降低毒性反应，延迟或减少耐药菌株的产生。抗菌药联合应用可能发生相互作用而影响药物的疗效，产生"协同""相加""无关""拮抗"四种结果。两药联合应用的疗效如何，与所用药物的作用特性有关。抗菌药按其对细菌的作用可分四大类：①繁殖期杀菌药，如β-内酰胺类；②静止期杀菌药，如氨基糖苷类、多黏菌素类、喹诺酮类；③速效抑菌药，如大环内酯类、四环素类、氯霉素类；④慢效抑菌药，如磺胺类。各类抗菌药合用的可能效果为：①＋②产生协同作用；①＋③产生拮抗作用；①＋④作用无关或相加；③＋④具有相加作用。

（五）人工合成抗菌药

1. 喹诺酮类抗菌药　喹诺酮类（quinolones）抗菌药是一类以4-喹诺酮母核为基本结构的人工合成抗菌药，分为四代。20世纪60年代合成的第一代萘啶酸（nalidixic acid），由于其抗菌谱窄（仅对部分革兰氏阴性菌有抗菌作用）、吸收差、毒性大、抗菌作用弱等缺点已不再使用。20世纪70年代合成的第二代吡哌酸（pipemidic acid）等在抗菌谱方面有所扩大，抗革兰氏阴性菌作用较萘啶酸强，因其血药浓度低而尿中浓度高，仅用于治疗革兰氏阴性杆菌引起的泌尿道和肠道感染，目前已少用。20世纪70年代末以来，陆续开发出了许多在抗菌作用、药动力学等方面各具特色的第三代喹诺酮类药物，即氟喹诺酮类药物（fluoroquinolones）。氟喹诺酮类药物在喹诺酮基本结构的基础上，母环3位增加一个羧基，6位被氟取代，7位则有一个哌嗪基或吡咯啉基的衍生物，有的在8位有一个氟。氟与哌嗪基的引入增强了药物与细菌的结合能力和对细胞膜的通透性，从而扩大了抗菌谱，提高了抗菌活性。氟喹诺酮类药物是目前临床上治疗细菌感染性疾病非常重要的一类抗菌药物。氟喹诺酮类药物是广谱杀菌药，其最低杀菌浓度是最低抑菌浓度的2～4倍。对于铜绿假单胞菌感染，氟喹诺酮中的环丙沙星杀灭作用最强。20世纪90年代至今新研制的第四代氟喹诺酮类药物不仅保持了第三代喹诺酮抗菌谱广、抗菌活性强、组织渗透性好等优点，抗菌谱还进一步扩大，且对革兰氏阳性菌、革兰氏阴性菌、支原体、衣原体和厌氧菌的活性作用强于第三代。

　　喹诺酮类药物抗革兰氏阴性菌的作用机制主要通过抑制 DNA 螺旋酶（gyrase），阻碍 DNA 合成而导致细菌死亡。DNA 在复制与转录过程中，其双螺旋结构被部分打开，引起解螺旋附近的双螺旋结果过度缠绕，进而形成正超螺旋，DNA 螺旋酶的 A 亚单位将染色体 DNA 正超螺旋的一条单链（后链）切开，B 亚单位使 DNA 的前链后移，A 亚单位再将切口封住，形成负超螺旋，使得复制和转录过程得以继续。喹诺酮类药物抗革兰氏阳性菌的作用机制主要通过抑制拓扑异构酶Ⅳ（topoisomerase Ⅳ）。拓扑异构酶Ⅳ在 DNA 复制后期染色体双链分离过程中起到重要作用。哺乳动物细胞不含 DNA 螺旋酶，但含有拓扑异构酶Ⅱ，喹诺酮类药物仅在高浓度时对其有抑制作用。因此，喹诺酮类对于细菌有较高的选择性，临床不良反应较少。

　　喹诺酮类药物由于具有广谱、高效、低毒、与其他类别的抗菌药之间较少交叉耐药等特点，临床应用较为广泛，例如用于泌尿生殖道感染、胃肠道感染、呼吸道感染、骨骼系统和皮肤软组织系统感染等，还可以联合治疗多药耐药肺结核及非典型分枝杆菌感染。

　　患者通常对氟喹诺酮类的耐受性很好，不良反应一般很轻，并且停药后即可消失。但是，由于氟喹诺酮类对软骨发育有影响，故孕妇以及 12 岁以下儿童不宜使用。另外，氟喹诺酮类可以从乳汁分泌，因此哺乳期禁用。由于氟喹诺酮类药物抑制 GABA 与其受体结合，导致中枢兴奋和惊厥等，所以有癫痫病史者也要慎用。

　　2. 磺胺类抗菌药　磺胺类（sulfonamides）药物属于广谱抑菌药，是最早用于全身的人工合成化学药物，对氨基苯磺酰胺则是第一个具有抗菌活性的磺胺药，也是这类药物的基本活性结构。

　　磺胺类药物为广谱抑菌剂。对革兰氏阳性菌、革兰氏阴性菌、诺卡菌、衣原体、弓形体、疟原虫、放线菌和卡氏肺孢子菌有抑制作用，但对支原体、螺旋体、立克次体无效。磺胺药曾广泛用于临床，有 150 种之多。近年来由于耐药菌的出现以及磺胺药的不良反应，临床应用明显受限。

　　磺胺药通过干扰细菌合成 DNA 和 RNA 所必需的物质叶酸而发挥抗菌作用。对氨基苯甲酸（PABA）、蝶啶和谷氨酸是叶酸合成的基本物质。叶酸合成的第一步是在二氢叶酸合成酶的作用下使基本物质合成二氢叶酸。由于磺胺药与对氨基苯甲酸的化学结构相似，是其结构拮抗剂，所以二者竞争二氢叶酸合成酶（图 11-5）。磺胺药之所以能选择性作用于细菌，是因为细菌需要自己合成叶酸，而哺乳类细胞的叶酸是由外界提供的。

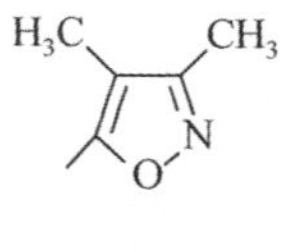

图 11-5　磺胺类和甲氧苄啶的作用机制

　　磺胺药的主要耐药机制为：①细菌二氢叶酸合成酶对药物亲和力降低；②降低对磺胺药的通透性或促其外流；③细菌产生更多的对氨基苯甲酸，降低磺胺类药物对二氢叶酸合成酶的抑制作用。

　　由于磺胺药耐药菌较多，所以主要用于敏感菌引起的轻度感染，或一些特殊感染，例如，磺胺嘧啶银可用于烧伤患者的皮肤感染。

　　磺胺药的不良反应较多，包括恶心、呕吐、头痛、精神抑制、再生障碍性贫血、粒细胞减少、白血病样反应、结晶尿等。

　　3. 甲氧苄啶　甲氧苄啶（trimethoprim，TMP）和磺胺药合用具有很好的协同抗菌作用。甲氧苄啶在结构上与二氢叶酸相似，是二氢叶酸还原酶的竞争性抑制剂。二氢叶酸还原酶的任务是将二氢叶酸还原为四氢叶酸，四氢叶酸是叶酸合成过程中所必需的一碳转移反应的基本终端产物。甲氧苄啶对于细菌二氢叶酸还原酶的抑制作用远高于哺乳动物二氢叶酸还原酶。磺胺药和甲氧苄啶合用，由于双重阻断细菌的叶酸代谢，因此抗菌作用明显增强，甚至可以出现杀菌作用。

（六）β- 内酰胺类抗生素

β- 内酰胺类（β-lactams）抗生素是各类抗生素中品种最多、临床最常用的一类抗生素。β- 内酰胺环是这类药物的基本结构。β- 内酰胺类抗生素包括青霉素类（penicillins）、头孢菌素类（cephalosporins）和其他类 β- 内酰胺类，在化学特性、抗菌作用机制、药动学特点、临床应用和不良反应等方面相似。

β- 内酰胺类抗生素通过作用于细菌菌体内的青霉素结合蛋白（penicilin-binding protein，PBP），抑制细菌细胞壁肽聚糖的合成，菌体渗透压失衡而膨胀、裂解，同时激活细菌细胞壁的自溶酶而使细菌自溶、死亡。细胞壁由肽聚糖（peptidoglycan）构成，包括交替的 N- 乙酰葡萄糖胺（N-acetyl glucosamine）和 N- 乙酰胞壁酸（N-acetyl muramic acid），并有 5 个氨基酸的肽与 N- 乙酰胞壁酸相连。肽的末端是 D- 丙氨酰 -D- 丙氨酸。青霉素结合蛋白具有转肽酶功能，催化转肽反应，去除末端氨基酸，与邻近的多肽形成交叉连接，这种交叉连接赋予了细菌细胞壁坚韧性。β- 内酰胺类抗生素与 D- 丙氨酰 -D- 丙氨酸的结构类似，其可以和青霉素结合蛋白活性位点通过共价键结合，抑制转肽酶活性，从而阻止了肽聚糖的合成，导致细胞壁缺损，引起细菌细胞死亡。青霉素结合蛋白存在于细菌胞质膜上，其数目、种类、分子大小及与 β- 内酰胺类抗生素的亲和力均因细菌菌种不同而有很大差异。哺乳动物细胞没有细胞壁，所以 β- 内酰胺类抗生素对于人和动物的毒性作用很小。由于 β- 内酰胺类抗生素只有在细菌生长的过程中合成细胞壁时才有杀菌作用，故属于繁殖期杀菌药。

细菌对 β- 内酰胺类抗生素产生耐药性的耐药机制主要包括：①产生 β- 内酰胺酶（β-lactamase），作用于 β- 内酰胺类抗生素的 β- 内酰胺环，破坏 β- 内酰胺键而使这类抗生素失活；②改变靶位青霉素结合蛋白，通过发生结构改变或合成量增加或产生新的青霉素结合蛋白，使与 β- 内酰胺类抗生素的亲和力下降，失去抗菌作用；③革兰氏阴性菌通过改变细胞外膜上的通道蛋白（porin）结构或降低数量，阻止或减少 β- 内酰胺类抗生素进入细胞；④主动将药物运送出细菌胞体，可形成多重耐药。

1. 青霉素类抗生素 青霉素（penicillin）是 1929 年由英国科学家 Alexander Fleming 发现的。Chain 和 Florey 等将 penicillin 分离提纯并应用于临床，即青霉素 G（penicillin G）。Batchelor 和 Abraham 等分别分离出了青霉素母核 6- 氨基青霉烷酸（6-aminopenicillanic acid），自此开始了半合成青霉素发展的时代。6- 氨基青霉烷酸是所有青霉素类抗生素的基本结构，它由 β- 内酰胺环和附着在 β- 内酰胺环上的噻唑环构成。其中 β- 内酰胺环携带有一个氨基（RNH—）侧链。当侧链上的 R 被不同的取代基取代时，就产生了各种具有不同抗菌活性和药动学特点的青霉素类药物。母核 6- 氨基青霉烷酸结构的完整性是这类抗生素发挥其生物活性的基本保障。如果 β- 内酰胺环被细菌产生的 β- 内酰胺酶或青霉酸破坏，这类抗生素就会失去抗菌活性。根据抗菌作用的特点，可将青霉素类抗生素进一步分类。

（1）青霉素 G　penicillin G

青霉素 G 的侧链为苄基，是青霉菌培养液中提取的天然青霉素。青霉素 G 对敏感菌有很强的杀菌作用，其抗菌谱包括革兰氏阳性球菌、革兰氏阳性杆菌、革兰氏阴性球菌，以及螺旋体和放线菌。然而，目前葡萄球菌普遍对青霉素 G 耐药，淋球菌、肠球菌和肺炎链球菌的耐药性正在迅速增加，脑膜炎双球菌、草绿色溶血性链球菌也出现耐药性。

青霉素为有机酸，常用其钠盐或钾盐，其干燥粉末在室温中稳定，保存数年仍有抗菌活性。但是溶于水后极不稳定，易被酸、碱、醇、氧化剂、金属离子分解破坏，不耐热，快速降解失效，降解产物具有抗原性诱发过敏反应。因此，青霉素 G 应临用现配，不宜口服，通常肌内注射给药，吸收迅速且完全。青霉素 G 肌内注射或静脉滴注为治疗敏感的革兰氏阳性球菌和杆菌、革兰氏阴性球菌及螺旋体所致感染的首选药。

青霉素 G 的毒性很低，最常见的不良反应是过敏反应，包括药疹、皮炎、血清病、溶血性贫血，严重者可致过敏性休克。发生过敏反应的原因是青霉素及其降解产物青霉噻唑蛋白、青霉烯酸等高分子聚合物，这些聚合物作为半抗原与蛋白质结合后形成完全抗原，刺激机体产生抗体，抗原、抗体相结合而引起过敏反应。此外，赫氏反应（Herxheimer reaction）是青霉素 G 在治疗梅毒或钩端螺旋体病时螺旋体被杀死后产生的大量内毒素引起的全身不适、寒战、发热、咽喉痛、心动过速等。

（2）耐酸青霉素：耐酸青霉素为口服青霉素类药物，包括青霉素 V（penicillin V）、非奈西林（pheneticillin）、丙匹西林（propicillin）。青霉素 V 口服吸收迅速，其抗菌谱与青霉素 G 相同，但抗菌强度弱于青霉素 G。口服青霉素 V 主要用于治疗敏感致病菌引起的轻至中度感染。

（3）耐酶青霉素：耐 β- 内酰胺酶青霉素包括甲氧西林（methicillin）、萘夫西林（nafcillin）和异唑类青霉素（isoxazoly penicillins）。后者的主要品种有苯唑西林（oxacillin）、氯唑西林（cloxacillin）、氟氯西林（flucloxacillin）、双氯西林（dicloxacillin）等。由于其化学结构上有较大的侧链取代基，通过空间结构的位置障碍作用，保护了其 β- 内酰胺环免受 β- 内酰胺酶破坏。

本类药物对产 β- 内酰胺酶的耐药金黄色葡萄球菌具有强大杀菌作用。甲氧西林是第一个耐酶青霉素。然而金黄色葡萄球菌对本药可表现特殊耐药性，其耐药性的产生与 β- 内酰胺酶无关，而是产生了新的 PBP（如 PBP_{2a}）所致，该菌株对所有 β- 内酰胺类抗生素耐药，称为耐甲氧西林金葡菌（MRSA）。对 MRSA 应选其他类抗生素治疗。

（4）广谱青霉素：广谱青霉素主要有氨苄西林（ampicillin）和阿莫西林（amoxicillin）等。

广谱青霉素耐酸、可口服，仍保持着青霉素 G 的抗菌谱，同时提高了穿透革兰氏阴性杆菌外膜的能力，因此对革兰氏阴性杆菌也有抗菌活性，并对大多数厌氧菌具有抗菌活性。但它们可被细菌产生的 β- 内酰胺酶破坏，因此对产 β- 内酰胺酶的病原菌无效。

（5）抗铜绿假单胞菌广谱青霉素：抗铜绿假单胞菌广谱青霉素属于广谱抗生素，对铜绿假单胞菌有强大的作用。代表药物为羧苄西林（carbenicillin）和哌拉西林（piperacillin）。其抗铜绿假单胞菌的机制是与铜绿假单胞菌生存必需的 PBP 形成多位点结合，对细菌细胞膜具有强大的穿透作用。羧苄西林对铜绿假单胞菌和变形杆菌有抗菌作用，对青霉素 G 敏感的革兰氏阳性菌的作用不及青霉素 G，主要用于变形杆菌和铜绿假单胞菌引起的感染。

（6）抗革兰氏阴性杆菌青霉素：抗革兰氏阴性杆菌青霉素包括美西林（mecillinam）和替莫西林（temocillin）等。美西林是只作用于部分革兰氏阴性杆菌，对革兰氏阴性菌产生的 β- 内酰胺酶稳定。但铜绿假单胞菌、变形杆菌、不动杆菌和脆弱拟杆菌等对本品耐药，革兰氏阳性球菌亦不敏感。

2．头孢菌素类抗生素　头孢菌素类（cephalosporins）是以头孢菌素母核 7- 氨基头孢烷酸（7-amino-cephalosporanic acid，7-ACA）连接不同侧链而制成的部分合成抗生素。头孢菌素类为杀菌药，抗菌作用机制与青霉素类抗生素相同，即主要与 PBP 结合，抑制细胞壁的合成。在化学结构上也有相同之处，都有一个 β- 内酰胺环，但母核 7 位取代基不同，其抗菌谱和对 β- 内酰胺酶的稳定性有差异。头孢菌素对 β- 内酰胺酶的稳定性高于青霉素，抗菌谱较青霉素广、抗菌作用强、过敏反应少、毒性小。根据头孢菌素的抗菌谱、抗菌强度、对 β- 内酰胺酶的稳定性以及对肾的毒性和临床应用的差异，可将头孢菌素类分为四代。

第一代头孢菌素是最早开发并用于临床的头孢菌素。供注射用的主要药物有头孢噻吩

（ephalothin）、头孢唑林（cefazolin）、头孢匹林（cephapirin）等。供口服的代表药物有头孢氨苄（cephalexin）、头孢羟氨苄（cefadroxil）等。供口服和注射用的有头孢拉定（cephradine）等。第一代头孢菌素具有良好的抗革兰氏阳性需氧菌以及革兰氏阴性菌的活性。对革兰氏阳性菌的抗菌作用较第二、三代强，但对革兰氏阴性菌的作用较第二、三代作用差。对 MRSA 和肠球菌无效。厌氧球菌（消化球菌和消化链球菌）通常敏感，但脆弱拟杆菌例外。第一代头孢菌素对革兰氏阴性菌产生的 β- 内酰胺酶不稳定，故对革兰氏阴性产酶菌无效。主要用于敏感的革兰氏阳性球菌引起的感染。

第二代头孢菌素注射用的主要代表药物有头孢呋辛（cefuroxime）、头孢孟多（cefamandole）、头孢尼西（cefonicid）、头孢雷特（ceforanide）等。口服用的主要代表药物有头孢呋辛酯（cefuroxime axetil）、头孢克洛（cefaclor）等。对革兰氏阳性菌的作用略逊于第一代，对革兰氏阴性菌的作用强于第一代头孢菌素，对厌氧菌有一定作用。对多数 β- 内酰胺酶稳定，但对铜绿假单胞菌无效。肾毒性低于第一代头孢菌素。适用于敏感菌引起的呼吸道、泌尿道、皮肤及软组织、骨组织、骨关节、妇科等感染。

第三代头孢菌素供注射用的代表药物包括头孢噻肟（cefotaxime）、头孢他定（ceftazidime）、头孢哌酮（cefoperazone）、头孢唑肟（cefiizoxime）、头孢曲松（cefiriaxone）、头孢地嗪（cefodizime）等。供口服的药物有头孢克肟（cefixime）、头孢布烯（ceftibuten）等。第三代头孢菌素抗革兰氏阳性菌的作用较第一、二代头孢菌素弱，但对大多数革兰氏阴性杆菌的活性大大增强，特别是对阴性杆菌产生的 β- 内酰胺酶高度稳定，还有抗铜绿假单胞菌和抗厌氧菌作用。静脉制剂主要用于治疗重度细菌性感染，特别是产酶耐药菌引起的感染及以阴性杆菌感染为主的混合感染，也可用来治疗脑膜炎。

第四代头孢菌素注射用药主要有头孢吡肟（cefepime）、头孢匹罗（cefpirome）和头孢克定（cefclidin）等。第四代头孢菌素的共同特点是对细菌产生的多种 β- 内酰胺酶高度稳定，抗菌谱更广，对革兰氏阳性菌（包括产酶葡萄球菌）、革兰氏阴性菌均有高效的抗菌作用。主要用于治疗对第三代头孢菌素耐药的细菌感染。

头孢菌素类药物毒性较低，不良反应较少。过敏反应是头孢菌素较为常见的不良反应，多为皮疹、荨麻疹等，过敏性休克罕见。头孢菌素与青霉素之间有 6% ～ 10% 的交叉过敏反应，因此有青霉素过敏史者，不应当用头孢菌素。此外，第一代头孢菌素部分品种大剂量使用时可损害近曲小管细胞而出现肾毒性，第二代次之，第三代和第四代基本没有肾毒性。

3. 其他 β- 内酰胺类抗生素　本类包括头霉素类（cephamycins）、单环 β- 内酰胺类（monobactams）、碳青霉烯类（carbapenems）、氧头孢烯类（oxacephems）等。

4. β- 内酰胺酶抑制药及其复方制剂　本类药物在结构上与 β- 内酰胺类抗生素相似。虽然它们都具有 β- 内酰胺环，但没有或仅有微弱的抗菌活性，作为底物与 β- 内酰胺酶呈不可逆结合，抑制 β- 内酰胺酶，可保护对 β- 内酰胺酶不稳定的青霉素类或头孢菌素类抗生素不被这些酶灭活，从而使这些 β- 内酰胺类抗生素发挥其原有的抗菌作用。包括克拉维酸（clavulanic acid）、舒巴坦（sulbactam）、三唑巴坦（tazobactam）等。β- 内酰胺酶抑制药与 β- 内酰胺类抗生素联合应用或组成复方制剂使用时，两药应有相似的药动学特点，发挥协同作用，联合治疗对 β- 内酰胺酶抑制剂敏感的产酶耐药菌，如产 β- 内酰胺酶的流感嗜血杆菌、肺炎链球菌以及肠杆菌科细菌等引起的呼吸道、泌尿道、皮肤软组织感染。

（七）多肽类抗生素

1. 万古霉素类　万古霉素类属糖肽类抗生素（glycopeptide antibiotics），包括万古霉素（vancomycin）、去甲万古霉素（norvancomycin）和替考拉宁（teicoplanin）。

万古霉素类是杀菌药，主要对革兰氏阳性菌有强大杀菌作用，包括 MRSA 和耐药肠球菌。

万古霉素通过抑制细菌细胞壁的合成而杀灭细菌。万古霉素与细菌细胞壁肽聚糖五肽的 D- 丙氨酰 -D 丙氨酸的终端牢固结合，抑制蛋白糖基化酶（transglycosylase）的活性，阻止肽聚糖的延长和交叉连接，造成细胞壁缺陷，同时细胞膜也受到损坏。

口服给药用于治疗与抗生素应用有关的、由艰难芽孢杆菌引起的伪膜性肠炎。非肠道给药用于治疗严重的革兰氏阳性菌感染，特别是 MRSA、耐甲氧西林表皮葡萄球菌（MRSE）、肠球菌属和耐青霉素肺炎链球菌引起的感染。

万古霉素和去甲万古霉素耳毒性与肾毒性较大，当与其他耳、肾毒性药物合用时更甚。由于药物的刺激，静脉滴注局部可以出现静脉炎。快速静脉滴注万古霉素，可出现极度皮肤潮红、红斑、荨麻疹、心动过速和低血压等症状，称为"红人综合征"，必要时应用组胺受体阻滞药进行对症治疗，可避免出现此症状。

2. 多黏菌素类（polymixins）　多黏菌素类是从多黏杆菌培养液中分离的一组多肽类抗生素，主要包括多黏菌素 B（polymixin B）、多黏菌素 E（polymyxin E）和多黏菌素 M（polymyxin M）。

多黏菌素属窄谱抗生素，仅对包括铜绿假单胞菌在内的革兰氏阴性杆菌有强大的杀灭作用。多黏菌素类是通过与细胞膜磷脂相互作用，破坏其结构，导致膜通透性增加，使细菌细胞内重要物质外漏而造成细胞死亡。

由于有严重的毒性，全身用药仅限于治疗对多种药物耐药而仅对多黏菌素敏感的革兰氏阴性杆菌引起的感染。常局部用药，主要用在敏感菌造成的眼、耳或皮肤感染，也可注射到关节腔、脓腔、黏膜下或作为吸入剂用。也可用于铜绿假单胞菌及其他假单胞菌引起的创面感染。鞘内注射用于铜绿假单胞菌脑膜炎。

本类药在常用量下即可出现明显的不良反应，包括肾毒性和耳毒性，也可有神经系统毒性，表现有面部感觉异常、头晕、乏力等，以及出现皮肤色素沉着。

（八）氨基糖苷类抗生素

氨基糖苷类（aminoglycosides）是一组由氨基糖和氨基环醇以糖苷键相连接而形成的杀菌性抗生素。包括链霉菌产生的链霉素（streptomycin）、卡那霉素（kanamycin）、妥布霉素（tobramycin）、大观霉素（spectinomycin）、新霉素（neomycin）等，小单孢菌产生的庆大霉素（gentamicin）、西索米星（sisomicin）、小诺霉素（micronomicin）、阿司米星（astromicin）等，以及半合成氨基糖苷类的阿米卡星（amikacin）、奈替米星（netilmicin）、阿贝卡星（arbekacin）、异帕米星（isepamicin）等。这一类抗生素在化学特性、抗菌活性、药理学特性和毒性方面都很相似。

氨基糖苷类抗生素抑制细菌蛋白质合成。氨基糖苷类抗生素通过附着并抑制细菌核糖体 30S 亚单位的功能来阻碍细菌蛋白质的合成。在蛋白合成的起始阶段抑制 70S 起始复合物的形成，在肽链延伸阶段造成 mRNA 模板密码错译，终止阶段阻止核蛋白与终止因子结合，使已合成的肽链不能释放，70S 核糖体不能解离而造成细菌体内的核糖体耗竭。此外，此类药物干扰细菌细胞膜正常通透性，导致细胞内重要物质外漏及药物的摄取增加。

氨基糖苷类属静止期杀菌药。其抗菌谱广，对包括铜绿假单胞菌、不动杆菌属等的各种革兰氏阴性杆菌和耐甲氧西林金黄色葡萄球菌（MRSA）均具有较好的抗菌活性，特别是对需氧革兰氏阴性杆菌的抗菌活性显著强于其他类药物。部分药物具有抗结核分枝杆菌作用，但对厌氧菌无效。氨基糖苷类的杀菌速率和杀菌时程为浓度依赖性，即浓度愈高，杀菌速率愈快，杀菌时程也愈长，其有较长时间的抗生素后效应（postantibiotic effect，PAE）。氨基糖苷类具有初次接触效应（first exposure effect，FEE），指细菌首次接触氨基糖苷类抗生素时，即被迅速杀死，未被杀死的细菌再次或多次接触同种抗生素，其杀菌作用明显降低。氨基糖苷类在碱性环境中抗菌活性增强。

主要耐药机制包括：①细菌通过产生钝化酶，乙酰化、磷酰化、腺苷酰化氨基糖苷类抗生素，使其不能与核糖体结合而失效。②细菌核糖体氨基糖苷类抗生素靶位缺失或结构改变。③细菌细胞膜通透性改变或细胞内转运异常，导致药物摄取和在细胞内积累减少。

由于氨基糖苷类均含有多个阳离子，是高极性化合物，所以主要分布在细胞外液，在肾皮质和内耳内淋巴液及外淋巴液高浓度聚积，且在内耳外淋巴液中其浓度下降很慢，引起肾毒性和耳毒性。耳毒性包括听力受损（耳蜗损害）和前庭损害。这种损害是不可逆的，并且有蓄积性。听力受损早期表现为耳鸣、高频听力下降，最终失聪。前庭损害表现有眩晕、共济失调和平衡障碍。另外，氨基糖苷类是诱发药源性肾衰竭的最常见因素，表现为肾小管损害，通常是可逆的。在肾功能受损及合用其他有肾损害药物的情况下，可增加肾损害的危险。肾毒性通常表现为蛋白尿、管型尿、血尿等，严重时可产生氮质血症和导致肾功能降低。神经毒性是氨基糖苷类罕见但后果严重的不良反应。在高剂量下，氨基糖苷类的箭毒样作用阻断神经 - 肌肉接头，可引起心肌抑制、血压下降、肢体瘫痪和呼吸衰竭。用葡萄糖酸钙或新斯的明可逆转这种反应。

（九）大环内酯类抗生素

大环内酯类（macrolides）抗生素由 14 ~ 16 元（碳）内酯环和附着在其上的糖基组成。按其所含的碳原子的不同，分为 14、15 或 16 元环大环内酯类。红霉素（erythromycin）是 14 元环天然大环内酯，克拉霉素（clarithromycin）是 14 元环半合成大环内酯，阿奇霉素（azithromycin）是 15 元环半合成大环内酯。

大环内酯类特异性地和细菌 50S 核糖体亚单位结合，抑制蛋白链的延长。由于这类药物同核糖体的结合部位与氯霉素和林可霉素类抗生素相似，因此同时应用上述药物时，有竞争靶位的问题。

天然大环内酯的抗菌谱对大多数革兰氏阳性细菌和革兰氏阴性细菌作用强，对螺旋体、支原体、立克次体、衣原体等也有作用。半合成大环内酯抗菌谱进一步扩大，增加和提高了对于革兰氏阴性细菌、厌氧菌、衣原体和支原体的作用。

大环内酯类的严重不良反应非常罕见，阿奇霉素和克拉霉素的不良反应较红霉素更少。胃肠道反应是这类抗生素最常见的不良反应。

（十）林可霉素类抗生素

林可霉素类（lincosamides）抗生素包括林可霉素（lincomycin）和克林霉素（clindamycin）。克林霉素是林可霉素的半合成衍生物，两者的抗菌谱相同，但前者的抗菌活性强、毒性低，是临床主要应用的品种。

林可霉素类的作用机制与大环内酯类相同，能与细菌核糖体 50S 亚基结合，通过阻断肽酰基 tRNA 从 "A" 位移至 "P" 位，使新的氨酰基 tRNA 不能进入被占据的 "A" 位而抑制细菌蛋白质合成；也可作用于细菌核糖体 50S 亚基，阻止 70S 亚基起始复合体形成。

林可霉素类对各类厌氧菌均有强大的杀菌作用。在治疗金黄色葡萄球菌感染引起的急慢性骨髓炎，敏感革兰氏阳性球菌所致的呼吸道感染、败血症、软组织感染、心内膜炎等方面疗效较好。

主要不良反应是腹泻、恶心等胃肠道反应，其他有皮疹、肝功能损害和白细胞减少等，最严重的是可致死的伪膜性肠炎。

（十一）四环素类抗生素

四环素类（tetracyclines）是一组具有共同基本化学结构（四苯母核）、抗菌活性和药动学特点的广谱抗生素。包括从链霉菌属发酵获得的土霉素（oxytetracycline）、四环素（tetracycline）等天然四环素类和多西环素（doxycycline）、美他环素（methacycline）、米诺环素（minocycline）等部分合成四环素类。这组药物之间有广泛的交叉耐药性。

四环素类作用机制是与细菌核糖体 30S 亚单位相互作用，阻断氨乙酰 -tRNA 与 mRNA- 核糖体复合物的结合，从而抑制起始复合物的形成以及阻止肽链延长。四环素类也能造成细菌细胞膜通透性增加，使细菌细胞内核苷酸和其他重要物质外漏，抑制细菌 DNA 的复制。

四环素类有非常广的抗菌谱，包括革兰氏阳性和阴性菌、支原体、衣原体、立克次体、螺旋体和一些原虫（如阿米巴）等。四环素类中以米诺环素的抗菌活性最强。

四环素类的不良反应主要表现为胃肠道反应。另外，四环素类对生长期的牙齿和骨骼有影响。四环素类随钙的沉积而造成牙齿荧光、脱色、牙釉质发育不良、畸形或生长抑制等。因此，孕妇或 6 岁以下儿童不应该使用四环素类。

（十二）氯霉素类抗生素

氯霉素类包括氯霉素（chloramphenicol）和甲砜霉素（thiamphenicol）。两者的抗菌谱和抗菌作用相似。由于不良反应较多且严重，现已基本不用。

氯霉素与细菌核糖体 50S 亚单位可逆性结合，抑制蛋白质合成过程中的肽基转移酶作用，从而抑制肽键的形成。其结合位点接近大环内酯类抗生素和林可胺类抗生素的结合部位，可竞争性结合而相互产生拮抗作用或交叉耐药性。

氯霉素属广谱抗生素，对许多革兰氏阳性和阴性需氧菌、厌氧菌及立克次体均有抗菌活性，但对衣原体无效。由于氯霉素潜在的毒性和细菌耐药问题，一般不用来治疗系统性感染。氯霉素的主要适应证有：伤寒和副伤寒、不能用青霉素治疗的脑膜炎等中枢神经系统感染、立克次体感染、耐万古霉素而对氯霉素敏感的肠球菌感染、对其他药耐药的流感嗜血杆菌感染以及细菌性结膜炎（局部用药）等。

氯霉素的不良反应严重，表现为骨髓抑制、全血细胞减少症。尽管少见，但在一些个体，即使给非常小的剂量也可能发生。此外，由于新生儿没有足够的葡糖醛酸来灭活氯霉素，可引起灰婴综合征，出现呕吐、腹泻、低体温、肌肉无力和皮肤灰白等症状，死亡率较高。

（十三）抗结核病药

结核病是由结核分枝杆菌（*Mycobacterium tuberculosis*）引起的慢性传染病，可累及全身多个脏器，以肺结核最为常见，肺外结核累及引起淋巴结结核、肾结核、骨结核和结核性脑膜炎等。

结核病合理的化学药物治疗是控制疾病发展、复发以及抑制结核分枝杆菌耐药产生的关键。目前常用的抗结核药（antituberculosis drug）有一线抗结核药和二线抗结核药。一线抗结核药疗效好、毒性小且患者较易耐受，包括异烟肼、利福平、吡嗪酰胺、乙胺丁醇和链霉素。二线抗结核药毒性较大、疗效较差，主要用于对一线抗结核药产生耐药性或不能耐受的患者，或复治时作为替代药使用，或与其他抗结核药配伍应用，具体包括对氨基水杨酸、乙硫异烟胺、卷曲霉素、利福喷丁和利福定，以及左氧氟沙星、环丙沙星（参见喹诺酮类抗菌药）和阿米卡星（参见氨基糖苷类抗生素）等。此外，近年来开发出一些疗效较好、不良反应相对较小的新一代抗结核药，如司帕沙星、新大环内酯类等，在耐多药结核病的治疗中发挥重要作用。

早期、联合、长期、适量和规范用药是抗结核药临床应用的五项原则。

（1）异烟肼 isoniazid，INH

异烟肼对生长旺盛的活动期结核分枝杆菌有强大的杀灭作用，是治疗活动性结核的首选药。对静止期结核分枝杆菌仅有抑菌作用。异烟肼发挥作用的可能机制为抑制分枝菌酸（mycolic acid）的生物合成，使细菌丧失耐酸性、疏水性和增殖力而死亡。分枝菌酸是结核分枝杆菌细胞壁的重要组成部分，只存在于分枝杆菌中，因此异烟肼对结核分枝杆菌具高度选择性，而对其他细菌无作用。

（2）利福平 rifampin，rifampicin

利福平为地中海链丝菌（*Streptomyces mediterranei*）产生的利福霉素（rifamycin）的半合成品。利福平能特异性地抑制细菌 DNA 依赖性 RNA 聚合酶，阻碍 mRNA 合成，对哺乳动物细胞的 RNA 聚合酶则无影响。利福平有强大的抗结核分枝杆菌作用，能加强链霉素和异烟肼的抗菌活性，兼有抑菌和杀菌作用，对繁殖期和静止期的结核分枝杆菌均有作用。利福平易于渗入多数组织和进入吞噬细胞，为细胞内、外杀菌药。它能杀死许多其他药物难于进入的脓肿和肺空洞中的细菌。

（3）乙胺丁醇 ethambutol

乙胺丁醇是人工合成的抗结核药，对繁殖期结核分枝杆菌有较强的抑制作用。其靶标为阿拉伯糖基转移酶 EmbA、EmbB 和 EmbC，抑制细胞壁重要成分阿拉伯半乳聚糖（AG）和脂阿拉伯聚糖（LAM）的合成。

（4）吡嗪酰胺 pyrazinamide

吡嗪酰胺在酸性环境下对结核分枝杆菌有较强的抑制和杀灭作用。吡嗪酰胺的靶标为核糖体蛋白 RpsA，通过抑制结核分枝杆菌的反式翻译发挥抗菌活性。

（5）链霉素 streptomycin

链霉素的药理作用与不良反应详见氨基糖苷类抗生素。链霉素不易通过血脑屏障和细胞膜，对结核性脑膜炎疗效较差，对巨噬细胞内的细菌作用也很弱。结核分枝杆菌对链霉素易产生耐药性，且长期使用耳毒性发生率高，只能与其他抗结核药联合使用。

▌二、病毒感染的治疗

理论上说，通过作用于病毒增殖过程的任一环节如病毒的吸附、穿入与脱壳、生物合成及组装、成熟与释放，均可阻断病毒的复制，从而起到治疗病毒感染性疾病的作用。但由于病毒具有严格的胞内寄生特点，药物需要进入细胞内发挥作用；且病毒核酸复制、蛋白质合成过程与宿主细胞相似，这给抗病毒药物的研发带来了极大的困难。此外，病毒变异快，在药物的选择压力下易出现耐药变异体，给病毒性疾病的治疗带来困难。按照抗病毒药物的作用（抗病毒谱）可分为：广谱抗病毒药物、抗人类免疫缺陷病毒（HIV）药、抗疱疹病毒药物、抗流感及呼吸道病毒药物和抗肝炎病毒药物等。

（一）广谱抗病毒药

该类药物抑制多种病毒的生长繁殖，主要有嘌呤或嘧啶核苷类似物和生物制剂类药物。

1. 利巴韦林（ribavirin） 利巴韦林属于核苷类广谱抗病毒药。利巴韦林对大多数 DNA 和 RNA 病毒有抑制作用，应用于急性甲型肝炎、丙型肝炎、呼吸道合胞病毒肺炎等病毒感染性疾病治疗。其作用机制为利巴韦林在细胞酶作用下转变为单、二、三磷酸，能竞争性地抑制肌苷 5'-单磷酸脱氢酶，使细胞和病毒复制所必需的鸟嘌呤核苷减少，从而抑制多种病毒的复制，也可抑制病毒 mRNA 的合成。

2. 干扰素（interferon，IFN） 干扰素是机体细胞在病毒感染或者某些条件刺激下产生的一类具有生物活性的糖蛋白，有广谱的抗病毒及调节免疫作用。临床上常用的是重组 I 型干扰素。干扰素对病毒穿透细胞膜、脱壳、mRNA 合成、蛋白质翻译后修饰、病毒颗粒组装和释放均可产生抑制作用。干扰素还能增强致敏淋巴细胞（T 细胞）的活力，增强细胞表面组织相容抗原的表达，促进宿主细胞的免疫应答。临床上干扰素用于急性病毒感染性疾病如流感及其他上呼吸道感染性疾病、病毒性心肌炎、流行性腮腺炎、乙型脑炎等和慢性病毒性肝炎等。

（二）抗 HIV 药

HIV 是一种逆转录病毒（retrovirus），进入 CD4+ 细胞，以病毒 RNA 为模板，在逆转录酶（RNA 依赖性 DNA 聚合酶）催化下产生互补双螺旋 DNA，病毒 DNA 进入宿主细胞核，在 HIV 整合酶（integrase）催化下整合进宿主基因组，病毒 DNA 转录和翻译成多聚蛋白大分子，再经过 HIV 蛋白酶（protease）裂解成小分子功能蛋白。抗 HIV 药主要通过抑制逆转录酶，包括核苷逆转录酶抑制剂、非核苷逆转录酶抑制剂，以及蛋白酶抑制剂发挥作用，一些融合抑制剂以及整合酶抑制剂也已上市。1995 年以后相继推出的"鸡尾酒疗法""高效抗逆转录病毒疗法"，提出一种蛋白酶抑制剂和一种非核苷逆转录酶抑制剂或两种核苷逆转录酶抑制剂同时或序贯联合应用，较单一用药可增强持续抑制病毒复制的作用，也延缓因 HIV 变异而产生的耐药性。

1. 核苷逆转录酶抑制剂（nucleoside reverse transcriptase inhibitors，NRTIs） 这类药物是第一类临床用于治疗 HIV 的药物，包括嘧啶衍生物如齐多夫定（zidovudine）、扎西他滨（zalcitabine）、司他夫定（stavudine）和拉米夫定（lamivudine）等，以及嘌呤衍生物如去羟肌苷（didanosine）和阿巴卡韦（abacavir）。具有相同的机制，首先被宿主细胞的胸苷酸激酶磷酸化，生成活性三磷酸代谢物，与相应的内源性核苷三磷酸盐竞争逆转录酶，并插入病毒 DNA，导致 DNA 链合成停止。也可抑制宿主细胞 DNA 聚合酶活性。

2. 非核苷逆转录酶抑制剂（non-nucleoside reverse transcriptase inhibitors，NNRTIs） 这类药物包括地拉韦定（delavirdine）、奈韦拉平（nevirapine）和依法韦恩茨（efavirenz）。非核苷逆转录酶抑制剂不需细胞内磷酸化代谢激活，直接结合到逆转录酶并破坏催化位点，抑制逆转录酶活性。与核苷逆转录酶不同的是，在逆转录酶上有不同的结合点，可抑制 RNA 或 DNA 依赖性 DNA 聚合酶活性，但不插入病毒 RNA。

3. 蛋白酶抑制剂 蛋白酶抑制剂包括利托那韦（ritonavir）、奈非那韦（nelfinavir）、沙奎那韦（saquinavir）、英地那韦（indinavir）和安普那韦（amprenavir）。蛋白酶能催化蛋白前体剪切，形成结构蛋白而使得 HIV 病毒成熟。抑制蛋白酶可以阻止前体蛋白裂解，导致未成熟的非感染性的病毒颗粒堆积，从而发挥抗病毒作用。

4. 整合酶抑制剂 雷特格韦（raltegravir）是 HIV 整合酶抑制药。通过抑制 HIV 整合酶的催化活性，防止感染早期 HIV 基因整合到宿主细胞基因组，阻止前病毒的产生，从而抑制病毒复制。

5. 融合抑制剂 恩夫韦地（enfuvirtide）为 HIV-1 跨膜融合蛋白 gp41 内高度保守序列衍生而来的一种合成肽类物质，阻止病毒和宿主靶细胞膜融合所必需的构象改变，阻断病毒入侵宿主细胞而阻止感染。

6. 进入抑制剂 马拉维若（maraviroc）阻断宿主 CD4 细胞上的 CCR5 蛋白，进入 T 细胞前将病毒阻断在细胞膜外。

（三）抗疱疹病毒药

阿昔洛韦（acyclovir）为人工合成的嘌呤核苷类衍生物。阿昔洛韦对于疱疹病毒有广泛的抗病毒作用，包括单纯疱疹病毒、水痘 - 带状疱疹病毒和 EB 病毒等都有效。阿昔洛韦在感染的细胞内经病毒的胸苷激酶单磷酸化后，再经过二级磷酸化生成三磷酸无环鸟苷，以三磷酸酯的形式竞争性抑制病毒的 DNA 聚合酶，使病毒的 DNA 复制中断。阿昔洛韦与疱疹病毒的胸苷激酶有高度亲和力，因此对病毒复制有高度选择性抑制作用，而对宿主细胞影响较少。

（四）抗流感病毒药

1. 金刚烷胺（amantadine）和金刚乙胺（rimantadine） 金刚乙胺是金刚烷胺的 α- 甲基衍

Note

生物，且副作用较小。金刚乙胺的类似物有相似药效但副作用小。本药通过阻断 M2 蛋白，阻止病毒脱壳及其 RNA 的释放，干扰病毒进入细胞，使病毒早期复制被中断，也可以改变 HA 的构型而抑制病毒装配，从而发挥抗流感病毒作用。由于 M2 蛋白为甲型流感病毒（influenza A virus）所特有，所以金刚烷胺和金刚乙胺仅对甲型流感（包括敏感 H5N1 或 H1N1）病毒有预防和治疗作用，而对乙型流感无效。

2. 奥司他韦（oseltamivir）　奥司他韦在体内转化为对流感病毒神经氨酸酶具有抑制作用的代谢物，抑制病毒颗粒释放。

（五）抗乙型肝炎病毒药

目前对乙型病毒性肝炎的抗病毒治疗还没有特效药，抗病毒药物只能达到抑制病毒的目的，而难以彻底清除病毒。

1. 干扰素（interferon）　干扰素与利巴韦林联合应用治疗具有较好效果，临床上主要用聚乙二醇干扰素（PEG-IFN）作为乙肝治疗的基础药物。

2. 拉米夫定（lamivudine）　拉米夫定是核苷类 HBV 抑制药。对 HBV 和 HIV 感染有较好的治疗效果。在细胞内由细胞激酶磷酸化为活性三磷酸，选择性抑制 HBV DNA 聚合酶，抑制 HBV DNA 复制和终止 DNA 链的延长。

3. 阿德福韦（adefovir）　阿德福韦是单磷酸腺苷的无环磷酸化核苷类似物，在细胞激酶磷酸化作用下形成具有抗病毒活性的阿德福韦二磷酸盐。它通过与自然底物脱氧腺苷三磷酸竞争和整合到 DNA 后引起 DNA 链延长终止两种方式，抑制 HBV DNA 聚合酶，使病毒的复制受到抑制。有较强的抗 HIV、HBV 及疱疹病毒的作用。

4. 恩替卡韦（entecavir）　恩替卡韦为鸟嘌呤核苷类似物，在体内通过磷酸化形成有活性的三磷酸盐，与 HBV 聚合酶竞争细胞内的三磷酸脱氧鸟嘌呤核苷，从而抑制 HBV DNA 的复制。本品对 HBV DNA 的选择性强，对人 DNA 聚合酶选择性弱，影响相对较小。

三、真菌感染的治疗

抗真菌药（antifungal agent）指特异性抑制真菌生长、繁殖或杀灭真菌的药物。按作用特点分为治疗浅部真菌感染、治疗深部真菌感染抗真菌药。按化学特性分为抗生素类、吡咯类、丙烯胺类、棘白菌素类与嘧啶类抗真菌药。

（一）抗生素类抗真菌药

抗生素类抗真菌药包括多烯类（polyenes）抗生素如两性霉素 B（amphotericin B）、制霉菌素（nystatin）等，以及非多烯类抗生素如灰黄霉素。其中，两性霉素抗真菌活性最强，可用于治疗深部和皮下真菌感染，其他多烯类只限于局部应用治疗浅表真菌感染。

两性霉素 B 属于多烯类抗真菌抗生素，来源于链丝菌（streptomyces nodosus）。两性霉素 B 是广谱抗真菌药。主要作用机制是与真菌细胞膜的脂质麦角固醇结合，在细胞膜上形成"通道"，使膜的通透性增加，使真菌细胞胞浆内的电解质、氨基酸等重要物质外漏，导致真菌死亡。两性霉素 B 对哺乳动物细胞膜内的类固醇也产生同样的作用，因此两性霉素 B 对人体的毒性较大。细菌的细胞膜不含有类固醇，所以细菌对两性霉素 B 不敏感。

两性霉素 B 口服、肌注均难吸收，主要采用静脉滴注给药。临床主要用于各种深部真菌感染。病情严重时方可作为治疗的首选药，疗效良好。真菌性脑膜炎治疗时，需作小剂量鞘内注射。两性霉素 B 的不良反应较多，毒性较大。静滴初期及静滴过程中可产生寒战、高热，还可出现头痛、厌食、恶心、呕吐，有时可致血压下降等。目前临床多采用两性霉素 B 脂质体剂型，其静脉滴注即时毒性较低，机体的耐受性好，临床疗效更好。

（二）吡咯类抗真菌药

吡咯类抗真菌药分为咪唑类（imidazoles）和三唑类（triazoles）。咪唑类包括酮康唑、咪康唑、益康唑、克霉唑和联苯苄唑等，其中，酮康唑可作为治疗浅表部真菌感染的首选药。三唑类包括伊曲康唑、氟康唑、伏立康唑和泊沙康唑，可作为深部真菌感染的首选药。

吡咯类干扰真菌细胞中麦角固醇的生物合成，使得细胞膜缺损，增加膜通透性，抑制真菌生长，使真菌死亡。真菌细胞膜中麦角固醇的生物合成以角鲨烯为起始物，在蛋白酶的一系列催化作用下合成麦角固醇。吡咯类特异性地与细胞色素 P_{450} 酶的血红素铁结合，抑制细胞色素 P_{450} 酶的功能，导致麦角固醇的生物合成受阻，导致真菌细胞膜缺损。与咪唑类相比，三唑类对于人体细胞 P_{450} 酶的亲和力比真菌细胞 P_{450} 酶的亲和力低，因此毒性较小，且抗菌活性更好，近年来发展较为迅速。

（三）丙烯胺类抗真菌药

丙烯胺类抗真菌药包括萘替芬（naftifine）和特比萘芬（terbinafine），为鲨烯环氧酶的非竞争性、可逆性抑制剂，抑制真菌中麦角固醇的生物合成，影响真菌细胞膜的结构和功能。特比萘芬通过对萘替芬结构改造，具有活性更高、毒性更低和口服有效的特点。对浅部真菌如毛癣菌属、表皮癣菌属、小孢子癣菌属均有明显的抗菌活性，对酵母菌、白色念珠菌也有抑菌效应。

（四）棘白菌素类抗真菌药

棘白菌素类抗真菌药是葡聚糖合成酶抑制剂，能有效抑制 β-1,3-D- 葡聚糖的合成，从而干扰真菌细胞壁的合成。此类抗真菌药包括卡泊芬净、米卡芬净、阿尼芬净，具有广谱抗真菌活性，但是对隐球菌作用较弱。

（五）嘧啶类抗真菌药

氟胞嘧啶（flucytosine）是人工合成的抗真菌药，毒性相对较低，但其抗真菌谱窄，仅限于念珠菌属、隐球菌属等，常与两性霉素 B 联合治疗深部真菌病。氟胞嘧啶的作用机制在于药物通过真菌细胞的渗透酶系统进入细胞内，在胞嘧啶脱氨酶的作用下，脱去氨基转化为 5- 氟尿嘧啶，进一步被尿苷 -5- 磷酸焦磷酸化酶转变为 5- 氟尿嘧啶脱氧核苷，抑制胸腺嘧啶核苷合成酶，阻断尿嘧啶脱氧核苷转变为胸腺嘧啶脱氧核苷，影响真菌 DNA 合成。由于人体细胞不能将氟胞嘧啶转变为 5- 氟尿嘧啶，因此不受该药影响。

小测试11-2：简述抗菌药物的作用机制。

（梅　帆）

第三节　人体寄生虫感染的防治

寄生虫病的传播、流行必须具备传染源、传播途径和易感人群三个基本环节，缺少任何一个环节，传播、流行过程即可中断。此外，寄生虫病的传播流行还受自然因素、生物因素和社会因素的影响和制约。

Note

一、寄生虫病流行的环节

1. 传染源（source of infection）　通常是指能将病原体传入外界或另一宿主体内/体表继续发育的人或动物。作为人体寄生虫病传染源必须具备两个条件：①人体体内/体表感染寄生虫；②通过直接或间接方式排出其生活史的某一虫期，并且这个阶段的虫体能进入另一宿主体内/体表继续发育。因此，人体寄生虫病的传染源包括患者、带虫者和保虫宿主。

2. 传播途径（route of transmission）　指寄生虫从传染源排出，借助于某些途径进入另一宿主的全过程。人体寄生虫病常见的传播途径有以下几种。

（1）经水传播（water-borne transmission）：水源如被某些寄生虫的感染期虫卵、包囊或幼虫污染，人则可因饮水或接触疫水而感染，例如饮用被溶组织内阿米巴成熟包囊污染的水可感染溶组织内阿米巴；人体接触含日本血吸虫尾蚴的疫水可感染日本血吸虫。

（2）经食物传播（food-borne transmission）：通过食入被寄生虫感染期污染的食物或含有寄生虫感染期的动物肉类（该动物为寄生虫的宿主）或植物（该植物为体表携带寄生虫的媒介），如生食未洗净的蔬菜、瓜果，可能会感染蛔虫和鞭虫等寄生虫。如生食或半生食含有囊蚴的淡水鱼、虾，可感染华支睾吸虫。

（3）经土壤传播（soil-borne transmission）：蛔虫、鞭虫和钩虫等土源性寄生线虫，其所产虫卵需在土壤中发育为感染性卵或幼虫，人体因接触土壤后再经口或皮肤而被感染有关。

（4）经空气（飞沫）传播（air-borne transmission）：蛲虫卵可在空气中飘浮，并可随呼吸进入人体而引起感染。

（5）经节肢动物传播（arthropod-borne transmission）：有些寄生虫通过节肢动物进行传播。如感染期虫卵或包囊被蝇、蜚蠊等携带污染食物或餐具，从而传播某些寄生虫病；携带感染期虫体的雌性蚊媒叮咬宿主可传播疟疾、丝虫病等。

（6）经人体接触传播（human to human transmission）：有些寄生虫可通过人与人之间的直接接触而传播，如阴道毛滴虫可通过性生活传播；疥螨可通过直接接触患者皮肤而传播。

3. 感染方式（route of infection）　寄生虫进入人体的方式称为感染方式，常见的感染方式有：

（1）经口感染：如溶组织内阿米巴成熟包囊等原虫感染期虫体和蠕虫感染期虫卵或感染期幼虫，可通过污染的食物、饮水、玩具或手指等经口进入人体。

（2）经皮肤感染：钩虫、血吸虫等寄生虫感染期幼虫主动钻入皮肤侵入人体；疟原虫、丝虫等通过蚊媒叮咬而经皮肤侵入人体。

（3）经胎盘感染：弓形虫可通过胎盘母婴传播感染胎儿。

（4）经呼吸道感染：蛲虫卵可在空气中飘浮，随吸入的空气而进入人体。

（5）经输血感染：疟原虫、美洲锥虫寄生在血液中，可经输血传播给受血者。

（6）自体感染：猪带绦虫、粪类圆线虫可在宿主体内发生重复感染（自身感染）。

4. 易感者　易感者是指对某种寄生虫缺乏免疫力或因自身免疫力低下而处于易感状态的个体。人对大多数人体寄生虫普遍易感，机体免疫力低下人群一般更易感，此外，非流行区的人进入流行区后也会成为易感者。

二、影响寄生虫病流行的因素

传染源、传播途径和易感人群这三个环节受自然因素、生物因素和社会因素的影响。

1. 自然因素　主要指影响寄生虫完成生活史的地理环境和气候因素等自然条件，例如纬度、经度、海拔高度以及微生态环境等地理环境，温度、湿度、雨量和光照等气候因素。自然因素通过对流行过程中三个环节的影响而重要发挥作用，特别是对传播途径的影响明显，尤其是对媒介生物的影响最大。地理环境会影响中间宿主的孳生与分布。如受气温的影响，日本血吸虫的中间宿主钉螺在我国的分布不超过北纬 33.15°，因此我国北方地区无血吸虫病流行。

2. 生物因素　有些寄生虫在其生活史过程中需要中间宿主或节肢动物的存在，这些中间宿主或节肢动物的存在与否，决定了这些寄生虫病能否传播和流行。此外，一些人体寄生虫病属人兽共患寄生虫病，疫区动物的生物多样性决定了保虫宿主或转续宿主的种类和数量。

3. 社会因素　主要指影响寄生虫病流行的政治、经济、文化、生产活动与生活习惯等，包括社会制度、经济状况、科学水平、文化教育、医疗条件和卫生保健，以及人的行为（生产方式和生活习惯）等。人类的饮食习惯、人口流动、水利建设、环境改造、旅行与商业行为、战争与自然灾害的发生等与寄生虫病的流行关系密切。例如，随着全球化进程的加速，输入性疟疾及双脐螺、福寿螺、褐云玛瑙螺等外来媒介生物入侵可能成为影响我国寄生虫病潜在流行的重要因素。

2007 年我国消除了丝虫病，2021 年消除疟疾，黑热病、血吸虫病和包虫病等其他寄生虫病防治也得到有效控制。实践的充分证明，党和政府的高度重视、社会的稳定、经济的发展、医疗卫生科技的进步和防疫保健制度的完善以及人民群众科学、文化水平的提高，对控制人体寄生虫病的流行起着主导作用。

三、寄生虫病的防治

寄生虫病的防治的基本原则是控制寄生虫病流行的三个基本环节。

1. 控制传染源　在寄生虫病传播过程中，传染源是主要环节。在流行区，普查、普治患者和带虫者以及管理保虫宿主是控制传染源的重要措施。在非流行区，监测和控制来自流行区的流动人口是防止传染源输入和扩散的必要手段。

2. 切断传播途径　不同的寄生虫病其传播途径不尽相同。加强粪便和水源管理，注意环境和个人卫生，控制和杀灭媒介节肢动物和中间宿主是切断寄生虫病传播途径的重要手段。

3. 保护易感人群　人类对各种人体寄生虫的感染大多缺乏先天的特异性免疫力，因此对人群采取必要的保护措施是防止寄生虫感染的最直接方法。关键在于加强健康教育，改变不良的饮食习惯和行为方式，提高群众的自我保护意识。必要时可预防服药和在皮肤涂抹驱避剂。积极研发抗寄生虫病疫苗是保护易感人群的重要研究方向。

4. 重要的抗寄生虫药物

（1）青蒿素（artemisinin）及其衍生物：青蒿素是中国发现的第一个被国际公认的天然药物，是我国学者于 20 世纪 70 年代初自黄花蒿中提出的抗疟有效成分。在其基础上合成了多种衍生物，如双氢青蒿素、蒿甲醚、青蒿琥酯等。被 WHO 批准为世界范围内治疗脑型疟和恶性疟的首选药物，也已成为治疗耐氯喹恶性疟原虫感染的重要药物之一。

（2）甲硝唑（metronidazole）：甲硝唑是硝基咪唑类药物，具有广谱抗厌氧菌和抗原虫作用。作用机制尚未明确，一般认为是抑制病原体的氧化还原反应，使氮链断裂，或由其活性代谢物抑制病原体的 DNA 合成，并使已合成的 DNA 变性。对阴道滴虫病、阿米巴痢疾、阿米巴肝脓肿等寄生虫感染有良好的疗效。

（3）吡喹酮（praziquantel）：为广谱抗吸虫和绦虫药物，适用于各种血吸虫病、华支睾吸虫病、肺吸虫病、姜片虫病等。吡喹酮抗血吸虫的作用机制研究较多，首先吡喹酮可引起皮层的空泡变化、皮层细胞质突起肿胀，基质的分泌体减少，皮层细胞核则示核仁肿大、空泡变化、核染色质浓缩、溶解及胞浆内的线粒体和粗面内质网明显退化、减少以至消失。日本血吸虫经吡喹酮处理后，虫体对葡萄糖的摄入量及其掺入虫体的糖原量亦明显减少和被抑制，而且还可促进虫体糖原分解。

（4）伊维菌素（ivermectin）：伊维菌素为放线菌属所产生的大环内酯阿维菌素 B1 的二氢衍生物，其可能会刺激神经突触前的 γ- 氨基丁酸释放，并与突触后的受体结合，而阻断其介导的神经信息的传递，使虫体麻痹。主要用于治疗盘尾丝虫病，但杀成虫的作用较差；对淋巴丝虫病亦有效。

（5）阿苯达唑（albendazole）：阿苯达唑为苯并咪唑的氨基甲酸酯，是该类药中疗效最好的广谱驱虫药。除用于治疗钩虫、蛔虫、鞭虫、蛲虫、旋毛虫等线虫病外，还可用于治疗囊虫和包虫病。药物对虫体微管蛋白有很高的亲和力，在很低浓度就与其结合，从而抑制微管蛋白的聚合，干扰依赖微管的葡萄糖的摄取。这类驱蠕虫药的特点是广谱、高效和低毒。

（6）三苯双脒（tribendimidine）：三苯双脒是苯脒类衍生物，对多种肠道寄生虫均有驱除作用；对两种钩虫感染都有明显的驱除作用，其中对美洲钩虫感染疗效显著使其有别于其他驱虫药物。药物主要是破坏虫体的角质层、肌层、肌纤维、口囊、肠管、生殖系统等特殊结构，影响虫体的运动、消化和生殖功能，而达到驱虫效果。是我国科学家 20 多年潜心研发的一类新药，是高效、广谱、低毒的最新一代驱肠虫药。

（吕志跃）

第四节 医院感染

案例 11-3

2005 年 9 月 28 日，吉林省卫生厅接待了德惠市 1 名艾滋病患者，该患者称是在某医院输血感染艾滋病的。随后，省卫生厅立即进行了追踪调查。经查发现，给该患者提供手术输血的 3 名供血者中，有 1 名是艾滋病感染者。该供血者曾在过去 1 年内供血 15 次，接受其血液的受血者共 25 人，其中 6 人于调查前死亡，18 人被确认为艾滋病病毒感染者，1 人为艾滋病病毒抗体阴性。

问题：

1. 该患者感染属于哪类医院感染？
2. 你能为该医院提出哪些控制医院感染的建议？

案例 11-3 解析

医院感染（hospital infection）曾被称为院内感染（nosocomial infection），是指住院患者在医院内获得的感染，包括在住院期间发生的感染和在医院内获得、出院后发生的感染；但不包括入院前已开始或入院时已存在的感染。医院工作人员在医院内获得的感染也属于医院感染。

一、医院感染的判定原则

（一）属于医院感染的几种情况

1. 无明确潜伏期的感染，规定入院 48 小时后发生的感染为医院感染；有明确潜伏期的感染，自入院时起超过平均潜伏期后发生的感染。

2．本次感染直接与上次住院有关。

3．在原有感染的基础上出现其他部位新的感染或在原感染已知病原体的基础上又分离出新的病原体的感染。

4．新生儿在分娩过程中和产后获得的感染。

（二）不属于医院感染的几种情况

1．皮肤黏膜开放性伤口只有细菌定植而无炎症表现。

2．由于创伤或非生物性因子刺激而产生的炎症表现。

3．新生儿经胎盘获得（出生后 48 小时内发病）的感染。

4．患者原有的慢性感染在医院内急性发作。

二、医院感染的分类

（一）按病原体来源分类

按病原体来源分类，可将院内感染分为外源性感染、内源性感染、医源性感染和带入性感染 4 种。

1．外源性感染　又称交叉感染，是指病原体来自患者体外，即来自其他住院患者、医院人员、陪护家属和医院环境。这类感染在发展中国家占比较大，可导致医院感染流行或暴发。交叉感染可通过加强消毒、灭菌、隔离措施和宣传教育工作来预防和控制。

2．内源性感染　又称自身感染，指病原体来自患者自身的体表或体内的微生物菌群，多为机会致病菌或由多种原因引起的菌群失调症等引起。在医院中，当人体免疫功能下降，体内生态环境失衡或发生细菌易位时即可发生感染。这类感染呈散发性，当前，内源性感染的预防较为困难，主要靠自身免疫力增强。

3．医源性感染　即指在诊断治疗或预防过程中由于器械、用物、材料及场所的消毒不当，或由于制剂不纯而造成的感染。

4．带入性感染　患者入院时已经处于另一种传染病的潜伏期，住院后发病，传给其他患者。

（二）按病原体种类分类

按病原体种类可将院内感染分为细菌感染、病毒感染、真菌感染、支原体感染及衣原体感染等，其中细菌感染最常见，其次是病毒感染。每一类感染可根据病原体的具体名称分类，如铜绿假单胞菌感染、金黄色葡萄球菌感染、分枝杆菌感染、柯萨奇病毒感染、埃可病毒感染等。

三、医院感染的特征

医院感染的发生存在不可避免的因素。一方面，住院患者的免疫功能存在不同程度的损害和缺陷，给人体正常存在的机会致病菌创造了感染的条件，增加了感染的概率；另一方面，随着医学的发展，医疗活动中侵入性操作增多，大量抗生素的开发和普及治疗，住院患者中慢性疾病、恶性疾病、老年患者所占比例增加等因素也使医院感染的发病率升高。

Note

（一）病原体特征

引起医院感染的微生物包括细菌、病毒、真菌等，90% 为机会致病菌。机会致病菌是人体的正常微生物群，通常对人体无致病性，当机体抵抗力降低时可致病，引起医院感染，机会致病菌已经成为医院感染的主要病原体。内源性感染在免疫低下的患者中最为常见。外源性感染的病原体来源于患者和医务人员中的带菌者或医院环境。引起医院感染的机会致病菌以革兰氏阴性菌多见，主要有大肠埃希菌、肺炎克雷伯菌、铜绿假单胞菌、鲍曼不动杆菌；革兰氏阳性菌包括金黄色葡萄球菌、凝固酶阴性葡萄球菌、肠球菌等；多重耐药菌感染日益突出，常见的有耐甲氧西林金黄色葡萄球菌、耐万古霉素肠球菌、产超广谱 β- 内酰胺酶肠杆菌科细菌、耐碳青霉烯类肠杆菌科细菌、多重耐药铜绿假单胞菌、多重耐药鲍曼不动杆菌等；真菌也是比较常见的病原体，如白色念珠菌；病毒主要包括流感病毒、肝炎病毒等。

（二）流行病学特征

患者、病原携带者、医院环境以及人体"贮菌库"的细菌均可成为医院感染的来源。传播方式主要是接触传播和医源性传播。重症患者、免疫力低下的患者是医院感染的主要人群，医院感染以内源性为主。内源性感染是病原体在体内易位而引起的。而外源性感染则以接触感染为主，其中医务人员的手是最主要的传播媒介，其次为各种侵入性操作。接触传播是医院感染最常见也是最重要的传播方式之一。当医院消毒灭菌与隔离措施失误时，可能发生感染暴发；医院感染的传染性较小，一般在病区针对其传播方式进行预防隔离措施即可控制。

（三）临床特征

医院感染症状不典型，容易被患者的原发病和基础病所掩盖。患者免疫功能低下程度不同，导致临床表现不同，医院感染具有复杂性，病原菌往往需要多种方式检测才可以确定，医院感染应以治疗与预防并重。

（四）医院感染与传染病的区别

传染病学是研究传染病在机体内发生发展及转归的原因和规律，并研究其诊断和治疗措施，促进患者恢复健康，并消除其传染性以防止疾病传播的科学。传染病是一种特殊的感染形式，但不是唯一的形式。在研究医院感染管理的过程中应该区分清楚传染病与感染性疾病，特别是医院感染的共性与特性，并有的放矢地进行防治。

医院感染的重点是"感染"的个体，是预防个体感染的发生。医院感染不可能消灭，尽管现代化医院具备先进的诊疗技术和良好的基础设施，但医院感染仍然会在患者中发生，也会影响到医院工作人员的健康。导致发生医院感染的因素很多，在医院感染的病原体方面，引起各种传染病的病原体均可引起医院感染中的外源性感染。但传染病的病原体不是医院感染病原体的主流，医院感染的病原体 90% 为机会致病菌，可以引起外源性感染或内源性感染。医院感染与传染病不同的特点见表 11-3。

表 11-3　传染病与医院感染的区别

鉴别点		传染病	医院感染
病原学	病原体	典型病原体	机会致病菌为主
	病原学诊断	易于判定	不易判定

续表

鉴别点		传染病	医院感染
流行病学	传染源	外源性感染	内源性感染为主
	传播方式	常见途径	常为特殊方式（如插入性操作）
	感染对象	健康人群	病人，免疫力低下人群
	暴发频率	多而明显	少而不明显
	传染性	高	低
	隔离意义	病原性隔离（保护外界易感人群）	保护性隔离（保护患者本人）
临床疾病学	临床表现	单纯，典型	复杂，不典型
	诊断	临床流行病学分析，可确诊	微生物学定性、定量、定位分析
	治疗	较易	较难

四、医院感染的预防与控制

手术器械、注射器具及医疗用水等灭菌不合格、使用不规范等是造成患者手术切口、注射部位医院感染的重要危险因素，对患者健康造成严重危害，对社会造成不良影响。为保障医疗安全，防患于未然，应从以下三个方面加强医院感染的预防与控制工作。

（一）建立监测制度和健全医院感染控制规章制度

定期对住院患者进行随机检测有利于尽早发现医院感染疫情，一旦发现医院感染，应迅速采取控制措施。药物敏感试验有助于指导抗菌药物使用和医院感染控制，还应对长期在病房工作的人员定期进行鼻部及手部的细菌培养，持续携带金黄色葡萄球菌者应停止在病房工作。此外，在医院成立医院感染管理委员会或医院感染管理科，其主要的职责是监测和控制医院感染的发生；监测医院卫生状况和流行菌株；提供疫情报告和防控建议；提供医院感染控制的教育和培训。

（二）合理使用抗生素

在发达国家，有25% ~ 35%的住院患者使用抗生素，其中50%的使用不当或不必要。我国约有50%的住院患者使用抗生素，但目前尚不清楚其使用是否得当。外科是抗生素滥用最严重的领域之一，许多外科医生习惯于使用抗生素预防切口感染，这种错误做法应得到纠正。滥用抗生素会造成严重后果，包括扰乱微生态平衡和产生医院耐药菌。因此，使用抗菌药物的最佳原则是根据药物敏感试验结果选用最敏感的抗菌药物；尽量避免使用广谱抗菌药物和减少联合用药，以减少细菌耐药性扩散的机会，也能有效预防医院感染的发生。

（三）严格无菌操作和隔离制度

医疗器械、防护装备、各种制剂和液体的消毒灭菌是降低医院感染发生率的重要环节，医疗器械和医用物品必须经高压蒸汽或干烤灭菌，并进行严格的质量控制。在预防医院感染中，应该重视对易感者的保护性隔离。切断医院感染的传播途径是控制感染的首要措施，而医院感染最主要的传播途径是经医务人员手的间接接触。由于医务人员在工作中不可避免地既要接触污染区域，又要接触灭菌的部位，因此，手卫生措施已被证明是控制医院感染最重要的方法之一。

（赵 卫）

小　结

　　免疫预防是预防传染病极为有效的策略。疫苗作为重要的生物制剂，通过人工主动免疫激发适应性免疫应答和免疫记忆，从而赋予宿主对病原体的有效保护作用。

　　疫苗种类繁多，包括减毒活疫苗、灭活疫苗、亚单位疫苗和新型核酸疫苗等。疫苗的广泛应用已使许多传染病得到有效控制，而新型疫苗的研发将在控制传染病方面发挥更大的作用。

　　抗菌药物在治疗细菌感染性疾病方面发挥了巨大的作用。氟喹诺酮类、β-内酰胺类、大环内酯类等是目前临床上治疗细菌感染性疾病广泛应用的广谱抗菌药物，而多肽类抗菌药物如万古霉素和多黏菌素主要用于耐药菌株。氨基糖苷类抗菌药对需氧革兰氏阴性杆菌、MRSA 及 MRSE 有效。抗病毒药物设计是针对病毒复制特点，通过竞争受体、阻碍穿入脱壳、抑制生物合成等机制发挥作用。抗真菌药物分为治疗浅部真菌感染、深部真菌感染及广谱抗真菌感染药物，按化学结构分为抗生素类、吡咯类、丙烯胺类、棘白菌素类与嘧啶类等。

　　寄生虫病的流行受到多种因素的影响。自然因素如气候、地理环境等会为寄生虫的生存和传播创造条件，社会因素包括经济发展水平、卫生条件、人口流动等也在其中发挥着重要作用。对于寄生虫病的防治，需要采取综合性的措施。建立健全监测体系，及时掌握寄生虫病的流行情况，以便采取针对性的防控措施。

　　医院感染是患者在住院期间新发生的感染，分为外源性、内源性、医源性和带入性感染。医院感染主要由机会致病菌引起，具有发病率高、传播范围广、病情严重和治疗难度大的特点。预防和控制医院感染需要医疗机构制定科学的感染控制制度，加强医护人员培训和管理，维护设施设备，严格消毒，并加强患者及家属的健康教育，以减少感染风险。

整合思考题

1. 减毒活疫苗和灭活疫苗有哪些区别？
2. 什么是免疫规划？我国的免疫规划工作现状如何？
3. 抗菌药物治疗儿童感染性疾病的注意事项是什么？
4. 能够治疗铜绿假单胞菌感染的抗菌药物有哪些？
5. 医院感染与传染病的区别有哪些？
6. 院内感染主要发生在哪些群体身上？为什么？

整合思考题参考答案

医学重要病原

第二篇

第十二章　重要的医学细菌

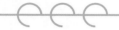

通过本章内容的学习，学生应能够：

※ **基本目标**

1. 描述球菌、肠道杆菌、弧菌、螺杆菌、弯曲菌、分枝杆菌、厌氧菌、布鲁菌、耶尔森菌、芽孢杆菌、嗜肺军团菌、铜绿假单胞菌、流感嗜血杆菌、百日咳鲍特菌、白喉棒状杆菌、衣原体、支原体、立克次体和螺旋体的生物学性状与致病性。
2. 区分不同种属细菌的微生物学检查法与防治原则。

※ **发展目标**

1. 应用病原菌的生物学特性及致病机制进行临床感染诊断及综合防控。
2. 从衣原体、支原体、立克次体、螺旋体的生物学特性和致病机制制订其感染的综合防控策略。
3. 描述立克次体的发现史和最新分类。

第一节　球　菌

球菌（coccus）是细菌的一个大类，其中葡萄球菌属、链球菌属、肠球菌属和奈瑟菌属中的一些细菌对人类有致病性。球菌分革兰氏阳性和革兰氏阴性两类。前者包括葡萄球菌、链球菌、肺炎链球菌和肠球菌等；后者包括脑膜炎奈瑟菌、淋病奈瑟菌等。它们能引起机体的化脓性炎症，故又称为化脓性球菌（pyogenic coccus）。

一、葡萄球菌属

葡萄球菌属（*Staphylococcus*）细菌分布广泛，在空气、土壤、物品、人和动物体表及与外界相通的腔道中均存在。本属细菌种类较多，包含40个种和21个亚种，大部分是不致病的腐物寄生菌，一部分构成人体微生物群，为机会致病菌。临床上常根据有无凝固酶，分为凝固酶阳性葡萄球菌和凝固酶阴性葡萄球菌两大类。前者多为金黄色葡萄球菌（*S. aureus*）；后者占绝大多数，如表皮葡萄球菌（*S. epidermidis*）、腐生葡萄球菌（*S. saprophyticus*）、溶血葡萄球菌（*S. haemolyticus*）、人葡萄球菌（*S. shouminis*）、头葡萄球菌（*S. capitis*）等。

案例 12-1 解析

案例 12-1

　　男，9 岁。发热、头痛，神志恍惚 1 日。体温 40.3 ℃，血压 90/60 mmHg。面部及双下肢散在脓疱疹，肝区叩击痛明显，左髋关节压痛明显。WBC 25.3×10⁹/L，中性粒细胞 89.0%。胸部 X 线检查提示双肺肺炎。于脓疱液中检出金黄色葡萄球菌。

　　问题：
　　1. 本案例的临床诊断是什么？
　　2. 分析患者出现的症状与金黄色葡萄球菌致病物质之间的关系。

（一）金黄色葡萄球菌

　　该菌于 1880 年由苏格兰外科医生亚历山大·奥斯顿（Alexander Ogston）从手术创口标本中首次分离，是临床引起伤口化脓感染的主要"元凶"。

　　1. 生物学性状

　　（1）形态与染色：革兰氏阳性，球形，直径约 1.0 μm，呈葡萄串状排列（图 12-1）。无芽孢、无鞭毛，有荚膜。在某些化学物质（如青霉素）的作用下，可裂解或形成 L 型。

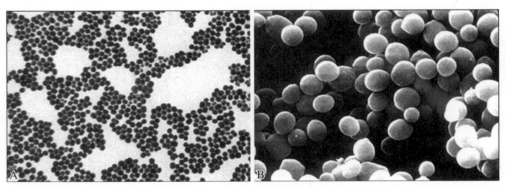

图 12-1　金黄色葡葡萄球菌形态
A. 革兰氏染色（×1000）；B. 扫描电镜（×10000）

　　（2）培养特性：需氧或兼性厌氧。营养要求不高，接种于普通琼脂平板培养 24 小时后，可形成圆形、凸起、表面光滑、边缘整齐的菌落，直径约 2 mm。葡萄球菌属内不同的菌种可产生金黄色、白色或柠檬色等脂溶性色素并使菌落着色。金黄色葡萄球菌菌落呈金黄色，在血琼脂平板上生长后，菌落周围可见透明的 β 溶血环。

　　（3）生化反应：大多菌株可分解葡萄糖、麦芽糖和蔗糖，产酸不产气。能分解甘露醇，产酸。过氧化氢酶（触酶）阳性，可以此与链球菌相区分。

　　（4）抗原：种类多，结构复杂，按化学组成可分为蛋白质抗原和多糖抗原。

　　1）葡萄球菌 A 蛋白（staphylococcal protein A，SPA）：约 90% 的金黄色葡萄球菌表面存在 SPA。SPA 能与人及多种哺乳动物的 IgG1、IgG2 和 IgG4 分子 Fc 段非特异性结合，结合后的 IgG 分子 Fab 段仍能与抗原特异性结合。利用此原理建立的协同凝集试验（coagglutination assay）被广泛应用于多种微生物抗原检测。在体内，SPA 与 IgG 结合后所形成的复合物还具有抗吞噬、促细胞分裂、引起超敏反应、损伤血小板等生物学活性。此外，利用 SPA 能结合 IgG 分子 Fc 段的特点还可用于抗体纯化。

框 12-1　协同凝集试验原理

协同凝集试验是利用 SPA 能结合人及哺乳动物 IgG 分子 Fc 段的特性而建立的辅助血清学检测方法。其原理是以特异性抗血清致敏金黄色葡萄球菌，即 IgG 分子 Fc 段与金黄色葡萄球菌 SPA 结合之后，形成颗粒较大的 IgG 多聚体，Fab 段暴露在外，当与标本中相应的可溶性抗原相遇时可出现特异性凝集现象。在该试验中，金黄色葡萄球菌菌体充当 IgG 的载体。

2）荚膜多糖：金黄色葡萄球菌表面存在荚膜多糖抗原，有利于细菌黏附到细胞或生物合成材料表面（如生物瓣膜、导管等）。金黄色葡萄球菌的荚膜多糖分为 11 个血清型，临床分离株中最常见的为 5 型和 8 型。

3）多糖抗原：具有群特异性，存在于细菌的细胞壁。从金黄色葡萄球菌中可分离出 A 群的多糖抗原，其化学组成是磷壁酸中的 N- 乙酰葡糖胺核糖醇，这与从表皮葡萄球菌分离 B 群多糖抗原不同，后者的化学组成为磷壁酸中的 N- 乙酰葡糖胺甘油。

（5）分型与鉴别

1）根据噬菌体或核酸分析分型：金黄色葡萄球菌多数能被相应的噬菌体裂解，分为 4 个噬菌体群和 23 个噬菌体型。随着分子生物学技术的发展，目前常采用 16S rRNA 基因序列多态性、多位点序列（MLST）和 SPA 蛋白基因（spa）等核酸分析分型方法，其特异性比表型法高。金黄色葡萄球菌的分型在流行病学调查、病原体溯源以及研究分型与疾病类型间的关系中均有重要作用。

2）根据色素、生化反应等表型进行鉴别：在血琼脂平板上生长后，葡萄球菌属内不同菌种可产生金黄色、白色或柠檬色等不同颜色的脂溶性色素并使菌落着色。生化反应如对葡萄糖和甘露醇的分解能力，均可作为鉴别依据。金黄色葡萄球菌、表皮葡萄球菌、腐生葡萄球菌 3 个临床常见菌种的主要性状比较见表 12-1。

表 12-1　三种临床常见葡萄球菌的主要性状比较

性状	金黄色葡萄球菌	表皮葡萄球菌	腐生葡萄球菌
菌落色素	金黄色	白色	白色或柠檬色
血浆凝固酶	+	−	−
分解葡萄糖	+	+	−
发酵甘露醇	+	−	−
α 溶血素	+	−	−
耐热核酸酶	+	−	−
SPA 蛋白	+	−	−
磷壁酸类型	核糖醇型	甘油型	两者兼有
噬菌体分型	能	不能	不能
毒力	强	弱	无
新生霉素	敏感	敏感	耐药

（6）抵抗力：抵抗力较强。在干燥的脓汁或痰液中可存活 2 ～ 3 个月；加热 60 ℃ 1 小时或 80 ℃ 30 分钟才能灭活；耐盐，于 100 ～ 150 g/L NaCl 培养基中仍能繁殖。对甲紫等某些染料较

敏感，对青霉素、金霉素、红霉素和庆大霉素高度敏感，对链霉素中度敏感，对磺胺、氯霉素的敏感性较差。

（7）基因组特征：金黄色葡萄球菌基因组约2.8 Mb，G+C含量为32.8%，有2600多个可读框（又称开放阅读框），有较多的转座子和插入序列，基因组内也有多个前噬菌体和毒力岛。

2．致病性　金黄色葡萄球菌是葡萄球菌属中毒力最强者，通过在宿主体内的增殖、播散和产生有害的致病物质引起多种疾病。

（1）致病物质：金黄色葡萄球菌的致病物质丰富，主要包括以下三大类。①细菌的一些表面结构，如黏附素、荚膜、肽聚糖和SPA等；②毒素：细胞溶素（α、β、γ、δ）、杀白细胞素、表皮剥脱毒素、毒性休克综合征毒素-1、肠毒素等；③酶类：凝固酶、耐热核酸酶、透明质酸酶、脂酶等（表12-2）。

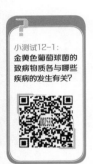

小测试12-1：
金黄色葡萄球菌的致病物质各与哪些疾病的发生有关？

表 12-2　金黄色葡萄球菌的致病物质及其生物学活性

致病物质	生物学活性
细菌表面结构	
荚膜	抑制吞噬细胞及单核细胞的增殖，促进细菌黏附
肽聚糖	稳定渗透压；刺激内源性致热原产生；促进白细胞趋化黏附，利于脓肿形成
磷壁酸	调节细菌胞膜离子浓度；与纤连蛋白结合，介导细菌黏附
SPA	与IgG的Fc段结合，抑制吞噬
毒素	
溶素（α、β、γ、δ）	破坏细胞膜，溶解细胞
杀白细胞素（PVL）	破坏中性粒细胞和巨噬细胞，增强侵袭力
肠毒素	超抗原，引起呕吐为主的食物中毒
表皮剥脱毒素	丝氨酸蛋白酶，裂解细胞间桥小体，破坏细胞间的连接
毒素休克综合征毒素-1	超抗原，引起多器官、多系统功能紊乱
酶类	
血浆凝固酶	使血浆纤维蛋白原转为纤维蛋白，使血浆凝固
耐热核酸酶	降解DNA和RNA，帮助细菌扩散
透明质酸酶	溶解细胞间质中的透明质酸，利于细菌扩散
纤维蛋白溶酶（葡激酶）	溶解血浆纤维蛋白，利于细菌扩散
脂酶	分解脂肪，利于细菌入侵
过氧化氢酶	分解H_2O_2，借以区别链球菌

1）凝固酶（coagulase）：多数菌株能产生凝固酶，能使加有抗凝剂的人或兔血浆凝固，是鉴定金黄色葡萄球菌以及葡萄球菌属细菌分类的重要指标。

凝固酶有两种：①游离凝固酶（free coagulase）：分泌至细菌体外的蛋白质，可被人或兔血浆中的协同因子激活，成为凝血酶样物质，使液态的纤维蛋白原变成固态的纤维蛋白，导致血浆凝固。②结合凝固酶（bound coagulase）或凝聚因子（clumping factor）：结合于菌体表面，是该菌表面的纤维蛋白原受体。

Note

框 12-2 凝固酶与金黄色葡萄球菌致病性的关系

凝固酶和金黄色葡萄球菌的致病性关系密切。凝固酶阳性菌株进入机体后，使周围血液或血浆中的纤维蛋白等沉积于细菌表面，阻碍吞噬细胞的吞噬或胞内消化作用；还能保护细菌不受血清中杀菌物质的破坏。葡萄球菌繁殖引起的周围纤维蛋白沉积和凝固使感染易于局限化和形成血栓。凝固酶具有免疫原性，能刺激机体产生抗体，具有一定的保护作用。

其他酶类如：①纤维蛋白溶酶（fibrinolysin）：又称葡激酶（staphylokinase），可激活血浆中的纤维蛋白酶原，使之成为纤维蛋白酶，导致血浆纤维蛋白溶解，有利于细菌扩散；②耐热核酸酶（heat-stable nuclease）：耐热，能降解 DNA 和 RNA，利于细菌扩散，目前临床上已将该酶作为鉴定金黄色葡萄球菌的重要指标之一；③透明质酸酶（hyaluronidase）：又称扩散因子（spreading factor），90% 以上的金黄色葡萄球菌可产生，该酶能溶解细胞间质中的透明质酸，利于细菌扩散；④脂酶（lipase）：能分解血浆和机体各部位表面的脂质，对细菌入侵皮肤和皮下组织有意义。

2）葡萄球菌溶素（staphylolysin）：金黄色葡萄球菌能产生多种抗原性不同的溶素，分为 α、β、γ 和 δ。对人类有致病作用的主要是 α 溶素。α 溶素为外毒素，其作用机制可能与毒素分子插入细胞膜疏水区，破坏膜的完整性导致细胞溶解。α 溶素生物学活性广泛，对多种哺乳动物红细胞有溶血作用，对白细胞、血小板、皮肤细胞等有损伤破坏作用。

3）杀白细胞素（leukocidin）：又称 Panton-Valentine（PV）杀白细胞素（PVL）。该毒素由快（F）和慢（S）两种组分构成，两组分必须协同才有作用，都能与细胞膜上的受体结合，使细胞膜发生构型变化，膜通透性增高，细胞浆内的颗粒排出，细胞死亡。杀白细胞素只攻击中性粒细胞和巨噬细胞，细胞的死亡成分可以形成脓栓，加重组织损伤。

4）肠毒素（enterotoxin）：约 50% 金黄色葡萄球菌的临床分离株可产生肠毒素，已确定的有 11 个血清型（A ~ K）。肠毒素是一种热稳定的可溶性蛋白质，为超抗原（superantigen），分子量在 26 ~ 30 kDa，100 ℃ 30 分钟不被破坏，可抵抗胃肠液中蛋白酶的水解作用。产毒菌株可污染牛奶、肉类等食物，经 10 小时便产生大量肠毒素。肠毒素的作用机制可能是毒素与肠道神经细胞受体作用，刺激呕吐中枢，导致以呕吐为主要症状的急性胃肠炎，称为食物中毒。各型肠毒素均可引起食物中毒，其中以 A 型引起的食物中毒最多，B 型和 C 型次之。葡萄球菌肠毒素可用于生物战剂，其气雾剂吸入后造成多器官损伤，严重者可导致休克或死亡。

框 12-3 金黄色葡萄球菌肠毒素超抗原

葡萄球菌肠毒素属于超抗原，有类似丝裂原的作用，其刺激淋巴细胞增殖的能力比植物凝集素更强。肠毒素超抗原无需经过抗原提呈细胞的处理，能非特异性激活 T 细胞增殖并释放过量细胞因子致病。金黄色葡萄球菌产生的肠毒素 A、B、C、D、E、G 以及 TSST-1 都具有超抗原活性，可参与免疫抑制和自身免疫性疾病的病理过程。

5）表皮剥脱毒素（exfoliatin）：又称表皮溶解毒素（epidermolytic toxin），为金黄色葡萄球菌质粒编码产生的一种蛋白质。有两个血清型，A 型耐热，B 型不耐热。表皮剥脱毒素可与皮肤细胞 GM4 样糖脂受体结合，发挥丝氨酸蛋白酶功能，引起葡萄球菌烫伤样皮肤综合征（staphylococcal scalded skin syndrome，SSSS），又称剥脱性皮炎，常见于新生儿、幼儿和免疫功能低下的成人。

6）毒性休克综合征毒素 -1（toxic shock syndrome toxin-1，TSST-1）：是金黄色葡萄球菌分泌的一种外毒素，可引起机体发热、脱屑性皮疹、多个器官系统的功能紊乱和休克，称毒性休克综合征（TSS）。

（2）所致疾病：引起化脓性感染和毒素性感染两种类型疾病。

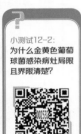

1）化脓性感染（侵袭性疾病）：是以脓肿形成为主的各种化脓性炎症，一般发生在皮肤 / 软组织，也可发生于深部组织器官，甚至波及全身。①皮肤化脓性感染：如毛囊炎、疖、痈、伤口化脓及脓肿等。亦可侵入呼吸道或引起血流感染。常见临床表现：脓汁金黄而黏稠、病灶界限清楚、多为局限性。②各种器官的化脓性感染：如气管炎、肺炎、脓胸、中耳炎、骨髓炎等。③全身感染：若皮肤原发化脓灶受到外力挤压或机体抵抗力下降，则会引起败血症、脓毒血症等。

2）毒素性疾病：是由外毒素引起的中毒性疾病。①食物中毒：摄入产生肠毒素的金黄色葡萄球菌污染的食物后，经 1 ~ 6 小时的潜伏期，可出现恶心、呕吐、腹泻等急性胃肠炎症状，称为食物中毒。一般不伴有发热，1 ~ 2 天可自行恢复，预后良好。②烫伤样皮肤综合征：多见于婴幼儿和免疫力低下人群。开始皮肤出现红斑，1 ~ 2 天表皮起皱，继而出现内含无菌、清亮液体的大疱，轻微触碰即可破溃，最后表皮脱落。若得不到及时治疗，病死率可达 20%。③毒性休克综合征（TSS）：临床表现为突发高热、呕吐、腹泻、弥漫性红疹，继而有脱皮、低血压、黏膜病变，严重者还出现心、肾衰竭，甚至可发生休克。

3．免疫性　人类对金黄色葡萄球菌有一定的天然免疫力。只有当皮肤黏膜受损后，或患有慢性消耗性疾病如结核病、糖尿病、肿瘤等以及其他病原体感染导致宿主免疫力降低时，才易引起感染。患病恢复后，患者虽能获得一定的免疫力，但难以防止再次感染的发生。

4．微生物学检查法　金黄色葡萄球菌感染的检查可采集穿刺液、脓汁、分泌液、脑脊液、胸腔积液、腹水、血液等标本。食物中毒则可采集剩余食物、呕吐物、粪便等标本。

（1）直接涂片镜检：取标本涂片，行革兰氏染色镜检。根据细菌形态、排列和染色特性可做出初步诊断。

（2）分离培养和鉴定：将标本接种至血琼脂平板，37 ℃培养 18 ~ 24 小时后挑选可疑菌落进行涂片和染色镜检。血液标本需经肉汤培养基增菌后，再接种于血琼脂平板。

鉴定金黄色葡萄球菌的主要根据：①产生金黄色色素；②有溶血活性；③凝固酶试验阳性；④耐热核酸酶试验阳性；⑤分解甘露醇产酸；⑥ ELISA 法鉴定肠毒素。

（3）药敏试验：对临床分离的菌株需做药敏试验，选择敏感药物用于治疗。

5．防治原则　注意个人卫生，开展消毒和灭菌，以预防医源性感染。治疗应根据药敏试验结果用药。疫苗尚处研究阶段。

（二）凝固酶阴性葡萄球菌

凝固酶阴性葡萄球菌（coagulase-negative staphylococcus，CNS）存在于自然界以及健康人皮肤、口腔及肠道中，是医源性感染的常见机会致病菌。CNS 为革兰氏阳性菌，不产生凝固酶、α 溶血素等致病物质。除表皮葡萄球菌和腐生葡萄球菌外（表 12-1），CNS 还包括溶血葡萄球菌、人葡萄球菌、头葡萄球菌等 30 余种。当机体免疫功能低下或细菌进入非正常寄居部位时，可引起感染。CNS 的致病机制可能与其产生黏液层和形成生物被膜有关，主要引起泌尿系统感染、细菌性心内膜炎、脓毒症及术后及植入医用器械感染等。微生物学检查主要是通过凝固酶阴性、不能分解甘露醇及培养特性和色素等特征，并以此与金黄色葡萄球菌相鉴别。因 CNS 易产生耐药性，治疗应依据药敏试验结果选择敏感药物。

二、链球菌属

链球菌属（*Streptococcus*）细菌为革兰氏阳性球菌，因排列呈长短不一的链状而得名。该属细菌不产生过氧化氢酶（触酶），可与葡萄球菌相鉴别。链球菌属广泛分布于自然界、人及动物粪便和健康人的鼻咽部。属中有 75 个菌种和 14 个亚种，大多数为人体微生物群，部分可作为机会致病菌，极少数为病原菌，如 A 群链球菌和猪链球菌等。

链球菌的分类方法尚未统一，常用的有三种。

1. 按溶血现象分类　依据链球菌在血琼脂平板上是否产生溶血分为三类。

（1）甲型溶血性链球菌（α-hemolytic streptococcus）：菌落周围有 1 ~ 2 mm 宽的草绿色溶血环，称甲型溶血或 α 溶血，故亦称草绿色链球菌（viridans streptococcus）。该类链球菌多为机会致病菌。

（2）乙型溶血性链球菌（β-hemolytic streptococcus）：菌落周围形成 2 ~ 4 mm 宽、界限分明、完全透明的溶血环，称乙型溶血或 β 溶血，β 溶血环中的红细胞完全溶解，故亦称溶血性链球菌（hemolytic streptococcus）。溶血性链球菌致病力强，常引起人类和动物的多种疾病。

（3）丙型链球菌（γ-streptococcus）：不产生溶血素，菌落周围无溶血环，因而亦称不溶血性链球菌（non-hemolytic streptococcus）。一般不致病，常存在于乳类和粪便中。

2. 按抗原结构分类　链球菌的抗原结构较复杂，医学上比较重要的有 3 种：①多糖抗原或称 C 抗原，为细胞壁的多糖组分，可用稀盐酸等提取，具有群特异性，是链球菌分群的依据；②表面抗原或称蛋白质抗原，为细胞壁外的菌毛样结构 M 蛋白，位于 C 抗原外层，具有型特异性，与致病性有关；③ P 抗原或称核蛋白抗原，无特异性，各种链球菌均相同，并与葡萄球菌有交叉。

根据链球菌细胞壁中多糖抗原的不同，可分成 A ~ H、K ~ V 20 个血清群，即 Lancefield 血清学分群。对人致病的链球菌株，约 90% 为 A 群。同一群的链球菌又可分若干型。例如 A 群根据其 M 抗原不同，可分成 150 个型；B 群分 4 个型；C 群分 13 个型等。链球菌的群别与其溶血性之间无平行关系，但对人类致病的 A 群链球菌多数呈现乙型溶血。

3. 按生化反应分类　在前述分类的基础上，对一些不具有群特异性的链球菌（如肺炎链球菌和草绿色链球菌等），可进一步用生化反应、药物敏感试验和对氧的需求进行分类。如按对氧的需求分为需氧、兼性厌氧和厌氧性链球菌三类，前两类对人有致病性，厌氧性链球菌主要为口、消化道、泌尿生殖道中的人体微生物群，在特定条件下致病。医学常见的链球菌的特点见表 12-3。

表 12-3　医学上常见的链球菌

链球菌	血清群	溶血	诊断要点	引起常见疾病
化脓性链球菌	A 群	β 溶血	杆菌肽敏感	皮肤感染，咽炎，风湿热，肾炎
无乳链球菌	B 群	β 溶血	杆菌肽不敏感，水解马尿酸盐	新生儿败血症和脑膜炎
牛链球菌	D 群	不溶血	不耐 6.5% NaCl	败血症，心内膜炎
肺炎链球菌	—	α 溶血	胆盐敏感	肺炎，脑膜炎，心内膜炎
草绿色链球菌	—	α 溶血或不溶血	胆盐不敏感	龋齿，心内膜炎

○ 案例 12-2

男，19 岁。3 周前咽部不适，轻咳，无发热。近 1 周感双腿发胀，双眼睑水肿，晨起时明显，同时尿量减少。化验结果：BP 160/96 mmHg，尿蛋白（++），尿 WBC 0 ~ 1/ 高倍视野，尿 RBC 20 ~ 30/ 高倍视野，ASO 800 IU/L。

问题：

1. 该患者感染哪种病原菌的可能性最大？
2. 如何诊断？

（一）A 群链球菌

A 群链球菌（group A streptococcus）又称为化脓性链球菌（*S. pyogenes*），是链球菌属中对人毒力最强的细菌。1879 年，法国科学家路易斯·巴斯德（Louis Pasteur）首次从产褥热患者的宫颈分泌物和血液中分离到该菌。

1. 生物学性状

（1）形态与染色：革兰氏阳性，球形或椭圆形，直径 0.6 ~ 1.0 μm。呈链状排列，长短不一（图 12-2）。在液体培养基中形成长链，固体培养基上则为短链。无芽孢，无鞭毛。培养早期（2 ~ 4 小时）可形成透明质酸荚膜，随着培养时间的延长，细菌自身可产生透明质酸酶，使得荚膜消失。

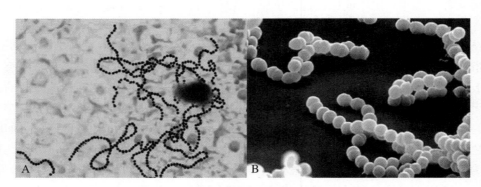

图 12-2 链球菌的形态
A. 革兰氏染色（×1000）；B. 扫描电镜（×10000）

（2）培养特性：兼性厌氧。营养要求较高，在含血清、葡萄糖培养基上生长良好。在血清肉汤中易形成长链，在管底呈絮状沉淀。在血琼脂平板上，形成灰白色、表面光滑、边缘整齐、直径 0.5 ~ 0.75 mm 的细小菌落，多数菌株菌落周围可形成 β 溶血环。

（3）生化反应：分解葡萄糖，产酸不产气。一般不分解菊糖，不被胆汁溶解，以此可区别于甲型溶血性链球菌和肺炎链球菌。

（4）抵抗力：A 群链球菌抵抗力不强，加热 60 ℃ 30 分钟即可杀灭。对常用消毒剂、抗生素如红霉素、四环素、杆菌肽等敏感。

2. 致病性

（1）致病物质：A 群链球菌有较强的侵袭力，除胞壁成分外，还能产生多种外毒素和胞外酶等致病物质。

1）黏附素：菌体表面的脂磷壁酸、M 蛋白等黏附素能与人上皮细胞表面的纤连蛋白结合，使细菌在宿主体内定植；M 蛋白同时具有抗吞噬功能。

2）链球菌溶素（streptolysin，SL）：A 群链球菌可产生两种溶素。①链球菌溶素 O（SLO）为含有巯基（—SH）的蛋白质，对 O₂ 敏感，遇 O₂ 时，巯基被氧化为—S—S—，失去溶血活性。SLO 对哺乳动物中性粒细胞、血小板、巨噬细胞、神经细胞等有毒性作用，对心肌也有急性毒性作用。SLO 抗原性强，可刺激机体产生抗体。85% ～ 90% 链球菌感染的患者于感染后 2 ～ 3 周至病愈后数月到 1 年内可检出 SLO 抗体（ASO）。活动性风湿热患者血清中 ASO 显著升高，可作为链球菌新近感染指标或风湿热及其活动性的辅助诊断。②链球菌溶素 S（SLS）是小分子糖肽，无免疫原性，对 O₂ 稳定。A 群链球菌在血琼脂平板上菌落周围的 β 溶血环即由 SLS 所致。SLS 对白细胞和多种组织细胞有破坏作用。

3）侵袭性酶类：均是扩散因子，与致病性相关的有如下酶类。①透明质酸酶（hyaluronidase）：能分解细胞外基质的透明质酸，使病原菌易在组织中扩散；②链激酶（streptokinase）：亦称链球菌溶纤维蛋白酶，与葡激酶类似，能使血液中纤维蛋白酶原变成纤维蛋白酶，可溶解血块或阻止血浆凝固，有利于病原菌在组织中扩散；③链道酶（streptodornase）：亦称链球菌 DNA 酶，主要由 A、C、G 群链球菌产生，能降解脓液中具有高度黏稠性的 DNA，使脓液稀薄，促进病原菌扩散。

4）链球菌超抗原（streptococcal superantigen）：过去曾称为致热外毒素（streptococcal pyrogenic exotoxin，SPE）、红疹毒素或猩红热毒素。已发现 A 群链球菌不同菌株间产生超抗原的种类有显著差异，部分由前噬菌体基因编码，部分由基因组基因编码，导致菌株间的毒力有较大差异。A 群链球菌可产生 11 种超抗原，即 SPE-A、C、G、H、I、J、K、L、M、Q 和 R，以及 SSA、SMEZ1 和 SMEZ2。链球菌超抗原化学组成为蛋白质，抗原性强，对实验动物如兔有致热性和致死性，与 A 群链球菌所致毒素性和超敏反应性疾病密切相关。

框 12-4 链激酶的溶栓作用

链激酶激活的纤维蛋白酶具有丝氨酸蛋白酶活性，一方面，能迅速降解纤维蛋白原成小分子产物，这些降解产物不能参与血纤维网的形成，从而阻碍血栓的形成；另一方面，纤维蛋白酶可以直接降解纤维蛋白，导致血栓溶解，从而起到溶解血栓的作用。链激酶起效时间快、半衰期短，通过基因工程改造可延长其半衰期，增强链激酶的药用效能。

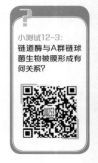

小测试12-3：
链道酶与A群链球菌生物被膜形成有何关系？

（2）所致疾病：主要引起三类疾病。

1）化脓性感染：①皮肤和皮下组织感染：如淋巴管炎、淋巴结炎、蜂窝织炎、痈、脓疱疮等。②其他系统感染：如扁桃体炎、咽炎、咽峡炎、鼻窦炎、中耳炎、乳突炎、产褥感染等。

2）毒素性疾病：①猩红热：是一种急性传染病，传染源为患者和带菌者，经呼吸道传播，潜伏期平均为 3 天。猩红热的临床表现为发热、咽峡炎和全身弥漫性皮疹。②链球菌毒性休克综合征：是病原菌侵入呼吸道、破损皮肤以及流产后阴道感染等所致，表现为高热、咽痛、皮疹、肢体剧烈疼痛、休克、多脏器功能衰竭等严重症状。

3）超敏反应性疾病：①风湿热：儿童患链球菌性咽峡炎后约有 3% 可发生风湿热，临床表现为多发性关节炎、心肌炎、心内膜炎、心包炎等。②急性肾小球肾炎：引起咽峡炎和皮肤感染的链球菌都可导致急性肾小球肾炎，临床表现为水肿、少尿、血尿、蛋白尿、高血压等，病程约 1 个月，预后良好。超敏反应性疾病的发病机制可能与免疫复合物沉积或交叉免疫反应造成的病理损伤有关。

3．免疫性 A 群链球菌感染后，机体可获得对同型链球菌的特异性免疫力，但各型之间缺乏交叉免疫力。

4．微生物学检查法　根据不同疾病类型采集相应标本。创伤感染可采集脓汁，咽喉、鼻腔等病灶可采集鼻咽拭子，败血症者可采集血液，风湿热患者则可采集血液。

（1）直接涂片镜检：脓汁可直接涂片进行革兰氏染色，镜检发现有典型的链状排列球菌时，可做出初步诊断。

（2）分离培养与鉴定：脓汁或棉拭子直接接种于血琼脂平板，37 ℃培养24小时后，如有β溶血菌落，应与葡萄球菌区别；若有α溶血菌落，要和肺炎链球菌鉴别。血液标本应先增菌后，再接种血琼脂平板。在心内膜炎病例，因甲型溶血性链球菌生长缓慢，孵育时间至少延长至3周才能判定结果。

（3）PYR试验：即L-吡咯酮β萘胺反应试验（PYR），用于特异性检测A群链球菌氨基肽酶，反应产物和试剂产生的产物显色或呈现荧光而快速诊断，其他溶血性链球菌则为阴性。

（4）血清学试验：ASO试验常用于风湿热的辅助诊断。风湿热患者血清中抗O抗体比正常人显著升高，大多在250单位左右；活动性风湿热患者通常超过400单位。

（5）抗DNase B试验：在皮肤化脓性链球菌感染中，ASO不会升高，但抗DNase B抗体会升高。怀疑链球菌所致的肾小球肾炎患者未见ASO升高，则应做抗DNase B试验。

5．防治原则　注意皮肤清洁，以及器械、敷料等的消毒和灭菌，防止化脓性感染。对猩红热患者，在治疗的同时应进行隔离。对急性咽峡炎和扁桃体炎患者，应及时、彻底治愈，以防风湿热和急性肾小球肾炎的发生。青霉素为首选治疗药物。

（二）肺炎链球菌

肺炎链球菌（*S. pneumoniae*）俗称肺炎球菌。1881年，路易斯·巴斯德（Louis Pasteur）首次从一狂犬病患者的唾液中分离。该菌常寄居于健康人的鼻咽腔中，是大叶性肺炎、支气管炎的主要病原菌。

1．生物学性状

（1）形态与染色：革兰氏阳性，菌体呈矛头状，多成双排列（图12-3），宽端相对，尖端向外。在痰液、脓汁、肺病变组织中亦可呈单个或短链状。在机体内或含血清的培养基中能形成荚膜。无鞭毛，无芽孢。

（2）培养特性：营养要求较高，兼性厌氧。在血琼脂平板上生长后，菌落细小、形成草绿色α溶血环。肺炎链球菌可产生自溶酶，使平板培养菌落中的菌体溶解，菌落中央下陷呈肚脐状；在血清肉汤中培养，初期呈混浊生长，稍久自溶酶使细菌自溶，培养液渐变澄清。自溶酶可被胆汁或胆盐等物质激活，从而促进培养物中菌体的溶解，即胆汁溶菌试验。

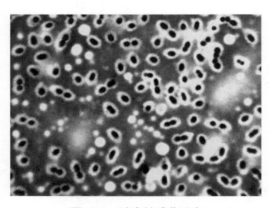

图12-3　肺炎链球菌形态
荚膜染色，×1600

（3）生化反应：肺炎链球菌可分解葡萄糖、麦芽糖、乳糖和蔗糖，产酸不产气。胆汁溶菌试验阳性，据此可与甲型溶血性链球菌相鉴别。

（4）抗原结构与分类

1）荚膜多糖抗原：根据荚膜抗原的不同，肺炎链球菌可分为90多个血清型，其中20多型可引起疾病。

2）菌体抗原：①C多糖：具有种特异性。宿主血清中的C反应蛋白（CRP）可沉淀肺炎链球菌的C多糖。②M蛋白：具有型特异性，产生的抗体亦无保护作用。

（5）抵抗力：对理化因素抵抗力较弱，对一般消毒剂敏感。荚膜株抗干燥力较强，在干痰中可存活 1 ~ 2 个月。

2．致病性

（1）致病物质

1）荚膜：具有抗吞噬作用，是肺炎链球菌的主要毒力因子。当有荚膜的光滑（S）型细菌失去荚膜成为粗糙（R）型时，其毒力减低或消失。

2）肺炎链球菌溶素：能与细胞膜上的胆固醇结合，导致膜上出现小孔，可溶解人、羊、兔和马的红细胞。也能活化补体经典途径，引起发热、炎症及组织损伤。

3）IgA1 蛋白酶：能破坏分泌型 IgA 介导的黏膜免疫。

（2）所致疾病：肺炎链球菌仅在感染、营养不良和抵抗力下降等因素致呼吸道异常或受损伤时才引起感染，肺炎链球菌主要引起人类大叶性肺炎，其次为支气管炎。成人肺炎多数由 1、2、3 型肺炎链球菌引起。儿童的大叶性肺炎以 14 型最常见。肺炎后可继发胸膜炎、脓胸，也可引起中耳炎、乳突炎、鼻窦炎、脑膜炎和脓毒症等。

3．免疫性　肺炎链球菌感染后，可建立较牢固的型特异性免疫。

4．微生物学检查法　根据病变部位，采集痰液、脓汁、血液或脑脊液等标本。可直接涂片镜检，若发现典型的革兰氏阳性、具有荚膜的双球菌存在，即可做初步诊断。血液或脑脊液须先经血清肉汤增菌后，再在血琼脂血平板上分离培养。平板上，肺炎链球菌菌落周围有草绿色 α 溶血环，应与甲型溶血性链球菌鉴别，常用方法如下。

（1）胆汁溶菌试验：菌液中加入胆汁或 100 g/L 去氧胆酸钠，37 ℃孵育 10 分钟，细菌溶解溶液变清者为阳性。

（2）Optochin 敏感试验：将待试细菌涂布于血琼脂平板表面，再取直径 6 mm 无菌滤纸片在 1∶2000 的 Optochin 溶液中浸湿，置于平板涂菌处；37 ℃培养 48 小时后，观察抑菌圈的大小。肺炎链球菌的抑菌圈直径常在 20 mm 以上，甲型溶血性链球菌小于 12 mm。

（3）荚膜肿胀试验：肺炎链球菌和相应的抗荚膜抗体反应后，显微镜下可见荚膜明显肿胀，可用于快速诊断。

5．防治原则　多价肺炎链球菌荚膜多糖疫苗可用于预防儿童（≥ 2 岁）、老人和慢性病患者等的肺炎链球菌性肺炎、败血症、脑膜炎等，有较好的效果。荚膜多糖为 TI 抗原，2 岁以下婴幼儿对其反应较弱。将细菌荚膜多糖与蛋白偶联制成结合疫苗，该疫苗为 TD 抗原，可诱发机体产生更强、更持久的免疫反应，也可用于 2 岁以下婴幼儿的免疫接种。肺炎链球菌感染可用 β- 内酰胺类抗生素治疗，在治疗前做药敏试验。

（三）其他医学相关链球菌

1．甲型溶血性链球菌　甲型溶血性链球菌至少有 24 个种，较常见的有变异链球菌（*S. mutans*）、咽峡炎链球菌（*S. anginosus*）、牛链球菌（*S. bovis*）等，共同组成草绿色链球菌群。

（1）变异链球菌：不产生外毒素也无内毒素，但能产生葡糖基转移酶，分解蔗糖产生高分子量、黏性大的不溶性葡聚糖以构成牙菌斑的基质，使口腔中大量细菌黏附于此，其中乳杆菌能发酵多种糖类产生大量酸，使 pH 降至 4.5 左右，导致牙釉质脱钙，造成龋损，与龋齿发生密切相关。

（2）咽峡炎链球菌：具有 A、C、F、G 多糖抗原，菌落小，可伴有窄 β 溶血环。主要与脓肿形成有关，但不引起咽峡炎。当拔牙或摘除扁桃体时，细菌可侵入血流引起菌血症，通常血中细菌短时间即被清除，不会引起疾病；若心瓣膜有病损或用人工瓣膜者，细菌就可停留并繁殖，引起亚急性细菌性心内膜炎。

（3）牛链球菌：大多数分离株为 α 溶血，PYR 阴性。能耐受胆盐和水解七叶苷，但在含 6.5% NaCl 的培养基上不能生长。偶尔引起心肌炎。

2．无乳链球菌和停乳链球菌

（1）无乳链球菌（S. agalactiae）：该菌细胞壁 C 多糖物质属 B 群抗原，故亦称 B 群链球菌。在琼脂血平板上，有窄 β 溶血环；对杆菌肽不敏感，能水解马尿酸盐。能引起牛乳房炎，危害畜牧业。研究发现，无乳链球菌亦能感染人，尤其是新生儿，可引起败血症、脑膜炎、肺炎等，死亡率较高。

（2）停乳链球菌（S. dysgalactiae）：具有 C 或 G 群抗原，菌落较大，伴有明显的 β 溶血。类似化脓性链球菌，能引起咽喉炎，有时会并发肾小球肾炎，但不引起风湿热。

3．猪链球菌　猪链球菌（S. suis）为革兰氏阳性，球形，兼性厌氧。根据 C 多糖抗原的不同，列入 C、D、F 及 L 群链球菌。根据荚膜抗原的不同，分 35 个血清型，主要是猪链球菌 -2 型感染人。该菌属于人兽共患病（zoonotic disease）病原体，除引起猪脑膜炎、败血症、肺炎和突然死亡外，主要通过消化道、呼吸道、皮肤黏膜创伤感染人，引起脑膜炎、心内膜炎、败血症以及中毒性休克等。

▋三、肠球菌属

1899 年，法国科学家蒂埃瑟林（M. E. Thiercelin）从消化道标本中首次分离鉴定到肠球菌，后归属于肠球菌科的肠球菌属（Enterococcus）。该属现有 58 个种，是人类和动物肠道微生物群的一部分，亦存在于环境中。在临床标本分离到的该属细菌中，粪肠球菌占 85%～95%、屎肠球菌占 5%～10%，是医院感染的重要病原菌。

1．生物学性状　革兰氏阳性，球形，成双或短链排列。兼性厌氧，在血琼脂平板上生长后，可形成灰白色、不透明、表面光滑、直径 0.5～1 mm 的圆形菌落。通常为非溶血性或偶见 α 溶血。过氧化氢酶试验多为阴性，但有时为弱阳性。PYR 试验阳性，水解七叶苷。

2．致病性　肠球菌的毒力不强，不产生毒素或水解酶，属机会致病菌，在年老及免疫力下降、黏膜破损以及因为使用抗生素致菌群失调等情况下引起感染。

（1）致病物质

1）糖类黏附素（carbohydrate adhesin）：是一种表面黏附素，其表达受细菌生长环境的影响，有利于肠球菌黏附到肠道、尿路上皮细胞及心脏细胞。

2）集聚因子（aggregation factor）：肠球菌可产生一种表面蛋白，能聚集供体与受体菌，以利于质粒转移；在体外能增强其对肾小管上皮细胞的黏附。

3）细胞溶素（cytolysin）：由肠球菌质粒编码产生，可加重感染的严重程度。

4）信息素（pheromone）：是一种中性粒细胞化学趋化因子，可介导炎症反应。

（2）所致疾病

1）尿路感染：粪肠球菌最为常见，引起尿路感染仅次于大肠埃希菌。其发生多与导尿留置管、医用器械操作和尿路结构异常有关。一般表现为膀胱炎、肾盂肾炎，少数表现为肾周围脓肿等。

2）腹腔、盆腔感染：肠球菌感染居第 2 位，仅次于大肠埃希菌。

3）败血症：肠球菌感染居第 3 位，仅次于凝固酶阴性葡萄球菌和金黄色葡萄球菌。引起败血症的肠球菌，87% 为粪肠球菌，其次为屎肠球菌和坚韧肠球菌。患者多为老年人、中青年女性、衰弱或肿瘤患者。

4）心内膜炎：5%～20% 的心内膜炎由肠球菌引起。

肠球菌还可引起外科伤口、烧伤创面、皮肤软组织及骨关节感染。

3．微生物学检查法　合理采集相应标本，如尿液、脓汁、胆汁、分泌物或血液等。标本接种于血琼脂平板或选择培养基叠氮胆汁七叶苷琼脂，分离培养后，挑取可疑菌落，进行涂片、染色、镜检、过氧化氢酶试验、胆汁七叶苷试验、6.5% NaCl 耐受试验等，可鉴定到属。对具有临床意义的肠球菌应进行药敏试验，一般要测试对 β- 内酰胺类、万古霉素和氨基糖苷类的敏感性，应重视耐万古霉素肠球菌的检测。

4. 防治原则　无特异性预防措施。对耐万古霉素肠球菌感染患者要实施隔离。应进行药敏试验，选择敏感药物用于治疗。大部分肠球菌对呋喃妥因敏感，已成功用于尿路感染，青霉素、氨苄西林或万古霉素也可单独应用。治疗肠球菌引起的心内膜炎、脑膜炎等感染，需选择杀菌作用的抗生素，常用青霉素或氨苄西林与氨基糖苷类药物联合用药抗菌治疗。控制耐万古霉素的肠球菌感染在于依据药敏试验和临床效果，调整用药。

四、奈瑟菌属

奈瑟菌属（*Neisseria*）的球菌常成双排列，革兰氏阴性，有菌毛，脑膜炎奈瑟菌有荚膜。无鞭毛，无芽孢。专性需氧，能产生氧化酶和过氧化氢酶。此属细菌常可发酵多种糖类，产酸，不产气，可用于鉴别奈瑟菌。该菌属包含 23 个种和 3 个亚种，其中对人致病的有脑膜炎奈瑟菌（*N. meningitidis*）和淋病奈瑟菌（*N. gonorrhoeae*）。

（一）脑膜炎奈瑟菌

脑膜炎奈瑟菌俗称脑膜炎球菌（meningococcus）。1887 年，由澳大利亚科学家安东·魏切尔鲍姆（Anton Weichselbaum）从脑膜炎患者的脑脊液中分离，是流行性脑脊髓膜炎（简称流脑）的病原菌，人类是其唯一易感宿主。

1. 生物学性状

（1）形态与染色：肾形或豆形革兰氏阴性双球菌，两菌的接触面较平坦或略向内陷，直径 0.6 ~ 0.8 μm。排列较不规则，单个、成双或 4 个相连等。在患者脑脊液中，多位于中性粒细胞内，形态典型（图 12-4）。有荚膜和菌毛。

（2）培养特性：营养要求较高，需在含有血清、血液等培养基中方能生长。常用经 80 ℃ 以上加温的血琼脂平板，色似巧克力，故名巧克力（色）培养基。专性需氧，在 5% CO_2 条件下生长更佳。最适 pH 为 7.4 ~ 7.6。最适生长温度 37 ℃，培养 24 小时后形成直径 1.0 ~ 1.5 mm 的无色、圆形、光滑、透明、似露滴状的菌落。在血琼脂平

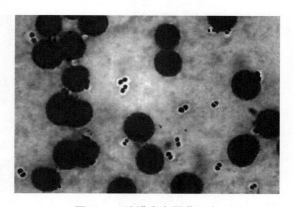

图 12-4　脑膜炎奈瑟菌形态
革兰氏染色，×1000

板上不溶血。在血清肉汤中呈混浊生长。产生自溶酶，人工培养物超过 48 小时常死亡。自溶酶经 60 ℃ 30 分钟或甲醛液处理均可使之破坏。

（3）生化反应：大多数脑膜炎奈瑟菌分解葡萄糖和麦芽糖，产酸不产气。

（4）抗原结构与分类：脑膜炎奈瑟菌的主要抗原有三种。

1）荚膜多糖群特异性抗原：根据细菌荚膜多糖的不同分成 A、B、C、E、H、I、K、L、W、X、Y 和 Z 共 12 个血清群。对人类致病的多为 A、B、C、W、X 和 Y 共 6 个群。我国过去主要由 A 群感染，近些年多为 B 和 C 群感染。

2）外膜蛋白型特异性抗原：根据细菌外膜蛋白组分的不同，脑膜炎奈瑟菌的各血清群又可

分为若干血清型，但 A 群所有菌株的外膜蛋白相同。

3）脂寡糖抗原：由外膜上糖脂组成，具有抗原性，我国据此把 A 群进一步分为 L9、L10 和 L11 共 3 型。

（5）抵抗力：对理化因素的抵抗力很弱。对干燥、热力、消毒剂等均敏感。

框 12-5　脑膜炎奈瑟菌基因组特征

脑膜炎奈瑟菌 MC58 菌株基因组序列全长 2 272 351 bp，其平均 G+C mol% 为 51.5%，包含 2 158 个 ORF，其中 1 158 个 ORF（53.7%）与已知功能的蛋白质相似。MC58 基因组一个显著的特点是含有插入序列（IS）较多，共有 51 个，其中 22 个完整，其余 29 个不完整。含有 3 个基因组岛，其中 2 个与致病性密切相关。

2. 致病性

（1）致病物质

1）荚膜：临床新分离的脑膜炎奈瑟菌有荚膜，荚膜有抗吞噬作用，能增强细菌的侵袭力。

2）菌毛：可黏附至咽部黏膜上皮细胞的表面，利于病菌侵入。

3）IgA1 蛋白酶：能破坏 IgA1，帮助细菌侵袭黏膜。

4）脂寡糖（lipooligosaccharide，LOS）：是脑膜炎奈瑟菌的主要致病物质，其作用与 LPS 相似。病菌侵入机体繁殖后，因自溶或死亡而释放出 LOS。LOS 作用于小血管和毛细血管，引起坏死、出血，导致皮肤瘀斑和微循环障碍。严重败血症时，引起肾上腺出血，并因大量 LOS 释放可造成 DIC 及中毒性休克。

（2）所致疾病：脑膜炎奈瑟菌是流行性脑脊髓膜炎（流脑）的病原菌。流行期间，人群带菌率达 70% 以上，是重要的传染源。成人的抵抗力强，6 个月至 2 岁儿童因免疫力弱，是易感人群，发病率较高。

病菌主要经飞沫传播侵入人体的鼻咽部，并在局部繁殖。潜伏期 2～3 天。按病菌毒力、数量和机体免疫力高低，流脑病情轻重不一。通常表现为 3 种临床类型，即普通型、暴发型和慢性败血症型。普通型占 90% 左右。患者先有上呼吸道炎症，继而大量繁殖的病菌从鼻咽部黏膜进入血流，引起菌血症或败血症，出现突发寒战、高热、恶心和出血性皮疹。细菌到达中枢神经系统主要侵犯脑脊髓膜，引起化脓性炎症，产生剧烈头痛、喷射性呕吐、颈项强直等脑膜刺激症状。细菌可引起细小血管栓塞，导致皮肤出现瘀斑。

3. 免疫性　机体对脑膜炎奈瑟菌的免疫性以体液免疫为主。感染后 2 周，血清中群特异多糖抗体 IgG、IgM 和 IgA 水平升高。6 个月婴儿可通过母体获得抗体，产生自然被动免疫。

4. 微生物学检查法　采集患者的脑脊液、血液或刺破出血斑取出的渗出物，直接涂片染色后镜检，如发现中性粒细胞内、外有革兰氏阴性双球菌，可做出初步诊断。脑膜炎奈瑟菌对低温和干燥极敏感，标本采取后应注意保暖、保湿并立即送检。血液或脑脊液先接种至血清肉汤培养基增菌，阳性者做生化反应和玻片凝集试验鉴定。

5. 防治原则　关键是尽快控制传染源、切断传播途径和提高人群免疫力。做到早发现、早诊断、早治疗和早防控。对儿童注射流脑荚膜多糖疫苗进行特异性预防，常用 A、C 二价或 A、C、Y 和 W 四价混合多糖疫苗。流行期间儿童可口服磺胺预防。治疗首选药物为青霉素 G，过敏者可选用红霉素。

（二）淋病奈瑟菌

淋病奈瑟菌俗称淋球菌（gonococcus）。1879 年，由德国医生阿尔伯特·奈瑟（Albert Neisser）首次分离，是引起人类淋病的病原菌。淋病也是我国目前流行的发病率最高的性传播感染（sexually transmitted infection，STI）之一。

1. 生物学性状

（1）形态与染色：革兰氏阴性，球菌，直径 0.6 ~ 0.8 μm。常成双排列，两菌接触面平坦，似一对咖啡豆。有菌毛，无鞭毛、荚膜和芽孢。急性期患者的脓汁标本中，淋病奈瑟菌常位于中性粒细胞内；慢性淋病患者则多分布在细胞外（图 12-5）。

（2）培养特性：营养要求高，专性需氧，初次分离培养时须供给 5% CO_2。常用巧克力（色）血琼脂平板培养。最适生长温度为 35 ~ 36 ℃，培养 48 小时后，形成凸起、圆形、灰白色、直径 0.5 ~ 1.0 mm 的光滑型菌落。只分解葡萄糖，产酸不产气，不分解其他糖类。氧化酶试验阳性。

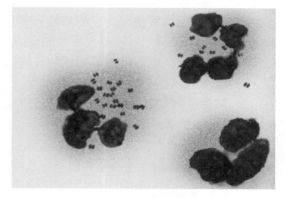

图 12-5　淋病奈瑟菌形态

（3）抗原结构与分类：淋病奈瑟菌主要抗原分三类。

1）菌毛蛋白抗原：有毒菌株有菌毛，有利于黏附在细胞表面，可抵抗中性粒细胞的杀菌作用。

2）脂寡糖抗原（LOS）：由脂质 A 和核心寡糖组成，与其他革兰氏阴性菌的 LPS 相似，具有内毒素活性，易发生变异。

3）外膜蛋白抗原：包括 PⅠ（Por 蛋白）、PⅡ（Opa 蛋白）和 PⅢ（Rmp 蛋白）。PⅠ是主要的外膜蛋白，占淋病奈瑟菌外膜总重量的 60% 以上，是淋病奈瑟菌分型的主要依据，至少分为 18 个不同的血清型。

（4）基因组：淋病奈瑟菌 FA1090 株基因组为环状，全长 2 153 922 bp，平均 G+C mol% 为 52.7%，共编码 2 069 个基因。

（5）抵抗力：淋病奈瑟菌抵抗力弱，对热、冷、干燥和消毒剂极度敏感。

2. 致病性

（1）致病物质

1）菌毛：淋病奈瑟菌进入尿道后，通过菌毛黏附到柱状上皮细胞表面，在局部形成小菌落后，再侵入细胞增殖。T1、T2 型淋病奈瑟菌对人类有毒力，T3 ~ T5 型则无；其差异在于前一类细菌有菌毛，后一类则无。

2）外膜蛋白：PⅠ可直接插入中性粒细胞的膜上，严重破坏膜结构的完整性导致膜损伤。PⅡ分子参与淋病奈瑟菌间以及菌体与一些宿主细胞间的黏附作用。PⅢ则可阻抑杀菌抗体的活性。

3）脂寡糖：LOS 能与补体、IgM 等共同作用，在局部形成炎症反应。此外，淋病奈瑟菌 LOS 与人类细胞表面糖脂分子结构相似，可逃避机体免疫系统的识别。

4）IgA1 蛋白酶：能破坏黏膜表面存在的特异性 IgA1 抗体，降低黏膜免疫作用。

（2）所致疾病：人类是淋病奈瑟菌的唯一宿主。淋病主要通过性接触传播，病菌侵入尿道和生殖道而感染，其潜伏期为 2 ~ 5 天。成人感染初期，一般引起男性前尿道炎、女性尿道炎与子宫颈炎。患者症状为尿痛、尿频、尿道流脓，宫颈可见脓性分泌物等。如进一步扩散到生殖系统，则引起慢性感染，男性发生前列腺炎、精囊精索炎和附睾炎，女性出现前庭大腺炎和盆腔炎等，是导致不育的原因之一。当孕妇患有淋菌性阴道炎或子宫颈炎时，经产道分娩可导致婴儿的淋球菌性结膜炎。

3. 免疫性　人类对淋病奈瑟菌的感染无天然抵抗力。多数患者可以自愈；并出现特异性IgM、IgG 和分泌型 IgA 抗体，但免疫不持久，再感染和慢性患者较普遍存在。

4. 微生物学检查法　取泌尿生殖道脓性分泌物或子宫颈口表面分泌物直接涂片，革兰氏染色后镜检。在中性粒细胞内发现革兰氏阴性双球菌，有诊断价值。淋病奈瑟菌抵抗力弱，标本采集后应注意保暖保湿，立即送检接种。标本接种在预先加温的巧克力（色）血琼脂平板或 Thayer-Martin（T-M）培养基，培养的最适温度为 35 ～ 36 ℃，在 5% CO_2 下培养 36 ～ 48 小时，菌落涂片、染色、镜下呈现革兰氏阴性双球菌即可诊断。还可挑取可疑菌落进一步做氧化酶试验、糖发酵试验或直接免疫荧光试验等确证。

5. 防治原则　淋病是一种性传播感染，开展防治性病的健康教育是防控淋病流行是重要的措施。淋病奈瑟菌的耐药性严重，治疗可选用头孢曲松、头孢克肟、大观霉素或阿奇霉素等。除患者外，还应治疗与淋病患者性接触者。目前尚无有效的疫苗供特异性预防。婴儿出生时，可用氯霉素链霉素合剂滴入双眼，预防新生儿淋球菌性结膜炎的发生。

（饶贤才）

第二节　肠道杆菌

肠道杆细菌是一大群生物学性状相似的革兰氏阴性杆菌，存在于人和动物的肠道及粪便中，也分布于水、土壤或腐物中。肠道杆菌种类繁多，根据生化反应、抗原结构、DNA 同源性等可分为 44 个菌属，170 多个菌种。

肠道杆菌多数是肠道正常菌群（normal flora）或共生菌（commensals），正常情况下不致病，并能合成维生素和大肠杆菌素等对人体有益的物质。部分细菌如大肠埃希菌、肺炎克雷伯菌、奇异变形杆菌等，在宿主免疫力下降或细菌移居至肠道以外部位时，可成为条件致病菌，引起机会性感染。少数为致病菌，可引起人类疾病，如伤寒沙门菌、痢疾志贺菌、致病性大肠埃希菌、鼠疫耶尔森菌等。常见的引起人类感染的肠道杆菌见表 12-4。

表 12-4　常见的引起人类感染的肠杆菌科细菌

菌属	菌种
肠杆菌属（*Enterobacter*）	产气肠杆菌（*E. aerogenes*）、阴沟肠杆菌（*E. cloacae*）
埃希菌属（*Escherichia*）	大肠埃希菌（*E. coli*）
克雷伯菌属（*Klebsiella*）	肺炎克雷伯菌肺炎亚种（*K. pneumoniae* subsp. *pneumoniae*）、催娩克雷伯菌（*K. oxytoca*）
变形杆菌属（*Proteus*）	奇异变形杆菌（*P. mirabilis*）、普通变形杆菌（*P. vulgaris*）
沙门菌属（*Salmonella*）	肠道沙门菌肠道亚种（*S. enterica* subsp. *enterica*）
志贺菌属（*Shigella*）	宋内志贺菌（*S. sonnei*）、福氏志贺菌（*S. flexneri*）、痢疾志贺菌（*S. dysenteriae*）、鲍氏志贺菌（*S. boydii*）
枸橼酸杆菌属（*Citrobacter*）	弗劳地枸橼酸杆菌（*C. freundii*）、柯赛枸橼酸杆菌（*C. koseri*）
摩根菌属（*Morganella*）	摩根摩根菌摩根亚种（*M. morganii* subsp. *morganii*）

菌属	菌种
沙雷菌属（*Serratia*）	黏质沙雷菌黏质亚种（*S. marcescens* subsp. *marcescens*）
耶尔森菌属（*Yersinia*）	鼠疫耶尔森菌（*Y. pestis*）、小肠结肠炎耶尔森菌小肠结肠炎亚种（*Y. enterocolitica* subsp. *enterocolitica*）、假结核耶尔森菌假结核亚种（*Y. pseudotuberculosis* subsp. *pseudotuberculosis*）

肠道杆菌具有下列共同的生物学性状。

1. 形态结构　为中等大小的革兰氏阴性杆菌，大多有菌毛，多数有周鞭毛，少数有荚膜，无芽孢。

2. 培养特性　需氧或兼性厌氧。营养要求不高，在普通琼脂平板培养基上生长繁殖后，形成直径 2～3 mm、扁平湿润的灰白色光滑型菌落。在血琼脂平板培养基上，有些菌株可形成溶血环。在液体培养基中，呈均匀浑浊生长。

3. 生化反应　肠道杆菌能分解多种糖类和蛋白质，生成不同的代谢产物，可用于鉴别诊断。乳糖发酵试验常用于初步鉴别肠道致病菌和非致病菌，肠道致病菌多数不发酵乳糖，非致病菌一般能发酵乳糖。肠道杆菌可还原硝酸盐为亚硝酸盐，大多过氧化氢酶（触酶）阳性，氧化酶阴性（邻单胞菌属除外），后者在鉴别肠道杆菌与其他革兰氏阴性杆菌上有重要价值。此外，由吲哚（indole）试验、甲基红（methyl red）试验、V-P（Voges-Prokauer）试验和柠檬酸盐（citrate）试验组成的 IMViC 试验，也常用于快速鉴别肠道杆菌。

4. 抗原结构　主要有菌体（O）抗原、鞭毛（H）抗原、荚膜抗原、菌毛抗原等（图 12-6）。

（1）O 抗原：存在于细菌细胞壁脂多糖（LPS）最外层，具有属特异性，其特异性取决于 LPS 分子末端寡聚糖重复结构的糖残基种类、数量、排列顺序和空间构型。O 抗原对热稳定，100 ℃不被破坏。从患者标本中刚分离出的肠道杆菌富含 O 特异多糖，菌落呈光滑（S）型，致病性强；细菌若失去 O 特异多糖，菌落由 S 型变为粗糙（R）型，称为 S-R 变异，R 型菌株毒力通常显著低于 S 型菌株。O 抗原主要刺激机体产生 IgM 型抗体。

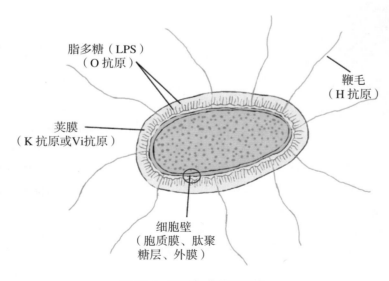

图 12-6　肠道杆菌抗原结构

（2）H 抗原：存在于鞭毛蛋白中，其特异性取决于多肽链上氨基酸的序列和空间构型，多数肠杆菌科细菌 H 抗原特异性强。H 抗原对热不稳定，加热 60 ℃ 30 分钟或用乙醇处理可被破坏。

Note

细菌失去鞭毛后，H 抗原消失，O 抗原外露，称为 H-O 变异。H 抗原主要刺激机体产生 IgG 型抗体。

（3）荚膜抗原：为包绕在 O 抗原外围的不耐热多糖抗原，具有型特异性。荚膜抗原能阻止 O 抗原凝集现象，但加热 60 ℃ 30 分钟可去除该抑制作用。重要的有大肠埃希菌 K 抗原、伤寒沙门菌 Vi 抗原等。

5. 抵抗力 不强，加热 60 ℃ 30 分钟即死亡。易被一般化学消毒剂杀灭。胆盐、煌绿等染料对大肠埃希菌等非致病性肠杆菌有抑制作用，但对致病性肠杆菌无抑制作用，可借以制备选择培养基来分离肠道致病菌。

6. 变异 易变异，除自发突变外，寄居于同一肠道微环境中的肠道杆菌还易经质粒、转座子、毒力岛、噬菌体等介导，在肠道杆菌，甚至非肠道杆菌之间传递遗传物质，使受体菌获得新的性状而导致变异。最常见的是耐药性变异，还有毒素产生、培养特性、生化反应、抗原性等特性的改变。

一、埃希菌属

埃希菌属（*Escherichia*）现有 6 个种，其中大肠埃希菌（*E. coli*）是临床最常见、最重要的一个菌种，俗称大肠杆菌，大量存在于哺乳动物的大肠内，是肠道中最重要的正常菌群。在婴儿出生后数小时，埃希菌便随哺乳进入肠道定居并伴随终生，为宿主提供一些具有营养作用的物质，并可抑制志贺菌等致病菌的定植和繁殖。但当机体免疫力下降或细菌寄生于肠道外组织或器官时，大肠埃希菌可成为机会致病菌，引起肠道外感染，临床上以化脓性感染和泌尿道感染最为常见。大肠埃希菌的某些特殊血清型致病性较强，可引起胃肠炎，称为致病性大肠埃希菌。此外，大肠埃希菌在环境卫生和食品卫生学中，常被用作粪便污染的卫生学检测指标。

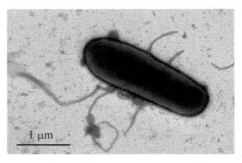

图 12-7　大肠埃希菌扫描电镜照片（肖迪提供）

（一）生物学性状

1. 形态结构 革兰氏阴性杆菌，大小为（0.4 ~ 0.7）μm×（1 ~ 3）μm。多数有周鞭毛，有普通菌毛和性菌毛（图 12-7），无芽孢。引起肠道外感染的菌株常有多糖荚膜。

2. 培养特性 兼性厌氧，营养要求不高。在普通琼脂平板上 37 ℃ 培养 24 小时后，形成直径 2 ~ 3 mm、圆形、凸起、湿润、灰白色的 S 型菌落；在血琼脂平板上，有些菌株呈 β 溶血；在肠道选择鉴别培养基上，因可发酵乳糖产酸而使菌落呈现颜色，易与沙门菌、志贺菌等肠道致病菌区别。

3. 生化反应 能发酵葡萄糖等多种糖类，产酸并产气。绝大多数菌株可发酵乳糖。在双糖管中产酸产气，硫化氢阴性，IMViC 试验结果为"＋＋－－"。

4. 基因组特征 不同菌株基因组大小差异较大，平均大小为 5.1 Mb，包含约 5 000 个基因，质粒 1 ~ 9 个不等。如 O157：H7 EDL933 株染色体大小为 5.4 Mb，且含有 2 个质粒；而 O157：H7 Sakai 株染色体大小为 5.59 Mb，含有 1 个质粒。致病性大肠埃希菌的基因组中有 35 ~ 200 kb 的致病基因聚集区域，称为致病岛（pathogenesis island，PAI），包括 PAI Ⅰ、PAI Ⅱ 及 LEE（locus of enterocyte effacement）致病岛，编码 α 溶血素、志贺毒素、P 菌毛、分泌蛋白等致病相关蛋白。

5. 抗原结构 主要有 O、H 和 K 三种，是血清学分型的基础。目前已知 O 抗原有 170 多种，O 抗原是分群的基础，但大肠埃希菌与其他肠道菌间 O 抗原上存在交叉，所以一种 O 抗原并不等于一个血清型，同时还要结合 K 和 H 抗原的型别。H 抗原有 60 余种，与其他肠道菌基本无交叉反应。K 抗原有 100 余种，与细菌的侵袭力有关。大肠埃希菌血清型的表示方式按 O：K：H 排列，例如 O111：K58（B4）：H2。大肠埃希菌还有菌毛抗原，与致病性有关。

6. 抵抗力　某些埃希菌菌株对热的抗性较强，经加热 60 ℃ 15 分钟或 55 ℃ 60 分钟仍可存活，易产生对抗菌药物的耐药性。胆盐、煌绿对大肠埃希菌具有抑制作用。在自然界生存能力较强，在肥沃的土壤表层可存活数月，冷藏条件下生存更久。

（二）致病性

1. 致病物质　大肠埃希菌的致病物质主要包括黏附素（adhesin）、Ⅲ 型分泌系统（type Ⅲ secretion system，T3SS）和外毒素等。

（1）黏附素：又称定植因子（colonization factor，CF），能使细菌紧密黏附在肠道和泌尿道上皮细胞的刷状缘上，避免因肠道的蠕动和排尿时尿液的冲刷而被排出。大肠埃希菌黏附素种类众多，主要有：①定植因子抗原（colonization factor antigen，CFA）Ⅰ、Ⅱ、Ⅲ；②集聚黏附菌毛（aggregative adherence fimbriae，AAF）Ⅰ 和 Ⅲ；③束形成菌毛（bundle forming pilus，Bfp）；④紧密黏附素（intimin）：与分泌到宿主细胞表面的紧密黏附素转位受体（translocation intimin receptor，Tir）特异结合，介导细菌与细胞的紧密结合；⑤P 菌毛：因能与 P 血型抗原结合而命名；⑥ Dr 菌毛：能与 Dr 血型抗原结合；⑦ Ⅰ 型菌毛：其受体含有 D- 甘露糖；⑧侵袭质粒抗原（invasion plasmid antigen，Ipa）蛋白等。

（2）Ⅲ 型分泌系统（T3SS）：T3SS 是细菌黏附宿主细胞后，整合胞内和胞外信号，在细菌细胞壁内和宿主细胞质膜上组装并形成的一个"注射器"样结构，由一个环型基座（basal body）和一个"针头"状突起组成。是一个长 23 nm、宽 8 ~ 9 nm、大小约 3.5 MDa 的大型蛋白复合体，一般由 20 多种蛋白质组成，包括转位蛋白、效应蛋白和一些分子伴侣蛋白。环型基座将其固定在细菌表面，基座中间贯穿有圆柱状的针头和杆，能把效应蛋白直接注入宿主细胞内，从而破坏真核细胞。

（3）外毒素：大肠埃希菌能产生多种类型外毒素，包括不耐热肠毒素（heat labile enterotoxin，LT）、耐热肠毒素（heat stable enterotoxin，ST）、志贺毒素（Shiga toxins，Stx）和溶血素 A（hemolysin A，HlyA）等。①不耐热肠毒素包括 LT-Ⅰ 和 LT-Ⅱ。LT-Ⅰ 是引起人类胃肠炎的致病物质，LT-Ⅱ 与人类疾病无关。LT-Ⅰ 与霍乱肠毒素间的氨基酸组成同源性达 75% 左右，由 1 个 A 亚单位和 5 个 B 亚单位组成，对热不稳定，65 ℃ 30 分钟可被破坏。A 亚单位是毒素的活性部位，B 亚单位与肠黏膜上皮细胞表面的 GM1 神经节苷脂受体结合后，介导 A 亚单位穿越细胞膜，激活腺苷酸环化酶，使胞内 ATP 转化为 cAMP。胞质内 cAMP 水平增高后，导致小肠黏膜细胞内水、Na^+、Cl^- 和 K^+ 等过度分泌至肠腔，超过肠道的吸收能力，最终引起水样腹泻。毒素还可刺激前列腺素的释放和炎性因子的产生，进一步导致水分的丧失。②耐热肠毒素对热稳定，100 ℃加热 20 分钟仍不失活，免疫原性弱，通过激活肠黏膜细胞的鸟苷酸环化酶，使胞内 cGMP 增多而导致腹泻。③志贺毒素包括 Stx-Ⅰ 和 Stx-Ⅱ。Stx-Ⅰ 与痢疾志贺菌产生的志贺毒素具有 99% 的同源性。Stx 是典型的 A-B 模式蛋白毒素，由 1 个 A 亚单位和 5 个 B 亚单位组成，B 亚单位与宿主细胞特异糖脂受体（Gb3）结合，介导 A 亚单位进入细胞内。肠绒毛和肾上皮细胞有高浓度的糖脂受体。A 亚单位内在化后可裂解核糖体 60S 亚单位的 28S rRNA，阻止其与氨酰 tRNA 结合，终止蛋白质合成，导致肠绒毛结构的破坏，引起吸收减低和液体分泌的相对增加。Stx-Ⅱ 能选择性地破坏肾小球内皮细胞，引起肾小球滤过减少和急性肾衰竭。Stx 还能刺激炎症细胞因子（TNF-α、IL-6）的表达，加强糖脂受体的表达。④溶血素 A 具有细胞毒性，能溶解红细胞，促进细菌侵入组织，导致细胞因子的释放和炎症反应。此外，大肠埃希菌的致病物质还有荚膜、载铁

Note

蛋白、内毒素等。

2. 所致疾病

（1）肠道外感染：多数大肠埃希菌在肠道内不致病，但如果由于机体抵抗力低下或细菌侵入肠外其他组织器官，则可引起肠道外感染，以化脓性感染和泌尿道感染最为常见，甚至出现全身感染。

1）化脓性感染：大肠埃希菌可引起机体多种组织器官的化脓性感染，常见的有腹膜炎、胆囊炎、阑尾炎、手术创口感染、呼吸道感染等。在婴儿、老人、慢性消耗性疾病、消化道穿孔、大面积烧伤等患者或免疫力低下者，大肠埃希菌可侵入循环系统，引起败血症或脓毒症。早产儿，尤其是出生后 30 天内的新生儿，易患新生儿大肠埃希菌性脑膜炎。

2）泌尿系统感染：大肠埃希菌是泌尿系统感染最常见的细菌。来源于结肠的大肠埃希菌可污染尿道，逆向上行至膀胱，甚至肾和前列腺，引起尿道炎、膀胱炎、肾盂肾炎等。女性尿道较短、较宽，不能完全有效地防止细菌上行，故女性泌尿系统感染率比男性高，性交、妊娠也为感染的危险因素。在男性，前列腺肥大也是最常见的诱因。主要症状有尿频、尿急、排尿困难、血尿和脓尿等。

大肠埃希菌中易引起泌尿系统感染的特殊血清型统称为尿路致病性大肠埃希菌（uropathogenic *E. coli*，UPEC）。黏附素（如 P 菌毛、AAF/Ⅰ、AAF/Ⅱ、Dr 菌毛等）是 UPEC 最重要的毒力因子，有助于细菌的黏附、定植和引起局部炎症反应；溶血素 A 能溶解红细胞和其他类型的细胞，导致细胞因子的释放和炎症反应；此外，LPS、荚膜等也是其毒力因子。

（2）肠道感染：大肠埃希菌某些血清型可通过污染食物和水源，经粪 - 口途径进入机体，引起胃肠炎。引起肠道感染的大肠埃希菌主要有 5 种类型，不同类型细菌的侵袭部位、致病机制等不尽相同（表 12-5）。

表 12-5　引起肠道感染的大肠埃希菌

菌株	侵袭部位	疾病与症状	致病机制	常见 O 血清型
ETEC	小肠	旅行者腹泻；婴幼儿腹泻，水样便，恶心，呕吐，腹痛，发热	质粒介导 LT 和（或）ST 肠毒素，大量分泌液体和电解质	6、8、15、25、27、78、148、159
EPEC	小肠	婴儿腹泻；水样便，恶心，呕吐，发热	质粒介导 A/E 组织病理损伤，伴上皮细胞绒毛结构破坏，导致吸收受损和腹泻	2、55、86、111、114、119、125、126、127、128、142、158
EHEC	大肠	水样便，继以大量出血，剧烈腹痛，低热或无，可并发溶血性尿毒综合征、血小板减少性紫癜	溶源性噬菌体编码 Stx-Ⅰ 和 Stx-Ⅱ，中断蛋白质合成；A/E 损伤，伴肠绒毛结构破坏，导致吸收受损	157、26、28ac、103、111、121
EIEC	大肠	水样便，继以少量血便，腹痛，发热	质粒介导侵袭和破坏结肠黏膜上皮细胞	28ac、29、112ac、124、136、143、144、152、164、167
EAEC	小肠	婴儿腹泻；持续性水样便，呕吐，脱水，低热	质粒介导聚集性黏附上皮细胞阻止液体吸收	42、44、3、86

1）肠产毒性大肠埃希菌（enterotoxigenic *E. coli*，ETEC）：是儿童腹泻和旅游者腹泻中最常见的病菌。主要通过污染的水源和食物传播。临床症状为轻度腹泻，也可呈严重的霍乱样症状。一般为自限性，2 ~ 3 天即痊愈，营养不良者可达数周，也可反复发作。常见血清型为 O6：K15：H16 和 O25：K7：H42。

致病物质主要是肠毒素和定植因子。ETEC 通过定植因子黏附固定在小肠上皮细胞上,并通过耐热肠毒素和不耐热肠毒素引起腹泻。

2)肠致病性大肠埃希菌(enteropathogenic *E. coli*,EPEC):是最早发现的引起腹泻的大肠埃希菌,也是婴幼儿腹泻的主要病原菌;较大儿童和成人感染少见。EPEC 有高度传染性,常引起医院内暴发流行。EPEC 不产生肠毒素。其侵入肠道后,先通过束状菌毛(bundle forming pili,Bfp)附着于小肠,黏附于小肠上皮细胞,然后通过 T3SS 将效应蛋白注入宿主细胞内,其中转位紧密素受体(translocated intimin receptor,Tir)进入细胞后,插入肠上皮细胞膜中,作为细菌紧密黏附素的受体,介导细菌和细胞紧密黏附。细胞内肌动蛋白重排,导致微绒毛萎缩、变平,产生黏附抹平(attachment and effacement,A/E)组织病理损伤,从而导致小肠上皮细胞吸收功能严重下降,造成严重水样腹泻。

3)肠出血性大肠埃希菌(enterohemorrhagic *E. coli*,EHEC):1982 年发现于美国,已分离到 50 多个血清型,引起人类疾病的主要是 O157∶H7 血清型,但不同国家的流行株有差异。EHEC 通过产生志贺毒素(shiga toxin,Stx)和引起肠黏膜上皮细胞 A/E 损伤来致病。另外,内毒素和溶血素在 EHEC 的致病过程中亦发挥作用。EHEC 可引起严重腹泻、出血性结肠炎(haemorrhagic colitis,HC)、溶血性尿毒综合征(haemolytic uraemic syndrome,HUS),在世界各地有散发或地方性小流行。主要通过污染的牛奶、肉类、蔬菜、水果食品等经口摄入,牛可能是 O157∶H7 的主要储存宿主。5 岁以下儿童易感,引起感染的菌量可低于 100 个,症状轻重不一,可从轻度水泻至伴剧烈腹痛的血便。约 10% 小于 10 岁的患儿可并发急性肾衰竭、血小板减少,死亡率达 3%~5%。

4)肠侵袭性大肠埃希菌(enteroinvasive *E. coli*,EIEC):EIEC 感染较少见,主要侵犯较大儿童和成人。EIEC 无动力,生化反应和抗原结构近似志贺菌,易被误诊为志贺菌。EIEC 不产生肠毒素,致病物质主要是侵袭力,其侵袭结肠黏膜上皮细胞的能力与质粒携带的一系列侵袭性基因有关。细菌到达大肠后,穿过黏液层,黏附于肠黏膜上皮细胞,进而侵入肠黏膜上皮细胞并在其中生长增殖,最后杀死感染细胞,再扩散到邻近细胞,导致组织破坏和炎症发生。主要症状与细菌性痢疾相似,有发热、腹痛、腹泻、脓血便及里急后重等。

5)肠集聚性大肠埃希菌(enteroaggregative *E. coli*,EAEC):引起婴儿和旅行者持续性腹泻,脱水,偶有血便。EAEC 的特征表型是集聚性黏附,由毒力质粒上的基因介导。质粒编码的 Bfp、AAF/Ⅰ和 AAF/Ⅱ介导 EAEC 在细胞表面自动聚集,形成砖状排列。感染 EAEC 后导致微绒毛变短、单核细胞浸润和出血。此外,EAEC 还可产生肠集聚耐热肠毒素(enteroaggregative heat-stable toxin,EAST)和质粒编码毒素(plasmid encoded toxin,PET),EAST 可导致大量液体分泌,PET 可刺激肠道分泌增加。

2011 年德国 O104∶H4 型大肠埃希菌疫情

(三)微生物学检查

1. 临床标本检查

(1)标本:肠外感染采集中段尿、血液、脓液、痰液、脑脊液等,肠道感染则取粪便。

(2)分离培养与鉴定

1)肠道外感染:血液标本接种于肉汤培养基增菌,待生长后再接种于血琼脂平板。体液标本离心后取沉淀物划线接种于血琼脂平板。35~37 ℃孵育 18~24 小时后,观察菌落形态,挑取可疑菌落进行鉴定。可根据 IMViC 试验(++−−)初步鉴定。尿路感染需计数菌量,每毫升 ≥10 万才有诊断价值。

2)肠道内感染:将粪便标本接种于鉴别培养基,挑选可疑菌落并鉴定为大肠埃希菌后,再分别检测毒力因子、血清型和相关基因等进行分型鉴定。常用方法有 ELISA、PCR 法、核酸杂交技术和凝集反应等。

2. 卫生学检查　因大肠埃希菌是肠道正常寄生菌，在粪便中数量极多，若水体中出现大肠埃希菌群就意味着水体直接或间接受粪便污染，故在卫生学上常用作检查饮用水、牛奶或其他食品的卫生指标。大肠菌群系指在 37 ℃ 24 小时内发酵乳糖产酸产气的肠道杆菌，包括埃希菌属、枸橼酸杆菌属、克雷伯菌属及肠杆菌属等。我国《生活饮用水卫生标准》（GB 5749—2006）规定，在 100 ml 饮用水中不得检出大肠菌群。

（四）防治原则

小测试12-4：
大肠埃希菌可发生
哪些变异？

首先，应该加强垃圾、污水及粪便管理，注意个人卫生，避免食用污染的水和食品。其次，正确烹饪也可减少 ETEC 和 EHEC 的感染。此外，对腹泻患者应进行隔离治疗，及时纠正水和电解质平衡。尿道插管和膀胱镜检查应严格无菌操作，采取各种适宜措施减少医院感染的发生。由于抗菌药物的广泛应用，且大肠埃希菌能通过质粒从其他耐药肠道杆菌中转移获得耐药性，许多菌株已对一种或多种抗菌药物产生耐药性，因此需要根据药敏试验结果选择敏感抗生素治疗。

二、志贺菌属

案例 12-3

案例 12-3 解析

男，36 岁，因发热、腹痛、脓血便 3 天来诊。患者因出差有不洁饮食，于 3 天前回来后突然发热，体温 38.2 ℃，畏冷，无寒战，同时有下腹部阵发性疼痛和腹泻，每天排便 10 余次至数十次，为少量脓血便，以脓为主，无特殊恶臭味，伴里急后重，无恶心和呕吐。查体：T 38.5 ℃，P 96 次 / 分，R 20 次 / 分，BP 120/80 mmHg。急性热病容，无皮疹和出血点，浅表淋巴结未触及，巩膜无黄染，咽（−），心肺（−），腹平软，左下腹有压痛，无肌紧张和反跳痛，未触及肿块，肝脾肋下未触及，移动性浊音（−），肠鸣音 5 次 / 分。实验室检查：Hb 124 g/L，WBC 16.4×10⁹/L，N 88%，L 12%，PLT 200×10⁹/L；粪便常规：黏液脓性便，WBC 多数 /HP，RBC 3 ~ 5 个 /HP；尿常规（−）。

问题：

1. 该患者可能为何种病原感染？判断依据是什么？
2. 进一步需做哪些病原学检查进行确诊？
3. 该病的治疗原则是什么？

志贺菌属（*Shigella*）俗称痢疾杆菌（dysentery bacterium），是引起人类细菌性痢疾的病原菌，灵长类动物也是其天然宿主。细菌性痢疾是一种常见病，主要流行于发展中国家，是我国分布最广、发病率最高的肠道传染病之一。

（一）生物学性状

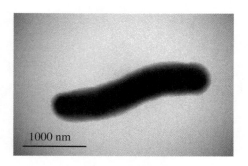

1. 形态结构　革兰氏阴性短小杆菌，大小为（0.5 ~ 0.7）μm ×（2 ~ 3）μm。无芽孢，无鞭毛，无荚膜，有菌毛（图 12-8）。

1000 nm

图 12-8　痢疾杆菌扫描电镜照片（肖迪提供）

2. 培养特征　兼性厌氧，营养要求不高，在普通琼脂平板上培养 24 小时，形成直径约 2 mm、半

Note

透明的 S 型菌落。但宋内志贺菌常出现 R 型菌落。

3．生化反应 分解葡萄糖，产酸不产气。除个别菌株迟缓发酵乳糖外（一般需 37 ℃ 3 ～ 4 天），均不分解乳糖。在 SS 选择鉴别培养基上，呈无色半透明菌落；在克氏双糖管中，斜面不发酵，底层产酸不产气，硫化氢阴性，动力阴性，可与沙门菌、大肠埃希菌等区别。

4．抗原构造及分类 主要表面抗原为 O 抗原，部分菌株有 K 抗原。O 抗原分群特异抗原和型特异抗原，据此可将志贺菌属分为 4 群 50 余个血清型（表 12-6）。

表 12-6 志贺菌属的抗原分类和生化特征

菌种	群	型	乳糖	甘露醇	鸟氨酸脱羧酶
痢疾志贺菌（*S. dysenteriae*）	A	1 ～ 15	–	–	–
福氏志贺菌（*S. flexneri*）	B	1 ～ 6 x、y 变型	–	+	–
鲍氏志贺菌（*S. boydii*）	C	1 ～ 18	–	+	–
宋内志贺菌（*S. sonnei*）	D	1	–/L	+	+

注：+ 产酸或阳性，– 不产酸或阴性，L 迟缓发酵

福氏志贺菌的各型间有交叉反应，而鲍氏志贺菌的各型间无交叉反应。宋内志贺菌抗原单一，只有一个血清型，可分为两个变异相，即 I 相和 II 相。I 相有毒力，呈 S 型菌落；II 相无毒力，呈 R 型菌落。I 相抗原由一个 140 MDa 的大质粒编码，若质粒丢失，细菌则从有毒力的 I 相转变为无毒力的 II 相。

5．基因组特征 福氏志贺菌 2a 型的染色体大小为 4.6 Mb，有 3 个毒力岛（she 毒力岛、SHI-2 毒力岛和 Sis 痢疾岛），还有一个 220 kb 的毒力大质粒 DCP301 和两个小质粒，大质粒中有一个约 31 kb 的片段（*Ipa/mxi-spa* 基因簇），编码 T3SS、侵袭性质粒抗原和转录激活因子。

6．抵抗力 抵抗力较弱，加热 60 ℃ 10 分钟即被杀死，对酸和一般消毒剂敏感，在 1% 苯酚中 15 ～ 30 分钟死亡。在粪便中，志贺菌会因其他肠道菌产酸或噬菌体的作用在数小时内死亡，故用于志贺菌分离培养的粪便标本应迅速送检。

（二）致病性

1．致病物质 不同于其他肠道杆菌病原体，志贺菌没有鞭毛，其致病物质是侵袭力和内毒素，少部分菌株能产生外毒素。

（1）侵袭力：志贺菌的侵袭力主要与侵袭质粒有关。质粒编码的蛋白介导了志贺菌黏附侵入细胞内繁殖及细胞到细胞的传播。丢失此质粒的志贺菌株则失去侵袭能力。

志贺菌侵袭的靶细胞是回肠末端和结肠的黏膜上皮细胞。志贺菌首先黏附并侵入位于派尔集合淋巴结（Peyer's patch）的 M 细胞，通过 M 细胞跨过上皮屏障进入肠黏膜，转位于上皮下的巨噬细胞或邻近的上皮细胞，然后通过 III 型分泌系统向黏膜上皮细胞和巨噬细胞分泌 4 种蛋白（IpaA、IpaB、IpaC、IpaD），这些蛋白诱导细胞膜凹陷，导致细菌内吞。志贺菌能溶解吞噬小泡，进入细胞质内生长繁殖。通过宿主细胞肌动纤维的重排，推动细菌进入毗邻细胞，开始细胞到细胞的传播。在这过程中，引起 IL-1β 释放，吸引多形核白细胞到达感染组织，使肠壁的完整性遭到破坏，细菌得以到达较深层的上皮细胞，加速细菌的扩散。坏死的黏膜、死亡的白细胞、细胞碎片、渗出的纤维蛋白、血液和细菌混在一起，形成黏液脓血便。

（2）内毒素：所有志贺菌菌株都产生强烈的内毒素。内毒素致病作用表现在 3 个方面：①作用于肠壁，使其通透性增高，促进内毒素的吸收，引起发热、神志障碍、中毒性休克等症状；②破坏肠黏膜，引起炎症、溃疡，呈现典型的黏液脓血便；③作用于肠壁自主神经系统，使肠功

能紊乱，肠蠕动失调和痉挛，以直肠括约肌痉挛最明显，引起腹痛、里急后重等症状。

（3）外毒素：A 群志贺菌 I 型和 II 型可产生外毒素，即志贺毒素（shiga toxin，Stx）。Stx 主要造成上皮细胞的损伤，但小部分患者会出现 Stx 介导的肾小球内皮细胞的损伤，导致溶血性尿毒综合征。志贺毒素还具有神经毒素和肠毒素作用，作用于中枢神经系统，可引起致死性感染（假性脑膜炎昏迷）；肠毒素效应类似霍乱肠毒素的作用，可引起水样腹泻。

2. 所致疾病 志贺菌引起细菌性痢疾。细菌性痢疾是最常见的肠道传染病，夏秋季多发，以全身中毒症状（发热等）和肠道局部症状（腹痛、脓血黏液便、里急后重等）为主要特征。各型志贺菌感染病情轻重悬殊，痢疾志贺菌感染病情较重；福氏志贺菌感染易转为慢性，排菌时间长；宋内志贺菌感染病情较轻，非典型病例较多。

传染源主要是细菌性痢疾患者和带菌者，传染源危害性与粪便中含菌量多少、持续排菌时间长短等因素有关。急性期患者排菌量大，每克粪便可有 $10^5 \sim 10^8$ 个细菌，传染性极强；慢性期患者排菌时间长，可长期储存病原菌。

志贺菌经粪 - 口途径传播，通过食物、水、生活接触或苍蝇污染食物等方式，经口传染给易感者。研究表明，约 100 个志贺菌即可引起健康成人感染细菌性痢疾，儿童更易感。

根据病程长短与临床表现，细菌性痢疾可分为急性和慢性两种类型。

（1）急性细菌性痢疾：典型急性菌痢起病急，有畏寒、发热、头痛、乏力、食欲减退等全身症状，随后出现腹痛、腹泻、里急后重等肠道症状。最初呈稀水样便，1 ~ 2 天内转为脓血便（每日 10 次或更多）。若及时治疗，预后良好。但在体弱的老人和儿童，常伴有明显失水、腹胀、酸中毒与电解质紊乱，严重者还可引起溶血性尿毒综合征，甚至死亡。中毒型细菌性痢疾以 2 ~ 7 岁儿童多见，常无明显的消化道症状，主要表现为全身中毒症状，因其内毒素致使微血管痉挛、缺血和缺氧，导致 DIC、多器官功能衰竭和脑水肿，死亡率高。临床表现为高热、休克及中毒性脑病。

（2）慢性细菌性痢疾：病情反复或迁延不愈超过 2 个月即为慢性。急性细菌性痢疾（菌痢）治疗不彻底、机体抵抗力低、营养不良、胃酸过低或伴有其他慢性病时，易转为慢性。有 10% ~ 20% 的急性患者可转为慢性。部分感染者可成为带菌者，是细菌性痢疾的重要传染源。

（三）免疫性

志贺菌感染主要局限于肠黏膜层，细菌一般不侵入血液，抗感染免疫主要为肠黏膜表面的局部抗体 sIgA，可阻止志贺菌黏附于肠黏膜表面。但感染后免疫期短，免疫力不牢固，不能防止再感染，并且志贺菌菌型多，各型间无交叉免疫。

（四）微生物学检查法

1. 标本 挑取新鲜粪便的脓血或黏液部分及时送检，不能及时送检时需将标本保存于 30% 甘油缓冲盐水或转运培养基内。中毒型患者可取肛拭子。

2. 培养与鉴定 标本接种于肠道菌选择鉴别或选择培养基上，37 ℃孵育 18 ~ 24 小时，挑取无色半透明的可疑菌落，做生化反应和玻片凝集试验，确定其菌群（种）和菌型。

3. 快速诊断方法 特异性核酸检测具有灵敏度高、特异性强、快速简便等优点，常用 PCR、基因探针等技术检测与志贺菌致病性密切相关的 *she* 毒力岛基因、侵袭性基因和 140 MDa 毒力大质粒等。免疫学检查具有早期快速诊断的优点，常用免疫凝集法、免疫荧光菌球法、协同凝集试验、乳胶凝集试验等方法。

4. 毒力试验 实验室测定志贺菌的侵袭力和毒素的方法如下。

（1）侵袭力测定：可用 Sereny 试验，将受试菌培养 18 ~ 24 小时，以生理盐水制成 9×10^8/ml 菌悬液，接种于豚鼠眼结膜囊内。若发生角膜结膜炎，则 Senery 试验阳性，表明受试菌有侵袭力。

（2）毒素测定：细胞培养法检测志贺菌 Stx 毒素；也可用 PCR、探针杂交技术直接检测毒素

基因 *stx*。

（五）防治原则

预防措施主要包括：①控制传染源：患者及时隔离彻底治疗至细菌培养阴性，餐饮行业工作人员定期体格检查和粪便检查；②切断传播途径：开展卫生运动，提倡饭前便后洗手，防止病从口入；③保护易感染群：口服减毒活疫苗。

框 12-6　志贺菌减毒活疫苗

　　志贺菌特异性预防主要是口服减毒活疫苗。目前致力于研究的减毒活疫苗主要包括减毒突变株、用不同载体构建的杂交株和营养缺陷减毒株。链霉素依赖株（streptomycin dependent strain，Sd）是一种减毒突变株，只有在环境中存在链霉素时才能生长（正常人体内不存在链霉素），将其制成减毒活疫苗给志愿者口服后，该 Sd 株不能生长繁殖，但也不立即死亡，可一定程度侵袭志愿者肠黏膜，激发局部免疫应答，产生 sIgA，同时，血清中特异性抗体也增多。Sd 减毒活疫苗的免疫保护具有型特异性，目前已能生产多价志贺菌 Sd 活疫苗。有多种杂交株活疫苗也在研究之中，如将志贺菌的大质粒导入另一弱毒或无毒菌中，形成二价减毒活疫苗。

治疗志贺菌感染的药物很多，西药可用磺胺类药、氨苄西林、环丙沙星、氯霉素、小檗碱等，中药中黄连、黄柏、白头翁、马齿苋等也有疗效。志贺菌属的耐药性随着抗菌药物的广泛应用而日益严重，已出现对四环素、氯霉素、氨苄西林等抗生素耐药的志贺菌。

三、沙门菌属

　　沙门菌属（*Salmonella*）是一大组寄生于人和动物肠道中，形态、生化反应和抗原结构相似的革兰氏阴性杆菌。目前，沙门菌属被分为肠道沙门菌（*S. enterica*）和邦戈沙门菌（*S. bongori*）两个种。肠道沙门菌又被分为 6 个亚种，引起人类疾病的沙门菌大多属于肠道沙门菌第一亚种，即肠道沙门菌肠道亚种（*S.enterica* subspecies *enterica*）。

框 12-7　沙门菌分类的演变历史

　　沙门菌最初根据 O 抗原和 H 抗原的血清型进行分类，但这种方法导致了太多的沙门菌种类，超过 2500 个。为了改进分类方法，20 世纪五六十年代，一些微生物分类学家开始尝试使用生化反应的方法。随着计算机技术的引入，20 世纪 70 年代，分类学家采用数值分类法将沙门菌分为 4 个亚属：亚属Ⅰ，*S. kauffmannii*；亚属Ⅱ，*S. salamae*；亚属Ⅲ，*S. arizonae*；亚属Ⅳ，*S. houtenae*。随后，分子生物学技术如 DNA-DNA 杂交和多位点酶电泳技术的应用带来了一些有趣的新发现。例如，分子分类和数值分类法的结果一致，4 个亚属分别对应分子分类的 4 个亚群。分子分类还揭示了新的 Ⅴ 亚群（后来的 *Salmonella bongori*）和 Ⅵ 亚群（后来的 *indica* 亚种）。最终，通过结合生化、血清型和基因型的多种分类数据，沙门菌被分类为肠道沙门菌和邦戈沙门菌两个种。肠道沙门菌进一步分为 6 个亚种：Ⅰ（*enterica*）、Ⅱ（*salamae*）、Ⅲa（*arizonae*）、Ⅲb（*diarizonae*）、Ⅳ（*houtenae*）和 Ⅵ（*indica*）。这一分类结果得到了多位点基因测序和全基因组测序结果的支持。

沙门菌属的宿主范围广泛，家禽、家畜、啮齿类动物、宠物（如龟、鹦鹉）、节肢动物等均可带菌，其中部分如肠炎沙门菌（*S. enteritidis*）、猪霍乱沙门菌（*S. choleraesuis*）、鼠伤寒沙门菌（*S. typhimurium*）等，可在家禽、家畜中广泛流行，也可引起人类的胃肠炎或败血症，是重要的人兽共患病（zoonosis）病原菌；部分仅对人类致病，如伤寒沙门菌、甲型副伤寒沙门菌、肖氏沙门菌（原称乙型副伤寒沙门菌）和希氏沙门菌（原称丙型副伤寒沙门菌），能够引起肠热症。

沙门菌血清型的完整命名包括属、种和血清型，以伤寒沙门菌为例，肠道沙门菌肠道亚种伤寒血清型（*S. enterica* subspecies *enterica* serotype typhi），缩写为伤寒沙门菌（*S. typhi*）。

（一）生物学性状

1. 形态结构 革兰氏阴性杆菌，大小为（1～3）μm×（0.4～0.9）μm。有菌毛，有周身鞭毛，无荚膜，无芽孢。

2. 培养特性 需氧或兼性厌氧，营养要求不高，在普通琼脂平板上形成较小、无色半透明的 S 型菌落；部分菌株可分解含硫氨基酸产生硫化氢，在 SS 培养基上形成中心黑色的菌落。

3. 生化反应 发酵葡萄糖、麦芽糖和甘露糖产酸产气，但伤寒沙门菌只产酸不产气。在克氏双糖管中表现为：斜面层不分解乳糖，下层分解葡萄糖产酸产气，硫化氢阳性或阴性，动力阳性。吲哚试验和脲酶试验阴性。生化反应对沙门菌属的种和亚种鉴定有重要意义（表 12-7）。

表 12-7 常见沙门菌主要的生化特性

菌名	乳糖	葡萄糖	甘露糖	H₂S	动力
甲型副伤寒沙门菌	−	⊕	⊕	−/+	+
肖氏沙门菌	−	⊕	⊕	+++	+
鼠伤寒沙门菌	−	⊕	⊕	+++	+
猪霍乱沙门菌	−	⊕	⊕	+/−	+
希氏沙门菌	−	⊕	⊕	+	+
伤寒沙门菌	−	+	+	−/+	+
肠炎沙门菌	−	⊕	⊕	+++	+

注：+ 阳性或产酸；⊕ 产酸产气；− 阴性

4. 抗原构造 沙门菌属细菌主要有 O 和 H 两种抗原，少数血清型还有一种与毒力相关的表面抗原，即 Vi 抗原。

（1）O 抗原：为沙门菌的细胞壁 LPS 最外层的特异多糖。O 抗原是沙门菌分群（或组）的依据，引起人类疾病的沙门菌大多数属于抗原 A～E 群。O 抗原刺激机体产生 IgM 型抗体。

（2）H 抗原：存在于沙门菌的鞭毛蛋白中。H 抗原分为第 I 相和第 II 相两种，第 I 相特异性高，又称为特异相，用 a、b、c……表示；第 II 相特异性低，可为多种血清型的沙门菌共有，称为非特异相，用 1、2、3……表示。一个菌株同时有第 I 相和第 II 相 H 抗原的称双相菌，仅有一相者为单相菌。每一组沙门菌根据 H 抗原不同，可进一步将群内沙门菌分成不同血清型。H 抗原主要刺激机体产生 IgG 型抗体。

（3）Vi 抗原：位于菌体最表层，包裹在 O 抗原外围，由聚 -N- 乙酸 -D- 半乳糖胺糖醛酸组成，可阻止 O 抗原与其相应抗体的凝集反应。Vi 抗原不稳定，经 60 ℃加热、苯酚处理或传代培养后易消失。Vi 抗原的免疫原性弱，细菌被清除以后，抗 Vi 抗体随之消失，因此可用于带菌者的检出。

5. 抵抗力 湿热 65 ℃ 15～30 分钟即被杀死，常温水中能存活 2～3 周，粪便中可存活

1～2个月。能耐受适当浓度的孔雀绿与煌绿，可以利用柠檬酸为碳源促进细菌生长，故这些化学物质可用于对沙门菌的选择和鉴别培养。

（二）致病性

1．致病物质

（1）侵袭力：沙门菌最主要的毒力基因群存在于致病岛（*Salmonella* pathogenicity island，SPI）上，与肠道内感染有关的基因主要存在于 SPI-Ⅰ和 SPI-Ⅱ上。沙门菌通过特异性菌毛黏附于小肠黏膜上皮细胞，通过 SPI-Ⅰ编码的 T3SS 分泌的多种毒力因子，引发上皮细胞内肌动蛋白重排、细胞膜凹陷将细菌内吞；然后在 SPI-Ⅱ编码的 T3SS 分泌的多种毒力因子作用下，沙门菌在小肠黏膜上皮细胞内的吞噬体中繁殖并诱导上皮细胞裂解死亡，从而释放到黏膜下层。在这个过程中，被侵染的部位会发生炎症反应，激活炎性细胞释放前列腺素，使黏膜细胞内 cAMP 水平升高，继而引起细胞过度分泌水、Na^+、Cl^- 和 K^+，使电解质平衡紊乱，从而引起水样腹泻。被吞噬细胞吞噬后，Vi 抗原可使沙门菌在吞噬溶酶体中存活并繁殖，未被杀灭的沙门菌将随吞噬细胞播散，继而侵犯小肠下部的集合淋巴结和孤立淋巴滤泡，经淋巴管进入肠系膜淋巴结和淋巴组织，然后进入血液循环，引起菌血症。

（2）内毒素：沙门菌裂解死亡后释放的内毒素，可引起宿主体温升高，白细胞数改变（肠热症时白细胞数往往降低），甚至导致内毒素血症和休克。

（3）肠毒素：个别沙门菌如鼠伤寒沙门菌可产生肠毒素，与 ETEC 产生的肠毒素类似。

2．所致疾病　沙门菌寄生于人或动物的肠道中，可随粪便污染水源或食物，经口进入人体后定位于小肠而引发感染。伤寒和副伤寒沙门菌只感染人类，所以患者和带菌者是传染源。不少沙门菌是人兽共患病的病原菌，误食被沙门菌污染的蛋、乳、禽畜肉类产品或饮用被粪便污染的水是沙门菌病的主要传播方式。

（1）胃肠炎：是最常见的沙门菌感染，以鼠伤寒沙门菌和肠炎沙门菌最为多见。常见的食物包括未经充分加热的感染或带菌动物的肉类制品，被污染的、直接食用的生鸡蛋，被污染的、消毒不当的奶或奶制品等。细菌在食物中繁殖极快，如烹饪不透彻，或食物制备后在室温中放置较长时间，细菌的数量迅速上升。

误食后 8～48 小时出现恶心、呕吐和水样泻，常伴有发热和腹痛。一般无并发症，多为自限性，2～3 天后痊愈，但粪检沙门菌阳性可持续几周。

（2）肠热症：包括伤寒沙门菌引起的伤寒（typhoid fever），甲型副伤寒沙门菌、肖氏沙门菌和希氏沙门菌引起的副伤寒（paratyphoid fever）。

沙门菌被摄入后，突破胃酸屏障到达回肠下段，侵入并穿过黏膜上皮细胞，被回肠派尔集合淋巴结中的吞噬细胞吞噬，细菌在吞噬细胞中繁殖并随之扩散至肠系膜淋巴结大量繁殖后，经胸导管进入血液循环，形成第一次菌血症。此时，临床上处于潜伏期，持续时间长短不一，通常为 7～14 天。

进入血循环后，细菌随血流进入肝、胆囊、脾、肾、骨髓等器官组织，在这些器官组织的吞噬细胞中繁殖，并再次入血造成第二次菌血症，此时相当于病程的第 1～3 周，症状明显。最早出现的症状是发热，在最初几天到 1 周内，热度呈阶梯形上升达到 39～40℃或更高，若未经有效抗菌治疗，高热可持续至病程第 3 周末。同时，可出现相对缓脉、表情淡漠甚至谵妄、肝脾大、外周血白细胞数下降和消化系统症状如腹胀、腹痛和便秘等。大约 30% 的肠热症患者在病程第 1 周末或第 2 周期间可出现玫瑰疹。

胆囊中的细菌随胆汁进入肠道，一部分随粪便排出，另一部分再次侵入肠壁淋巴组织，导致局部坏死和溃疡，若病变累及血管可引起肠出血，若溃疡累及肌层和浆膜层可引起肠穿孔。该并发症发生于病程第 3 周。肠穿孔是造成肠热症患者死亡的主要原因。

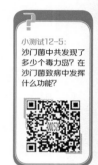

小测试12-5：
沙门菌中共发现了多少个毒力岛？在沙门菌致病中发挥什么功能？

　　若无严重并发症，病程第 4 周进入缓解期，第 5 周进入恢复期，体温恢复正常，神经和消化系统症状消失，肝、脾功能恢复正常。部分患者可出现复发，病情多较初始疾病轻。未经治疗的肠热症患者死亡率约为 20%。

　　（3）带菌状态：1%～5% 的肠热症患者会成为无症状带菌者，在症状消失后 1 年内仍可在其粪便中检出相应沙门菌。隐性感染者也可能成为无症状带菌者。这种带菌状态有可能持续终生。这些细菌留在胆道系统中，有时也可在尿道中，成为肠热症病原菌的储存场所和重要传染源。女性和老人更易成为带菌者。胆道疾病尤其是结石有助于形成带菌状态。

　　（4）败血症：常由猪霍乱沙门菌、希氏沙门菌、鼠伤寒沙门菌、肠炎沙门菌等引起。多见于儿童和免疫力低下的成人。经口感染后，细菌早期侵入血液循环导致败血症，主要表现为高热、寒战、厌食和贫血等症状。细菌还可随血流播散至骨、关节、脑膜（主要是婴儿）、心包、胸膜、肺、心脏瓣膜等部位，引起感染，导致局限性化脓，如内脏脓肿、脑膜炎、骨髓炎、肺炎与心内膜炎等。肠道症状常常缺少。

（三）免疫性

　　沙门菌为兼性胞内寄生菌，因此特异性细胞免疫是主要防御机制。沙门菌也有存在于血流和细胞外的阶段，故特异性体液抗体也有辅助杀菌作用。胃肠炎的恢复与沙门菌刺激肠黏膜局部产生 sIgA 有关。可出现再次感染，但常较第一次感染轻微。

（四）微生物学检查法

　　1. 标本　伤寒患者在病程不同阶段采集不同标本。第 1 周取外周血，第 2 周起取粪便，第 3 周起可采集尿液，全程可采集骨髓液。胃肠炎者采集粪便、呕吐物和可疑食物。败血症者采集血液。胆道带菌者可取十二指肠引流液。

　　2. 分离培养与鉴定　粪便和经离心的尿沉淀物等直接接种于 SS 培养基或其他肠道菌鉴别培养基。血液和骨髓液用胆汁葡萄糖肉汤增菌，然后再接种于肠道菌选择鉴别培养基。若疑为沙门菌，可继续进行系列生化反应，并以沙门菌多价抗血清进行玻片凝集试验予以确定。

　　3. 血清学诊断　伤寒或副伤寒病程长，受抗菌药物使用的影响，症状常不典型，临床标本阳性分离率低，故血清学试验有协助诊断意义。用于诊断伤寒或副伤寒的血清学试验有肥达试验（Widal test）、间接血凝试验、ELISA 等。

　　肥达试验是用已知伤寒沙门菌的 O 抗原和 H 抗原，以及甲型副伤寒沙门菌、肖氏沙门菌和希氏沙门菌的 H 抗原诊断菌液与受检血清做半定量试管或微孔板凝集试验，测定受检血清中有无相应抗体及其效价辅助诊断肠热症。

　　4. 快速诊断　采用乳胶凝集试验、SPA 协同凝集试验、对流免疫电泳、ELISA 等检测粪便、血清或尿液中的沙门菌可溶性抗原，也可通过 PCR 等分子生物学技术检测沙门菌核酸。

（五）防治原则

　　加强禽、畜产品（蛋、肉、奶及制品）食品链的监督检查和管理，防止有污染的产品流入市场；保护环境和水源。加工食品的刀具、砧板等用具、容器或食品存储场所生熟分开。商业沙门菌噬菌体产品已用于家禽产品中的沙门菌控制。及时发现和治疗带菌者，带菌期间不能从事食品行业的工作。

　　应用于人体的沙门菌疫苗主要是针对伤寒沙门菌的疫苗，包括口服 Ty21a 伤寒沙门菌减毒活疫苗和 Vi 荚膜多糖疫苗。沙门菌引发的急性胃肠炎病程较短，以对症治疗为主，一般可不用抗菌药物。临床分离的伤寒沙门菌的耐药现象普遍，甚至出现多重耐药，因此，伤寒或副伤寒患者需要根据病原菌药敏试验选择敏感抗菌药物进行治疗。在药敏试验报告结果之前，首选药物推荐第三代喹诺酮类药物，儿童和孕妇患者首选第三代头孢菌素。

四、其他菌属

肠道杆菌除大肠埃希菌、沙门菌、志贺菌外，其他细菌一般是肠道中的正常菌群，也是条件致病菌。

（一）克雷伯菌属

克雷伯菌属（*Klebsiella*）有 7 个种，其中肺炎克雷伯菌肺炎亚种（*K. pneumoniae* subsp. *pneumoniae*）、鼻炎克雷伯菌臭鼻亚种（*K. ozaenae* subsp. *ozaenae*）和鼻硬结克雷伯菌鼻硬结亚种（*K. rhinoscleromatis* subsp. *rhinoscleromatis*）与人类关系密切。

克雷伯菌为革兰氏阴性球杆菌，大小为（0.5 ~ 0.8）μm×（1 ~ 2）μm，无鞭毛，无芽孢，多数菌株有菌毛。营养要求不高。有较厚的多糖荚膜，能形成较大的黏液型菌落，以接种环挑起时有明显拉丝现象，可相互融合。可发酵乳糖，不产生硫化氢。

肺炎克雷伯菌肺炎亚种是本属中最重要的机会致病菌，存在于人类肠道、呼吸道以及水和食物中。当机体免疫力降低或长期大量使用抗菌药物导致菌群失调时引起感染。糖尿病和恶性肿瘤患者、全身麻醉者、年老体弱者和婴幼儿等为易感者。除可引起社区获得性和医院获得性肺炎、支气管炎，还可引发肺外感染，包括泌尿道感染、创伤感染、肠炎、婴幼儿脑膜炎、腹膜炎和败血症等。肺炎克雷伯菌对多种青霉素和头孢菌素、碳青霉烯类等药物耐药。1986 年首次发现 *K. pneumoniae* 引起社区获得性肝脓肿伴多发转移性脓肿，这种变异菌株被称为高毒力肺炎克雷伯菌（hypervirulent *Klebsiella pneumonia*，hvKP）。hvKP 是一种高侵袭性、高致病性的病原体，能够导致更严重和散播性更强的感染。

（二）变形杆菌属

变形杆菌属（*Proteus*）为肠道正常菌群，在自然界分布广泛，存在于土壤、污水、垃圾及人和动物的肠道中。与人类疾病有关的主要有奇异变形杆菌（*P. mirabilis*）和普通变形杆菌（*P. vulgaris*）。

变形杆菌为革兰氏阴性菌，大小（0.4 ~ 0.6）μm×（1 ~ 3）μm，呈多形性，可为球形，也可弯曲成丝状。有周身鞭毛，运动活泼，有菌毛。无芽孢，无荚膜。营养要求不高，在琼脂平板表面呈扩散生长，形成一层不连续的厚薄交替的波纹薄膜，称为迁徙生长现象。在培养基中加0.1% 苯酚，或提高琼脂浓度至 5% ~ 6%，可抑制迁徙生长而形成单个菌落。具有脲酶，能迅速分解尿素产氨。发酵葡萄糖，不发酵乳糖，产生硫化氢。

某些特殊菌株，如含有 O 抗原 X19、X2、Xk 的菌株，可与某些立克次体具有共同抗原成分，因而可代替立克次体与患者血清作凝集反应，此称为外斐反应（Weil-Felix reaction），可辅助诊断立克次体病。

变形杆菌所致感染中，90% 由奇异变形杆菌引起。普通变形杆菌是医院感染的重要病原菌。变形杆菌为条件致病菌，离开肠道后才能引起感染，主要引起泌尿道感染。其脲酶可分解尿素产 NH_3，使尿液 pH 升高，有利于变形杆菌生长。高碱性尿液对尿道上皮有毒性作用，而鞭毛的运动有利于变形杆菌引起肾盂肾炎等上尿道感染。碱性尿液导致有机和无机复合物的析出和沉积，促进泌尿系统形成结石。在免疫力低下的人群，变形杆菌还可引起肺炎、脑膜炎、腹膜炎和败血症等疾病。

Note

（三）肠杆菌属

肠杆菌属（*Enterobacter*）是肠杆菌科中最常见的环境菌群，主要存在于土壤和水中，偶尔也可从粪便和呼吸道中分离到。其中阴沟肠杆菌（*E. cloacae*）、产气肠杆菌（*E. aerogenes*）和阪崎肠杆菌（*E. sakazakii*）是最常引起人类感染的三个种类。

肠杆菌属细菌是革兰氏阴性粗短杆菌，具有周身鞭毛，不形成芽孢，有荚膜。在普通琼脂平板上形成灰白色的黏液型大菌落。肠杆菌属细菌，尤其是阴沟肠杆菌和产气肠杆菌，可以引起多种医院感染。易感因素包括长时间住在重症监护室、长期使用抗生素，以及进行侵入性诊疗，如气管插管、使用支气管镜、放置导尿管等。引起的感染包括败血症、肺炎、皮肤和软组织感染、泌尿系统感染、心内膜炎、腹腔内感染、化脓性关节炎、骨髓炎、脑膜炎等。

大多数肠杆菌属菌株的染色体上携带 β- 内酰胺酶编码基因（*ampC*），因此对氨苄西林和第一代、第二代头孢菌素具有固有耐药性。变异株由于过量合成 β- 内酰胺酶而对第三代头孢菌素具有耐药性。

（四）沙雷菌属

沙雷菌属（*Serratia*）是一类广泛存在于环境中的细菌，常见于水和土壤以及部分动物的消化道。其中，黏质沙雷菌（*S. marcescens*）是住院患者中常见的机会致病菌，而其他沙雷菌引起的感染较少见。

沙雷菌属的菌株为革兰氏阴性小杆菌，具有周身鞭毛，不形成芽孢，一般不形成荚膜。黏质沙雷菌能产生一种被称为灵菌红素（prodigiosin）的色素，使菌落呈现血红色，随时间延长会逐渐褪色。该色素的衍生物具有免疫抑制和抗肿瘤等活性。

沙雷菌感染主要发生在免疫力低下、手术或创伤、使用侵入性诊疗器械的住院患者，引起多种感染，如败血症、肺炎、泌尿道感染、伤口感染、皮肤和软组织感染、脑膜炎、心内膜炎、骨髓炎、化脓性关节炎等。沙雷菌属中常见多重耐药菌株。

（五）枸橼酸杆菌属

枸橼酸杆菌属（*Citrobacter*）广泛存在于水、土壤和食物中，同时也是人类和动物肠道的正常菌群。枸橼酸杆菌是革兰氏阴性杆菌，具有周身鞭毛，能形成荚膜。营养要求不高，菌落灰白色、湿润、隆起、边缘整齐。主要引起医院感染，易感人群包括新生儿、65 岁以上的老年人、身体虚弱者或免疫力受损者。在新生儿中，可以导致严重的脑膜炎、坏死性脑炎和脑脓肿。在其他人群中，可以引起多种感染，尤其是泌尿道感染最为常见，其次是腹部感染、皮肤和软组织感染、手术部位感染和肺炎。此外，也可以引起败血症以及骨组织和心内膜等部位的感染。

（六）摩根菌属

摩根菌属（*Morganella*）广泛分布于自然界，也是人和动物肠道中的正常菌群。该属只有一个种，即摩根摩根菌（*M. morganii*），进一步分为两个亚种，即摩根摩根菌摩根亚种（*M. morganii* subsp. *morganii*）和摩根摩根菌西伯尼亚亚种（*M. morganii* subsp. *sibonii*）。

摩根菌的生物学性状与变形杆菌类似，但无迁徙现象。摩根菌是一种机会致病菌，主要引起医院内感染，特别是在使用抗生素的患者中。常见的感染包括泌尿道感染、伤口感染、败血症和肺炎等。

（邹清华）

第三节 弧 菌

案例 12-4

沿海城市某企业员工在食用餐厅提供的盒饭 6～16 小时后，部分人员（31/1861）出现了程度不等的恶心、呕吐、腹痛、腹泻等症状。呕吐为非喷射性，呕吐物为胃内容物，次数最多达 4 次／天；腹痛以脐周阵发性绞痛为主；腹泻均为水样便，最多达 8 次／天。5 例伴有发热，体温最高 38.8 ℃。经卫生部门流行病学调查显示，盒饭中有黄花鱼等海产品；该餐厅烹饪间存在生熟食容器混用等问题；实验室检查显示，从 26 例患者肛拭子、1 例从业人员肛拭子和 1 份黄花鱼食品原料中均检出副溶血性弧菌。确定此次集体食物中毒由副溶血性弧菌引起。所有患者经对症治疗 1～3 天后全部治愈。

问题：

副溶血性弧菌是一类什么样的细菌？其致病性如何？

案例 12-4 解析

弧菌属（*Vibrio*）细菌是一大群菌体短小、弯曲成弧形的革兰氏阴性菌，广泛分布于自然界，以水表面最多。过氧化氢酶（触酶）和氧化酶阳性，大多数有单鞭毛或多鞭毛，所有物种都需要氯化钠（NaCl）才能生长。种类多，其中至少有 12 个种与人类感染有关，重要的弧菌包括霍乱弧菌、副溶血性弧菌和创伤弧菌，可引起霍乱、胃肠炎、皮肤和软组织感染、败血症等。

一、霍乱弧菌

霍乱弧菌（*V. cholerae*）是引起霍乱的病原体。霍乱弧菌在生物学分类系统及分类层次上属于细菌域（Bacteria）、假单胞菌门（Pseudomonadota）、γ-变形菌纲（Gammaproteobacteria）、弧菌目（Vibrionales）、弧菌科（*Vibrionaceae*）、弧菌属（*Vibrio*）、霍乱弧菌种。

霍乱为我国法定的甲类传染病。自 1817 年以来，已发生过 7 次世界性霍乱大流行，其中前 6 次由霍乱弧菌 O1 群古典生物型引起，该型霍乱弧菌于 1883 年由 Koch 从患者粪便中分离出。1961 年开始的第 7 次世界性霍乱大流行由霍乱弧菌 O1 群 El Tor 生物型引起，该型于 1905 年从埃及西奈半岛 El Tor 检疫站分离出。1992 年，一个新的流行株 O139 群（Bengal）在印度和孟加拉一些城市出现，波及亚洲的多个国家和地区。截至今日，霍乱仍然困扰着许多发展中国家和地区，每年造成约 290 万例病例和 9.5 万人死亡。2021 年我国法定传染病按类别统计显示，霍乱报告发病 5 例，无死亡。

（一）生物学性状

1. 形态与染色　霍乱弧菌大小为（0.5～0.8）μm×（1.5～3）μm。从患者体内新分离出的细菌呈弧形或逗点状，但经人工培养后可呈杆状。革兰氏染色阴性（图 12-9）。粪便直接涂片染色镜检，可见其排列如鱼群状。有菌毛，无芽孢，有些菌株（例如 O139 群）有荚膜。菌体一端有单鞭毛，取患者米泔水样粪便或液体培养物作悬滴观察，运动活泼，呈快速飞镖样或流星样。

霍乱弧菌的基因组由两条环状染色体组成。

2. 培养特性与生化反应　兼性厌氧，在氧气充分的条件下生长更好，营养要求不高。生长

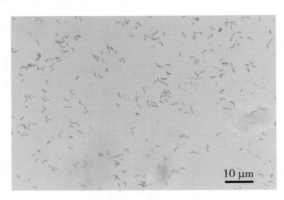

图 12-9　霍乱弧菌
革兰氏染色

的温度范围 18 ～ 37 ℃，在自然环境中可生存。可在普通盐浓度培养基中生长。耐碱不耐酸，在 pH 8.4 ～ 9.6 的范围内能迅速生长。pH 8.8 ～ 9.0 的碱性蛋白胨水或碱性琼脂平板具有很好的增菌和选择作用，霍乱弧菌生长良好，初次分离霍乱弧菌常用碱性蛋白胨水。在碱性琼脂平板上培养 24 小时形成圆形、透明或半透明 S 型、无色、扁平菌落。在 TCBS 琼脂培养基上，菌落呈黄色。

能发酵葡萄糖、蔗糖和甘露醇等，产酸不产气；过氧化氢酶和氧化酶试验阳性；能还原硝酸盐；吲哚试验阳性。

框 12-8　霍乱弧菌的基因组特点

TCBS 培养基

　　霍乱弧菌（RFB16 株）的基因组由两条环状染色体和一个质粒组成。其中染色体 1 的大小为 2.95 Mb，GC 为 47.5%；染色体 2 的大小为 1.14 Mb，GC 为 47%；质粒的大小为 49.1 kb，GC 为 41%。有 3804 个基因，编码 3628 个蛋白质。

　　3. 抗原构造与分型　有耐热的 O 抗原和不耐热的 H 抗原。根据 O 抗原不同可进行分群，已发现 200 多个血清群，其中 O1 群和 O139 群能引起霍乱，非 O1 群和 O139 群可引起轻症腹泻。H 抗原无特异性。

　　O1 群霍乱弧菌包括古典生物型（classical biotype）和 El Tor 生物型（El Tor biotype）2 个生物型。两种生物型菌株的差异在于 20 000 个单核苷酸多态性和几个特异性基因组岛。古典生物型不溶解羊红细胞，不凝集鸡红细胞，对 50 U 的多黏菌素 B 敏感，可被第 IV 群噬菌体裂解，而 El Tor 生物型则完全相反。

　　O1 群霍乱弧菌根据 O 抗原的抗原因子 A、B 和 C 的组成，可分为小川型（Ogawa）（AB）、稻叶型（Inaba）（AC）和彦岛型（Hikojima）（ABC）3 个血清型。小川型和稻叶型多见且可以互变，彦岛型为中间过渡型且不稳定。

　　O139 群与 O1 群 El Tor 生物型相似。但在抗原性方面与 O1 群无交叉，序列分析发现 O139 群失去了 O1 群的 O 抗原基因簇，出现了一个约 36 kb 的新基因簇，编码的脂多糖和荚膜多糖与 O1 群不同，但与 O22 和 O155 等群有交叉抗原。创伤弧菌也可产生类似的酸性多糖荚膜。

　　4. 抵抗力　霍乱弧菌对低温和碱耐受力较强。El Tor 生物型和其他非 O1 群霍乱弧菌在外环境中的生存力较古典生物型强，在河水、井水及海水中可存活 1 ～ 3 周。对热、干燥、直射日光、酸和强氧化剂敏感；该菌不耐酸，在正常胃酸中仅能存活 4 分钟。100 ℃ 1 分钟及常用消毒剂可使其灭活。对含氯消毒剂敏感，0.5 ppm 氯 15 分钟可杀灭；以 1∶4 比例加漂白粉处理患者排泄物或呕吐物，经 1 小时可达到消毒目的。该菌黏附于藻类或甲壳类动物形成生物被膜样结构后存活期延长。O139 群耐药性严重。

　　（二）致病性

　　1. 致病物质　可产生侵袭力和外毒素等多种致病物质。

　　（1）侵袭力：毒素共调节菌毛 A（toxin coregulated pilus A，TcpA），介导细菌黏附于小肠黏膜上皮细胞表面。TcpA 可充当 CTXΦ 受体，有助于噬菌体的感染和整合。霍乱弧菌的单鞭毛使得细菌运动活泼，有助于其穿过肠黏膜表面黏液层而接近上皮细胞。血凝素 / 蛋白酶（hemagglutinin/protease，HAP）是一种具有多种致病活性的细胞外金属蛋白酶，可以降解宿主的保护性黏液屏障并破坏肠道紧密连接。霍乱弧菌形成的生物被膜为细菌在人类、水生物及水体等环境中的定植提供了保护。O139 群还存在多糖荚膜和特殊 LPS 毒性决定簇，能抵抗杀菌物质的杀菌作用，并具有黏附作用。

（2）霍乱毒素（cholera toxin，CT）：是霍乱弧菌产生的主要致病物质，是目前已知的致泻毒素中最为强烈的毒素，是肠毒素的典型代表。CT 的分子量为 84 kD，是由一个 28 kD 的 A 亚单位和 5 个相同的 B 亚单位构成的热不稳定多聚体蛋白，由位于细菌染色体上前噬菌体 CTXΦ 携带的 *ctxA* 和 *ctxB* 编码。B 亚单位可与小肠黏膜上皮细胞的 GM1 神经节苷脂受体结合，介导 A 亚单位进入细胞，A 亚单位在发挥毒性作用前须经蛋白酶作用裂解为 A1 和 A2 两条多肽。A1 作为腺苷二磷酸核糖基转移酶可使 NAD（辅酶Ⅰ）上的腺苷二磷酸核糖（ADP-ribose，ADP-R）转移到 G 蛋白上，导致腺苷酸环化酶的持续活化，使细胞内 ATP 不断转化成为 cAMP，导致 cAMP 水平升高，刺激肠黏膜细胞主动分泌 Cl^- 和 HCO_3^-，抑制对 Na^+ 的摄入，同时，水伴随离子大量丢失，导致患者出现剧烈的腹泻与呕吐（图 12-10）。富含电解质的腹泻物每天多达 20 ~ 30 L，导致患者脱水、休克、酸中毒和死亡。霍乱肠毒素与 ETEC 产生的 LT 具有抗原相关性。

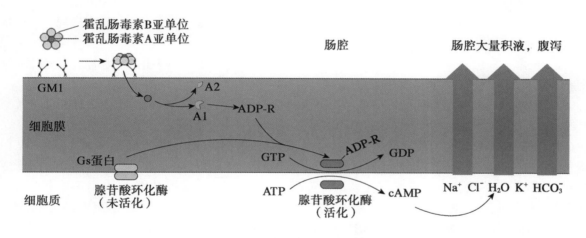

图 12-10　霍乱毒素的作用机制

2．所致疾病　在自然情况下，人类是霍乱弧菌的唯一易感者。患者和无症状带菌者是主要传染源。主要通过污染的水源或食物经口感染。通过共食用污染的水和食物，家庭内部传播很常见，也可经与患者密切接触感染。霍乱弧菌对酸敏感，在正常胃酸条件下，需要摄入大量细菌（10^8 个）方能引起感染。服用使胃酸分泌减少、抑制胃酸的药物，进食可中和胃酸的食物或大量饮水稀释胃酸均可使感染的剂量降低，减少到 10^3 ~ 10^5 个细菌。人群对霍乱弧菌普遍易感，隐性感染较多。个人饮食卫生、自然因素和社会经济发展水平等均可影响霍乱的流行，泥石流、地震等灾害可影响霍乱流行，如 2010 年海地地震后出现霍乱大流行。

O1 群和 O139 群霍乱弧菌感染引起烈性肠道传染病霍乱。非 O1 群和 O139 群霍乱弧菌致病力较弱，可引发轻症腹泻。病菌到达小肠后，黏附于肠黏膜表面并迅速繁殖，产生霍乱毒素而致病，不侵入肠上皮细胞和肠腺。霍乱弧菌引起的疾病从无症状的肠道定植到轻度、中度或重度腹泻，严重腹泻占 5% ~ 10%。O1 群古典生物型所致疾病较 El Tor 生物型严重，古典生物型和 El Tor 生物型感染后的无症者比例分别约为 50% 和 75%。潜伏期 1 ~ 3 天，多发病急，突然出现无痛性剧烈腹泻和呕吐，不伴有恶心和里急后重，呕吐呈喷射性。在疾病最严重时，每小时失液量可高达 1 L。腹泻导致的脱水使得胆汁分泌减少，患者排出米泔水样粪便。由于大量水和电解质丧失，导致患者迅速发展为脱水、肌肉痉挛、低钾血症、代谢性酸中毒、低血容量性休克、肾衰竭。未经治疗的死亡率在 25% ~ 50%，及时补充水和电解质可使死亡率小于 1%。O139 群感染比 O1 群严重，表现为严重脱水和高死亡率，患者发热和腹痛比较常见。

病愈后一些患者可短期带菌，病菌主要存在于胆囊中。

（三）免疫性

霍乱弧菌感染后可刺激机体产生牢固免疫力，再感染者少见。患者发病数月后，血液中和肠腔中可出现保护性抗毒素及抗菌抗体。抗体类型主要包括肠黏膜表面的 sIgA 及血清中的 IgM 和 IgG。其中，肠黏膜表面抗菌的 sIgA 可凝集黏膜表面的病菌，使其失去动力，并可与菌毛等黏附因子结合而阻止黏附。抗毒素 sIgA 与 B 亚单位结合后，阻断毒素与小肠黏膜上皮细胞受体的结合。

O139 群感染后建立的保护性免疫以针对脂多糖和荚膜多糖的抗菌免疫为主，抗毒素免疫为辅。O1 和 O139 群之间无交叉免疫保护。

（四）微生物学检查法

霍乱是甲类传染病，对首例患者的病原学诊断应快速、准确，并及时做出疫情报告。依据国家相关规定，霍乱弧菌属于病原微生物实验室生物安全危害程度二类微生物，标本处理、活菌培养和鉴定时需严格执行实验室生物安全管理要求。

1. 标本　取患者米泔水样粪便、肛拭子、呕吐物，流行病学调查还包括水样。就地接种碱性蛋白胨水，不能及时接种者置于 Cary-Blair 保存液中保存和运送。

2. 形态检查　标本直接涂片后革兰氏染色镜检，呈革兰氏阴性弧菌。米泔水样粪便滴片直接观察细菌呈飞镖样或流星样运动有助于诊断。

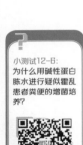

小测试12-6：
为什么用碱性蛋白胨水进行疑似霍乱患者粪便的增菌培养？

3. 分离培养和鉴定　所有标本均先接种至碱性蛋白胨水增菌，37 ℃孵育 6 ~ 8 小时，从菌膜下取一接种环培养物划线接种选择培养基。常用 TCBS 琼脂培养基，37 ℃培养 24 小时可形成黄色 S 型菌落。也可用 4 号琼脂或庆大霉素琼脂。取纯培养物与 O1 群和 O139 群多价和单价抗血清作玻片凝集和氧化酶试验初筛，阳性者进行进一步系列复核鉴定。可选用基质辅助激光解吸电离 / 飞行时间质谱（MALDI-TOF MS）对培养物直接进行鉴定。

4. 噬菌体分型　我国已经建立针对 El Tor 生物型霍乱弧菌的噬菌体分型。

5. 分子诊断　用 PCR 扩增 *ctxA*、O1 群和 O139 群特异 *rfb* 基因进行诊断。

（五）防治原则

改善社区环境，加强食品和水源管理及粪便处理；培养良好的个人卫生习惯，不生食贝壳类海产品等是预防霍乱弧菌感染和流行的重要措施。隔离治疗患者和带菌者，严格消毒其排泄物。

目前研制和使用的口服霍乱疫苗（oral cholera vaccine，OCV）包括灭活的全菌疫苗、含有重组 B 亚单位的灭活全菌疫苗、减毒活疫苗（CVD 103-HgR）。

及时补充水和电解质，预防低血容量性休克和酸中毒是治疗霍乱的关键。使用抗菌药物可缩短病程、减少腹泻频次和清除粪便中的病原菌。常用的药物包括环丙沙星、诺氟沙星、多西环素、复方磺胺甲噁唑等。

二、副溶血性弧菌

副溶血性弧菌（*V. parahaemolyticus*）是一种从全球海洋环境中分离出来的革兰氏阴性嗜盐细

菌。该菌主要在海洋和河口环境中温暖和盐度较低的水域生长。可存在于鱼类、贝壳类等海产品中，食用受污染的海产品后，引起急性肠胃炎。感染分布于世界各地，是造成我国沿海和海岛地区微生物性食物中毒的首要因素。

（一）生物学性状

大多呈弧状、棒状、卵圆状，革兰氏染色阴性。可形成端鞭毛和侧鞭毛，无芽孢。基因组包括两个环状染色体。

为嗜盐菌（halophilic bacteria），无盐不能生长，最适氯化钠浓度为 35 g/L。最适 pH 为 8.0 ~ 8.5。在适宜条件下，繁殖的代时为 8 ~ 12 分钟。在 TCBS 琼脂平板上可形成中等大小、圆形、半透明的蓝绿色 S 型菌落。在科玛嘉弧菌培养基（CHROMagar vibrio medium）上形成中等大小、圆形、粉紫色 S 型菌落。95% 从腹泻患者中分离到的菌株在我妻琼脂（Wagatsuma agar）平板上可产生完全透亮的 β 溶血，称为神奈川现象（Kanagawa phenomenon，KP），KP⁺ 菌株为致病性菌株。氧化酶试验阳性，不分解乳糖和蔗糖，吲哚试验阳性，不产生 H_2S。

有 O 抗原和 K 抗原，可据此进行分群和型，O 抗原已发现 13 群（O1 ~ O13 群），K 抗原为荚膜抗原。血清型别按照 O：K 的顺序命名。O3：K6 型是近年来在全球各地暴发感染中广泛流行的菌型。

不耐热，90 ℃ 1 分钟即被杀死；不耐酸，1% 乙酸或 50% 食醋作用 1 分钟死亡。在海水中可存活 47 天。

（二）致病性

1. 致病物质　包括侵袭力和毒素。

（1）侵袭力：包括Ⅲ型分泌系统（type Ⅲ secretion system，T3SS）、毒力岛、鞭毛、荚膜、生物被膜和外膜蛋白等。T3SS 可以将细菌产生的毒性蛋白注入宿主细胞内。鞭毛有助于细菌运动。荚膜（K 抗原）可以抗吞噬和抵抗补体的杀菌作用。产生的细胞外多糖成分参与生物被膜形成，辅助细菌适应环境；外膜蛋白有助于细菌黏附。

（2）毒素：包括耐热直接溶血素（thermostable direct hemolysin，TDH）和耐热相关溶血素（thermostable related hemolysin，TRH）。TDH 是主要致病物质，主要存在于临床分离株中。编码 TDH 的 tdh 为位于染色体上的两个拷贝基因（tdh1 和 tdh2）。TDH 耐热，100 ℃ 10 分钟仍有活性。TDH 是一个淀粉样蛋白毒素，具有直接溶血、肠毒素、心脏毒、细胞毒等多种活性。TDH 结合于肠黏膜上皮细胞，使得蛋白激酶 C（PKC）磷酸化，造成细胞内 Ca^{2+} 上升，Cl^- 通道激活且分泌增加，致使患者出现腹泻。

临床分离的 KP⁻ 菌株可产生 TRH，是其重要的致病物质，分子量为 48 kD，与 TDH 具有类似的生物学活性，其基因与 tdh 同源性为 68%。

2. 所致疾病　副溶血性弧菌主要经口感染，引发急性胃肠炎。进食烹饪不当的污染本菌的海产品（包括螃蟹、虾、贝类、鱿鱼、海鱼、牡蛎和蛤类等）是主要原因，盐腌制品以及因食物容器或砧板生熟不分污染本菌后，也可引起感染，是引发食源性食物中毒的重要原因。感染分布于世界各地，是我国沿海和海岛地区细菌性胃肠炎的主要病因，常年均可发生，高峰期为 7、8、9 三个月。

潜伏期 5 ~ 72 小时，平均 24 小时，可从自限性腹泻至中度霍乱样病症，有恶心、呕吐、腹痛、腹泻，粪便多为水样，少数为血水样，伴有低热和寒战等症状。一般为自限性，平均 2 ~ 3 天。严重腹泻可致脱水和电解质紊乱。伤口接触副溶血性弧菌污染的海水亦可造成感染，引发蜂窝织炎。严重感染或伴有肝病、糖尿病或酒精中毒者的病例，细菌可扩散至血液引发败血症。

病后免疫力不强，可重复感染。

（三）微生物学检查法

腹泻患者取粪便、肛拭或剩余食物，伤口感染者和败血症患者分别采集伤口分泌物和血液，快速送检。标本接种于含 3% NaCl 的碱性蛋白胨水中增菌后，转种于 TCBS 平板或 CHROMagar 弧菌培养基，根据菌落的形态特点，选择可疑菌落进行嗜盐性试验与生化反应，最后用诊断血清进行鉴定。可选用 MALDI-TOF MS 对培养物直接进行鉴定。分子诊断可选用 PCR 检测 tdh、trh、orf8、toxRS/new 基因，测定 tdh 和 toxRS/new 序列能够鉴定 O3∶K6 大流行株。

（四）防治原则

加强海产品市场和食品加工过程的卫生监督管理。加强卫生宣传，提升人群卫生保健意识，不生食海产品；伤口避免接触海水。目前尚无有效的疫苗可用于预防。

副溶血性弧菌引发的急性胃肠炎病程较短，以对症治疗为主，一般不用抗菌药物，严重病例需静脉补充水和电解质。严重胃肠炎、伤口感染和败血症患者可选用多西环素、米诺环素、第三代头孢菌素等抗菌药物进行治疗。

（韩　俭）

第四节　螺杆菌及弯曲菌

案例 12-5

男，57 岁，因"间断性上腹部疼痛半年，加重 6 天"来就诊。患者于半年前无明显诱因出现间断性上腹部疼痛，呈隐痛，进食不当后容易出现疼痛，无肩背部不适，偶有腹胀，有嗳气，无反酸、胃灼热，无吞咽困难；有时感恶心，无呕吐。入院前 6 天上述症状加重，疼痛多在餐前出现，进食后疼痛稍有缓解，无黑便。自发病以来，患者精神状态、体力状况、睡眠情况良好，食欲食量正常，体重无明显变化。既往有"糖尿病"病史，自诉血糖控制良好。入院后查体剑突下轻压痛。实验室检查血常规基本正常；空腹血糖 5.9 mmol/L。胃镜检查示十二指肠球部溃疡。^{13}C 尿素呼气试验结果为 13.5 dpm。临床诊断：十二指肠球部溃疡。给予奥美拉唑、枸橼酸铋钾、阿莫西林、克拉霉素四联治疗 5 天后患者症状好转出院，继续服药 9 天后改服奥美拉唑共 1 个月，症状消失。停药 1 个月后复查呼气试验结果为 1 dpm。

问题：

与十二指肠球部溃疡发病关系最密切的细菌是什么？该细菌的致病性如何？

案例 12-5 解析

┃ 一、螺杆菌属

螺杆菌属（*Helicobacter*）细菌形态呈弯曲、细长状，革兰氏染色阴性。目前已发现多种螺杆菌属细菌可感染人和动物。与人类疾病关系最密切的是幽门螺杆菌（*H. pylori*），引发上胃肠道疾病。近年来也有关于人类非幽门螺杆菌（non-*Helicobacter pylori*，NHPH）感染的报道。本部分仅介绍幽门螺杆菌。

幽门螺杆菌由 Marshall 和 Warren 于 1982 年从慢性活动性胃炎患者的胃黏膜活检组织中分离出。该细菌在生物学分类系统及分类层次上属于细菌域（*Bacteria*）、弯曲菌门（*Campylobacterota*）、ε- 变形细纲（*Epsilonproteobacteria*）、弯曲菌目（*Campylobacterales*）、螺杆菌科（*Helicobacteraceae*）、螺杆菌属（*Helicobacter*）、幽门螺杆菌种。

幽门螺杆菌的发现给上消化道疾病的诊治带来了革命性影响。已经确认，该细菌是引发胃炎和消化性溃疡的主要致病因子，而且与胃癌以及胃黏膜相关淋巴组织（mucosa–associated lymphoid tissue，MALT）淋巴瘤的发生关系密切。1994 年，WHO 所属国际癌症研究中心确认幽门螺杆菌为 I 类致癌因子。为了表彰 Marshall 和 Warren 发现幽门螺杆菌以及该细菌的发现对消化性溃疡治疗的意义，2005 年的诺贝尔生理学或医学奖授予了这两位科学家。

（一）生物学性状

1. **形态与染色**　呈螺旋状、S 形或海鸥展翅状，散在排列，革兰氏染色阴性。大小为 $(0.5 \sim 1.0)\ \mu m \times (2.5 \sim 4.0)\ \mu m$。电镜下可看到弯曲的菌体一端或两端有数根带鞘的鞭毛（图 12-11）。不利环境中可形成球状菌。无芽孢和荚膜。在胃黏膜上皮细胞表面常呈典型的螺旋状或弧形。已经完成 3000 多株幽门螺杆菌菌株的基因组测序。

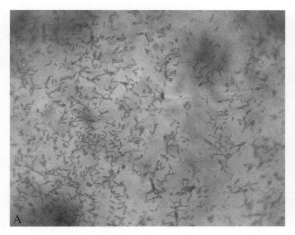
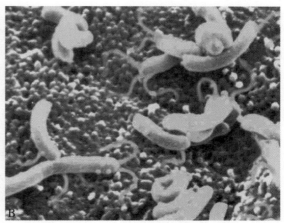

图 12-11　幽门螺杆菌形态
左：革兰氏染色，×1000；右：扫描电镜

框 12-9　幽门螺杆菌的基因组特征

目前已经完成 3 000 多株幽门螺杆菌菌株的基因组测序工作。1997 年，Tomb 等第一次完成了幽门螺杆菌 26 695 种菌株的基因组测序工作，该菌株基因组大小 1 667 892 bp，GC% 为 39，有 1 636 个基因，编码蛋白质 1594 个。

在幽门螺杆菌的染色体 DNA 上可携带细胞毒素相关致病岛（*cag* pathogenicity island，*cag* PAI）。幽门螺杆菌菌株随人群、地域表现出基因多态性。I 型菌株携带细胞毒素相关基因 A（cytotoxin associated gene A，*cagA*）和空泡毒素 A（vacuolating cytotoxin A，*vacA*）基因，表达 CagA 和 VacA 蛋白，致病性强。II 型菌株为 *cagA* 阴性，致病性弱。东亚地区人群流行菌株主要为 I 型菌株，西方流行菌株只有部分 I 型菌株。

2. **培养特性与生化反应**　为微需氧菌，培养时需要在 5% O_2、10% CO_2 和 85% N_2 且相对湿度 98% 的环境中生长。最适生长温度 35 ～ 37 ℃。对营养要求高，需要在富含营养的哥伦比亚、脑心浸液、布氏琼脂且加入 10% 脱纤维羊血的固体培养基上生长，液体培养基需补充 10% 的小牛血清。培养 3 ～ 5 天可形成针尖大小的 S 型、半透明菌落。

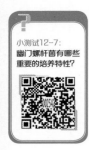

小测试12-7：
幽门螺杆菌有哪些重要的培养特性？

幽门螺杆菌可产生大量高活性脲酶，脲酶试验阳性；氧化酶和过氧化氢酶试验阳性；不产生 H_2S。

（二）致病性

1. 致病物质　幽门螺杆菌可产生多种致病物质，包括侵袭力，如鞭毛、脲酶、黏附素、Ⅳ型分泌系统（type Ⅳ secretion system，T4SS）等，多种毒素如 VacA、CagA、内毒素等。这些致病物质协助细菌抵抗胃酸的杀菌、黏附定植、损伤胃黏膜甚至导致细胞恶性转化的作用。

（1）与抵抗胃酸和定植有关的因素

1）脲酶：幽门螺杆菌可产生大量的高活性尿素酶，分解尿素产 CO_2 和 NH_3，NH_3 可中和胃酸，且可以降低黏液中黏蛋白的含量，既有利于细菌抵抗胃酸，同时又可破坏黏液的离子完整性，削弱屏障功能。脲酶还可引起上皮细胞的变性和损伤。

2）运动有关因素：幽门螺杆菌拥有鞭毛及螺旋状结构，运动活泼，可迅速穿越黏稠的黏液层，逃避胃酸的杀菌作用，扩散至黏膜面。

3）黏附因素：幽门螺杆菌的 *babA*、*sabA*、*hpaA*、*hopZ*、*napA* 等多种基因编码产物参与上皮细胞的黏附，有助于细菌定植。如血型抗原结合黏附素（blood-group antigen-binding adhesion，BabA）可与胃上皮细胞表达的 ABO/Leb 血型抗原（Leb）和岩藻糖基化糖类结合。唾液酸黏附素（sialic acid-binding adhesin，SabA）可与人胃黏膜上皮产生的 sialy-lewis X 结合，介导黏附。

4）其他因素：幽门螺杆菌的铁摄取调节因子 Fur 调节铁稳态、酸适应和氧化反应，已被证明对其定植发挥重要作用。

（2）损伤胃黏膜上皮细胞的因素

1）VacA：分子量为 87 kD，可导致胃黏膜上皮细胞产生空泡样病变，还可引起细胞凋亡、骨架重排、破坏内吞运输等。

2）CagA：分子量为 128 kD，是幽门螺杆菌重要的毒力因子，与严重胃炎和胃癌发生相关。CagA 阴性幽门螺杆菌致病性弱。CagA 能破坏上皮细胞，诱导上皮细胞产生 IL-1β、IL-6、TNF-α 及 IL-8 等炎症介质，吸引炎症细胞，释放胞内多种酶类，导致胃组织损伤，并可诱导胃上皮细胞凋亡，促进细胞的恶性转化。

框 12-10　CagA 进入细胞后的主要作用机制与幽门螺杆菌的致病

　　cagA 位于 *cag* PAI 末端，编码 CagA。东亚型 *cagA* 菌株比西方型 *cagA* 菌株具有更强的致病性，并增加患消化性溃疡或癌症的发生风险。CagA 通过 *cag* PAI 编码的 T4SS 被递送到胃黏膜上皮细胞内，并通过磷酸化依赖和磷酸化非依赖的方式发挥毒力。含 Src 同源结构域的磷酸酶 2（SHP2）是磷酸化依赖途径中 CagA 的重要细胞内靶标。东亚型和西方型 CagA 在致病性上的差异可能是由于东亚型 CagA 通过 Glu-Pro-Ile-Tyr-Ala（EPIYA）-D 基序对 SHP-2 的结合亲和力高于西方型 CagA，后者通过 EPIYA-C 基序与 SHP-2 结合，导致一些下游信号通路激活，胃上皮细胞稳态信号转导失调，诱导胃黏膜慢性炎症反应，以及通过调节细胞凋亡，破坏细胞极性和促进遗传不稳定性，诱导致癌。

3）蛋白酶、脂酶和磷脂酶 A：可降解黏液层，破坏上皮细胞膜等。

4）脂多糖：可模拟 Lewis 抗原，具有黏附功能；可结合细胞表面的 Toll 样受体，刺激细胞释放 IL-8 及 TNF-α 等，引起免疫反应。

2. 所致疾病　人是本菌感染的传染源，经口感染。自然人群感染率差异大，人群经济状况、教育程度、生活习惯等影响感染率，有家庭聚集性。幽门螺杆菌可定居在胃窦和胃体，以胃窦部为最佳部位，甚至在口腔可查到该细菌。

幽门螺杆菌的致病机制复杂，通过其侵袭力和毒素直接损伤胃黏膜上皮细胞，同时，幽门螺杆菌产生的抑酸因素导致局部微环境 pH 改变，影响胃窦 G 细胞促胃液素释放，刺激胃酸和胃蛋白酶分泌增加，导致胃炎发生，包括浅表性胃炎、弥漫性胃窦胃炎，数年后可进展为多灶性、萎缩性胃炎。部分感染者形成消化性溃疡，几乎所有消化性溃疡患者均有幽门螺杆菌感染性胃炎，根除幽门螺杆菌后，溃疡治愈，复发率也明显降低。幽门螺杆菌也被认为是功能性消化不良发生的一种危险因子。多数幽门螺杆菌感染者没有或只有轻微症状，部分感染者出现明显症状。

有极少数幽门螺杆菌感染者可演变成胃癌或 MALT 淋巴瘤，与其释放的 CagA 的直接作用、胃黏膜的炎症反应，以及细菌感染使胃中内源性突变原如亚硝胺、亚硝基化合物增多等有关。

近年来研究发现，幽门螺杆菌感染与一些胃肠道外疾病相关，包括血管性疾病（如冠心病）、缺铁性贫血和免疫性血小板减少症等。

（三）免疫性

幽门螺杆菌感染可诱发一定程度的体液和细胞免疫应答。感染幽门螺杆菌后，在患者胃液中能检出特异性 sIgA。在血中可出现特异性的 IgG 和 IgA，且可持续半年至 1 年以上。但这些抗体只能作为感染或疾病的标志。此外，还可产生多种细胞因子，作用各不相同。产生的免疫应答难以有效清除病原菌感染。

（四）微生物学检查法

用于幽门螺杆菌感染的检查方法大体可归为以下三大类。

1. 依赖胃黏膜组织的检查

（1）形态学：观察胃黏膜活检组织或固定标本的组织切片，经过 Warthin-Starry（W-S）银染色、HE 染色、吉姆萨染色、革兰氏染色后用显微镜观察，可在黏液层下、胃黏膜表面、胃小凹和腺体腔中看到呈弯曲状、分散或聚集的细菌。

（2）分离培养和鉴定：取胃黏膜活检组织，立即接种于含选择剂（三甲氧苄胺嘧啶、万古霉素、多黏菌素、两性霉素）的哥伦比亚血琼脂平板，在微需氧、高湿度、37 ℃环境中培养 3 ~ 5天，观察菌落形态。挑取可疑菌落，通过形态观察和生化反应（脲酶、氧化酶和过氧化氢酶试验）进行鉴定。

（3）核酸检查：从标本中通过 PCR 检测幽门螺杆菌的特异性核酸片段。

另外，新的内镜技术，特别是关联彩色成像（linked colour imaging，LCI）和蓝色激光成像（blue laser imaging，BLI）已经开始评估用于诊断幽门螺杆菌胃炎或检测早期胃癌。

2. 依赖脲酶的检查

（1）快速脲酶试验（rapid urease test，RUT）：此类检查仍需要胃黏膜活检组织。将活检组织放入含有尿素和酸碱指示剂的试剂中，根据指示剂颜色的变化，用于胃镜检查时幽门螺杆菌感染的快速诊断。

（2）尿素呼气试验（urea breath test，UBT）：让受检者服用 ^{13}C 或 ^{14}C 标记的尿素，胃黏膜表面的幽门螺杆菌产生的高活性脲酶可分解尿素产生 NH_3 和 HCO_3^-，HCO_3^- 吸收后在肺部可转换成 CO_2 呼出，用液体闪烁计数器或气体核素质谱仪检测 ^{13}C 或 ^{14}C 标记的 CO_2，用于幽门螺杆菌感染的诊断。该法快速、简便、灵敏，技术要求较低且患者无痛苦，现广泛应用于临床诊断和流行病学调查。

3. 免疫学方法

（1）抗原检查：采用单克隆或多克隆抗体检测粪便中的幽门螺杆菌抗原。标本易收集，阳性标本可反映活动性感染。

（2）抗体检测：采集受检者血清标本，检测血清中抗幽门螺杆菌 IgG，结合胃黏膜标本的形态学观察或快速脲酶试验等，协助诊断感染。单独检测抗体用于幽门螺杆菌感染的流行病学调查。

（五）防治原则

基于幽门螺杆菌主要抗原成分尿素酶、VacA、CagA 和黏附素的疫苗正在研制中。临床根除幽门螺杆菌常用四联疗法，包括质子泵抑制剂、铋剂和 2 种抗菌药物（阿莫西林、克拉霉素、甲硝唑 / 替硝唑等）。目前对甲硝唑、克拉霉素等抗菌药物的耐药已常见。

二、弯曲菌属

弯曲菌属（*Campylobacter*）是一类革兰氏染色阴性，菌体弯曲呈 S 形或逗点状的细菌。广泛分布于动物界，常定居于家禽和野鸟的肠道内。引起人类疾病比较重要的包括空肠弯曲菌（*C. jejuni*）、结肠弯曲菌（*C. coli*）、胎儿弯曲菌（*C. fetus*）和乌普萨拉弯曲菌（*C. upsaliensis*），以空肠弯曲菌感染最为多见。

弯曲菌属的细菌是引起人类腹泻的常见菌株，免疫力低下人群可引发全身感染。可诱发吉兰 - 巴雷综合征（Guillain-Barré syndrome，GBS）和反应性关节炎等自身免疫性疾病。

（一）生物学性状

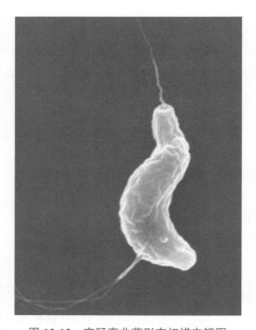

图 12-12　空肠弯曲菌形态扫描电镜图

1. 形态染色　大小为（0.2 ～ 0.5）μm ×（0.5 ～ 5.0）μm，可通过 0.45 μm 的滤器，菌体细长弯曲，呈 S 形、逗点状、海鸥状或螺旋形。菌体一端或两端有无鞘的单鞭毛（图 12-12），运动活泼。有荚膜，不形成芽孢。

2. 培养特性与生化反应　微需氧菌，培养需要 5% O_2、10% CO_2 和 85% N_2 的气体环境。最适生长温度 42 ℃，37 ℃ 也可生长。营养要求高，需要在含有血液或血清的营养培养基中培养。初次分离可见两种菌落，一种为细小、凸起的 S 型菌落；另一种呈扁平、无色透明、毛玻璃状、边缘不整齐的 R 型菌落。在半固体培养基上接种孵育后，呈扩散生长。

不能利用糖类，氧化酶、过氧化氢酶试验阳性，大多数可还原硝酸盐，不产生 H_2S，尿素分解阴性。

3. 抗原构造　主要抗原有对热稳定的菌体抗原（O）和对热不稳定的表面（K）及鞭毛（H）抗原。根据 O 抗原不同，将空肠弯曲菌分为 45 个以上血清型。第 11、12、18 血清型最为常见。

4. 抵抗力　对理化因素抵抗力较弱，易被干燥、直射阳光及化学消毒剂所杀灭；在干燥环境中 3 小时内死亡；加热 56 ℃ 5 分钟即可被杀死。

（二）致病性与免疫性

动物是主要传染源，感染动物的粪便污染水源、食品，感染的奶牛可从乳汁排菌，人类感染途径以消化道为主，与感染动物直接接触也可受染。

可产生黏附素、细胞毒素和肠毒素等多种致病物质。对胃酸敏感，经口摄入至少 10^4 个细菌才有可能致病。空肠弯曲菌可迅速地旋转运动穿越肠壁黏液层，通过菌毛黏附黏膜上皮细胞，大量繁殖，产生细胞毒素和不耐热肠毒素，引起以腹泻为主的胃肠炎。胎儿弯曲菌胎儿亚种是机会致病菌，机体虚弱或免疫受抑制的人可引起脑膜炎甚至全身感染，如败血症；偶尔引起腹泻。

空肠弯曲菌和乌普萨拉弯曲菌感染与 GBS 发病有关，发生率约为 1/1000，最常见的为空肠弯曲菌 O19 血清型。也可引起反应性关节炎。上述疾病均为自身免疫性疾病，可能与弯曲菌属细菌感染后引发的交叉免疫反应有关。

机体感染该菌后，产生特异性抗体，血清抗体类型有 IgM 和 IgG，能调理吞噬细胞吞噬并激活补体，发挥杀菌作用。肠道局部的 sIgA 有一定的抗感染能力。

（三）微生物学检查法

将新鲜粪便标本直接涂片后，进行革兰氏染色，镜下查找弧形、S 形或螺旋形的革兰氏阴性小杆菌，或用暗视野显微镜观察悬滴标本中投标样或螺旋式运动的细菌。可将粪便标本直接接种于弯曲菌选择培养基（改良的 Skirrow 培养基、弯曲菌血平板等）进行分离培养，分别置于 42 ℃和 37 ℃、微需氧环境中培养 72 小时，观察菌落特征，根据典型形态结合生化反应和血清学方法做出判定。也可检测粪便中的抗原、用 PCR 检测空肠弯曲菌的核酸进行诊断。

（四）防治原则

重点应加强水源、饮食卫生管理，切断传播途径。目前尚无特异性疫苗。及时诊断和治疗患者。本菌对多种抗菌药物敏感，常选用红霉素、阿奇霉素、四环素、喹诺酮类抗菌药物进行治疗。

（韩　俭）

第五节　分枝杆菌

分枝杆菌（mycobacteria）属于放线菌目（Actinomycetes）、分枝杆菌科（Mycobacteriaceae）、分枝杆菌属（Mycobacterium，真菌样细菌），是一类细长略弯曲的杆菌，因其在液体培养基中可形成真菌样菌膜而得名。本属细菌无鞭毛、无芽孢，不产生内、外毒素，其致病性与菌体成分有关。分枝杆菌细胞壁含有大量分枝菌酸（mycolic acid，MA），故染色时不易着色；经加热、延长染色时间着色后能抵抗酸性酒精的脱色，故称为抗酸杆菌（acid-fast bacilli）。

分枝杆菌广泛分布于土壤、水及空气等环境中，目前已发现的分枝杆菌有 200 余种，在形态学及生理生化特征上呈现出高度的多样性。近年来系统发育基因组学（phylogenomics）研究提示分枝杆菌应更准确地划分为 5 个不同的属，即分枝杆菌属（Mycobacterium）、分枝酸菌属（Mycolicibacterium）、分枝酸杆菌属（Mycolicibacter）、分枝酸棒菌属（Mycolicibacillus）和拟分枝酸杆菌属（Mycobacteroides）。因新的种属划分目前在医学领域还未被广泛采用，本教材仍沿用分枝杆菌这个单一属名。

Note

案例 12-6 解析

案例 12-6

男，4 岁。咳嗽、发热 20 天，就诊时胸部 X 线检查见右肺呈哑铃状阴影，结核菌素试验呈阳性。

问题：

根据疾病特点，该患儿最可能患的是什么疾病？简述该疾病的免疫特征。

分枝杆菌属仅少数菌种具有致病性，可感染人肺部及其他多种组织器官。根据致病特征，可将分枝杆菌划分为结核分枝杆菌复合群（*Mycobacterium tuberculosis* complex，MTBC）、麻风分枝杆菌（*Mycobacterium leprae*）及非结核分枝杆菌（nontuberculous mycobacteria，NTM）三类（表 12-8）。结核分枝杆菌复合群和麻风分枝杆菌是最常见的专性致病菌；非结核分枝杆菌包含多个种，大多为机会致病菌。对人致病的主要有结核分枝杆菌、麻风分枝杆菌和某些非结核分枝杆菌。结核分枝杆菌是人类结核病最主要的病原体；牛分枝杆菌主要侵染牛，也可感染人、其他家畜（猪、马、绵羊和山羊等）和野生动物。这些病原体可通过交叉感染方式在人和动物间相互传播，因此是人兽共患病原体。

表 12-8　分枝杆菌属常见病原菌及其分类

分类		生长特性	常见病原菌种
结核分枝杆菌复合群		生长缓慢	结核分枝杆菌、牛分枝杆菌、非洲分枝杆菌、田鼠分枝杆菌
麻风分枝杆菌		人工培养基上不生长	麻风分枝杆菌
非结核分枝杆菌	光产色型	生长缓慢	堪萨斯分枝杆菌、海分枝杆菌
	暗产色型	生长缓慢、暗产色	瘰疬分枝杆菌、戈登分枝杆菌
	不产色型	生长缓慢、不产色	鸟分枝杆菌复合群、嗜血分枝杆菌、溃疡分枝杆菌、蟾分枝杆菌
	快速生长型	生长快速	脓肿分枝杆菌复合群、偶发分枝杆菌、龟分枝杆菌

一、结核分枝杆菌

结核病的流行情况

结核分枝杆菌（*M. tuberculosis*）俗称结核杆菌（tubercle bacilli），是人类结核病最主要的病原菌，该菌可侵犯全身各组织器官，以肺部感染最多见。1882 年，德国细菌学家罗伯特·科赫证明结核分枝杆菌是结核病的病原菌，并于 1905 年因此获得诺贝尔生理学或医学奖。与结核分枝杆菌同种的致病菌还包括非洲分枝杆菌、牛分枝杆菌及田鼠分枝杆菌等，统称为结核分枝杆菌复合群，复合群内成员相互间基因组相似度达 99% 以上。非洲分枝杆菌主要在西非地区局部流行；牛分枝杆菌可导致牛、人及其他动物的结核病，是动物结核病的主要病原体，在人类结核病中分离率较低（2% ~ 5%）。

（一）生物学性状

1. 形态结构与染色　结核分枝杆菌菌体细长略弯曲，液体培养条件下易成团，无鞭毛和芽孢，有荚膜，不产生内、外毒素，大小为（1 ~ 4）μm×0.4 μm。在痰液或组织中呈单个或聚

Note

集成团束状（图 12-13）。用抗酸染色法，该菌被染成红色，其他非抗酸菌及细胞杂质等均被染成蓝色。

　　结核分枝杆菌细胞壁结构及其化学组分较为独特（图 12-14）。具有典型的细菌细胞内膜（即质膜），肽聚糖层较革兰氏阳性菌薄，较阴性菌厚，与阿拉伯半乳聚糖（arabinogalactan，AG）共价连接，阿拉伯半乳聚糖非还原端与外膜内侧分枝菌酸（MA）连接。结核分枝杆菌外膜为不对称的双层结构，主要成分为分枝菌酸；膜内侧与阿拉伯丰乳聚糖共价连接，外侧带有海藻糖修饰（即海藻糖分枝菌酸酯），且非共价嵌入了多种表面脂质，如结核菌醇蜡双分枝蜡酸酯（phthiocerol dimycocerosate，PDIM）、酚糖脂（phenolic glycolipid，PGL）、脂阿拉伯甘露聚糖（lipoarabinomannan，LAM）及其末端甘露糖修饰的脂阿拉伯甘露聚糖（ManLAM）、硫脂（sulfolipid，SL）以及多种酰基海藻糖，如二酰基海藻糖（diacyltrehalose，DAT）。LAM 及 ManLAM 与细胞内膜共价连接并贯穿细胞壁。

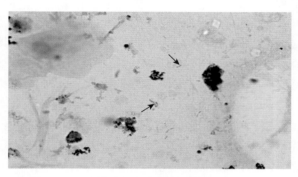

图 12-13　结核分枝杆菌（抗酸染色，×1000）
图片来源：北京大学基础医学院病原生物学系实验教学组

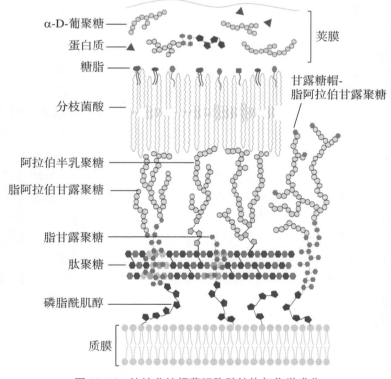

图 12-14　结核分枝杆菌细胞壁结构与化学成分

2．培养特性　结核分枝杆菌为专性需氧菌，营养要求高，常用改良罗氏培养基，内含蛋黄、甘油、马铃薯、天冬酰胺、无机盐和孔雀绿等。培养最适温度为 37 ℃；最适 pH 为 6.5 ～ 6.8。生长缓慢，代时约为 18 小时，接种 3 ～ 4 周后长出可见菌落，呈乳白色或米黄色菜花样，粗糙且干燥。在液体培养基中，因细胞壁脂质含量高，疏水性强，易成团，可形成菌膜浮于液面；通常在液体培养基中添加去垢剂如 Tween 80 以降低细菌表面的疏水性，使细菌分散，均匀生长，有利于后续药物敏感试验等。

结核分枝杆菌特征性生化反应不明显，且耗时较长，传统生化鉴定已逐渐被分子生物学鉴定取代。但硝基苯甲酸（PNB）耐受试验仍在广泛使用，其原理是：结核菌对 PNB 敏感，而大多数非结核分枝杆菌可耐受一定浓度的 PNB，因此在固体培养基中加入 PNB 可实现对二者的区分。

3．抵抗力　结核分枝杆菌的疏水性外膜使其对理化因素的抵抗力较强。抗干燥，在干燥痰中可存活 6 ～ 8 个月；耐酸碱，临床常用酸碱处理标本以杀死杂菌和消化标本中的黏稠物质。对染料，如孔雀绿或结晶紫均有抵抗力，故在培养基中加入上述染料可抑制杂菌生长。对紫外线、湿热及乙醇抵抗力弱，如日光照射 2 ～ 7 小时，对菌液高温加热或 75% 乙醇处理即可被杀灭。

4．变异性　结核分枝杆菌基本不发生基因水平转移，基因突变是其变异的主要来源。通过基因突变，结核分枝杆菌可发生形态、菌落、毒力、抗原性和耐药性等变异。结核分枝杆菌耐药性主要由药物靶标基因突变（如 *rpoB* 突变介导利福平耐药，*embB* 突变介导乙胺丁醇耐药）或药物激活酶基因突变所致（如 *katG* 突变介导异烟肼耐药，*pncA* 突变介导吡嗪酰胺耐药）。影响结核分枝杆菌致病性的基因较多，在体外连续性传代过程毒力基因突变通常可导致其致病性减弱，例如牛分枝杆菌体外传代过程中 RD1 区的缺失突变使其毒力减弱而获得卡介苗 BCG，临床菌株 H37 体外传代过程中 *phoP*、*mazG* 等基因突变衍生出弱毒株 H37Ra。

（二）致病性

结核分枝杆菌基本不产生内、外毒素和侵袭性酶类，其致病性体现为对机体免疫应答的修饰和逃逸，使其在体内能持续生存和增殖，细菌大量增殖过程中诱发炎症导致组织或器官损伤。

1．致病物质

（1）脂质（lipid）：结核分枝杆菌细胞壁富含脂质，与其致病性密切相关。①索状因子（cord factor）：是分枝菌酸与海藻糖结合的一种糖脂（海藻糖 6,6'- 二分枝菌酸酯），能使结核分枝杆菌在液体培养基及宿主细胞中呈索状生长，可诱导抗炎细胞因子的表达，促进慢性肉芽肿形成，有利于形成潜伏感染和结核菌在体内长期存活。②甘露糖脂：主要包括脂阿拉伯甘露聚糖（LAM）及其末端甘露糖修饰物 ManLAM。甘露糖脂可与巨噬细胞甘露糖受体结合促进细菌侵入，抑制吞噬体成熟，阻止巨噬细胞对细菌的消化杀伤作用，并诱导抗炎细胞因子的产生。ManLAM 作为病原体相关分子模式（PAMP）与巨噬细胞模式识别受体（PRR）结合，下调促炎性应答，抑制炎性介质的产生。③结核菌醇双分枝蜡酸酯（PDIM）：外膜中含量丰富，可掩盖细菌 PAMP 而逃逸 Toll 样受体的识别，可扩散至巨噬细胞及上皮细胞膜中调控天然免疫应答，参与破坏吞噬体膜完整性，协助细菌从吞噬体逃逸，参与调控宿主细胞自噬及坏死；与其结构相似的酚糖脂（PGL）可抑制 TLR2 介导的免疫反应，减少促炎细胞因子的产生，诱导巨噬细胞产生趋化因子 CCL2 以招募单核细胞，在与单核细胞短暂融合过程中巨噬细胞中的结核菌转移至单核细胞中实现免疫逃逸及播散。④硫脂（SL）：可抑制吞噬溶酶体形成，SL-1 能够激活肺部的伤害感受神经元诱发患者咳嗽，协助结核菌的人际传播。⑤分枝菌酸（MA）：为 α 分枝、β 羟基脂肪酸，其可游离或与多糖结合，与抗酸性有关。含氧的 MA 可诱导泡沫状巨噬细胞的形成进而抑制其自噬。⑥磷脂：刺激单核细胞增生，形成结核结节；并能抑制蛋白酶对组织的分解作用，从而使病灶组织溶解不完全，形成干酪样坏死。

（2）蛋白质：结核分枝杆菌有多个蛋白质参与宿主免疫应答调控，与其致病性相关。

① EAST-6：为结核菌Ⅶ型分泌系统 ESX-1 的底物，具有成孔效应，抑制吞噬体与溶酶体融合，介导吞噬体破裂及细菌易位到细胞质，参与调控宿主细胞自噬、Ⅰ型干扰素应答以及炎症小体等一系列胞浆信号通路。② CpnT：是目前唯一已知的结核分枝杆菌毒素，为Ⅶ型分泌系统 ESX-5 的底物，其 C 端又名为结核坏死毒素（TNT），具有烟酰胺腺嘌呤二核苷酸（NAD^+）水解酶活性，通过耗竭胞内 NAD^+ 诱导宿主细胞坏死。③其他蛋白质：SapM 蛋白可利用其 PI_3P 磷酸酶活性减少 PI_3P 在吞噬体膜上积累，进而抑制吞噬体成熟；PknG 丝氨酸 / 苏氨酸蛋白激酶靶向宿主 GTP 酶 RAB7L1 抑制吞噬体成熟；PtpA 作为一种分泌型蛋白激酶可阻断吞噬体酸化，抑制吞噬体 - 溶酶体融合。

（3）荚膜：荚膜的主要成分为多糖。其致病作用有：①荚膜与吞噬细胞表面的补体受体结合，有利于结核分枝杆菌的黏附与入侵；②荚膜可阻止药物及化学物质透入菌体内，保护细菌免受杀伤；③荚膜抑制了吞噬体与溶酶体的结合，具有抗吞噬作用。

2. 所致疾病　结核分枝杆菌主要是经呼吸道感染引起肺结核，也可经消化道或皮肤损伤侵入机体，引起多种组织器官的结核病。

（1）肺部感染：引起肺结核，因感染的结核分枝杆菌的毒力、数量、机体的免疫状态不同，可以表现为原发感染（primary infection）和原发后感染（post-primary infection）。

1）原发感染：多见于儿童，指机体初次感染结核分枝杆菌。病菌经呼吸道进入肺泡后，被巨噬细胞吞噬，由于菌体成分（主要为脂质、蛋白质）可抑制巨噬细胞的免疫监视和攻击，细菌不仅未被杀死，反而在其中大量增殖，最终致细胞裂解死亡，并招募单核细胞至感染部位，引起肺泡渗出性炎症，称为原发灶。原发灶内细菌可经淋巴管扩散至肺门淋巴结，引起肺门淋巴结肿大。原发灶、淋巴管炎、肿大的肺门淋巴结称为原发复合征（primary complex）或高恩综合征（Ghon complex），X 线检查见哑铃形阴影为其主要特征。随着患者特异性细胞免疫功能的建立，原发感染大多趋于自愈，形成纤维化或钙化。只有极少数免疫力低下者可发生恶化，病菌经气管、淋巴管或血流扩散，引起全身粟粒性结核或结核性脑膜炎。

2）原发后感染：多见于成年人，大多由潜伏于病灶内的细菌（内源性感染）引起，少数为再次侵入的细菌（外源性感染）引起。在机体免疫力降低时，潜伏在体内的结核分枝杆菌大量生长繁殖，引起疾病，称为复燃（recrudescence）或再激活（reactivation），原发感染中 5% ～ 10% 会发生复燃。相对原发感染而言，原发后感染时机体已有抗结核分枝杆菌特异性免疫，故所致疾病病灶较局限，一般不累及邻近淋巴结，不易发生体内播散，主要表现为慢性肉芽肿性炎症，形成结核结节。在一些情况下，结核结节破溃，内容物漏出可刺激患者咳嗽，细菌随之排出，形成菌阳（开放性）肺结核。

（2）肺外感染：肺部感染的结核分枝杆菌可经血液、淋巴液扩散，侵犯全身各个器官，引起相应的组织器官结核，如脑、肾、骨、关节和生殖器官等结核。结核分枝杆菌也可经消化道及破损的皮肤侵入机体，引起肠结核、结核性腹膜炎和皮肤结核等。

（三）免疫性与超敏反应

1. 免疫性　人类对结核分枝杆菌有较强的抵抗力，表现为人群对结核分枝杆菌的感染率很高，但发病率不高。结核分枝杆菌感染后的转归与机体免疫状况密切相关。结核分枝杆菌为胞内寄生菌，机体抗结核免疫主要依赖细胞免疫。固有免疫阶段，进入肺部的结核分枝杆菌主要感染肺泡巨噬细胞（alveolar macrophage，AM），感染的 AM 迁移至肺间质后募集单核来源巨噬细胞、组织驻留巨噬细胞、多形核中性粒细胞和树突状细胞等至感染部位，产生炎性反应；此阶段结核分枝杆菌可通过多种机制抑制巨噬细胞、中性粒细胞的杀伤作用，在感染部位大量增殖。感染的树突状细胞迁移至引流淋巴结激活抗原特异性 T 细胞，启动适应性免疫应答。激活的 T 细胞迁移至感染部位与其他免疫细胞共同形成肉芽肿结构，T 细胞通过分泌 γ- 干扰素（IFN-γ）、肿瘤坏

死因子 -α（TNF-α）等细胞因子进一步活化肉芽肿内部的巨噬细胞，增强其杀菌能力。多数情况下，T 细胞免疫及肉芽肿的形成可有效地对结核分枝杆菌进行杀伤，机体炎症反应减弱，感染进入无症状的潜伏感染阶段。潜伏感染期间，机体存在持续性的适应性免疫应答，部分患者体内的细菌可被完全清除，而部分患者则处于长期带菌状态。当机体免疫力下降，潜伏感染部位的结核分枝杆菌大量增殖，激发致敏机体产生迟发型超敏反应，以及肉芽肿坏死。

2．免疫与超敏反应 在机体产生抗结核免疫的同时，也导致了迟发型超敏反应的发生，二者的关系可用科赫现象（Koch phenomenon）说明。将结核分枝杆菌初次注射进健康豚鼠皮下，经 10 ～ 14 天后，注射部位坏死、溃疡，邻近淋巴结肿大，溃疡深而不易愈合，细菌可扩散至全身，表现为原发感染的特点。若将同量结核分枝杆菌接种于曾感染过结核分枝杆菌的豚鼠，1 ～ 2 天内局部迅速发生溃疡，但浅而易于愈合，附近淋巴结不肿大，病菌很少扩散，表现为原发后感染的特点。这一现象说明，原发感染时因机体尚未形成特异性免疫和超敏反应，故病变发生缓慢，病菌易扩散；而原发后感染时机体已建立特异性细胞免疫，所以可迅速形成结核结节以限制细菌扩散，病变易愈合，但因同时存在超敏反应，使局部溃疡形成迅速。

3．免疫试验

（1）结核菌素试验

试剂：纯蛋白衍生物（purified protein derivative，PPD），是结核分枝杆菌培养物经三氯醋酸沉淀析出的纯结核分枝杆菌蛋白。PPD 有两种：结核分枝杆菌来源制成的 PPD（PPD-C）和卡介苗来源制成的 PPD（BCG-PPD）。

试验方法与结果分析：目前主要采用 PPD（5 U/0.1 ml）。分别取两种 PPD 各 5 U 注入两前臂掌侧皮内，48 ～ 72 小时后观察注射局部反应情况。若注射部位红肿硬结直径大于 0.5 cm 为阳性，大于 1.5 cm 为强阳性，对临床诊断有意义。两侧红肿中，若 PPD-C 侧红肿大于 BCG-PPD 侧时为感染，应进一步检查；反之则可能系卡介苗接种所致。小于 0.5 cm 为阴性反应。

阳性反应表明机体已感染过结核分枝杆菌或接种过卡介苗，对结核分枝杆菌有迟发型超敏反应及有一定的特异性免疫力。强阳性反应则表明可能有活动性结核病。阴性反应表明受试者可能未感染过结核分枝杆菌或未接种过卡介苗，机体对其无免疫力。但应注意以下几种情况：①感染早期，T 细胞尚未致敏；②患严重结核病或其他传染病、恶性肿瘤的患者；③老年人；④其他原因导致免疫功能低下，如艾滋病患者或使用免疫抑制剂等使机体免疫功能受抑制者，均可出现阴性反应。

（2）γ- 干扰素释放试验：γ- 干扰素释放试验（interferon-gamma release assay，IGRA）是一种运用结核分枝杆菌特异抗原刺激感染者血液中的 T 细胞后，测定和分析 T 细胞释放的 γ- 干扰素来判定机体是否被结核分枝杆菌感染的细胞免疫学方法。通常采用的结核分枝杆菌特异性抗原为 EAST-6 和 CFP-10，两个蛋白质位于细菌基因组 RD1（region of difference）区，该区域存在于所有临床结核分枝杆菌和牛分枝杆菌中，在 BCG 中缺失。该方法可区分 BCG 接种和结核分枝杆菌感染，其特异性高于 TST，是筛查潜伏感染及临床辅助诊断细菌学阴性结核病的重要手段。

（四）微生物学检查法

1．采集标本 根据感染部位采集不同的标本，如痰、尿、粪、脑脊液和腹水等。

2．涂片染色镜检 标本直接涂片或集菌后涂片经抗酸染色后镜检，若发现抗酸杆菌即可做出初步诊断。

3．分离培养 将集菌并经中和后的标本（用酸碱处理的标本）接种于固体罗氏培养基，37 ℃培养，一般 2 ～ 6 周形成菌落。根据菌落特征、抗酸染色、生化实验等进行鉴定。

4．核酸检测 传统痰涂片镜检的检测灵敏度较低，而基于细菌培养的检测方法耗时长，加上药敏试验通常需要 2 ～ 3 个月时间。应用 PCR 技术扩增结核分枝杆菌特异性酸序列（如

齐 - 尼抗酸染色法

IS6110 插入序列）可实现对结核病的快速诊断。PCR 及扩增产物检测技术的发展衍生了多种方便快捷的结核病核酸诊断方法，例如恒温扩增法、荧光探针溶解曲线法，后者可以同时实现耐药突变检测，在几小时内获得菌种及耐药诊断结果，极大缩短了临床结核病诊断时间。

（五）防治原则

1. 预防　结核病的预防主要是接种卡介苗（bacille Calmette-Guérin，BCG）。我国从 20 世纪 50 年代开始接种 BCG，目前 BCG 接种为我国免疫规划项目，规定新生儿在 24 小时内接种 BCG。BCG 对不同人群的保护效率存在较大差异，对儿童结核的预防效果较好，但对成人结核病的预防效果较差。近年来，全球在新型结核疫苗领域取得了实质性进展，目前已有 20 多种不同类型的候选结核疫苗进入临床研究阶段，包括灭活疫苗、减毒活疫苗、蛋白/佐剂疫苗、病毒载体疫苗和核酸疫苗，囊括了预防性疫苗和治疗性疫苗。

除接种疫苗外，控制传染源、切断传播途径，降低人群暴露风险是遏制结核病的重要手段。结核病潜伏期长、发病隐匿，病例发现主要依靠患者因症就诊的被动方式，大多数病例都存在就诊延误问题，从而导致疾病的持续性传播。有证据表明，近 20 年来我国结核病传播仍然较为严重，特别是耐药结核病的传播已成为我国结核病防控面临的重大挑战，加强病例主动发现及规范患者管理，完善预防干预措施是预防结核病的重要环节。

框 12-11　卡介苗

　　1908 年，Calmette 与 Guérin 二人将有毒的牛分枝杆菌培养在含甘油、胆汁和马铃薯的培养基中，经 13 年 230 次传代，获得一株毒力减弱而保留抗原性的变异株（即卡介苗），用于预防结核病。卡介苗是目前唯一被批准用于预防结核病的疫苗，安全性良好，目前全球多数国家将卡介苗纳入计划免疫，对新生儿进行接种。卡介苗对儿童重症结核病如结核性脑膜炎、粟粒性结核有较好的预防效果，而对成人结核病的预防效果较差。一般认为卡介苗二次免疫对预防结核病无显著改善，因此 WHO 推荐免疫接种一次。新型疫苗研发是目前结核病研究最受关注的领域，除初免疫苗（预防原发感染）外，增强疫苗或治疗性疫苗（预防潜伏感染发展为活动性结核）也是新型疫苗的重要免疫策略。新型疫苗研发的瓶颈在于对结核分枝杆菌致病机制、抗感染免疫及免疫逃逸机制的了解不全面，相关机制的系统性研究是开发新型疫苗的基础。

2. 治疗　化学药物是治疗结核病最主要的方法，治疗原则是早期、联合、适量、规律、全程用药，药物联合使用可增强杀菌效应，同时降低耐药的发生率。治疗结核病的药物分为一线和二线药物，一线抗结核药物包括利福平、异烟肼、吡嗪酰胺和乙胺丁醇，治疗分两个阶段：强化期使用异烟肼、利福平、吡嗪酰胺、乙胺丁醇联合治疗 2 个月，巩固期使用异烟肼、利福平治疗 4 个月。对耐多药结核病（对异烟肼、利福平耐药）使用二线药物进行治疗，WHO 根据药物有限性和安全性将二线药物分为 A、B、C、D 四组，其中 A、B、C 组为核心药物，D 组为附加药物。A 组为氟喹诺酮类药物，B 组为氨基糖苷类注射药物，C 组药物包括乙硫异烟胺、环丝氨酸、利奈唑胺、氯苯吩嗪；耐药结核病治疗的强化期至少包含 5 种有效药物，一般从 A、B、C 组药物中选取。近年来，包括贝达喹啉、普托马尼和利奈唑胺等多个抗结核新药上市，为耐药结核病治疗提供了新的方案。

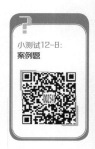

小测试12-8：
案例题

二、麻风分枝杆菌

麻风分枝杆菌（*M. leprae*）是麻风病（leprosy）的病原体。麻风病是一种慢性传染病，在世界各地均有流行。新中国成立前，各地区疫情严重，经积极开展防治工作后，发病率大幅下降，但仍未消失，2020 年全国报告病例数约 200 例。

麻风分枝杆菌无荚膜，无鞭毛，不形成芽孢，无法进行体外培养，通常通过感染小鼠足垫或犰狳等感染模型进行体内培养。标本中直接涂片镜检，形态染色与结核分枝杆菌相似（图 12-15）。标本中此菌常存在于细胞内，呈束状排列，胞浆呈泡沫状，称为麻风细胞。

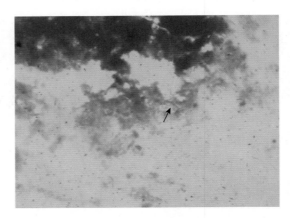

图 12-15　麻风分枝杆菌（抗酸染色，×1000）

麻风患者是麻风病的唯一传染源。患者鼻腔分泌物、痰、阴道分泌物及精液中均有麻风分枝杆菌排出，通过呼吸道、破损的皮肤黏膜及密切接触接触等方式传播。常累及皮肤、黏膜和周围神经组织，晚期可侵犯深部组织器官，部分患者伴有严重的畸形和残疾。麻风病潜伏期长，发病缓慢，病程长，迁延不愈。根据机体的免疫状态、病理变化和临床表现，可将大多数患者分为瘤型和结核样型，少数患者处于两型之间。瘤型为严重临床类型，传染性强，患者皮肤或黏膜组织存在麻风结节，面部结节融合呈"狮面"状典型特征；结核样型症状较轻，具有自限性，病变可自行消退，传染性小。

麻风病的诊断主要靠微生物学检查。刮取患者鼻黏膜或皮损处检材作涂片，经抗酸染色镜检，根据麻风细胞、麻风分枝杆菌特点进行诊断。

三、非结核分枝杆菌

非结核分枝杆菌（NTM）指除结核分枝杆菌复合群和麻风分枝杆菌以外的分枝杆菌的总称，过去也被称为非典型分枝杆菌。NTM 广泛分布于土壤、水及空气中，目前已发现 200 余种，其中大部分为寄生菌，仅少部分对人体致病，多为机会致病菌。NTM 感染可引起相关组织、脏器病变，其中 75% ～ 94% 表现为肺部病变，由于其临床表现、胸部影像表现类似结核病，且痰中可检出抗酸杆菌，经常被误诊为肺结核。近年来，NTM 病呈快速增长趋势，在部分发达国家其发病率已超过结核病，成为威胁人类健康的重要公共卫生问题之一。

Runyou 分类法根据 NTM 在体外培养的最适温度、生长速率、菌落形态及色素产生与光反应的关系将其分为 4 组，即光产色菌、暗产色菌、不产色菌和快速生长型 NTM。①光产色菌：生长缓慢，菌落不见光时为淡黄色，光照后变为黄色或橙色，常见致病菌有堪萨斯分枝杆菌（*M.*

kansasii），可引起人类肺结核样病变；海分枝杆菌（*M. marinum*），入侵破损皮肤、黏膜引起手指、脚趾及鼻黏膜感染，呈结节及溃疡病变。②暗产色菌：生长缓慢，在无光时菌落呈黄色或红色，常见致病菌有瘰疬分枝杆菌（*M. srofulaceum*），可引发儿童淋巴结炎。③不产色菌：生长缓慢，无论光照与否，菌落均不产生色素，呈灰白色或淡黄色，常见致病菌有鸟分枝杆菌（*M. avium*）、胞内分枝杆菌（*M. intracellulare*），同属鸟分枝杆菌复合群（*M. avium* complex，MAC），可侵害多种组织器官，以肺病最为常见。④快速生长型：生长迅速，3～5天可见菌落，常见致病菌有脓肿分枝杆菌复合群（*M. abscessus* complex，MABC），常致肺、皮肤软组织病变，我国南方分离率较高。

与结核分枝杆菌相比，NTM主要有以下重要特点：①大多为机会致病菌，致病力相对较低，感染一般发生于抵抗力低下人群，包括慢性阻塞性肺疾病（COPD）、支气管扩张、尘肺、囊性纤维化、糖尿病及免疫抑制剂使用人群等；②临床样本中分离的NTM可能为定植菌，通常需2份不同时段标本均检出同种NTM才可判定为潜在致病菌；③具有天然耐药性，对抗结核药物大多耐药，易发展为慢性、难治性疾病。

（罗　涛）

第六节　厌氧性细菌

案例 12-7

男，65岁，因"腹泻伴发热3个月，加重1个月"入院。3个月前行肝移植术，术后予以替硝唑及美罗培南抗感染，期间出现发热伴腹泻，继续应用"美罗培南"抗感染30天，同时先后加用"左氧氟沙星与利奈唑胺"抗感染，腹泻明显加重，伴腹痛、腹胀、发热。C反应蛋白明显升高，给予头孢曲松抗感染，腹泻持续加重并出现黏液，间断发热。肠镜显示黏膜充血、水肿、糜烂、溃疡，乙状结肠有多发性隆起的斑片或融合为大片的黄褐色假膜覆盖黏膜表面。

问题：

1. 患者可能感染的病原体为何？导致其感染的因素为何？

2. 该病原的致病机制是什么？其感染条件与医疗操作之间有何关系？

3. 该病例如何进行防治？

案例 12-7 解析

厌氧性细菌（anaerobic bacteria）是一大群必须在无氧或低氧条件下才能生长繁殖的细菌，简称厌氧菌。根据能否形成芽孢及菌体形态，可将厌氧菌分为三大类：有芽孢的梭菌属、拟杆菌属及无芽孢厌氧菌。临床常见的病原菌如梭菌属的破伤风梭菌、产气荚膜梭菌和肉毒梭菌以及拟杆菌属的艰难拟梭菌，引起外源性感染。无芽孢厌氧菌绝大多数为人体微生物群成员，包括30多个属的球菌和杆菌，以引起内源性感染为主，临床上更为多见。

一、梭菌属

梭菌属（*Clostridium*）属于梭菌科，是一群厌氧、革兰氏染色阳性、能形成芽孢的大杆菌，由于芽孢直径比菌体宽，使菌体膨大呈梭形，故此得名。该属已报道 257 个种，多数为腐生菌，仅少数为病原菌；主要分布于土壤，人和动物肠道中；芽孢对氧、热、干燥和消毒剂均抵抗力强，能够在体外环境生存长达数十年；芽孢侵入机体后，适宜条件下能够发芽形成繁殖体，并产生作用强烈的外毒素，引起人类和动物疾病。在人类主要引起破伤风、气性坏疽和肉毒中毒等严重疾病。该属绝大多数细菌有周鞭毛，无荚膜（产气荚膜梭菌除外）；不同的细菌芽孢形态、大小及其在菌体中的位置各不相同，这些特点有助于菌种的鉴定。

（一）破伤风梭菌

破伤风梭菌（*Clostridium tetani*）是梭菌属中的重要的病原菌，广泛存在于土壤、人和动物肠道内，可引起破伤风（tetanus）。当机体受到外伤感染或分娩时使用不洁器械剪断脐带等，破伤风梭菌的芽孢可进入伤口或脐带残端，在厌氧条件下，芽孢发芽形成繁殖体，并释放外毒素致病，表现为强直性痉挛、抽搐，可因窒息或呼吸衰竭死亡。

1. 生物学性状　破伤风梭菌为菌体细长的革兰氏阳性杆菌，有周鞭毛，无荚膜。芽孢位于菌体一端，呈正圆形，直径粗于菌体，与菌体共同形成鼓槌状，为本菌的典型特征（图 12-16）。培养时严格厌氧，在血平板上 37 ℃培养 48 小时后，可见薄膜状爬行生长，伴 β 溶血。能够分解蛋白质，但不发酵糖类。其芽孢在 100 ℃ 1 小时可被破坏，但在干燥的土壤和尘埃中可存活数年。

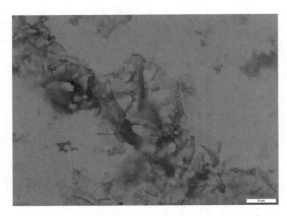

图 12-16　破伤风梭菌（芽孢染色，×1 000）

2. 致病性

（1）致病条件：破伤风梭菌芽孢由伤口侵入人体引起破伤风，但在浅表的伤口中该菌一般不易生长，其致病的重要条件是伤口局部形成厌氧微环境，利于芽孢发芽形成繁殖体并在局部繁殖产生毒素。易造成伤口局部厌氧微环境的因素有：伤口窄而深（如刺伤），伴泥土或异物污染；大面积创伤、烧伤，伴随局部组织缺血坏死；同时伴有需氧菌或兼性厌氧菌混合感染。

（2）致病物质：破伤风梭菌无侵袭力，仅在局部生长繁殖，其致病主要依赖于细菌所产生的外毒素。破伤风梭菌能产生破伤风痉挛毒素（tetanospasmin）和破伤风溶血毒素（tetanolysin）两种外毒素。破伤风痉挛毒素由质粒编码，属神经毒素，对脊髓前角神经细胞和脑干神经细胞有高度亲和力，是引起破伤风的主要致病物质。携带破伤风痉挛毒素的质粒为非接合型质粒，因此不产毒的破伤风梭菌菌株不能转变为产毒株。破伤风痉挛毒素毒性极强，仅次于肉毒毒素，经腹腔注入小鼠的半数致死量（LD_{50}）为 0.015 ng，对人的致死量小于 1 μg；其化学本质为蛋白质，不耐热，65 ℃加热 30 分钟即被破坏；也可被肠道中的蛋白酶所破坏。毒素主要经局部神经细胞扩散，也可经淋巴、血液到达中枢神经系统而致病。破伤风溶血毒素对氧和血清胆固醇敏感，尚不清楚在破伤风发生中的作用。

（3）致病机制：破伤风痉挛毒素在细菌生长稳定期产生，细菌裂解后释放。该毒素初始为一条分子量约为 150 kD 的多肽，释放出菌体时，即被细菌或组织中的蛋白酶裂解为由二硫键相连的两条肽链：一条约为 50 kD 的轻链（A 链）和一条 100 kD 的重链（B 链）。重链羧基端与神经 - 肌肉接头处运动神经元细胞膜上的受体结合，受体包括聚唾液酸神经节苷脂和邻近的糖蛋白；经受体介导的内吞作用，内化进入细胞质形成含毒素的突触小泡；小泡沿神经轴突逆行向上，转运毒素至脊髓前角灰质和脑干的运动神经元细胞体中，速度为 3 ~ 13 mm/h。然后，毒素以未知机制汇聚于抑制性神经元细胞质的内体中；内体酸化，导致重链的氨基端介导轻链从内体进入抑制性神经元细胞质。轻链具有锌内肽酶（zinc endopeptidase）活性，为毒素的毒性部分，可裂解储存有抑制性神经递质（γ- 氨基丁酸和甘氨酸）的突触小泡上的膜蛋白，这些膜蛋白负责抑制性神经递质的释放。最后，轻链破坏小泡上的膜蛋白后，阻止了抑制性神经递质从抑制性神经元突触前膜释放，阻断了抑制性神经元对运动神经元兴奋性的反馈调节，引起横纹肌强烈收缩，出现强直痉挛（图 12-17）。毒素的结合是不可逆的，所以恢复取决于新轴突末端的形成。其他毒力因素还包括纤连蛋白结合蛋白，其由染色体基因编码，有利于细菌在伤口定植和血液凝固。

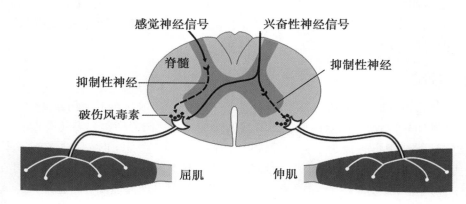

图 12-17　破伤风痉挛毒素的作用

（4）所致疾病

1）破伤风：分为全身型和局限型，全身型是临床上最常见的类型，全球每年约 100 万病例。潜伏期一般 7 ~ 8 天，多数在外伤后 3 周内发病。潜伏期长短与芽孢侵入部位距离中枢神经系统的远近有关。全身的肌肉群均可受累。早期典型的症状是咀嚼肌痉挛所造成的苦笑面容和牙关紧闭，逐步出现持续性背部肌肉痉挛、角弓反张。外界因素如光、声、触碰等刺激可诱发阵发性痉挛，发作时，呼吸急促、面色发绀、口吐白沫、手足抽搐、头频频后仰，但神志清楚。重症患者可出现自主神经功能障碍，如血压波动、心律不齐和因大量出汗造成的脱水。死亡率高达 52%。局限型少见且症状相对较轻，仅以受伤部位或邻近肌肉持续性强直痉挛为主，预后较好。

2）新生儿破伤风：主要是因为分娩时使用不洁器械剪断脐带或脐部消毒不严格，破伤风梭菌芽孢侵入脐部所致。一般出生后 4 ~ 7 天发病，俗称"七日风""脐风"或"锁口风"。早期出现哭闹、张口和吃奶困难等症状，有助于诊断；进展期症状与全身型破伤风相同，死亡率介于 3% ~ 88%。

L12-12a

我国成功消除新生儿破伤风

3．免疫性　机体对破伤风的免疫主要依靠体液免疫，即抗毒素对毒素的中和作用。然而，破伤风痉挛毒素毒性很强，极少量毒素即可致病，但如此少量的毒素抗原尚不足以刺激机体产生抗毒素，故病后一般不会获得牢固免疫力。获得有效抗毒素的途径是进行人工免疫。

4．微生物学检查　一般不进行微生物学检查，临床上根据典型症状和病史即可做出诊断。

5．防治原则

（1）非特异性防治措施

1）正确处理伤口：伤口应及时清创、扩创，清除坏死组织和异物，防止形成厌氧微环境。

2）抗菌治疗：首选青霉素杀灭破伤风梭菌的繁殖体。

3）非特异性治疗：包括控制痉挛，保持呼吸道通畅，注意水、电解质平衡等。

（2）特异性预防措施

1）人工主动免疫：我国常规采用吸附无细胞百白破联合疫苗（diphtheria，tetanus，and acellular pertussis vaccine，DTaP）制剂，对 3～5 月龄的儿童进行免疫，可同时获得对这三种常见病的免疫力。易感成人或外伤后，在基础免疫基础上可再加强接种破伤风类毒素 1 次，血清中抗毒素滴度在 3～7 天内迅速达到有效保护水平。

2）人工被动免疫：对伤口污染严重而又未经过基础免疫者，可立即注射破伤风抗毒素（tetanus antitoxin，TAT）或人抗破伤风免疫球蛋白（anti-tetanus immunoglobulin，TIG），以获得被动免疫，作为紧急预防。

（3）特异性治疗：一旦毒素与神经细胞受体结合，抗毒素就不能中和其毒性作用。故对已发病者应早期、足量使用 TIG，肌内注射；或 TAT，肌内注射或静脉滴注。TAT 是用破伤风类毒素免疫马所获得的马血清纯化制剂，无论用于紧急预防还是治疗，都必须先做皮肤试验，测试有无超敏反应，必要时可采用脱敏注射法。

小测试12-9：案例题

（二）肉毒梭菌

肉毒梭菌（*Clostridium botulinum*）主要存在于土壤中，偶尔存在于动物粪便中。在厌氧环境下能产生毒性很强的肉毒毒素而引起疾病，最常见的是食源性肉毒中毒和婴儿肉毒病。

1．生物学性状 肉毒梭菌为革兰氏阳性粗短杆菌。芽孢呈椭圆形，其直径比菌体宽，位于次极端，使带有芽孢的菌体呈网球拍状（图 12-18），有鞭毛，无荚膜。严格厌氧，可在普通琼脂平板上生长；能产生卵磷脂酶，在卵黄培养基上，菌落周围出现浑浊圈。根据所产生毒素的抗原性不同，可分为 A～G 共 7 个型，大多数菌株只能产生 1 种型别的毒素。对人致病的主要有 A、B、E、F 型，我国报道的大多为 A 型。产生 C、D 毒素的菌株主要引起鸟类肉毒病。

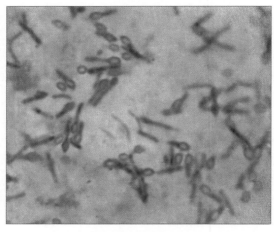

图 12-18　肉毒梭菌（革兰氏染色，×1 000）

2．致病性

（1）致病物质：肉毒毒素（botulinum toxin）是已知毒性最强的毒素，毒性比氰化钾强 1 万倍，1 mg 纯结晶的肉毒毒素能杀死 2 亿只小鼠，对人的致死量约为 0.1 μg。肉毒毒素不耐热，煮沸 1 分钟可被破坏，可被特异性抗毒素中和。肉毒毒素的结构和致病机制与破伤风痉挛毒素非常相似，主要不同之处在于肉毒毒素对酸和蛋白酶的抵抗力较强，进入小肠后跨过黏液层被吸收入血；经内化作用进入神经细胞膜形成的突触小泡中，但不沿神经轴突上行，而是停留在神经 - 肌肉接头处；肉毒毒素通过抑制神经递质乙酰胆碱的释放，导致弛缓性麻痹（flaccid paralysis）。

（2）所致疾病

1）食源性肉毒中毒（foodborne botulism）：主要由进食含有肉毒毒素的食品引起。食品在制作过程中被肉毒梭菌芽孢污染，制成后未经彻底灭菌，芽孢在厌氧环境中发芽、繁殖，产生毒素，食前又未经加热烹调，食入已产生的毒素，发生食物中毒。食源性肉毒中毒在我国十几个省、区均有发现。引起该病的食物，国外以罐头、香肠和腊肠等制品为主。国内以发酵豆制品（臭豆腐、豆瓣酱等）和发酵面制品（甜面酱等）为主。

肉毒中毒的临床表现主要为弛缓性麻痹。潜伏期可短至数小时，先有乏力、头痛等症状；接着出现复视、斜视、眼睑下垂等眼肌麻痹症状；再是吞咽、咀嚼困难、口齿不清等咽部肌肉麻痹症状；进而膈肌麻痹、呼吸困难，直至呼吸停止而导致死亡，肢体麻痹很少见。病程发展快，病死率高。

2）婴儿肉毒中毒（infant botulism）：常发生在 1 岁以下，尤其是 6 个月以内的婴儿。因为婴儿肠道的特殊环境及缺乏能拮抗肉毒梭菌的正常菌群，食入被肉毒梭菌芽孢污染的食品（如蜂蜜）后，芽孢能在肠道发芽、繁殖，产生的毒素经肠道吸收入血所致。早期症状是便秘，吮吸、啼哭无力，也可进展为弛缓性麻痹。死亡率低（1% ~ 2%）。

3）创伤、医源性或吸入性肉毒中毒：若伤口被肉毒梭菌芽孢污染，芽孢在局部的厌氧环境中能发芽并释放出肉毒毒素，吸收后导致创伤肉毒中毒；因美容或治疗而应用肉毒毒素超过剂量，可导致医源性肉毒中毒；肉毒毒素还可被浓缩成气溶胶形式作为生物武器，经呼吸道导致吸入性肉毒中毒，病情进展快速、死亡率高。

3. 微生物学检查 重点检测肉毒毒素。食源性肉毒中毒、婴儿肉毒中毒可取粪便、剩余食物分离病原菌，同时检测粪便、食物或患者血清中的毒素活性。粪便、食物等标本可先经 80 ℃加热 10 分钟，杀死所有的细菌繁殖体，再进行厌氧培养以分离肉毒梭菌。必要时可做动物实验。

4. 防治原则 对患者应根据症状尽早做出诊断。迅速注射 A、B、E 三型多价抗毒素中和血清中游离毒素；对症治疗，特别是维持呼吸功能，能显著降低死亡率；依据病原体的分离情况，选择甲硝唑或青霉素治疗。预防强调加强食品卫生管理和监督；食品应低温保存，防止芽孢发芽；食用前 80 ℃加热食品 20 分钟破坏毒素等。

（三）产气荚膜梭菌

产气荚膜梭菌（*Clostridium perfringens*）广泛存在于土壤、人和动物肠道中，能引起人和动物多种疾病，也是引起严重创伤感染的重要病原菌。

1. 生物学性状

（1）形态与染色：产气荚膜梭菌为两端平齐的革兰氏阳性粗大杆菌。芽孢位于次极端，呈椭圆形，其直径比菌体窄，但在组织中和普通培养基上很少能观察到芽孢，在被感染的人或动物体内可形成明显的荚膜（图 12-19）。

（2）培养特性：厌氧，但不严格，42 ℃为最适生长温度，分裂繁殖一代仅需 8 分钟，易于分离培养。在血琼脂平板上形成中等大小的光滑型菌落，多数菌株可形成双层溶血环，内环是由 θ 毒素引起的完全溶血，外环是由 α 毒素引起的不完全溶血。在卵黄琼脂平板上，菌落周围出现乳白色浑浊圈，由该菌产生的卵磷脂酶分解卵磷脂所致。若在培养基中加入特异性的抗血清，则不出现浑浊，此现象称为 Nagler 反应，为本菌的培养特点。产气荚膜梭菌代谢十分活跃，可分解多种常见的糖类，产酸产气。在庖肉培养基中，可分解肉渣中的糖类而产生大量气体。在牛乳培养

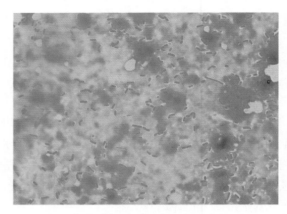

图 12-19　产气荚膜梭菌（石炭酸复红染色，×1 000）

基中，分解乳糖产酸，使酪蛋白凝固；同时产生大量气体，将凝固的酪蛋白冲成蜂窝状，并将培养基表面凝固的凡士林上推，甚至冲走试管塞，气势凶猛，称为汹涌发酵（stormy fermentation）现象。

（3）分型：根据产气荚膜梭菌产生的 4 种主要毒素（α、β、ε、ι）的抗原性差异，可分为A ~ E 共 5 个血清型。对人致病的主要为 A 型菌，在人和动物肠道内、土壤及污水等环境中均可分离到。C 型菌可引起坏死性肠炎。B ~ E 型菌在土壤中不能存活，但可寄生于动物肠道内，引起动物疾病。

2．致病性

（1）致病物质：产气荚膜梭菌至少能产生 23 种与致病性有关的外毒素和酶，是目前所知的产生毒素最多的病原菌。其中 α、β、ε、ι 为主要致病毒素，δ、θ、κ、λ 等为次要毒素，有的型别还可产生肠毒素。α 毒素（alpha toxin）是一种卵磷脂酶（lecithinase），是该菌毒性最强、最重要的毒素，各型菌均能产生，以 A 型菌产生量最大。α 毒素能水解细胞膜上的重要成分卵磷脂，可导致红细胞、白细胞、血小板和内皮细胞等细胞溶解，引起溶血、血管通透性增高、组织坏死、肝毒性和心功能受损等，在气性坏疽的形成中起主要作用。β 毒素是坏死、致死性毒素，可引起人和动物的坏死性肠炎。ε 毒素是 D 型菌的主要致病因子，可引起坏死性损伤和血管通透性增高。θ 毒素是一种具有溶血和坏死作用的溶细胞素。肠毒素不耐热，多由 A 型、C 型和 D 型菌株产生。

（2）所致疾病

1）气性坏疽：60% ~ 80% 由 A 型菌引起，除产气荚膜梭菌外，至少还有 5 种其他厌氧梭菌也能引起气性坏疽，如败毒梭菌和溶组织梭菌等。该病多见于战伤和地震灾害，也可见于平时的工伤、车祸等引起的大面积创伤，其感染条件与破伤风梭菌相同，多见于四肢。气性坏疽发病潜伏期短，多为 1 ~ 3 天。产气荚膜梭菌通过产生多种毒素和侵袭性酶破坏组织细胞，发酵肌肉和组织中的糖类物质，产生大量气体，造成气肿；同时使血管通透性增高，水分渗出，造成局部水肿；进而挤压软组织和血管，影响血液供应，引起组织坏死。严重病例表现为组织胀痛剧烈，水气夹杂，触摸有捻发感，感染迅速扩散，造成大量组织坏死，伴有恶臭。细菌产生的毒素和组织坏死的毒性产物被吸收入血，引起毒血症、休克及死亡。气性坏疽病情进展快，死亡率高达40% ~ 100%。

2）食物中毒：主要由 A 型产气荚膜梭菌引起，病菌主要污染肉类食品，产生肠毒素。食入后潜伏期约为 10 小时，临床表现为腹痛、腹胀、水样腹泻；不发热，无恶心和呕吐，1 ~ 2 天后自愈。

3）坏死性肠炎：主要由 C 型产气荚膜梭菌污染食物引起，临床表现为急性腹痛、呕吐、血样腹泻、肠壁穿孔及休克等。

3．微生物学检查　主要针对气性坏疽，因气性坏疽一旦发生，病情凶险，应尽快做出诊断。

（1）直接镜检：从创口深部采集标本涂片，经革兰氏染色镜检见有革兰氏阳性大杆菌，白细胞少且形态不典型（因毒素作用，白细胞无趋化反应），伴有其他杂菌等特点，即可初步报告。

（2）分离培养与动物实验：取坏死组织制成悬液，接种于血平板、牛乳培养基或庖肉培养基，厌氧培养，观察生长情况和菌落特点；取培养物涂片镜检，并用生化反应鉴定。必要时可做动物实验。食物中毒可检测肠毒素。

4．防治原则　对伤口和局部感染应尽早施行清创、扩创手术，切除感染和坏死组织，必要时可截肢以防止病变扩散。大剂量使用青霉素等抗生素杀灭病原菌。有条件可使用气性坏疽多价抗毒素和高压氧舱法辅助治疗，高压氧舱可以使血液和组织中的氧含量提高 15 倍以上，能部分抑制产气荚膜梭菌的生长繁殖。

二、拟梭菌属

艰难拟梭菌（*Clostridioides difficile*）是拟梭菌属（*Clostridioides*）中的重要的病原菌，广泛分布于土壤、多种家畜、野生动物和人类的肠道中。1935 年，Hall 和 O'Toole 首次从新生儿粪便中分离到该菌。该菌因对氧气极为敏感，分离培养困难而命名。艰难拟梭菌感染（*C. difficile* infection，CDI）流行于世界各地，多数为无症状携带者。1978 年，Tedesco 首次鉴定产生毒素的艰难拟梭菌与林可霉素治疗后出现的假膜性结肠炎相关。目前，艰难拟梭菌已被公认为是医源性腹泻最重要的病原体，长期住院患者、老年人和接受抗生素治疗导致肠道微生态失调的人群是感染的高危因素并易致死亡。CDI 在美洲、欧洲和亚洲的发病率均较高，近年来我国报道的感染病例数呈上升趋势，临床上受到高度重视。

（一）生物学性状

艰难拟梭菌为革兰氏阳性粗大杆菌（图 12-20）。芽孢为卵圆形，位于菌体次极端，直径比菌体宽，有鞭毛。严格厌氧，在环丝氨酸 - 头孢西丁 - 果糖（CCFA）琼脂平板上可产生黄色、粗糙型菌落。从健康人群的粪便中可分离到本菌，检出率约 3%。艰难拟梭菌繁殖体抵抗力较低，但其芽孢对常用消毒剂、抗生素及胃酸等有较强抵抗力，在外环境中可存活数周至数月。

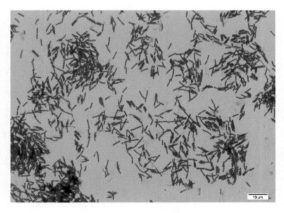

图 12-20　艰难拟梭菌

革兰氏染色，×1 000

（二）致病性

1．致病物质

（1）外毒素：绝大多数艰难拟梭菌菌株能产生毒素 A（*C. difficile* toxin A，Tcd A）和毒素 B（Tcd B），少数菌株仅产生 Tcd B。此外，5% ～ 23% 的菌株还可产生艰难拟梭菌转移酶。这些毒素均是细胞毒素，最终导致细胞死亡；但因作用靶细胞均为肠黏膜上皮细胞，影响肠道功能，也都属于肠毒素。

Tcd A 和 Tcd B 是由存在于不同菌株染色体上相同位置的一个长度为 19.6 kb 的致病岛所编码，分子量分别为 308 kD 和 270 kD。两者的氨基酸序列具有同源性，均属于葡糖基转移酶（glucosyl transferase），可灭活上皮细胞内的 Rho 蛋白家族，导致细胞凋亡并产生致细胞病变效应。此外，Tcd A 触发中性粒细胞释放细胞因子，引起炎症反应，包括液体分泌过多和出血性坏死；Tcd B 还可增加细胞内活性氧中间物而促进细胞坏死，均是艰难拟梭菌最重要的致病物质，与 CDI 出现的临床症状密切相关。

（2）其他致病物质：包括黏液层蛋白 A 和细胞表面蛋白，分别具有在肠上皮细胞表面黏附、定植及降解结肠黏膜等作用。

2．所致疾病　艰难拟梭菌经粪 - 口途径传播，所致疾病统称为艰难拟梭菌感染。

（1）无症状携带者：是重要的传染源。60% ～ 70% 的新生儿、3% 的成人和 10% 的老年人是无症状携带者。

（2）医源性腹泻：导致医源性腹泻的危险因素包括曾经住院史、罹患基础疾病、老年人、抑酸剂的使用和曾接受过抗生素的治疗等。其中，长期使用抗生素治疗是最重要的高危诱因，临床常见用氨苄西林、头孢菌素、克林霉素和喹诺酮等抗生素治疗 5 ～ 10 天后出现的水样腹泻，也称为抗生素相关性腹泻，占腹泻病例的 10% 左右，其中约 25% 由艰难拟梭菌感染所致，其他如金黄色葡萄球菌和产气荚膜梭菌等也可导致。

（3）假膜性结肠炎（pseudomembranous colitis）：约 5% 感染艰难拟梭菌患者可出现血水样腹泻，并排出假膜，称为假膜性结肠炎。患者有发热、白细胞增多等全身中毒症状，严重者可危及生命。

（三）微生物学检查

由于艰难拟梭菌的无症状携带率较高，通常不作病原体的分离培养。从有临床症状的患者粪便标本中检测艰难拟梭菌的毒素或毒素编码的基因，有助于辅助诊断。

（四）防治原则

预防注重个人卫生、环境消毒及合理使用抗生素等。治疗应立即停用原用抗生素，轻度腹泻即可缓解；较重的腹泻或假膜性结肠炎改用艰难拟梭菌敏感的万古霉素或甲硝唑治疗。20% ～ 30% 的患者会复发，甚至反复复发，主要原因是抗生素可杀灭细菌繁殖体但未杀灭芽孢，可尝试采用健康人的粪菌移植（fecal microbiota transplantation，FMT）治疗。

因艰难拟梭菌在医疗环境和自然环境中广泛存在，预防 CDI 较为困难。医疗从业人员应重视手卫生并推荐使用含氯消毒剂，对芽孢污染的医疗环境可采用过氧化氢气化灭菌，合理使用抗生素等，仍可显著降低 CDI 的发病率。目前尚无疫苗用于预防。

三、无芽孢厌氧菌

无芽孢厌氧菌主要寄生在人和动物体表及与外界相通的腔道黏膜表面，包括革兰氏阳性和革兰氏阴性的球菌和杆菌，共有 30 多个属，200 余菌种，其中与人类疾病相关的主要有 10 个属（表 12-9）。无芽孢厌氧菌在人体正常菌群中占有绝对优势，是其他非厌氧性细菌的 10 ～ 1 000 倍。如在肠道菌群中，厌氧菌占 99.9%，大肠埃希菌和其他肠杆菌科细菌仅占 0.1%。在皮肤、口腔、上呼吸道和泌尿生殖道的正常菌群中，80% ～ 90% 也是厌氧菌。在正常情况下，这些厌氧菌对人体无害，但在某些特定状态下，无芽孢厌氧菌作为机会致病菌可导致内源性感染。在临床厌氧菌感染中，无芽孢厌氧菌的感染率高达 90%，并且以混合感染多见。

表 12-9　与人类疾病相关的主要无芽孢厌氧菌种类及其分布

革兰氏阴性				革兰氏阳性			
杆菌	分布	球菌	分布	杆菌	分布	球菌	分布
类杆菌属（*Bacteroides*）	口腔、肠道、泌尿生殖道	韦荣球菌属（*Veillonella*）	口腔、咽部、胃肠道	丙酸杆菌属（*Propionibacterium*）	皮肤	消化链球菌属（*Peptostreptococcus*）	口腔、肠道、泌尿生殖道
普雷沃菌属（*Prevotella*）	口腔、泌尿生殖道			双歧杆菌属（*Bifidobacterium*）	肠道		
卟啉单胞菌属（*Porphyromonas*）	口腔、泌尿生殖道			乳杆菌属（*Lactobacillus*）	口腔、肠道、泌尿生殖道		
梭杆菌属（*Fusobacterium*）	口腔、肠道、泌尿生殖道			真杆菌属（*Eubacterium*）	口腔、肠道		

（一）常见的无芽孢厌氧菌

1. 类杆菌属　类杆菌属为革兰氏阴性厌氧杆菌，在临床无芽孢厌氧菌感染中最常见，目前已发现有 62 个种，其中以脆弱类杆菌（*Bacteroides fragilis*）最为重要，占比为临床厌氧菌分离株的 25%，类杆菌分离株的 50%。脆弱类杆菌形态特征为两端圆而浓染，中间不着色或着色浅，似空泡状，有荚膜。在血平板上厌氧培养 24 ～ 48 小时，可形成圆形微凸的中等大小菌落，一般无溶血环。具有革兰氏阴性菌细胞壁，但其脂多糖结构中氨基葡萄糖残基上脂肪酸较少和缺乏磷酸基团，故无内毒素活性。该菌常与消化链球菌、兼性厌氧菌等引起混合感染，主要引起腹腔脓肿、败血症等。

2. 双歧杆菌属　双歧杆菌属为革兰氏阳性杆菌，染色不均匀，菌体呈多形性，细菌单个或排列成 V 形、星形，有的一端或两端分叉，故名。包括长双歧杆菌（*Bifidobacterium longum*）、乳双歧杆菌（*Bifidobacterium lactis*）、青春双歧杆菌（*Bifidobacterium adolescentis*）等 31 个种。严格厌氧，耐酸。双歧杆菌在婴幼儿粪便中占细菌总数的 98%，到中年保持一个恒定的水平，到老年则明显减少。双歧杆菌在肠黏膜表面定植，构成体内生物屏障并发挥生物拮抗作用；降解亚硝胺等，减少代谢产生的一些潜在致癌物质；合成多种消化酶类和 B 族维生素，促进氨基酸代谢，改善脂质代谢与维生素代谢，促进蛋白质吸收，增强机体免疫力等。由于双歧杆菌的多种有益作用，故被加入奶制品、饮料或药品中，作为微生态制剂得到广泛应用。

3. 其他无芽孢厌氧菌

（1）革兰氏阴性厌氧杆菌：普雷沃菌属和卟啉单胞菌属多定植于口腔和女性生殖道，与牙周和盆腔感染有关；梭杆菌属为口腔、结肠和女性生殖道中的正常菌群，常与其他厌氧菌和兼性厌氧菌引起混合感染，如坏死性溃疡性齿龈炎。

（2）革兰氏阴性厌氧球菌：最常见的是韦荣球菌属。韦荣球菌菌体成对、成簇或呈短链状排列。该菌是咽喉部主要的厌氧菌，但在临床分离的厌氧菌株中占比低于1%，且多为混合感染。

（3）革兰氏阳性厌氧杆菌：革兰氏阳性厌氧杆菌在临床分离的厌氧菌株中占22%，其中的57%为丙酸杆菌，23%为真杆菌。

1）丙酸杆菌属：为小杆菌，常呈链状或成簇排列，无鞭毛，因发酵葡萄糖产生大量丙酸而命名，与人类有关的丙酸杆菌主要有3个种，临床感染标本中以痤疮丙酸杆菌（*Propionibacterium acnes*）最为常见。痤疮丙酸杆菌存在于人体的毛囊皮脂腺和汗腺中，与痤疮和酒渣鼻等发病有关。

2）乳杆菌属：因发酵糖类物质产生乳酸而命名，常寄居在口腔、肠道和阴道，对外来入侵的病原菌有生物拮抗作用。其中，嗜酸乳杆菌（*Lactobacillus acidophilus*）与龋齿的发生密切相关。但其也有调控肠道和阴道微生物群、调节免疫和代谢等多种功能，被作为益生菌用于微生态调节剂。

3）真杆菌属：菌体细长，呈多形性，是肠道重要的正常菌群，部分菌种与感染有关，但都出现在混合感染中，最常见的是迟钝真杆菌（*Eubacterium lentum*）。

（4）革兰氏阳性厌氧球菌：有临床意义的是消化链球菌属，主要寄居于口腔、肠道及阴道。消化链球菌属菌体小，常成对或短链状排列，在血平板上形成不溶血、光滑型细小菌落。在临床厌氧菌分离株中，占20%～35%，仅次于脆弱类杆菌，但大多存在于混合感染菌中。

（二）致病性

1. 感染条件 无芽孢厌氧菌是寄居于人体的正常菌群，当其寄居部位改变、机体免疫力下降或微生态失调时，若局部还有坏死组织、血供障碍等形成厌氧微环境，则易引起内源性感染。

2. 毒力因素 ①通过菌毛、荚膜等表面结构黏附和侵入上皮细胞和各种组织；②产生多种毒素、胞外酶和可溶性代谢物，如类杆菌属的某些菌株可产生肠毒素、胶原酶、蛋白酶及透明质酸酶等；③改变其对氧的耐受性，如类杆菌属中很多菌种能产生超氧化物歧化酶，使其对局部微环境氧的耐受性增强，利于该菌的生长而致病。

3. 感染特征 ①多为内源性感染，呈慢性过程，以混合感染多见；②感染无特定病型，大多为化脓性炎症，引起组织坏死或形成局部脓肿，也可侵入血液形成败血症；③分泌物或脓液黏稠，呈乳白色、粉红色、血色或棕黑色，有恶臭，有时有气体产生；④使用氨基糖苷类抗生素（卡那霉素、庆大霉素等）治疗无效；⑤分泌物直接涂片可见细菌，但常规培养无细菌生长。

4. 所致疾病 无芽孢厌氧菌感染可遍及全身各部位，临床常见的如下。

（1）腹腔感染：胃肠道因手术、创伤、穿孔等导致细菌易位，引起腹膜炎、腹腔脓肿等感染。因肠道含大量细菌，感染以混合感染为主，主要感染的细菌为脆弱类杆菌，在腹腔感染中，脆弱类杆菌占病原菌的60%以上。

（2）女性生殖道与盆腔感染：因手术或其他并发症引起的一系列女性生殖道严重感染，如盆腔脓肿、输卵管卵巢脓肿及子宫内膜炎等，常见的为消化链球菌、普雷沃菌和卟啉单胞菌等感染所致。

（3）口腔感染：临床常见的有牙髓炎、牙周炎及牙龈脓肿等。常由革兰氏阴性厌氧杆菌、消化链球菌及放线菌感染所致。

（4）呼吸道感染：厌氧菌可感染呼吸道的任何部位，如引起扁桃体周围蜂窝织炎、吸入性肺炎、坏死性肺炎、肺脓肿和脓胸等。肺部厌氧菌感染发生率仅次于肺炎链球菌性肺炎。从呼吸道感染标本中分离到最多的厌氧菌为消化链球菌、普雷沃菌属、梭杆菌属和脆弱类杆菌等。

（5）中枢神经系统感染：最常见为脑脓肿，主要继发于中耳炎、乳突炎和鼻窦炎等邻近组织感染，亦可经直接扩散和转移而形成。分离的细菌种类与原发病灶有关，最常见为革兰氏阴性厌氧杆菌和消化链球菌。

（6）败血症：无芽孢厌氧菌败血症占全部败血症的 10% ~ 20%。由于抗厌氧菌药物的广泛应用，目前败血症标本中厌氧菌的分离率较低，其中多数为脆弱类杆菌，其次为消化链球菌。

（三）微生物学检查

小测试12-10：
案例题

1. 标本采集　标本应从感染中心处采集，注意避免正常菌群的污染。最可靠的标本是无菌切取或活检的新鲜组织，或者是感染深部吸取的渗出物或脓汁。采集的标本应立即放入厌氧标本收集瓶中，迅速送检。

2. 直接涂片镜检　脓汁或穿刺液标本可直接涂片染色，以观察细菌的形态特征、染色性及细菌量，用于初步判断结果时参考。

3. 分离培养与鉴定　是确诊无芽孢厌氧菌感染的金标准，并可测定对抗生素的敏感性。标本应接种至营养丰富、新鲜、含有还原剂的培养基，最常用的是以牛脑心浸液为基础的血平板。最好在厌氧环境中进行接种，37 ℃厌氧培养 2 ~ 3 天，若无细菌生长，继续培养至 1 周。生长的细菌必须做耐氧试验，确定是专性厌氧菌后，再用生化反应等进行鉴定。

4. 快速诊断　利用气相色谱、液相色谱检测细菌终末代谢产物能迅速做出鉴定，需氧菌和兼性厌氧菌只能产生乙酸，而检测出其他短链脂肪酸（如丁酸、丙酸）则提示为厌氧菌。核酸杂交、PCR 和 16S rRNA 基因序列分析等分子生物学方法也可用于快速诊断。

（四）防治原则

清洗创面，去除坏死组织和异物，维持局部良好的血液循环，预防局部形成厌氧微环境。治疗要合理选用抗生素，临床上 95% 以上的革兰氏阴性厌氧菌对甲硝唑、亚胺培南、哌拉西林和克林霉素等敏感；革兰氏阳性厌氧菌对万古霉素敏感；新型喹诺酮类药对革兰氏阳性和革兰氏阴性厌氧菌都有较高的抗菌活性。随着耐药菌株不断出现，治疗前应对分离菌进行药敏试验，以指导临床用药。

（刘　畅）

第七节　动物源性细菌

◑ 案例 12-8

男，35 岁，农民，甘肃人。患者于入院前 1 个月无明显诱因出现发热，最高 39.7 ℃，伴腰痛，活动受限，当地医院行磁共振检查显示腰 1 椎体下缘毛糙，腰 4、5 椎体骨质信号异常，给予"头孢他啶"治疗后未好转，仍出现反复发热伴畏寒、寒战、乏力、食欲缺乏、腰痛等症状。以"发热待查"收入院。实验室检查显示白细胞 $2.3×10^9$/L，红细胞沉降率 56 mm/h，C 反应蛋白 125 mg/L，降钙素原 0.86 ng/ml，虎红平板凝集试验阳性，试管凝集试验阳性（1：200）。生殖器彩超示睾丸鞘膜积液。患者养羊、养牛多年。临床诊断：布鲁菌感染，布鲁菌脊柱炎。给予多西环素、利福平联合头孢曲松治疗 1 周后患者再无发热，继续治疗 1 个月后乏力、食欲缺乏及腰痛明显好转，实验室检查指标基本恢复正常，继续用多西环素联合利福平治疗 6 个月后停药，复查腰椎磁共振较前好转。继续随访。

T12-19a
案例 12-8 解析

Note

问题：

布鲁菌的流行及致病有何特点？

人兽共患病（zoonosis）是指在脊椎动物与人之间自然传播、由共同的病原体引起、流行病学上又有关联的一类传染病。人兽共患病危害人生命安全，阻碍畜牧业的发展，影响国民经济和国计民生。引起人兽共患病的病原体包括病毒、细菌、真菌和寄生虫，患病动物或携带病原体的动物作为主要传染源，其中引起人兽共患病的病原菌称为动物源性细菌。动物源性细菌种类繁多，包括布鲁菌属、耶尔森菌属、芽孢杆菌属、巴通体属、疏螺旋体属、弗朗西丝菌属、钩端螺旋体属、巴斯德菌属等，本章主要介绍布鲁菌属、耶尔森菌属和芽孢杆菌属。

一、布鲁菌属

布鲁菌属种类分型

布鲁菌属（*Brucella*）是引起人、家畜和其他动物布鲁菌病（brucellosis）的病原体，1887 年由英国医师 David Bruce 首先在马耳他岛的一名"马耳他热"死者脾中分离出。布鲁菌病简称布病，是重要的人兽共患疾病之一。布鲁菌为布鲁菌科、布鲁菌属。本属有 6 个经典生物种，近年来新分离出多种生物种，其中使人致病的主要有羊布鲁菌（*B. melitensis*）、牛布鲁菌（*B. abortus*）和猪布鲁菌（*B. suis*）。我国流行的布鲁菌病主要是羊布鲁菌病，其次是牛布鲁菌病。

（一）生物学性状

1. 形态与染色　革兰氏阴性球杆菌，大小（0.4 ~ 0.8）μm ×（0.5 ~ 1.5）μm。不规则散在排列。无鞭毛和芽孢，光滑型菌株有微荚膜（图 12-21）。

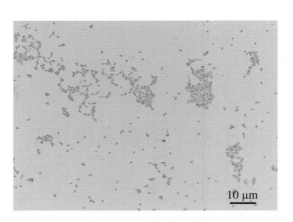

10 μm

图 12-21　布鲁菌形态
革兰氏染色

2. 培养特性及生化反应　最适生长温度为 35 ~ 37 ℃，最适 pH 为 6.6 ~ 6.8。专性需氧，牛布鲁菌在初次分离时需 5% ~ 10% CO_2。在普通培养基上不生长。在血琼脂平板上培养 2 ~ 5 天可长出乳白色半透明 S 型菌落，不溶血，多次人工传代培养后可转变为 R 型菌落。在布氏琼脂培养基上菌落呈油滴状。在液体培养基中可形成轻度浑浊和沉淀现象。

大多能分解尿素和产生 H_2S。过氧化氢酶、氧化酶阳性。根据产生 H_2S 的多少以及在含碱性染料培养基中的生长情况，可鉴别羊、牛、猪三种布鲁菌。

3．**抗原构造与分型** 所有布鲁菌均具有 A（abortus）抗原和 M（melitensis）抗原，但两种抗原的含量比例在不同菌种间差异较大，牛布鲁菌 A：M 为 20：1，羊布鲁菌 A：M 为 1：20，猪布鲁菌 A：M 为 2：1。根据两种抗原量的比例不同，A 与 M 血清凝集试验有助于布鲁菌种间的鉴别。三种主要的布鲁菌又可根据其培养、生化及血清学反应，进一步分为不同的生物型，其中牛布鲁菌分为 9 型，羊布鲁菌分为 3 型，猪布鲁菌分为 5 型。

4．**抵抗力** 对干燥和低温有较强抵抗力，在土壤、毛皮、畜肉、乳制品及动物分泌物、水中能存活数周至数月，在牛奶中可存活 18 个月。对热敏感，在湿热 60 ℃或日光直接照射下 20 分钟即死亡。对常用消毒剂、广谱抗生素敏感。

（二）致病性

1．**致病物质** 主要包括内毒素、微荚膜、外膜蛋白、透明质酸酶及过氧化氢酶等多种毒力相关因子。该菌侵袭力强，能通过完整的皮肤、黏膜进入机体。布鲁菌是一种兼性胞内寄生菌，被吞噬细胞吞噬后不被杀灭，反而能在吞噬细胞内增殖。慢性感染阶段的致病机制与免疫病理损伤有关。

2．**所致疾病**

（1）传染源：感染的家畜（羊、牛、猪）是人布鲁菌病的主要传染源，其次是鹿、犬、啮齿动物等。牛、羊、猪的胎盘及胎膜上含有赤藓醇，是布鲁菌的生长因子，感染后常引起母畜流产，病原体可随流产的胎畜和羊水排出，也可经乳汁、粪、尿等分泌物、排泄物排出体外。

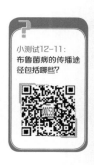

小测试12-11：
布鲁菌病的传播途径包括哪些？

（2）传播途径：①接触传播：是布鲁菌最主要的传播方式，主要通过皮肤或黏膜接触带菌动物的组织（如胎盘或流产物等）、血液、尿液或乳汁等感染，也可通过间接接触污染的环境及物品感染；②消化道传播：食用被布鲁菌污染的奶及未加工熟的肉制品等食物或饮用污染水感染；③呼吸道传播：可通过吸入病菌污染环境中的气溶胶感染。

（3）易感人群：人群普遍易感。农牧民、兽医、皮毛加工及屠宰行业的员工的感染率比一般人群高。

（4）所致疾病：布鲁菌感染后引发布鲁菌病，简称布病。潜伏期平均 2 周左右。侵入机体的细菌首先被中性粒细胞或巨噬细胞吞噬，在细胞内繁殖，随淋巴液流至局部淋巴结生长繁殖，并经淋巴循环进入血流引起菌血症，导致患者出现发热、出汗、乏力、疼痛等全身症状。病菌经血流播散至全身组织器官，在肝、脾、骨髓、淋巴结等处的单核 - 巨噬细胞系统内繁殖形成多发病灶，患者发热也暂时消退。当细菌在细胞内繁殖到一定程度时可再次入血，引发菌血症，导致体温再次升高。如此反复形成的菌血症，使患者的热型呈波浪热（undulant fever）。病程 6 个月内为急性感染，超过 6 个月为慢性感染。急性期患者的典型表现是发热、肌肉和关节游走性疼痛、多汗、疲乏、睾丸肿痛等症状，发热时多伴畏寒和寒战。部分患者脊柱受累，以腰椎为主，主要表现为腰痛。可见肝、脾及淋巴结肿大。慢性期表现多样，常反复发作，致骨骼 - 肌肉系统、神经系统、泌尿生殖系统病变。超敏反应尤其是Ⅲ型和Ⅳ型超敏反应是引起慢性布鲁菌病病理改变的重要因素。

（三）免疫性

布鲁菌为胞内寄生菌，感染机体后刺激产生的免疫力以细胞免疫为主。T 细胞产生的 IFN-γ 等细胞因子能促进 NK 细胞、巨噬细胞及 T 细胞的杀伤作用。感染后机体产生的 IgM 和 IgG 型抗体在限制细胞外布鲁菌的扩散方面具有重要作用。一般认为，抗布鲁菌免疫早期为有菌免疫，随着病程的延长和机体免疫力增强，病菌不断被清除，最终可变为无菌免疫。各菌种和生物型之间可出现交叉免疫。布鲁菌感染后的免疫力维持时间不长，可发生重复感染。

（四）微生物学检查法

布鲁菌为生物危害程度分类二类病原体，开展微生物学检查需要严格执行实验室生物安全管理要求，做好个人防护。

1. 标本　依据患者的病期分别采集血、尿、骨髓、关节液等。急性期采血分离培养布鲁菌的阳性率可达 90%，慢性期阳性率仅为 50% 左右。慢性期可取骨髓标本进行分离培养。

2. 分离培养与鉴定　将标本接种于双相培养瓶，放入培养箱培养 1 ～ 2 周，最长 4 周，取出在固桐琼脂上显示有细菌生长的培养瓶，挑取单个菌落接种于血平板、巧克力平板、布氏琼脂平板上，37 ℃培养 24 ～ 48 h。取培养物进行玻片凝集、布鲁菌噬菌体裂解试验及生化鉴定。可选用 MALDI-TOF MS 对培养物直接进行鉴定。

3. 血清学试验　是诊断布鲁菌病最常用的方法，特别是对慢性期患者，既可确定诊断，又可确定是否复发。主要检测血清中的布鲁菌特异性抗体。

（1）初筛试验：常用虎红平板凝集试验（rose bengal plate agglutination test，RBT）、胶体金免疫层析试验（gold immunochromatography assay，GICA）和 ELISA。阳性者进行确证试验。

（2）确证试验：包括试管凝集试验（serum agglutination test，SAT）、补体结合试验（complement fixation test，CFT）和库姆斯试验（Coombs test）。其中，SAT 滴度为 1∶100 及以上，或者病程持续 1 年以上且仍有临床症状者滴度为 1∶50 及以上为阳性。CFT 对诊断慢性布鲁菌病意义较大，滴度为 1∶10 及以上为阳性。布鲁菌病患者常出现不完全抗体，需用库姆斯试验检查，在病程中凝集效价滴度 1∶400 及以上为阳性。

4. 分子诊断　包括应用 PCR、多位点可变数目串联重复序列分析（MLVA）、多位点基因座序列分型（MLST）、脉冲场凝胶电泳（PFGE）等技术开展布鲁菌的基因鉴定和分型。

（五）防治原则

控制和消灭家畜布鲁菌病，切断传播途径，对病畜污染的圈舍等场所进行消毒。牛奶和奶产品进行巴氏消毒。免疫接种以畜群为主。目前接种的人用疫苗和兽用疫苗均为减毒活疫苗。人用的疫苗为 104M 株减毒活疫苗，采用皮上划痕接种，免疫期 1 年。

急性期治疗常用多西环素合用利福平或链霉素，替代方案可用多西环素合用复方磺胺甲噁唑或妥布霉素、利福平合用喹诺酮类。慢性期除采用上述病原治疗外，尚需进行脱敏和对症治疗。

二、耶尔森菌属

耶尔森菌属（*Yersinia*）是一类革兰氏阴性小杆菌，属于肠杆菌目（*Enterobacterales*）、耶尔森菌科（*Yersiniaceae*）。现已知有 13 个种和亚种，与人类疾病有关的主要包括鼠疫耶尔森菌、小肠结肠炎耶尔森菌和假结核耶尔森菌等。

（一）鼠疫耶尔森菌

伍连德简介

鼠疫耶尔森菌（*Y. pestis*）是引发鼠疫（plague）的病原体。鼠疫是一种自然疫源性烈性传染病，主要在野生啮齿类动物间传播，偶尔通过鼠蚤叮咬、直接接触、剥食染菌动物或经呼吸道传播于人，病死率高，被《中华人民共和国传染病防治法》列为甲类传染病。历史上记载过三次鼠疫世界性大流行，分别发生在公元 6—8 世纪、14—17 世纪、19 世纪末—20 世纪初，死亡人数过亿。中国现代医学先驱伍连德博士在 20 世纪初两次成功扑灭东北鼠疫大流行。近年来，鼠疫在全球散发流行。2021 年我国法定传染病按类别统计，鼠疫报告发病 1 例，无死亡。

1．生物学性状

（1）形态与染色：卵圆形革兰氏染色阴性短小杆菌，大小（0.5～0.8）μm×（1～2）μm，两端钝圆，两极浓染（图 12-22）。有荚膜，无鞭毛及芽孢。在陈旧培养物或含 3% NaCl 的培养基中培养后呈球状、杆状、棒状和哑铃状等多形态。

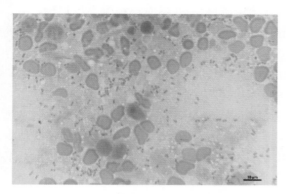

图 12-22　鼠疫耶尔森菌形态
亚甲蓝染色

基因组由一条环状染色体和 3 个质粒组成，其中染色体约 4.6 Mb，pPCP1（pPst）约 9.5 kb，pCD1（pYV）约 70kb，pMT1（pFra）约 100 kb。

（2）培养特性及生化反应：兼性厌氧，最适生长温度 28～30 ℃，最适 pH 6.9～7.2。在含血液或组织液的培养基上培养 48 小时后，可形成无色透明、圆形、中央厚周围薄而不整齐的细小菌落。在肉汤培养基中培养 48 小时后表面形成菌膜，稍加摇动菌膜呈"钟乳石"状下沉，有一定的鉴别意义。

发酵葡萄糖产酸不产气，不发酵乳糖和蔗糖；氧化酶、脲酶、H_2S 试验阴性，IMViC 试验结果为"－＋＋－"。

（3）抗原结构：重要的有 F1 抗原、V-W 抗原、耶尔森菌外膜蛋白（yersinia outer membrane proteins，Yop）和鼠毒素（murine toxin，MT）四种（图 12-23）。F1（fraction 1）抗原是荚膜抗原，为不耐热糖蛋白。V-W 抗原由质粒编码，V 抗原存在于细胞质中，W 抗原位于菌体表面。Yop 包括 YopH、YopE、YopT、YopJ、YopM 及 YopO 等多种蛋白，编码 Yop 的基因与 V-W 基因存在于同一质粒。MT 为可溶性蛋白，其编码基因与 F1 基因位于同一质粒上。

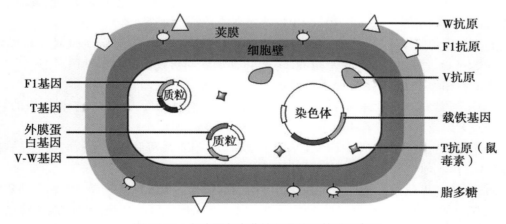

图 12-23　鼠疫耶尔森菌抗原及编码基因示意图

（4）抵抗力：抵抗力弱，对热、干燥及一般消毒剂均较敏感。湿热 55 ℃ 15 分钟或 100 ℃

1分钟死亡，5%甲酚皂20分钟内可将痰液中病菌杀死。在低温及有机体内生存时间较长，在脓液、痰液中存活10～20天，尸体内可存活数周至数月，蚤粪和潮湿土壤中能存活1年左右。

2. 致病性

（1）致病物质：F1抗原、V-W抗原具有抗吞噬的作用，与细菌毒力有关。Yop具有抗吞噬、抑制吞噬细胞游走和诱导吞噬细胞凋亡、抑制血小板聚集等作用。MT是对鼠类有剧烈毒性的外毒素，主要作用于血管系统，引起不可逆的休克和死亡，对人的致病机制尚不清楚。细菌死亡后可释放内毒素，可致机体发热、休克和DIC等。

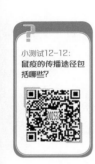

小测试12-12：
鼠疫的传播途径包括哪些？

（2）流行环节：鼠疫是自然疫源性疾病，自然疫源地分布在60多个国家和地区。自然感染鼠疫的动物都可以作为人间鼠疫的传染源，最主要是啮齿类动物（鼠类、旱獭等）；主要经鼠蚤叮咬传播，最常见的是印鼠客蚤。鼠疫一般先在鼠间流行，大批宿主死亡后，鼠蚤转向叮咬人群或其他动物造成传播。也可通过捕猎、剥皮及食肉等直接接触染疫动物，病菌通过伤口感染。通过进食被鼠疫耶尔森菌污染的食品或生食染疫动物可经消化道感染。鼠疫患者也是传染源，可通过蚤和呼吸道（肺鼠疫）传播。人群普遍易感。

（3）所致疾病：引发鼠疫，临床常见类型包括腺鼠疫、肺鼠疫和败血症型鼠疫。其他如皮肤鼠疫、肠鼠疫、眼鼠疫、脑膜炎型鼠疫等均少见。

1）腺鼠疫：是最多见的临床类型。病菌侵入机体后被吞噬细胞吞噬，并在胞内增殖，沿淋巴管到达局部淋巴结，引起严重的淋巴结炎，局部肿胀、化脓和坏死。多见于腹股沟和腋下淋巴结。

2）肺鼠疫：病菌经呼吸道感染或经腺鼠疫继发导致肺部病变。临床表现为高热、咳嗽、胸痛、咯血、呼吸困难，病死率高。肺鼠疫患者咳嗽产生的飞沫中可带有病原菌，传染性强。

3）败血症型鼠疫：重症腺鼠疫或肺鼠疫病菌侵入血液，大量繁殖，引起败血症型鼠疫，患者全身中毒症状明显，表现为高热、感染性休克、DIC、皮肤黏膜出血点及瘀斑，死亡率高。患者死亡后，皮肤常因皮下出血呈黑紫色，故称"黑死病"。

3. 免疫性 病后可获得持久免疫力。体内可出现针对F1和V-W等抗原的抗体，发挥调理吞噬、凝集细菌及中和毒素等作用。病菌的彻底消灭还依赖于吞噬细胞吞噬功能的加强。

4. 微生物学检查法 鼠疫耶尔森菌为生物危害程度分类二类病原体，开展微生物学检查需要严格执行实验室生物安全管理要求，做好个人防护。

（1）标本：根据不同病型采集淋巴结穿刺液、痰液、血液、咽部或眼分泌物等；动物或人的尸体取肝、脾、肺、肿大的淋巴结、心血及管状骨骨髓。

（2）直接涂片镜检：标本直接涂片或印片，经革兰氏或亚甲蓝染色后镜检；脏器印片干燥后用乙醇乙醚混合液固定后再行染色镜检，免疫荧光染色可用于快速诊断。

（3）分离培养与鉴定：血液标本先在肉汤培养基中增菌。将样本接种于血琼脂平板或0.025%亚硫酸钠琼脂平板，置于28～30℃培养24～48小时，对可疑菌落根据细菌形态、生化反应、噬菌体裂解试验和动物实验等做进一步的鉴定。

（4）免疫学诊断：包括反向间接血凝试验、ELISA、胶体金等方法，检测样本中的F1抗原或抗体，适宜大规模流行病学调查。

（5）分子诊断：可采用PCR、rRNA基因指纹图谱、脉冲场凝胶电泳等检测病原菌核酸，可用于鼠疫的流行病学调查和紧急情况下的检测。

5. 防治原则 灭鼠、灭蚤是消灭鼠疫病源的根本措施。开展宣传教育，不私自捕猎疫源动物和剥食可疑疫源动物，禁止携带可疑疫源动物以及产品出疫区。加强国境、海关检疫防止输入性传播。加强疫源地动物和人间鼠疫监测。制定鼠疫预防控制应急预案、物资储备和人员培训等。发现疑似或确诊患者需严密隔离，并立即按紧急疫情上报。

鼠间鼠疫开始流行时，对疫区及其周围的居民、进入疫区的工作人员，均应进行预防接种。

Note

我国目前选用的疫苗为 EV 无毒株干燥活菌苗。接种途径有皮下注射、皮内注射、皮肤划痕法或气雾等多种方法。接触鼠疫或疑似鼠疫患者时工作人员需加强个人防护。鼠疫的治疗以链霉素为首选，也可选用氨基糖苷类、喹诺酮类、第三代头孢菌素及四环素类抗菌药物治疗。

（二）小肠结肠炎耶尔森菌

小肠结肠炎耶尔森菌（*Y. enterocolitica*）为革兰氏阴性小杆菌，有多形性倾向，偶有双极浓染。25 ℃培养时有周身鞭毛，37 ℃培养则很少或无鞭毛，无荚膜和芽孢。培养时最适生长温度为 20 ～ 28 ℃，4 ℃也能生长。不分解乳糖。

小肠结肠炎耶尔森菌是一种肠道致病菌，可产生 V 抗原和 W 抗原、耐热性肠毒素。此外，某些菌株的 O 抗原与人组织有共同抗原，可引起自身免疫性疾病。本菌可寄居在鼠、兔、羊、牛、猪等多种动物体内，人类通过污染的食物或水等经消化道或接触染疫动物而感染，需要摄入的感染菌量为 $10^8 \sim 10^9$ 个。引起人类的小肠结肠炎。病菌侵入机体后主要在肠黏膜繁殖，引起小肠和结肠的炎症和溃疡，可扩展到肠系膜淋巴结。临床表现以发热、腹痛和腹泻（水样便或血便）为主。病程 3 ～ 4 天，常呈自限性。部分患者急性期后 1 ～ 3 周可出现关节炎、结节性红斑等自身免疫病。

微生物学检查时将标本置于 pH 7.6 的磷酸缓冲液中，于 4 ℃增菌 2 ～ 4 周后，再接种至麦康凯琼脂，置于 25 ℃培养鉴定。无特异性预防手段。引起的肠道感染常为自限性，不需特殊治疗。肠道外感染可选用氨基糖苷类、喹诺酮类等抗菌药物治疗。

（三）假结核耶尔森菌

假结核耶尔森菌（*Y. pseudotuberculosis*）的生物学特性与小肠结肠炎耶尔森菌相似。该菌存在于多种动物的肠道中，主要对啮齿类动物致病，豚鼠最易感。患病动物的肝、脾、胃、淋巴结等均可产生多发性的粟粒状结节。人类感染较少，主要通过食入被动物粪便污染的食物而感染。引发胃肠炎、肠系膜淋巴结肉芽肿、回肠末端炎等，后者的症状与阑尾炎相似，多发生于 5 ～ 15 岁的儿童，易发展为败血症。少数表现为高热、紫癜，并伴有肝、脾大，类似肠热症症状。微生物学检查法与小肠结肠炎耶尔森菌类似。

三、芽孢杆菌属

芽孢杆菌属（*Bacillus*）是一群需氧、能形成芽孢的革兰氏阳性大杆菌。大多为腐生菌，在自然界中以芽孢形式广泛分布，抵抗力强。一般不致病，如枯草芽孢杆菌（*B. subtilis*），可造成实验室污染。对人和动物致病的主要是炭疽芽孢杆菌和蜡样芽孢杆菌。

（一）炭疽芽孢杆菌

炭疽芽孢杆菌（*B. anthracis*）是人类历史上第一个被发现和鉴定的病原菌。引起人和动物炭疽（anthrax）病，该病是典型的人兽共患病。炭疽属于乙类传染病，但肺炭疽采取甲类传染病预防和控制。

1. 生物学性状

（1）形态染色：革兰氏阳性粗大杆菌，大小为（1 ～ 3）μm×（5 ～ 10）μm，两端平齐。在样本中常呈单个或短链状，经人工培养后常排列成长链状，形似竹节样。在人工培养基中有氧条件下形成椭圆形芽孢，位于菌体中央，不大于菌体，在机体组织中不形成芽孢。在机体内或含血清的培养基中可形成荚膜，无鞭毛（图 12-24）。

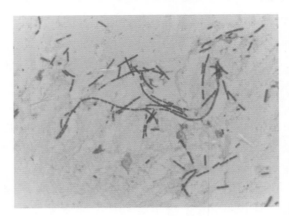

图 12-24 炭疽芽孢杆菌
革兰氏染色，×1000，商庆龙提供

（2）培养特性与生化反应：需氧或兼性厌氧，最适生长温度 35 ℃。在普通培养基上培养 24 小时形成灰白色、不透明，圆形或不规则形，表面呈毛玻璃样菌落，低倍镜观察菌落边缘呈卷发状。在血平板上培养不溶血或微溶血。在肉汤培养基中形成絮状沉淀。有毒菌株在含 $NaHCO_3$ 血琼脂平板或含 5% 血清的营养培养基上形成 M 型菌落。

该菌过氧化氢酶阳性，分解葡萄糖和蔗糖。噬菌体裂解试验阳性，吲哚、H_2S 和动力试验均阴性。

（3）抗原结构：主要包括以下几种。①荚膜多肽抗原：由 γ-D- 谷氨酸多肽组成，由 pXO_2 质粒编码，具有抗吞噬作用。②菌体多糖抗原：由 N- 乙酰葡糖胺、D- 半乳糖组成，与毒力无关，耐热，此抗原在病畜皮毛或腐败脏器中虽经长时间煮沸仍能与特异性抗体发生环状沉淀，称 Ascoli 反应。可用于流行病学调查。③炭疽毒素：由保护性抗原（protective antigen，PA）、致死因子（lethal factor，LF）和水肿因子（edema factor，EF）三种蛋白质组成的复合物，由质粒 pXO_1 的基因（pagaA、cya、lef）编码。具有免疫原性，是该菌最主要致病物质。

（4）抵抗力：芽孢抵抗力强，耐干燥、紫外线及多种消毒剂，在室温干燥环境中可存活 20 余年，牧场被污染后传染性可保持数十年，5% 苯酚需 5 天才可杀死。对碘及氧化剂较敏感，1 ∶ 2500 碘液 10 分钟即可杀死，过氧乙酸、甲醛、环氧乙烷和含氯制剂杀灭芽孢效果较好。繁殖体抵抗力与其他细菌相似，对青霉素及其他广谱抗生素均敏感。

2. 致病性

（1）致病物质：主要致病物质是荚膜和炭疽毒素。荚膜具有抗吞噬功能，有利于病菌在体内繁殖与扩散。炭疽毒素复合体的结构类似于 A-B 型毒素。PA 与宿主细胞受体结合，发挥蛋白酶活性，使其形成膜通道，介导 EF 和 LF 进入细胞内。EF 单独存在时是一种无活性腺苷酸环化酶，能被真核细胞钙调素活化，使中性粒细胞内 cAMP 浓度增高，抑制吞噬细胞的吞噬。LF 是一种金属蛋白酶，毒性强。PA、EF 和 LF 单独存在时均不能发挥毒性作用，EF 与 PA 结合后组成水肿毒素；LF 与 PA 结合后组成致死毒素。如将三者混合注射实验动物，可出现典型炭疽症状，毒素导致微血管内皮细胞损伤，血管通透性增加而形成水肿，有效循环血量下降，血液呈高凝状态，迅速发展为休克和 DIC，甚至死亡。

（2）所致疾病：主要感染草食动物，如羊、牛、马等，人因接触患病动物或其尸体、皮毛以及吸入带菌气溶胶或食入带芽孢食物等而被感染，引发炭疽病。由于感染途径不同，人炭疽病包括如下类型。

1）皮肤炭疽（cutaneous anthrax）：最多见，因接触患病动物及受染皮毛而感染。病变多见于手、脚、面、颈等裸露部位皮肤，病菌从皮肤伤口进入体内，1 ~ 7 天局部出现小疖，继而形成

Note

水疱、脓疱，最后形成坏死、溃疡，中心有黑色坏死性焦痂，故名炭疽。典型皮肤损害表现为具有黑痂的浅溃疡，周边有小水疱，附近组织有较为广泛的非凹陷性水肿。

2）肺炭疽（pulmonary anthrax）：由吸入芽孢引起。初期出现类似急性呼吸道感染的前驱症状，2～4天后出现高热，呼吸困难，可有胸痛及咳嗽，咳极黏稠血痰。肺部听诊常只有散在的细湿啰音。胸部X线片可见纵隔增宽、胸腔积液。常并发败血症和脑膜炎、感染性休克、DIC，死亡率高。

3）肠炭疽（intestinal anthrax）：少见。多由食入未煮熟的病畜肉而感染。主要表现为高热、剧烈腹痛、腹泻及血便。可有恶心、呕吐，呕吐物中可含血丝及胆汁。2～3天并发败血症而死亡。

4）其他类型：脑膜炎型炭疽和败血症型炭疽。常继发于皮肤炭疽、肺炭疽和肠炭疽。

3. 免疫性　病后可获得持久性免疫力，主要与产生针对PA的抗体有关，同时也能增强吞噬细胞的吞噬功能。

4. 微生物学检查法　炭疽芽孢杆菌为生物危害程度分类二类病原体，开展微生物学检查需要严格执行实验室生物安全管理规定，做好个人防护。

（1）标本：根据病情分别采集水疱和脓疱液、溃疡渗出物、鼻（咽）拭子或痰液、粪便或呕吐物、脑脊液、血液。死亡病例采集心血或穿刺实质性脏器获得组织标本。动物组织标本包括血液、肉类和内脏。

（2）直接涂片镜检：标本涂片、革兰氏染色后显微镜观察，如发现大量两端平齐的革兰氏阳性大杆菌，有重要诊断价值。

（3）分离培养与鉴定：将标本接种于血琼脂平板或普通琼脂平板上。血液标本接种于血培养瓶。37℃孵育8～24小时后，观察菌落特征。取可疑菌落进行噬菌体裂解试验和纸片扩散青霉素药敏试验进行鉴定。

（4）免疫学检查：可选用ELISA检查患者体内针对PA的抗体，胶体金免疫层析法检查抗荚膜抗体。也可用上述方法检测患者标本中的炭疽芽孢杆菌抗原。

（5）分子诊断：采用PCR或实时荧光定量PCR检测炭疽芽孢杆菌毒素基因（*pagA*）和荚膜合成相关基因。

5. 防治原则　预防重点应放在家畜感染的防控及牧场的卫生防护上。病畜应严格隔离或处死深埋，死畜应焚烧或深埋2 m以下，严禁剥皮或煮食。对高危人群开展常规监测，炭疽流行区易感人群及家畜应接种炭疽减毒活疫苗，免疫力可持续1年左右。治疗首选青霉素，还可用头孢菌素、氨基糖苷类、喹诺酮类抗菌药物治疗。

（二）蜡样芽孢杆菌

蜡样芽孢杆菌（*B. cereus*）为革兰氏阳性大杆菌，芽孢位于菌体中央或次极端，有鞭毛，无荚膜。在普通琼脂平板上生长良好，菌落较大，灰白色，表面粗糙似熔蜡状。

该菌存在于土壤、食物、水、空气以及动物肠道等处，致病主要与受污染的米饭或淀粉类制品有关，引起食源性疾病——蜡样芽孢杆菌病，表现为急性胃肠炎。该菌产生的耐热肠毒素可导致患者出现恶心、呕吐、腹痛，为呕吐型，仅少数有腹泻；产生的不耐热肠毒素导致患者出现腹痛、腹泻、里急后重等胃肠炎症状，为腹泻型，偶有发热和呕吐。蜡样芽孢杆菌病列入了我国《食源性疾病报告名录》。

此外，蜡样芽孢杆菌可引起眼部感染，在免疫功能低下人群中也会引起心内膜炎、脑膜炎、骨髓炎和肺炎等。该菌对红霉素和庆大霉素敏感。

（韩　俭）

第八节 其他细菌

案例 12-9 解析

> ### 案例 12-9
>
> 男，41 岁。全身蒸汽烫伤后在县医院治疗，伤后第 10 天出现高热、寒战（体温 40 ℃）、腹泻、恶心呕吐、厌食、神志淡漠、背部烧伤创面满布脓苔，第 13 天转入市级医院。体温 38.2 ℃，心率 98 次 / 分，血压 120/75 mmHg。神志模糊，嗜睡状态。全身烧伤总面积 84%，Ⅲ 度 30%，创面满布脓苔，四肢创面有绿色脓性分泌物。双肺呼吸音粗糙。白细胞计数 $14.1×10^9/L$ [正常值：$(4 \sim 10)×10^9/L$]，血小板计数 $24×10^9/L$ [正常值：$(100 \sim 300)×10^9/L$]。
>
> **问题：**
> 1. 患者可能感染的病原体为何？导致其感染的因素为何？
> 2. 根据你的诊断，从致病特征分析该病例如何进行防治。

本节主要介绍一群与医学相关、在分类上属于不同种属的细菌，包括军团菌属、假单胞菌属、鲍特菌属、嗜血杆菌属、棒状杆菌属、不动杆菌属、窄食单胞菌属、莫拉菌属、气单胞菌属、李斯特菌属中的重要细菌。它们广泛存于自然界的水、土壤和空气中，分别具有独特的生物学特性和致病性。有的虽是人体正常菌群成员，但在临床标本中检出率逐年增多，常引起医院感染和机会性感染，且对多种抗生素耐药，也受到高度关注。

一、军团菌属

军团菌属（*Legionella*）是一类广泛分布于自然界的革兰氏阴性杆菌，目前已发现本属细菌有 61 种和 3 个亚种，与人类疾病相关的有 20 余种。临床上 90% 的感染病例由嗜肺军团菌（*L. pneumophila*）引起，该菌于 1976 年自美国费城暴发的不明原因肺炎死亡者的肺组织中首次分离出。该菌广泛分布于自然界淡水、土壤和人工管道水源中，经污染的空气传播，主要引起军团菌病，也是引起医院感染的重要病原菌。我国 1982 年首次报道该菌感染，至今已有十余起暴发流行发生。

（一）生物学性状

嗜肺军团菌为革兰氏阴性杆菌，常规染色不易着色，Giemsa 染色呈红色，Dieterle 镀银染色呈黑褐色。有菌毛、微荚膜、端鞭毛或侧鞭毛，不形成芽孢。基因组大小 3.4 Mb，含 3 003 个基因和 2 943 个可读框（ORF）。

专性需氧，2.5% ~ 5% CO_2 可促进生长。最适温度 35 ℃，最适 pH 6.4 ~ 7.2，营养要求较高，兼性胞内寄生。在活性炭 - 酵母浸出液琼脂（buffered charcoal yeast extract agar，BCYE）培养基上，3 ~ 5 天可形成灰白色、有光泽的 S 型细小菌落。不发酵糖类，可液化明胶，过氧化氢酶阳性，氧化酶阳性或弱阳性。

有菌体（O）抗原和鞭毛（H）抗原。根据 O 抗原将其分为 16 个血清型，人群中最常分离到的是 1 型，我国主要流行的是 1 型和 6 型。

Note

抵抗力较强，在温暖、潮湿环境中易长期存活。对常用化学消毒剂、干燥、紫外线较敏感。但对氯或酸有一定抵抗力。

（二）致病性与免疫性

致病物质包括菌毛、微荚膜、外膜蛋白、多种酶类、毒素和溶血素等。细菌通过外膜蛋白、菌毛等黏附于肺泡上皮细胞、巨噬细胞等靶细胞，诱导细胞内吞。毒素和多种酶类可抑制吞噬体与溶酶体融合，抵抗吞噬细胞的杀灭，并引起肺组织损伤。微荚膜的抗吞噬和内毒素的毒性作用也参与发病过程。

主要经军团菌污染水源散发的水雾以及带菌飞沫、气溶胶吸入下呼吸道，引起以肺为主的全身性感染。军团菌病有流感样型、肺炎型和肺外感染型三种临床类型。流感样型亦称庞蒂亚克热（Pontiac fever），为轻症感染；肺炎型亦称军团菌肺炎，起病急，以肺炎症状为主，伴多器官损害，死亡率 15% ~ 20%；肺外感染型多为继发性感染，常出现脑、肾、肝等多脏器感染症状。

该菌是兼性胞内寄生菌，细胞免疫在抗感染中起重要作用。细胞因子活化的单核细胞可抑制胞内细菌的生长繁殖。抗体及补体能促进中性粒细胞对胞外细菌的吞噬和杀伤。

（三）微生物学检查法与防治原则

常规用 BCYE 培养基分离培养细菌，并依据生物学特性进行鉴定。也可用直接荧光试验、ELISA、RIA、PCR 等方法进行快速诊断。

目前尚无特异性疫苗。加强水源管理及人工输水管道和设施的消毒处理，防止细菌造成空气和水源污染，是预防军团菌病扩散的重要措施。治疗首选红霉素或克拉霉素。

二、假单胞菌属

假单胞菌属（*Pseudomonas*）是一群需氧的革兰氏阴性小杆菌，广泛分布于自然界。目前已发现 250 多个菌种，与人类关系密切的主要有铜绿假单胞菌（*P. aeruginosa*）、荧光假单胞菌（*P. fluorescens*）、类鼻疽假单胞菌（*P. psudomallei*）等，常引起各种机会性感染，以铜绿假单胞菌引起的感染最常见。铜绿假单胞菌俗称绿脓杆菌，常见于人和动物体表及肠道中，也可存在于环境中。由于该菌在生长过程中产生带荧光素的绿色水溶性色素而得名。

（一）生物学性状

铜绿假单胞菌为革兰氏阴性小杆菌，无芽孢，有荚膜，单端有 1 ~ 3 根鞭毛，运动活泼，临床分离株常有菌毛。不同菌株基因组大小差异较大。

专性需氧，最适 pH 5.0 ~ 7.0，普通培养基上生长良好，4 ℃下不生长但 42 ℃可生长是该菌的特点之一。可产生青脓素（pyoverdin）、绿脓素（pyocyanin）等多种水溶性色素而使培养基呈亮绿色。液体培养易形成菌膜或呈浑浊生长。分解葡萄糖产酸不产气，不分解甘露醇、麦芽糖、蔗糖和乳糖。分解尿素，氧化酶阳性，不产生吲哚。

有菌体（O）抗原和鞭毛（H）抗原。O 抗原包括脂多糖和原内毒素蛋白（original endotoxin protein，OEP）两种成分。OEP 是一种免疫原性较强的高分子抗原，为该菌的外膜蛋白，其抗体对不同血清型的细菌具有共同保护作用，是重要的疫苗候选分子。

抵抗力强，在潮湿环境中可长期存活，对多种化学消毒剂有抗性，同时对多种抗生素天然耐药。56 ℃需 1 小时方可杀死。

铜绿假单胞菌是基因组最大的细菌之一，编码 5567 个基因，包含 468 个调节基因，是其对环境和药物广泛适应性的基础。

（二）致病性与免疫性

主要致病物质包括菌毛、荚膜、内毒素、Ⅲ型分泌系统、密度感知信号系统（quorum-sensing system，QS）及其多种胞外酶、外毒素等。其中，磷脂酶 C 可分解脂类，损伤组织细胞；外毒素 A 可抑制蛋白质合成，引起组织坏死；QS 在调控细菌各种毒力因子表达中起重要作用，并可影响宿主免疫功能。

铜绿假单胞菌的耐药机制包括天然耐药、获得性耐药和适应性耐药（adaptive resistance），前两者可以通过药敏试验发现，后者不易被常规药敏试验和耐药基因检测发现。适应性耐药是在环境刺激下，瞬时增加了细菌抵抗抗菌药物攻击的能力，当去除刺激因素后，适应性耐药是可逆的。如生物被膜的形成就属于适应性耐药，导致细菌难以清除，引起反复感染。

该菌为人体微生物群成员，易引起免疫功能低下或缺陷个体严重的局部化脓性感染和全身感染。可感染人体的任何组织和部位，多见于皮肤黏膜受损部位，如烧伤、创伤或手术切口等，也可引起中耳炎、心内膜炎、脓胸、尿道炎、胃肠炎、败血症等。铜绿假单胞菌广泛分布于医院环境中，是引起医院感染的重要病原菌，某些特殊病房中（如烧伤和肿瘤病房、各种导管和内镜的诊疗室等）的感染率可高达 30%。

中性粒细胞的吞噬作用在抗感染中起重要作用，感染后产生的特异性抗体（尤其是 sIgA）也有一定作用。

（三）微生物学检查法与防治原则

按疾病和检查目的，需采集相应感染部位或医院病区物品、医疗器材等处标本，接种于血琼脂平板，再根据生物学特性进行鉴定。血清学、绿脓素及噬菌体分型可用于流行病学调查或医院感染的追踪等。

该菌可经多途径在医院内传播，主要通过污染医疗器具及带菌医护人员引起感染，应予以重视。目前已研制出多种疫苗，以 OEP 疫苗效果最好。易形成耐药性，临床用药最好根据药敏试验结果选择，可选用哌拉西林、头孢他啶、碳青霉烯类等。近年研究发现，卤化呋喃类产物可抑制革兰氏阴性杆菌的 QS，有望用于铜绿假单胞菌感染的治疗。

三、鲍特菌属

鲍特菌属（*Bordetella*）细菌为革兰氏阴性球杆菌，专性需氧，形体微小。目前发现有 14 个菌种，其中 4 个菌种对人或动物致病，包括百日咳鲍特菌（*B. pertussis*）、副百日咳鲍特菌（*B. parapertussis*）、支气管败血鲍特菌（*B. bronchiseptica*）和霍氏鲍特菌（*B. holmesii*）。百日咳鲍特菌俗称百日咳杆菌，是引起人类百日咳的病原菌；副百日咳鲍特菌可引起人类急性呼吸道感染；支气管败血鲍特菌主要感染动物，偶可引起免疫缺陷患者呼吸系统疾病和菌血症；霍氏鲍特菌偶尔引起败血症。

（一）生物学性状

百日咳鲍特菌为革兰氏阴性短杆状或球杆菌，多分散存在。苯酚甲苯胺蓝染色后两端浓染。无鞭毛，不形成芽孢。有毒菌株有荚膜和菌毛。基因组大小 4.09 Mb，含 3 856 个基因和 3 425 个 ORF。

专性需氧，最适温度 35 ~ 37 ℃，最适 pH 6.8 ~ 7.0，营养要求高，初次分离需用含甘油、马铃薯和血液的鲍金培养基（Bordet-Gengou medium）。生长缓慢，3 ~ 5 天方可形成细小、隆起、有珠光色泽的 S 型菌落。不分解糖类和尿素，不产生吲哚和硫化氢，氧化酶阳性，过氧化氢酶阳性。

新分离株菌落呈 S 型，有荚膜，有菌体（O）抗原和表面（K）抗原，毒力强，称 I 相菌。K 抗原又称凝集原，包括凝集因子 1 ~ 6，凝集因子 1 为 I 相菌共同抗原，有种特异性。人工培养后，菌落逐渐变成 R 型，无荚膜，无毒力，称 IV 相菌。II、III 相为过渡相。

抵抗力较弱，对紫外线敏感，日光直射 1 小时、56 ℃加热 30 分钟均可被杀死，干燥尘埃中能存活 3 天。

（二）致病性与免疫性

致病物质有荚膜、菌毛、内毒素及产生的多种外毒素（百日咳毒素、丝状血凝素、腺苷酸环化酶毒素、气管细胞毒素等）。细菌不入血，主要附着于呼吸道纤毛上皮细胞，在局部繁殖并产生毒素，引起局部炎症、坏死，上皮细胞纤毛运动受抑制或破坏，黏稠分泌物增多。

传染源为早期患者和带菌者，飞沫传播，人类是唯一宿主，儿童易感，潜伏期 7 ~ 14 天。临床病程分三期：①卡他期：类似普通感冒，持续 1 ~ 2 周，传染性强；②痉咳期：出现阵发性痉挛性咳嗽，伴吸气吼声（鸡鸣样吼声），每日阵咳可达 10 ~ 20 次，常伴有呕吐、呼吸困难、发绀等症状，可持续 1 ~ 6 周；③恢复期：阵咳减轻，完全恢复需数周至数月。因咳嗽症状可持续 2 ~ 3 个月，故称"百日咳"。若治疗不及时，少数患者可继发肺炎、中耳炎、癫痫发作、脑病等。

机体感染后可出现多种特异性抗体，有一定保护作用。黏膜局部 sIgA 能抑制病原菌黏附气管上皮细胞，在抗感染中起主要作用。病后可获得持久免疫力，再感染者少见。

（三）微生物学检查法与防治原则

取鼻咽拭子或鼻腔洗液接种于鲍金培养基，观察菌落并进行染色镜检和生化鉴定，进一步用 I 相免疫血清作凝集试验进行血清型鉴定。荧光抗体法检查抗原可用于早期快速诊断。也可用 ELISA 法检测患者血清中抗 -PT 或抗 -FHA 的 IgM 和 IgA 抗体进行血清学早期诊断。

WHO 规定疫苗菌株必须是含 1 ~ 3 型凝集因子的 I 相菌株。我国主要采用 I 相百日咳死菌苗与白喉、破伤风类毒素制成的百白破三联疫苗（DTaP）进行预防，效果良好。治疗首选红霉素、氨苄西林等。

四、嗜血杆菌属

嗜血杆菌属（*Haemophilus*）细菌是一类需氧或兼性厌氧，呈多形性的革兰氏阴性小杆菌。由于人工培养时必须提供新鲜血液成分才能生长而得名。该属细菌中对人致病的主要是流感嗜血杆菌（*H. influenzae*），可引起呼吸道等部位原发性化脓性感染及继发性感染，俗称流感杆菌。1892 年由波兰细菌学家 Pfeiffer 首次从流感患者鼻咽部分离到，是患流感后继发感染的常见细菌，也常引起小儿急性脑膜炎、鼻咽炎、中耳炎等原发性化脓性疾病。

（一）生物学性状

流感嗜血杆菌为革兰氏阴性小杆菌或球杆菌，菌体常随菌龄、培养条件变化而呈多形态。无鞭毛，不形成芽孢，多数有菌毛，有毒菌株在含脑心浸液的血琼脂培养基上生长 6 ~ 18 小时可形成明显荚膜。上呼吸道正常菌群中的绝大多数流感嗜血杆菌是无荚膜菌株，也称为不定型流感嗜血杆菌（non-typeable *Haemophilus influenzae*，NTHi）。流感嗜血杆菌 Rd 型是第一个完成全基因组测序的细菌，基因组大小约 1.83 Mb，含有 1 789 个基因和 1 657 个 ORF。

培养困难，需氧或兼性厌氧，最适生长温度 35 ℃。由于该菌氧化还原酶系统不完善，生长时需提供氧化高铁血红素（X 因子）和烟酰胺腺嘌呤二核苷酸（V 因子）。巧克力色血平板上培养 18 ~ 24 小时，可形成无色、透明似露珠的微小菌落。如果将该菌与金黄色葡萄球菌混合接种于血平板共培养，由于后者能合成较多 V 因子，促进前者生长，故金黄色葡萄球菌菌落周围的流感嗜血杆菌菌落较大，越远处的菌落越小，称卫星现象（satellite phenomenon），可用于细菌鉴定。能分解葡萄糖、蔗糖，不发酵乳糖、甘露醇。依据吲哚、脲酶和鸟氨酸脱羧酶试验结果分为 8 个生物型。

主要抗原是荚膜多糖抗原和菌体抗原。依据荚膜抗原可将其分为 a ~ f 六个血清型，其中 b 型流感嗜血杆菌（b type Haemophilus influenzae，Hib）致病力最强，也是引起儿童感染最常见的菌型。菌体抗原主要是外膜蛋白抗原，特异性不强。还可根据吲哚试验、脲酶活性和鸟氨酸脱羧酶活性将该菌分为 8 个生物型（Ⅰ型 ~ Ⅷ型），对于流行病学调查有意义。

抵抗力较弱，对热和干燥敏感，56 ℃加热 30 分钟可被杀死，在干燥痰中 48 小时内死亡。对常见消毒剂敏感。

小测试12-13：

（二）致病性与免疫性

广泛寄居于正常人体上呼吸道。致病物质有荚膜、菌毛、LOS、IgA1 蛋白酶等，荚膜是其主要毒力因子。

所致疾病包括原发感染和继发感染。原发感染（外源性）多为 Hib 引起的急性化脓性感染，如化脓性脑膜炎、鼻咽炎、肺炎、心包炎、关节炎等，以小儿多见。继发感染（内源性）多由呼吸道寄居的无荚膜流感嗜血杆菌菌株（NTHi）引起，常继发于流感、麻疹、百日咳、结核病等后，临床表现有慢性支气管炎、鼻窦炎、中耳炎等，以成人多见。

抗感染免疫以体液免疫为主。荚膜多糖抗体可促进吞噬细胞的吞噬调理作用，并激活补体发挥溶菌作用。外膜蛋白抗体也能促进补体介导的调理作用。

（三）微生物学检查法与防治原则

脑脊液、脓汁等标本直接涂片染色镜检，对脑膜炎、关节炎、下呼吸道感染等有快速诊断价值。常规可将标本接种于巧克力色血琼脂平板或含脑心浸液的血琼脂培养基，再依据生物学特性进行鉴定。乳胶凝集试验检测体液或脓汁中的 b 型抗原，有助于快速诊断，特别是经抗生素治疗的患者标本。ELISA、免疫荧光法、PCR 等亦可用于快速诊断。

Hib 荚膜多糖疫苗预防接种有良好的免疫效果，保护率可达 90% 以上。推荐使用联合疫苗，如白喉、破伤风、百日咳和 Hib 四联疫苗。治疗可选用青霉素、磺胺、链霉素等，由于该菌易产生耐药性变异，最好依据药敏试验结果选择敏感抗生素。

五、棒状杆菌属

棒状杆菌属（*Corynebacterium*）是一类有浓染或异染颗粒（metachromatic granule）、排列不规则的革兰氏阳性杆菌，因其菌体一端或两端膨大呈棒状而得名。本属细菌种类多，有 69 个种、92 个亚种，主要分布在人或动物的皮肤、上呼吸道及泌尿生殖道黏膜、眼结膜等处。其中，对人致病的主要是白喉棒状杆菌（*C. diphtheriae*），可引起急性呼吸道传染病白喉（diphtheria）。其他大多为机会致病菌，形态与白喉棒状杆菌相似，统称类白喉棒状杆菌（*Diphtheroid bacalli*），可引起咽部、结膜、阴道或尿道等部位炎症。

（一）生物学性状

白喉棒状杆菌为细长、微弯的革兰氏阳性杆菌，一端或两端膨大呈棒状，排列不规则，呈栅栏状或字母状。无荚膜，无鞭毛，不产生芽孢。用亚甲蓝短时间染色，菌体着色不均匀，出现深染颗粒。用 Albert 或 Neisser 等方法染色后，颗粒呈蓝黑色，与菌体着色不同，称异染颗粒，其主要成分是核糖核酸和多偏磷酸盐，在鉴别上有重要意义。细菌衰老时，异染颗粒可消失。基因组大小 2.49 Mb，含有 2 388 个基因和 2 272 个 ORF。

需氧或兼性厌氧，最适温度 35 ~ 37 ℃。营养要求高，在含凝固血清的吕氏培养基（Loeffler medium）上生长迅速，12 ~ 18 小时后可形成灰白色、光滑湿润的圆形小菌落。在含 0.03% ~ 0.04% 亚碲酸钾血琼脂平板上可将亚碲酸钾还原为黑色的碲原子，菌落呈黑色或灰色。

该菌形态、菌落和毒力均可发生变异。当无毒白喉棒状杆菌携带 β- 棒状杆菌噬菌体基因时，可发生溶原型转换成为产生白喉毒素的产毒株。

该菌对湿热敏感，58 ℃ 10 分钟或 100 ℃ 1 分钟即可被杀死。对一般消毒剂及青霉素、氯霉素、红霉素敏感，对磺胺、卡那霉素和庆大霉素不敏感。对日光、寒冷和干燥抵抗力较强，在衣物、儿童玩具等多种物品中可存活数日至数周。

（二）致病性与免疫性

致病物质包括白喉毒素（diphtheria toxin）、索状因子、K 抗原等。白喉毒素是其最主要的致病物质，由携带 β- 棒状杆菌噬菌体的有毒菌株产生，是一种有强烈细胞毒性的 A-B 型外毒素。B 链通过其 C 末端的受体结合区与靶细胞表面的受体结合，经 N 末端转位区介导，A 链进入易感细胞，将氧化型烟酰胺腺嘌呤二核苷酸（NAD⁺）水解为烟酰胺和腺苷二磷酸核糖（ADPR），并催化 ADPR 与肽链合成中必需的延伸因子 EF2 共价结合，使 EF2 失活，阻断蛋白质合成，导致细胞功能障碍。白喉毒素的合成受到染色体编码的白喉毒素阻遏蛋白（diphtheria toxin repressor，DTxR）调控，该蛋白在高铁离子环境下被激活，与毒素基因启动子结合，阻止毒素合成。

人类是该菌的唯一宿主，人群普遍易感，以儿童感染率高，传染源为患者及带菌者。细菌随飞沫或被污染物品侵入鼻腔和咽喉部黏膜，在局部繁殖并产生白喉毒素，引起机体多器官坏死性损伤。感染局部黏膜上皮细胞在细菌和毒素作用下，产生炎症、渗出和坏死，形成与黏膜下组织紧密粘连的灰白色膜状物，称为假膜（pseudomembrane）。假膜引起的局部黏膜水肿或假膜脱落均可导致呼吸道阻塞，成为白喉早期致死的主要原因。细菌一般不入血，毒素入血并与易感的心肌细胞、神经细胞及肾上腺细胞等结合，引起心肌炎、软腭麻痹、吞咽困难、膈肌麻痹以及肾上腺功能障碍等全身中毒症状。毒素引起的心肌受损是白喉晚期致死的主要原因。

白喉的免疫主要依靠抗毒素对外毒素的中和作用。白喉病后、隐性感染及预防接种均可产生白喉抗毒素而获得牢固免疫力。

小测试12-14：

（三）微生物学检查法与防治原则

实验室诊断包括细菌学检查和毒力测定两部分。病变部位取材，涂片后用亚甲蓝、Neisser 或 Albert 染色后镜检，依据典型形态学特征并结合临床症状可作初步诊断。将标本接种于吕氏血清斜面，取培养物涂片镜检，能提高检出率。也可将标本分别接种于血琼脂和亚碲酸钾培养基，根据菌落特点及生化反应进行鉴定。毒力试验是鉴别产毒白喉棒状杆菌与其他棒状杆菌的重要方法，可通过豚鼠体内中和试验测定毒力，也可通过 Elek 平板毒力试验、对流免疫电泳法或 SPA 协同凝集法体外检测待检菌产生的毒素。

注射白喉类毒素是预防白喉的重要措施。目前我国主要应用百白破三联疫苗（DTaP）进行人

Note

工主动免疫，效果良好。对密接的易感儿童，可肌注 1000～2000 U 白喉抗毒素进行紧急预防，同时注射白喉类毒素以延长免疫力。治疗以早期、足量注射白喉抗毒素为主，并选用敏感抗生素如青霉素和红霉素等进行抗菌治疗。需注意的是注射抗毒素前要做皮肤试验，皮试阳性者可采取少量多次脱敏注射法。

六、其他菌属

不动杆菌属（*Acinetobacter*）细菌是一群专性需氧、不发酵糖类、氧化酶阴性、无动力的革兰氏阴性球杆菌。其中，鲍曼不动杆菌（*A. baumannii*）是常见的医院感染菌，其临床检出率仅次于铜绿假单胞菌，可引起包括下呼吸道感染、菌血症、泌尿系统感染、呼吸机相关性肺炎在内的各类感染。该菌的临床分离株多为多重耐药菌株甚至泛耐药菌株，常导致抗感染治疗失败或者疗程延长，受到医学界的日益重视。

窄食单胞菌属（*Stenotrophomonas*）是一类不发酵糖类、氧化酶阴性、过氧化氢酶阳性、带有丛鞭毛的革兰氏阴性杆菌。该属菌中的嗜麦芽窄食单胞菌（*S. maltophilia*）是主要致人类疾病的细菌。随着抗生素的应用，该菌的临床检出率居非发酵菌第 3 位，仅次于铜绿假单胞菌和鲍曼不动杆菌，且对多种抗生素耐药，是人类重要的机会致病菌和医院感染菌。

莫拉菌属（*Moraxella*）为革兰氏阴性球杆菌，可从人类或温血动物体内检出，属于机会致病菌，感染多发生于肿瘤及化疗、放疗等免疫功能低下的患者。其中，卡他莫拉菌（*M. catarrhalis*）是上呼吸道微生物群成员，也是引起呼吸道感染的常见病原菌。该菌的 β- 内酰胺酶产生率高达90% 以上，治疗时应根据药敏试验结果选用敏感抗生素。

气单胞菌属（*Aeromonas*）为革兰氏阴性杆菌，属气单胞菌科，其中嗜水气单胞菌（*A. hydrophila*）和豚鼠气单胞菌（*A. caviac*）为主要致病菌，可引起人类胃肠炎、食物中毒、败血症及创伤感染等。嗜水气单胞菌是一种典型的人兽共患病的病原菌，也是夏秋季腹泻的常见病原菌，常因进食细菌污染的水和食物等引起感染。

李斯特菌属（*Listeria*）为无芽孢、兼性厌氧的革兰氏阳性杆菌，对外界环境耐受性较强，常生活于土壤、河水、植物、屠宰场废弃物及动物源食品中，对人类致病的主要是产单核细胞李斯特菌（*L. monocytogenes*）。该菌在人群中致病多见于新生儿、高龄孕妇和免疫功能低下者，引起李斯特菌病，主要表现为胃肠炎、脑膜炎和败血症等。

（刘　畅）

第九节　衣　原　体

◗ 案例 12-10

男，28 岁。因尿痛、尿频和尿急 5 天就诊。曾在当地医院检查疑为"淋病"，经注射青霉素治疗疗效不佳。体格检查发现尿道口潮红，有淡黄色分泌物，稀薄无异味。尿道分泌物涂片革兰氏染色未检出革兰氏阴性双球菌。取尿道上皮细胞刮片，经荧光标记特异性沙眼衣原体抗体染色后显微镜观察，见较多上皮细胞内有绿色颗粒。患者生病前曾有不洁性交史。

问题：

1. 该患者感染的病原体是什么？

2. 该病原体有哪些重要的生物学特性？其致病机制是什么？怎样进行病原学检测和防治？

衣原体（chlamydiae）是一类严格真核细胞内寄生、有独特发育周期、能通过细菌滤器的原核细胞型微生物。衣原体具有以下共同特征：①形态呈圆形或椭圆形，革兰氏染色阴性，细胞壁结构与革兰氏阴性菌类似；②含有 DNA 和 RNA 两类核酸；③严格细胞内寄生，有核糖体和较复杂的酶类，能独立进行多种代谢活动，但不能产生代谢活动所需的能量，须由宿主细胞提供；④具有独特的发育周期，以二分裂方式繁殖；⑤对多种抗菌药物敏感。

根据 16S rRNA 和 23S rRNA 基因序列系统进化分析，将衣原体归于独立的衣原体门（Chlamydiae）、衣原体纲（Chlamydiia）和衣原体目（Chlamydiales），衣原体目包含 8 个科、12 个属和 21 个种。其中衣原体属（*Chlamydia*）有 12 个种，对人致病的主要是沙眼衣原体（*C. trachomatis*）、肺炎衣原体（*C. pneumoniae*）、鹦鹉热衣原体（*C. psittaci*）和兽类衣原体（*C. pecorum*）。兽类衣原体广泛感染动物，包括绵羊、山羊、牛和野生动物，人可通过接触动物感染，但比较少见。对人致病的 4 种衣原体的主要特性见表 12-10。

表 12-10　对人致病的四种衣原体的主要特性

性状	沙眼衣原体	肺炎衣原体	鹦鹉热衣原体	兽类衣原体
自然宿主	人、小鼠	人、考拉、马	鸟类、低等哺乳类	牛、羊
所致疾病	沙眼、泌尿生殖道感染、肺炎、性病淋巴肉芽肿	肺炎、呼吸道感染	鹦鹉热	呼吸道感染
原体形态	球形、椭圆形	梨形	圆形、椭圆形	圆形
包涵体糖原	+	–	–	–
血清型	19 个	1 个（人生物型只有 TWAR 株）	9 个	3 个
对磺胺的敏感性	敏感	不敏感	不敏感	不敏感

衣原体有独特的发育周期（图 12-25），可观察到两种形态结构和染色特性均不同的颗粒：小而致密的原体（elementary body，EB）和大而疏松的始体（initial body）。原体为小球形、椭圆形或梨形，直径 0.2 ～ 0.4 μm，有类似于革兰氏阴性菌的细胞壁，电镜下可见致密的核质和少量核糖体，Giemsa 染色呈紫色，Macchiavello 染色呈红色。原体有感染性，无繁殖能力，在细胞外时较为稳定，是发育成熟的衣原体。始体又称网状体（reticulate body，RB），大球形，直径 0.5 ～ 1.2 μm，无细胞壁，无致密核质，但有纤细网状结构，Giemsa 和 Macchiavello 染色均呈蓝色。始体无感染性，主要存在于细胞内，代谢活跃，以二分裂方式形成子代原体，是衣原体发育周期中的繁殖型。

原体吸附于易感上皮细胞后，通过受体介导的内吞、吞噬或吞饮等方式侵入细胞，其中最主要的方式是受体介导的内吞。原体进入宿主细胞后，细胞膜围绕原体形成空泡，原体在空泡中逐渐发育形成始体。始体以二分裂形式进行分裂，繁殖出众多子代原体。衣原体在易感细胞内增殖所形成的含有始体和子代原体的空泡，经染色后在光镜下可观察到，称为包涵体（inclusion body）（图 12-26）。随着衣原体的发育，包涵体的大小、形态、原体和网状体的比例也随之变化。成熟的子代原体从感染细胞中释放，再感染新的细胞，开始新的发育周期。每个发育周期 48 ～ 72 小时。1 个原体侵入细胞后，一般可形成 16 ～ 24 个子代原体。

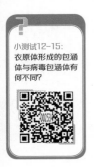

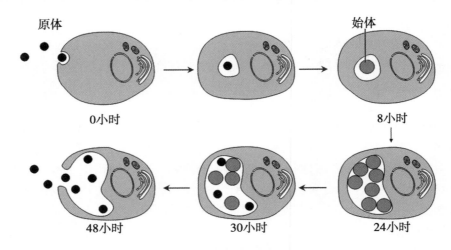

图 12-25　衣原体的发育周期

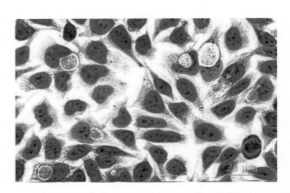

图 12-26　沙眼衣原体在宿主细胞内形成的包涵体（箭头所示）

一、沙眼衣原体

根据侵袭力和所致疾病的差异，沙眼衣原体分为 3 个生物型：沙眼生物型（biovar trachoma）、生殖生物型（biovar genital）和性病淋巴肉芽肿生物型（biovar lymphogranuloma venereum，LGV）。

框 12-12　沙眼衣原体的首次分离

我国学者汤飞凡（1897—1958）于 1955 年采用鸡胚卵黄囊接种法在世界上首次分离出沙眼衣原体。汤飞凡于 1954 年开始分离培养沙眼病原体的研究工作。他从医院采集了 200 多例典型病例样品，同时用恒河猴建立了沙眼动物模型。但经过 1 年的分离，采用当时各种病毒分离技术，无一成功。汤飞凡意识到不能再重复别人的病毒分离方法，一定要走自己的路。1955 年，他采用鸡胚卵黄囊接种法，在第 8 次试验时，终于分离出了病原体。为了进一步确定所分离的病原体就是沙眼病原，1958 年他将该病原体滴入自己的眼睛，冒着失明的危险，在其后 40 天内坚持不做治疗，收集了可靠的临床资料，证实了这种病原体就是沙眼的病原，彻底解决了 70 余年关于沙眼病原的争论。汤飞凡的发现，让人们准确找到了治疗沙眼的药物，使一度危害全球的沙眼以惊人的速度减少。汤飞凡为人类沙眼的防治做出了重大贡献，是名副其实的"衣原体之父"。

（一）生物学性状

1. 形态与染色 原体呈球形或椭圆形，直径约 0.3 μm，Giemsa 染色呈紫红色。网状体大小 0.5 ～ 1.0 μm，形状不规则，Giemsa 染色呈深蓝色或深紫色。感染细胞内的包涵体因含糖原，故可被碘液染成棕褐色。

2. 培养特性 衣原体为专性细胞内寄生的微生物。大多数衣原体能在 6 ～ 8 日龄鸡胚卵黄囊中增殖，感染 3 ～ 6 天后可致鸡胚死亡。在 HeLa-229、McCoy 和 BHK-21 等细胞中亦生长良好。为提高分离培养的阳性率，可通过离心沉淀以促进衣原体吸附和穿入细胞，或用 X 线照射细胞或在培养液中加入细胞代谢抑制物如放线菌酮等，抑制细胞的分裂或代谢，从而促进衣原体的寄生性生长和繁殖。此外，LGV 可接种于小鼠脑内进行培养传代。

3. 抗原构造与分型 ①属特异性抗原：为细胞壁中的脂多糖，仅有一个特异性抗原表位。②种特异性抗原：为主要外膜蛋白（major outer membrane protein，MOMP），占外膜总蛋白的 60% 以上。③型特异性抗原：根据 MOMP 可变区氨基酸序列及空间构型不同，将沙眼衣原体分成 19 个血清型，其中沙眼生物型有 A、B、Ba 和 C 共 4 个血清型，生殖生物型有 D、Da、E、F、G、H、I、Ia、J、Ja 和 K 共 11 个血清型，LGV 有 L1、L2、L2a 和 L3 共 4 个血清型。生殖生物型的 D、E 血清型与 LGV 4 个血清型有较弱的抗原交叉。

4. 抵抗力 衣原体耐冷不耐热，60 ℃仅存活 5 ～ 10 分钟，–70 ℃其感染性可保持数年，冷冻干燥后其活力可保存数十年。对常用消毒剂敏感。紫外线照射可迅速灭活。对红霉素等大环内酯类和多西环素等四环素类抗菌药物敏感。

（二）致病性

1. 致病物质

（1）内毒素样物质（endotoxin-like substance，ELS）：是沙眼衣原体主要的致病物质，成分为细胞壁中的脂多糖，具有类似革兰氏阴性菌内毒素的毒性，可抑制细胞代谢，损伤宿主细胞。

（2）MOMP：原体进入吞噬细胞后，可存在于吞噬体内。如吞噬体与细胞内的溶酶体融合，衣原体则被溶酶体中的酶类物质杀死。MOMP 能阻止吞噬体与溶酶体融合，使衣原体得以在吞噬细胞内存活、繁殖。MOMP 易发生变异，有利于衣原体逃避机体的免疫清除作用。此外，MOMP 诱导产生的Ⅳ型超敏反应可造成宿主的免疫病理损伤。

（3）热休克蛋白（heat shock protein，HSP）：可诱导Ⅳ型超敏反应，是引起免疫病理损伤的另一个因素。

（4）Ⅲ型分泌系统（type Ⅲ secretion system，T3SS）：可通过分泌效应蛋白或将效应蛋白直接注入宿主细胞而发挥致病作用。

此外，沙眼衣原体感染诱导的炎症反应也参与致病过程。

2. 所致疾病 沙眼衣原体不同生物型及血清型可引起不同的疾病。其靶细胞包括眼结膜、泌尿生殖道、直肠、男性附睾、前列腺以及婴幼儿呼吸道等组织器官的黏膜上皮细胞。眼和生殖道感染的急性炎症消退时，由黏膜下淋巴细胞和巨噬细胞组成的淋巴滤泡开始形成，并随病情进展发生坏死、上皮和纤维组织增生，最终形成瘢痕。

（1）沙眼：由沙眼生物型 A、B、Ba 和 C 血清型感染所致。主要通过眼 - 眼或眼 - 手 - 眼直接或间接接触传播，常见传播媒介有玩具、公用毛巾和脸盆等。沙眼衣原体侵袭眼结膜上皮细胞后，在其中增殖并在细胞质内形成散在型、帽型、桑葚型或填塞型包涵体，引起局部炎症。沙眼发病缓慢，早期出现眼睑结膜急性或亚急性炎症，表现为畏光、流泪、黏液脓性分泌物、结膜充血等症状与体征。后期转为慢性，出现结膜瘢痕、眼睑内翻、倒睫，也可引起角膜血管翳，损伤角膜，影响视力，甚至导致失明。

小测试12-16：
何谓细菌分泌系统？

（2）包涵体结膜炎：由沙眼生物型 B、Ba 血清型及生殖生物型 D～K 血清型感染所致。病变类似沙眼，但不出现角膜血管翳，也无结膜瘢痕形成，一般经数周或数月后痊愈，无后遗症。临床上分新生儿包涵体结膜炎和成人包涵体结膜炎两种。前者系新生儿通过产道时感染，表现为急性化脓性结膜炎，又称包涵体脓漏眼。后者经眼 - 手 - 眼或接触污染的游泳池水等间接途径感染，表现为滤泡性结膜炎。

（3）泌尿生殖道感染：由生殖生物型 D～K 血清型感染所致。主要经性接触传播，也可经非性接触方式感染。男性患者多表现为非淋菌性尿道炎（nongonococcal urethritis，NGU）、附睾炎和前列腺炎。女性患者表现为 NGU、宫颈炎、输卵管炎和盆腔炎等。输卵管炎反复发作可导致不孕症和异位妊娠。常见的症状有泌尿生殖道分泌物异常、尿灼热感、尿痛、下腹痛或性交痛。孕妇感染后可引起胎儿或新生儿感染，偶可引起胎儿死亡。

（4）沙眼衣原体肺炎：由生殖生物型 D～K 血清型经呼吸道感染所致，多见于婴幼儿。

（5）性病淋巴肉芽肿：由 LGV L1～L3 血清型感染所致。通过性接触传播，主要侵犯淋巴组织。在男性侵犯腹股沟淋巴结，引起化脓性淋巴结炎和慢性淋巴肉芽肿，常形成瘘管。在女性侵犯会阴、肛门和直肠，引起直肠 - 阴道瘘管、会阴 - 肛门 - 直肠狭窄或梗阻。LGV 也能引起眼结膜炎，常伴有耳前、颌下和颈部淋巴结肿大。

沙眼衣原体各生物型的传播途径与所致疾病见表 12-11。

表 12-11　沙眼衣原体各生物型的传播途径与所致疾病

沙眼衣原体生物型（血清型）	传播途径	所致疾病
沙眼生物型（A，B，Ba，C）	眼 - 眼或眼 - 手 - 眼	沙眼
沙眼生物型（B、Ba）和生殖生物型（D～K）	产道	新生儿包涵体结膜炎（包涵体脓漏眼）
	性接触、手 - 眼或污染的游泳池水	成人包涵体结膜炎（滤泡性结膜炎）
生殖生物型（D～K）	性接触	非淋菌性尿道炎、宫颈炎、输卵管炎、盆腔炎、附睾炎和前列腺炎等
	呼吸道	沙眼衣原体肺炎
LGV（L1～L3）	性接触	性病淋巴肉芽肿、眼结膜炎

（三）免疫性

沙眼衣原体为胞内寄生的微生物，抗感染免疫以细胞免疫为主，体液免疫也有一定作用。MOMP 激活的 Th1 细胞和 $CD8^+$ T 细胞在清除细胞内衣原体及抵抗再感染中发挥重要作用，诱导产生的中和抗体可以抑制衣原体吸附于宿主细胞，限制感染扩散。由于沙眼衣原体型别多、MOMP 易变异，病后建立的抗感染免疫力持续时间短，因此沙眼衣原体常引起持续感染和反复感染。

（四）微生物学检查法

根据不同疾病采集不同标本进行微生物学检查。疑似沙眼或结膜炎患者采集眼结膜刮片、眼穹窿或眼结膜分泌物标本；疑似泌尿生殖道感染患者采集泌尿生殖道拭子、宫颈刮片、精液或尿液标本；疑似性病淋巴肉芽肿患者采集淋巴结脓液、生殖器溃疡或直肠组织标本。

1. 直接涂片染色镜检　采用 Giemsa、碘液或荧光抗体等染色，镜下检查上皮细胞内有无包涵体，也可观察细胞内的原体或网状体。

2. 分离培养　将标本接种于鸡胚卵黄囊或传代细胞，35 ℃培养 48～72 小时后，用染色镜检法、直接免疫荧光法、ELISA 等检查培养物中的衣原体。如需运送，将标本置于含庆大霉素、万古霉素、两性霉素 B 的 2- 磷酸蔗糖等运送培养基中，2 小时内进行分离培养，阳性检出率较高。

　　3. 检测核酸　应用 PCR 或连接酶链反应检测衣原体核酸，敏感性和特异性均较高。

　　4. 检测抗原　应用 ELISA、间接免疫荧光法检测标本中衣原体 LPS 或 MOMP 抗原。

　　5. 检测抗体　由于沙眼衣原体多引起慢性感染，血清中特异性抗体效价往往不高，患者常无明显的急性期和恢复期，较难进行抗体效价动态比较，因而血清学检查在临床诊断中价值不大。全身急性及深部组织感染的性病淋巴肉芽肿患者，可用 ELISA 检测 LGV L1 或 L2 特异性抗体。

（五）防治原则

　　由于沙眼衣原体抗原构造复杂，主要抗原易于变异，故目前尚无有效的沙眼衣原体疫苗。预防沙眼重在注意个人卫生，不使用公共毛巾、浴巾和脸盆，避免直接或间接接触感染。预防泌尿生殖道感染的措施包括广泛开展性病知识宣传、加强自我保护意识、提倡健康的性行为、积极治疗患者和带菌者等。

　　临床上主要采用多西环素、罗红霉素、加替沙星等抗菌药物进行治疗。新生儿在出生时使用 0.5% 红霉素眼膏，可预防新生儿包涵体结膜炎。

二、肺炎衣原体

　　肺炎衣原体是衣原体属的一个新种。1965 年从中国台湾一名小学生的眼结膜标本中分离到一株衣原体，命名为 Taiwan-183（TW-183）。1983 年从美国西雅图一位急性呼吸道感染大学生的咽部标本中分离出一株衣原体，命名为 acute respiratory-39（AR-39）。后发现 TW-183 和 AR-39 属于同种衣原体同一血清型的两个不同分离株，故于 1986 年合并两株衣原体的字头，**简称 TWAR**。近些年，从动物如考拉和马体内亦分离出了肺炎衣原体。

（一）生物学性状

　　肺炎衣原体的原体直径约 0.38 μm，梨形，有清晰的周质间隙。网状体与沙眼衣原体和鹦鹉热衣原体相似。包涵体内不含糖原，碘液染色阴性。基因组大小约为 1.2 Mb。TWAR 不同分离株 DNA 序列同源性在 94% 以上，而与沙眼衣原体和鹦鹉热衣原体的 DNA 同源性均小于 10%。

　　肺炎衣原体培养较困难。因鸡胚对肺炎衣原体不敏感，故常采用细胞培养传代。敏感细胞包括 HEp-2、HL、McCoy 和 HeLa 细胞，其中 HEp-2、HL 细胞敏感性更高。

　　肺炎衣原体有两种抗原：① LPS 抗原：包含衣原体属特异性抗原，以及与其他微生物 LPS 共同的抗原成分；②蛋白抗原：主要是 98 kD 的外膜蛋白，位于菌体表面，免疫原性较强，可诱导机体产生特异性免疫应答，在疾病诊断和疫苗研制中具有参考价值。

框 12-13　肺炎衣原体的分型

　　根据 16S rRNA、23S rRNA、ompA 基因序列和某些生物学特性差异，肺炎衣原体可分为三个生物型：人生物型（biovar Human）或称 TWAR 生物型（biovar TWAR）、考拉生物型（biovar Koala）和马生物型（biovar Equine）。

　　肺炎衣原体抵抗力较弱，易受各种理化因素的影响。对红霉素、诺氟沙星、多西环素等敏感，对磺胺类抗菌药物耐药。

（二）致病性与免疫性

目前认为肺炎衣原体人生物型寄居于人类，经飞沫在人与人之间传播，以人群密集场所多见。肺炎衣原体感染具有播散缓慢、散发和流行交替出现的特点。除具有细胞毒性的内毒素样物质外，其他致病物质不明。主要引起青少年，尤其是儿童的急慢性呼吸道感染，如咽炎、支气管炎和肺炎等。起病缓慢，潜伏期30天左右，临床表现为咽痛、声音嘶哑、发热、咳嗽和气促等，通常症状较轻，外周血白细胞计数大多正常。全身严重感染者少见，但部分患者感染后出现哮喘症状。有研究表明，肺炎衣原体感染与动脉粥样硬化、冠心病等慢性病的发病有关。抗感染免疫以细胞免疫为主，体液免疫为辅。病后免疫力不强，且持续时间不长，可重复感染。

（三）微生物学检查法

由于肺炎衣原体感染临床表现不典型，诊断主要依靠微生物学检查。采集痰、咽拭子或支气管肺泡灌洗液和血清标本。

1. 直接涂片镜检 将标本直接涂片后Giemsa染色，镜下观察细胞内有无包涵体。该法简单、快速，但敏感性低。

2. 分离培养 将标本接种于易感细胞，如HEp-2和HL细胞，培养后用荧光抗体染色检测细胞中的包涵体。该法复杂、费时，且易受多种因素干扰，敏感性不高，一般不用于临床诊断。

3. 检测核酸 根据肺炎衣原体16S rRNA基因或MOMP基因保守序列，设计特异性引物或探针，采用PCR和核酸探针杂交法检测相应的核酸片段。可用于临床标本的快速诊断。

4. 检测抗体 微量免疫荧光试验（MIF）是目前检测肺炎衣原体感染最常用的血清学诊断方法。该试验同时检测患者血清中的特异性IgM和IgG，可区别近期感染和既往感染。若单份血清IgM效价≥1∶16、IgG效价≥1∶512或双份血清抗体效价增高4倍及以上，可诊断为近期感染。若单份血清IgG效价≥1∶16，但<1∶512，提示既往感染。

（四）防治原则

目前尚无有效疫苗。预防措施包括隔离、治疗患者、加强个人防护及避免密切接触感染者等。治疗可选择大环内酯类、四环素类及喹诺酮类抗菌药物。

三、鹦鹉热衣原体

鹦鹉热衣原体首先分离自鹦鹉，而后陆续从鸽、鸭、火鸡和海鸥等130种鸟类体内分离出，主要引起鸟类和家禽腹泻或隐性持续性感染，甚至终生携带。人类通过吸入病鸟粪便或呼吸道分泌物污染的气溶胶或密切接触病禽而引起呼吸道感染，临床上称之为鹦鹉热（psittacosis）或鸟疫（ornithosis）。

（一）生物学性状

鹦鹉热衣原体的原体呈圆形或椭圆形，直径0.2～0.5 μm。网状体呈球形或不规则形，直径0.6～1.5 μm。多个原体感染同一个细胞时，网状体不互相融合而形成多房性包涵体。因包涵体不含糖原，碘液染色阴性。

在6～8日龄的鸡胚卵黄囊中生长良好，在HeLa、McCoy、Vero和HL细胞中也可生长，小鼠为易感动物。

有 LPS、热休克蛋白、MOMP 和多形态膜蛋白等多种抗原。根据 LPS 和热休克蛋白的不同，鹦鹉热衣原体至少被分为 9 个血清型（A、B、C、D、E、F、E/B、WC 和 M56）。A ~ F 和 E/B 血清型的自然宿主为鸟类，其中 A、D 血清型的毒力较强，常引起鸟类的急性感染，而 A 型也是引起人类感染最常见的血清型。

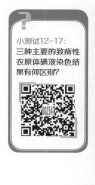

小测试12-17：
三种主要的致病性衣原体碘液染色结果有何区别？

（二）致病性与免疫性

鹦鹉热为人兽共患病。鸟类或禽类感染后多呈持续性隐性感染。人类因接触患病或带菌的鸟类、禽类而感染，未发现有人与人之间的传播。主要感染途径为呼吸道吸入鸟粪便或呼吸道分泌物污染的气溶胶或灰尘，也可经破损的皮肤、黏膜或密切接触患病禽类而感染。鹦鹉热潜伏期为 1 ~ 2 周。临床上多表现为骤然发病，常见的症状有寒战、发热、咳嗽和头痛等。也有缓慢发病或隐性感染者，缓慢发病者通常出现持续 1 ~ 3 周的发热，白细胞减少，同时伴有肺炎体征。少数患者可并发心肌炎、心内膜炎、脑炎和肝炎等。抗感染免疫同沙眼衣原体。

（三）微生物学检查法

采集患者痰、咽拭子和血液标本。直接涂片检查及分离培养程序与沙眼衣原体相似。当无法进行培养时，可采用多重 PCR 法检测标本中的鹦鹉热衣原体核酸片段。血清学诊断可用 ELISA、微量免疫荧光试验或补体结合试验检测血清中的特异性 IgM 和 IgG 抗体以辅助诊断疾病。

（四）防治原则

严格控制传染源，对观赏、比赛和食用的鸟类或禽类要加强管理。对从事禽类加工和运输的人员应注意个人防护。加强鸟类或禽类的入境检疫。治疗可选择四环素类、大环内酯类和喹诺酮类抗菌药物。

（陈利玉）

第十节　支　原　体

● 案例 12-11

男，9 岁，因阵发性干咳 7 天、发热 6 天及抽搐 1 次入院。该患儿既往无抽搐史，无癫痫家族史。查体：嗜睡，咽充血，双肺呼吸音粗，右肺呼吸音低，心腹未见异常。下肢浅反射消失，深反射活跃，脑膜刺激征阳性，巴宾斯基征阳性。实验室检查：血液白细胞总数 21.9×10^9/L，其中中性粒细胞 0.72，淋巴细胞 0.27，单核细胞 0.01。冷凝集试验阳性。胸部 X 线片显示右下肺肺炎。

问题：

1. 该患者最可能感染的病原体是什么？确诊需做哪些病原学检查？
2. 该病原体有哪些重要的生物学特性？其致病机制是什么？怎样防治？

案例 12-11 解析

支原体（mycoplasma）是一类无细胞壁、呈高度多形性、能通过滤菌器、能在无生命培养基中生长繁殖的最小原核细胞型微生物。1898 年由 Nocard 等首次从牛传染性胸膜肺炎病灶中分离

Note

出，1967 年被正式命名为支原体。在生物分类学上，支原体属于柔膜菌门（Tenericutes）、柔膜菌纲（Mollicutes）、支原体目（Mycoplasmatales）、支原体科（Mycoplasmataceae）。支原体科包含支原体属（*Mycoplasma*）和脲原体属（*Ureaplasma*）。

一、支原体属

支原体属有 130 余种，对人致病的主要是肺炎支原体（*M. pneumoniae*）、人型支原体（*M. hominis*）和生殖支原体（*M. genitalium*）。1986 年以来，从艾滋病患者标本中先后分离出发酵支原体（*M. fermentans*）、穿透支原体（*M. penetrans*）和梨形支原体（*M. pirum*），三者均具有协同 HIV 致病的作用。唾液支原体（*M. salivarium*）和口腔支原体（*M. orale*）是正常微生物群成员，偶可引起机会性感染。此外，支原体是污染体外细胞培养物的常见微生物。

（一）生物学性状

1. 形态与结构　大小为 0.2 ～ 0.5 μm。形态呈高度多形性，有球形、杆状、丝状三种基本形态，也可呈双球形、哑铃型或一端有明显膨大的丝状（图 12-27）。因缺乏细胞壁，革兰氏染色不易着色。常用 Giemsa 染色，菌体呈淡紫色。

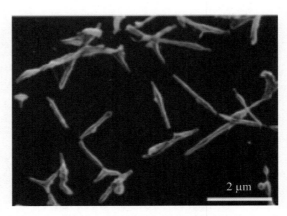

2 μm

图 12-27　肺炎支原体（扫描电镜）

支原体结构简单，无细胞壁。细胞膜有三层结构，内外两层均为蛋白质和糖类，中间层为脂质。外层蛋白构成支原体重要的表面抗原，与血清学分型有关，如根据外层膜蛋白抗原的不同，人型支原体至少分为 7 个血清型。中间脂质层的胆固醇含量较高，约占总脂质的 1/3，在保护细胞抵抗低渗环境、维持细胞完整性等方面发挥类似细胞壁的作用。基因组为双链环状 DNA，大小为 600 ～ 2 200 kb，（G+C）mol% 仅为 25% ～ 40%。有些支原体具有特殊的顶端结构，有助于其黏附在宿主细胞表面，如肺炎支原体和生殖支原体等。有些支原体细胞膜外有一层多糖组成的荚膜，具有抗吞噬作用，如穿透支原体等。

2. 培养特性　寄生性支原体营养要求高于一般细菌。培养基一般以牛心浸液为基础，并需添加 10% ～ 20% 血清、酵母浸膏，以提供胆固醇、长链脂肪酸、核苷前体和维生素等。最适生长温度为 36 ～ 37 ℃，最适 pH 为 7.6 ～ 8.0。兼性厌氧，但大部分支原体在 5% CO_2 和 90% N_2 微氧环境中生长较好。常以二分裂法繁殖，也可通过出芽、分节、分枝或球体延伸成丝状后断裂为球杆状颗粒等方式繁殖。在繁殖过程中，因细胞膜分裂滞后于核酸复制，故易形成多核丝状体。大部分支原体生长缓慢，在适宜的环境中 3 ～ 4 小时繁殖一代，少数支原体甚至约 18 小时繁殖一代。在液体培养基中，常因菌数少、菌体小，或支原体生长后形成的小颗粒黏附于管壁或沉于管底，培养液澄清，不易见到浑浊现象。在低琼脂的固体培养基上，绝大多数支原体可形成直径为 10 ～ 600 μm、中央厚而隆起、边缘薄而扁平的油煎蛋状菌落（图 12-28）。肺炎支原体初次分离时呈细小颗粒状菌落，反复传代后形成典型的油煎蛋状菌落。

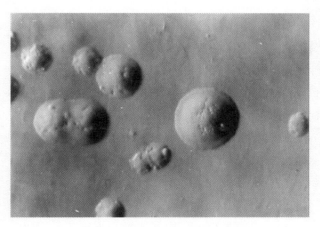

图 12-28　支原体形成的油煎蛋状菌落

Giemsa 染色，光学显微镜，×400

3. 生化反应　根据对葡萄糖、精氨酸的分解能力不同，可初步鉴别支原体（表 12-12）。临床检验中可在培养基中添加葡萄糖或精氨酸作为底物，根据支原体产生代谢产物不同，使培养基pH 升高或降低，可根据指示剂颜色发生改变的情况初步判断各类支原体的生长。

表 12-12　主要致病性支原体的生物学性状及所致疾病

种类	葡萄糖	精氨酸	醋酸铊	吸附细胞	所致疾病
肺炎支原体	+	－	－	红细胞	间质性肺炎、支气管炎等
生殖支原体	+	－	+	红细胞	泌尿生殖道感染、不育症
人型支原体	－	+	－	未确定	泌尿生殖道感染、新生儿肺炎、脑膜炎等
穿透支原体	－	+	－	CD4+ T 细胞和巨噬细胞	协同 HIV 致病
发酵支原体	+	+	－	CD4+ T 细胞和巨噬细胞	协同 HIV 致病、肺炎、关节炎等
梨形支原体	+	+	+	CD4+ T 细胞和巨噬细胞	协同 HIV 致病

+：分解或抑制；－：不分解或不抑制

4. 抗原构造　主要成分为细胞膜中的蛋白和糖脂。不同支原体具有独特的蛋白抗原结构，相互交叉较少，在支原体的血清学鉴定中具有重要意义。如肺炎支原体 P1 和 P30 蛋白抗原，其免疫原性强，能刺激机体产生持久的高效价抗体，是目前主要的血清学诊断抗原。糖脂抗原与部分细菌（如肺炎链球菌 23 型及 32 型、MG 链球菌）和宿主细胞（如人红细胞膜 I 型抗原）有共同抗原成分，特异性较差。部分支原体的荚膜多糖，也有一定的免疫原性。

5. 抵抗力　支原体无细胞壁，对理化因素的抵抗力较细菌弱。耐冷不耐热，对干燥、常用消毒剂及紫外线等敏感，但对碱、醋酸铊（生殖支原体敏感）、结晶紫和亚碲酸钾有抵抗力，可用于分离培养支原体时抑制杂菌生长。对作用于细胞壁的抗菌药物如青霉素和头孢菌素等天然耐药，对干扰菌体蛋白质合成的抗菌药物如大环内酯类、氨基糖苷类、四环素类以及作用于 DNA

小测试12-18:
为什么支原体对青
霉素和头孢菌素天
然耐药?

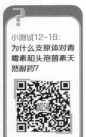

解旋酶的喹诺酮类抗菌药物敏感。因细胞膜含有胆固醇，凡能作用于胆固醇的物质，如皂素、洋地黄苷、两性霉素 B 等均能破坏支原体的细胞膜而导致其死亡。

支原体与细菌 L 型均缺乏细胞壁，两者在某些方面相似，如多形性、形成油煎蛋样菌落、对青霉素不敏感等。但两者在来源、细胞壁缺失原因及培养条件等方面存在明显差异（表 12-13）。

表 12-13　支原体与细菌 L 型的区别

性状	支原体	细菌 L 型
来源	自然界、人或动物体内	细菌在一定条件下被诱发形成
细胞壁缺失的原因	遗传，无编码细胞壁的基因	表型变异，诱因去除后，细胞壁结构恢复
细胞膜	胆固醇含量高	不含胆固醇
培养条件	牛心浸液基础培养基，需添加胆固醇	高渗培养基，无需添加胆固醇
液体培养状态	浑浊度很低	有一定的浑浊度
菌落大小	0.01 ~ 0.6 mm	0.5 ~ 1.0 mm

（二）致病性

1. 致病物质

（1）黏附因子（adhesion factor）：与宿主细胞相应受体结合，介导支原体黏附、定植于黏膜上皮细胞表面，为其最重要的毒力因子。

框 12-14　肺炎支原体的表面黏附蛋白

肺炎支原体通过表面黏附蛋白及黏附细胞器黏附、定植于呼吸道上皮细胞表面。有关肺炎支原体表面黏附蛋白的研究目前取得了一定进展，其主要表面黏附蛋白包括 P1、P30、P40、P90、P116、P65 蛋白，高分子量蛋白 1（high molecular weight 1，HMW1）、HMW2、HMW3，延伸因子 Tu（elongation factor Tu，EF-Tu），以及 J- 结构域蛋白（J-domain protein，TopJ）等。其中，P1 蛋白由 1627 个氨基酸残基组成，是肺炎支原体最大的黏附蛋白，定位于黏附细胞器的顶端，主要功能是介导肺炎支原体黏附于宿主细胞，同时在多种黏附蛋白的辅助下，抵抗纤毛运动的清除作用和吞噬细胞的吞噬。抗 P1 抗体、P1 蛋白的表达减少均可降低肺炎支原体的黏附作用。P30 蛋白是由 274 个氨基酸残基组成的跨膜蛋白，具有细胞黏附、滑动运动和稳定 P65 蛋白等功能。

（2）糖脂抗原（glycolipid antigen）：为膜抗原，与多种宿主细胞有共同抗原成分，可通过交叉反应引起免疫损伤。如肺炎支原体与人心、肺、肾和脑等组织及红细胞、血小板有共同抗原，可引起 II 型超敏反应性疾病，如心肌炎、肾炎、脑膜炎、溶血性贫血、血小板减少性紫癜等。

（3）荚膜样物质（capsule-like substance）：具有抗吞噬作用。

（4）毒性代谢产物（toxic metabolite）：支原体一般不侵入宿主细胞，但可通过产生核酸酶、过氧化氢和超氧阴离子等毒性代谢产物损伤细胞，引起细胞肿胀、坏死以及微纤毛运动减弱或停止。

（5）丝裂原和超抗原组分：某些支原体具有的丝裂原和超抗原组分，能非特异性激活 T、B 细胞，产生非特异性或自身 IgM（如冷凝集素）、IgG 及大量细胞因子，造成组织损伤。

2. 所致疾病　因感染部位和致病机制不同，不同支原体引起疾病的类型不同。

肺炎支原体是下呼吸道感染常见的病原体之一，主要经飞沫传播，引起肺炎支原体肺炎（*Mycoplasma pneumoniae* pneumonia，MPP），其病理变化以间质性肺炎为主，又称原发性非典型性肺炎（primary atypical pneumonia）。临床症状有发热、头痛、持续性顽固咳嗽、胸痛等。有时可引起支气管肺炎或伴发肺外组织器官病变，如心肌炎、心包炎、脑膜炎、脑炎及皮疹等。支原体肺炎与细菌性肺炎不同，大多起病缓慢、病程长、预后好。但婴幼儿支原体肺炎往往发病急、病情严重，临床症状以呼吸困难为主，可导致死亡。

人型支原体和生殖支原体是泌尿生殖道常见的寄生菌，主要通过性接触传播，可引起泌尿生殖道感染，如非淋球菌性尿道炎（NGU）、盆腔炎、前列腺炎、输卵管炎、肾盂肾炎等。生殖支原体感染还与不育症有关。发酵支原体、穿透支原体和梨形支原体能促进无症状 HIV 感染者发展为艾滋病患者，是 HIV 致病的协同因子，其作用机制不明。唾液支原体和口腔支原体等寄居于正常人上呼吸道黏膜表面，当局部抵抗力降低时可引起机会性感染，其临床症状不明显，但病程较长。

（三）免疫性

支原体感染后，可诱导机体产生细胞免疫和体液免疫应答。血清中针对支原体膜蛋白的 IgM 和 IgG 抗体，具有增强吞噬细胞吞噬和杀灭支原体的作用，呼吸道局部黏膜产生的 sIgA 有防止支原体再感染的作用，但不能达到完全的免疫保护。

（四）微生物学检查

根据感染部位不同，采集不同的标本。疑似呼吸道感染患者采集痰、鼻拭子、咽拭子或支气管肺泡灌洗液及血清等标本；疑似泌尿生殖道感染患者采集前列腺液、精液、尿道或阴道分泌物等标本。

1. 分离培养　将标本接种于适宜培养基中，如 Hayflick 培养基、SP-4 培养基等，在培养基中添加青霉素、醋酸铊等抑制杂菌生长。5% ～ 10% CO_2 环境中 37 ℃培养 3 ～ 10 天。可疑菌落通过菌落特征、生化反应、溶血试验、生长抑制试验（growth inhibition test，GIT）、代谢抑制试验（metabolic inhibition test，MIT）等方法进行鉴定。肺炎支原体分离培养耗时长，阳性率不高，故不适用于临床快速诊断。

框 12-15　GIT 和 MIT 的原理

GIT 是将含特异性抗体的滤纸片贴在接种了可疑菌落的培养平板上，孵育后观察是否有抑菌环，若出现抑菌环，表明可疑菌落是肺炎支原体。

MIT 是将可疑菌落接种在含有特异性抗体、葡萄糖和酚红的液体培养基中，若抗体与支原体对应，则可与支原体结合，其生长代谢被抑制，不能分解葡萄糖产酸，酚红颜色不变。

用 GIT 和 MIT 鉴定肺炎支原体，其特异性和敏感性均高。

2. 检查抗体

（1）检测特异性抗体：在疾病不同时期采集 2 份及以上血清，应用 ELISA、免疫荧光试验等检测血清中的特异性抗体，若抗体效价逐次递增或恢复期血清抗体效价较初次效价有 4 倍及以上升高，则具有诊断意义。如采用肺炎支原体 P1 蛋白和 P30 蛋白作为包被抗原，ELISA 法检测患者血清中相应抗体，可用于肺炎支原体感染的诊断。

（2）检测冷凝集素：冷凝集素是支原体感染后机体针对红细胞产生的 IgM 型自身抗体。将患者血清稀释后与人 O 型红细胞混合，4 ℃孵育过夜后观察红细胞凝集现象。37 ℃时该红细胞凝集现象可消失，故称为冷凝集试验。此试验仅有 50% 左右患者出现阳性结果，且为非特异性反应。冷凝集素也可见于呼吸道合胞病毒、腮腺炎病毒、流感病毒等感染时，故该检查仅作为肺炎支原体感染的辅助诊断方法。

3．检测抗原　ELISA 法检测标本中的支原体抗原，如肺炎支原体 P1、P30 蛋白抗原。

4．检查核酸　PCR 法等分子诊断技术检测标本中肺炎支原体 16S rRNA 基因或 P1 蛋白基因。此法简单快速，且特异性和敏感性较高，适合大量临床样本的检测。

（五）防治原则

目前尚无支原体疫苗上市。治疗常用大环内酯类、四环素类或喹诺酮类抗生素。

二、脲原体属

脲原体属有 7 个种，对人致病的主要是解脲脲原体（*U. urealyticum*，又称溶脲脲原体）和微小脲原体（*U. parvum*）。脲原体常作为条件致病菌寄居于泌尿生殖道中，是性传播疾病的主要病原体之一。

（一）生物学性状

1．形态结构　球形为主，直径 50 ~ 300 nm，单个或成双排列。革兰氏染色不易着色，Giemsa 染色呈蓝紫色。基因组为 750 ~ 875 kb 的环状 DNA，（G+C）mol% 含量为 27.5% ~ 30%，有 613 个蛋白编码基因。

2．培养特性　营养要求高，在 95% N_2 和 5% CO_2、37 ℃条件下生长较好，最适 pH 为 6.0，该 pH 可抑制其他杂菌生长。接种于含胆固醇、酵母浸液及血清的固体培养基上，48 小时后形成直径仅为 15 ~ 60 μm 的颗粒状或"油煎蛋样"微小菌落，故称之为 T 株（tiny strain）。脲原体能产生丰富的脲酶（urease，尿素酶），可分解尿素提供自身代谢所需的能源，同时产生的氨可使培养基 pH 升高而导致菌体死亡。不分解糖类和精氨酸。

3．抗原构造和分型　膜蛋白中的主要外膜抗原是多带抗原（multiple-banded antigen，MBA）。根据 MBA 的差异，可将脲原体分为两个生物群、14 个血清型，其中血清 4 型致病性较强。根据 16S rRNA 基因和 16 ~ 23S rRNA 基因间区序列的差异，将 14 个血清型分为 2 个种，即解脲脲原体（2、4、5、7、8、9、10、11、12 和 13 型）和微小脲原体（1、3、6 和 14 型）。

4．抵抗力　不耐热，冷冻干燥后可长期保存。对铊盐、红霉素、米诺环素、庆大霉素、卡那霉素等敏感，0.05% 醋酸铊可抑制其生长。

（二）致病性

1．致病物质

（1）磷脂酶（phospholipase）：分解宿主细胞膜中的卵磷脂，导致细胞膜损伤。

（2）尿素酶：是脲原体的特征性酶类，分解尿素产生大量对细胞有毒性的氨类物质。另发现该酶与尿路结石生成有关。

（3）IgA1 蛋白酶（IgA1 protease）：该酶可降解 sIgA，降低泌尿生殖道黏膜局部抵抗力。

（4）荚膜样物质：部分菌株初次分离时可见荚膜样结构，具有抗吞噬、刺激单核 - 巨噬细胞分泌 TNF-α 等促炎因子的作用。

（5）MBA：为脲原体感染时被宿主识别的主要靶抗原，通过与宿主细胞特异性 TLR 结合，

小测试12-19：
如何通过生化反应鉴别生殖支原体、人型支原体和解脲脲原体？

激活 NF-κB 信号通路，诱生 TNF-α、IL-6 等促炎因子，引起免疫病理损伤。

框 12-16　脲原体感染致不育症的机制

脲原体感染是引起男性不育症的因素之一，研究显示其机制主要是：①脲原体能吸附于精子表面，阻碍其运动。②脲原体产生的神经氨酸酶样物质（neuramidinase-like substance）具有多种作用：干扰精子和卵子结合；诱导生精细胞发生凋亡；与精子或输精管上皮细胞有共同抗原，通过Ⅱ型超敏反应损伤精子等。③脲原体感染诱生 TNF-α、IL-6、IL-8 等促炎细胞因子，损伤精子。

2. 所致疾病　脲原体主要通过性接触或产道传播，常引起局部组织的浅表感染，一般不侵入血流。在 NGU 的病原中，脲原体占第二位，30% ~ 40% 男性尿道炎是由脲原体感染所致。寄生于男性尿道、阴茎包皮和女性阴道的脲原体上行感染，可引起男性前列腺炎、附睾炎或女性阴道炎、宫颈炎，与不育症密切相关。孕妇感染后可引起流产、死胎、早产、新生儿脑膜炎以及先天性肺炎等。淋病患者尿道中脲原体的检出率较高，这可能是部分淋病患者治愈后仍有后遗症的原因之一。

（三）免疫性

机体对正常寄生的脲原体难以产生特异性免疫应答。部分脲原体感染患者体内存在特异性 IgM、IgG 及 sIgA 抗体，IgG 升高可用于流行病学调查，sIgA 在预防脲原体再感染中有一定意义。

（四）微生物学检查法

采集精液、前列腺液、阴道或尿道分泌物等标本。

1. 分离培养　将标本接种于含尿素和血清的液体培养基，加入青霉素以抑制杂菌生长。脲原体能分解尿素产氨，使培养基中的酚红颜色由黄色变为红色。当培养基变红时，取培养物转种于固体培养基培养 1 ~ 2 天，低倍镜下观察菌落特点，也可用 GIT 和 MIT 对可疑菌落进行鉴定。

2. 检查抗体　脲原体多引起局部浅表感染，血清抗体效价低且不稳定，且部分正常人群也有低滴度的抗体，故血清学检查诊断价值不大。

3. 检查核酸　采用 PCR 检测标本中尿素酶基因、MBA 基因或 16s rRNA 基因。

（五）防治原则

尚无脲原体疫苗上市。感染者可用大环内酯类、四环素类或喹诺酮类抗生素治疗。

（陈利玉）

第十一节　立克次体

案例 12-12

女，52 岁。以"发热、头痛、全身疼痛 6 天"入院，体温持续在 39.0 ℃左右，并出

案例 12-12 解析

现低血压，体检躯干、四肢及肋下可见散在的充血性斑丘疹及出血点，尿蛋白（++）。经抗病毒、抗渗出对症治疗，血压很快稳定在 100/70 mmHg，尿蛋白（−），但体温持续在 39.0 ～ 40.0 ℃，剧烈头痛，全身斑丘疹增多，外斐反应 1 ∶ 320 以上。

问题：

1. 患者可能感染的病原体为何？导致其感染的因素为何？
2. 根据你的诊断，从致病机制分析如何防治该病例。

立克次体（rickettsia）是一类严格细胞内寄生、以节肢动物为传播媒介的原核细胞型微生物，可引起斑疹伤寒、斑点热、恙虫病等传染病。立克次体由美国病理学和微生物学家 Howard Taylor Ricketts 于 1909 年首先发现，为纪念他在研究期间不幸感染斑疹伤寒而献身，故以他的姓氏命名。1934 年，我国学者谢少文首先应用鸡胚成功地培养出立克次体，为人类认识立克次体做出了重大贡献。

立克次体具有以下一些共同特点：①革兰氏阴性，形态多样，以球杆菌为主（图 12-29）；②含 DNA 和 RNA 两类核酸；③专性细胞内寄生，以二分裂方式进行繁殖；④以吸血节肢动物作为传播媒介，或同时作为储存宿主；⑤大多数为人兽共患病病原体；⑥对多种抗生素敏感。

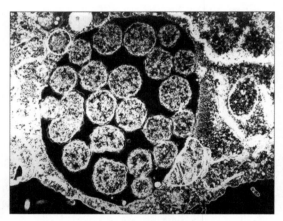

图 12-29　立克次体形态

吞噬细胞内的鼠埃里希体，×16 000

立克次体的宿主包括人、啮齿动物和其他哺乳动物等，但动物感染立克次体后一般不发病。立克次体感染多以节肢动物为媒介，因此本病的流行有一定地区性和季节性。我国主要的立克次体病有地方性斑疹伤寒、斑点热、恙虫病、埃里希体病，以及近年来出现的人粒细胞无形体病等。

根据 16S rRNA 和 23S rRNA 基因进化树同源性分析，将立克次体目（Rickettsiales）分为三个科，即立克次体科（Rickettsiaceae）、无形科（Anaplasmataceae）和全孢菌科（Holosporaceae）。过去曾经归类于立克次体目的全孢菌科现归于全孢菌目，巴通体属现归于生丝微菌目巴通体科，柯克斯体属现归于军团菌目柯克斯体科。对人类致病的立克次体主要有立克次体科的立克次体属（Rickettsia）、东方体属（Orientia），以及无形科的无形体属（Anaplasma）、埃里希体属（Ehrlichia）、新埃立克体属（Neoehrlichia）和新立克次体属（Neorickettsia）。其中，立克次体属包含斑疹伤寒群和斑点热群。常见致病性立克次体科成员的分类、所致疾病、流行环节和地理分布见表 12-14。

表 12-14　立克次体科部分病原体的分类、所致疾病、流行环节和地理分布

属	群	种	所致疾病	传播媒介	储存宿主	地理分布
立克次体属	斑疹伤寒群	普氏立克次体（R. prowazekii）	流行性斑疹伤寒	人虱、鼯鼠外寄生虫	人、鼯鼠	非洲中部、美洲、亚洲
		斑疹伤寒立克次体（R. typhi）	地方性斑疹伤寒（鼠斑疹伤寒）	鼠蚤、鼠虱	啮齿类	世界各地（温带、热带和亚热带地区）
	斑点热群	立氏立克次体（R. rickettsii）	落基山斑点热	蜱	啮齿类、犬	西半球
		澳大利亚立克次体（R. australis）	昆士兰蜱传斑疹伤寒	蜱	啮齿类	澳大利亚、塔斯马尼亚岛
		康诺尔立克次体（R. conorii）	地中海斑点热	蜱	啮齿类、犬	地中海地区、非洲、南亚、西亚
		西伯利亚立克次体（R. sibirica）	北亚蜱传斑点热	蜱	啮齿类	北亚、蒙古、中国
		小珠立克次体（R. akari）	立克次体痘	螨	啮齿类	南非、北美和南美、亚洲、南欧和东欧
		非洲立克次体（R. africae）	非洲蜱咬热	蜱	反刍动物	撒哈拉以南非洲、西印度群岛
		瑞士立克次体（R. helvetica）	发疹热病	蜱	啮齿类	亚洲、中欧和北欧
		猫立克次体（R. felis）	猫蚤立克次体病	猫蚤、白纹伊蚊	家猫，负鼠，啮齿类	非洲、北美和南美、亚洲、欧洲
		黑龙江立克次体（R. heilongjiangensis）	远东斑点热	蜱	啮齿类	东亚、中国北方、远东俄罗斯
东方体属		恙虫病东方体（O. tsutsugamushi）	恙虫病	恙螨	啮齿类	亚洲、大洋洲、非洲
无形体属		嗜吞噬细胞无形体（A.phagocytophilum）	人粒细胞无形体病	蜱	啮齿动物、鹿、小型哺乳动物	美洲、欧洲、亚洲
埃里希体属		查菲埃里希体（E. chaffeensis）	人单核细胞埃里希体病	蜱	鹿、犬、反刍动物、啮齿类	美洲、欧洲、亚洲
新立克次体属		腺热新立克次体（N. sennetsu）	腺热	吸虫	鱼类	日本、马来西亚
新埃立克体属		新埃立克体（N.mikurensis）	人类新埃立克体病	蜱	啮齿类	亚洲、欧洲

一、立克次体属

立克次体属的共同特点是：①专性细胞内寄生；②形态多样，主要为球杆状，大小介于细菌和病毒之间，有革兰氏阴性菌细胞壁，部分缺少细胞壁必需组分；③含有 DNA 和 RNA 两类核酸；④以二分裂方式繁殖；⑤以节肢动物为传播媒介，寄生在吸血节肢动物体内，使其成为寄生

宿主或储存宿主；⑥多引起人兽共患病，在人类以发热、头痛及出疹为主要临床表现；⑦对多种抗生素敏感，多西环素为首选。

立克次体属的代表是普氏立克次体（*R. prowazekii*）和莫氏立克次体（*R. mooseri*）或称斑疹伤寒立克次体（*R. typhi*）。普氏立克次体是流行性斑疹伤寒（epidemic typhus）的病原体，又称虱传斑疹伤寒；莫氏立克次体是地方性斑疹伤寒（endemic typhus）的病原体，亦称鼠型斑疹伤寒。我国学者于 1932 年在鼠蚤的肠上皮细胞内发现该病原体，从病原学上证实我国鼠型斑疹伤寒的存在。

（一）生物学性状

立克次体的生物学性状符合细菌的特点，具有细胞壁，以二分裂方式繁殖，有 DNA 和 RNA，有较复杂的酶系统。

1. 形态与染色　立克次体呈多形性，球杆状或杆状，$(0.3 \sim 0.6)$ μm × $(0.8 \sim 2.0)$ μm。革兰氏染色法不易着色。常用 Gimenez、Giemsa 法染色，前者立克次体被染成红色，染色效果好，后者立克次体被染成紫红色。

2. 结构与组成　立克次体结构与革兰氏阴性菌相似，最外层是由多糖组成的黏液层，在黏液层和细胞壁之间有脂多糖或多糖组成的微荚膜。微荚膜之内是细胞壁、细胞膜、细胞质和核质。立克次体的表层结构与其黏附宿主细胞及抗吞噬有关。

3. 培养特性　立克次体在活细胞内生长，以二分裂方式繁殖，繁殖一代需时 6 ～ 10 小时。培养立克次体属病原体常用的方法有动物接种、鸡胚接种和细胞培养。

4. 抗原构造　立克次体有两种抗原，即群特异性抗原和种特异性抗原，前者与细胞壁表层的脂多糖成分有关，耐热；后者与外膜蛋白有关，不耐热。

立克次体与变形杆菌某些菌株有共同抗原成分。临床检验中常用这类变形杆菌代替相应的立克次体抗原进行非特异性凝集反应，此试验被称为外斐反应（Weil-Felix reaction），用于检测患者血清中有无相应抗体，辅助诊断某些立克次体病。但由于该检测特异性和敏感性均较低，目前仅在条件有限地区使用。而微量免疫荧光（microimmunofluorescence，MIF）和蛋白印迹的结合用于种特异性抗体，检出灵敏度和特异性高。

5. 抵抗力　立克次体对热、日光照射、化学药剂等抵抗力较弱。56 ℃数分钟即被灭活，0.5% 苯酚、0.5% 甲酚皂或 75% 乙醇数分钟即可被杀灭。离开宿主细胞后迅速死亡。对低温和干燥有较强的抵抗力，-20 ℃或冷冻干燥可保存约半年，媒介节肢动物粪便中可存活 1 年以上。对多种抗生素敏感，但磺胺类药物可促进其生长。

（二）致病性

立克次体感染主要通过人虱、鼠蚤、蜱或螨等吸血节肢动物的叮咬而传播（图 12-30）。由立克次体属病原体引起的疾病统称为立克次体病。不同的立克次体所引起的疾病各不相同，主要包括流行性或地方性斑疹伤寒、斑点热等。其中，普氏立克次体引起流行性斑疹伤寒，莫氏立克次体引起地方性斑疹伤寒。

流行性斑疹伤寒呈世界性分布。患者是唯一传染源，体虱是主要传播媒介，传播方式为人 - 虱 - 人，故又称虱传斑疹伤寒。地方性斑疹伤寒呈世界性分布。家鼠是其主要储存宿主，鼠间传播的主要媒介是鼠蚤，以鼠 - 蚤 - 鼠在自然界循环，人被带有莫氏立克次体的鼠蚤叮咬而感染，亦称鼠型斑疹伤寒。

1. 致病物质　立克次体的致病物质主要有内毒素和磷脂酶 A。其内毒素具有与细菌内毒素相似的生物学活性，如致热原性、损伤内皮细胞、致微循环障碍和中毒性休克等。磷脂酶 A 能溶解宿主细胞膜或细胞内吞噬体膜，以助吞噬泡内的立克次体释入胞质中。此外，立克次体表面黏

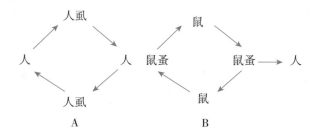

图 12-30　斑疹伤寒的传播方式
A．流行性斑疹伤寒的传播方式；B．地方性斑疹伤寒的传播方式

液层及微荚膜结构有利于黏附到宿主细胞表面和抗吞噬作用，增强其对易感细胞的侵袭力。

2．致病机制　立克次体侵入机体后，先在局部小血管内皮细胞中增殖，导致血管内皮肿胀、炎性细胞浸润、微循环障碍及血栓形成。局部繁殖的立克次体进入血流产生初次菌血症。随之扩散至全身脏器小血管内皮细胞中繁殖后，再次释放入血，导致第二次菌血症，出现典型的临床表现，即发热、皮疹及脏器功能紊乱。严重者伴有全身实质性脏器的血管周围广泛性病变，常见于皮肤、心脏、肺和脑。宿主可因心、肾衰竭而死亡。

（三）免疫性

立克次体是严格细胞内寄生的病原体，抗感染免疫以细胞免疫为主，体液免疫为辅。病后可获得持久的特异性免疫力。

（四）微生物学检查法

1．标本的采集　一般在发病初期、急性期或应用抗生素前采集血液标本。

2．分离培养　可将标本接种至雄性豚鼠腹腔。若接种后豚鼠体温 > 40 ℃，同时有阴囊红肿，表示有立克次体感染，应进一步取动物感染组织制备悬液接种鸡胚或细胞，用免疫荧光试验鉴定感染鸡胚或细胞中的立克次体。

3．血清学试验　通过外斐反应结合流行病学史和临床症状进行确诊。此外，还可以采用 ELISA 法或免疫荧光法检测血清中特异抗体。

4．核酸检测　包括常规 PCR、复合式 PCR、巢式 PCR 及实时定量 PCR 技术，可用于立克次体快速诊断。

（五）防治原则

改善居住条件、讲究个人卫生、控制和消灭体虱、灭鼠、灭蚤等综合性预防措施。加强个人自身防护是有效预防立克次体属感染的主要措施。流行区人群可接种立克次体疫苗。四环素类抗生素（如多西环素）有效。

二、东方体属

东方体属代表为恙虫病东方体（*Orientia tsutsugamushi*），是恙虫病或称丛林斑疹伤寒（scrub typhus）的病原体。恙虫病主要流行于东南亚、西南太平洋岛屿、日本和我国的东南与西南地区。在我国，1986 年以前该病主要在长江以南流行；1986 年以后长江以北地区陆续发现新的恙虫病疫源地。1927 年，日本学者绪方规雄等将恙虫病患者血液注射于家兔睾丸内分离到病原体，1931 年定名为恙虫病立克次体。此后，16S rRNA 基因分析将其从立克次体属中移出，建立东方体属，重新命名为恙虫病东方体。

（一）生物学性状

1. **形态和染色**　大小为（0.2～0.6）μm×（0.5～1.5）μm，呈多形性，以短杆或球杆状为主，成对排列，Giemsa 染色呈紫红色。恙虫病东方体在感染动物组织或渗出液中，多分布于单核细胞胞质内近核旁。

2. **培养特性**　可采用鼠（小鼠、豚鼠、地鼠等）接种和鸡胚卵黄囊接种。常用的原代细胞有地鼠肾细胞、睾丸细胞等，传代细胞有 Vero、HeLa 细胞等。

3. **抗原构造**　恙虫病东方体的细胞壁结构及抗原成分与其他立克次体不同。①无黏液层、微荚膜、肽聚糖和脂多糖；②细胞外层明显厚于细胞内层；③有耐热多糖抗原和特异性抗原，与普通变形杆菌 OX_K 株有共同的多糖抗原。

4. **抵抗力**　为致病性立克次体中最弱的。对一般消毒剂极为敏感。

（二）致病性

恙虫病是一种自然疫源性疾病，主要流行于啮齿类动物。野鼠和家鼠为恙虫病的主要储存宿主和传染源。恙螨是恙虫病东方体的传播媒介，也是储存宿主。

1. **致病物质**　致病物质可能为菌体死亡后释放的内毒素样物质。

2. **致病机制**　引起人恙虫病。携带恙虫病东方体的恙螨幼虫叮咬人后，东方体侵入人体，先在局部组织细胞内繁殖，然后经淋巴系统或直接侵入血液循环形成东方体血症，而后播散至全身各组织和器官。被恙螨叮咬的局部皮肤先出现红色丘疹，形成水疱后破裂，溃疡处形成黑色焦痂，是恙虫病的特征之一。全身反应主要表现为高热、毒血症和淋巴结肿大等。严重者可出现心肌炎、肺炎、脑炎和 DIC，预后不良。

（三）免疫性

感染后产生细胞免疫和体液免疫，前者起主导作用。产生的特异性抗体可增强巨噬细胞的吞噬和杀灭恙虫病东方体的作用。病后获得的免疫力对同株的再感染可持续数年，但对其他株的感染仅可维持数月。

（四）微生物学检查法

恙虫病的微生物学检查主要包括基于动物或细胞分离培养的病原学检查、血清抗体检查以及分子生物学检查。

1. **标本采集**　一般在发热期间、未用抗生素之前采集感染者的外周血及血清标本。

2. **分离培养**　用采集的标本制成接种材料，接种于小鼠腹腔或易感细胞，观察动物的发病或细胞的病变。

3. **其他检查**　应用外斐反应或 IFA 检测血清中相应抗体的变化。也可用 PCR 或核酸探针检测恙虫病东方体核酸。

（五）防治原则

在流行区，加强个人防护，防止恙螨幼虫叮咬，灭鼠除草以消灭传染源和恙螨孳生地。目前尚无疫苗。采用四环素类抗生素（如多西环素）治疗，禁用磺胺类药物。

三、无形体属与埃里希体属

无形体属与埃里希体属归属于无形体科，以嗜吞噬细胞无形体和查菲埃里希体为代表致病菌。

（一）嗜吞噬细胞无形体

嗜吞噬细胞无形体以硬蜱为传播媒介，专性细胞内寄生于啮齿类动物、反刍类动物、鹿、马以及人类，引起人粒细胞无形体病（human granulocytic anaplasmosis，HGA）。

HGA 的临床病例较为罕见，首例诊断的 HGA 患者为 1990 年美国的 1 例被蜱叮咬者。HGA 发热临床特点是：有蜱接触史，发热、畏寒、乏力、头痛、肌痛、胃肠道症状，部分有皮疹、白细胞和血小板减少。患者也可能报告非特异性胃肠道或呼吸道症状，免疫力低下的患者有并发肾衰竭甚至死亡的风险。近年来，美国、欧洲和亚洲均有病例报道。2006 年，安徽某医院暴发的群体性不明原因发热疫情由中国疾病预防控制中心确诊为 HGA，此后，在黑龙江、内蒙古、湖北、河南、山东、北京、天津、新疆、四川、云南、海南等地均发现感染患者或疑似患者，为我国重要的新发自然疫源性疾病。

嗜吞噬细胞无形体的微生物学检查包括：①从血或脑脊液中分离病原体；②血清学检测特异抗体；③ PCR 扩增特异 DNA 片段；④观察粒细胞中包涵体辅助诊断：20% ~ 80% 的患者外周血中性粒细胞中存在无形体胞浆内聚集物，可以协助诊断。

预防 HGA 的关键是避免接触蜱。无形体病患者经多西环素治疗大多可以痊愈。

（二）查菲埃里希体

查菲埃里希体以蜱为传播媒介，引起人单核细胞埃里希体病（human monocytic ehrlichiosis，HME）。命名源于 1991 年首次鉴定出埃里希体的患者发病地查菲堡。

埃里希体病临床最常见的症状是发热、头痛、不适和肌肉疼痛。疾病的严重程度可以从轻微或无症状到危及生命，可能会累及中枢神经系统，也可能出现严重的脓毒性或中毒性休克样症状，特别是在免疫功能受损的患者中。在大多数 HME 病例中，会出现白细胞减少、血小板减少和（或）肝转氨酶水平升高。

微生物学检查特点与嗜吞噬细胞无形体相似。由于外周血中单核细胞数量少，且需要使用无抗生素培养基，故分离阳性率低，不常用于临床诊断。在某些情况下，实验室检查可能会发现脑脊液异常。此外，胸部 X 线可能显示肺部异常（肺部浸润、肺部液体增多）。

预防 HME 需避免与蜱接触。无形体科病原体对四环素类抗生素敏感，临床治疗首选多西环素。

（刘　畅）

第十二节　螺　旋　体

🌙 案例 12-13

男，42 岁。曾有不洁性接触史。主诉低热，全身不适，关节酸痛，全身淋巴结肿大、质软、无压痛。皮肤有椭圆形斑疹，境界清楚，初为红色，后转为蔷薇色，双侧手掌和足底出现圆形暗红色斑，表面有鳞屑。外阴及肛周皮疹为湿疹，扁平湿疣，不痛但瘙痒，头部出现蛀虫样脱发。腹股沟淋巴结肿大，暗视野显微镜检查淋巴结穿刺液可见运动活泼的螺旋体（+）。血清学检查：RPR 试验阳性。

　　问题：

　　1．患者可能感染的病原体为何？导致其感染的因素为何？

　　2．该病原有何生物学特性？

　　3．该患者的血清学检查与诊断有何关系？

　　4．结合诊断，该疾病应采取何种预防策略？

　　螺旋体（spirochete）是一类细长、柔软、弯曲、运动活泼的原核细胞型微生物，属于细菌域。在自然界和动物体内广泛存在，种类繁多，但有少数螺旋体可引起人类疾病（表 12-15）。螺旋体分类的依据是表型特征和基因组特征。表型特征包括大小与形状、螺旋数目、螺旋规则程度和螺旋间距。对人致病的螺旋体主要分布于如下 3 个属：钩端螺旋体属（*Leptospira*）、密螺旋体属（*Treponema*）和疏螺旋体属（*Borrelia*）。

表 12-15　螺旋体目的分类及主要致病性螺旋体种类

科	属	致病性螺旋体的螺旋特点	致病性种类	疾病	传播方式或媒介
螺旋体科	螺旋体				
	蛇形螺旋体				
	脊螺旋体				
	密螺旋体	螺旋较为细密规则，两端尖细	苍白密螺旋体苍白亚种	梅毒	性传播、垂直传播、输血传播
		螺旋形态与苍白亚种相似，但可能存在微小的差异	苍白密螺旋体地方亚种	地方性梅毒	黏膜损伤
		螺旋较细，两端更尖锐	苍白密螺旋体极细亚种	雅司病	皮肤损伤
		螺旋形态较为稀疏，两端圆钝	品他螺旋体	品他病	皮肤损伤
	疏螺旋体	有 3 ~ 10 个稀疏不规则的螺旋，呈波纹状	伯氏疏螺旋体	莱姆病	硬蜱
			回归热螺旋体	流行性回归热	体虱
			赫姆疏螺旋体	地方性回归热	软蜱
			奋森疏螺旋体	多种口腔感染	条件致病
钩端螺旋体科	钩端螺旋体	螺旋细密规则，一端或两端弯曲成钩状	问号钩端螺旋体	钩端螺旋体病	接触疫水
	细丝体				

一、钩端螺旋体属

　　钩端螺旋体属（*Leptaspira*）属于螺旋体目（*Spirochaetales*）、钩端螺旋体科（*Leptospiraceae*），所属螺旋体可分为致病性和非致病性两大类。由致病性钩端螺旋体感染引起的钩端螺旋体病

（leptospirosis）是全球流行的人兽共患病，该病可引起肝肾损伤、黄疸、出血、脑膜炎等临床表现。我国有超过 80% 的省份报告有钩端螺旋体病流行，目前是我国重点防控的 13 种传染病之一。

（一）生物学性状

1. 形态与染色　菌体纤细，长 6 ~ 12 μm，宽 0.1 ~ 0.2 μm，菌体一端或两端弯曲成钩，使菌体呈问号状或 C、S 形。钩端螺旋体的基本结构由外至内分别为外膜（outer membrane）、细胞壁、内鞭毛（endoflagellum）及细胞膜包绕的柱形原生质体（cytoplasmic cylinder）。由菌体两端各伸出一根内鞭毛，在内、外膜之间紧缠于柱形原生质体之上，使菌体呈现特征性的沿长轴旋转运动。钩端螺旋体革兰氏染色阴性，但不易着色，镀银染色效果较好，菌体被染成棕色（图 12-31）；因菌体折光性较强，故常用暗视野显微镜观察活菌的状态。

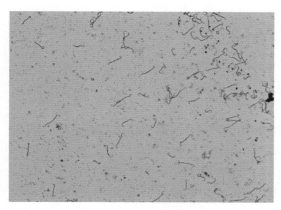

图 12-31　钩端螺旋体
镀银染色，×1 000，肖家祁提供

2. 培养特性　需氧或微需氧。营养要求特殊，常用培养基为含 10% 兔血清的 Korthof 培养基，也可用无血清的 EMJH 培养基培养，最适生长温度为 28 ~ 30 ℃，最适 pH 为 7.2 ~ 7.4。生长缓慢，在液体培养基中分裂一次约需 8 小时，28 ℃培养 1 周后呈半透明云雾状，但菌数仅为大肠埃希菌的 1/（10 ~ 100）。在固体培养基上，28 ℃培养 2 周后可形成半透明、不规则、直径 1 ~ 2 mm 的扁平菌落。

3. 抗原构造和分类　钩端螺旋体主要有：属特异性蛋白抗原（genus-specific protein antigen，GP-AG），可能是脂蛋白；群特异性抗原（serogroup-specific antigen），可能为脂多糖复合物；型特异性抗原（serovar-specific antigen），可能为菌体表面多糖与蛋白复合物。应用显微镜凝集试验（microscopic agglutination test，MAT）和凝集吸收试验（agglutination absorption test，AAT），可将钩端螺旋体属进行血清群和血清型的分类。目前国际上将致病性钩端螺旋体至少分为 30 个血清群、300 个血清型，其中我国至少存在 19 个血清群、75 个血清型。采用基于 DNA-DNA 杂交和 16S rRNA 基因序列的基因种（genospecies）分类法可将钩端螺旋体分为致病性、中间型和腐生性三大类。其中致病性钩端螺旋体分为问号钩端螺旋体（*L. interrogans*）、*L. borgpetersenii*、*L. kirschneri*、*L. noguchii*、*L. weilii*、*L. santarosai* 和 *L. meyeri* 共 7 个基因种，其流行区域有明显差异，但以问号钩端螺旋体流行最为广泛，包括欧洲、北美以及包括我国内地等东亚地区。基因种分类和血清学分类之间有一定差异和交叉，目前临床上血清学分类法较为常用。

4. 抵抗力　抵抗力弱，60 ℃作用 1 分钟即死亡，0.2% 甲酚皂、1% 苯酚、1% 漂白粉处理 10 ~ 30 分钟即被杀灭。对青霉素等抗生素敏感。钩端螺旋体在酸碱度中性的湿土或水中可存活数月，这在疾病传播上有重要意义。

L12-29v

我国科学家完成世界首株钩端螺旋体全基因组测序

（二）流行环节

钩端螺旋体病是一种典型的人兽共患病。全世界至少有 200 种动物可携带致病性钩端螺旋体，我国已从 50 余种动物中检出致病性钩端螺旋体，流行病学上以黑线姬鼠及猪、牛为最主要储存宿主。动物感染钩端螺旋体后，大多呈隐性或轻症感染，少数家畜感染后可引起流产。钩端螺旋体在宿主动物肾中长期存在并随尿液持续排出，污染水源和土壤，形成疫源地。人类接触污染的水源（疫水）或土壤（疫土）而被感染，故又称为自然疫源性疾病。由于地理环境和宿主动物的分布差异，不同国家或地区优势流行的致病性钩端螺旋体基因种、血清群或血清型有所不同。我国南方地区主要流行问号钩端螺旋体黄疸出血群，北方地区泼摩那群较为常见，其次为流感伤寒、秋季、澳洲、七日热和赛罗群等。钩端螺旋体病在 7—10 月流行，根据其流行特征和传染源差异，可分为稻田型、雨水型和洪水型。稻田型主要传染源为野生鼠类，流行于水稻收割时期；雨水型的主要传染源是家畜，与降水量密切相关；洪水型两者兼有之。

（三）致病性

1．致病物质　致病性钩端螺旋体不产生任何典型的细菌外毒素。目前倾向于内毒素是钩端螺旋体的主要致病物质。此外，近年发现黏附素、溶血素及侵袭性酶类也可能在钩端螺旋体病发病过程中发挥重要作用。

（1）黏附素：致病性钩端螺旋体能以菌体一端或两端黏附于细胞，已肯定的黏附素有 24 kD 和 36 kD 外膜蛋白以及钩端螺旋体免疫球蛋白样蛋白（leptospiral immunoglobulin-like protein，Lig）。24 kD 外膜蛋白黏附素受体为细胞外基质中的层粘连蛋白（laminin，LN），36 kD 外膜蛋白黏附素和 Lig 黏附素受体为 ECM 中的纤维连接蛋白（fibronectin，FN）。一些新黏附素蛋白 LIC11574、LIC10831 和 LIC13411 被证实能与细胞受体 VE- 钙黏蛋白结合。

（2）内毒素：重症钩端螺旋体病患者和实验感染动物可出现与革兰氏阴性菌内毒素反应相似的临床症状和病理变化，提示内毒素是钩端螺旋体的主要致病物质，但钩端螺旋体内毒素脂质 A 结构与肠道杆菌内毒素有所不同，毒性较弱。

（3）溶血素：不少致病性钩端螺旋体血清群能产生溶血素，可在体外溶解人、牛、羊和豚鼠红细胞，注入体内能引起贫血、出血、肝大、黄疸和血尿。问号钩端螺旋体黄疸出血群赖株基因组中至少有 9 个溶血素编码基因，其中 SphH 溶血素是膜成孔毒素（pore-forming toxin），可引起多种哺乳类细胞膜损伤。多种溶血素还有很强的诱导单核 - 巨噬细胞合成与分泌 TNF-α、IL-1β、IL-6 等炎性细胞因子的能力。

（4）胶原酶（collagenase）：问号钩端螺旋体黄疸出血群赖株胶原酶 ColA 能水解 Ⅰ、Ⅱ、Ⅲ 和Ⅳ型胶原，胶原酶编码基因被敲除后，侵袭力和毒力均显著下降。

（5）其他：问号钩端螺旋体血小板激活因子乙酰水解酶（platelet activating factor acetyl hydrolase，PAF-AH）可水解人 PAF，vWA-Ⅰ和 vWA-Ⅱ蛋白可与假血友病因子（von Willebrand factor，vWF）竞争血小板表面糖蛋白Ⅰb-a（GPⅠb-a）受体而阻断血小板聚集，引起肺等内脏组织渗涌性出血。钩端螺旋体相关蛋白还与宿主纤溶系统相互作用，促进感染期间的传播；与宿主补体系统成分相互作用，帮助逃避免疫系统、促进入侵。钩端螺旋体依赖内鞭毛的运动性帮助侵入特定的器官，如肺、肝和肾，引起出血、黄疸和肾炎。

2．所致疾病　农民以及一些临时进入疫区工作者或旅行者为易感人群，当接触到感染动物的尿液或被感染动物尿液污染的水或泥浆时，他们就会被感染。致病性钩端螺旋体能迅速通过破损或完整的皮肤、黏膜（口、鼻、结膜）侵入人体，然后经淋巴系统或直接进入血流引起钩端螺旋体血症，患者出现中毒性败血症症状，如发热、寒战、乏力、头痛、肌痛、眼结膜充血、浅表淋巴结肿大等。继而钩端螺旋体随血流侵入肝、脾、肾、肺、心、淋巴结和中枢神经系统等部位，引起相关组织和脏器损害并出现相应体征。由于感染的钩端螺旋体血清型、毒力和数量不同以及宿主免疫力差异，感染者临床表现差异很大。轻症者似流感，重症者可有明显的肺、肝、肾以及中枢神经系统损害，出现肺出血、黄疸、DIC、休克，甚至死亡。临床上根据患者主要受损的组织或脏器不同，可分为流感伤寒型、肺出血型、黄疸出血型、肾型和脑膜脑炎型。部分患者退热后或恢复期中，可发生眼血管膜炎、视网膜炎、脑膜炎、脑动脉炎等并发症或后发症，其发病机制与超敏反应有关。

（四）免疫性

发病后 1～2 周，机体可产生特异性 IgM 和 IgG 抗体。抗钩端螺旋体免疫主要依赖于特异性体液免疫。特异性抗体有调理、凝集、溶解钩端螺旋体及增强单核-巨噬细胞吞噬的作用，并能迅速清除体内的钩端螺旋体。但抗体似乎对肾中的钩端螺旋体无明显作用，故部分钩端螺旋体病患者恢复期 1～2 周，尤其是在感染动物尿中可长期甚至终生排菌，其机制未明。感染后机体可获得对同一血清群，尤其是同一血清型钩端螺旋体的持久免疫力，但不同血清型，尤其是不同血清群之间交叉保护作用不明显。

（五）微生物学检查法

1. 标本采集 病原学检查时，发病 7～10 天取外周血，2 周后取尿液，有脑膜刺激症状者取脑脊液。血清学检查时，可采取单份血清，但最好采集发病 1 周和发病 3～4 周双份血清。

2. 病原学检查

（1）直接镜检：外周血标本差速离心集菌后作暗视野显微镜检查，或 Fontana 镀银染色后用光学显微镜检查，也可用免疫荧光或免疫酶染色后镜检。

（2）分离与鉴定：将标本接种至 Korthof 或 EMJH 培养基中，28℃培养 2 周，用暗视野显微镜检查有无钩端螺旋体生长。培养阳性者可进一步用显微镜凝集试验（MAT）和凝集吸收试验（AAT）进行血清群及血清型的鉴定。

（3）分子生物学检测方法：常用 PCR 检测标本中钩端螺旋体 16S rRNA 基因片段，该法虽简便、快速、敏感，但不能获得菌株。限制性核酸内切酶指纹图谱可用于钩端螺旋体鉴定、分型、变异等研究，脉冲场凝胶电泳聚类分析可用于流行病学调查。

（4）动物实验：适用于有杂菌污染的标本。将标本接种于幼豚鼠或金地鼠腹腔，1 周后取心血镜检并作分离培养。若动物发病后死亡，解剖后可见皮下、肺部等处有出血点或出血斑，肝、脾、肾组织染色后镜检可见大量钩端螺旋体。

3. 血清学诊断 钩端螺旋体的血清学诊断以显微镜凝集试验最为经典和常用。

（1）显微镜凝集试验：用我国问号钩端螺旋体参考标准株或当地常见的血清群、型的活钩端螺旋体作为抗原，与不同稀释度的患者血清混合后 37℃孵育 1～2 小时，在暗视野显微镜下检查有无凝集现象。若血清中存在同型抗体，可见钩端螺旋体凝集成不规则团块或蜘蛛状。以 50% 钩端螺旋体被凝集的最高血清稀释度作为效价判断终点。单份血清标本的凝集效价 1：300 以上或双份血清标本凝集效价增长 4 倍及以上有诊断意义。本试验是最为常用的钩端螺旋体病血清学诊断方法，特异性和敏感性均较高，但无法用于早期诊断。

（2）TR/Patoc I 属特异性抗原凝集试验：不致病的腐生性双曲钩端螺旋体 Patoc I 株经 80℃加热 10 分钟后可作为属特异性抗原，能与所有感染问号钩端螺旋体不同血清群、型患者的血清抗体发生凝集反应，常用的方法为玻片凝集试验（slide agglutination test，SAT）。所检测的抗体主要是 IgM，故本法可用于早期诊断。

（3）间接凝集试验：将钩端螺旋体可溶性抗原吸附于乳胶或活性炭微粒等载体上，然后检测血清标本中有无相应凝集抗体。单份血清标本乳胶凝集效价＞1：2、炭粒凝集效价＞1：8时

477

判为阳性，双份血清标本凝集效价呈 4 倍及以上增长则更有诊断价值。

（六）防治原则

要做好防鼠、灭鼠工作，加强家畜防疫，保护水源。夏季和早秋是钩端螺旋体病的主要流行季节，应尽量避免与疫水或疫土接触，已接触者可口服多西环素进行紧急预防。疫区人群接种多价疫苗是预防和控制钩端螺旋体病流行的主要措施。钩端螺旋体疫苗有多价全菌死疫苗和多价外膜疫苗，前者虽有免疫保护作用，但副作用很大，后者由我国学者首创，其免疫效果好、不良反应小，但对疫苗中未包含的血清群保护作用微弱。

钩端螺旋体病的治疗首选青霉素，至今尚未发现钩端螺旋体对青霉素有耐药性，青霉素过敏者可选用庆大霉素或多西环素。部分患者青霉素注射后出现寒战、高热、低血压甚至抽搐、休克、呼吸与心搏暂停，称为赫氏反应。赫氏反应可能与钩端螺旋体被青霉素杀灭后所释放的大量毒性物质有关。

二、密螺旋体属

密螺旋体属（*Treponema*）螺旋体分为致病性和非致病性两大类。致病性密螺旋体主要有苍白密螺旋体（*T. pallidum*）和品他密螺旋体（*T. carateum*）两个种。苍白密螺旋体又分为 3 个亚种：苍白亚种（*Subsp. pallidum*）、地方亚种（*Subsp. endemicum*）和极细亚种（*Subsp. pertenue*），分别引起梅毒、非性传播梅毒（又称地方性梅毒）和雅司病。

（一）苍白密螺旋体苍白亚种

苍白密螺旋体苍白亚种俗称梅毒螺旋体，是引发人类梅毒（syphilis）的病原体。梅毒是对人类危害较大的性传播疾病（sexually transmitted disease，STD）。

1. 生物学性状

（1）形态与染色：长 6 ~ 15 μm，宽 0.1 ~ 0.2 μm，有 8 ~ 14 个致密而规则的螺旋，两端尖直，运动活泼。梅毒螺旋体基本结构由外至内分别为外膜、细胞壁、3 ~ 4 根内鞭毛及细胞膜包绕的原生质体。内鞭毛能使梅毒螺旋体以移行、屈伸、滚动等方式运动。革兰氏染色阴性，但不易着色，用 Fontana 镀银染色法染成棕色，常用暗视野显微镜直接观察悬滴标本中的梅毒螺旋体（图 12-32）。

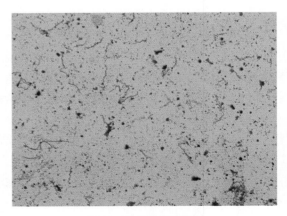

图 12-32 梅毒螺旋体
镀银染色，×1 000

（2）培养特性：不能在无生命的人工培养基中生长繁殖。Nichols 有毒株对人和家兔有致病性，接种家兔睾丸或眼前房能缓慢繁殖并保持毒力。若将其转种至含多种氨基酸的兔睾丸组织碎片中，在厌氧条件下虽能生长繁殖，但失去致病力，此种菌株称为 Reiter 株。Nichols 株和 Reiter 株可作为梅毒血清学检查法的诊断抗原。采用棉尾兔（cotton tail rabbit）上皮细胞，在微需氧条件下（1.5% O_2、5% CO_2、93.5% N_2）33 ℃培养时，梅毒螺旋体可生长繁殖并保持毒力。

（3）抗原构造：主要有分子量分别为 15、17、34、44、47 kD 等外膜蛋白，其中 47 kD 外膜蛋白（TpN47）表达量最高且免疫原性较强，其次为 TpN15 和 TpN17。鞭毛蛋白是由 33 kD、33.5 kD 核心蛋白亚单位和 37 kD 鞘膜蛋白亚单位组成的聚合结构，其中 37 kD 鞘膜蛋白亚单位含量高且免疫原性强。

（4）抵抗力：极弱，对温度和干燥特别敏感。离体后在干燥环境中 1～2 小时或 50 ℃加热 5 分钟即死亡。血液中的梅毒螺旋体 4 ℃放置 3 天可死亡，故血库 4 ℃冰箱储存 3 天以上的血液通常无传染梅毒的风险。对化学消毒剂敏感，1%～2% 苯酚处理数分钟即死亡。对青霉素、四环素、红霉素敏感。

2．致病性

（1）致病物质：梅毒螺旋体有很强的侵袭力，但尚未证明具有内毒素和外毒素，对其毒力因子和致病机制了解甚少。

1）荚膜样物质（capsule-like substance）：为菌体表面的黏多糖和唾液酸，可阻止抗体与菌体结合、抑制补体激活及补体溶菌作用、干扰单核 - 巨噬细胞吞噬作用，有利于梅毒螺旋体在宿主体内存活和扩散。梅毒患者常出现的免疫抑制现象被认为与荚膜样物质有关。

2）黏附因子（adhesion factor）：一些梅毒螺旋体外膜蛋白具有黏附作用，其受体主要是细胞外基质中的纤维连接蛋白（FN）和层粘连蛋白（LN）。

3）透明质酸酶（hyaluronidase）：能分解组织、细胞外基质、血管基底膜中的透明质酸，有利于梅毒螺旋体的侵袭和播散。

病理性体液及细胞免疫反应也参与了梅毒螺旋体致病过程，如Ⅱ期梅毒患者血液中常出现梅毒螺旋体相关的免疫复合物、Ⅲ期梅毒患者出现树胶肿等。

（2）所致疾病：梅毒螺旋体只感染人类引起梅毒，梅毒患者是唯一的传染源。梅毒一般分为后天性（获得性）和先天性两种，前者主要通过性接触传染，称为性病梅毒，后者从母体通过胎盘传染给胎儿。输入含梅毒螺旋体的血液或血制品，可引起输血后梅毒。

获得性梅毒临床上可分为三期，表现为发作、潜伏和再发作交替的现象。

Ⅰ期梅毒：梅毒螺旋体经皮肤黏膜感染后 2～10 周，局部出现无痛性硬下疳（chancre），多见于外生殖器，也可见于肛门和直肠。硬下疳溃疡渗出液中有大量梅毒螺旋体，传染性极强。此期持续 1～2 个月，硬下疳常可自愈。进入血液中的梅毒螺旋体潜伏于体内，经 2～3 个月无症状的潜伏期后进入Ⅱ期。

Ⅱ期梅毒：全身皮肤及黏膜出现梅毒疹（syphilid），主要见于躯干以及四肢。全身淋巴结肿大，有时累及骨、关节、眼和中枢神经系统，梅毒疹和淋巴结中有大量梅毒螺旋体。部分患者梅毒疹可反复出现数次。Ⅱ期梅毒患者未经治疗，3 周～3 个月后体征也可消退，其中多数患者发展成Ⅲ期梅毒。从出现硬下疳至梅毒疹消失后 1 年的Ⅰ、Ⅱ期梅毒，又称为早期梅毒，传染性强，但组织破坏性较小。

Ⅲ期梅毒：又称晚期梅毒，多发生于初次感染 2 年后，也可见潜伏期长达 10～15 年的患者。此期病变波及全身组织和器官，呈现为慢性炎性损伤，常见损害为慢性肉芽肿，局部组织可因动脉内膜炎所引起的缺血而坏死，以神经梅毒和心血管梅毒最为常见，皮肤、肝、脾和骨骼可被累及，导致动脉瘤、脊髓痨或全身麻痹等。此期病灶内梅毒螺旋体少、传染性小，但组织破坏性大、病程长，疾病损害呈进展和消退交替出现，可危及生命。

先天性梅毒是梅毒孕妇患者的梅毒螺旋体通过胎盘进入胎儿体内引起的全身感染，可导致流产、早产或死胎，新生儿出生后可有皮肤病变、马鞍鼻、锯齿形牙、间质性角膜炎、先天性聋等特殊体征，俗称"梅毒儿"。

3. 免疫性　梅毒的免疫为传染性免疫或有菌性免疫，梅毒螺旋体感染可诱导机体产生多种抗体，主要是非特异性的抗心磷脂抗体和特异性的抗梅毒螺旋体抗体，当梅毒螺旋体在体内被清除后，机体免疫力也随之消失，如再接触到梅毒螺旋体，可能再次被感染，而且仍可出现Ⅰ期梅毒症状。由于这种免疫力无保护作用，因此梅毒周期性潜伏与再发的原因可能与体内产生的免疫力有关，如机体在正常的免疫应答过程中，梅毒螺旋体没有完全被清除，其潜伏在体内一些抗体或者抗菌药物浓度较低的部位，一旦机体免疫力下降，梅毒螺旋体则又可侵犯体内某些部位而复发。同时，梅毒螺旋体一些膜蛋白抗原如 TprK 等易变异，序列变异促进其免疫逃逸。梅毒螺旋体为了适应在机体内生存，还可建立安全的增殖生态位，通过不同机制规避自噬，抑制宿主细胞凋亡，对抗氧化杀伤和补体杀伤等，逃逸免疫以维持其持续感染。因此，梅毒病程能够持续数年乃至数十年之久，甚至终生。

4. 微生物学检查

（1）病原学检查：最适标本是硬下疳渗出液，其次是梅毒疹渗出液或局部淋巴结抽出液，可用暗视野显微镜观察有动力的梅毒螺旋体，也可用直接免疫荧光或 ELISA 法检查。组织切片标本可用镀银染色法染色后镜检。

（2）血清学试验：有非梅毒螺旋体抗原试验和梅毒螺旋体抗原试验两类。

1）非螺旋体抗原试验：用正常牛心肌的心脂质（cardiolipin）作为抗原，测定患者血清中的反应素（抗脂质抗体）。国内常用快速血浆反应素（rapid plasma reagin，RPR）和甲苯胺红不加热血清试验（tolulized red unheated serum test，TRUST），前者以碳颗粒作为载体，结果呈黑色，后者以甲苯胺红为载体，结果呈红色，均用于梅毒初筛。VDRL（vernereal disease reference laboratory）试验是神经性梅毒唯一的血清学诊断方法，也可用于梅毒初筛，但国内使用极少。因上述试验采用非特异性抗原，故一些非梅毒疾病如红斑性狼疮、类风湿关节炎、疟疾、麻风、麻疹等患者血清也可呈现假阳性结果，必须结合临床资料进行判断和分析。

2）螺旋体抗原试验：采用梅毒螺旋体 Nichols 株或 Reiter 株作为抗原，检测患者血清中的特异性抗体，特异性高但操作烦琐。国内主要采用螺旋体抗原试验有梅毒螺旋体血凝试验（treponemal pallidum hemagglutination assay，TPHA）和梅毒螺旋体明胶凝集试验（treponemal pallidum particle agglutination assay，TPPA），其次尚有梅毒螺旋体抗体微量血凝试验（microhemagglutination assay for antibody to *Treponema pallidum*，MHA-TP test）、荧光密螺旋体抗体吸收（fluorescent treponemal antibody-absorption，FTA-ABS）试验等。梅毒螺旋体制动（treponemal pallidum immobilizing，TPI）试验用于检测血清标本中是否存在能抑制梅毒螺旋体活动的特异性抗体，虽有较高特异性，但需使用大量的活梅毒螺旋体，现已少用。此外，近年来报道用单一或多种重组 TpN 蛋白为抗原建立的 ELISA 或梅毒螺旋体 IgG 抗体捕获 ELISA、免疫印迹法等，也有良好的检测效果。

由于新生儿先天性梅毒易受过继免疫的抗体干扰，部分患儿不产生特异性 IgM，故诊断较为困难。当脐血特异性抗体明显高于母体、患儿有较高水平特异性抗体或抗体效价持续上升时，才有辅助临床诊断价值。

5. 防治原则　梅毒是性病，加强性卫生教育和性卫生是减少梅毒发病率的有效措施。梅毒确诊后，应及早予以彻底治疗，现多采用青霉素治疗 3 个月至 1 年，以血清中抗体转阴为治愈指标，治疗结束后尚需定期复查。梅毒螺旋体疫苗的研究主要经历了灭活疫苗、减毒活疫苗、重组亚单位疫苗和 DNA 疫苗阶段，但目前均尚未进入临床应用。

（二）其他密螺旋体

1. 苍白密螺旋体地方亚种 是引发非性病梅毒，又称地方性梅毒（endemic syphilis）的病原体。地方性梅毒主要发生于非洲，也可见于中东和东南亚等地区，主要通过污染的食具经黏膜传播。临床主要表现为有高度传染性的皮肤损害，晚期内脏并发症少见。青霉素治疗有效。

2. 苍白螺旋体极细亚种 是引发雅司病（yaws）的病原体，主要通过与患者病损皮肤直接接触而感染。原发损害主要是四肢杨梅状丘疹，皮损处常形成瘢痕，骨破坏性病变常见，内脏和神经系统并发症少见。青霉素治疗有效。

3. 品他密螺旋体 是引发品他病（pinta）的病原体，主要通过与患者病损皮肤直接接触而感染。原发性损害为皮肤出现瘙痒性小丘疹，遍及面、颈、胸、腹和四肢，继而扩大、融合、表面脱屑，数月后转变为扁平丘疹，色素加深。感染后 1 ~ 3 年，皮损处色素减退甚至消失、呈白瓷色斑，最后皮肤结痂、变形。

三、疏螺旋体属

疏螺旋体属（Borrelia）螺旋体有 3 ~ 10 个稀疏且不规则的螺旋。对人致病的主要有伯氏疏螺旋体（B. burgdorferi）和回归热螺旋体（B. recurrentis），分别引起莱姆病和回归热。

（一）伯氏疏螺旋体

伯氏疏螺旋体是莱姆病（Lyme disease）的主要病原体。1977 年，莱姆病首次发现于美国康涅狄格州的莱姆镇，5 年后由 Burgdorfer 从硬蜱及患者体内分离出伯氏疏螺旋体，并证实该螺旋体是莱姆病病原体。莱姆病病原体有异质性，分类也未完全统一，故目前以伯氏疏螺旋体为莱姆病病原体的统称。莱姆病以硬蜱为媒介进行传播，人和多种动物均可感染。目前我国已有十余个省或自治区证实有莱姆病存在。

1. 生物学性状

（1）形态与染色：伯氏疏螺旋体长 10 ~ 40 μm，宽 0.1 ~ 0.3 μm，两端稍尖。有 2 ~ 100 根内鞭毛，运动活泼，有扭转、翻滚、抖动等多种运动方式。革兰氏染色阴性，但不易着色。镀银染色、Giemsa 或 Wright 染色法染色效果较好。

（2）培养特性：营养要求高，培养基需含长链饱和及不饱和脂肪酸、葡萄糖、氨基酸和牛血清白蛋白等。微需氧或需氧，5% ~ 10% CO_2 促进生长。适宜培养温度 35 ℃。生长缓慢，在液体培养基中分裂繁殖一代所需时间约为 18 小时，故通常需培养 2 ~ 3 周。伯氏疏螺旋体在液体培养基中易相互缠绕成团，在 1% 软琼脂固体培养基表面可形成边缘整齐、直径 0.40 ~ 0.45 μm 的菌落。

（3）抗原构造和分类：伯氏疏螺旋体有多种主要表面蛋白抗原，包括外膜蛋白 OspA ~ F 和外膜脂蛋白。OspA 和 OspB 为伯氏疏螺旋体主要表面抗原，有种特异性，其抗体有免疫保护作用。近年报道 OspC 也有一定的免疫保护性。41 kD 鞭毛蛋白是优势抗原，可诱导体液和细胞免疫。外膜脂蛋白和热休克蛋白无种特异性。

（4）抵抗力：很弱。60 ℃加热 1 ~ 3 分钟即死亡，0.2% 甲酚皂或 1% 苯酚处理 5 ~ 10 分钟即被杀灭。对青霉素、头孢菌素、红霉素敏感。

2. 流行环节 莱姆病是自然疫源性传染病。储存宿主主要是野生和驯养的哺乳动物，其中以鼠和鹿较为重要。主要传播媒介是硬蜱，已确定的有 4 种，即美国丹敏硬蜱、太平洋硬蜱、欧洲蓖子硬蜱和亚洲全沟硬蜱。伯氏疏螺旋体可在蜱肠中生长繁殖，叮咬宿主时，通过肠内容物反流、唾液或粪便感染宿主。我国莱姆病高发地区是东北和内蒙古林区。莱姆病有明显的季节性，初发于 4 月末，6 月达高峰，8 月以后仅见散在病例。

3. 致病性

（1）致病物质：伯氏疏螺旋体的致病物质及其作用机制迄今尚未完全明了，其致病可能是一些毒力因子以及病理性免疫反应等多因素综合作用的结果。

1）侵袭因子（invasive factor）：伯氏疏螺旋体能黏附、侵入成纤维细胞及人脐静脉内皮细胞并在细胞质中生存。此黏附可被多价抗血清或外膜蛋白 OspB 单克隆抗体所抑制，表明伯氏疏螺旋体表面存在黏附和侵袭性毒力因子。伯氏疏螺旋体黏附的受体是靶细胞胞外基质中的纤维连接蛋白（FN）和核心蛋白多糖（decorin，DEN）。

2）抗吞噬物质（anti-phagocytosis substance）：伯氏疏螺旋体临床分离株对小鼠毒力较强，但在人工培养基中传代多次后毒力明显下降，易被小鼠吞噬细胞吞噬并杀灭。与此同时，外膜蛋白 OspA 也逐渐消失，故推测 OspA 与抗吞噬作用有关。

3）内毒素样物质（endotoxin-like substance，ELS）：伯氏疏螺旋体细胞壁中的内毒素样物质具有类似细菌内毒素的生物学活性。

（2）所致疾病：莱姆病是一种慢性全身感染性疾病，病程可分为三期，即早期局部感染、早期播散感染和晚期持续感染。

早期局部感染表现为疫蜱叮咬后经 3 ～ 30 天的潜伏期，叮咬部位出现一个或数个慢性游走性红斑（erythema chronicum migrans，ECM），伴有头痛、发热、肌肉和关节疼痛、局部淋巴结肿大等症状和体征。ECM 初为红色斑疹或丘疹，继而扩大为圆形皮损，直径 5 ～ 50 cm，边缘鲜红，中央呈退行性变，多个 ECM 重叠在一起可形成枪靶形。②早期播散感染常表现为继发性红斑、面神经麻痹、脑膜炎等。未经治疗的莱姆病患者约 80% 可发展至晚期持续感染，主要临床表现为慢性关节炎、周围神经炎和慢性萎缩性肌皮炎。

4. 免疫性　伯氏疏螺旋体感染后可产生特异性抗体，但抗体应答迟缓。抗伯氏疏螺旋体感染主要依赖特异性体液免疫，如特异性抗体具有增强吞噬细胞吞噬伯氏疏螺旋体的作用，有助于清除体内伯氏疏螺旋体。特异性细胞免疫的保护作用尚有争议。

5. 微生物学检查

（1）标本采集：整个病程中伯氏疏螺旋体数量均较少，难以分离培养，主要取患者血清标本进行血清学检查。有时也可采集皮损、血液、脑脊液、关节液、尿液等标本用分子生物学方法检测。

（2）病原学检查：主要采用 PCR 检测标本中的伯氏疏螺旋体 DNA 片段。

（3）血清学检查：免疫荧光法和 ELISA 使用最为广泛。ELISA 简便，特异性和敏感性较高，为多数实验室所采用。特异性 IgM 抗体在 ECM 出现后 2 ～ 4 周形成，6 ～ 8 周达峰值，4 ～ 6 个月后恢复正常。IgG 抗体出现较迟，发病后 4 ～ 6 个月达到峰值，然后持续至病程的晚期。由于伯氏疏螺旋体与苍白密螺旋体等有共同抗原、莱姆病病原体异质性、不同菌株表达的抗原差异及变异，ELISA 和免疫印迹法检测结果仍需结合临床资料进行判定。

6. 防治原则　疫区居民和工作人员要加强个人防护，避免硬蜱叮咬。根据患者不同的临床表现及病程采用不同的抗生素及给药方式。莱姆病早期用多西环素、阿莫西林或红霉素，口服即可。莱姆病晚期时存在多种深部组织损害，一般用青霉素联合头孢曲松等静脉滴注。

（二）回归热螺旋体

回归热（relapsing fever）是一种以周期性反复急起急退的高热为临床特征的传染病。多种疏螺旋体均可引起回归热。回归热螺旋体储存宿主为啮齿类动物，虱或软蜱叮咬动物宿主后被感染，其体腔、唾液、粪便中均可含有回归热螺旋体。虱或软蜱叮咬人后，回归热螺旋体经伤口直接进入人体内引起疾病。根据病原体及传播媒介昆虫的不同，可分为两类：①虱传回归热：又称流行性回归热，病原体为回归热螺旋体（*B. recurrentis*），传播媒介是虱；②蜱传回归热：又称地方性回归热，病原体为杜通疏螺旋体（*B. duttonii*）和赫姆斯疏螺旋体（*B. hermsii*）等，主要通过软蜱传播。蜱传回归热临床表现与虱传回归热相似，但症状较轻，病程较短。我国主要流行虱传回归热。

（三）奋森疏螺旋体

奋森疏螺旋体（*B. vincentii*）为疏螺旋体属成员，其形态与回归热螺旋体相似。正常情况下，奋森疏螺旋体与梭形梭杆菌（*Fusobacterium fusiforme*）共同寄居于人口腔牙龈部位。当机体抵抗力下降时，奋森疏螺旋体与梭形梭杆菌大量繁殖，协同引起樊尚咽峡炎（Vincent angina）、牙龈炎、口腔坏疽等。微生物学检查时可采集局部病变材料直接涂片，革兰氏染色镜检可见螺旋体和梭状杆菌。

（刘　畅）

小　结

球菌是一类在自然界和人体普遍存在的细菌，其中金黄色葡萄球菌可导致化脓性和毒素性疾病；A 群链球菌引起毒素性和变态反应性疾病，肺炎链球菌主要引起肺炎。

肠道杆菌如大肠埃希菌、志贺菌和沙门菌，具有较低的营养要求和活跃的生化反应，可引起胃肠炎、肠道外感染、细菌性痢疾和肠热症等。

霍乱弧菌是典型的弧菌属细菌，通过产生霍乱毒素等致病物质引起霍乱。

幽门螺杆菌通过脲酶和鞭毛等致病物质突破胃黏膜防御屏障，是胃炎和消化性溃疡的主要致病菌。空肠弯曲菌和胎儿弯曲菌感染可引起胃肠炎和败血症。

结核分枝杆菌是结核病的主要病原体，抗酸染色阳性，需氧且生长缓慢。肺结核的诊断包括痰涂片检查、培养和核酸检测，治疗需要多药联合以降低耐药性。

破伤风梭菌、产气荚膜梭菌和肉毒梭菌可产生强烈外毒素，引起破伤风、气性坏疽和肉毒中毒。艰难拟梭菌是医源性腹泻的病原体。

布鲁菌、鼠疫耶尔森菌和炭疽芽孢杆菌可引起人兽共患病。

蜡样芽孢杆菌通过污染的米饭或淀粉类制品等食品，引起蜡样芽孢杆菌病，表现为急性胃肠炎。

嗜肺军团菌可经天然水源，以及污染的人工输水管道和设备进入气溶胶，经呼吸道传播引起军团菌病。

铜绿假单胞菌是医院感染的重要病原菌。

百日咳鲍特菌、白喉棒状杆菌、流感嗜血杆菌经呼吸道飞沫传播，引起百日咳、白喉等呼吸道感染。

衣原体具有独特的生命周期和两种形态——原体和始体，可导致沙眼、泌尿生殖道感染等。

支原体是无细胞壁的原核微生物，引起非典型性肺炎和泌尿生殖道感染。

立克次体专性细胞内寄生，通过节肢动物传播，导致人兽共患病。

螺旋体形态细长，运动活泼，包括钩端螺旋体、梅毒螺旋体和伯氏疏螺旋体，通过不同途径传播，可导致钩端螺旋体病、梅毒和莱姆病等。

整合思考题

1. 在临床微生物学检查中，如何鉴别金黄色葡萄球菌？

2. 临床上如何区分金黄色葡萄球菌和链球菌引起的化脓性感染？

3. 脑膜炎奈瑟菌的脂寡糖与其他革兰氏阴性菌的脂多糖有何区别？

4. 不同肠道杆菌对乳糖发酵的速度各有什么特点？乳糖发酵试验是否可用于肠道细菌的快速推测性鉴定？

5. 在分析肥达试验结果时要注意哪些问题？

6. 什么是食源性感染？常见的食源性病原包括哪些？

7. 副溶血性弧菌引发的食物中毒有何特点？

8. 脲酶试验为什么广泛应用于幽门螺杆菌感染诊断？

9. 幽门螺杆菌感染在上消化道疾病的发生中有何作用？

10. 简述结核分枝杆菌细胞壁结构及主要致病相关因子。

11. 综合结核分枝杆菌生物学特性、结核病发病特征及传染病防控基本原则，简述结核病诊断、治疗和预防各环节需采取的关键措施。

12. 简述肠道微生态调控策略在艰难拟梭菌感染中的应用。

13. 无芽孢厌氧菌与人体微生物群的关系为何？

14. 重要的动物源性细菌包括哪些？其主要的储存宿主是什么？如何传播和致病？

15. 引起医院感染的常见革兰氏阴性杆菌有哪些？它们在医院感染防治中的意义何在？

16. 试述衣原体的发育周期，并比较原体和始体的特性。

17. 试比较沙眼衣原体、肺炎衣原体、鹦鹉热衣原体的主要特征。

18. 试述肺炎支原体的致病性，并探讨肺炎支原体疫苗的研究策略。

19. 试比较人型支原体、生殖支原体和脲原体的致病特点。

20. 如何从感染病学和流行病学的角度综合防控立克次体病？

21. 结合苍白密螺旋体生物学特性探讨研发梅毒疫苗的主要问题和难点。

22. 请用思维导图总结本章的主要致病性螺旋体所致疾病和传播方式差异。

第十三章　重要的医学病毒

导学目标

※ **基本目标**
1. 描述呼吸道病毒、肠道病毒、肝炎病毒、虫媒病毒、出血热病毒、逆转录病毒、疱疹病毒、狂犬病毒、人乳头瘤病毒、痘病毒、细小病毒、朊粒的生物学性状与致病性。
2. 区分不同种属病毒微生物学的检查方法与防治原则。

※ **发展目标**
应用病毒的生物学特性及致病机制进行临床感染诊断及综合防控。

在长期进化过程中，病毒与人类形成了密切的关系，仅有少数感染人或动物的病毒与人类疾病相关；但是人类传染病中，由病毒引起的约占75%，病毒与人类传染病的关系极为密切，特别在新发传染病中，病毒是最常见和最重要的病原。此外，某些病毒感染也可以导致人类肿瘤。

本章重点介绍引起人类疾病的常见病毒，主要介绍其生物学特性、致病性及与宿主的相互关系、感染后诊断及防治等，目的在于预防和控制病毒性疾病，保障人类健康。

第一节　呼吸道感染病毒

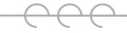

案例 13-1

某年12月下旬，某北方城市医院发热门诊同一天收治了几十位症状相似的发热患者。其中一位是39岁的男性患者，主诉出现鼻塞、流涕、咽痛、咳嗽但无痰、头晕、头痛、四肢肌肉酸痛伴发热1天多，体温39.0 ℃。用非甾体抗炎镇痛药后体温短暂下降，但数小时后体温复升。胸部X线片未见明显异常。血常规检查：白细胞计数 3.4×10^9/L，淋巴细胞比例升高。经询问，患者近期多次去过公共场所，无禽类接触史。

医生给予抗病毒药物、退热药物和维生素C治疗，辅以休息和增加饮水。经过3天治疗，体温逐步恢复正常，5天后症状逐步消失。

问题：

1. 患者可能患有什么系统的疾病？请提供判断的依据。

2. 引起患者疾病可能的病原有哪些？你知道这些病原的生物学特性、致病机制、病原学检测，以及防治原则吗？

L13-1a

案例 13-1 解析

Note

呼吸道病毒（respiratory virus）是指一大类以呼吸道为侵入门户，能在呼吸道黏膜中增殖并引起呼吸道局部感染和（或）其他组织器官病变的病毒。90% 以上的急性呼吸道感染由病毒引起，尤其是上呼吸道感染。呼吸道病毒的种类较多，分属于不同的病毒科，常见的呼吸道病毒及所致主要疾病如表 13-1 所示。

表 13-1 常见呼吸道病毒及所致主要疾病

病毒分类	代表性病毒	引起的主要疾病
正黏病毒科（*Orthomyxoviridae*）	甲型流感病毒、乙型流感病毒、丙型流感病毒	流行性感冒（流感）
冠状病毒科（*Coronaviridae*）	冠状病毒 OC43、229E、NL-63、HKU1	普通感冒等上呼吸道感染
	SARS 冠状病毒	严重急性呼吸综合征
	SARS 冠状病毒 2	上呼吸道感染、肺炎及呼吸衰竭（2019 冠状病毒病）
	MERS 冠状病毒	中东呼吸综合征
副黏病毒科（*Paramyxoviridae*）	麻疹病毒	麻疹
	腮腺炎病毒	流行性腮腺炎
	副流感病毒 1、3 型	普通感冒、细支气管肺炎
	亨德拉病毒和尼帕病毒	高致死性、急性传染性脑炎
肺病毒科（*Pneumoviridae*）	人呼吸道合胞病毒	婴儿支气管炎、细支气管肺炎
	人偏肺病毒	婴幼儿呼吸道感染
小 RNA 病毒科（*Picornaviridae*）	鼻病毒	普通感冒
	肠道病毒 D68	上呼吸道感染、肺炎、急性弛缓性脊髓炎
腺病毒科（*Adenoviridae*）	人腺病毒	咽炎、急性呼吸道感染、肺炎

一、正黏病毒

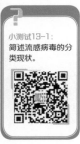

小测试13-1：
简述流感病毒的分类现状。

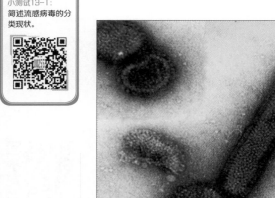

图 13-1 流感病毒电镜图
负染色透射电镜，×175 000（程志教授提供）

正黏病毒是指一类对禽类等某些动物及人类的细胞表面黏蛋白具有高度亲和性与感染性的分节段负链 RNA 包膜病毒，属于正黏病毒科（*Orthomyxoviridae*），其下的甲型、乙型和丙型流感病毒属是导致人流行性感冒（influenza，简称流感）的病原体，故称为流行性感冒病毒（influenza virus，IV），简称流感病毒。甲型流感病毒容易发生变异，曾多次引起流感全球大流行（global pandemic）。

（一）生物学性状

1. 形态与结构 流感病毒多数呈球形（图 13-1），直径为 80 ～ 120 nm。新分离的流感病毒呈多形态性，以丝状多见。流感病毒的结构由核衣壳和包膜组成，其结构模式如图 13-2 所示。

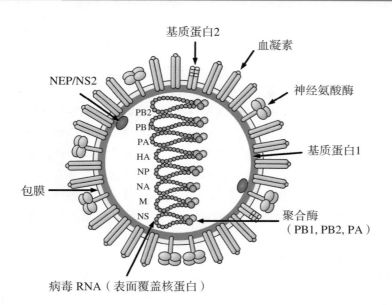

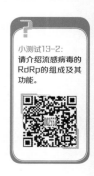

图 13-2　流感病毒结构模式图
来源：Fields Virology，6th ed

（1）核衣壳：由分节段的单负链 RNA（-ssRNA）、与 RNA 结合的核蛋白（nucleoprotein，NP），以及 RNA 依赖的 RNA 聚合酶（RNA dependent RNA polymerase，RdRp，包括 PA、PB1 和 PB2 三个亚基）组成，共同形成核糖核蛋白（ribonucleoprotein，RNP）。甲型和乙型流感病毒的 RNA 分为 8 个节段，丙型流感病毒的基因组为 7 个 RNA 节段。流感病毒基因组编码的蛋白质见表 13-2。

表 13-2　流感病毒的基因节段、编码蛋白质及其功能

基因节段	核苷酸数	编码的蛋白质	蛋白质功能
1	2341	PB2	结合细胞 mRNA 5′ 帽结构
2	2341	PB1	RdRp 催化亚基
3	2233	PA	核酸内切酶
4	1778	HA	血凝素，为包膜糖蛋白，介导病毒吸附，酸性条件下介导膜融合
5	1565	NP	核蛋白，为病毒衣壳成分，参与病毒转录和复制
6	1413	NA	神经氨酸酶，促进病毒释放
7	1027	M1	基质蛋白，促进病毒装配
		M2	膜蛋白，为离子通道，促进脱壳
8	890	NS1	非结构蛋白，抑制 mRNA 前体的拼接，拮抗干扰素作用
		NS2	非结构蛋白，帮助病毒 RNP 出核

（2）包膜：分为两层，外层为主要来自宿主细胞的脂质双层膜，表面分布呈放射状排列的糖蛋白刺突，即血凝素（hemagglutinin，HA）和神经氨酸酶（neuraminidase，NA），HA 和 NA 比例约为 5：1。外层包膜上还分布有基质蛋白 2（matric protein 2，M2），具有离子通道的作用，可使膜内 pH 下降，有助于病毒进入细胞。包膜内侧为基质蛋白 1（M1），是含量最多的结构蛋白。

1）HA：是由三条糖蛋白链连接成的三聚体。HA 的原始肽链 HA0 在蛋白酶作用下裂解肽链

中的精氨酸，形成二硫键连接的 HA1 和 HA2 后才具有感染性。裂解 HA0 的蛋白酶多存在于人类呼吸道，在禽类主要存在于消化道，该蛋白酶的分布决定了流感病毒感染的组织特异性。HA1 是流感病毒与呼吸道黏膜细胞表面的唾液酸（sialic acid，SA）受体结合的亚单位。HA2 具有膜融合活性，是流感病毒穿入宿主细胞所必需的成分。

HA 的主要功能：①参与病毒吸附：HA 与易感细胞表面的唾液酸受体特异性结合，介导病毒包膜与细胞膜的融合，释放病毒核衣壳进入细胞质，与流感病毒的组织亲嗜性有关。②凝集红细胞：HA 能与鸡、豚鼠等动物以及人的红细胞表面的唾液酸受体结合而出现血凝现象，可通过血凝试验（hemagglutination test）辅助检测流感病毒。③具有抗原性：HA 刺激机体产生的特异性抗体可中和相同亚型的流感病毒，为保护性抗体。该抗体还可抑制流感病毒与红细胞的凝集，可通过血凝抑制试验（hemagglutination inhibition test，HI）检测抗流感病毒抗体，并鉴定甲型流感病毒亚型。

2）NA：是由四条糖蛋白链组成的四聚体。NA 的头部呈扁球状或蘑菇状，每个单体的头部都有一个神经氨酸酶的活性中心；NA 的氮末端镶嵌于包膜的脂质双层中。

NA 的主要功能：①参与病毒释放：NA 具有神经氨酸酶活性，能水解病毒感染细胞表面糖蛋白末端的 N- 乙酰神经氨酸，促使成熟病毒体的出芽释放。②促进病毒扩散：NA 可液化呼吸道黏膜表面的黏液，降低其黏度，有利于病毒从细胞上解离而促进病毒扩散。③具有抗原性：NA 能诱导机体产生特异性抗体，该抗体能抑制病毒的释放与扩散，但非中和抗体。抗 NA 抗体还可用于流感病毒亚型的鉴定。

3）基质蛋白（matric protein，M）：①基质蛋白 1（M1）位于包膜内侧，是含量最多的结构蛋白，参与病毒包装和出芽，具有保护病毒核心和维持病毒形态的作用。M1 抗原性稳定，具有型特异性，但其诱生的抗体没有中和流感病毒的能力。②基质蛋白 2（M2）贯穿整个包膜，具有离子通道的作用，可使膜内 pH 下降，有助于病毒进入细胞。

2. 复制周期 流感病毒的复制周期如图 13-3 所示：①病毒 HA 吸附到易感细胞表面糖蛋白末端的唾液酸上，通过受体介导的吞饮或内吞方式病毒进入细胞并形成内体（endosome）。②内体通过 M2 蛋白介导的酸化作用引起 HA 构型改变，病毒包膜与内体膜融合而释放出核衣壳（RNP）并脱壳，基因组从胞质转移至胞核内。③病毒复制早期，PB2 识别并结合宿主细胞

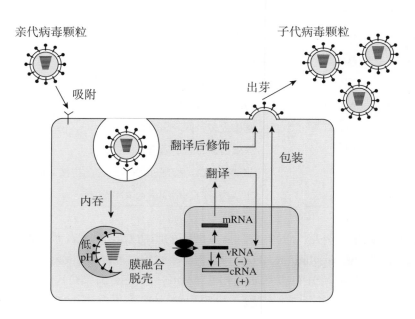

图 13-3 流感病毒复制过程示意图

来源：Fields Virology，6th ed

mRNA 5′ 帽结构，PA 亚基切割宿主细胞 mRNA 5′ 端的 10 ～ 15 个核苷酸作为引物，在 PB1 亚基催化下以病毒基因组为模板转录出病毒 mRNA，3′ 端加 poly（A）尾后，病毒 mRNA 进入胞质翻译病毒蛋白，如 HA、NA、M1 和 M2、核蛋白，以及 RdRp 等。④子代病毒基因组 RNA 进行复制，与 RdRp 以及核蛋白装配成 RNP；HA 和 NA 合成后在内质网和高尔基复合体中被糖基化，分别形成三聚体和四聚体并被运送到感染细胞膜表面。⑤ M1 蛋白将 RNP 结合到嵌有 HA、NA 和 M2 蛋白的细胞膜内侧，以出芽方式释放子代病毒颗粒。

3. 分型、变异及宿主分布

（1）分型：根据流感病毒 NP 和 M1 蛋白抗原性的不同，将流感病毒分为甲（A）、乙（B）、丙（C）、丁（D）4 个血清型，其中，前 3 型可感染人类，丁型主要感染牛。甲型流感病毒的 HA 和 NA 均容易发生变异，根据 HA 和 NA 的抗原性可将甲型流感病毒分为若干亚型，目前 HA 包括 18 种亚型（H1 ～ H18），NA 包括 9 种亚型（N1 ～ N9）。乙型流感病毒虽存在一定变异，但尚无亚型之分；丙型流感病毒至今尚未发现抗原变异及亚型。

（2）变异：流感病毒容易发生变异，尤其是甲型流感病毒。变异原因包括病毒 RdRp 缺乏校对（proof-reading）机制，导致基因组复制中易形成突变并被保留下来，以及分节段 RNA 基因组容易发生基因重配（genetic resortment）或称为基因重排。根据甲型流感病毒抗原性变异的程度，分为抗原漂移（antigenic drift）和抗原转换（antigenic shift）两种形式。

抗原漂移：抗原变异幅度小，HA 和 NA 氨基酸的变异率小，主要是 HA 氨基酸的变异，其次是 NA 氨基酸的变异，属于量变。抗原漂移由病毒基因点突变引起，由于人群免疫力有一定的保护作用，所以不会引起流感的大规模流行，仅引起中、小规模流行，多出现在寒冷季节，引起季节性流感。

抗原转换：抗原变异幅度大，当 HA 或 NA 氨基酸的变异率达到 30% ～ 50%，属于质变，常形成新的亚型（如 H1N1 → H2N2）。抗原转换由基因重排引起。由于人群缺乏对流感病毒新亚型的免疫力，常引起流感全球大流行（global pandemic）。

（3）宿主分布：甲型流感病毒的宿主分布广泛，包括天然宿主和哺乳动物类宿主。

框 13-1　甲型流感病毒的宿主分布

1. 天然宿主　禽类，主要为水禽，包括野禽和家禽。感染禽类的甲型流感病毒又称为禽流感病毒（avian influenza virus，AIV）。禽类可以长期携带 AIV 而不发病，由此维持病毒在自然界的循环和传播。

高致病性禽流感病毒（highly pathogenic avian influenza virus，HPAIV）属于甲型流感病毒，如甲型 H5N1、H7N7、H7N9 流感病毒能引起禽类急性、高度传染性的全身性疾病，导致禽类大量死亡，病死率极高。这种禽类传染病称为高致病性禽流感（highly pathogenic avian influenza，HPAI），对养禽业造成了巨大经济损失。由于其能够跨物种传播，也对人类健康构成了潜在威胁。因此，高致病性禽流感病毒一直是重要的全球公共卫生问题之一。

2. 哺乳类动物宿主　AIV 可以从禽类跨种系传播感染哺乳类动物，包括猪、马、牛、海豹、雪貂、蝙蝠和人类，引起动物和人类的流感，例如猪流感、人流感等。

4. 培养特性　分离培养流感病毒最常用的方法是鸡胚培养。初次分离以羊膜腔接种为宜，传代培养则采用尿囊腔接种。流感病毒在鸡胚增殖后不引起明显的病理改变，常需用血凝试验检测流感病毒及其效价。细胞培养常用狗肾传代细胞和猴肾细胞，但流感病毒增殖后引起的 CPE 不明显，需用红细胞吸附试验（hemadsorption test）或免疫荧光方法来判定流感病毒的感染和增殖情况。

5．抵抗力 流感病毒的抵抗力较弱，对干燥、日光、紫外线、乙醚、甲醛和乳酸等理化因素敏感。不耐热，56 ℃ 30分钟即被灭活。室温下病毒传染性很快丧失，0 ～ 4 ℃能存活数周。

（二）致病性与免疫性

1．致病性

（1）传播与病毒受体：流感病毒的传染源主要是急性期患者与隐性感染者，此外，猪和禽等动物也可成为传染源。流感病毒的传染性很强，主要经飞沫和气溶胶传播。

人流感病毒的受体是唾液酸 -α-2,6- 半乳糖（SA-α-2,6-Gal），主要分布在人咽喉和鼻腔黏膜细胞表面；禽类的流感病毒受体是唾液酸 -α-2,3- 半乳糖（SA-α-2,3-Gal），该受体在人主要分布于下呼吸道的支气管黏膜和肺泡细胞表面。由于猪呼吸道上皮细胞表面具有上述两类唾液酸受体，所以猪既可以被人流感病毒感染，也可被禽流感病毒感染。当甲型人流感病毒和甲型禽流感病毒同时感染猪时，就可能发生甲型流感病毒分节段 RNA 的基因重配，出现甲型流感病毒新亚型，导致流感的大流行。

（2）致病机制：流感病毒在呼吸道上皮细胞增殖后，引起细胞的空泡变性和纤毛丧失，并向邻近细胞扩散，导致上皮细胞坏死脱落，使呼吸道黏膜的屏障功能丧失。NA 可水解呼吸道黏膜表面保护性黏液层中黏蛋白的唾液酸残基，降低黏液层的黏度，使细胞表面受体暴露，有利于流感病毒的吸附。流感病毒侵入后可刺激机体产生干扰素，刺激免疫活性细胞释放淋巴因子，引起呼吸道黏膜组织的炎症反应。此外，流感病毒感染后还可降低机体免疫应答、抵抗干扰素的抗病毒作用以及导致免疫病理损伤等。

（3）所致疾病：人群对流感病毒普遍易感，大约50% 的感染者没有任何症状。流感的潜伏期一般为 1 ～ 4 天，起病急，表现为畏寒、发热、头痛、全身肌肉酸痛等全身症状，伴有鼻塞、流涕和咳嗽等呼吸道症状。由于坏死组织的毒素样物质可侵入血液，所以流感的临床表现一般为全身症状重而呼吸道症状轻。

流感的发病率高，病死率低，年老体弱、免疫力低下和婴幼儿等流感患者易出现并发症，常见的并发症主要是细菌感染性肺炎和原因不明的急性脑病，即 Reye 综合征。并发症严重者可危及生命，至少90% 死亡病例为 65 岁以上的流感患者。

（4）流行病学特征：流感病毒在历史上已多次引起世界性大流行。流感病毒的流行与其变异密切相关，人群对发生抗原转换后的新亚型流感病毒缺少免疫力，因此会引起流感的全球大流行。

框 13-2 人流感病毒与禽流感病毒

禽类是流感病毒的天然宿主，故新亚型人流感病毒主要来源于禽类，以水禽和家禽为主，如1918 年流行的 H1N1 流感病毒株的 8 个节段均来自禽类。2013 年我国流行的 H7N9 禽流感病毒，其基因组来自于东亚地区野鸟和中国上海、浙江、江苏鸡群的基因重配。如果仅从流感病毒的受体来分析，禽流感病毒不会直接感染人。自1997 年香港发生了首个禽流感病毒（H5N1）直接感染人的病例后，类似的报道逐渐增多，涉及的流感病毒亚型包括 H5N1、H7N7、H9N2 和 H7N9，打破了禽流感病毒不直接传染人的传统概念。高致病性 H5N1 和 H7N9 禽流感病毒等可跨种间传播感染人类，引起人感染高致病性禽流感，为我国法定报告乙类传染病，表现为严重呼吸系统疾病，人群发病率低，但病死率较高。

2. 免疫性　人体感染流感病毒或接种流感疫苗后可形成特异性免疫应答。体液免疫以抗HA抗体为主，具有中和病毒的作用。血清中抗HA抗体对亚型内变异株感染的免疫保护作用可持续数月至数年，但亚型间无交叉免疫保护作用。抗NA抗体虽对流感病毒无中和作用，但可减少流感病毒的释放和扩散，并降低流感病情的严重性，故也有一定的保护作用。

抗流感病毒的细胞免疫以CD4$^+$T淋巴细胞和CD8$^+$T淋巴细胞为主。针对流感病毒的特异性CD4$^+$T淋巴细胞，能辅助B淋巴细胞产生抗流感病毒抗体。CD8$^+$T淋巴细胞能溶解流感病毒感染的细胞，阻止病毒在细胞内增殖，有利于病毒的清除和疾病的恢复。此外，CD8$^+$T细胞还具有流感病毒亚型间的交叉保护作用，有助于抵抗不同亚型流感病毒的感染。

（三）微生物学检查法

在流感流行期间，根据典型的临床症状可以进行初步诊断；流感的确诊或流行监测则有赖于实验室检查。流感病毒感染的微生物学检查主要包括以下三个方面。

1. 病毒的分离与鉴定　取急性期患者鼻咽拭子或咽漱液，抗生素处理后接种至9～11日龄鸡胚羊膜腔或尿囊腔中，经35℃培养3～4天，取羊水或尿囊液进行血凝试验检测流感病毒。如果血凝试验结果阳性，用血凝抑制试验及神经氨酸酶抑制试验鉴定流感病毒亚型。若血凝结果阴性，则需用鸡胚盲传三代或以上，如血凝试验结果仍为阴性则可判为病毒分离阴性。也可用培养的组织细胞分离流感病毒，但CPE不明显，还需用血细胞吸附试验或免疫荧光技术确定是否存在流感病毒。

2. 血清学诊断　采集流感患者急性期（发病5日内）和恢复期（病程2～4周）双份血清，在相同条件下做HI试验测定抗体效价。若恢复期效价比急性期升高4倍及以上则有诊断意义。补体结合试验（complement fixation test，CFT）也可用于血清中抗流感病毒抗体的检测，由于补体结合抗体出现早，消失快，故补体结合试验阳性可作为新近感染的指标。

3. 快速诊断　检测流感病毒的抗原和核酸可用于感染24～72小时内的辅助诊断。流感病毒抗原检测主要利用荧光素标记特异性抗体，检查患者鼻黏膜印片或呼吸道脱落上皮细胞涂片中的病毒抗原；或用ELISA检测患者呼吸道分泌物、咽漱液或呼吸道脱落上皮细胞中的流感病毒抗原。也可用RT-PCR和核酸杂交等方法检测流感病毒核酸，用核酸序列分析方法对流感病毒进行分型和亚型鉴定。

（四）防治原则

在流感流行期间，应及早发现和隔离流感患者，尽量减少人群聚集或避免到人群聚集的公共场所。流感疫苗接种是预防流感最有效的方法，目前使用的流感疫苗有灭活疫苗、裂解疫苗和亚单位疫苗三种，以灭活疫苗为主。用于制备流感疫苗的病毒株必须选用流行的病毒株，如目前常规使用的流感疫苗包括当前在人群中流行的H3N2和H1N1甲型流感病毒株，以及一种乙型流感病毒株，即三价灭活疫苗。疫苗接种应在流感流行高峰前1～2个月进行，才能有效发挥保护作用。

根据其作用机制，目前临床主要有3类抗流感病毒药物：①神经氨酸酶抑制剂（neuraminidase inhibitor，NAI）：可抑制甲型和乙型流感病毒神经氨酸酶活性，如奥司他韦（oseltamivir）、扎那米韦（zanamivir）、帕拉米韦（peramivir）。②RNA聚合酶抑制剂：通过抑制RNA聚合酶PB1催化亚基活性，阻止甲型和乙型流感病毒在细胞内复制和增殖，如法匹拉韦（favipiravir）；该药物还可用于治疗其他具有RNA聚合酶的病毒感染，如埃博拉病毒等。③帽依赖性核酸内切酶抑制剂：玛巴洛沙韦（baloxavir marboxil）是一种前药，口服后在体内转化成巴洛沙韦酸（baloxavir acid），后者可抑制流感病毒的PA亚基，即帽依赖性核酸内切酶（cap-dependent endonuclease）活性，从而抑制病毒增殖。某些中草药及其制剂在流感治疗中也有一定疗效。

M2 蛋白抑制剂如金刚烷胺和金刚乙胺，曾用于甲型流感的预防及早期治疗。流感病毒对这类药物已形成较广泛的耐药性。

二、冠状病毒

冠状病毒（coronavirus）是广泛分布于脊椎动物的一类有包膜的单股正链 RNA 病毒，因病毒包膜上的刺突向四周伸出，在电镜下形如日冕（solar corona）或花冠状，故得名。

根据 2023 年 ICTV 分类，冠状病毒属于冠状病毒科（*Coronaviridae*）冠状病毒亚科（*Orthocoronavirinae*）的 α-、β-、γ-、δ- 冠状病毒属。其中 α- 和 β- 冠状病毒主要感染哺乳类动物，如蝙蝠、猪、牛、猫、犬、貂、骆驼、虎、狼、老鼠、刺猬、穿山甲等。γ- 和 δ- 冠状病毒主要感染禽类。目前发现 7 种可以感染人并致病的重要冠状病毒，分别属于 α- 和 β- 冠状病毒属（表 13-3）。

表 13-3　感染人类的重要冠状病毒

病毒属	代表病毒	病毒受体	致病性	所致疾病
α- 冠状病毒属	HCoV-229E	APN	弱	主要为普通感冒
	HCoV-NL63	ACE2	弱	主要为普通感冒
	HCoV-OC43	唾液酸	弱	主要为普通感冒
	HCoV-HKU1	唾液酸	弱	主要为普通感冒
β- 冠状病毒属	SARS-CoV	ACE2	强	SARS/ 严重急性呼吸综合征
	SARS-CoV-2	ACE2	较强或较轻	COVID-19/ 新冠感染
	MERS-CoV	DDP4	强	MERS/ 中东呼吸综合征

APN：aminopeptidase N，氨肽酶 N；ACE2：angiotensin-converting enzyme 2，血管紧张素转换酶 2；DDP4：dipeptidyl peptidase-4，二肽基肽酶 -4。

（一）生物学性状

1. 形态与结构　冠状病毒颗粒呈球形或多形态性（pleomorphic），直径为 80 ～ 140 nm；病毒表面的包膜有一圈呈放射状排列的花瓣状刺突，电镜下负染的病毒颗粒形如花冠或日冕状（图 13-4）。内层的衣壳呈螺旋对称，与包绕的核心共同组成核衣壳。

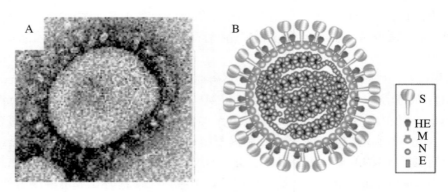

图 13-4　人冠状病毒电镜照片（A）及结构模式图（B）

2. 病毒基因组及编码蛋白　冠状病毒基因组为单正链 RNA，具有感染性；全长 27 ~ 32 kb，不分节段，是已知的基因组最大的 RNA 病毒。冠状病毒的基因组结构高度保守，依次为 5' UTR-ORF1-（HE）-S-E-M-N-3' UTR-poly（A）（图 13-5）。

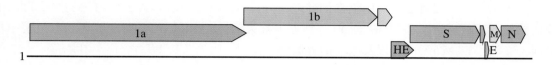

图 13-5　人冠状病毒 OC43 基因组结构

病毒基因组 ORF1 约占基因组全长的 2/3，包括 ORF1a 和 ORF1b，可以作为 mRNA 直接翻译多聚蛋白（polyprotein，pp）。pp 被切割水解成多种功能蛋白（酶），参与病毒基因组复制和转录过程。此外，S、E、M、N 等基因通过不连续转录形成相应的亚基因组 RNA，编码如下 4 个主要结构蛋白，其中前三者为包膜蛋白：①刺突糖蛋白（spike glycoprotein，S），为跨膜糖蛋白，可与宿主细胞受体结合（图 13-2），并介导病毒感染易感细胞。S 蛋白突变会影响 SARS-CoV-2 突变株的传播能力和免疫逃逸能力。②包膜蛋白（envelope protein，E），是病毒包膜上具有离子通道作用的跨膜蛋白。③膜蛋白（membrane protein，M），是病毒包膜相关糖蛋白，参与稳定病毒结构、包膜形成及出芽释放过程。④核蛋白（nucleocapsid protein，N），即病毒衣壳，参与病毒基因组的合成及蛋白翻译过程，并具有拮抗 I 型 IFN 的作用。此外，某些 β- 冠状病毒属成员（如 HCoV-OC43、HCoV-HKU1）含有 HE 基因，可编码血凝素 - 酯酶蛋白（hemagglutinin-esterase protein，HE），具有凝集红细胞和乙酰化酯酶活性。

框 13-3　**SARS-CoV-2 的 Omicron 变异株**

截至 2022 年底，在全球流行的主要 SARS-CoV-2 变异株（variant）有 5 种：Alpha、Beta、Gamma、Delta、Omicron。Delta 变异株于 2020 年底首次在印度发现，在上述变异株中致病性最强。Omicron 变异株（Omicron variant）于 2021 年 11 月底由南非科学家报道，其突变位点多数发生于 S 蛋白的重要区域，由此提高了病毒的传播能力和免疫逃逸能力。与原始株相比，Omicron 变异株传染性明显增强，但致病性减弱，也增加了人群再次感染的风险，故由 Omicron 变异株导致的感染再次席卷全球。因此，持续关注 SARS-CoV-2 的变异株对制定大流行的应对策略、病毒检测、治疗以及疫苗研发具有重要意义。

3. 病毒复制周期　以 SARS-CoV-2 为例。病毒通过 S 蛋白受体结合域（receptor binding domain，RBD）与细胞的病毒受体 ACE2 结合，以内吞方式进入宿主细胞。病毒在胞质中脱壳、释放出病毒 RNA。基因组重叠的 ORF1a 或 ORF1ab 直接翻译生成多聚蛋白 pp1a 和 pp1ab，并被其中的木瓜蛋白酶样蛋白酶（papain-like protease，PL^pro）和 3C 样蛋白酶（3C-like protease，3CL^pro）自切割成 16 种非结构蛋白（nonstructure protein，nsp），其中 RdRp（nsp12）、nsp7 和 nsp8 等自行组装成复制 - 转录复合物（replication-transcription complex，RTC），参与催化病毒 RNA 复制和转录。病毒基因组 3' 端剩余基因形成的亚基因组 RNA（subgenomic RNA）可作为蛋白翻译的 mRNA 模板编码 4 种病毒结构蛋白（S、E、M、N 蛋白）和多种辅助蛋白。病毒结构基因组与病毒蛋白和辅助蛋白 ORF3a、ORF7a 在内质网和高尔基复合体组装成子代病毒，以胞吐方式释放，完成整个病毒生命周期。

4．体外细胞培养　冠状病毒可在人胚肾或肺原代细胞质中增殖，SARS-CoV 和 SARS-CoV-2 会出现明显的 CPE。普通冠状病毒培养初期时 CPE 不明显，经连续传代后 CPE 明显增强。

5．抵抗力　不同的冠状病毒对理化因素的耐受力有一定差异，一般 37 ℃数小时便失去感染性，对乙醚、三氯甲烷等脂溶剂和紫外线较敏感。SARS-CoV 的抵抗力不强，不耐酸，故可采用 0.2%～0.5% 过氧乙酸消毒，常用消毒剂处理 5 分钟可灭活 SARS-CoV；但对热的耐受力强于引起普通感冒的冠状病毒，需要 56 ℃ 30 分钟方可被灭活。SARS-CoV-2 对能破坏病毒包膜的含氯消毒剂、过氧乙酸、75% 乙醇以及脂溶剂等敏感。

冠状病毒的致病性分类

（二）致病性与免疫性

人冠状病毒主要经飞沫传播，常在寒冷的季节发病，但 SARS-CoV-2 无明显季节性；各年龄组人群均易感，但婴幼儿、老年人和免疫低下人群更易感。感染不同种的冠状病毒有不同的临床表现，预后多为自限性。

病后患者血清中虽有抗冠状病毒的抗体存在，但免疫保护作用不强，可反复多次感染。

（三）病原学检测

快速检测主要采用核酸及抗原快速特异性检测技术。其中，基于 ORF1、S、E、N 基因的 RT-PCR 核酸检测技术，以及基于 S 蛋白和 N 蛋白的抗原检测技术，是人类历史上第一次用主动监测的手段快速准确地诊断并追踪病毒感染者，在帮助及早发现、隔离和治疗感染者、阻断病毒传播和流行方面发挥了重要作用。

（四）防治原则

目前，引发严重人类疾病的冠状病毒，如 SARS-CoV 和 MERS-CoV，尚无商品化疫苗。自 SARS-CoV-2 疫情的全球暴发后，多种疫苗迅速上市，包括灭活疫苗、mRNA 疫苗、病毒载体疫苗、蛋白疫苗。此外，针对冠状病毒 $3CL^{pro}$ 的小分子抑制剂奈玛特韦（nirmatrelvir）与利托那韦（ritonavir）的联合使用，可通过协同作用降低重症感染者的风险。

三、副黏病毒

副黏病毒科（*Paramyxoviridae*）是与正黏病毒生物学性状相似的一组病毒，但基因结构、致病性和免疫性不同，两者的主要性状比较见表 13-4。副黏病毒的主要特征有：①基因组不分节段，变异频率相对较低。②包膜表面刺突主要为血凝素 / 神经氨酸酶（HN）和融合蛋白（F），在不同病毒间有所差别。③种类相对较多，可引起人类感染的副黏病毒主要有麻疹病毒（measles virus）、腮腺炎病毒（mumps virus）、副流感病毒（parainfluenza virus），以及近年新发现的亨德拉病毒（Hendra virus）和尼帕病毒（Nipah virus）。④致病力相对较弱，感染的对象以婴幼儿和儿童为主，但其中也有部分病毒的传染性和致病性较强。

表 13-4　正黏病毒与副黏病毒的主要性状比较

生物学特性	正黏病毒	副黏病毒
病毒形态	球形或丝形，直径 80～120 nm，有包膜	多形态性，直径 150～300 nm，有包膜
病毒基因组	单负链 RNA，13.6 kb，分节段，变异频率高	单负链 RNA，16～20 kb，不分节段，变异频率低
核衣壳形成部位	细胞核	细胞质

续表

生物学特性	正黏病毒	副黏病毒
凝血作用	有	有
溶血作用	无	有
唾液酸受体	亲和	亲和
刺突	HA 和 NA	F 为副黏病毒共有，其他成分各异
鸡胚培养特性	生长良好	多数生长不佳

（一）麻疹病毒

麻疹病毒（measles virus）属于副黏病毒科、正副黏病毒亚科（*Orthoparamyxovirinae*）、麻疹病毒属（*Morbillivirus*），是麻疹（measles）的病原体。麻疹是儿童常见的急性传染病，传染性很强，是发展中国家儿童死亡的重要原因。自 20 世纪 60 年代初开始使用麻疹减毒活疫苗以来，麻疹发病率显著下降。

1. 生物学性状

（1）形态结构：麻疹病毒为球形或丝形，直径 120 ~ 250 nm，有包膜。核衣壳呈螺旋对称，核心为不分节段的单负链 RNA（-ssRNA），基因组全长近 16 kb，从 3′ 端开始依次为 N、P、M、F、HA 和 L 共 6 个基因，分别编码核蛋白（nucleoprotein，NP）、磷蛋白（phosphoprotein，P）、膜蛋白（membrane protein，M）、融合蛋白（fusion protein，F）、血凝素（hemagglutinin，HA）和 RNA 依赖的 RNA 聚合酶（large polymerase，L）等 8 种蛋白。

病毒包膜表面有两种刺突蛋白，即 HA 和溶血素（hemolysin，HL）。HA 和 HL 均为糖蛋白，有抗原性，刺激机体产生中和抗体。HA 参与病毒吸附，能与宿主细胞表面的麻疹病毒受体结合；可凝集猴红细胞。HL 具有溶血作用，并可使感染细胞融合。

（2）培养特性：病毒能在人胚肾、人羊膜等原代或传代细胞中增殖并导致细胞融合，形成多核巨细胞，可在受染细胞质和细胞核内出现嗜酸性包涵体。

（3）抗原性：存在麻疹病毒抗原和遗传物质小幅度变异，抗原性稳定，目前只有 1 个血清型。根据麻疹病毒核蛋白基因 C 末端高变区或 HA 全基因序列，将麻疹病毒分为 A ~ H 8 个基因群（genetic group），包含 23 个基因型（genotype）。

（4）抵抗力：麻疹病毒对理化因素的抵抗力较弱，加热 56 ℃ 30 分钟即被灭活，对脂溶剂和一般消毒剂敏感，日光和紫外线能使其灭活。

2. 致病性与免疫性

（1）致病性：人是麻疹病毒唯一的自然宿主，传染源是急性期患者，主要经飞沫传播，也可经玩具、用具或密切接触传播。易感者为未接种麻疹疫苗的 6 个月到 5 岁的儿童，接触病毒后几乎全部发病。麻疹病毒的受体为 CD46 分子和信号淋巴细胞活化分子（signaling lymphocyte activation molecule，SLAM），广泛分布于除人红细胞以外的大多数组织细胞。

麻疹病毒经 HA 与呼吸道黏膜上皮细胞表面的 CD46 分子结合，进入上皮细胞并进行复制，扩散至淋巴结中增殖后进入血液形成第一次病毒血症。病毒随血液到达全身淋巴组织和单核 - 吞噬细胞系统，大量增殖后再次释放入血，形成第二次病毒血症。此时患者表现为发热、畏光、鼻炎、眼结膜炎和咳嗽等上呼吸道卡他症状。

麻疹病毒可在真皮层内增殖，患者口腔两颊内侧黏膜出现针尖大小、中心灰白、周围红色的特征性科氏斑（Koplik spot），是临床早期诊断麻疹的重要依据。此阶段也是麻疹传染性最强的时期，病理改变为多核巨细胞和包涵体的形成。随后的 1 ~ 2 天，患者全身皮肤相继出现红色斑丘疹，出疹的顺序依次为颈部、躯干和四肢，此阶段是麻疹病情最严重的时期。麻疹患儿在皮疹出齐后进入恢复期，一般在24小时后体温开始下降，1周左右呼吸道症状消退，皮疹变暗，有色素沉着。典型麻疹的潜伏期为9～11天，前驱期2～4天，出疹期5～6天。

麻疹一般可以自愈或治愈，但如果患儿抵抗力低下或处理不当，可出现严重的并发症，其中最严重的是亚急性硬化性全脑炎。最常见的并发症是细菌感染，如细菌性肺炎、支气管炎和中耳炎等；免疫缺陷儿童感染麻疹病毒后，常不出现皮疹，但可发生严重的致死性麻疹巨细胞肺炎。

框 13-4　亚急性硬化性全脑炎

麻疹病毒感染后，约有0.1%的患者在病愈1周后出现迟发型超敏反应性疾病，导致脑脊髓炎，并可能带来永久性后遗症，致死率为15%。约百万分之一的患者在病愈后5～15年出现急性病毒感染的迟发并发症，即亚急性硬化性全脑炎（subacute sclerosing panencephalitis，SSPE），表现为进行性大脑衰退，病程通常持续1～2年，最终导致昏迷和死亡。

关于SSPE的发病机制目前还不完全清楚，但在患者的血液和脑脊液中可以检测到高效价的抗麻疹病毒抗体（IgG或IgM），脑组织中的神经元和神经胶质细胞内可见到包涵体，但难以分离出麻疹病毒。因此，认为患者脑组织中的麻疹病毒是缺陷病毒，主要是由于M基因的变异导致M蛋白合成或表达不足，从而使麻疹病毒无法正常组装和释放。通过将SSPE尸检的脑组织与易感的HeLa或Vero等细胞共培养，可以成功分离出完整的麻疹病毒。

（2）免疫性：麻疹感染后可获得持久而牢固的免疫力，包括体液免疫和细胞免疫。感染后机体产生的抗HA和抗HL抗体均具有中和病毒的作用，HL抗体还能阻止麻疹病毒在细胞间的扩散。细胞免疫有很强的保护作用，在麻疹恢复中起主导作用。细胞免疫正常但免疫球蛋白缺陷的麻疹患者也能痊愈并抵抗再感染，但细胞免疫缺陷的感染者会出现进行性麻疹脑炎，容易导致患者死亡。

3. 微生物学检查　根据典型的麻疹患者的临床症状即可做出诊断，仅轻症患者和不典型的感染者需要进行微生物学检查。由于病毒分离和鉴定比较复杂、费时，因而常用血清学诊断。

（1）病毒分离与鉴定：取患者发病早期咽漱液、咽拭子或血液标本，接种人羊膜等细胞，培养7～10天后可出现多核巨细胞、胞内和核内出现嗜酸性包涵体等典型病变；鉴定常用免疫荧光技术检测病变细胞中的麻疹病毒抗原。

（2）快速诊断：取患者前驱期或卡他期咽漱液标本，检测感染细胞中的病毒核酸；也可用免疫荧光方法检测麻疹病毒抗原。

（3）血清学诊断：取患者急性期和恢复期双份血清标本，检测血清中抗麻疹病毒抗体，如恢复期抗体效价增高4倍及以上即具诊断意义。也可用ELISA方法检测IgM抗体辅助早期诊断。

4. 防治原则　预防麻疹的主要措施是接种疫苗和隔离患者。对儿童接种麻疹减毒活疫苗或麻疹-腮腺炎-风疹三联疫苗（measles-mumps-rubella vaccine，MMR），可显著降低麻疹的发病率。如与麻疹患者有密切接触，紧急应用人丙种球蛋白进行被动免疫有一定预防效果。

（二）腮腺炎病毒

腮腺炎病毒（mumps virus）归属于副黏病毒科、腮腺炎病毒亚科（*Rubulavirinae*）、正腮腺炎病毒属（*Orthorubulavirus*），是流行性腮腺炎（epidemic parotitis）的病原体。病毒呈球形，直径100～200 nm，核衣壳呈螺旋对称，核酸为非分节段的单负链RNA，编码7种结构蛋白，包括核蛋白（NP）、磷蛋白（P）、基质蛋白（M）、融合蛋白（F）、血凝素 / 神经氨酸酶（HN）、小疏水蛋白（small hydrophobic protein，SH）和 RdRp（L）。腮腺炎病毒只有一个血清型，目前根据 SH 基因序列的差异可分为 A ～ H 11 个基因型。腮腺炎病毒可用鸡胚羊膜腔或猴肾细胞进行培养，病毒增殖后引起细胞融合和形成多核巨细胞等病变。

人是腮腺炎病毒的唯一宿主，主要通过飞沫传播。易感者主要为 5 ～ 14 岁儿童，潜伏期为 7 ～ 25 天。在发病前 1 周和后 1 周是病毒排放的高峰期，传染性很强。病毒进入人体后首先在鼻腔或呼吸道黏膜上皮细胞和局部淋巴结内增殖，随后进入血液引起病毒血症，并扩散至腮腺和其他器官，如睾丸、卵巢、肾、胰腺和中枢神经系统等。腮腺炎的主要临床表现是一侧或双侧腮腺肿大，伴有明显的疼痛和触痛，下颌下腺和舌下腺也可能受累。同时伴有发热、肌肉痛和乏力等症状。青春期的感染者容易出现睾丸炎、卵巢炎等并发症。感染腮腺炎病毒后可以获得持久的免疫力，婴儿通过母体获得被动免疫，因此 6 个月以下的婴儿很少患腮腺炎。

根据腮腺炎病例典型的临床表现，无需做微生物学检查即可做出诊断。对症状不典型的可疑患者应取唾液或脑脊液进行病毒分离培养或血清学诊断，也可用 RT-PCR 检测腮腺炎病毒核酸。对腮腺炎患者应及时隔离，疫苗接种是最有效的预防措施。目前腮腺炎疫苗主要为减毒活疫苗或 MMR，均有较好的免疫保护效果。目前尚无治疗腮腺炎的特效药物，中草药有一定治疗效果。

（三）副流感病毒

副流感病毒（parainfluenza virus，PIV）是副黏病毒科（*Paramyxoviridae*）、呼吸道病毒属（*Respirovirus*）的病毒，是引起婴幼儿严重呼吸道感染的主要病原体之一。病毒呈球形，直径为 125 ～ 250 nm，核衣壳呈螺旋对称，核酸为不分节段的单负链 RNA，主要编码融合蛋白（F）、血凝素 / 神经氨酸酶（HN）、基质蛋白（M）、核蛋白（N）、聚合酶复合物（P+C）、RNA 依赖的 RNA 聚合酶（L）。包膜上有 HN 和 F 两种刺突，HN 蛋白兼有 HA 和 NA 的作用，F 蛋白可使细胞融合并溶解红细胞。感染人类的主要型别是 PIV 1、3 型。

副流感病毒主要通过气溶胶或飞沫传播，也可通过接触传播。病毒侵入人体后仅局限于呼吸道上皮细胞增殖，一般不引起病毒血症。发生在鼻咽部位的感染可引起普通感冒的症状，发生在咽喉部和上呼吸道的感染引起小儿哮喘和细支气管炎；病毒也可向呼吸道深部扩散，导致肺炎和细支气管炎。

微生物学检查时取鼻咽部分泌物或脱落细胞标本进行核酸检测，或通过 ELISA、免疫荧光方法快速检测病毒抗原。目前尚无有效的预防疫苗和治疗药物。

（四）亨德拉病毒和尼帕病毒

亨德拉病毒（Hendra virus）和尼帕病毒（Nipah virus）属于副黏病毒科、正副黏病毒亚科（*Orthoparamyxovirinae*）、亨尼帕病毒属（*Henipavirus*），均为人兽共患病的病原体。

亨德拉病毒最初于 1994 年首次从澳大利亚亨德拉镇（Hendra）暴发的一种严重的、致人和马死亡的呼吸道感染疾病中分离发现。病毒体大小不均，直径为 38 ～ 600 nm，表面有长度为 15 nm 和 18 nm 的双绒毛纤突。亨德拉病毒的自然宿主是蝙蝠，果蝠是主要的中间宿主。亨德拉病毒主要通过接触传播，并有一定的地域性。感染后导致严重的呼吸困难，病死率较高。目前尚无有效的预防疫苗和治疗药物。

尼帕病毒是 1999 年首次从马来西亚尼帕镇（Nipah）脑炎患者的脑脊液中分离发现。形态具有多样性，大小为 120 ～ 500 nm。基因组为单股负链 RNA，含 6 种主要的结构蛋白（N、P、M、F、G 和 L）。尼帕病毒主要的中间宿主是果蝠，主要传染源是猪，被感染的猪可通过体液或气溶胶传播给人。主要导致尼帕病毒脑炎，潜伏期为 4 ～ 18 天，初期临床症状轻微，类似流感症状，病死率高。至少 80% 的患者为成人男性，目前尚无有效的防治方法。

四、肺病毒

（一）呼吸道合胞病毒

呼吸道合胞病毒（respiratory syncytial virus，RSV）曾归属于副黏病毒科，2016 年被重新分类为肺病毒科（Pneumoviridae）、正肺病毒属（Orthopneumovirus），是引起婴幼儿和儿童下呼吸道感染的主要病原体。

RSV 呈球形，直径为 120 ~ 200 nm，有包膜。核酸为不分节段的单负链 RNA。病毒基因组可编码 10 种蛋白质，包括 3 种包膜蛋白（F、G、SH）、2 种基质蛋白（M1、M2）、3 种核衣壳蛋白（N、P、L）和 2 种非结构蛋白（NS1、NS2）。目前分为 2 个血清型。病毒包膜上有 G 蛋白和 F 蛋白形成的刺突，但无 HA、NA 和 HL，不能凝集红细胞。RSV 可在 HeLa、Hep-2 等细胞中缓慢生长，约 10 天才出现 CPE，其特点是形成多核巨细胞和胞质内嗜酸性包涵体。

人呼吸道合胞病毒（human respiratory syncytial virus，hRSV）主要经飞沫传播，也可经接触污染的手或物品传播，传染性较强，是医院内感染的主要病原体之一。婴幼儿和儿童普遍易感，能引起婴幼儿（特别是 2 ~ 6 个月婴幼儿）严重的呼吸道疾病，如细支气管炎和肺炎。

hRSV 所致疾病与其他病毒和细菌感染所致的呼吸道疾病难以区别，需进行微生物学检查才能确诊。目前常用的方法是免疫荧光试验检查鼻咽部脱落细胞中的 hRSV 抗原，以及用 RT-PCR 方法检查病毒核酸进行快速辅助诊断。

目前唯一获得许可的抗病毒药物是利巴韦林（ribavirin）。目前已有多款疫苗和治疗性药物上市。

（二）人偏肺病毒

人偏肺病毒（human metapneumovirus，hMPV）归属于肺病毒科偏肺病毒属（Metapneumovirus），是偏肺病毒属中的第一个人类病毒，具有与副黏病毒相似的电镜形态和生物学特性。

hMPV 主要经呼吸道传播，儿童普遍易感。在低龄儿童、老年人、免疫功能不全的人群中发病率较高，并可引起致死性感染。hMPV 感染后的临床表现与呼吸道合胞病毒感染相似，但病情较缓和，病程略短。目前尚无有效的抗 hMPV 治疗药物和疫苗。

五、其他呼吸道病毒

（一）腺病毒

腺病毒归属于腺病毒科（Adenoviridae）。人腺病毒（human adenovirus，HAdV）为腺病毒科、哺乳动物腺病毒属（Mastadenovirus）成员，目前有七个种（Species A-G），种内有多个不同的血清型，已知有 51 个人类腺病毒血清型。

腺病毒呈球形，直径 60 ~ 90 nm，无包膜。核心为双链 DNA，核衣壳为典型的二十面体立体对称（图 13-6）。衣壳由 252 个壳粒组成，其中 240 个壳粒位于面上，为六邻体（hexon），含有组特异性的 α 抗原；12 个壳粒位于二十面体顶端，为五邻体（penton）。五邻体包括基底部分和一根纤突（fiber），基底部分有组特异性的 β 抗原和毒素样活性，与病毒所致的细胞病变有关。纤突长度为 9 ~ 33 nm，其末端膨大呈小球状。纤突蛋白含有型特异性的 γ 抗原，与腺病毒的吸附和凝集动物红细胞有关。

各型腺病毒均可在原代人胚肾细胞及传代细胞中增殖，引起典型的细胞病变。腺病毒对理化因素的抵抗力比较强，对酸和温度耐受范围较大，紫外线照射 30 分钟、56 ℃ 30 分钟可被灭活。

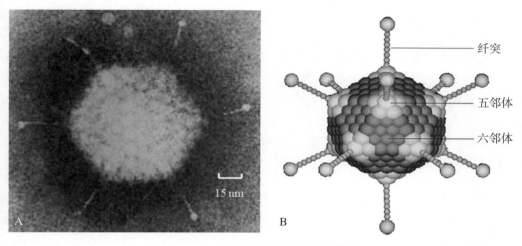

图 13-6　腺病毒电镜形态及其示意图
A. 透射电镜图；B. 完整的腺病毒颗粒三维模式图

腺病毒感染的传染源为患者或无症状携带者。主要途径有呼吸道传播、粪 - 口途径传播和密切接触传播。腺病毒也可通过手、污染的毛巾、眼科器械等传播，不充分消毒的游泳池水也可能引发腺病毒的暴发流行。腺病毒所致的疾病分为以下四大类：①呼吸道疾病：包括急性发热性咽炎、咽结膜热、急性呼吸道感染和肺炎等。其中咽结膜热常有暴发流行倾向，腺病毒所致肺炎占病毒性肺炎的 20% ～ 30%，多数发生在 6 个月到 2 岁的婴幼儿。②胃肠道疾病：主要指小儿胃肠炎与腹泻，占小儿病毒性胃肠炎的 5% ～ 15%。此外还可引起婴幼儿肠套叠。③眼部疾病：主要包括流行性角膜结膜炎（epidemic keratoconjunctivitis，EKC）和滤泡性结膜炎，前者传染性强，后者多为自限性疾病。④其他疾病：包括儿童急性出血性膀胱炎、女性宫颈炎和男性尿道炎等。

微生物学检查可采用病毒分离和鉴定方法，但耗时较长，达不到早期诊断的目的。可用 PCR 等方法检测腺病毒核酸，ELISA 和免疫荧光等方法检测腺病毒感染者血清中的特异性抗体。目前尚无特异疫苗预防。

（二）风疹病毒

风疹病毒（rubella virus，RV）属于风疹病毒科（*Matonaviridae*）、风疹病毒属（*Rubivirus*）。风疹病毒是风疹的病原体，除引起儿童和成人风疹外，还可引起胎儿的流产、死胎和先天性风疹综合征（congenital rubella syndrome，CRS），对胎儿的危害极大。风疹病毒直径 60 ～ 70 nm，核酸为单正链 RNA，核衣壳为二十面体立体对称，有包膜且表面有微小刺突。基因组全长 9.7 kb，含两个可读框（ORF）。5′ 端的 ORF1 编码非结构蛋白（NSP），3′ 端的 ORF2 编码分子量为 230 kD 的多聚蛋白前体，经酶切加工后形成 3 种结构蛋白，即衣壳蛋白（C）、包膜糖蛋白 E1 和 E2。E1 蛋白具有血凝素活性，可通过血凝抑制试验检测抗风疹病毒的特异性抗体。风疹病毒只有 1 个血清型，能在细胞中增殖，不耐热，56 ℃ 30 分钟可被失活，对脂溶剂和紫外线敏感。

人是风疹病毒唯一的自然宿主，儿童是主要的易感者。风疹病毒通过呼吸道传播，在呼吸道局部淋巴结增殖后经病毒血症播散至全身引起风疹，主要表现为发热、斑点状皮疹、伴耳后和枕骨下淋巴结的肿大等症状。成人感染风疹病毒后症状较重，除出现皮疹外，还有关节炎和关节疼痛、血小板减少、出疹后脑炎等，病后大多预后良好。风疹病毒感染最严重的危害是通过垂直传播引起胎儿先天性感染，特别是孕 20 周内的孕妇发生的感染，对胎儿的危害最大。风疹病毒感染胎儿后，可影响胎儿细胞的生长、有丝分裂和染色体结构，导致流产或死胎以及先天性风疹综合征（congenital rubella syndrome，CRS），即胎儿在出生后表现为先天性心脏病、先天性耳聋、白内障等畸形，以及黄疸性肝炎、肺炎、脑膜脑炎等疾患。人体感染风疹病毒后可获得持久免疫力。95% 以上正常人血清中含有抗风疹病毒的保护性抗体，孕妇血清中的抗体具有保护胎儿免受风疹病毒感染的作用。

风疹病毒感染的早期诊断很重要，尤其是对感染风疹病毒的孕妇，早期诊断可以减少胎儿畸形的发生。常用的检查方法有：①用 ELISA 等血清学方法检测孕妇抗风疹病毒特异性 IgM 抗体，阳性则可认为近期感染。②取胎儿羊水或绒毛膜检测风疹病毒抗原或核酸，可对风疹病毒感染做出早期诊断。③取胎儿羊水或绒毛膜进行风疹病毒分离培养和鉴定，但比较繁琐，不常使用。风疹减毒活疫苗接种是预防风疹的有效措施，目前使用的三联疫苗 MMR 可使 95% 的接种者获得高水平的保护性抗体，免疫力可维持 7 ~ 10 年以上甚至终生。

（三）鼻病毒和肠道病毒 D68

鼻病毒（rhinovirus）和肠道病毒 D68（enterovirus D68，EV-D68）均属于小 RNA 病毒科（*Picornaviridae*）、肠道病毒属（*Enterovirus*）。鼻病毒为肠道病毒属下的甲种鼻病毒（*Rhinovirus A*）、乙种鼻病毒（*Rhinovirus B*）和丙种鼻病毒（*Rhinovirus C*）成员，现已发现 169 个型（type）。EV-D68 曾属于人鼻病毒 87 型，现属于肠道病毒属丁种肠道病毒种（*Enterovirus D*）成员。

鼻病毒呈球形，直径 28 ~ 30 nm，无包膜。核酸为单正链 RNA，衣壳由 VP1 ~ VP4 蛋白组成，呈二十面立体对称排列。鼻病毒的受体是细胞表面的细胞间黏附分子 -1（intercellular cell adhesion molecule-1，ICAM-1），可在人胚肾细胞中增殖，最适温度为 33 ℃。鼻病毒对酸敏感，pH 3.0 时迅速失活，据此特征能与其他肠道病毒区别。鼻病毒是成人普通感冒常见的病原体，引起的普通感冒占 30% ~ 50%，也可引起婴幼儿和慢性呼吸道疾病患者的支气管炎和支气管肺炎。主要通过手接触传播，其次是飞沫传播。引起的疾病多为自限性疾病。由于鼻病毒型别多，感染后免疫保护作用短暂，因此再感染极为常见。目前尚无特异预防和治疗方法。

EV-D68 的形态结构、培养特性以及传播方式与鼻病毒相似。该病毒自 1962 年在美国加州发现，主要导致感冒样轻度上呼吸道感染。2014 年美国报道了 1 000 多例感染者，其中部分重症患儿出现肺炎和急性弛缓性脊髓炎等呼吸系统和神经系统症状。我国自 2006 年起不断有 EV-D68 散发病例报告。有研究表明，EV-D68 是继肠道病毒 A71（enterovirus A71，EV-A71）之后，又一导致严重呼吸系统和神经系统疾病的重要肠道病毒。目前尚无特异预防和治疗方法。

（四）呼肠病毒

呼肠病毒（reovirus）属于刺突呼肠病毒科（*Spinareoviridae*）、正呼肠病毒属（*Orthoreovirus*），与属于平滑呼肠病毒科（*Sedoreoviridae*）的轮状病毒共同归类于呼肠病毒目（*Reovirales*）。呼肠病毒呈球形，直径 60 ~ 80 nm，无包膜。核酸为双链 RNA，分 10 个片段，双层蛋白质衣壳为二十面立体对称。呼肠病毒有 3 个血清型，其中共有的抗原是补体结合抗原。呼肠病毒含有血凝素，能凝集人 O 型红细胞和牛红细胞。呼肠病毒在自然界中广泛存在，宿主范围广，大多数人在儿童时期已被感染，多呈隐性感染。显性感染包括轻度上呼吸道疾病、胃肠道疾病和神经系统疾病等。

（彭宜红）

第二节　消化道感染病毒

多种病毒可以通过胃肠道感染并传播，这些病毒在分类学上没有关联，统称为消化道感染病毒，主要有两大类：①肠道病毒（enterovirus，EV）：分类学属于小RNA病毒科肠道病毒属，如脊髓灰质炎病毒、柯萨奇病毒、埃可病毒和其他肠道病毒以及鼻病毒；②引起急性胃肠炎（acute gastroenteritis）的病毒：包括一些分类学上没有关联的病毒，如轮状病毒、杯状病毒、星状病毒和肠道腺病毒。

一、肠道病毒

案例 13-2

案例 13-2 解析

男，15岁。临近元旦出现低热、背部和腹部轻微疼痛、颈部僵硬等症状3天，随后出现左侧下肢无力，2天后到医院就诊，以类脊髓灰质炎住院治疗。自诉未接种过脊髓灰质炎疫苗，无出国旅行史。查体呼吸、脉搏、血压、体温正常，除左下肢外，上肢和右下肢感觉和运动正常，脑神经检查正常，头部CT和腰椎MRI也无异常发现，核酸检测鼻咽拭子和脑脊液标本，肠道病毒、呼吸道病毒、脑炎病毒均阴性。住院治疗期间下肢无力症状加重，不能站立。所在市疾病控制中心从患者采集粪便标本，RT-PCR检测到2型脊髓灰质炎病毒。病情稳定后以"脊髓灰质炎"诊断出院，继续康复治疗。

问题：

1. 患者感染的2型脊髓灰质炎病毒最有可能的来源是什么？
2. 如何通过病原学诊断技术明确病毒来源？
3. 国际社会和我国采取了什么措施防止此类疫情发生？

肠道病毒为无包膜球形病毒，直径约30 nm，核衣壳呈二十面体立体对称结构（图13-7），基因组为单正链RNA（+ssRNA），因形态微小，故归类为小RNA病毒科（*Picornaviridae*）肠道病毒属（*Enterovirus*）。

小RNA病毒科目前分68属，其中7属可引起人类疾病，包括肠道病毒属、副埃可病毒属（*Parechovirus*）、心病毒属（*Cardiovirus*）、肝病毒属（*Hepatovirus*）、嵴病毒属（*Kobuvirus*），以及新发现的*Cosavirus*、*Salivirus*两个属。

（一）肠道病毒的共同特性

1. 病毒种类　20世纪50年代，将陆续发现的肠道病毒根据致病特点划分为脊髓灰质炎病毒（poliovirus，PV）、柯萨奇病毒（Coxsackie virus，CV）、埃可病毒（ECHO virus，E）。此后不断发现新型肠道病毒，从1968年起新发现的肠道病毒不再归类上述病毒，而是以发现的顺序依次命名，如肠道病毒68型、69型、70型等。肠道病毒72型是甲型肝炎病毒（hepatitis A virus，HAV），现另列为小RNA病毒科肝病毒属。小RNA病毒科鼻病毒属因为病毒基因组序列和生物学性状与肠道病毒属相似，2008年将鼻病毒（rhinovirus，RV）并入肠道病毒属。

根据中和实验，目前肠道病毒共有175个血清型（serotype），包括鼻病毒100个血清型。

Note

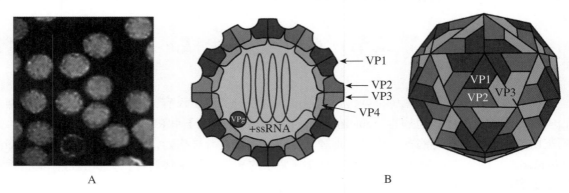

图 13-7 肠道病毒形态与结构模式图

A. 电镜下肠道病毒的形态（×450 000）；B. 脊髓灰质炎病毒结构示意图

肠道病毒可进一步划分为 15 种（species），包括 12 种肠道病毒（EV-A ~ EV-L）、3 种鼻病毒（RV-A ~ RV-C），对人致病的是 A、B、C、D 种肠道病毒（表 13-5）和 A、B、C 种鼻病毒。国际病毒命名委员会（ICTV）规定，68 型之前的病毒型别名称保持不变，如脊髓灰质炎病毒 1 型（poliovirus 1，PV1）、埃可病毒 1 型（E1），但从 68 型之后的型别要冠以病毒种，例如，肠道病毒 D68 型（enterovirus D68，EV-D68）、肠道病毒 B69 型（EV-B69）、肠道病毒 A71 型（EV-A71）。

表 13-5 感染人类的肠道病毒

种	病毒	病毒型别
A	A 组柯萨奇病毒	CVA2-8、10、12、14、16
	肠道病毒	EV-A71、76、89-92、114、119-121
B	A 组柯萨奇病毒	CVA9
	B 组柯萨奇病毒	CVB1-6
	埃可病毒	E1-7、9、11-21、24-27、29-33
	肠道病毒	EV-B69、73-75、77-88、93、97-98、100-101、106-107、110-113
C	脊髓灰质炎病毒	PV1-3
	A 组柯萨奇病毒	CVA1、11、13、17、19-22、24
	肠道病毒	EV-C95-96、99、102、104-105、109、113、116-118
D	肠道病毒	EV-D68、70、94、111、120

* 部分型别是灵长类动物病毒。鼻病毒未列出。

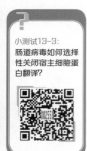

小测试13-3：
肠道病毒如何选择性关闭宿主细胞蛋白翻译？

2. 病毒基因组 肠道病毒的 +ssRNA 基因组大小为 6.9 ~ 7.4 kb，结构类似 mRNA，由 5′ 非编码区（5′UTR）、可读框（open reading fame，ORF，也称开放读码框）、3′ 非编码区（3′UTR）三部分组成（图 13-8）。5′UTR 较长，约为基因组的 10%，通过局部互补形成大量发卡结构。3′UTR 较短，末端具有 poly（A）序列。ORF 编码一个大前体蛋白（polyprotein），经病毒蛋白酶切割生成病毒的 4 个结构蛋白（VP1 ~ VP4）和 7 个非结构蛋白（2A^{pro}、2B、2C、3A、3B、3C^{pro}、3D^{pol}），其中 2A^{pro} 和 3C^{pro} 即为发挥自我切割作用的病毒蛋白酶。在病毒蛋白成熟过程中，还会产生 2BC、3AB、3CD 等中间产物，也有生物学活性。

将纯化的肠道病毒基因组 RNA 导入细胞，可直接指导蛋白翻译产生病毒蛋白，进而复制病毒基因组并产生子代病毒，故其基因组 RNA 具有感染性，是感染性核酸（infectious RNA）。

3. 病毒蛋白 肠道病毒衣壳由 VP1 ~ VP4 组成，其中 VP1 ~ VP3 位于衣壳外侧，VP4 在衣壳内侧。VP1 与病毒吸附宿主细胞有关，诱导的抗体具有中和保护作用。

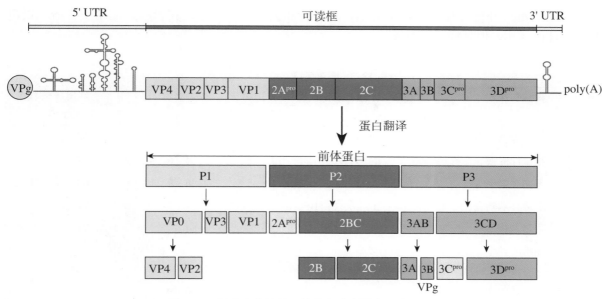

图 13-8　肠道病毒的基因结构与病毒蛋白生成过程

肠道病毒的非结构蛋白在其复制过程中发挥关键作用。3D^{pol} 是 RNA 依赖的 RNA 聚合酶（RdRp），催化子代病毒基因组 RNA 的转录。3B 又称为 VPg（viral genome-linked protein），可共价结合于病毒基因组 RNA 的 5′ 端，在病毒 RNA 转录复制时充当引物。2A^{pro}、3C^{pro} 均为半胱氨酸蛋白酶（cysteine protease），2A^{pro} 先将病毒前体蛋白切割为 P1（结构蛋白）和 P2-P3（功能蛋白）两部分，之后 3C^{pro} 进一步切割，形成成熟的病毒蛋白（图 13-8）。2A^{pro}、3C^{pro} 不仅切割病毒蛋白，也能切割宿主细胞的蛋白，例如，2A^{pro}、3C^{pro} 可破坏干扰素信号通路的多个关键分子，导致在肠道病毒感染的细胞中干扰素抗病毒机制不能启动，有利于病毒的感染。由于 3D^{pol}、2A^{pro} 和 3C^{pro} 在病毒复制过程中发挥关键调控作用，抑制这些酶即可有效抑制肠道病毒复制和感染，因而是抗肠道病毒药物的重要靶点。

4. 感染特点　肠道病毒感染细胞后，在细胞质内完成复制周期。首先病毒体与细胞膜表面特异性受体结合，触发病毒体构型改变，释放病毒 RNA 进入细胞质。病毒 RNA 在胞质中首先合成子代病毒蛋白，并合成子代病毒 RNA，装配和释放子代病毒，整个复制周期需 5 ～ 10 小时。

多数肠道病毒感染细胞后出现明显细胞病变。不同类型肠道病毒在致细胞病变以及对乳鼠或猴的致病性等方面各具特点（表 13-6）。

表 13-6　肠道病毒致细胞病变和对动物致病性的特点

致病性	脊髓灰质炎病毒	A 组柯萨奇病毒[*]	B 组柯萨奇病毒	埃可病毒	肠道病毒 D68 ～ A121[**]
致细胞病变	+	+/-	+	+	+
对乳鼠致病性	-	+	+		+/-
对猴致病性	+	+/-	-	-	-

[*] A 组柯萨奇病毒 7、9、16、24 型有致细胞病变作用，而 7 和 14 型对猴有致病性。

[**] EV-A71 对乳鼠有致病性。

5. 致病性　多数肠道病毒通过粪 - 口途径传播，引起肠道外的重要器官感染，包括中枢神经系统、心肌、胰腺、骨骼肌等，引起脊髓灰质炎、脑炎和无菌性脑膜炎、心肌炎、心周炎和手足口病等（表 13-7）。有些肠道病毒也可通过呼吸道传播，EV-D68 主要引起呼吸道感染。90% 以上的肠道病毒感染为隐性感染，少数出现临床症状，健康病毒携带者不多见。

肠道病毒对环境理化因素抵抗力强，对乙醚和去污剂不敏感，在胃肠道能耐受胃酸、蛋白酶、胆汁的作用，但鼻病毒不耐酸。

表 13-7　肠道病毒感染相关疾病

组织与器官	疾病与症状	脊髓灰质炎病毒	A 组柯萨奇病毒	B 组柯萨奇病毒	埃可病毒	肠道病毒 D68-A121 型
神经系统疾病	无菌性脑膜炎	1～3	多型	1～6	多型	68、71
	弛缓性麻痹	1～3	7、9	2～5	2、4、6、9、11、30	68、70、71
	无菌性脑炎		2、5～7、9	1～5	2、6、9、19	68、70、71
皮肤与黏膜	疱疹性咽峡炎		2～6、8、10			71
	手足口病		5、10、16	1		71
	皮疹		多型	5	2、4、6、9、11、16、18	
心脏与肌肉	流行性胸痛			1～5	1、6、9	
	心肌炎与心包炎			1～5	1、6、9、19	
眼部	急性出血性结膜炎		24			70
呼吸道	感冒		21、24	1、3～5	4、9、11、20、25	68
	肺炎		9、16	4、5		68
	肺水肿					71
消化道	腹泻		18、20～22、24		多型	
	肝炎		4、9	5	4、9	
其他	病毒感染后疲劳综合征	1～3		1～6		
	新生儿全身感染			1～5	11	
	糖尿病			3、4		

（二）脊髓灰质炎病毒

脊髓灰质炎（poliomyelitis）是因脊髓前角运动神经元受损而导致的肢体松弛性麻痹，多见于儿童，又称为小儿麻痹症（infantile paralysis）。脊髓灰质炎是人类历史记录最早的病毒病，公元前 1500—前 1300 年，古埃及石碑浮雕记录了单腿萎缩的祭司，是典型的脊髓灰质炎患者。1840 年，德国 Jacob von Heine 医生首次描述该病，推测与脊髓受损有关。1909 年，奥地利 Karl Landsteiner 和 Erwin Popper 医生明确脊髓灰质炎病毒（poliovirus，PV）是其病原体。1971 年，脊髓灰质炎病毒被归类为小 RNA 病毒科肠道病毒属，2008 年将其归类为丙种肠道病毒（EV-C）。

1. 生物学性状　脊髓灰质炎病毒直径 28 nm，具有典型的肠道病毒形态和结构。根据中和试验分为 3 个血清型，各型间无交叉免疫反应，85% 脊髓灰质炎病例由 1 型引起。

病毒对环境因素有较强抵抗力。在污水和粪便中可存活数月。在胃肠道能耐受胃酸、蛋白酶和胆汁的作用。在 pH 3.0～9.0 时稳定，对热、去污剂均有一定抗性，室温可存活数日，但 50 ℃可迅速灭活病毒。1 mol/L $MgCl_2$ 或其他二价阳离子能显著提高病毒对热的抵抗力。

2. 致病性与免疫性　脊髓灰质炎病毒主要经粪 - 口途径传播，患者和无症状携带者是传染源。脊髓灰质炎病毒的细胞受体是细胞黏附分子 CD155，属免疫球蛋白超家族，表达于脊髓前角细胞、背根神经节细胞、运动神经元、骨骼肌细胞和淋巴细胞等，是脊髓灰质炎病毒的靶细胞。

病毒首先在口咽、消化道局部黏膜和扁桃体、咽壁淋巴组织以及肠道集合淋巴结中增殖，经由病毒血症传播至全身，绝大多数是隐性感染，仅在 1% ~ 2% 感染者中，经过 1 ~ 2 周潜伏期，病毒突破血脑屏障侵犯到中枢神经系统，引起类脊髓灰质炎、无菌性脑膜炎，其中约 0.1% 感染者发展为脊髓灰质炎，表现为肢体弛缓性麻痹（flaccid paralysis），以下肢多见，极少数患者可因延髓麻痹而导致死亡。

脊髓灰质炎病毒刺激机体可产生保护性抗体，包括咽喉和肠道黏膜表面的 sIgA 抗体和血清中和抗体，对同型病毒有持久的免疫力，可阻止病毒自肠道感染和经血液播散。IgG 类抗体可通过胎盘，对 6 个月以内婴儿具有保护作用。

脊髓灰质炎可通过疫苗接种有效预防。通过国家规划免疫，目前已罕见野毒株感染病例。WHO 于 2015 年、2019 年宣布脊髓灰质炎病毒 2 型、3 型野病毒消灭，目前只有 1 型野病毒尚在传播，主要分布在南亚和非洲南部的少数国家。

3．微生物学检查法　通过基因检测、病毒分离和抗体检测诊断脊髓灰质炎病毒感染。①核酸检测：提取粪便或脑脊液样本中的 RNA，用 RT-PCR 可特异、敏感地快速检测 PV 基因组。必要时应将扩增片段进行核酸测序，以鉴别是野毒株还是疫苗株。②病毒分离培养：粪便标本加抗生素处理后，接种原代猴肾或人胚肾细胞，置于 37 ℃培养 7 ~ 10 天，若出现细胞病变，用中和试验进一步鉴定病毒型别。③抗体检测：用发病早期和恢复期双份血清进行中和试验，若血清中和抗体滴度有 4 倍或以上增高，则有诊断意义。可检测其 IgM 抗体进行快速诊断。

4．防治原则　脊髓灰质炎疫苗包括灭活疫苗（inactivated polio vaccine，IPV）或 Salk 疫苗、减毒活疫苗（live oral polio vaccine，OPV）或 Sabin 疫苗。IPV 和 OPV 有三价疫苗，免疫后可获得针对 3 个型别脊髓灰质炎病毒的特异性保护抗体。

口服 OPV 类似自然感染，可刺激机体产生 sIgA，免疫效果好，但有毒力变异的危险，引起疫苗相关麻痹型脊髓灰质炎（vaccine associated paralytic poliomyelitis，VAPP）。由减毒活疫苗相关脊髓灰质炎病毒（vaccine-associated poliovirus，VAPV）、疫苗衍生脊髓灰质炎病毒（vaccine-derived poliovirus，VDPV）所致的病例每年均有一定数量报道，为此，部分发达国家已经停用减毒活疫苗，只用灭活疫苗。我国自 2020 年起，脊髓灰质炎疫苗免疫策略改为 2 剂 IPV 加 2 剂二价 OPV。

在脊髓灰质炎流行期间，对与患者有过密切接触的易感者可进行人工被动免疫，即给予丙种球蛋白注射紧急预防。

（三）柯萨奇病毒和埃可病毒

柯萨奇病毒、埃可病毒具有典型的肠道病毒形态结构、基因组和理化性状，但感染的临床表现各有特点。

1．分型　柯萨奇病毒是从美国纽约州柯萨奇镇（Coxsackie）一位脊髓灰质炎样患儿标本中分离得到的，故得名。根据致病性特点，柯萨奇病毒分为两组。A 组柯萨奇病毒（Coxsackie virus A，CVA）感染乳鼠，引起广泛性骨骼肌炎，导致弛缓性麻痹。CVA 有 21 个血清型，其中 2 ~ 8、10、12、14、16 型属于 A 种肠道病毒（EV-A），9 型属于 B 种肠道病毒（EV-B），其他血清型则属于 C 种肠道病毒（EV-C）。B 组柯萨奇病毒（Coxsackie virus B，CVB）有 6 个血清型，均归类为 B 种肠道病毒种（EV-B）。B 组柯萨奇病毒感染乳鼠引起局灶性肌炎，导致痉挛性麻痹（spastic paralysis），并常伴有心肌炎、脑炎和棕色脂肪坏死等。

埃可病毒（ECHO virus）是由人肠道致细胞病变孤儿病毒（enteric cytopathogenic human orphan virus）的英文首字母组合而来，有 28 个血清型，均归类为 B 种肠道病毒。

2．致病性与免疫性　柯萨奇病毒和埃可病毒主要通过粪 - 口途径传播，也可以通过呼吸道或眼部黏膜感染，患者与无症状携带者是传染源。可引起中枢神经系统、心、肺、胰、皮肤和黏膜等组织的感染（表 13-7）。

（1）无菌性脑膜炎（aseptic meningitis）：A 组柯萨奇病毒、B 组柯萨奇病毒和埃可病毒均能引起无菌性脑膜炎，临床早期症状为发热、头痛、全身不适、呕吐、腹痛和轻度麻痹，1～2 天后出现颈强直、脑膜刺激症状等。

（2）疱疹性咽峡炎（herpangina）：临床表现为软腭和悬雍垂周围的水疱性溃疡损伤，由 A 组柯萨奇病毒 2～6、8、10 型引起。

（3）病毒性心肌炎与扩张型心肌病：B 组柯萨奇病毒是病毒性心肌炎（viral myocarditis）的主要病因，常导致扩张型心肌病（dilated cardiomyopathy）。临床研究显示，在心肌炎和扩张型心肌病的心肌组织中，常能检测到 B 组柯萨奇病毒 RNA。B 组柯萨奇病毒感染小鼠可引起心肌炎。B 组柯萨奇病毒 $2A^{pro}$ 可破坏肌养蛋白（dystrophin），表达 $2A^{pro}$ 的转基因小鼠会发展为扩张型心肌病。肌养蛋白是细胞骨架成分，家族性扩张型心肌病（familial dilated cardiomyopathy）的病因即肌养蛋白缺陷。临床调查发现，B 组柯萨奇病毒引起的儿童和成人原发性心肌病，约占心脏病的 5%。此外，A 组柯萨奇病毒、埃可病毒也可引起心肌感染。

（4）手足口病（hand-foot-mouth disease，HFMD）：手足口病多见于 6 个月至 5 岁的婴幼儿，主要表现是发热，1～2 天后手、足、臀部皮肤出现皮疹，伴有口腔黏膜溃疡，发病突然。少数患者可并发无菌性脑膜炎、脑干脑炎、急性弛缓性麻痹、心肌炎等，病后可出现一过性或终生后遗症。重症患者病情进展快，可因心肺衰竭及急性呼吸道水肿而死亡。流行病学调查显示，超过 20 型肠道病毒可引起手足口病，以 EV-A71、CVA16、CVA10、CVA6 等型别最常见。手足口病在东南亚报道较多，1981 年我国首次报道该病，2007 年出现局部暴发疫情，流行病学调查显示全国大部分省市都有流行，2008 年我国将手足口病列为丙类传染病。

（5）婴儿全身感染性疾病：是严重的多器官感染性疾病，包括心脏、肝和脑。由 B 组柯萨奇病毒和埃可病毒某些型别引起，病毒经胎盘或接触传播引起，感染的婴儿表现为嗜睡、吮乳困难和呕吐等症状，进一步发展为心肌炎或心包炎，甚至死亡。

此外，柯萨奇病毒、埃可病毒还可引起呼吸道感染、胃肠道疾病、胸肌痛等疾病。B 组柯萨奇病毒可感染胰腺，可能与 1 型糖尿病的发生有关。

柯萨奇病毒和埃可病毒感染可以刺激机体产生特异性抗体，对同型病毒具有持久免疫保护作用。

3. 微生物学检查法与预防原则　由于柯萨奇病毒和埃可病毒型别多，临床表现多样，需要通过微生物学检查确定病因。通常采集咽拭子、粪便和脑脊液等标本，通过接种猴肾细胞或乳鼠分离病毒，再用病毒特异血清进行中和试验，鉴定病毒型别，根据乳鼠病理学损伤特点和免疫学分析也可鉴定病毒种类。用 ELISA 法检测病毒抗体，或 RT-PCR 法检测病毒基因组 RNA，可辅助诊断病毒感染。目前尚无特异性治疗药物和预防疫苗。

（四）肠道病毒 A71

肠道病毒 A71（EV-A71）于 1969 年首次在美国加利福尼亚的病毒性脑炎病儿中分离发现。EV-A71 是手足口病的主要病原之一，其中重症病例主要是由 EV-A71 感染引起。

1. 生物学性状　EV-A71 具有典型的肠道病毒形态和基因组结构。根据衣壳蛋白 VP1 编码序列，EV-A71 可分为 3 个基因型（A、B、C），型间序列差异不低于 15%。A 型仅有 BrCr 株，是 EV-A71 的模式株（prototype），流行于美国。B 型包括 B1～B5 亚型，C 型包括 C1～C5 亚型，在全球广泛传播，C4 亚型是我国的主要流行型别。

EV-A71 抵抗力较强，能够耐受胃酸、胆汁，在室温下可存活数天。能抵抗有机溶剂（例如乙醚和氯仿），还能抵抗 70% 乙醇和 5% 甲酚皂溶液等常见的消毒剂，但是对 56 ℃以上高温、氯化消毒、甲醛和紫外线的抵抗能力较差。

2. **致病性与免疫性**　EV-A71 经粪 - 口途径、呼吸道飞沫或直接接触传播，患者和无症状携带者是传染源，隐性感染常见。病毒侵入后在淋巴组织中增殖入血形成第一次病毒血症，可在靶器官和组织繁殖，再次入血导致第二次病毒血症，引起严重病变。EV-A71 主要引起手足口病、疱疹性咽峡炎、无菌性脑炎、脑膜炎以及类脊髓灰质炎等多种疾病。手足口病重症和死亡病例多由 EV-A71 引起，其他肠道病毒如 CVA16 引起的手足口病通常症状较轻。EV-A71 对脊髓前角运动神经元有嗜组织性，是类脊髓灰质炎最常见的病因。

T13-4u

EV-A71 入侵细胞的
受体

EV-A71 感染后可诱导产生中和抗体，小于 6 个月的婴儿因携带有从母亲体内获得的 IgG 抗体，对 EV-A71 的感染具有一定的免疫力。

3. **微生物学检查法**　病原学检查法包括：①核酸检测：RT-PCR 检测病毒基因能快速诊断；②抗体检测：采集发病早期和恢复期双份血清，用活病毒进行中和试验，若抗体有 4 倍或以上增长则有诊断意义，检测 IgM 抗体可快速诊断；③病毒分离：采集患者粪便或疱疹液标本，用易感细胞分离鉴定病毒，常用于病原学调查。

4. **防治原则**　我国的 EV-A71 灭活疫苗已经上市并广泛应用，目前引起手足口病的病原主要是 CVA，而 EV-A71 感染率逐渐降低。尚无特异抗 EV-A71 药物。

（五）其他肠道病毒

肠道病毒 D68-A121 也可引起多种人类疾病（表 13-7），如手足口病、急性出血性结膜炎、肺炎和脑炎等。

肠道病毒 D68（EV-D68）是从呼吸道感染的儿童分离获得。EV-D68 可通过呼吸道传播，引起毛细支气管炎和肺炎等。肠道病毒 B69（EV-B69）在健康儿童的直肠标本分离获得，其致病性尚不清楚。

肠道病毒 D70（EV-D70）是急性出血性结膜炎（acute hemorrhagic conjunctivitis）的主要病原体。急性出血性结膜炎俗称"红眼病"，临床表现以点状或片状的突发性结膜下出血为特征，潜伏期为 1 ～ 2 天，临床病程 1 ～ 2 周。EV-D70 主要通过接触传播，可直接感染眼结膜，传染性强，成人感染多见。EV-D70 不感染肠道黏膜细胞，病毒复制的最适温度是 33 ～ 35 ℃，在疾病早期易从结膜中分离获得。治疗以对症处理为主，外用干扰素滴眼液有良好效果。

▍二、急性胃肠炎病毒

◐ 案例 13-3

女，1 岁。国庆节后出现低热、呕吐、腹泻症状 1 天，到医院就诊。入院后查体发现呼吸、脉搏、血压正常，体温 37.9 ℃，嘴唇干燥，眼窝略陷，腹部听诊肠鸣音活跃。粪便呈蛋花汤水样便，一天多次，便中无红细胞和白细胞。

问题：

1. 引起急性胃肠炎的病原有哪些？该病儿最有可能是哪种病原感染？

2. 如何进行病原学诊断？

T13-8u

案例 13-3 解析

急性胃肠炎病毒包括轮状病毒、杯状病毒、星状病毒和肠道腺病毒（表 13-8），是引起以腹泻、呕吐为主要症状的病毒性胃肠炎的病原。

Note

表 13-8　急性胃肠炎病毒的种类与疾病

科	病毒	种或型	基因组	所致致病
平滑呼肠病毒科	轮状病毒	A 种	双链 RNA，分节段	婴幼儿腹泻
		B 种		成人腹泻
		C 种		散发性儿童腹泻
杯状病毒科	诺如病毒		单正链 RNA	群体腹泻
星状病毒科	星形病毒		单正链 RNA	散发性婴幼儿和儿童腹泻
腺病毒科	腺病毒	40、41 型	双链 DNA	流行性婴幼儿严重腹泻

（一）轮状病毒

1973 年，Ruth Bishop 等从澳大利亚墨尔本一名急性腹泻儿童的十二指肠黏膜组织超薄切片中，观察到形如车轮状的病毒颗粒，称为轮状病毒（rotavirus，RV）。流行病学调查显示，轮状病毒是儿童腹泻的主要病原，每年全球约有 1.14 亿婴幼儿发生轮状病毒感染，29% ～ 45% 住院治疗的腹泻婴幼儿是轮状病毒感染，每年死于轮状病毒感染的儿童达 50 万。1983 年，我国学者发现感染成人并导致腹泻的轮状病毒，称为成人腹泻轮状病毒（adult diarrhea rotavirus）。

1. 生物学性状　轮状病毒呈球形，直径为 70 nm，无包膜，电镜下呈车轮状（图 13-9），病毒基因组由 11 个双链 RNA 片段组成，在聚丙烯酰胺凝胶电泳（PAGE）中，病毒基因组 RNA 片段的迁移率不同，根据形成的特征性的电泳图形可对轮状病毒初步分组。轮状病毒过去归类为呼肠病毒科，2022 年轮状病毒重新分类，现为平滑呼肠病毒科（*Sedoreoviridae*）轮状病毒属（*Rotavirus*）。

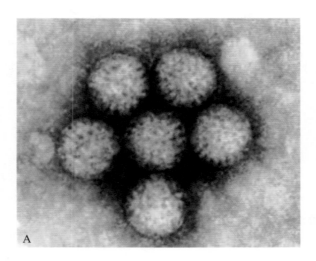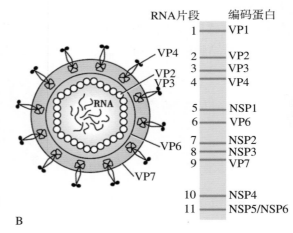

图 13-9　轮状病毒形态与结构
A．免疫电镜下轮状病毒的形态；B．病毒结构及其 RNA 片段与编码蛋白

轮状病毒有 6 个结构蛋白和 5 个非结构蛋白。结构蛋白 VP1 ～ VP4、VP6、VP7 构成病毒体的三层衣壳结构。非结构蛋白 NSP1 ～ NSP5 分别由病毒基因组的片段 5、7、8、10、11 编码，其中 NSP1、NSP2 是 RNA 结合蛋白质，NSP3 参与阻断细胞蛋白质合成，NSP4 是病毒性肠毒素，可引起腹泻症状，NSP5 调控病毒的复制与装配。

框 13-5　轮状病毒的衣壳结构

轮状病毒的三层衣壳结构依次为：

1. 核心层（core layer）　由 VP1、VP2、VP3 和病毒基因组组成。VP1 为 RNA 依赖的 RNA 聚合酶（RdRp）。VP3 为鸟苷酸转移酶。VP2 是核心层结构的主要蛋白，VP1 和 VP3 均附着于 VP2 上。

2. 内衣壳（inner capsid）或中间层（intermediate layer）　由 260 个 VP6 三聚体构成，是病毒分组的特异性抗原。

3. 外衣壳（outer capsid）　由 260 个 VP7 三聚体和 60 个刺突状的 VP4 二聚体构成。VP4 是位于病毒表面的刺突，决定轮状病毒的血清型与感染性，VP4 经蛋白酶切割成 VP5* 和 VP8* 后病毒的感染性显著增强。VP7 为病毒外衣壳蛋白，与宿主细胞结合并介导病毒进入细胞。VP4 和 VP7 作为中和抗原，可诱导中和抗体和辅助鉴定病毒血清型。

根据 VP6 抗原性、保守基因片段序列（如片段 1、6）以及宿主种属，轮状病毒分为 9 个种（A ~ D、F ~ J），引起人类疾病的是 A、B 和 C 种。根据外衣壳 VP4、VP7 的抗原性，病毒再分血清型，A 种 5 个血清型（G1 ~ G4、G9）是主要致病型别。由于轮状病毒基因组是分节段的双股 RNA，在装配过程中可能发生不同毒株的基因重配，从而出现新型或亚型。但是，不同种间基因片段一般不发生重配，因此每个种的基因相对稳定。

轮状病毒可感染 MA-104 细胞（非洲绿猴肾），培养时需用胰蛋白酶处理，使 VP4 蛋白裂解成 VP5 和 VP8，促进病毒感染。轮状病毒借助细胞内吞（endocytosis）方式进入细胞，被溶酶体酶处理脱衣壳。生物合成过程中发生于细胞质中，常在核周形成由大量病毒蛋白组成的病毒质（viroplasm），可能是病毒复制与装配的场所。轮状病毒以裂解细胞方式释放。

2. 致病性与免疫性　主要通过粪 - 口途径传播，患者和无症状携带者是传染源。经过 1 ~ 2 天潜伏期后出现急性胃肠炎，症状包括水样便、呕吐、脱水、发热等，持续 3 ~ 8 天，免疫健全患者通常为自限性感染，而免疫缺陷儿童可发生严重腹泻、脱水或转为慢性腹泻。致死病例的发生主要是由于严重脱水与电解质紊乱所致。50% 的感染者无症状，表现为隐性感染。

轮状病毒引起腹泻的机制是：①破坏小肠绒毛顶端的细胞，干扰细胞的转运机制与绒毛结构，造成小肠吸收障碍；②肠毒素的作用，病毒 NSP4 蛋白具有肠毒素活性，可直接激活细胞内信号通路，诱导小肠细胞过度分泌。

轮状病毒感染以秋冬寒冷季节多见，又称"秋季腹泻"，但在热带地区的季节性不明显。A 种轮状病毒感染最常见，世界范围流行，主要引起婴幼儿腹泻，是发展中国家婴幼儿死亡的重要原因之一。B 种轮状病毒引起成人腹泻，以 15 ~ 45 岁青壮年为主，多为自限性感染，病死率低，仅见于我国和东南亚。C 种轮状病毒感染少见，多散发，偶见暴发流行。

轮状病毒感染后可获持久免疫力，主要由型特异抗体和肠道局部 sIgA 发挥保护性作用，但不同型别无交叉保护，仍可再次感染。

3. 微生物学检查法与防治原则　轮状病毒感染的检查方法包括：①核酸检测：采集腹泻样本，RT-PCR 检测轮状病毒核酸。也可提取腹泻粪便中的 RNA，PAGE 电泳可见轮状病毒基因组 dsRNA 片段，根据片段的迁移模式可区分轮状病毒的组别。②免疫电镜和抗原检测：在腹泻样本中加入轮状病毒抗血清，通过抗原 - 抗体凝集作用富集病毒，可提高免疫电镜的检出率。ELISA 和乳胶凝集试验可快速检测腹泻标本中的病毒抗原，是临床诊断的常用方法。③病毒分离：轮状病毒培养方法相对复杂，常用 MA104、Caco-2 等细胞系，通过旋转细胞管，并加入胰酶，由于不产生细胞病变，需要用其他方法检测培养物中的病毒。

目前尚无特异性治疗手段，以对症治疗为主，给予口服脱水补充液或输液治疗，防止脱水和酸中毒。国外有单价、五价减毒活疫苗用于预防轮状病毒感染。

（二）诺如病毒

诺如病毒属于杯状病毒科（*Caliciviridae*），大小 27 ～ 40 nm，球形，无包膜，基因组为 +ssRNA，衣壳表面有凹槽，形似杯状，故得名。Calicivirus（杯状病毒）的词源是拉丁语 calyx，意即杯子。杯状病毒科根据基因组特征分为 11 个属，只有诺如病毒属（*Norovirus*）和札如病毒属（*Sapovirus*）可以感染人和黑猩猩，其余属只感染动物。

诺如病毒（norovirus，NoV）发现于 1968 年美国俄亥俄州诺瓦克镇（Norwalk），当地一所小学暴发急性胃肠炎，电镜下观察到一种小圆结构病毒（small round structured virus），曾称为诺瓦克病毒（Norwalk virus），后命名为杯状病毒。诺如病毒和轮状病毒是最常见的人类腹泻病毒。

札如病毒（sapovirus，SV）于 1977 年在日本札幌（Sapporo）某托儿所腹泻儿童中发现，曾称为札幌病毒或沙坡病毒，主要引起 5 岁以下儿童腹泻，发病率较低，临床症状类似轮状病毒感染，不需要住院治疗。

1. 生物学性状　诺如病毒的衣壳呈二十面体立体对称，无包膜，电镜可见表面有 32 个特征性杯状凹陷。病毒基因组为 +ssRNA，长约 7.5 kb，两端各有一个小非编码区，中间为 3 个可读框（ORF）。ORF1 编码一个前体蛋白，经病毒蛋白酶的反式切割，形成病毒的非结构蛋白，如 RNA 聚合酶。ORF2 编码结构蛋白 VP1，构成病毒衣壳。ORF3 最小，编码的蛋白功能未知。

诺如病毒属下仅有 1 个种。根据 VP1 编码序列的差异，诺如病毒分为 10 个基因群（genogroup），用 G 加罗马数字表示（G Ⅰ ～ G Ⅹ），同群毒株的序列差异小于 45%。基因群下再分基因型（genotype），G Ⅰ 有 9 型，G Ⅱ 有 27 型，同型毒株的序列差异小于 15%。G Ⅰ、G Ⅱ 两群可感染人类，其中 G Ⅱ 群 4 型（G Ⅱ 4）是感染人类的主要型别。

诺如病毒的黏附受体是表达于消化道黏膜上皮细胞的组织相容性血型抗原 HBGA（histocompatibility blood group antigen）。病毒在细胞质中完成复制过程。但是，目前尚未在细胞系中成功培养诺如病毒。

2. 致病性与免疫性　诺如病毒主要经粪 - 口途径传播，也可经飞沫传播。诺如病毒传染性极强，是发达和发展中国家流行性胃肠炎的主要病因。一般在家庭、社区、医院和学校范围内暴发流行，与饮用水或游泳池水污染、食用未烹制或未煮熟的食品（如海鲜、冷饮、凉菜等）有关。诺如病毒常污染贝类和牡蛎等海产品，是旅行者腹泻的常见病因之一。

诺如病毒进入体内后引起空肠黏膜绒毛上皮细胞肿胀和萎缩，导致脂肪和糖类的吸收障碍。临床症状主要是呕吐和水样腹泻，有时伴有恶心、腹痛、寒战、发热等。潜伏期为 1 ～ 2 天，感染表现为自限性，症状通常持续 1 ～ 3 天，但在婴幼儿和老年患者症状可持续 4 ～ 6 天，严重者可能因为脱水或吸入呕吐物等导致死亡。

诺如病毒可感染各年龄段。诺如病毒抗体可经胎盘传至胎儿，超过 90% 的新生儿血清携带诺如病毒抗体，6 个月后血清抗体滴度逐渐下降，之后诺如病毒感染率逐渐升高。2 岁以内儿童的胃肠炎最常见的病因是轮状病毒感染，其次是诺如病毒感染；而大于 5 岁人群的病毒性胃肠炎最常见的病因则是诺如病毒感染。50% ～ 98% 的成年人抗诺如病毒抗体阳性，说明诺如病毒在人群中普遍感染。

3. 微生物学检查法与防治原则　RT-PCR 可快速、敏感和特异地检测病毒核酸，是检测诺如病毒感染的主要方法，常用于粪便、食品和环境样品的检测。放射免疫法、ELISA 也常用于检测粪便、血清等样品中的病毒抗原和抗体。

诺如病毒对氯化物消毒剂有强抵抗力，乙醇和季铵盐不能有效灭活诺如病毒核酸。经常用肥皂洗手、彻底清洗水果蔬菜和煮制食品可有效减少诺如病毒的传播。如果有患者呕吐或腹泻，应立即用医用消毒剂或 5.25% 的家用漂白粉消毒污染物体表面，污染衣物可用去污剂清洗。

目前尚无疫苗。由于症状轻且呈自限性，一般无需住院治疗，患者可通过口服补液或静脉输液防止脱水和酸中毒。

（三）星状病毒

星状病毒（astrovirus，AstV）于 1975 年在婴儿腹泻粪便中通过电镜首次发现，1981 年利用原代细胞成功分离该病毒。目前，星状病毒科（*Astroviridae*）有两个属，即哺乳动物星状病毒属（*Mamastrovirus*）和禽星状病毒属（*Avastrovirus*），主要引起哺乳动物和鸟类腹泻，人类星状病毒（human astrovirus，HAstV）属于哺乳动物星状病毒属。

星状病毒直径 28 ~ 30 nm，二十面体球形颗粒，无包膜。在电镜下呈特征性的星状结构，具有光滑和略微内凹的外壳和 5 ~ 6 个星状结构突起，故得名。基因组为 +ssRNA，长 6.2 ~ 7.7 kb，两端为非编码区，中间有 3 个略有重叠的可读框（ORF1a、ORF1b、ORF2），编码 3 个结构蛋白（VP25、VP27 和 VP35）和 4 个非结构蛋白（p20、p20、p26 和 p57）。HAstV 有 8 个血清型。

HAstV 主要引起儿童和老年人腹泻，是儿童腹泻的最常见病毒之一。病毒借助食物和饮水，通过人与人之间的密切接触传播，潜伏期为 24 ~ 36 小时，临床表现为持续性呕吐、腹泻、发热和腹痛，病程 1 ~ 4 天，呈自限性，无需住院治疗。其感染遍布世界，全年散发。由于 HAstV 主要感染儿童和老人，推测成人对其有抵抗力。

用电镜结合酶免疫实验直接检查粪便标本中的病毒，可以辅助诊断 HAstV 感染。尚无有效的治疗药物与预防疫苗。

（四）肠道腺病毒

肠道腺病毒（enteric adenovirus）是指主要引起急性胃肠炎的腺病毒 40 和 41 型，以区别于主要引起呼吸道感染性疾病的腺病毒。肠道腺病毒具有腺病毒的典型形态与结构，对理化因素有较强抵抗力，在体外可以长期存活。

P13-4u

消化道感染病毒知识结构图

肠道腺病毒主要经粪 - 口途径传播，引起散发或流行性急性胃肠炎，以儿童感染多见，表现为腹泻、呕吐等临床表现。通过检查病毒抗原、核酸以及病毒分离和血清学检查可以辅助诊断肠道腺病毒感染。目前尚无有效的预防疫苗和治疗药物，主要采取对症治疗。

（钟照华）

第三节 肝炎病毒

案例 13-4

男，43 岁。反复食欲减退、乏力、肝功能异常 3 年。半个月前无明显诱因症状加重，出现皮肤巩膜黄染，腹胀明显，极度乏力。查体：皮肤、巩膜深度黄染，注射部位有瘀斑，腹膨隆，肝脾未扪及，腹水征阳性。凝血酶原活动度 28%，HBsAg 阳性，抗 -HBe 阳性，抗 -HBc 阳性，HBV-DNA 阴性，抗 -HD（IgM 和 IgG）阳性。

T13-7a

案例 13-4 解析

问题：

1. 导致本病症状加重的最主要原因可能是什么？
2. 针对相关疾病，有哪些预防和治疗原则？

Note

肝炎病毒（hepatitis virus）是指以侵害肝为主并引起病毒性肝炎的一组不同种属的病毒。目前公认的人类肝炎病毒有甲型肝炎病毒（hepatitis A virus，HAV）、乙型肝炎病毒（hepatitis B virus，HBV）、丙型肝炎病毒（hepatitis C virus，HCV）、丁型肝炎病毒（hepatitis D virus，HDV）和戊型肝炎病毒（hepatitis E virus，HEV），在分类学上各归属于不同的病毒科和属，其理化特性、基因组结构、传播途径及致病特点也各不相同（表 13-9）。按传播途径，肝炎病毒可分为主要经粪 - 口途径传播的 HAV 和 HEV，以及经输血、性接触与不安全注射等以血源性传播为主的 HBV、HCV 和 HDV。HAV 和 HEV 是急性病毒性肝炎的主要致病因素，但也有一些 HEV 感染慢性化的报道。HBV 和 HCV 的慢性感染是病毒性肝炎及肝硬化、肝衰竭和肝癌等终末期肝病的重要致病因素。WHO 提出"2030 年消除病毒性肝炎作为公共卫生危害"，将病毒性肝炎防治工作列为传染病防控的一个重要目标。

表 13-9　各型病毒性肝炎的比较

病毒	甲型肝炎病毒	乙型肝炎病毒	丙型肝炎病毒	丁型肝炎病毒	戊型肝炎病毒
分类	小 RNA 病毒科（Picornaviridae）嗜肝病毒属（Hepatovirus）	嗜肝 DNA 病毒科（Hepadnaviridae）正嗜肝 DNA 病毒属（Orthohepadnavirus）	黄病毒科（Flaviviridae）丙型肝炎病毒属（Hepacivirus）	三角病毒科（Kolmioviridae）丁型肝炎病毒属（Deltavirus）	戊型肝炎病毒科（Hepeviridae）戊型肝炎病毒属（Otherhepevirus）
大小	27 nm	42 nm	55 ~ 65 nm	35 nm	30 ~ 32 nm
包膜	无	有	有	有	无
基因组	+ssRNA	dsDNA	+ssRNA	-ssRNA	+ssRNA
传播途径	粪 - 口	母婴 / 血液 / 性	血液 / 母婴 / 性	同 HBV	粪 - 口
慢性化	–	+	+	+	–/+
致癌性	否	是	是	是	否
免疫性	持久	持久	可再感染	可再感染 [*]	可再感染 [**]
疫苗	减毒活疫苗、灭活疫苗	基因工程疫苗	无	乙型肝炎疫苗	基因工程疫苗

[*] 在慢性 HBV 感染的基础上可再感染丁型肝炎病毒。

[**] HEV 在免疫力被抑制或者缺陷的情况下，可建立慢性感染，如器官移植或者接受放化疗的患者以及 AIDS 患者。

T13-8a

历史追溯：1988 年上海甲肝大流行

除公认的甲～戊型肝炎外，目前仍有 10% ～ 20% 的各类病毒性肝炎病因不明，统称为非甲～戊型肝炎（non A to E hepatitis）。在研究这类未知肝炎病因时曾发现一些新病毒，如 GB 病毒 -C/ 庚型肝炎病毒（GBV-C/HGV）、TT 病毒、SEN 病毒等，但致病性尚不明确。此外，一些其他种类的病毒，如黄热病毒、巨细胞病毒、EB 病毒、风疹病毒等，虽也可引起肝功能损坏，但肝不是这类病毒主要的复制器官，故不列入肝炎病毒范畴。

一、甲型肝炎病毒

甲型肝炎病毒（HAV）主要经粪 - 口途径传播，引起的人类甲型肝炎过去曾称为传染性肝炎（infectious hepatitis）。HAV 引起的急性甲型肝炎可造成暴发或散发流行，潜伏期短，发病较急，预后良好，一般为自限性疾病，不发展成慢性肝炎和慢性携带者。我国甲型肝炎报告发病率从 1991 年的 56/10 万下降到 2020 年的 1.05/10 万，暴发数量较以前明显减少，但仍存在风险。

1983 年国际病毒分类命名委员会（ICTV）将 HAV 归类为小 RNA 病毒科肠道病毒属 72 型。

后发现 HAV 的生物学性状与小 RNA 病毒科肠道病毒属病毒存在明显差别，如：①两者 RNA 基因组的核苷酸序列和 GC 含量有较大的差异；② HAV 缺少或仅含少量 VP4；③ HAV 在细胞内增殖迟缓，产量低，不易引起细胞病变；④ HAV 耐热耐酸；⑤ HAV 有明显的嗜肝性等。1993 年 HAV 被 ICTV 单列为小 RNA 病毒科（*Picornaviridae*）嗜肝病毒属（*Hepatovirus*）。

（一）生物学性状

1. 形态与结构 HAV 颗粒的直径为 27 ～ 32 nm，呈球形，衣壳为二十面体立体对称，无包膜（图 13-10）。在急性甲型肝炎患者血清或粪便中，用电镜可观察到 HAV 有实心颗粒和空心颗粒两种。实心颗粒为完整成熟的病毒体，有感染性；空心颗粒为缺乏病毒核酸的空心衣壳，无感染性，但有免疫原性和抗原性。一般以前者为主。

2. 基因结构与功能 HAV 的基因组为单股正链 RNA（+ssRNA），长约 7.5 kb，基因组由 5′ 末端非编码区（UTR）、编码区（coding region）、3′UTR 及 poly(A) 尾构成。基因组 5′UTR 全长 734 bp，是基因组中最保守的序列，该区域对决定病毒感染的宿主细胞种类有着至关重要的作用。此外，该区域内含有内部核糖体进入位点（internal ribosome entry site，IRES），可与细胞核糖体 40S 小亚基结合，在 HAV 蛋白的翻译过程中具有重要作用。编码区只有一个可读框（ORF），分为 P1、P2、P3 三个功能区，编码约 2200 个氨基酸的前体蛋白。P1 区编码 VP1、VP2、VP3 及 VP4 四种多肽，其中 VP1、VP2 和 VP3 为病毒衣壳蛋白的主要成分，具有免疫原性，可诱生中和抗体。而衣壳蛋白中 VP4 多肽很少或缺失，一般检测不到。P2 和 P3 基因区编码非结构蛋白。HAV 的 3′ UTR 序列变异较大，各株间差异性可达 20%。基因组末端为 poly(A) 尾。根据核苷酸序列差异，可将 HAV 分为 7 个基因型（Ⅰ～Ⅶ），大多数 HAV 毒株归为Ⅰ型，我国分离的毒株多为Ⅰ A 亚型。HAV 只有 1 个血清型，且与其他肝炎病毒无交叉反应，主要抗原表位位于 VP1 中，VP2 和 VP3 上也存在中和位点。

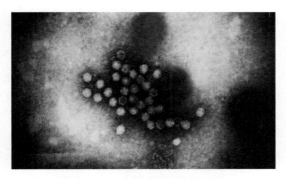

图 13-10 甲型肝炎病毒形态
粪便标本负染，×200 000（庄辉教授提供）

3. 易感动物和细胞培养 HAV 的自然宿主主要为人类，还有黑猩猩、狨猴、猕猴、恒河猴等灵长类动物。我国学者毛江森等最早建立了短尾猴 HAV 感染动物模型。1979 年，Provost 首次在体外用 FRhk6 细胞成功分离培养 HAV，目前多种原代及传代细胞株均可用于 HAV 的分离培养，但 HAV 在体外细胞中增殖缓慢且一般不引起细胞病变，故不能直接识别细胞是否被感染。

4. 抵抗力 HAV 对乙醚、酸和热均稳定，抵抗力较强，在处理甲型肝炎患者的排泄物时应特别小心。可采用高压蒸汽灭菌、煮沸、干烤、紫外线照射、甲醛、氯及次氯酸盐等处理灭活。

（二）致病性

1. 传染源与传播途径 HAV 的主要传染源为甲型肝炎患者和 HAV 隐性感染者。潜伏末期及急性期甲型肝炎患者的粪便具有传染性。HAV 病毒血症持续短暂，故经输血或注射传播的可能性极小，主要经粪 - 口途径传播。HAV 通常经粪便排出体外，并通过污染水源、水产品食物等（如毛蚶等）及食具等传播而引起暴发或散发性流行。

2. 致病机制 HAV 主要侵犯儿童和青年，且多为隐性感染。在感染过程中，HAV 首先在口咽部或唾液腺中增殖，然后在小肠淋巴结内增殖，继而入血，形成病毒血症，再感染肝细胞并在肝细胞内增殖。因此，甲型肝炎的潜伏期平均为 30 天（15 ～ 50 天）。由于 HAV 在细胞内增殖非常缓慢，并不直接造成明显的肝细胞损害。甲型肝炎发病急，多出现黄疸、发热和肝部肿痛等症状，并伴有血清转氨酶（ALT 和 AST）升高。当黄疸出现时，血清和肠道中常出现抗 HAV（IgM和 sIgA），随后患者粪便中的 HAV 逐渐消失。说明机体的免疫应答参与了甲型肝炎肝损伤。甲型肝炎为自限性疾病，一般不转为慢性肝炎，因此甲型肝炎预后良好（图 13-11）。

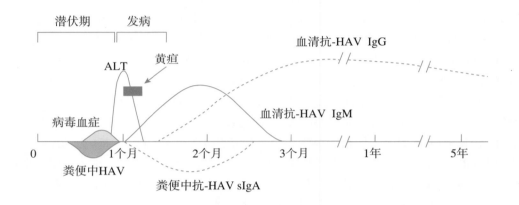

图 13-11 甲型肝炎的临床经过与病毒标志

（三）免疫性

HAV 感染早期血清中出现抗 -HAV IgM，感染 4 ～ 6 周达高峰，3 个月后降至检测水平以下。在 IgM 出现的同时，从粪便中可检出抗 -HAV sIgA。恢复期出现抗 -HAV IgG，并可持续多年。在恢复期还可出现病毒的适应性细胞免疫应答。显性和隐性感染后对 HAV 均可产生持久免疫力。

（四）微生物学检查法

目前甲型肝炎的实验室诊断主要以血清学检查为主。

1. 病毒及其抗原检测 在潜伏末期和急性期早期，可通过咽拭子或粪便上清液过滤后接种于敏感细胞进行病毒分离培养和鉴定，或采用免疫电镜检测粪便中的 HAV 颗粒，或用酶联免疫吸附法检测培养细胞或粪便中的 HAV 抗原。

2. 血清学检查 抗 -HAV IgM 可作为 HAV 早期感染的指标；粪便中抗 -HAV sIgA 也有助于诊断；抗 -HAV IgG 多用于流行病学调查。感染 HAV 后病毒组分及抗体的消长情况见图 13-11。

3. 病毒核酸检测 主要通过 RT-PCR 技术特异性地检测疑似患者血清和粪便标本中的 HAV RNA，但须注意检测的时机。

（五）防治原则

甲型肝炎的防治以预防为主，一般预防措施主要是控制传染源、切断传播途径。接种甲肝疫苗是控制 HAV 感染最为有效的措施。甲肝疫苗包括减毒活疫苗和灭活疫苗两种，我国已于 2008年将甲肝疫苗接种纳入国家计划免疫；意外暴露情况下可注射丙种球蛋白进行应急预防。目前尚无有效的抗病毒药物用于甲型肝炎的治疗，临床以对症治疗及支持疗法为主。

二、乙型肝炎病毒

乙型肝炎病毒（HBV）属嗜肝 DNA 病毒科（*Hepadnaviridae*）正嗜肝 DNA 病毒属（*Orthohepadnavirus*），基因组为不完全松弛环状 DNA（relaxed circular DNA，rcDNA）。除人 HBV 外，土拨鼠肝炎病毒（woodchuck hepatitis virus，WHV）、地松鼠肝炎病毒（ground squirrel hepatitis virus，GSHV）及鸭炎病毒（duck hepatitis virus，DHV）同归为嗜肝 DNA 病毒科。

诺奖风云

人 HBV 是乙型肝炎的病原体，可引起急性乙型肝炎（acute hepatitis B）和慢性乙型肝炎（chronic hepatitis B，CHB）。慢性 HBV 感染是我国病毒性肝炎、肝硬化和肝癌的主要致病因素。HBV 感染呈世界性流行，但不同地区的流行强度差异显著。2019 年，据 WHO 估计，全球 HBV 感染者约 2.96 亿，每年新增约 150 万。我国 2002 年起将乙型肝炎疫苗纳入我国儿童计划免疫，人群 HBV 感染率呈逐年下降趋势，据相关资料显示，我国目前一般人群 HBsAg 流行率为 5%～6%，慢性 HBV 感染者约 7000 万，其中慢性乙型肝炎患者约 3000 万。慢性 HBV 感染仍是严重危害人民健康的公共卫生问题。

乙肝研究最高奖首次授予中国科学家

（一）生物学性状

1. 形态与结构　血清中的 HBV 有 3 种形态，即大球形颗粒、小球形颗粒和管形颗粒（图 13-12）。

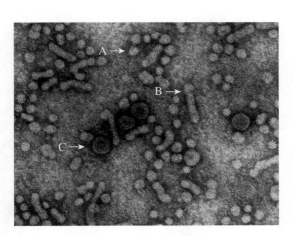

图 13-12　HBV 形态电镜图

A. 小球形颗粒；B. 管形颗粒；C. Dane 颗粒。×80 000（日本阿部贤治教授提供）

（1）大球形颗粒：直径为 42 nm，呈球形，外侧为由脂质双层与蛋白质组成的病毒包膜，含有大、中和小乙肝表面抗原（hepatitis B surface antigen，HBsAg）。内侧为核衣壳，直径为 27 nm，呈二十面体立体对称，由乙肝病毒核心抗原（hepatitis B core antigen，HBcAg）组成。大球形颗粒按核衣壳内的组分构成分为不含病毒核酸成分的空心颗粒、含有 rcDNA 的 Dane 颗粒，以及含 HBV 前基因组 RNA（pregenomic RNA，pgRNA）或其剪接体变异（splicing variant）的 RNA 病毒样颗粒等。其中，Dane 颗粒被认为是完整的 HBV 病毒颗粒，具有感染性。

（2）小球形颗粒：直径 22 nm，成分主要为 HBsAg，不含 HBV DNA 和 DNA 聚合酶，其含量可上千倍于 HBV 感染性颗粒存在于血液中。

（3）管形颗粒：直径 22 nm，长度 50～500 nm，一般认为是由小球形颗粒连接而成的。小

Note

球形和管形颗粒均不是完整的 HBV 病毒颗粒，被称为亚病毒颗粒（subviral particle，SVP），被认为在 HBV 逃逸免疫中有重要作用，促进 HBV 慢性感染的形成和维持。

2. HBV 基因结构 HBV 基因组是由长链 L（负链）和短链 S（正链）组成的 rcDNA，全长约 3.2 kb，是目前已知感染人类的最小 DNA 病毒之一。其中长链 DNA 不同基因型间略有变化，约由 3 200 个核苷酸组成；短链 DNA 的 5' 端固定，长度可变，为负链长度的 50%～80%。长链和短链 DNA 的 5' 端序列间有 250～300 个碱基互补，称为黏性末端。黏性末端的两侧各有一个由 11 个核苷酸（5'TTCACCTCTGC3'）构成的顺向重复序列（direct repeat sequence，DR），是病毒 DNA 成环与复制的关键序列。其中 DR1 在负链 5' 端，DR2 在正链 5' 端。HBV 基因组结构精巧，含有 4 个相互部分重叠的可读框（ORF）及多个启动子和增强子。其中 P 区与 C 区 3' 端、整个 S 区和 X 区 5' 端叠盖（图 13-13）。① S 区包括 PreS1、PreS2 和 S 基因，共用 1 个可读框，框内含有 3 个起始密码子（AUG）和一个共用的终止密码子，分别编码 HBsAg 大蛋白（LHBs：pre-S1+ pre-S2+S）、中蛋白（MHBs：pre-S2+S）和小蛋白（SHBs：S）。HBsAg 含有一个 "a" 抗原决定簇，能够诱导机体产生中和抗体。根据 S 蛋白的抗原性差异，HBV 可分为 adr、adw、ayr、ayw 共 4 种主要血清型。各血清型除共有的抗原表位 a 外，还有两组相互排斥的抗原表位 d、y 和 w、r。HBV 血清型分布有明显的地区差异，如欧美主要是 adw 型，我国以 adr 和 ayw 多见。② C 区包括 PreC 基因和 C 基因，分别编码乙肝病毒 e 抗原（HBeAg）和核心抗原（HBcAg），各有自己的 AUG，但共用一个终止密码子。自第一个 AUG 开始编码 e 抗原前体，其在内质网被切去氨基端 19 个氨基酸的信号肽，以及羧基端富含精氨酸的 34～36 个氨基酸的疏水多肽，成为可溶性的 HBeAg。自第 2 个 AUG 开始编码 183～185 个氨基酸的 HBcAg，HBcAg 是病毒的结构蛋白，构成病毒的核衣壳。③ P 区基因最长，编码产物为 P 蛋白。作为一个含有多个功能域的蛋白，P 蛋白从氨基末端到羧基末端依次为：末端蛋白、间隔区、有逆转录酶活性的 DNA 聚

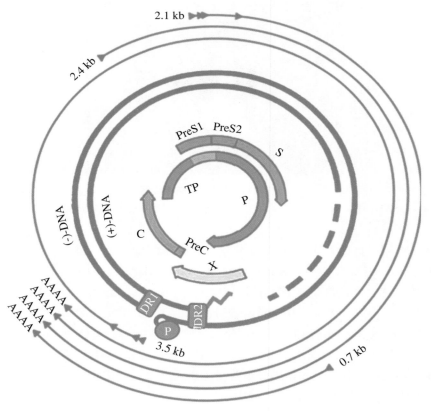

图 13-13 HBV 基因结构

合酶及 RNA 酶 H（RNase H）。④ X 基因区编码 X 蛋白（HBx）。HBx 是一种多功能蛋白，不仅具有广泛的反式激活功能，而且可通过许多途径参与细胞凋亡、DNA 修复和细胞周期调控等，与肝癌的发生、发展密切相关，在维持和调控 HBV 转录过程中亦具有重要作用。

HBV 的启动子包括：S 区的启动子 I（SP1）和启动子 II（SP2），分别启动 2.4 kb 和 2.1 kb mRNA 的转录；C 区启动子（CP）分为基本核心启动子（basal core promoter，BCP）和核心上游调节序列（core upstream regulatory sequence，CURS），主要作用是启动 3.5 kb pgRNA 和 3.5 kb 前 C mRNA 的转录，CURS 对 BCP 转录活性具有强烈的刺激作用；X 启动子（XP）启动 0.7 kb mRNA 的转录。上述启动子活性分别受增强子 I（Enh I）和增强子 II（Enh II）调控。Enh I 能够增强 SP1、SP2、Cp/BCP 和 Xp 的活性，Enh II 主要增强 Cp 的活性。

3. HBV 变异及基因分型　根据基因组核苷酸序列的差异性（≥ 8%），HBV 可至少分为 9 个基因型（A ～ I）。HBV 基因型的分布具有地域性特征，我国以 B 和 C 两种基因型为主。研究提示，不同基因型 HBV 在病毒复制、致病性及对药物敏感性等方面存在一定差异。由于复制存在逆转录过程且逆转录酶缺乏自我校正功能，HBV 易于发生变异。由于病毒自身变异和环境的影响，HBV 在同一个慢性感染者体内常常以遗传学上高度相关、不同病毒株之间存在微小差别的种群方式存在，即所谓的 HBV 准种（quasispecies）。HBV 变异可见于各个基因区，特别是前 S/S 基因、前 C/C 基因较易突变。最有意义的 S 基因变异是编码 HBsAg "a" 决定簇的基因变异。已发现 S 基因中第 145 位密码子突变导致氨基酸替代变化，从而严重影响 HBsAg "a" 决定簇的结构与功能。此外，前 C 基因第 1896 位核苷酸点突变由 A 替代 G，使该区编码的第 28 位氨基酸由色氨酸（TGG）变为终止密码（TAG），表现为 HBeAg 阴性。C 基因启动子 1762/1764 核苷酸发生变异，可使 HBeAg 表达受抑制。P 基因的 RT 区可发生 YMDD 变异，导致 HBV 对拉米夫定等耐药屏障低的核苷（酸）类药物耐药。

4. 病毒复制　HBV 感染复制过程（图 13-14）包括：①吸附与穿入：病毒膜蛋白通过与细胞表面的硫酸肝素糖蛋白（HSPG）结合附着到肝细胞表面，随后 LHBsAg 通过其氨基端序列与肝细胞膜表面的 HBV 功能性受体钠离子 - 牛磺胆酸共转运多肽（NTCP）结合，使病毒通过内吞进入细胞内。②核衣壳内的 rcDNA 脱去衣壳进入细胞核，并在细胞 DNA 修复酶等的作用下，形成完整的双链超螺旋的共价闭合环状 DNA（covalently closed circular DNA，cccDNA）。③细胞 RNA 聚合酶以 cccDNA 负链为模板转录形成不同长度的病毒 mRNA。④ mRNA 进入胞质内翻译相应的病毒蛋白质，其中 0.7 kb mRNA 翻译合成 X 蛋白，2.1 kb mRNA 翻译合成 MHBsAg 和 SHBsAg 蛋白，2.4 kb mRNA 翻译合成 LHBsAg 蛋白，3.5 kb 的 preC mRNA 翻译合成 HBeAg 前体蛋白，另一个 3.5 kb 的 pgRNA 既是 HBcAg 和 P 蛋白的 mRNA，又可作为病毒逆转录合成病毒负链 DNA 的模板的前基因组 RNA。⑤ P 蛋白与 pgRNA 结合，启动核心蛋白组装形成核衣壳。在核衣壳内，P 蛋白以 pgRNA 为模板，通过其逆转录酶活性首先合成出全长的病毒负链 DNA。进而以新合成的负链 DNA 为模板，在 P 蛋白 DNA 聚合酶作用下再合成互补的正链 DNA，在负链合成的同时，作为逆转录模板的 pgRNA 在 P 蛋白 RNA 酶 H 作用下被降解。⑥启动正链合成后的核衣壳进入多囊泡小体（MVB）获得带有 HBsAg 的包膜，装配成完整子代病毒颗粒，释放至肝细胞外感染新的肝细胞。近年研究发现，HBV 在复制过程中还会产生不含病毒核酸成分的空心颗粒和包含 pgRNA 或其剪接体的 RNA 病毒样颗粒。

5. 抗原组成

（1）HBsAg：是机体感染 HBV 的主要标志。感染有 3 种形式：①小蛋白或主蛋白（HBsAg）由 S 基因编码的 226 个氨基酸组成；②中蛋白（或 PreS2 抗原）由 S 基因编码的 226 个氨基酸前面加上 PreS2 基因编码的 53 ～ 55 个氨基酸构成 PreS2 抗原；③大蛋白（或 PreS1 抗原）由中蛋白的 279 ～ 281 个氨基酸前面再加上 PreS1 基因编码的 119 个氨基酸组成。大、中和小 HBsAg 在不同的病毒颗粒表面存在情况不同，其中 Dane 颗粒与管形颗粒含有主蛋白（HBsAg）、中蛋白

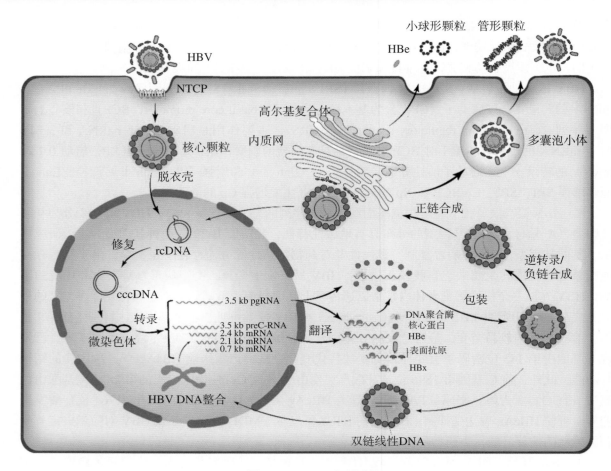

图 13-14 HBV 复制过程

（PreS2）和大蛋白（PreS1），而小球形颗粒的表面抗原几乎全部由主蛋白 HBsAg 构成，中蛋白和大蛋白含量少或无。

（2）HBcAg：为构成 HBV 核衣壳的病毒蛋白，抗原性强，能刺激机体产生抗 -HBc，但无中和作用。HBcAg 可在肝细胞的膜表面表达，是宿主细胞毒性 T 淋巴细胞（CTL）作用的主要靶抗原。由于核衣壳外包裹有病毒外膜，且血液中有大量抗体存在，故 HBcAg 在血清中不易被检出。

（3）HBeAg：由 PreC 蛋白经过加工而成的可溶性抗原，能刺激机体产生抗 -HBe 抗体。HBeAg 被认为是 HBV 活跃复制及具有强传染性的标志，当机体出现 HBeAg 消失和抗 -HBe 产生时，称为血清学转换，提示 HBV 复制减弱，传染性下降。

6. 易感动物和细胞培养 HBV 具有明显的种属和组织特异性，这与 HBV 感染复制所需宿主因子在不同种属和组织间存在序列和表达差异有关。人 HBV 仅可感染人类和黑猩猩。黑猩猩接种 HBV 后可发生与人类相似的急、慢性感染。由于 WHBV 与 HBV 感染过程相似，故土拨鼠也可用作动物模型。此外，常用 DHBV 感染的鸭模型来评估抗病毒药物及免疫耐受机制等研究。用于体外研究 HBV 感染复制的模型有不同种类：通过 HBV 基因组 1.3 倍体 DNA 或重组 cccDNA 分子转染肝癌细胞可表达 HBV 抗原并支持病毒复制，但缺乏感染入侵环节；过表达 NTCP 的肝癌细胞系可实现 HBV 感染，但其 HBV 感染复制效率相较人原代肝细胞（primary human hepatocyte，PHH）仍偏低；PHH 相对不易获取，且体外易去分化，我国科学家研究提出通过添加小分子化合物组合实现体外 PHH 延长培养及支持 HBV 感染至 4 周以上。

7. 抵抗力 HBV 对低温、干燥和紫外线均有抵抗性，70% 乙醇等一般消毒剂不能使其灭活。高压灭菌（121 ℃ 15 分钟）等可灭活 HBV。0.5% 过氧乙酸、5% 次氯酸钠、3% 漂白粉液及

0.2% 苯扎溴铵等可破坏 HBV 包膜，也可用于对 HBV 的消毒。

（二）致病性与免疫性

1. 传染源和传播途径　HBV 的主要传染源是乙型肝炎患者及处于携带者状态的慢性 HBV 感染者。处于潜伏期、急性和慢性感染的乙型肝炎患者的血液均有传染性。HBV 主要经输血、母婴和性接触途径传播。

（1）血液及血制品传播：含 HBV 感染颗粒的血液、血浆及各种血制品均可传播 HBV。自从对献血员实施严格的 HBsAg 筛查后，经输血或血液制品引起的 HBV 感染已较少发生。

（2）医源性传播：不安全的注射、手术、采血、拔牙、内镜检查、针刺文身等均可传播 HBV。

（3）母婴传播：分娩时，产道母血中的 HBV 通过微小伤口感染新生儿，主要发生在围生期，而宫内感染的发生率很低。孕妇高病毒载量（> 10^6 IU/ml）是影响母婴传播的主要因素。及时对 HBsAg 阳性母亲的新生儿进行乙型肝炎疫苗和乙型肝炎免疫球蛋白（HBIG）的主动 - 被动联合免疫，并对高病毒载量孕妇在孕末期进行核苷（酸）类药物治疗，可明显降低新生儿感染率。

（4）接触传播：异性或同性性行为均可传播 HBV。因此，西方国家多将乙型肝炎列为性传播疾病（STD）。共用牙刷和剃须刀等行为也可引起 HBV 感染，但一般日常学习、工作或生活接触等无血液暴露的接触不会传染 HBV。未发现 HBV 能经吸血昆虫（蚊、臭虫等）传播。

2. 致病与免疫机制　HBV 的致病机制十分复杂，除 HBV 感染复制及 HBV 整合给肝细胞带来的直接损伤外，宿主免疫应答所致免疫损伤是重要原因。HBV 可通过多重机制拮抗逃逸宿主免疫以维持感染。HBeAg、Pol 等 HBV 蛋白可干扰不同天然信号转导途径，从而抑制固有免疫应答。慢性乙肝患者常表现为外周血中髓样树突状细胞和浆样树突状细胞频数降低，且 mDC 成熟障碍，pDC 产生 α 干扰素能力降低。HBV 特异性细胞毒性 T 淋巴细胞（cytotoxic lymphocyte，CTL）是清除 HBV 感染细胞及导致肝细胞免疫损伤的主要效应细胞，在慢性乙肝中可表现为功能抑制以及耗竭。Th 细胞等免疫活性细胞可产生 IFN-γ、IL-1、IL-6、TNF-α 等炎性细胞因子，加重肝细胞受损。需注意的是，免疫介导的细胞杀伤本是机体清除 HBV 的一种防御机制，但若病毒感染细胞数量多，引起过度细胞免疫应答，会迅速引起大量细胞坏死，表现为重症肝炎；而机体免疫若不足以清除含病毒的靶细胞，免疫炎症反应将持续，进而导致慢性肝炎，促进纤维细胞增生和肝硬化。此外，体液免疫也参与免疫病理损伤。机体感染 HBV 后可产生一系列抗体，包括抗 -HBc、抗 -HBe 和抗 HBs 等。在急、慢性乙型肝炎患者血循环中，可检出 HBsAg 及抗 -HBs 或 HBeAg 及抗 -HBe 的抗原 - 抗体复合物。这类复合物如沉积于周围组织的小血管壁，可引起 Ⅲ型超敏反应，临床可出现相关肝外症状，主要表现为短暂发热、膜性肾小球肾炎、皮疹、多发性关节炎及小动脉炎等。如果免疫复合物于肝内大量沉积，引起毛细血管栓塞，可诱导 TNF 产生而导致急性重型肝炎。

3. HBV 感染的自然转归　病毒与宿主的相互作用导致不同的临床转归。在 HBV 感染高流行区，HBV 感染多发生于围生期和婴幼儿期的母婴垂直传播，此时期被感染者机体免疫力尚不健全，慢性化率可达 80% ～ 90% 或以上。而成人免疫应答反应足以清除病毒，感染 HBV 后仅约 5% 的感染者发生慢性化，提示机体免疫系统的成熟度是 HBV 感染是否转为慢性化的重要因素。成人多可表现为急性临床型感染，而婴幼儿和儿童感染多无临床症状，成为慢性感染。慢性 HBV 感染典型的自然进程可分为 4 个期，即 HBeAg 阳性慢性 HBV 感染（也称免疫耐受期、慢性 HBV 携带状态）、HBeAg 阳性 CHB（也称免疫清除期、免疫活动期）、HBeAg 阴性慢性 HBV 感染（也称非活动期、免疫控制期、非活动性 HBsAg 携带状态）和 HBeAg 阴性 CHB（也称再活动期）。免疫耐受期以病毒高复制为特征，感染者肝组织炎症反应轻微；免疫清除期肝组织可有不同程度的炎性损伤；非活动期以病毒低复制为特征，病毒载量处于低水平，肝的炎症反应明显减轻，此阶段机体的免疫系统有效地控制了病毒感染，可出现病毒的自发清除；有些患者由于自身免疫状态的改变或使用免疫抑制剂等原因，病毒可重新活跃复制，进入再活动期。需指出的是，近年研究发现，即使免疫耐受期亦存在 HBV 特异性 T 细胞的激活、HBV DNA 整合以及肝损伤和疾病进展。此外需注意的是，并非所有慢性 HBV 感染者都会序贯出现上述 4 期，例如青少年或成年时期感染 HBV，多无免疫耐受期，而直接进入免疫清除期。

4. HBV 与原发性肝细胞癌　HBV 感染与原发性肝细胞癌（hepatocellular carcinoma，HCC）的发生密切相关。慢性 HBV 感染引起的肝组织持续的炎症、肝细胞损伤和再生可导致肝细胞基因突变的不断积累，最终导致恶性转化。此外，HBV 的 X 蛋白与突变的 HBsAg，以及 HBV DNA 整合到细胞基因组内导致细胞基因的突变和功能异常，也被认为是 HBV 致癌的机制。

（三）微生物学检查法

1. HBV 抗原和抗体的检测　血清中可检测的 HBV 抗原和抗体主要有 HBsAg、抗 HBs、HBeAg、抗 HBe 和抗 HBc（俗称"两对半"）。综合分析 HBV 抗原和抗体在感染者体内的消长情况与临床表现（图 13-15）有助于临床诊断（表 13-10）。

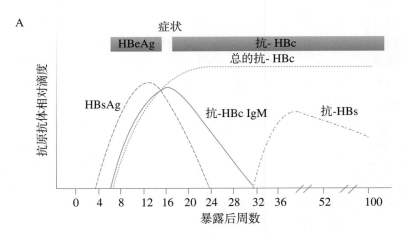

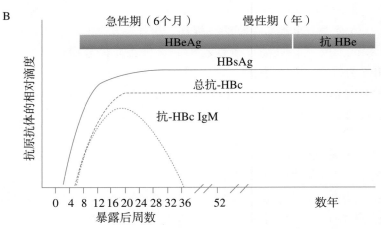

图 13-15　乙型肝炎的典型血清学动态变化
A. 急性乙型肝炎；B. 慢性乙型肝炎

（1）HBsAg 和抗 -HBs：HBsAg 阳性提示机体感染了 HBV。见于：①急性乙型肝炎的潜伏期和急性期；②慢性乙型肝炎和 HBV 所致的肝硬化及肝细胞癌；③无症状携带者状态。急性乙型肝炎恢复后，HBsAg 可在 1～4 个月内消失，若持续 6 个月以上则认为转为慢性乙型肝炎。

PreS1 和 PreS2 可与 HBsAg 一样作为 HBV 感染的标志，但临床上不做常规检测。抗 -HBs 阳性见于乙型肝炎痊愈后的恢复期及乙肝疫苗接种者，表示机体已获得针对 HBV 的免疫力。

（2）抗 -HBc：包括抗 -HBc IgM 和抗 -HBc IgG。抗 -HBc IgM 出现于 HBV 感染早期或慢性乙型肝炎急性发作期，抗 -HBc IgG 出现相对较晚但持续时间长，血清抗 -HBc IgG 单阳性往往表示既往 HBV 感染。

（3）HBeAg 和抗 -HBe：HBeAg 是 HBV 表达和分泌的非结构蛋白，不参与病毒的复制，但对宿主的抗 HBV 特异免疫有很强的抑制作用。HBeAg 在急性乙型肝炎患者的血清中呈短暂阳性，若持续阳性则表示转为慢性乙型肝炎，并提示体内 HBV 复制活跃和血液传染性强。抗 -HBe 见于急性乙型肝炎的恢复期，也可见于慢性乙型肝炎和无症状携带者。此时，血清 HBeAg 消失，表示机体已产生一定免疫力，血液传染性降低。临床上据此将慢性乙肝患者分为 HBeAg 阳性和 HBeAg 阴性慢性乙肝。值得注意的是，PreC/C 区的某些突变可使 HBeAg 呈阴性，但 DNA 仍活跃复制。

表 13-10　HBV 血清学标志物的检测结果分析

| HBsAg | HBeAg | 抗 HBc | | 抗 HBe | 抗 HBs | 结果解释 |
		IgM	IgG			
−	−	−	−	−	+	接种过乙肝疫苗，有免疫力
+	+	+	−	−	−	乙型肝炎急性期，或慢性乙肝急性发作
+	+	−	+	−	−	HBeAg 阳性慢性 HBV 感染或慢性乙型肝炎 *，传染性强
+	−	−	+	+	−	HBeAg 阴性慢性 HBV 感染或慢性乙型肝炎 *，病毒低复制
−	−	−	+	+/−	+	乙型肝炎恢复期，或既往感染过 HBV

* 根据肝是否有活动性炎症损伤，分别诊断为 HBeAg 阳性（或阴性）感染状态或 HBeAg 阳性（或阴性）慢性乙肝患者。

2. 血清 HBV DNA、HBV RNA 检测　血清 HBV DNA 阳性是 HBV 在体内复制和血清具有传染性的直接标志。临床上，已采用 PCR 技术定量检测患者血清中的 HBV DNA，用于辅助诊断和药物疗效监测。因受限于需做有创性肝穿刺及定量方法特异性，临床常规不检测 cccDNA，近年来建立的原位杂交技术检测 cccDNA 及 HBV 核酸，可用于肝组织水平病毒成分的分布定位观察和研究。

（四）防治原则

1. 一般预防措施　采取切断传播途径为主的综合性措施可以减少 HBV 水平传播的风险。严格献血员筛选，防止血液传播；推广使用一次性注射器及输液器，对手术过程中使用的医疗器械等必须严格消毒，理发、刮脸、修脚、穿刺和文身等服务行业所用器具也应严格消毒，杜绝共用剃须刀和牙具等；进行正确的性教育，预防乙型肝炎及其他性传播疾病。

2. 主动免疫与被动免疫　接种乙肝疫苗是预防 HBV 感染的最有效方法，我国计划免疫的接种对象主要是新生儿，其次为婴幼儿，以及成人高危人群。对于 HBsAg 阳性母亲所生新生儿，应通过联合应用乙型肝炎疫苗和乙肝免疫球蛋白 HBIG 来阻断 HBV 母婴传播，而对于高病毒载量的孕妇，还应在孕晚期开始核苷（酸）类药物抗病毒治疗以降低病毒载量，提高母婴传播阻断成功率。被动免疫所用 HBIG 系从含有高效价抗 HBs 的人血清中提纯而成，主要用于：①伤口被 HBV 感染者的血液污染者；②母亲为 HBsAg 阳性的新生儿；③误用 HBsAg 阳性的血液或血制品者。

3. 治疗　临床上常用的治疗乙肝药物有核苷（酸）类似物和 α- 干扰素等。核苷（酸）类似物通过抑制 HBV 聚合酶抑制病毒复制。由于此类药物不直接靶向 HBV cccDNA，需长期乃至终生治疗，停药易复发。部分耐药基因屏障较低的药物易产生耐药毒株，已不作为一线治疗药物。IFN-α 兼具抗病毒效应和免疫调节效应，具有有限疗程、停药后持续应答时间长、有机会达至治愈等优点，但总体病毒学应答率仍较低。

慢性乙型肝炎的治疗目标是最大限度地长期抑制 HBV 复制，减轻肝细胞炎症坏死及肝纤维组织增生，延缓和减少肝衰竭、肝硬化失代偿、HCC 和其他并发症的发生，改善患者生命质量，延长生存时间。从病毒学看，慢性乙型肝炎治愈需彻底清除 cccDNA，但鉴于 cccDNA 诸多特性决定了其很难被根除，因此近年提出"功能性治愈"或"临床治愈"的概念，即停止治疗后肝内 cccDNA 含量低且长期处于非活动转录状态，血中 HBV DNA 和 HBsAg 保持阴性。这种情况下，虽然 cccDNA 仍少量存在，但功能上已接近治愈。在现有治疗手段下，通过积极规范治疗，可使部分患者获得临床治愈。多种新型抗病毒药物和免疫调节药物正处于研发阶段，此外，通过机制互补的组合用药策略有望提高乙肝治愈水平。

框 13-6　乙肝治疗性疫苗的研究

乙肝病毒持续感染过程中，机体免疫应答呈现耐受和损伤。20 世纪 90 年代，我国微生物学家闻玉梅创新性地提出乙肝治疗性疫苗的概念并研制抗原 - 抗体复合物型疫苗进入临床研究。此后，重组蛋白类、多肽类、病毒载体类和核酸类等多种乙肝治疗性疫苗相继研发。与传统抗病毒药物相比，治疗性疫苗具有激活 HBV 特异性 T 细胞及记忆 B 细胞的潜力，旨在恢复抗 HBV 免疫应答而达到清除病毒感染细胞的目标。然而，由于肝自身耐受特性和个体免疫状态的异质性，仍需进一步完善疫苗设计，优化免疫策略及探索与抗病毒治疗手段的联合应用，以实现更高效持久的免疫应答。

三、丙型肝炎病毒

丙型肝炎病毒（HCV）是引起丙型肝炎的病原体。1989 年，在确定病毒基因组序列后将之正式命名为丙型肝炎病毒，归黄病毒科（*Flaviviridae*）、丙型肝炎病毒属（*Hepacivirus*）。丙型肝炎的临床和流行病学特点与乙型肝炎类似，但起病更加隐匿，易发展为慢性肝炎，部分患者可发展为肝硬化或肝癌。HCV 主要经血或血制品传播。据《丙型肝炎防治指南（2022 年版）》中相关数据，我国现有 HCV 感染者约 1000 万例。美国病毒学家哈维·阿尔特（Harvey J. Alter）、英国生物化学家迈克尔·霍顿（Michael Houghton）和美国病毒学家查尔斯·赖斯（Charles M. Rice）因 HCV 的发现研究，共同获得 2020 年诺贝尔生理学或医学奖。

（一）生物学性状

1. 形态结构　HCV 为直径 40 ~ 60 nm 的球状颗粒，有包膜及表面刺突结构。用有机溶剂提取去除包膜后可暴露其中心的核衣壳，直径约 33 nm。经蔗糖梯度离心后，血清中的 HCV 颗粒分布于 3 个组分：浮密度为 1.04 ~ 1.06 g/ml 者为与血清中脂蛋白结合的病毒颗粒；1.09 ~ 1.1 g/ml 者为游离的病毒颗粒；与血清中抗体结合以免疫复合物形式存在的病毒颗粒的浮密度为 1.17 ~ 1.24 g/ml。

2. 基因组结构　HCV 基因组为线性单正链 RNA，长约 9.5 kb，分为 9 个基因区。自 5′ 端开始依次为 5′ 端非编码区（UTR）、C 区（核心蛋白区）、E1 区（包膜蛋白区）和 E2 区（包膜蛋白），以及 p7、NS2、NS3、NS4、NS5 区，最后为 3′ 端非编码区（图 13-16）。C 区和 E 区为结构蛋白编码区，分别编码病毒的衣壳和包膜蛋白。p7 ～ NS5 区编码非结构蛋白及酶类，如其中 NS3 编码病毒蛋白酶和解旋酶，NS5 编码病毒 RNA 依赖的 RNA 聚合酶。HCV 仅有一个 ORF，编码一条由 3 010 ～ 3 033 个氨基酸组成的多聚蛋白前体。该前体蛋白在病毒蛋白酶及宿主信号肽酶作用下，裂解为病毒的结构蛋白及非结构蛋白。5′ 端非编码区对病毒复制及病毒蛋白翻译有重要的调节作用，其基因序列最为保守，毒株间差异小，可用于基因诊断。3′ 端非编码区含终止密码子及多聚尿嘧啶核苷 [poly（U）] 序列，与 HCV 负链 RNA 的复制有关。

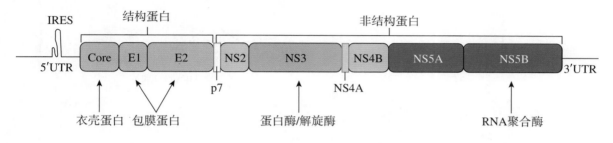

图 13-16　HCV 基因结构

3. 病毒复制周期　HCV 与肝细胞上的共同受体 CD81、SR-BI（SCARB1）、CLDN1、Occludin 等相互作用，介导病毒的内吞作用。进入细胞后，HCV 完成脱壳，释放病毒 RNA。病毒 RNA 与内质网上的核糖体结合，翻译出病毒多肽。后者在自身蛋白酶及宿主信号肽酶的作用下，切割形成 Core、E1、E2 共 3 个结构蛋白和 P7、NS2、NS3、NS4A、NS4B、NS5A、NS5B 共 7 个非结构蛋白。非结构蛋白在源自内质网的"膜网结构"上形成一个复制复合体。在复制复合体中 HCV 正链 RNA 转录出负链 RNA，然后再以负链 RNA 为模板转录出更多的正链 RNA。随后在高尔基复合体上，HCV 正链 RNA 与病毒的结构蛋白组装成为有感染性的病毒颗粒，自肝细胞释放。部分病毒颗粒可直接与相邻的肝细胞实现胞间传播（图 13-17）。

4. 基因分型　HCV 基因组呈现高度异质性，根据 HCV 基因组核苷酸序列的差异程度，可将 HCV 分为不同的基因型（30% ～ 35%）、基因亚型（20% ～ 25%）、分离株（5% ～ 9%）和准种（1% ～ 5%）。目前 HCV 共分为 7 个基因型及不同亚型。根据 2005 年达成的 HCV 基因型命名规则共识，以阿拉伯数字表示 HCV 基因型，以小写的英文字母表示基因亚型（如 1a、2b 和 3c 等）。HCV 基因型及亚型的分布存在人种及地理差异，我国以 1b 和 2a 型较为常见，其中以 1b 型为主。不同基因型对抗病毒治疗的应答存在差异。

5. 易感动物及抵抗力　HCV 可感染黑猩猩，并可在其体内连续传代，是目前唯一理想的模型动物。HCV 对氯仿和乙醚等有机溶剂敏感，紫外线照射、煮沸、20% 次氯酸、甲醛溶液（1 ∶ 1000）均可使 HCV 失活。

（二）致病性

1. 传染源及传播途径　HCV 的传染源包括慢性丙型肝炎患者和无症状 HCV 感染者。HCV 主要经输血或血制品传播，也可经性接触和母婴垂直传播，引起急性或慢性丙型肝炎。

2. 致病机制　潜伏期为 2 ～ 17 周，平均为 10 周，但由输血或血制品引起的丙型肝炎潜伏期较短，大多数患者不出现症状或症状较轻。急性丙型肝炎与其他型的急性肝炎相似，有恶心、呕吐、黄疸和血清丙氨酸转氨酶（ALT）升高等症状。大多数患者可演变为慢性肝炎，约 20% 的患者可逐渐发展为肝硬化或肝癌。目前认为 HCV 的致病机制包括病毒对肝细胞的直接损害、免

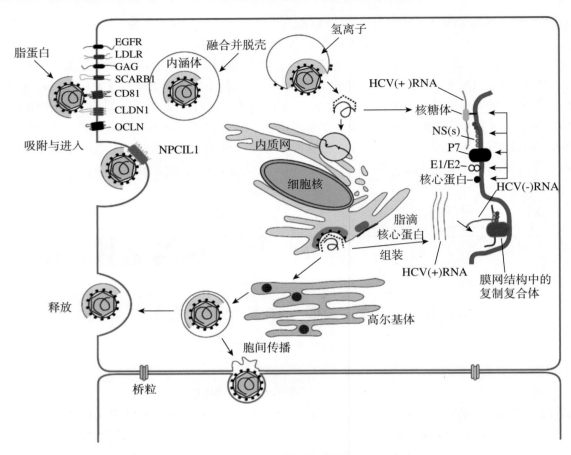

图 13-17　HCV 复制周期

疫病理损伤和细胞凋亡等多方面作用而导致肝细胞破坏。①病毒在肝细胞内大量复制造成肝细胞损伤，引起肝细胞病变，出现谷丙转氨酶（ALT）升高。②CTL 攻击 HCV 感染的靶细胞是造成肝细胞免疫病理损害的重要原因，其主要机制是 CTL 通过释放穿孔素等直接杀伤靶细胞。③通过 Fas 系统介导的细胞凋亡引起肝细胞损伤，即当 HCV 刺激肝细胞大量表达 Fas 抗原时，同时激活 CTL 大量表达 Fas 配体（FasL）。T 细胞的 FasL 与肝细胞膜表面的 Fas 抗原结合，诱导肝细胞凋亡。一般情况下，这种激活引起的细胞凋亡有利于 CTL 细胞清除 HCV 感染细胞。但如果 FasL 基因表达过度，则会引起过多的肝细胞损害，严重者可致暴发型肝炎、急性重型肝炎等。合并感染 HBV、合并感染 HIV 并导致免疫功能低下者可加速疾病进展。

（三）免疫性

HCV 感染过程中，CTL 在细胞免疫应答中起着免疫防御作用，但也是造成患者肝组织免疫病理损伤的主要致病机制。在体液免疫方面，抗 HCV IgM 出现较早，感染 1 ~ 4 周便可以检出，检出率可达 85%。由于 HCV 易于变异，抗 HCV 的保护作用不强，无法对变异株提供保护。由于抗 HCV IgM 出现早持续时间短（平均为 18 周），其可作为 HCV 感染早期诊断的指标之一。抗 HCV IgG 出现较迟，一般在 HCV 感染后 2 ~ 4 个月才呈阳性，且持续时间长，可作为慢性丙型肝炎的初筛血清学标志。

（四）微生物学检查法

1. HCV 抗体检测　HCV 感染后，机体可对其结构蛋白和非结构蛋白产生抗体。抗 HCV 检测是目前实验室诊断中最常用的方法，可用于献血员筛选和丙型肝炎初步诊断。需要注意的是，

HCV 感染后，约有 20% 的感染者能够自发清除病毒，抗 HCV 可持续阳性。因此，血清抗 HCV 阳性并不一定表示 HCV 现症感染，应予注意。

2．核心抗原检测 HCV 病毒颗粒的核心抗原被病毒包膜所包裹，通过预处理释放核心抗原后，可通过 ELISA 或化学发光方法检测 HCV 核心抗原，作为病毒感染的标志。

3．HCV RNA 检测 多采用 RT-PCR 技术检测血清（或）肝组织中的 HCV RNA，以确定慢性 HCV 感染者和丙型肝炎患者。HCV RNA 定量检测还可对临床抗病毒治疗效果进行评价和预测。

（五）防治原则

丙型肝炎的预防措施主要是严格筛选献血员和加强血制品的管理。我国的义务献血法规定对献血员以及血制品进行抗 HCV 检测，以最大限度降低输血后肝炎（乙型肝炎和丙型肝炎）的发生。由于 HCV 的高度变异性以及包膜蛋白免疫原性弱，目前尚无有效疫苗进行特异性主动免疫。近年来，丙型肝炎的治疗取得了明显突破，病毒蛋白酶抑制剂、聚合酶抑制剂等多个直接作用的抗病毒药物（direct-acting antiviral agent，DAA）用于丙型肝炎治疗，以及泛基因型 DAA 方案的应用推广，使得绝大多数丙型肝炎能够治愈。早发现、早诊断和早治疗能明显减少丙型肝炎终末期肝病的发生。

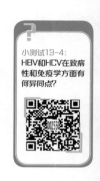

小测试13-4：
HBV和HCV在致病性和免疫学方面有何异同点？

四、丁型肝炎病毒

丁型肝炎病毒（HDV）是丁型肝炎的病原体。1977 年，意大利学者 Rizzetto 用免疫荧光法检测乙型肝炎患者肝组织切片时，发现肝细胞内除了 HBsAg 外，还有一种新抗原，称其为 δ 抗原。通过黑猩猩感染实验证明它具有传染性，故称为 δ 因子。后来证实其为一种缺陷病毒，须在 HBV 辅助下才能复制。1984 年正式被命名为 HDV。HDV 归丁型肝炎病毒属（*Deltavirus*），但由于其独特性，在分类学上曾长期未定科。直至 2020 年，HDV 与其他 HDV 样病毒，一齐被重新分类为卫星核酸核酶病毒域（*Ribozyviria*）下唯一的三角病毒科（*Kolmioviridae*）。HDV 感染呈世界性流行，在乙肝疫苗推广应用较好的国家和地区，HDV 流行率已显著下降，但在许多非洲和中亚国家，HDV 仍处于高地方性流行水平。2023 年，庄辉等学者在我国 10 个省、市、自治区 3131 例慢性 HBV 感染者中，发现总的抗 -HDV 阳性率为 0.70%。鉴于 HBV 与 HDV 合并感染的患者发生肝硬化和肝细胞癌的风险是 HBV 单独感染者的 2 ～ 3 倍，应重视 HDV 感染。

（一）生物学性状

HDV 病毒颗粒呈球形，直径 35 ～ 37 nm，外有包膜。核衣壳由核心 RNA 和 HDAg 组成，包膜表面蛋白为来自 HBV 的 HBsAg。因此，HDV 不能独立复制，必须在辅助病毒 HBV 存在下才能增殖。HDV 基因组为共价闭合环状单负链 RNA，全长仅约 1.7 kb。HDAg 以与 RNA 相结合的形式存在于核心内。来自 HBsAg 的包膜可保护 HDV RNA 免被降解，在 HDV 致病中起重要作用。HDV 基因组的复制依赖于感染细胞内的 DNA 依赖的 RNA 聚合酶 II（DdRp），以 HDV RNA 为模板转录产生。由 HDV 基因编码的 HDAg 构成衣壳蛋白，其分子量约为 68 kD，由 p24 和 p27 两个多肽组成。p24 亦称为小 δ 抗原（24 kD），p27 称为大 δ 抗原（27 kD），两者对 HDV 复制分别具有反式抑制和反式激活作用。HDV 的核衣壳大约由 60 个 HDAg 结合 1 个 HDV 基因组 RNA 形成，呈 20 面体立体对称。

HDV 具有 8 个基因型，但只有 1 个血清型。HDAg 出现早消失快，不易在血清中检测到，但血清中往往可查到 HDAg 刺激机体后产生的 HDV 抗体。

HDV 敏感动物是黑猩猩、土拨鼠、北京鸭和美洲旱獭等。

（二）致病性和免疫性

HDV 的传染源为 HBV 和 HDV 共感染者。其传播方式与 HBV 基本相同，主要经血或不安全注射等传播，也可经性传播，但母婴垂直传播少见。作为必须依赖 HBV 提供病毒包膜的缺陷病毒，HDV 的感染形式有两种：①联合感染（coinfection）：即 HDV 与 HBV 同时感染，患者同时发生急性乙型肝炎和急性丁型肝炎，临床表现为急性过程，可恢复，但有时表现为重症肝炎，病情严重或短期内转为肝硬化；②重叠感染（superinfection）：在慢性乙型肝炎或 HBV 携带者状态的基础上再感染 HDV。HDV 感染常导致 HBV 感染者的症状加重与病情恶化，特别在重叠感染时可导致暴发型肝炎发生。

HDV 感染 2 周后产生特异性抗 -HDV IgM，1 个月后达高峰，随后下降。抗 -HDV IgG 产生较晚，一般在恢复期出现。丁型肝炎发展为慢性时，抗 -HDV IgG 常呈持续高效价，可作为慢性丁型肝炎的诊断指标。

（三）微生物学检查法

1. 血清学方法　包括检测血清中的 HBsAg 和抗 -HDV。抗 -HDV IgM 可用于 HDV 感染的早期诊断。丁型肝炎转为慢性后，抗 -HDV IgG 水平持续增高。

2. 核酸检测　HDV RNA 的存在标志着 HDV 复制以及血清具有传染性，故临床上多用 RT-PCR 方法检测 HDV RNA，以诊断 HDV 感染。

（四）防治原则

丁型肝炎的预防原则与乙型肝炎相同，主要是严格筛选献血员和确保血制品安全，防止注射或其他侵入性操作的医源性传播，避免性传播。注射乙型肝炎疫苗可预防 HDV 感染。治疗上，IFN-α 曾长期是治疗丁肝的唯一疗法，但疗效有限。2020 年，靶向干扰 preS1 与 NTCP 结合的进入抑制剂 Bulevirtide 在欧洲被有条件批准用于丁型肝炎的治疗。

五、戊型肝炎病毒

戊型肝炎病毒（hepatitis E virus，HEV）是戊型肝炎的病原体。1983 年，Balayan 等首先用免疫电镜从感染者的粪便标本中发现了 HEV。1989 年，Reyes 等应用分子克隆技术获得本病毒的基因克隆。HEV 曾被认为是小 RNA 病毒，后因其基因组的结构序列与小 RNA 病毒科的甲型肝炎病毒和脊髓灰质炎病毒不同，被归为新的戊型肝炎病毒科（*Hepeviridae*）、正戊型肝炎病毒亚科（*Orthohepevirinae*）、帕斯拉病毒属（*Paslahepevirus*）。该属病毒可感染人类和某些哺乳类动物（如猪及野猪、牛、鹿、兔、骆驼等），HEV 因此被认为是一种人兽共患病毒。HEV 是全球急性散发性病毒性肝炎的重要病因之一。全球每年约有 2000 万例新发 HEV 感染，其中 330 万例有肝炎症状。世界首次记载的戊型肝炎流行发生在 1955 年 12 月—1956 年 1 月，在印度新德里因自来水被粪便污染而引起戊肝流行。1986 年，我国新疆南部地区发生了一次戊肝大流行，发病人数约 12 万例，死亡 700 余例，是迄今最大的一次流行。

（一）生物学性状

1. 形态与结构　HEV 呈圆球状，直径平均为 30 ～ 40 nm，表面有突起和刻缺，形如杯状。以往根据其在粪便中的病毒颗粒存在形式，认为 HEV 不含包膜，但后期发现，戊型肝炎患者血清中的病毒颗粒可以有包膜（enveloped HEV，eHEV）（图 13-18）。HEV 有空心和实心两种颗粒：

实心颗粒内部致密，为完整的 HEV 颗粒；空心颗粒内部含电荷透亮区，为含不完整 HEV 基因的病毒颗粒。

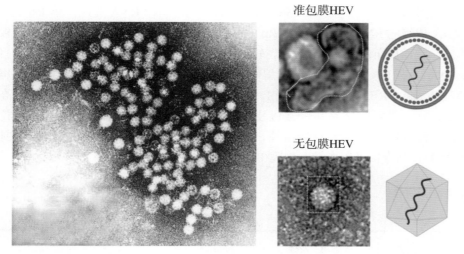

图 13-18　戊型肝炎病毒（HEV）的形态结构
电镜照片由庄辉教授和尹鑫研究员提供

2．基因组　为全长约 7.2 kb 的单股正链 RNA，由编码区和非编码区两部分组成（图 13-19）。编码区共有 3 个可读框（ORF1 ~ 3）：ORF1 最长，约 5 kb，编码病毒的非结构蛋白，如 RNA 依赖的 RNA 聚合酶和 RNA 解链酶等；ORF2 长约 2 kb，编码的病毒蛋白存在衣壳蛋白和分泌型 ORF2 蛋白两种形式，其中衣壳蛋白参与病毒与细胞的黏附并介导病毒进入细胞；ORF3 只有约 300 个核苷酸，与 ORF2 部分重叠。HEV 5′ 端和 3′ 端的非编码区（UTR）较短，3′-UTR 末端有多腺苷 poly(A) 尾。

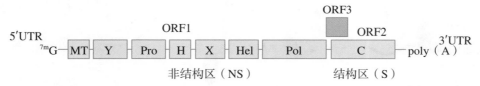

图 13-19　戊型肝炎病毒基因结构及编码蛋白示意图

MT：甲基转移酶；Y：Y 区；Pro：蛋白酶；H：超变区；X：X 区；Hel：RNA 解旋酶；Pol：RNA 依赖的 RNA 聚合酶；C：衣壳蛋白

根据核苷酸和氨基酸序列差异，戊型肝炎病毒科共可分为正戊型肝炎病毒属（*Orthohepevirus*）和鱼戊型肝炎病毒属（*Piscihepevirus*）。正戊型肝炎病毒属又可进一步分为 A ~ D（*Orthohepevirus A-D*）4 个种。与人类感染相关的 HEV 基因型主要集中于 *Orthohepevirus* A，共有 8 个基因型（HEV1 ~ 8），人类感染主要由 HEV1 ~ 4 引起。HEV1 和 HEV2 只感染人，主要在发展中国家经水源传播造成大流行，孕妇感染后病死率可达 20%；HEV3 和 HEV4 为人兽共患型，目前发现的主要动物宿主是猪（HEV3 和 HEV4）、鹿（HEV3）、野猪（HEV3 和 HEV4）和兔（HEV3）等，人类感染主要经由食用被感染动物的内脏或肉类引起；HEV5 和 HEV6 目前仅在日本野猪样本中发现；HEV7 和 HEV8 的动物宿主分别是单峰骆驼和双峰骆驼，目前已发现一例肝移植患者感染 HEV7 引起的慢性戊型肝炎案例，证明 HEV7 可感染人，HEV8 暂未发现可感染人。*Orthohepevirus* B 主要由禽类 HEV 构成。*Orthohepevirus* C 为大鼠 HEV 和雪貂 HEV，目前已经发现大鼠 HEV 可感染人。*Orthohepevirus* D 为蝙蝠 HEV，在多国蝙蝠样本中都有检出。

　　3．病毒复制周期　　HEV 多以无包膜状态存在，也可以包裹在脂质膜中，形成 eHEV。无包膜 HEV 颗粒可能主要由受体介导的途径进入细胞，但特异性受体目前尚不明确。eHEV 进入细胞后，其包膜经历了溶酶体介导的脂质降解，随后完成脱壳使病毒 RNA 释放。单正链的 HEV RNA 先翻译出含 RNA 依赖的 RNA 聚合酶（RdRp）的 ORF1 蛋白，后者以 RNA 正链为模板，合成出 HEV RNA 负链。进而以负链 RNA 为模板，转录出更多的全长正链 RNA 和较短的亚基因组 RNA（subgenomic RNA，sgRNA）。sgRNA 分别编码衣壳蛋白（capsid protein，pORF2）和病毒释放所必需的 ORF3（protein ORF3，pORF3）蛋白。研究表明，病毒的脂质包膜来源于反面高尔基体网（trans-Golgi network），病毒 RNA 正链被包装后形成子代病毒颗粒。大部分 eHEV 颗粒被释放到细胞外后进入胆管。包膜在胆管中被降解掉，最终无包膜 HEV 颗粒被排入肠道经粪便排出体外。另一部分 eHEV 颗粒则直接进入血管，包膜得以保留（图 13-20）。

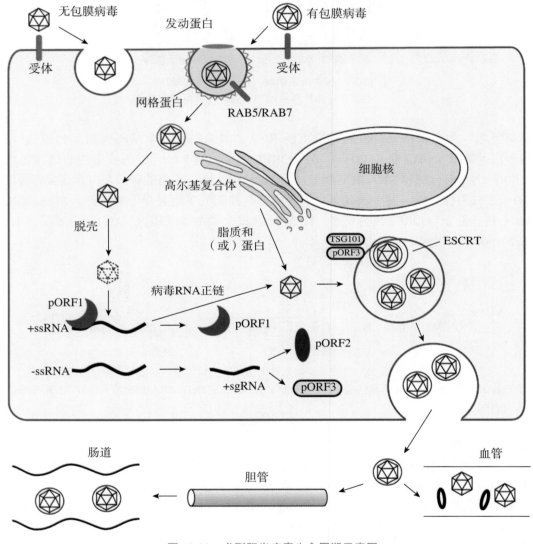

图 13-20　戊型肝炎病毒生命周期示意图

　　4．抵抗力　　HEV 不稳定，对高盐、氯化铯和氯仿均敏感。病毒于 –80 ～ –70 ℃下保存不稳定，反复冻融可导致活性下降，但在液氮中可长期保存。

　　5．动物模型与细胞培养　　HEV 感染研究常用的动物模型为人源化小鼠、猪、非人灵长类动物和兔。非人灵长类动物对 HEV1 ～ 4 均易感，但因伦理问题和成本较高，难以广泛应用；猪是 HEV3 和 HEV4 的自然宿主，但感染后并不产生明显的急性肝炎表现，且其体型较大，在操作和成本上均存在一定问题；人源化小鼠是近年新开发的动物模型，嵌合了人肝细胞的人源化小鼠对 HEV1 和 HEV3 易感，但因其有严重的免疫缺陷，在 HEV 免疫致病机制研究上较为受限，且此模型制备较为困难、成本较高；兔对 HEV3 和 HEV4 均易感，感染后可出现急性和慢性肝炎表现，孕兔感染后可出现高致死现象。兔的成本较低，但其可用的商品化检测试剂种类较少。HEV 的细胞培养一直比较困难，目前常用的为一细胞适应性毒株，但尚不能高效且大量地培养，方法有待进一步完善。

（二）致病性

1. 传染源　HEV 的传染源主要是戊型肝炎患者和猪，以潜伏末期和急性期早期传染性最强。病毒经胃肠道进入血液，在肝内复制后释放到胆汁的病毒随粪便排出体外，污染水源、食物和周围环境而发生传播。故此，HEV 主要经粪 - 口途径传播，在卫生条件较差的发展中国家以水源性流行较为多见，主要因水源被患者粪便污染所致。我国和发达国家以经食物和日常生活接触传播较为多见，主要为散发病例。

2. 致病性　人感染 HEV 后，潜伏期为 10 ～ 60 天，平均为 40 天。由于病毒对肝细胞的直接损伤和免疫病理作用，人感染 HEV 后可引起肝细胞的炎症或坏死。临床上，成人感染后以临床型多见，儿童则以亚临床型为主。临床型表现为急性戊肝可发生黄疸型肝炎或无黄疸型肝炎，也可表现为重症肝炎及胆汁淤积性肝炎。多数患者于病后 6 周即好转痊愈，多不发展为慢性肝炎。HEV 慢性感染的定义为持续的病毒血症或粪便排毒超过 3 个月，仅见于免疫力抑制或者免疫缺陷者，如器官移植受者、艾滋病患者和接受化疗的肿瘤患者等，可引起肝纤维化并可快速进展为肝硬化。近年研究发现，HEV 感染与多种肝外疾病如神经系统疾病、血液系统疾病和肾病等的发生相关。戊肝的病死率较高，一般为 1% ～ 2%，最高达 12%。孕妇感染后临床表现严重，常发生流产或死胎，病死率高达 20%。此外，本身患有慢性肝病如慢性乙型肝炎患者，如重叠感染 HEV 后，可使病情加重，引起死亡。

（三）免疫性

HEV 感染后机体可产生保护性中和抗体，使患者获得一定免疫力，但中和抗体在体内持续存在的时间尚不明确。

（四）微生物学检查法

1. 病毒颗粒及核酸检测　常用的实验室病原学诊断方法为通过 RT-PCR 法检测患者血清、粪便和胆汁中的 HEV RNA，也可用免疫电镜检测患者粪便中的 HEV 颗粒。上述检查结果阳性者表示体内有 HEV 感染和复制，具有传染性。

2. 血清学检测　目前常规的实验室诊断方法是采用 ELISA 法检测患者血清中的抗 -HEV IgM 和（或）IgG 抗体。抗 -HEV IgM 出现时间比抗 -HEV IgG 早，但其持续时间较短。抗 -HEV IgG 出现时间也相对较早，持续时间长，临床上一般以抗 -HEV IgM 和 IgG 同时阳性，或初次检测抗 -HEV IgM 阳性且 IgG 随后发生阳转，诊断急性 HEV 感染。

3. 尿液 HEV 抗原检测　我国自主研制的戊型肝炎病毒抗原尿液检测试剂盒，可检测到尿液中高浓度分泌型蛋白 $pORF2^{s}$。

框 13-7　尿液 HEV 抗原检测

我国自主研制的戊型肝炎病毒抗原尿液检测试剂盒于 2023 年获国家药品监督管理局批准上市。该方法是基于研究发现编码 HEV ORF2 会同时编码一种分泌型蛋白 pORF2^S，其可聚集至肾近端小管细胞、最终被剪切成约 20 kD 的蛋白质转运至尿液，其在尿液中的浓度可达到血清抗原水平的 80 倍左右。该检测手段将提高戊肝临床诊断的可及性和效率，降低戊肝的误诊和漏诊。

（五）防治原则

戊型肝炎的预防主要采取以切断传播途径为主的综合性预防措施，包括保证安全用水、防止水源被粪便污染、加强食品卫生管理和教育、讲究个人卫生和提高环境卫生水平。

由我国自主研制的重组戊肝疫苗（大肠埃希菌）是迄今全球唯一的戊肝疫苗，其采用基因工程技术，免疫原来自 I 型 HEV ORF2。III 期临床试验及长期随访研究表明，该疫苗可高效持久地预防戊肝。治疗方面，目前尚无有效的针对 HEV 的抗病毒治疗药物。

（陈捷亮）

第四节　虫媒病毒

案例 13-5

男，45 岁。暑期赴东南亚旅游，9 月 6 日晚曾被蚊虫叮咬。9 月 12 日回国后开始出现发热（体温最高 38.7 ℃）、头痛、乏力、关节痛等症状。在医院检查发现白细胞计数和淋巴细胞分类计数均偏低。17 日患者躯干及四肢陆续出现红色斑丘疹。

问题：

1. 该患者可能的疾病诊断是什么？
2. 应该做哪些微生物学检查？
3. 结合该病原体的传播特点，说明其预防和治疗原则。

案例 13-5 解析

虫媒病毒（arbovirus）是指通过吸血节肢动物叮咬而传播的病毒，包含不同病毒科属下的 100 多种病毒，其中以黄病毒科（*Flaviviridae*）正黄病毒属（*Orthflaviviruses*）和披膜病毒科（*Togaviridae*）甲病毒属（*Alphavirus*）成员最多。在全球流行的虫媒病毒主要有属于黄病毒属的黄热病毒、登革病毒、流行性乙型脑炎病毒、寨卡病毒、森林脑炎病毒、西尼罗病毒以及白蛉纤细病毒科的大别班达病毒和属于甲病毒属的基孔肯雅病毒等，其中，登革病毒、流行性乙型脑炎病毒、森林脑炎病毒、大别班达病毒和基孔肯雅病毒在我国均有流行（表 13-11）。

蚊和蜱是虫媒病毒最重要的传播媒介。虫媒病毒能在节肢动物体内增殖，并可经卵传代，因此节肢动物既是病毒的传播媒介，又是储存宿主。带毒的节肢动物媒介通过叮咬自然界的脊椎动物而维持病毒在自然界的循环，若叮咬人类则可能引起人类感染及病毒在人群中的传播。

Note

表 13-11　重要虫媒病毒及其媒介和所致疾病

病毒名称	属别	媒介	所致疾病
登革病毒	正黄病毒属	伊蚊	登革热，登革出血热
乙型脑炎病毒	正黄病毒属	库蚊	乙型脑炎
寨卡病毒	正黄病毒属	伊蚊	寨卡病毒病
西尼罗病毒	正黄病毒属	伊蚊	西尼罗热
黄热病毒	正黄病毒属	伊蚊	黄热病
森林脑炎病毒	正黄病毒属	蜱	森林脑炎
基孔肯雅病毒	甲病毒属	伊蚊	基孔肯雅热
大别班达病毒（发热伴血小板减少综合征病毒）	班达病毒属	蜱	发热伴血小板减少综合征

一、登革病毒

登革病毒（dengue virus，DENV）是登革热、登革出血热或登革休克综合征的病原体。人感染后通常表现为自限性的发热疾病，典型症状包括肌肉和关节疼痛、皮疹、疲乏和淋巴结肿大，称为登革热（dengue fever），少数病例可发生休克或出血，称为重症登革热，旧称登革出血热或登革休克综合征（dengue hemorrhagic fever/dengue shock syndrome，DHF/DSS）。

（一）生物学性状

1. 形态与结构　在冷冻电镜下，成熟的 DENV 颗粒呈正二十面体对称结构，直径 48 ~ 50 nm，不同血清型略有差异。

（1）核衣壳：直径约 24 nm，由衣壳蛋白（capsid protein，C）的二聚体包裹病毒基因组 RNA 所形成。C 蛋白富含正电荷氨基酸，能结合病毒 RNA 基因组，在核衣壳组装过程中起重要作用。基因组为单正链 RNA，长度约 10.7 kb，5′ 和 3′ 端各有一段非编码区（untranslated region，UTR），参与病毒复制和翻译的调节。5′-UTR 长约 100 个核苷酸，3′-UTR 长 400 ~ 600 个核苷酸。编码区基因排列顺序为 5′-C-PrM-E-NS1-NS2a-NS2b-NS3-NS4a-NS4b-NS5-3′。

（2）包膜：每个病毒颗粒表面有 180 个包膜蛋白（envelop protein，E）和膜蛋白（membrane protein，M）分子，分别通过各自的跨膜区固定于包膜的脂双层内。M 蛋白的前体称为前膜蛋白（pre-membrane，prM）。prM 蛋白的功能类似分子伴侣，在内质网帮助 E 蛋白正确折叠，之后在高尔基复合体被宿主弗林蛋白酶切割为可溶性的 pr 片段和 M 蛋白。切割可增强 DENV 的感染性，是病毒成熟的重要环节。E 蛋白是决定病毒致病性及免疫原性的主要因子，并具有血凝素活性，胞外区可分为 I、II 和 III 三个结构域，其中第 67 位和 153 位的两个天冬酰胺残基是糖基化位点，也是 DC-SING 受体分子的识别位点。在中性 pH 环境下，E 蛋白组成 90 个平行排列的二聚体，覆盖在病毒表面，负责结合细胞表面的受体，此时病毒颗粒表面光滑，直径 50 nm。在酸性 pH 环境下，病毒颗粒表面的 E 蛋白发生构象变化，形成 60 个突起的三聚体，同时伸出位于结构域 II 顶端的融合环（fusion loop），促进病毒包膜与细胞膜之间发生膜融合。

2. 复制周期　人体多种细胞，包括树突状细胞、单核吞噬细胞、血管内皮细胞、肝细胞和神经细胞等均可被 DENV 感染，其中单核吞噬细胞是 DENV 的主要靶细胞。DENV 经受体介导的内吞作用进入靶细胞。病毒受体尚未阐明，细胞表面的硫酸肝素、DC-SIGN 等分子可促进病毒的黏附和进入。DENV 进入内体后，病毒表面的 E 蛋白在酸性环境下发生构象变化，伸出融合环插入靶细胞的细胞膜，引发靶细胞与病毒之间的膜融合，使得病毒的基因组能够进入靶细胞内进行复制。

DENV 的基因组 RNA 可以作为模板复制子代病毒基因组，也可以直接指导蛋白质翻译。初始翻译产物为一条完整的多聚蛋白前体，长度近 3400 个氨基酸，之后被宿主信号肽酶和病毒的 NS3 蛋白酶等共同切割为 C、prM 和 E 共 3 个结构蛋白以及 NS1、NS2a、NS2b、NS3、NS4a、NS4b 和 NS5 共 7 个非结构蛋白。NS1 是糖基化蛋白，常以二聚体形式存在于感染细胞的细胞膜上，也可分泌至细胞外，具有诊断价值。NS2 和 NS4 是由多个跨膜区组成的膜蛋白，可能参与病毒复制过程中靶细胞膜结构的改变。NS3 的 N 端具有蛋白酶活性，需要 NS2b 的协同作用，C 端则具有 RNA 解旋酶活性。NS5 的 N 端具有甲基转移酶活性，C 端具有 RNA 依赖的 RNA 聚合酶活性。NS5 是病毒基因组 RNA 复制的关键酶，同时也可以促进人 I 型干扰素受体下游的 STAT2 降解，抑制宿主的抗病毒反应。

靶细胞的内质网和脂滴是 DENV 复制和组装的主要场所。子代病毒基因组和非结构蛋白在此形成复制复合物，并在结构蛋白协同下组装成新生的未成熟 DENV 颗粒。这些颗粒直径约 60 nm，表面为 prM 与 E 蛋白构成的三聚体，pr 片段位于最顶端。未成熟病毒颗粒先进入内质网腔，然后转运至高尔基复合体。Pr 片段被高尔基复合体的弗林蛋白酶切割并释放，病毒表面结构随之重排，形成具有感染性的成熟病毒颗粒。DENV 复制时还可以产生大量不含核衣壳的亚病毒颗粒（subviral particle），它们表面含有 E 蛋白和 prM/M 蛋白，与 DENV 具有相似的抗原性，但是不具有感染性。

3．分型、变异及宿主分布

（1）分型及变异：按照抗原性不同分为 4 种血清型（DENV1 ～ DENV4）。不同血清型之间存在交叉免疫反应。感染过一种血清型后仍对其他血清型易感，二次感染的结局可能增加罹患 DHF/DSS 的风险。

（2）宿主分布：非人灵长类动物对 DENV 易感，是病毒在自然界的主要宿主。

4．培养特性　病毒扩增常用白纹伊蚊 C6/36 细胞。仓鼠肾细胞 BHK-21、猴肾细胞 LLC-MK2 及 Vero 细胞感染后会产生蚀斑，可用于病毒毒力鉴定。乳鼠对 DENV 易感，可用乳鼠脑内接种法分离病毒。

5．抵抗力　DENV 抵抗力不强。对热敏感，56 ℃ 30 分钟可被灭活，但在 4 ℃ 条件下其感染性可保持数周之久。病毒在 pH 7 ～ 9 时最为稳定，在 –70 ℃ 或冷冻干燥状态下可长期存活。

氯仿、丙酮、去氧胆酸钠、0.05% 甲醛溶液、乳酸、高锰酸钾、甲紫等可以破坏病毒包膜而灭活病毒。超声波、紫外线也可灭活病毒。

（二）致病性

1．传播　主要经蚊虫叮咬传播，埃及伊蚊和白纹伊蚊是主要传播媒介。自然界的灵长类动物对 DENV 易感，是丛林型登革热的主要传染源。蚊虫通过叮咬带毒动物而维持 DENV 在自然界的循环，人进入疫源地被带毒蚊虫叮咬可发生感染。在城市和乡村，患者和隐性感染者是主要传染源，DENV 可通过蚊虫叮咬而形成人—蚊—人循环。登革热的流行有明显季节性，多见于 5—11 月，但因地域不同而略有差别。

2．致病机制　病毒经蚊虫叮咬进入人体后，首先感染皮肤树突状细胞或朗格汉斯细胞，然后扩散到血液，在毛细血管内皮细胞和单核吞噬细胞中增殖，再经血流播散至淋巴结、肝、脾等单核 - 巨噬细胞系统，引起全身性的病理反应。

3．所致疾病　人对 DENV 普遍易感，多数感染者为隐性感染。登革热的潜伏期一般为 3 ～ 15 天，多数 5 ～ 8 天。典型的登革热病程 7 ～ 10 天，以发热、疼痛和皮疹为主要临床特征。起病急，常为突起发热，体温高达 39 ～ 40 ℃，可伴有头痛、肌肉痛、骨、关节痛等，因此曾被称为"断骨热"。皮疹多在 4 ～ 6 天出现，表现为充血性皮疹或出血性皮疹（出血点），常维持

3 ～ 5 天。25% ～ 50% 病例可有不同程度的鼻腔、牙龈、消化道、皮肤或子宫出血。患者还常有白细胞减少及血小板减少等表现。多数登革热患者可自愈，但少数婴幼儿、老人或有基础疾病的患者会发展为重症登革热，可出现肝炎、心肌炎、电解质及酸碱失衡、急性血管内溶血等并发症。

DHF/DSS 早期临床表现与典型登革热类似，但在发病 3 ～ 5 天时病情突然加重并发生严重的出血现象，患者可在 1 ～ 2 天内因失血性休克或中枢性呼吸衰竭而死亡。主要病理改变为全身血管通透性增高、血浆渗漏而导致广泛的出血和休克。DSS/DHF 的发病机制至今尚未完全清楚，目前存在的抗体依赖增强作用（antibody-dependent enhancement，ADE）假说、得到了较多流行病学和实验室研究结果的支持。该假说认为，当感染过某种血清型 DENV 的患者再次感染异种血清型 DENV 时，体内已有的非中和或亚中和浓度的 IgG 抗体可与病毒结合，形成病毒 - 抗体复合物，并通过细胞表面的 Fc 受体介导病毒进入单核吞噬细胞。ADE 作用的结果不仅促进了病毒的感染和增殖，也增加了体内生物活性物质的释放，从而加重血管内皮细胞损伤、血管通透性增加、出血和休克等病理过程。

4. 流行病学特征　20 世纪之前，登革热主要在非洲、美洲、东南亚和南亚等热带地区流行。各地流行的血清型有所差异，美洲以 DENV2 为主，东南亚则主要是 DENV1 和 DENV4。第二次世界大战之后，登革热在全球范围开始蔓延，多数地区也由单一血清型变成了多种血清型的混合流行。20 世纪 50 年代，菲律宾首先出现 DHF/DSS 病例；60 年代，泰国也出现大量 DHF/DSS 病例，患者多为感染过两种血清型的儿童，或者虽为初次感染，但已通过哺乳获得登革抗体的婴儿。

目前，DENV 广泛分布于热带和亚热带 100 多个国家和地区。全世界每年有 4 亿～ 5 亿人感染，包括 200 万重症病例和 2 万死亡病例。东南亚是 DENV 主要流行地区之一。

20 世纪 20—40 年代，我国曾有登革热流行。1978 年，登革热在我国重新出现，此后在广东、云南、海南、福建、台湾、广西及浙江等地多次流行。2014 年，广东省暴发了严重的登革热疫情，报告发病人数超过 4.5 万例。

（三）免疫性

人感染 DENV 后可获得对同种血清型的免疫力，但对其余血清型仍旧易感。

（四）微生物学检查

1. 病毒的分离与鉴定　病毒血症出现在发病第 1 ～ 5 天，采集此期间患者血清，用 C6/36 细胞培养法、乳鼠脑内接种法、伊蚊胸腔接种法可分离培养病毒。

2. 血清学诊断　特异性 IgM 抗体在感染后 3 ～ 5 天出现。IgG 抗体在感染后第 9 ～ 10 天出现。用 ELISA 或免疫层析法检测血清中的特异性 IgM 抗体是最常用的登革热早期快速诊断技术。用 ELISA 或免疫层析法检测血清中的特异性 IgG 抗体也广泛用于登革热的诊断。DENV 抗体与其他黄病毒的交叉反应会干扰血清型诊断的特异性，此时可用更具特异性的中和试验。

3. 快速诊断　发病早期血清中有病毒及 NS1 抗原存在，利用 RT-PCR 检测病毒核酸，有助于早期诊断及分型。利用 ELISA 或胶体金法检测早期血清中的 NS1 抗原，可进行早期快速诊断。

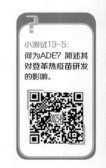

小测试13-5：
何为ADE？简述其对登革热疫苗研发的影响。

（五）防治原则

防蚊、灭蚊是预防登革热的主要手段。QDENGA 和 Dengvaxia 是目前获批的两种登革热四价减毒活疫苗，可用于 6 岁或 9 岁以上人群的预防。

尚无特效的抗病毒治疗药物，主要采取支持及对症治疗措施。治疗原则是早发现、早诊断、早治疗、早防蚊隔离。

Note

二、流行性乙型脑炎病毒

流行性乙型脑炎病毒简称乙脑病毒，因首先发现于日本，又称为日本脑炎病毒（Japanese encephalitis virus，JEV），是引起流行性乙型脑炎（简称乙脑）的病原体。乙脑好发于儿童，主要侵犯中枢神经系统，患者临床表现轻重不一，严重者死亡率高，幸存者常留下神经系统后遗症。

（一）生物学性状

JEV 具有与 DENV 相似的结构及复制周期。成熟病毒颗粒在冷冻电镜下直径为 51 nm。基因组长约 11 000 bp。分为 5 个基因型，各基因型的分布有一定的区域性。我国流行的基因型主要为Ⅰ型和Ⅲ型。

小鼠和金黄地鼠对 JEV 易感，鼠龄越小，易感性越高，腹腔接种病毒 3～5 天后发病，表现出兴奋性增高、肢体痉挛、尾强直等症状，甚至死亡。C6/36 细胞、Vero 细胞及 BHK21 细胞等多种细胞均可支持病毒增殖并出现细胞病变，其中，C6/36 细胞因易感性较高而广泛用于 JEV 的分离培养。

病毒对酸、乙醚和氯仿等脂溶剂敏感，不耐热，56 ℃ 30 分钟或 100 ℃ 2 分钟均可使之灭活。

（二）致病性

1. 传播　JEV 主要通过蚊虫叮咬传播，在我国，三带喙库蚊是主要传播媒介。鸟类是 JEV 的主要动物宿主，病毒通过蚊虫叮咬在鸟类间传播。猪也可以感染 JEV，感染后病毒血症持续时间较长，是乙脑的主要传染源。人感染后病毒血症时间短、滴度低，不是主要传染源。

2. 致病机制　病毒经带毒蚊叮咬进入人体，先在皮肤毛细血管内皮细胞和局部淋巴结等处增殖，随后经毛细血管和淋巴管进入血流，引起第一次病毒血症。病毒随血流播散到肝、脾等处的单核 - 巨噬细胞中，继续大量增殖，再次入血，引起第二次病毒血症，感染者出现发热、寒战、全身不适等前驱症状。绝大多数感染者病情不再继续发展，成为顿挫感染（abortive infection）。在少数感染者体内，病毒可突破血脑屏障侵犯中枢神经系统，在神经细胞内增殖，引起脑炎。

3. 所致疾病　人普遍易感，但感染后多表现为隐性感染或顿挫感染。儿童发病率显著高于成人。乙脑的临床表现包括突然发热、头痛和胃肠道症状。脑膜刺激症状在 24 小时内出现，并在随后两天出现易怒、意识障碍、癫痫发作（尤其是儿童）、肌肉僵硬、帕金森病、共济失调、粗震颤、不自主运动、脑神经损伤、轻瘫、深部肌腱反射过度活跃，以及病理反射等症状和体征。严重者有体重减轻和脱水。轻症病例，发热在第 1 周后消退，神经症状在发病后第 2 周末消失。重症病例，病情可进一步发展为昏迷、中枢性呼吸衰竭或脑疝，病死率在 10%～30%。约 25% 的患者会经历较长的康复过程，并留下永久性后遗症，表现为痴呆、失语、瘫痪等。后遗症与疾病急性期的严重程度有关，幼儿最易受影响。患者在急性期常有心肺并发症。预后不良与持续高热、频繁或长时间癫痫发作、脑脊液蛋白含量高、巴宾斯基征阳性和早期呼吸抑制有关。孕妇在妊娠早期感染 JEV 可出现死胎和流产。

4. 流行病学特征　乙脑主要在东亚和东南亚流行。俄罗斯远东海滨地区、太平洋的一些岛屿和澳大利亚也有乙脑流行。据世界卫生组织估计，全球每年的乙脑病例约 5 万人，死亡 1 万人，有神经系统后遗症者 1.5 万人。

我国曾是乙脑流行最严重的国家之一，随着疫苗接种的普及，目前国内发病率显著降低，但每年仍有数百名散发病例，偶尔还有小规模暴发。

乙脑的流行有明显季节性，以夏、秋季为主，一般在 4—5 月开始，9—10 月结束，80%～90% 的病例出现在 7、8、9 三个月。

乙脑患者多为儿童，10 岁以下易感，2 ~ 6 岁年龄组发病率最高。但在疫苗接种普及的地区，近年来成年人和老年人的发病率有增加趋势。

（三）免疫性

感染后可获得稳定而持久的免疫力，隐性感染也可获得牢固的免疫力。

（四）微生物学检查

1. 病毒的分离与鉴定　采集发病初期患者的脑脊液或尸检脑组织悬液，用细胞培养法或乳鼠脑内接种法可分离培养 JEV。C6/36 细胞、BHK-21 细胞或 Vero 细胞均可支持病毒传代。由于乙脑患者病毒血症持续时间短，病毒分离及核酸检测结果常为阴性，诊断时需注意。

2. 血清学诊断　用 ELISA 或中和试验检测 JEV 特异性 IgG 抗体通常需检测急性期和恢复期双份血清，当恢复期血清抗体效价比急性期升高 4 倍或以上时，具有诊断价值。诊断时需注意 JEV 与其他黄病毒成员交叉免疫反应，如圣路易脑炎病毒和西尼罗病毒有交叉抗原。中和试验特异性及敏感性均较高，但操作复杂，故不用于临床诊断，一般用于新分离病毒的鉴定。

3. 快速诊断　用 ELISA 检测患者血清或脑脊液中的特异性 IgM 抗体阳性率可达 90% 以上，是乙脑早期快速诊断的重要方法。

（五）防治原则

疫苗接种、防蚊灭蚊和动物宿主管理是预防乙脑的关键措施。

乙脑疫苗有灭活疫苗和减毒活疫苗两类。我国使用的疫苗是自主研制的减毒活疫苗 SA14-14-2。该疫苗具有很好的安全性和免疫保护效果，完成全程免疫后可获得持久的免疫力，已纳入儿童计划免疫内容。

猪是 JEV 的主要传染源和中间宿主。在我国农村地区，人和猪接触较多，因此必须做好猪的管理工作，有条件时可给幼猪接种疫苗，减少幼猪感染，从而降低人群乙脑的发病率。

目前对乙型脑炎尚无特效的治疗方法，临床以支持治疗为主。

小测试13-6：
乙脑病毒的主要媒介和储存宿主是什么？在我国使用的 JE 疫苗有哪些种类？

三、寨卡病毒

寨卡病毒（Zika virus，ZIKV）是寨卡病毒病的病原体，1947 年在非洲乌干达寨卡森林首次发现并得名，2007 年起在太平洋和南美洲多国暴发流行，同时显示出性传播及引起新生儿小头畸形和成人吉兰 - 巴雷综合征（Guillain-Barré syndrome，GBS）的特点，因此被世界卫生组织宣布为"国际关注突发公共卫生事件"。

（一）生物学性状

具有与 DENV 相似的结构及复制周期。成熟病毒颗粒直径为 50 nm。基因组长约 10.8 kb。分为亚洲型和非洲型两个基因型，亚洲型按出现顺序及流行地区又分为东南亚进化枝、太平洋进化枝和美洲进化枝。2007 年以后的数次流行均由亚洲型引起。

病毒分离培养及鉴定常用昆虫细胞系 C6/36 和哺乳细胞系 Vero。动物实验可用Ⅰ型干扰素受体敲除小鼠，Ⅰ型、Ⅱ型干扰素受体双敲除小鼠，或者人 STAT2 基因敲入（hSTAT2 knock-in）小鼠。免疫健全小鼠的乳鼠感染后可以出现神经系统症状。

病毒抵抗力较弱，不耐酸、不耐热，60 ℃ 30 分钟可灭活，70% 乙醇、1% 次氯酸钠、脂溶剂、过氧乙酸等消毒剂及紫外照射均可灭活。

Note

（二）致病性

1. 传播　主要通过蚊虫叮咬传播，埃及伊蚊和白纹伊蚊是主要传播媒介。自然宿主尚不完全明确，灵长类和多种哺乳动物均可为自然宿主。在流行地区，急性期患者是主要传染源。

与其他蚊媒黄病毒不同的是，ZIKV 还可以通过垂直传播从孕妇传给胎儿，引起胎儿发生小头畸形。此外，ZIKV 可以通过雄性生殖系统进入精液，并通过性途径在人与人之间传播。

2. 致病机制　病毒随蚊唾液进入皮肤组织后，首先感染表皮角质细胞、皮肤成纤维细胞和皮肤内的树突状细胞。感染后的树突状细胞可以携带病毒进入局部淋巴结，病毒在此复制后释放入血，引起病毒血症并感染多个外周器官。

神经组织是 ZIKV 重要的靶器官之一。在孕妇体内，病毒可感染胎盘内的巨噬细胞（Hofbauer cell），借此通过胎盘屏障进入胎儿血液循环，然后感染胎儿神经前体细胞并诱导凋亡，导致神经组织发育障碍，引起新生儿小头畸形。在成人体内，病毒可以感染外周神经细胞，导致神经细胞脱髓鞘病变，引起吉兰 - 巴雷综合征。

雄性生殖系统是 ZIKV 的另一个重要靶器官。小鼠实验证明 ZIKV 可以感染睾丸间质内的巨噬细胞、睾丸支持细胞（Sertoli cell）和曲精小管内的生殖细胞等多种靶细胞。病毒在睾丸内的复制使其能够在精液中长期存在并通过性途径传播。此外，病毒还可以感染肾，尿液中可以检出病毒 RNA。

3. 所致疾病　人感染后多为隐性感染。潜伏期 3 ~ 11 天，临床表现包括皮肤斑丘疹、发热、关节痛或关节炎、肌肉痛和头痛、非化脓性结膜炎等症状。部分患者有眼眶痛、水肿及呕吐。个别感染者可以出现睾丸炎、肝炎等症状。急性期症状通常在 1 ~ 2 周内缓解。

吉兰 - 巴雷综合征的发生率约为 0.02%，临床表现为进行性对称性麻痹、四肢软瘫和不同程度的感觉障碍，病死率为 3% ~ 10%。20% 患者的活动障碍会持续半年以上。其他神经系统症状还包括脑膜脑炎和脊髓炎。

孕妇感染后的临床表现与普通人群相似。孕早期感染 ZIKV 可能会影响胎儿发育，引起先天性寨卡综合征。在有临床症状的感染孕妇中，新生儿小头畸形发生率为 1%，29% 的胎儿可出现发育异常，包括颅内钙化、脑室扩张、眼损伤、脑干发育不全、宫内生长受限和死胎。在由感染孕妇所生的新生儿中，1/10 ~ 1/7 在出生后会逐渐表现出不同程度的认知、视听及运动等神经发育异常。

4. 流行病学特征　ZIKV 于 1947 年首次被发现，此后 60 年间只在非洲和亚洲散发流行，临床表现以温和发热为主。2007 年，首次大规模疫情在西太平洋的雅铺岛暴发，岛上人群 18% 表现出临床症状，73% 血清抗体阳性。2013 年，疫情扩散至法属波利尼西亚，3 万多人感染，并出现吉兰 - 巴雷综合征病例，发病率约千分之一。2016 年，疫情进一步蔓延至南美洲及拉丁美洲的巴西、哥伦比亚、波多黎各、墨西哥等国家。巴西在这次疫情中出现了上千例由孕妇感染引起的新生儿小头畸形。2016 年的疫情共造成全球 87 个国家的数百万人感染。

ZIKV 在东南亚的流行模式与南太平洋岛国和南美洲不同。早在 1966 年，马来西亚即从当地的埃及伊蚊体内分离到 ZIKV。2002—2016 年，泰国、柬埔寨、老挝等国又多次检出病毒。在 2016 年的全球流行中，新加坡、越南及泰国等国也出现小规模的本地流行。不过，在东南亚人群中，ZIKV 血清抗体阳性率较低，病毒也以亚洲系的东南亚进化枝为主。

ZIKV 的大流行可能与 prM 及 NS1 等蛋白的变异有关，这些变异出现在东南亚进化枝向美洲进化枝的演化过程中。其中，NS1 蛋白的 A188V 变异能促进病毒在蚊虫体内的扩散，而 prM 蛋白的 S139N 变异则提高了病毒的嗜神经组织性。

我国仅有数十例输入病例，尚无本地流行，但已在自然界蚊体内分离到 ZIKV，提示有潜在的流行风险。

（三）免疫性

感染后机体可以产生保护性抗体。长期保护效果尚不清楚。ZIKV 和其他黄病毒之间存在一定的交叉反应。

（四）微生物学检查法

1. 病毒的分离与鉴定　急性期患者的血液或尿液均可用于病毒分离，分离病毒时可用 C6/36 细胞及 Vero 细胞。

2. 血清学诊断　病毒特异性 IgM 抗体在发病后 4～7 天开始出现，持续约 12 周。IgG 抗体在 IgM 抗体之后出现，持续时间可达数年。病毒特异性中和抗体可用空斑减少中和试验检测。诊断标准为恢复期血清中和抗体阳转或者滴度较急性期升高 4 倍及以上。

3. 快速诊断　利用 RT-PCR 法检测血液、尿液或唾液中的病毒核酸是确诊的重要依据。用全血代替血清可提高核酸检测的阳性率。抗 NS1 的 IgM 抗体特异性较高，可用于早期诊断。

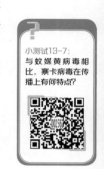

小测试13-7：
与蚊媒黄病毒相比，寨卡病毒在传播上有何特点？

（五）防治原则

灭蚊、避免蚊虫叮咬、保护孕妇和胎儿是主要的防控原则。目前尚无特异性抗病毒药物，治疗以支持和对症治疗为主。

四、森林脑炎病毒

森林脑炎病毒又称蜱传脑炎病毒（tick-borne encephalitis virus，TBEV），最早发现于 1937 年，主要侵犯人的中枢神经系统，引起的疾病称为森林脑炎，又称为蜱传脑炎、俄罗斯春夏脑炎、远东脑炎、伐木工脑炎和壁虱脑炎等，有较高的病死率和致残率。

（一）生物学性状

病毒的结构及复制周期与其他黄病毒相似。成熟病毒颗粒直径为 50 nm。基因组长度约 10.9 kb。按流行区域分为欧洲亚型（TBEV-Eu）、西伯利亚亚型（TBEV-Sib）和远东亚型（TBEV-FE）。我国流行以远东亚型为主。不同亚型毒力差异较大，但抗原性类似。

TBEV 能在人胚肾细胞、鼠胚细胞、猪肾细胞等多种细胞中增殖，也能在鸡胚中增殖。小鼠对 TBEV 易感，可通过皮下或皮内途径感染建立动物模型。

病毒对高温及消毒剂敏感。60 ℃加热 10 min 可灭活病毒。3% 甲酚皂溶液、0.5% 甲醛溶液、乙醚、氯仿、丙酮及胆盐等均能灭活病毒。病毒在 –20 ℃能存活数月，在 50% 甘油中能于 2～4 ℃保存 5～12 个月，在真空干燥下能保存数年。

（二）致病性

1. 传播　主要通过蜱虫叮咬传播。TBEV-Eu 主要由蓖籽硬蜱传播，TBEV-Sib 和 TBEV-FE 主要由全沟硬蜱传播。病毒通过蜱叮咬野生动物和鸟类在自然界循环。家畜感染后可经乳汁排出病毒，食用未经消毒的奶制品也可造成感染。

2. 致病机制　病毒进入人体后，首先在感染部位的树突状细胞中复制，然后迁移至引流淋巴结并经淋巴循环进入血液。病毒若侵入中枢神经系统，可感染神经元等靶细胞，引起脑炎等症状。

3. 所致疾病　多数感染者无明显症状。脑炎患者潜伏期为蜱虫叮咬后 7～14 天，临床表现呈双相性。第一阶段持续 5 天左右，主要症状包括发热、疲劳、全身不适、头痛和身体疼痛。第一阶段之后有平均 7 天的无症状间隔期，然后进入第二阶段。第二阶段表现为头痛、呕吐、颈项强直等脑炎症状，可伴有肢体瘫痪等脊髓炎和脊髓麻痹症状，重症患者可出现发音困难、吞咽困难、呼吸及循环衰竭等延髓麻痹症状。疾病严重程度随年龄增长而增加。病死率约 2%，但 TBEV-FE 引起的病死率达 20% ～ 40%。患者康复后可能出现长期的神经系统后遗症。

4. 流行病学特征　TBEV 于 1937 年在俄罗斯首次发现。目前主要分布于欧亚大陆北部，由法国东北部延伸至日本北海道。每年病例数超过 1 万人。

我国主要流行 TBEV-FE 亚型，新疆部分地区有 TBEV-Sib 亚型。流行区域主要包括东北的大小兴安岭、长白山等地林区，西北的天山、阿尔泰山等地，以及西南的川藏滇等林区。其中，黑龙江省森林面积广袤，宿主动物种类繁多，适于蜱的孳生繁殖，因此是国内发病最早、最多的省份。

TBEV 的流行有季节性，每年 5 月上旬出现，6 月达到高峰，7—8 月逐渐下降，呈散发状态；约 80% 的病例发生于 5—6 月的春夏之季，因此又被称作"春夏脑炎"。

（三）免疫性

感染后 IgM 抗体可存在长达 10 个月，IgG 抗体可终生存在，并能防止再次感染。

（四）微生物学检查

1. 病毒的分离与鉴定　森林脑炎患者第一阶段有病毒血症，可从血液标本中分离病毒。第二阶段血液或脑脊液中很难检测到病毒。

2. 血清学诊断　第二阶段起可以检测到 IgM 和 IgG 抗体。脑脊液中抗体出现时间晚于血清。血凝抑制试验使用较广泛，但缺乏特异性。ELISA 可用于亚型鉴定。血清学诊断需考虑西尼罗病毒、JEV 等感染或其疫苗接种所造成的交叉免疫反应。中和试验应在生物安全 3 级实验室进行，一般只用于流行病学调查。

3. 快速诊断　用 RT-PCR 技术检测患者第一阶段血清中的病毒 RNA，敏感性和特异性均较高。

（五）防治原则

加强灭蜱工作。进入林区时做好个人防护，扎紧袖口、领口、裤脚，防止蜱叮咬。不食用未经消毒的奶制品。对于职业暴露人群、疫区居民和游客，疫苗接种是有效的保护措施。国内使用的是以"森张株"为基础的灭活疫苗，国外使用的是以 TBEV-Eu 亚型为基础的灭活疫苗 FSME-IMMUN 和 Encepur，或者以 TBEV-FE 亚型为基础的俄罗斯灭活疫苗。

目前尚无特异性抗病毒治疗药物，临床以对症及支持治疗为主。

五、大别班达病毒

大别班达病毒（*Bandavirus dabieense*）是 2009 年首次从我国的严重发热伴血小板减少综合征（severe fever with thrombocytopenia syndrome，SFTS）患者体内分离出的一种新的布尼亚病毒，旧称发热伴血小板减少综合征病毒，2020 年，根据该病毒的发现地点，ICTV 将其更名为大别班达病毒。通过对病毒全基因组序列分析和电子显微镜形态观察，确认该病毒为布尼亚病毒目、白蛉纤细病毒科（*Phenuiviridae*）、班达病毒属的成员。大别班达病毒基因组及结构模式图见图 13-21。

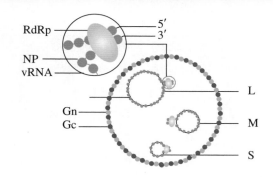

图 13-21　大别班达病毒基因组结构模式图

L、M 和 S 分别代表大、中、小基因片段，依次编码 RNA 聚合酶 RdRp、包膜糖蛋白 Gn 和 Gc 及核衣壳蛋白 NP

　　大别班达病毒感染引起 SFTS，主要临床表现有发热、周身不适、乏力、白细胞减少、血小板减少和多器官功能损害等，严重者可因多器官衰竭而死亡，病死率 5% ~ 30%。一般认为蜱是大别班达病毒的传播媒介，携带病原体的蜱叮咬人类可引起感染。直接接触急性期患者血液或血性分泌物亦可导致感染。

　　该病毒感染的微生物学检查主要包括利用 Vero 或 Vero E6 等敏感细胞分离培养病毒、利用 RT-PCR 或 RT-qPCR 法检测病毒核酸、利用 ELISA 法检测血清中的病毒的特异性 IgM 或 IgG 抗体等。目前对 SFTS 尚无疫苗及特异性抗病毒药物，临床上主要采取对症治疗和支持疗法，大多数患者预后良好。

发热伴血小板减少综合征病毒引起 SFTS 的流行情况

（安　静）

第五节　出血热病毒

　　病毒性出血热（viral hemorrhagic fever）是一种自然疫源性疾病，以高热（hyperpyrexia）、低血压（hypotension）、出血（hemorrhage）以及高病死率为主要临床特征。出血热病毒（hemorrhagic fever virus）是指主要由节肢动物或啮齿类动物传播，引起病毒性出血热的一大类病毒的统称。出血热病毒通过带毒动物在自然界传播，人类在接触带毒动物时被感染。引起出血热的病毒种类较多，它们分属于不同的病毒科（表 13-12）。

表 13-12　常见人类出血热病毒及其所致疾病

病毒种类	病毒	主要媒介	所致疾病	主要分布
汉坦病毒科	汉坦病毒	啮齿动物	肾综合征出血热	亚洲、欧洲、非洲、美洲
			汉坦病毒肺综合征	美洲、欧洲
内罗病毒科	克里米亚 - 刚果出血热病毒	蜱	克里米亚 - 刚果出血热	非洲、中亚
白蛉纤细病毒科	裂谷热病毒	蚊	裂谷热	非洲
	班达病毒	蜱	发热伴血小板减少综合征	东亚
沙粒病毒科	鸠宁病毒	啮齿动物	阿根廷出血热	南美洲
	马丘波病毒	啮齿动物	玻利维亚出血热	南美洲

续表

病毒种类	病毒	主要媒介	所致疾病	主要分布
沙粒病毒科	拉沙病毒	啮齿动物	拉沙热	非洲
	萨比亚病毒	啮齿动物	巴西出血热	南美洲
	瓜纳里托病毒	啮齿动物	委内瑞拉出血热	南美洲
黄病毒科	登革病毒	蚊	登革热	亚洲、南美洲
	黄热病病毒	蚊	黄热病	非洲、南美洲
	基萨那森林热病毒	蜱	基萨那森林热	印度
	鄂目斯克出血热病毒	蜱	鄂目斯克出血热	俄罗斯
披膜病毒科	基孔肯亚病毒	蚊	基孔肯亚热	亚洲、非洲
丝状病毒科	埃博拉病毒	未确定	埃博拉出血热	非洲、美洲
	马尔堡病毒	未确定	马尔堡出血热	非洲、欧洲

　　我国已发现的出血热病毒有汉坦病毒、克里米亚-刚果出血热病毒和登革病毒。近年来，在非洲流行的由埃博拉病毒或马尔堡病毒引起的出血热，因其发病迅速、病情严重、病死率极高而受到广泛的关注。

▌一、汉坦病毒

◐ 案例 13-6

　　男，42 岁。陕西省西安市鄠邑区农民，长期在户外耕作，在农作时有叼含野草的习惯，喜欢生吃瓜果蔬菜。11 月中旬，该患者突然出现不明原因的发热（最高体温 39.5 ℃）、头痛、咽痛、鼻出血等临床表现，就诊于当地诊所。血常规示：白细胞（15.91×10^9/L）、中性粒细胞（11.17×10^9/L）、红细胞（6.59×10^9/L）等升高，血小板（30×10^9/L）降低，初诊为"上呼吸道感染，鼻出血待查"，予以鼻部填塞止血、抗生素静脉滴注等治疗，2 日后仍有鼻部渗血、发热等表现，转入上级医院。

　　入院后查体：体温 38.6 ℃，呼吸 21 次/分，脉搏 114 次/分，血压 60/40 mmHg，一般情况欠佳，神清，急性病容，浅表淋巴结未触及肿大。皮肤无皮疹、瘀斑、瘀点。鼻中隔不规则偏曲，双侧鼻腔积血，左侧鼻中隔前段可见出血点，鼻腔未见明显新生物。口咽部慢性充血，未见出血点，双侧扁桃体无肿大。心肺未发现明显异常，肝脾肋下未触及。四肢无水肿。自述粪便干结，尿量少。血液相关检查发现异型淋巴细胞增多，某病毒 IgM 及 IgG 抗体阳性。

　　问题：
　　1. 该患者的可能诊断是什么？如何确诊？
　　2. 该病原体常见的传播途径有哪些？对这种疾病应该如何预防？治疗原则是什么？

案例 13-6 解析

　　汉坦病毒（hantavirus）属于布尼亚病毒目（*Bunyavirales*）、汉坦病毒科（*Hantaviridae*）的正汉坦病毒属（*Orthohantavirus*），主要引起以发热、出血和严重肾衰竭等为主要症状的急性病毒性感染。所致疾病曾被命名为朝鲜出血热（Korean hemorrhagic fever）、流行性出血热（epidemic hemorrhagic fever）等，1982 年 WHO 统一命名为肾综合征出血热（hemorrhagic fever with renal syndrome，HFRS），主要流行于欧亚大陆。1976 年，韩国学者李镐汪首次用间接免疫荧光法在韩国汉滩河附近肾综合征出血热疫区的黑线姬鼠肺组织中发现了汉坦病毒抗原，随后用 A549 和 Vero E6 等细胞分离到汉坦病毒属的原型病毒——汉滩病毒（Hantaan virus）。1993 年，美国发现了一种类似成人呼吸窘迫综合征的新型汉坦病毒感染，以双侧肺弥漫性浸润、间质性水肿及呼吸窘迫、衰竭为特征，病死率高达 60% 以上，称为汉坦病毒肺综合征（hantavirus pulmonary syndrome，HPS），引起 HPS 的汉坦病毒与汉滩病毒的基因结构和抗原性差异显著，称为辛诺柏病毒（Sin Nombre virus）。目前汉坦病毒分为 30 多个型别，至少有 20 个型别被证实可引起人类疾病。

日本 731 部队做 HFRS
人体试验

我国流行的汉坦病毒以汉滩病毒（亦称 I 型或姬鼠型）和汉城病毒（Seoul virus，亦称 II 型或家鼠型）为主，主要通过黑线姬鼠和褐家鼠进行传播，并引起人类发生 HFRS，流行地域主要集中在东北三省、长江中下游和黄河下游各省。目前我国未见 HPS 的病例报道。因此，本节主要以 HFRS 为例来介绍汉坦病毒。

（一）生物学性状

1. **形态与结构**　汉坦病毒是分节段的单负链 RNA 病毒（–ssRNA）。病毒颗粒呈球形或椭圆形，直径为 75 ～ 210 nm（平均 122 nm），有包膜，表面有 Gn 和 Gc 糖蛋白刺突。病毒的核酸分为 L、M、S 三个节段。L 节段长 6.3 ～ 6.5 kb，含 1 个可读框（ORF），编码大小约为 250 kD 的 L 蛋白，即 RNA 依赖的 RNA 聚合酶，是病毒基因组复制的关键酶。M 节段长 3.6 ～ 3.7 kb，含 1 个 ORF，编码 126 kD 的包膜糖蛋白前体蛋白，该前体蛋白在内质网处经初级糖基化后裂解成 Gn、Gc 包膜糖蛋白。Gn 和 Gc 均可诱导机体产生特异性中和抗体，具有较强的免疫保护作用。此外，二者还具有血凝活性。S 节段长 1.6 ～ 2.0 kb（多为 1.7 kb 左右），含 1 个 ORF，编码 NP（即核衣壳蛋白）。NP 免疫原性强，可诱导机体产生体液免疫和细胞免疫反应。病毒的 RNA、核衣壳蛋白 NP 及 RNA 聚合酶 L 共同构成了病毒的核衣壳（图 13-22）。

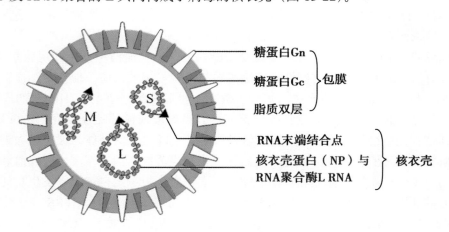

图 13-22　汉坦病毒的形态结构模式图

2. **病毒复制**　目前公认的汉坦病毒受体为细胞表面的 β3 整合素，主要的靶细胞为血管内皮细胞。病毒吸附后，经膜融合与吞饮作用进入细胞，在细胞内酶的作用下完成脱壳和病毒核酸释放。病毒生物合成时，L、S 基因可分别转录 mRNA 翻译成 L 蛋白和 NP 蛋白；而 M 基因则首先转录翻译成前体蛋白，前体蛋白在内质网初级糖基化后裂解成 Gn、Gc 蛋白，随后在高尔基复合体完成糖基化。病毒基因组的复制为首先合成互补 RNA，进而以互补 RNA 为模板合成病毒基因组。最后，病毒基因组、RNA 聚合酶及 NP 蛋白包装成核衣壳，以出芽方式释放，并在通过高尔基复合体膜或细胞膜时获得含有 Gn、Gc 糖蛋白的病毒包膜，最终形成完整的病毒颗粒。

3. 培养特性 汉坦病毒可感染金黄地鼠肾细胞 GHKC、非洲绿猴肾细胞 Vero E6、长爪沙鼠肾细胞 MGKC 及恒河猴肾细胞 LLC-MK-2 等多种传代、原代及二倍体细胞，实验室多用 Vero E6 培养该病毒。病毒增殖缓慢，多不引起明显的细胞病变，常用免疫学方法检测感染细胞内的病毒抗原作为病毒增殖的指标。黑线姬鼠对病毒敏感，病毒也可在大鼠、小鼠或裸鼠体内增殖，但均无明显症状。病毒经脑内接种乳鼠可导致初生小鼠发生严重的脑炎而死亡。

4. 抵抗力 汉坦病毒抵抗力不强。对酸和脂溶剂（如乙醚、三氯甲烷、丙酮、苯等）敏感；一般消毒剂如苯扎溴铵等能灭活病毒；56 ～ 60 ℃ 1 小时、紫外线照射（50 cm、1 小时）以及 ^{60}Co 照射等也可灭活病毒。病毒在 4 ～ 20 ℃ 较稳定，可长时间维持其感染性。

（二）致病性

1. 临床表现 HFRS 的潜伏期一般为 1 ～ 3 周，临床症状主要表现为发热、出血和肾损害三大特征。典型病例有 5 期经过：发热期、低血压休克期、少尿期、多尿期和恢复期。发病初期，患者眼结膜、软腭及咽部等处充血，软腭、腋下及前胸等处有出血点，常伴有"三红"（面红、颈红及上胸部潮红）和"三痛"（头痛、眼眶痛及腰痛）；数天后病情加重，表现为多脏器出血和肾衰竭。HFRS 病死率为 3% ～ 20%，预后与病毒类型、病情轻重、治疗时间的早晚以及治疗措施是否得当等有关。根据传染源的不同，HFRS 主要分为 3 个类型：①野鼠型：由野外黑线姬鼠等传播，多发生在农业区和林区，青壮年易感，一般病情较重；②家鼠型：由褐家鼠传播，农村和城市均可发生，多无典型的临床经过；③实验动物型：发生在以大白鼠、小鼠等为实验对象的实验室中，实验室工作人员及饲养员等可能被感染。

2. 致病机制 汉坦病毒的致病机制尚未完全清楚，目前一般认为，病毒作为发病的始动因素，一方面可直接导致感染细胞和脏器的结构与功能损害，另一方面可激发机体的免疫应答，并进而导致免疫病理损伤。

（1）直接损伤作用：汉坦病毒具有泛嗜性，可感染体内的多种组织细胞，如血管内皮细胞、上皮细胞、单核 - 巨噬细胞、树突状细胞等，但主要的靶细胞是血管内皮细胞。病毒在血管内皮细胞内增殖，导致血管通透性增加；感染的单核细胞可携带病毒向其他组织扩散。

（2）免疫病理损伤：HFRS 患者体液免疫功能亢进，早期血清中 IgE 和组胺水平明显增高，毛细血管周围有肥大细胞浸润，嗜碱性粒细胞脱颗粒试验呈阳性反应，促使毛细血管扩张和通透性进一步增加，导致皮肤和黏膜充血与水肿，提示 Ⅰ 型超敏反应参与了 HFRS 的发病过程；在 HFRS 病程早期患者血中即产生大量特异性抗体，并迅速形成循环免疫复合物，沉积到小血管、毛细血管、红细胞、血小板、肾小球、肾小管基膜等处，随之激活补体，促使肥大细胞以及受损血小板释放血管活性物质、凝血因子等参与血管扩张和通透性增加的作用，引起血管和各组织的免疫病理损伤，产生低血压、休克和肾功能障碍；大量血小板聚集、破坏并发生功能障碍等，是引起广泛出血的原因之一。以上均表明 Ⅲ 型超敏反应参与了发病过程。HFRS 患者急性期外周血中的特异性 $CD8^+$ T 细胞、NK 细胞活性增强，抑制性 T 细胞功能低下，CTL 细胞功能相对增强；患者血清中 IFN、TNF、sIL-2 受体水平明显增高，IL-2 水平下降，提示细胞免疫（包括细胞因子）也参与发病过程。

3. 流行病学特征

（1）传染源：HFRS 是一种多宿主性的自然疫源性疾病，其主要宿主动物和传染源均为啮齿动物，在啮齿动物中主要是鼠科中的姬鼠属、家鼠属和仓鼠科中的林䶄属、白足鼠属等。汉坦病毒有较严格的宿主特异性，不同型别汉坦病毒的啮齿动物宿主不同，宿主动物的分布决定了不同型别汉坦病毒的分布。我国汉坦病毒的传染源主要是黑线姬鼠和褐家鼠。

（2）传播途径：动物源性传播（经消化道、呼吸道或伤口）、虫媒（螨）传播及垂直（胎盘

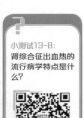

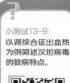

小测试13-8：
肾综合征出血热的流行病学特点是什么？

小测试13-9：
以肾综合征出血热为例简述汉坦病毒的致病特点。

传播是汉坦病毒的可能传播途径。动物源性传播是其主要传播途径，病毒在宿主动物体内增殖后，可随唾液、尿、呼吸道分泌物及粪便等长期、大量排毒，污染周围环境，并经呼吸道、消化道或直接接触等途径传播给人。另外，病毒感染的大鼠或小鼠等也可以传播病毒，引起汉坦病毒的实验室感染。目前尚无人-人间 HFRS 水平传播的报道，但已证实存在人-人间 HPS 的水平传播。

（3）易感人群：人类对汉坦病毒普遍易感，多呈隐性感染，仅少数人发病；因病毒型别以及生产、生活条件的不同，正常人群的隐性感染率从 1% 至 20% 不等。

（4）流行地区和季节：HFRS 的发生和流行与宿主动物的分布和活动密切相关，具有明显的地区性和季节性。我国流行的疫区根据主要宿主动物和传染源的不同可分为姬鼠型（汉滩型）疫区、家鼠型（汉城型）疫区和混合型疫区。姬鼠型疫区的 HFRS 流行高峰在 11—12 月间（6—7月间还有一小高峰），家鼠型疫区的流行高峰在 3—5 月间，混合型疫区在冬、春季均可出现流行高峰。

（三）免疫性

在 HFRS 患者血清中，特异性 IgM 抗体在发病后第 2 天即可测出，1 周左右达高峰，2 周后开始下降，因此可作为 HFRS 的早期辅助诊断指标；特异性 IgG 抗体在病后第 4 天出现，2 周左右达高峰，可持续数十年甚至终生。其中，病毒包膜糖蛋白 Gn 和 Gc 产生的抗体具有中和能力，为机体提供主要的免疫保护作用；核衣壳蛋白 NP 刺激产生的特异性抗体及细胞免疫在对机体的免疫保护中也起重要作用。HFRS 病后可获对同型病毒的持久免疫力，再次感染发病者极少；但隐性感染产生的免疫力大都不能持久。

（四）微生物学检查法

1. 血清学诊断 是最常用的检测方法，包括对病毒特异性 IgM 和 IgG 抗体的检测。目前国内外常用的血清学实验诊断方法有 IgM 捕捉法 ELISA 检测法、IgM 捕捉法胶体金标记试纸条快速检测法（又称为免疫层析法）、间接 ELISA 法、免疫荧光试验（IFA）、血凝抑制试验（HI）等。IgM 捕捉法胶体金标记试纸条快速检测法检测时间短，约 5 分钟即可检出，适用于基层医疗单位和现场流行病学调查。病毒特异性 IgG 抗体的检测需采集患者早期及恢复期双份血清，如果抗体效价升高 4 倍或以上即有诊断意义。

2. 检测特异性抗原 用免疫荧光法或酶标抗体法，检测患者白细胞或尿沉渣细胞内的病毒特异抗原，有辅助诊断意义。另外，用 ELISA 法也可以检测患者尿中的病毒抗原。

3. 检测病毒核酸 利用病毒 S 或 M 基因节段的特异性探针，与待检标本进行核酸杂交试验，或利用 RT-PCR 法检测病毒 RNA，可辅助诊断汉坦病毒感染。

4. 病毒分离 取患者急性期血液、尸检材料或野鼠脏器悬液等，接种 Vero E6 单层细胞或乳鼠、黑线姬鼠等进行病毒分离，再用免疫荧光法测定单层细胞内或鼠肺组织片内的病毒特异性抗原，评价病毒增殖。最后，根据病毒形态学、血清学以及 PCR 方法鉴定病毒及其型别。

（五）防治原则

采取有效措施防鼠、灭鼠，加强对实验动物的管理，改善居住环境，注意野外工作人员和动物实验工作者的防护，避免与啮齿类动物及其排泄物、污染物等密切接触，可以减少汉坦病毒感染。

目前针对 HFRS 的疫苗包括细胞培养灭活疫苗、纯化乳鼠脑灭活疫苗。国内目前使用的HFRS 疫苗主要是细胞培养灭活疫苗，包括沙鼠/地鼠肾原代细胞、Vero 细胞培养双价灭活疫苗（汉滩型和汉城型）。接种方法是第 1、14 和 30 天分别接种 1 次，12 个月后加强免疫 1 次，可获得 95% 以上的免疫保护效果。在韩国等地使用纯化乳鼠脑灭活疫苗也获得了满意的效果。

对 HFRS 早期患者，一般采用卧床休息及以输液调节水、电解质平衡为主的综合对症措施治疗，利巴韦林治疗亦有一定疗效。我国研制的注射用抗肾综合征出血热病毒单克隆抗体已完成 Ⅲ 期临床试验，结果表明其安全性好、疗效确切，优于常规治疗药物。

二、克里米亚－刚果出血热病毒

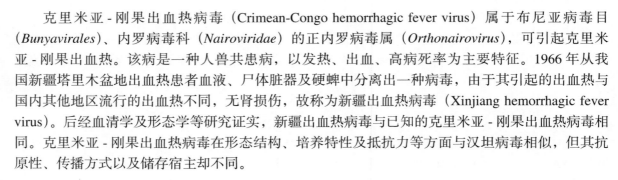

克里米亚 - 刚果出血热病毒（Crimean-Congo hemorrhagic fever virus）属于布尼亚病毒目（*Bunyavirales*）、内罗病毒科（*Nairoviridae*）的正内罗病毒属（*Orthonairovirus*），可引起克里米亚 - 刚果出血热。该病是一种人兽共患病，以发热、出血、高病死率为主要特征。1966 年从我国新疆塔里木盆地出血热患者血液、尸体脏器及硬蜱中分离出一种病毒，由于其引起的出血热与国内其他地区流行的出血热不同，无肾损伤，故称为新疆出血热病毒（Xinjiang hemorrhagic fever virus）。后经血清学及形态学等研究证实，新疆出血热病毒与已知的克里米亚 - 刚果出血热病毒相同。克里米亚 - 刚果出血热病毒在形态结构、培养特性及抵抗力等方面与汉坦病毒相似，但其抗原性、传播方式以及储存宿主却不同。

克里米亚 - 刚果出血热与我国"一带一路"倡议

（一）生物学性状

1. 形态与结构 克里米亚 - 刚果出血热病毒颗粒呈球形或椭圆形，直径为 90 ~ 120 nm，有包膜，表面有空管样刺突。病毒基因组为分节段的单股负链 RNA（–ssRNA），包括 L、M 及 S 三个节段，分别编码病毒的 RNA 聚合酶、包膜糖蛋白以及核衣壳蛋白。病毒核衣壳呈二十面体对称，以出芽方式释放时获得病毒包膜。

2. 培养特性 乳鼠对克里米亚 - 刚果出血热病毒易感，常用于病毒的分离及传代。病毒接种于 Vero E6 细胞培养时通常不产生 CPE，在感染细胞质内可形成嗜碱性包涵体，需用免疫荧光法检测病毒特异性抗原来证明病毒复制。

3. 抵抗力 克里米亚 - 刚果出血热病毒对氯仿、乙醚等溶剂及去污剂敏感，可被低浓度的甲醛灭活，56 ℃ 30 分钟或紫外线照射 3 分钟均可使其丧失感染性。

（二）致病性

1. 临床表现 克里米亚 - 刚果出血热的潜伏期为 7 天左右，临床表现为高热、剧烈头痛和肌痛等全身中毒症状；出血现象明显，轻者多表现为皮肤黏膜点状出血，重者可出现鼻出血、呕血、血尿、便血甚至低血压性休克等。

2. 致病机制 克里米亚 - 刚果出血热病毒的致病机制尚不清楚，可能与 HFRS 相似，即与病毒的直接损伤和免疫病理损伤均有关系。

3. 流行病学特征

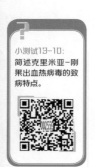

小测试13-10：
简述克里米亚－刚果出血热病毒的致病特点。

（1）传染源：啮齿类动物、羊、牛、马、狐狸、骆驼、塔里木兔等动物是克里米亚 - 刚果出血热病毒的自然宿主和传染源。传播媒介为硬蜱，特别是亚洲璃眼蜱（*Hyalomma asiaticum*）。病毒在蜱体内增殖，可经卵传给子代，故蜱也是该病毒的储存宿主。

（2）传播途径：克里米亚 - 刚果出血热病毒可通过虫媒、动物源性以及人 - 人三种途径传播。虫媒传播是通过带毒硬蜱叮咬而导致的感染，是最主要的传播方式；动物源性传播是直接接触带毒动物或间接接触带毒动物的排泄物、血液而导致的感染；人 - 人传播是通过接触患者血液、排泄物等导致的感染。

（3）易感人群：人群普遍易感，感染发病以青壮年为多，但也有 2.5 ~ 3 岁婴幼儿被感染。

（4）流行地区和季节：克里米亚 - 刚果出血热是一种自然疫源性疾病，主要发生于荒漠、牧场，有明显的地区性和季节性。每年 4—5 月是人群发病的高峰，这与蜱在自然界的消长情况及牧区活动的繁忙季节一致。

（三）免疫性

人感染克里米亚 - 刚果出血热病毒后可以刺激机体产生中和抗体、补体结合抗体和血凝抑制抗体。中和抗体出现较早，约 1 周出现，2 周左右达到高峰，维持时间较久。病后可获得持久的免疫力。

（四）微生物学检查法

克里米亚 - 刚果出血热病毒的分离培养、血清学检查及核酸检测方法与汉坦病毒的相关检测方法相似。取急性期患者血清、血液或尸检样本，或动物、蜱的样本，经脑内接种小白鼠乳鼠分离病毒，阳性率可达 90% 以上。早期诊断可利用 RT-PCR 检测标本中的病毒核酸，或利用间接免疫荧光试验、ELISA 等检测患者血清中特异性 IgM 抗体。

（五）防治原则

主要预防措施为防蜱灭蜱，防止被硬蜱叮咬，避免与传染源特别是患者血液或动物血液或脏器直接接触，注意防护，严格隔离患者，加强对患者血液、分泌物、排出物的消毒处理。我国研制的鼠脑灭活疫苗已在牧区试用，效果有待进一步考察。

三、埃博拉病毒

埃博拉病毒（Ebola virus）因 1976 年首先在扎伊尔北部的埃博拉河流域发现患者而得名，具有高度的传染性，可引起高致死性的出血热，临床症状主要为高热、全身疼痛、广泛性出血、多器官功能障碍及休克。该病主要流行于非洲，自发现以来已在非洲暴发数次大流行，是人类迄今发现的致死率最高的病毒之一。

L13-18u
西非埃博拉疫情以及
中国的"援非抗埃"

（一）生物学性状

1. 形态与结构 埃博拉病毒属于丝状病毒科（*Filoviridae*）、埃博拉病毒属（*Ebolavirus*）。病毒颗粒呈管状、丝状或索状等多形结构，直径为 80 nm，长度约 800 nm 至数千纳米（图 13-23）。病毒外被包膜，表面有 7 nm 长的糖蛋白刺突。

2. 基因结构 病毒核酸为单股负链 RNA（−ssRNA），由 7 个 ORF 组成，编码 7 种蛋白质。其中，NP 是核蛋白；VP30 在病毒转录过程中起重要作用；VP35 参与调节病毒基因的复制和表达；VP40 和 VP24 是基质蛋白，与病毒的装配和出芽相关；GP 是包膜糖蛋白，与受体结合介导病毒入胞，是中和抗体的主要靶点，现认为其是病毒致病性的重要决定因素；L 蛋白是 RNA 依赖的 RNA 聚合酶。病毒核衣壳呈螺旋对称，由病毒的 RNA 与核蛋白 NP 及 RNA 聚合酶共同组成，并在质膜上以出芽方式获得病毒包膜，形成完整的病毒颗粒。

3. 分型 根据病毒抗原不同，埃博拉病毒可分为 5 个型别：扎伊尔埃博拉病毒（Zaire ebolavirus）、苏丹埃博拉病毒（Sudan ebolavirus）、莱斯顿埃博拉病毒（Reston ebolavirus）、本迪布焦埃博拉病毒（Bundibugyo ebolavirus）及塔伊森林埃博拉病毒（Tai Forest ebolavirus）。莱斯顿埃博拉病毒仅引起非人类灵长类发病和死亡，其余 4 种埃博拉病毒均可以引起人类感染，其中扎伊尔埃博拉病毒的毒力最强，病死率最高。

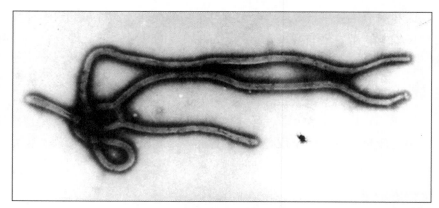

图 13-23　埃博拉病毒的形态

（负染，×50 000，美国国立卫生研究院 Cynthia Goldsmith 和 Pierre Rollin 提供）

4. 培养特性　埃博拉病毒可在多种人、猴、仓鼠等来源的细胞中增殖，如非洲绿猴肾细胞 Vero、地鼠肾细胞 BHK21、人脐静脉内皮细胞、人胚肺成纤维细胞等均可用于培养埃博拉病毒。病毒感染细胞后可见细胞病变，细胞变圆、皱缩，细胞质中可见嗜酸性包涵体。病毒接种非人灵长类动物可引起严重疾病，但其他实验动物均不敏感。

5. 抵抗力　埃博拉病毒在室温条件下较为稳定，对热有中度抵抗力，56 ℃ 不能完全灭活，在 60 ℃ 30 分钟条件下方能破坏其感染性；对化学药品敏感，乙醚、去氧胆酸钠、β- 丙内酯、甲醛、次氯酸钠等消毒剂可以完全灭活病毒；对紫外线、γ 射线、^{60}Co 照射敏感。

（二）致病性

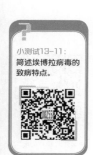

小测试13-11：
简述埃博拉病毒的致病特点。

1. 临床表现　埃博拉出血热潜伏期为 2 ～ 21 天。潜伏期后，患者突然发病，表现为发热、咽喉痛、头痛、肌肉疼痛、极度乏力等，随后出现严重出血，伴剧烈腹泻、呕吐和皮肤淤斑，并出现多脏器衰竭。常于发病后 7 ～ 16 天死亡，死亡率高达 50% ～ 90%。

2. 致病机制　埃博拉病毒是一种具有广泛组织嗜性的病毒，可感染全身的组织细胞，特别是肝细胞。病毒在肝细胞中增殖并释放入血，导致患者出现严重的皮肤、内脏出血以及失血性休克而最终死亡。其主要致病机制与病毒蛋白 GP 直接引起组织细胞大量死亡、血管损伤、血小板功能异常以及免疫功能抑制等有关。

3. 流行病学特征

（1）传染源：埃博拉病毒的起源尚不清楚，果蝠（狐蝠科）是其可能的自然储存宿主，感染者是主要的传染源。

（2）传播途径：埃博拉病毒感染多是人际传播造成，直接接触是最主要的传播途径。人体通过接触患者的血液、体液、呕吐物、分泌物、排泄物等引发感染。患者自急性期至死亡前血液中均可维持很高的病毒载量，医院内传播是导致埃博拉病毒病暴发流行的重要因素。

（3）易感人群：人群对埃博拉病毒普遍易感，感染者主要为成年人，包括医务人员、与患者密切接触的家人或其他人、在葬礼上按照礼仪与死者尸体有直接接触的送葬者、与热带雨林的死亡动物有直接接触的猎人等。

（4）流行地区和季节：埃博拉出血热主要呈现地方性流行，流行区域主要为中非热带雨林以及东部和南部非洲热带大草原，非洲以外地区偶有病例报道，多为输入性或实验室意外感染。

（三）免疫性

病毒感染后的幸存者，可检测到特异性 IgM 抗体及 IgG 抗体，并伴有游离病毒的清除和

CTL 的激活。但死亡患者中部分病例可出现严重的免疫抑制，通常测不到病毒特异性 IgG 和 IgM 抗体。

（四）微生物学检查法

埃博拉病毒高度危险，必须在专门的生物安全四级实验室（BSL-4）内进行活病毒的相关操作。在非洲疫区，主要通过检测埃博拉病毒的特异性 IgM 和 IgG 抗体、病毒抗原或核酸等进行诊断。

1. 特异性抗体的检测 在患者血液中，病毒特异性 IgM 抗体在发病后 2 ～ 9 天出现，并持续存在 1 ～ 6 个月时间。病毒特异性 IgG 抗体在发病后 6 ～ 18 天出现，可持续存在 2 年以上。用病毒核蛋白羧基端多肽为抗原建立的 ELISA 方法，检测埃博拉病毒 IgG 抗体的特异性和敏感性较高。恢复期血清特异性 IgG 抗体效价比急性期增高 4 倍或以上方有诊断价值。对于急性期血清中特异性抗体滴度很低的患者，应同时进行病毒抗原或核酸的检测。

2. 特异性抗原和核酸的检测 检测埃博拉病毒抗原与检测病毒核酸的一致性接近 100%，灵敏度高。为提高操作的安全性，用 γ 射线照射标本灭活病毒后，再检测病毒抗原或 RNA。

（五）防治原则

预防主要采取综合性措施，包括发现可疑患者应立即隔离，严格消毒患者接触过的物品及其分泌物、排泄物和血液等，尸体应立即火化。对与患者密切接触的人员要进行追踪和观察，出现发热时应立即入院隔离。

目前处于研发阶段和临床试验阶段的埃博拉疫苗主要包括灭活疫苗、减毒活疫苗、重组载体疫苗以及亚单位疫苗等。我国现已批准了"重组埃博拉病毒病疫苗（腺病毒载体）"的新药注册申请，这是我国独立研发并具有自主知识产权的疫苗。默沙东公司以水疱性口炎病毒为载体的重组埃博拉出血热疫苗已获得美国 FDA 批准。欧盟也批准了强生公司研发的以腺病毒为载体的重组埃博拉出血热疫苗。

埃博拉出血热的治疗主要采用支持和对症治疗。目前被批准用于治疗扎伊尔型埃博拉病毒感染的特异性治疗药物有两种，一种是三种单克隆抗体混合的鸡尾酒疗法（Inmazeb），另一种是单克隆抗体 Ebanga。

（张芳琳）

第六节　逆转录病毒

案例 13-7

1985 年 6 月 4 日，一名外国男性青年在华旅途中，突然出现发热、咳嗽症状。回京就诊于北京某医院。很快患者出现严重的呼吸困难，伴胸骨及周围疼痛。体温最高达 40 ℃，心率 140 ～ 160 次 / 分，呼吸频率 50 ～ 60 次 / 分。胸部 X 线显示双肺弥漫性羽毛状及斑片状阴影。患者承认有既往同性恋史，2 年前出现"卡氏肺孢子菌病"。入院 2 天后，患者因呼吸衰竭抢救无效死亡。实验室检测 HIV 抗体阳性。这是我国境内发现的第一例艾滋病病例。

问题：

1. HIV 的主要传播途径有哪些？

案例 13-7 解析

2. 患者出现卡氏肺孢子菌病的根本原因是什么?

3. 成人 HIV 感染的诊断主要根据是什么?

逆转录病毒(retrovirus)是一大类含有逆转录酶(reverse transcriptase,RT)的 RNA 病毒。逆转录病毒科(*Retroviridae*)包含正逆转录病毒亚科(*Orthoretrovinae*)和泡沫逆转录病毒亚科(*Spumaretrovirinae*),前者包括 5 个逆转录病毒属(α、β、γ、δ、ε)和慢病毒属,后者则包括泡沫病毒属(表 13-13)。

对人致病的主要是人类免疫缺陷病毒(human immunodeficiency virus,HIV)和人类嗜 T 细胞病毒(human T-lymphotropic virus,HTLV)。泡沫病毒的致病性尚不清楚。此外,人及脊椎动物基因组中都含有整合的逆转录病毒基因,并成为细胞内遗传物质的一部分,这类病毒称为"内源性逆转录病毒"(endogenous retroviruses,ERV)。由于突变、表观遗传等多种因素影响,大多数细胞中 ERV 转录活性较低,然而,在有些肿瘤、免疫相关性疾病以及神经精神性疾病中,研究者已经发现了 ERV 转录物和病毒蛋白的产生,但其在疾病中的作用和影响尚待进一步的研究证实。

表 13-13　逆转录病毒科的分类

病毒亚科	病毒属	部分病毒种
正逆转录病毒亚科 (*Orthoretrovirinae*)	α 逆转录病毒属 (*Alpharetrovirus*)	禽白血病病毒(avian leukosis virus,ALV)、Rous 肉瘤病毒(Rous sarcoma virus,RSV)
	β 逆转录病毒属 (*Betaretrovirus*)	鼠乳腺肿瘤病毒(mouse mammary tumor virus,MMTV)
	γ 逆转录病毒属 (*Gammaretrovirus*)	鼠白血病病毒(murine leukemia virus,MLV)、Moloney 鼠肉瘤病毒(Moloney murine sarcoma virus,mo-MSV)
	δ 逆转录病毒属 (*Deltaretrovirus*)	牛白血病病毒(bovine leukemia virus,BLV)、人类嗜 T 淋巴细胞病毒(HTLV)
	ε 逆转录病毒属 (*Epsilonretrovirus*)	大眼狮鲈皮肤肉瘤病毒(Walleye dermal sarcoma virus,WDSV)
	慢病毒属 (*Lentivirus*)	人类免疫缺陷病毒(HIV)、猴免疫缺陷病毒(simian immunodeficiency virus,SIV)、马传染性贫血病毒(equine infectious anemia virus,EIAV)
泡沫逆转录病毒亚科 (*Spumaretrovirinae*)	牛泡沫病毒属 (*Bovispumavirus*)	牛泡沫病毒(bovine foamy virus)
	马泡沫病毒属 (*Equispumavirus*)	马泡沫病毒(equine foamy virus)
	猫泡沫病毒属 (*Felisumavirus*)	猫泡沫病毒(feline foamy virus)
	原猴泡沫病毒属 (*Prosimiispumavirus*)	棕色大原猴泡沫病毒(brown greater galago prosimian foamy virus)
	猴泡沫病毒属 (*Simiispumavirus*)	东方黑猩猩猴泡沫病毒(eastern chimpanzee simian foamy virus)

逆转录病毒的主要特性有:

(1)多数逆转录病毒的自然感染通常局限于单一动物种,仅少数可以发生跨种系感染。

（2）病毒体呈球形，大小 80 ～ 120 nm，有包膜，表面有糖蛋白刺突。包膜内为二十面体立体对称的衣壳蛋白，核心为螺旋对称的核糖核蛋白，包含两条相同的单正链 RNA，在 5′ 端通过部分碱基互补联结，构成线性二倍体。

（3）结构基因包括 *gag*、*pol* 和 *env* 基因。这些结构基因是病毒复制所必需的。*gag* 编码核心蛋白；*pol* 编码逆转录酶；*env* 编码包膜糖蛋白。有些逆转录病毒的 *env* 基因下游有一些辅助基因，如反式激活调节基因 *tax* 或 *tat*，编码非结构蛋白，可影响其他基因的转录或翻译效率。

（4）逆转录病毒的复制要经过一个独特的逆转录过程，即以病毒 RNA 为模板，在逆转录酶的作用下合成 DNA。新形成的病毒 DNA 进入细胞核整合于宿主细胞的染色体上，成为前病毒。

（5）不含癌基因的逆转录病毒不诱导细胞转化。有些逆转录病毒携带癌基因，能使细胞发生转化，如 RNA 肿瘤病毒中的 Rous 肉瘤病毒。

（6）成熟病毒以出芽方式释放。

与逆转录病毒相关的诺贝尔奖

一、人类免疫缺陷病毒

HIV 是获得性免疫缺陷综合征（acquired immunodeficiency syndrome，AIDS）即艾滋病的病原体。HIV 包括 HIV-1 和 HIV-2 两个亚型，世界范围流行的艾滋病多由 HIV-1 引起；HIV-2 只在西非及少数地区呈地域性流行。艾滋病在过去 30 多年内迅速蔓延，截止 2019 年底，全球约有 3800 万 HIV 感染者。艾滋病已经成为 21 世纪最严重的世界性公共卫生问题之一。高效抗逆转录病毒治疗（highly active antiretroviral therapy，HAART）俗称鸡尾酒疗法，可以有效抑制 HIV 复制并预防艾滋病进展，使该病已经成为可控的慢性病。

（一）生物学性状

1. 形态结构　HIV 属于慢病毒属（*Lentivirus*）成员，具有逆转录病毒的典型特征。HIV 为直径 80 ～ 100 nm 的球形颗粒。病毒核心由两条相同单股 RNA 构成的双体结构、逆转录酶等病毒复制酶及包裹其外的衣壳蛋白（p24）组成，构成病毒核衣壳。病毒核衣壳外侧包有两层膜结构，内层是内膜蛋白（p17），亦称跨膜蛋白，外层是脂质双层包膜，包膜表面有由包膜糖蛋白 gp120 和 gp41 构成的刺突（图 13-24）。

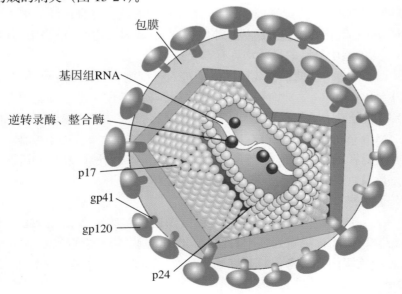

包膜

基因组RNA

逆转录酶、整合酶

p17

gp41

gp120

p24

图 13-24　人类免疫缺陷病毒（HIV）的结构

2. 基因组及编码蛋白　HIV 基因组为两条相同的单正链 RNA，以二聚体的形式存在。HIV 基因组全长约 9.2 kb，含有 3 个结构基因（*gag*、*pol*、*env*）和 6 个调节基因（*tat*、*rev*、*nef*、*vpr* 等）（图 13-25）。两端为长末端重复序列（long terminal repeat，LTR），包含启动子、增强子以及其他转录调控因子结合的序列。HIV-1 和 HIV-2 两型病毒的核苷序列相差超过 40%。

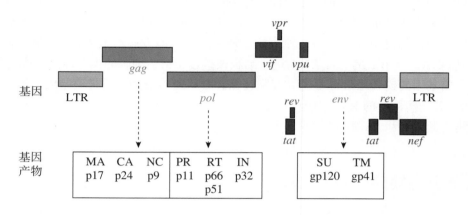

图 13-25　HIV 基因组结构及结构基因编码产物

（1）*gag* 基因：编码前体蛋白 p55。p55 经蛋白酶裂解形成 3 种蛋白（p24、p17、p15），p24 是衣壳蛋白，p17 是内膜蛋白，p15 经蛋白酶水解成 p7 和 p9，其中 p7 是核衣壳蛋白。

（2）*pol* 基因：编码逆转录酶（RT、p51/p66）和整合酶（INT、p32）以及蛋白酶（PT、p10）。逆转录酶具有聚合酶和核酸内切酶（RNase H）的功能，参与病毒复制。

（3）*env* 基因：编码病毒包膜糖蛋白，包括外膜糖蛋白 gp120 和跨膜糖蛋白 gp41，与病毒侵入靶细胞相关。

（4）调节基因：HIV 共有 6 个调节基因，其中 *tat*、*rev* 和 *nef* 三个基因最重要。*tat* 基因编码产物是一个复制早期产生的反式激活转录因子，与 LTR 结合后能促进病毒其他基因转录，并增强病毒 mRNA 翻译。*rev* 基因编码产物有助于未剪接的病毒转录物从细胞核释放，增加结构蛋白的翻译，是病毒结构基因表达所必需的。*nef* 基因编码蛋白增加病毒感染性，促进静息 T 细胞活化，下调 CD4 和 MHC Ⅰ类分子表达，使感染细胞逃逸 CTL 杀伤。此外，HIV 还有 *vif*、*vpu* 及 *vpr* 等调节基因。*vif* 基因产物能增强病毒感染性；*vpr* 增加病毒前整合复合体转运进入细胞核，并阻滞细胞于 G2 期；而 *vpu* 基因产物能使 CD4 分子降解。调节基因表达产物对 HIV 蛋白表达的正、负调节以及维持 HIV 在细胞中复制的平衡均具有重要意义。

3. 病毒复制　HIV 必须借助细胞表面的受体进入靶细胞，包括第一受体（CD4，主要受体）和第二受体（CCR5 和 CXCR4 等辅助受体）。CD4 在巨噬细胞和 T 淋巴细胞膜上表达。趋化因子受体 CCR5 和 CXCR4 分别表达于巨噬细胞和 T 淋巴细胞表面，以 CCR5 作为辅助受体的 HIV 毒株为嗜巨噬细胞（M-tropic）病毒，以 CXCR4 作为辅助受体的毒株为嗜 T 细胞（T-tropic）病毒。CCR5 纯合缺失或突变者可免受 HIV-1 感染，其基因启动子突变能延缓疾病进展。此外，胸腺细胞、结肠和宫颈细胞及神经元细胞也存在相应的辅助受体。

HIV 感染靶细胞的过程包括 4 个步骤。

（1）吸附及穿入：HIV 侵入靶细胞时，病毒首先通过包膜糖蛋白 gp120 与 CD4 分子结合，继而与辅助受体结合，使病毒吸附到细胞表面；同时，包膜构象改变导致 gp41 疏水性 N 末端融合肽暴露并插入靶细胞膜内，病毒包膜与细胞膜融合（fusion），病毒核衣壳进入靶细胞内脱壳，释放出基因组 RNA 进行复制（图 13-26）。

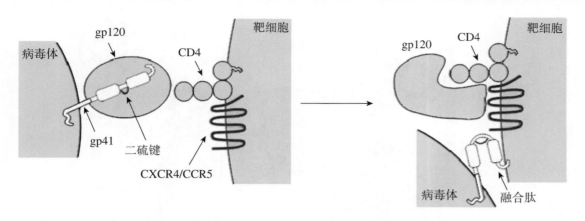

图 13-26 HIV 与 CD4 分子结合示意图

（2）环化及整合：在细胞质内，病毒基因组正链 RNA 首先在逆转录酶的作用下合成负链 DNA，形成 RNA ：DNA 中间体。中间体中的 RNA 被 RNA 酶 H 水解，再由负链 DNA 合成互补正链 DNA，形成双链 DNA。在整合酶的作用下，病毒双链 DNA 基因组整合入细胞染色体中，形成前病毒（provirus），病毒进入潜伏状态。逆转录酶是一个多功能酶，具有 DNA 聚合酶、核糖核酸酶 H 和整合酶的功能。但逆转录酶无 $3' \to 5'$ 外切酶活性，没有校对功能，因此其催化合成的 DNA 出错率较高。逆转录是一个复杂的过程。病毒 RNA 的两末端的 U5 和 U3 交换连接到 DNA 相对应的末端上，在病毒 DNA 两端形成长末端重复序列（long terminal repeat，LTR）（图 13-27）。LTR 仅存在于病毒 DNA 中。新形成的病毒 DNA 进入细胞核整合于宿主细胞的染色体上，成为前病毒。前病毒结构稳定，但整合位点可以不同，整合的方向由两个 LTR 的末端特定序列精确控制。前病毒如同细胞的一组基因，受细胞调控，部分表达或完全被抑制。

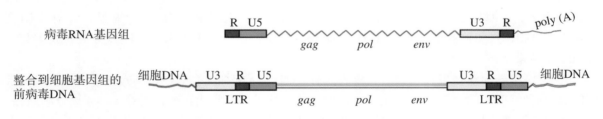

图 13-27 HIV RNA 和前病毒 DNA 的组成

（3）转录及翻译：前病毒基因组两端的 LTR 有启动和增强病毒基因转录的作用。当前病毒活化进行转录时，在细胞 RNA 聚合酶的作用下，病毒 DNA 转录成 RNA。一些 RNA 经加帽、加尾成为病毒的子代基因组 RNA；另一些 RNA 经拼接成为病毒 mRNA，在细胞核糖体上转译成病毒的结构蛋白和非结构蛋白，合成的病毒蛋白在内质网核糖体进行糖化和加工，在蛋白酶作用下裂解，产生子代病毒的蛋白和酶类。

（4）装配、成熟及出芽：gag 蛋白与病毒 RNA 结合装配成核衣壳，通过芽生从胞质膜释放时获得病毒体的包膜，形成成熟的子代病毒颗粒。完整的 HIV 复制周期见图 13-28 所示。

4. 基因变异和型别　HIV 基因组易发生变异，最易发生变异的是 *env* 和 *nef* 基因。病毒高频复制中的较高的错配率及逆转录酶缺乏校对功能等特点导致了 HIV-1 的高度变异。因基因组的高度变异性，从同一感染者体内可以分离到序列不完全相同的 HIV 毒株，即病毒准种（quasispecies）。基因变异导致编码的氨基酸及相应抗原性的改变，因而导致 HIV 的免疫逃逸；包膜糖蛋白是诱导中和抗体的最主要抗原，其高度变异使疫苗研制面临很大困难。根据 *env* 基因

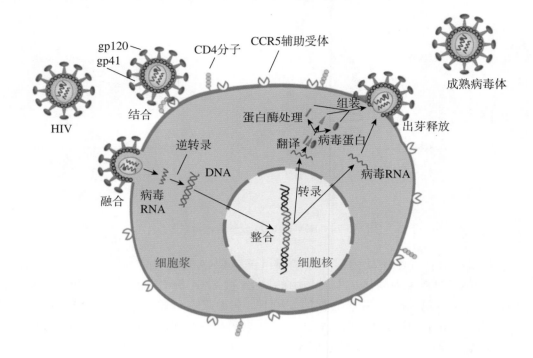

图 13-28 HIV 复制周期示意图

序列的差异可将目前全球流行的 HIV-1 分为 M（main）、O（outline）、N（non-M，non-O）和 P（putative）4 个组。其中 M 组毒株是导致全球艾滋病流行的主要毒株，目前至少包括 A ～ K 11 种亚型以及各种流行重组型（circulating recombinant form，CRF）。HIV-2 至少有 A ～ G 7 种亚型。HIV 各亚型的分布因地区、流行时间及传播情况不同而异。我国以 HIV-1 为主要流行株，已发现的有 A、B（欧美 B）、B'（泰国 B）、C、D、F、G、H、J 和 K 共 10 个亚型，还有不同流行重组型（CRF）和独特重组型重组（unique recombinant form，URF）。从 1999 年起，我国有少数 HIV-2 感染者被发现并被证实。

5. 细胞培养和动物模型 HIV 只对表面有 CD4 分子的细胞有嗜性。实验室常用植物血凝素（PHA）刺激健康人的外周血 T 细胞后，接种患者单核骨髓细胞或标本，培养 2 ～ 4 周分离病毒。目前还缺乏能如实反映人类艾滋病的动物模型。HIV 只能感染黑猩猩，且感染后的黑猩猩只产生病毒血症和抗体，无免疫缺陷表现。某些 SIV 毒株感染亚洲猕猴（rhesus macaque）产生持续性高水平病毒复制，并诱发类艾滋病样症状，该模型被用于 HIV 感染等相关研究。

6. 抵抗力 HIV 对理化因素抵抗力较弱，常用化学消毒剂如次氯酸钠、漂白粉、碘酊、过氧乙酸、戊二醛等对 HIV 有较强的灭活效果；体液或 10% 血清中的病毒经 56 ℃ 加热 10 分钟即可灭活；冻干血制品需要 68 ℃ 处理 72 小时以确保可能污染的 HIV 被灭活。高压蒸汽 20 分钟或煮沸 100 ℃ 20 分钟均可达到灭活目的。75% 乙醇溶液也可灭活 HIV，但 HIV 对紫外线和 γ 射线不敏感，抵抗力较强。

（二）致病性

1. 传染源和传播途径 艾滋病的传染源是 HIV 无症状感染者及艾滋病患者。从这些感染者的血液、精液、阴道分泌物、唾液、乳汁、脑脊液、脊髓及中枢神经组织等标本中均可分离到病毒，血液和精液中病毒含量最高。HIV 经以下三种途径传播：性接触（包括同性、异性和双性性接触）、血液及血制品（包括共用针具静脉吸毒、介入性医疗操作、文身等）和母婴传播（包括经胎盘、产道和哺乳传播）。握手拥抱、礼节性亲吻、同吃同饮等日常生活接触不会传播 HIV。

小测试13-12：
HIV基因组为两条RNA链，那么HIV是否也属于双链RNA病毒？
除了逆转录病毒可以编码逆转录酶之外，某种肝炎病毒也可编码逆转录酶，请问是哪种肝炎病毒？

至今尚未发现蚊虫叮咬及一般偶然接触传播 HIV 的证据。

（1）性传播：是 HIV 的主要传播方式。因此，艾滋病是重要的性传播疾病（sexually transmitted disease，STD）之一。合并梅毒、淋病、单纯疱疹病毒等感染后，局部炎症有助于 HIV 穿过黏膜屏障，增加 HIV 性传播的风险。男男同性性行为也是 HIV 主要传播方式之一。近年来，我国绝大多数 HIV 感染都经由性接触传播，男男同性恋人群中 HIV 流行渐趋严重。

（2）血液传播：输入含有 HIV 的血液或血液制品可有效传播。此外，器官或骨髓移植、人工授精及使用受 HIV 污染的注射器和针头等也可传播。静脉注射吸毒者共用 HIV 污染的针具是重要的传播途径。

（3）垂直传播：包括经胎盘、产道或哺乳等方式传播；母体血中高病毒载量使垂直传播的风险增加。

2. 致病机制　HIV 主要侵犯人体的免疫系统，包括 CD4$^+$ T 淋巴细胞、巨噬细胞和树突状细胞（dendritic cell，DC）等，主要表现为 CD4$^+$ T 淋巴细胞数量不断减少，最终导致人体细胞免疫功能缺陷，引起各种机会性感染和肿瘤的发生。HIV 进入人体后，在 24 ~ 48 小时内到达局部淋巴结，5 天左右在外周血中可以检测到病毒成分，继而产生病毒血症，导致急性感染。以 CD4$^+$ T 淋巴细胞数量短期内一过性迅速减少为特点，大多数感染者未经特殊治疗，CD4$^+$ T 淋巴细胞数可自行恢复至正常水平或接近正常水平。由于机体的免疫系统不能完全清除病毒，形成慢性感染，包括无症状感染期和有症状感染期。无症状感染期持续时间变化较大（数月至十余年不等），平均约 8 年，表现为 CD4$^+$ T 淋巴细胞数量持续缓慢减少（多在 800 ~ 350/μl）；进入有症状期后，CD4$^+$ T 淋巴细胞再次较快速地减少，多数感染者 CD4$^+$ T 淋巴细胞数 < 350/μl，部分晚期患者甚至降至 200/μl 以下，并快速减少。HIV 引起的免疫异常除 CD4$^+$ T 淋巴细胞数量减少外，还包括 CD4$^+$ T 淋巴细胞功能障碍和异常免疫激活等。

3. 临床表现与分期　从初始感染 HIV 到终末期是一个较为漫长复杂的过程，在这一过程的不同阶段，与 HIV 相关的临床表现也是多种多样的。根据感染后临床表现及症状严重程度，将 HIV 感染的全过程分为急性期、无症状期和艾滋病期（图 13-29）。

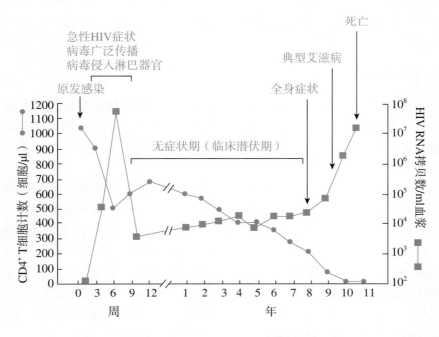

图 13-29　未见治疗的 HIV 感染的典型过程

（1）急性期：通常发生在初次感染 HIV 后 2 ～ 4 周。部分感染者出现 HIV 病毒血症和免疫系统急性损伤所产生的临床症状。大多数患者临床症状轻微，持续 1 ～ 3 周后缓解。临床表现以发热最为常见，可伴有咽痛、盗汗、恶心、呕吐、腹泻、皮疹、关节疼痛、淋巴结肿大及神经系统症状。此期在血液中可检出 HIV RNA 和 p24 抗原，而 HIV 抗体则在感染后数周才出现。CD4$^+$ T 淋巴细胞计数一过性减少，CD4$^+$/CD8$^+$ T 淋巴细胞比值亦可倒置。部分患者可有轻度白细胞和血小板计数减少或肝功能异常。

（2）无症状期：可从急性期进入此期，或无明显的急性期症状而直接进入此期。此期持续时间一般为 6 ～ 8 年。其时间长短与感染病毒的数量和型别、感染途径、机体免疫状况的个体差异、营养条件及生活习惯等因素有关。在无症状期，由于 HIV 在感染者体内不断复制，免疫系统受损，CD4$^+$ T 淋巴细胞计数逐渐下降，同时具有传染性。

（3）艾滋病期：为感染 HIV 后的最终阶段。患者 CD4$^+$ T 淋巴细胞计数多＜ 200/μl，血浆 HIV 载量明显升高。此期主要临床表现为 HIV 相关症状、各种机会性感染及肿瘤。HIV 相关症状主要表现为持续 1 个月以上的发热、盗汗、腹泻，体重减轻 10% 以上。部分患者表现为神经精神症状，如记忆力减退、精神淡漠、性格改变、头痛、癫痫及痴呆等。另外还可出现持续性全身性淋巴结肿大。未经治疗的患者通常在临床症状出现后 2 年内死亡。

常见的机会性感染包括肺孢子菌肺炎、结核病、肺结核分枝杆菌感染、巨细胞病毒感染、单纯疱疹或水痘 - 带状疱疹、弓形虫脑病、真菌感染、疱疹病毒 8 型（HHV-8）感染引起的卡波西肉瘤、伯基特淋巴瘤以及 HPV 感染导致的生殖道恶性肿瘤等。

我国艾滋病防治的"四免一关怀"政策

（三）免疫性

人体通过固有免疫和适应性免疫反应对抗 HIV 的感染。HIV 经破损的黏膜进入人体后，局部固有免疫细胞，如 DC 细胞和巨噬细胞进行识别、内吞并杀伤处理后，提呈给适应性免疫系统，之后 2 ～ 12 周，人体即产生针对 HIV 蛋白的各种特异性抗体，其中仅中和抗体具有抗病毒作用。特异性细胞免疫主要有特异性 CD4$^+$ T 淋巴细胞免疫反应和特异性 CTL 反应。由于 CD4$^+$ T 细胞、巨噬细胞本身就是 HIV 的被感染细胞，其功能的丧失可导致特异性 CTL 功能障碍，或因病毒抗原变异频繁逃逸了免疫清除作用，使得免疫应答在阻止疾病进展方面变得无效。NK 细胞可通过 ADCC 效应杀伤表达 gp120 的靶细胞，但其功能随着病程进展而逐渐减弱。

（四）微生物学检查法

HIV/ 艾滋病的微生物学检查主要包括 HIV 抗体检测、HIV 核酸定性和定量检测、HIV 基因型耐药检测、病毒分离等。HIV-1/2 抗体检测是 HIV 感染诊断的金标准；HIV 核酸定量（病毒载量）是判断疾病进展、临床用药疗效和预后的重要指标；HIV 基因型耐药检测可为 HAART 方案的选择和更换提供指导。

1. HIV-1/2 抗体检测 包括筛查试验和补充试验。HIV-1/2 抗体筛查方法包括 ELISA、化学发光或免疫荧光试验、快速检测（斑点 ELISA 和斑点免疫胶体金或胶体硒快速试验、明胶颗粒凝集试验、免疫层析试验）等。补充试验常用的方法是免疫印迹法（Western 免疫印迹法）。

2. 检测病毒核酸 病毒载量一般用血浆中每毫升 HIV RNA 的拷贝数（拷贝 /ml）或每毫升国际单位（IU/ml）来表示。病毒载量测定常用方法有定量 RT-PCR 等方法，病毒载量测定的临床意义包括预测疾病进程、评估治疗效果、指导治疗方案调整等。病毒载量检测也可作为 HIV 感染诊断的参考指标。低于 18 月龄的婴幼儿 HIV 感染诊断可以采用核酸检测方法，以 2 次核酸检测阳性结果作为诊断的参考依据，18 月龄以后再经抗体检测确认。

3. HIV 基因型耐药检测 HIV 耐药检测的方法有基因型和表型检测，基因型检测更普遍。通常在抗病毒治疗病毒载量下降不理想，或抗病毒治疗失败需要改变治疗方案时进行基因型耐药检测。

4. 病毒分离　常采用共培养方法，即正常人外周血单个核细胞加 PHA 刺激后，与患者外周血单个核细胞作混合培养，检测 HIV 增殖的指标（如逆转录酶活性等）。病毒分离耗时长（初次分离 HIV 需 4～6 周），且实验室条件要求高，一般不用于临床常规诊断。

（五）防治原则

1. 治疗　抗逆转录病毒治疗（HAART）是目前广泛应用的有效方法。药物有：①逆转录酶抑制剂，包括核苷类逆转录酶抑制剂（NRTI）和非核苷类逆转录酶抑制剂（NNRTI），能干扰 HIV 的 DNA 合成；②蛋白酶抑制剂，能抑制 HIV 的蛋白酶，使病毒的大分子多肽不能被切割裂解而影响病毒的成熟与装配；③整合酶抑制剂，能干扰病毒整合酶的功能，抑制病毒复制；④病毒包膜融合抑制剂，能抑制病毒进入靶细胞。高效抗逆转录病毒治疗是将 NRTI 和（或）NNRTI 与蛋白酶抑制剂组合成三联疗法。HAART 能有效抑制 HIV 复制，使血中病毒水平快速下降至难以检出水平，也能降低淋巴器官中的病毒含量，使机体针对机会致病病原体的免疫反应得以恢复并且延长患者的存活期，使艾滋病成为慢性可治疗的疾病。然而，HAART 却不能将患者体内的 HIV 彻底清除，病毒在感染细胞中持续存在，一旦中断治疗或出现耐药导致治疗无效，病毒又会大量繁殖。其主要原因是潜伏的病毒储存库难以清除。合理的治疗方案通常需要了解病毒的耐药模式、药物活性、副作用和药物相互作用。

2. 预防　尚无有效预防性疫苗。目前遏制 HIV 传播的唯一有效方式是控制传播环节、减少可能的感染机会，主要措施包括：①安全套的普及和正确使用。②所有供血者、捐精者、器官捐献者都应检测 HIV。③不共用未经灭菌处理的针头或注射器，不共用牙刷、剃刀和其他可能被血液污染的器具。④育龄女性阳性者应考虑避免怀孕；一旦怀孕应积极进行抗病毒治疗，实现母婴阻断；HIV 阳性的母亲应尽量避免母乳喂养以防止将病毒传染给婴儿。世界上很多基因重组候选疫苗正在研制中，这些疫苗在临床前的实验研究阶段均不同程度地显示了较好的免疫效果，但在人体试验均未获得满意效果。

二、人类嗜 T 细胞病毒

1978 年，美国和日本学者从 T 淋巴细胞白血病患者的淋巴结和外周血淋巴细胞中分离到一种新病毒，证明与 T 淋巴细胞白血病有关，命名为人类嗜 T 细胞病毒（human T-lymphotropic virus，HTLV）或人类 T 细胞白血病病毒（human T cell leukemia virus，HTLV）。1982 年，Gallo 等从一例毛细胞白血病患者的外周血中又分离到一种嗜 T 细胞病毒，称为 HTLV-2 型，并将最初发现的病毒称为 HTLV-1 型。HTLV 属逆转录病毒科的 RNA 肿瘤病毒亚科。HTLV-1 可通过输血、注射或性接触等途径传播，也可经胎盘、产道或哺乳等途径垂直传播。

（一）生物学性状

HTLV 病毒体在电镜下呈球形，直径约 100 nm，病毒颗粒中心有一密度高的圆形类核，类核实质由核衣壳组成，核衣壳为二十面体立体对称，核衣壳内为病毒的 RNA 基因组和逆转录酶，最外层为病毒包膜，其表面嵌有 gp120，能与 CD4 结合介导病毒的感染。包膜内有病毒的衣壳，含有 p19、p24 和 p15 三种结构蛋白。病毒的基因组自 5′ 端至 3′ 端依次为 *gag*、*pol* 和 *env* 三个结构基因以及 *tax*、*rex* 两个调节基因，其两端均为 LTR。*gag* 等三个结构基因的功能与 HIV 的结构基因相似；*tax* 基因编码的 p40 为反式激活蛋白，分布于感染细胞核内，可活化 LTR，反式激活 HTLV 前病毒 DNA 转录，还可诱导 NF-κB 表达，进一步刺激 IL-2 受体、IL-2 表达以及原癌基因激活等。*rex* 基因编码 p27，为磷酸化蛋白，分布于细胞核内，可促进病毒 mRNA 从胞核转运到胞质和病毒蛋白合成，与细胞的表达密切相关。两型 HTLV 的基因组同源性达 60%。

（二）致病性和免疫性

HTLV 主要感染 CD4$^+$ T 细胞，是成人 T 淋巴细胞白血病（adult T-cell leukemia，ATL）的病原体。HTLV-I 可经输血、注射或性接触等传播，也可通过胎盘、产道或哺乳等途径垂直传播。ATL 在加勒比海地区、南美东北部、日本西南部以及非洲的某些地区呈地方性流行。我国也在部分沿海地区发现少数病例。HTLV-I 感染通常是无症状的，但受染者发展为 ATL 的概率为 1/20，CD4$^+$ T 细胞的恶性增生可呈急性或慢性，出现淋巴细胞数异常升高、淋巴结病、肝脾大等临床表现，也可见斑点、丘疹样小结和剥脱性皮炎等皮肤损伤。

HTLV 均可通过其表面包膜糖蛋白与易感细胞的 CD4 分子结合而感染，受染细胞可发生转化而恶变，其机制尚不十分清楚。普遍认为 HTLV-1 诱发 T 细胞白血病的机制与其产生的调节蛋白 Tax 有关。Tax 在 ATL 发病中可能存在以下作用：①激活 IL-2 启动子及 IL-2Rα 亚单位，刺激 T 细胞自主分泌生长，甚至启动 T 细胞永生化的形成。② Tax 能加速细胞增殖周期中 G1 期的进展并促进其进入 S 期，表达 Tax 的细胞增殖周期变短，细胞生长动力学增快，这与 HTLV-1 相关疾病的发生可能有关。③ Tax 介导的 NF-κB 活性改变，在肿瘤发生中可能有一定作用。另外，前病毒 DNA 整合导致染色体畸变，也可引起细胞转化，最终演变为白血病细胞。

机体被 HTLV 感染后，可出现特异性抗体和细胞免疫。细胞免疫可杀伤带有病毒抗原的靶细胞，但抗体出现后病毒抗原表达减少，影响细胞免疫清除感染的靶细胞。

（三）微生物学检查法

目前，HTLV 感染的病原学诊断主要依靠血清中 HTLV 特异性抗体的检测以及细胞中 HTLV 前病毒 DNA 的检测。抗体检测可用 ELISA 法、间接 IFA 和胶乳凝集法，血液中存在 HTLV-1 抗体即可诊断为该病毒感染；而血液中异常淋巴细胞大量增生，同时证实这些淋巴细胞中有 HTLV-1 DNA，则可支持成人 T 淋巴细胞白血病的诊断。病毒分离采用 PHA 处理的患者淋巴细胞，加入含 IL-2 的营养液培养 3 ~ 6 周，电镜观察病毒颗粒，并检测上清液的逆转录酶活性，最后用免疫血清或单克隆抗体鉴定。

（四）防治原则

目前对 HTLV 感染尚无特效的防治措施，可采用 IFN-α 和逆转录酶抑制剂等药物进行治疗。

（沈　弢）

第七节　疱疹病毒

◖ 案例 13-8

女，28 岁。孕 20 周，因"发热伴皮肤疱疹 3 天"就诊。患者 3 天前晨起畏寒，全身酸痛，自测体温 37.7 ℃，无咽痛、咳嗽等其他不适，下午发现躯干有皮肤疱疹，伴瘙痒。实验室检查：血常规未见异常。查体：头面部、躯干、四肢散在红色斑丘疹与透明水疱疹，水疱直径 1 ~ 2 mm，部分水疱已结痂。患者自述发病前 1 周其母亲（年龄为 55 岁）确诊

案例 13-8 解析

为带状疱疹，本人幼时未有水痘病史。

　　问题：

　　　1．该患者最可能被诊断为哪种疾病？为什么？

　　　2．该患者最可能感染了哪种病原体？如何感染？

　　　3．该患者感染的病原体是否会影响胎儿？

　　疱疹病毒（herpesvirus）为一类中等大小、具有包膜的双链 DNA 病毒，属于疱疹病毒科（*Herpesviridae*），宿主范围广泛，分为 α、β、γ 三个亚科。在 100 多种感染人和动物的疱疹病毒中，与人感染相关的有 9 种，称为人疱疹病毒（human herpesvirus，HHV）（表 13-14）：α 亚科的单纯疱疹病毒 1 型（herpes simplex virus 1，HSV-1）、单纯疱疹病毒 2 型（herpes simplex virus 2，HSV-2）、水痘 - 带状疱疹病毒（varicella-zoster virus，VZV）；β 亚科的人巨细胞病毒（human cytomegalovirus，HCMV）、人疱疹病毒 6A 型（human herpesvirus 6A，HHV-6A）、人疱疹病毒 6B 型（human herpesvirus 6B，HHV-6B）、人疱疹病毒 7 型（human herpesvirus 7，HHV-7）；γ 亚科的 EB 病毒（Epstein-Barr virus，EBV）、人疱疹病毒 8 型（human herpesvirus 8，HHV-8）。猴疱疹病毒 B（simian herpes B virus）偶可感染人，引起神经系统症状或致死性脑脊髓炎。

表 13-14　人疱疹病毒的主要生物学特征及所致疾病

亚科	正式命名	常用名	易感细胞	细胞病变	潜伏部位	传播途径	所致疾病
α	人疱疹病毒 1 型（HHV-1）	单纯疱疹病毒 1 型（HSV-1）	上皮细胞、成纤维细胞	溶细胞性感染	三叉神经节、颈上神经节	接触传播	唇疱疹、角膜炎、脑炎等
	人疱疹病毒 2 型（HHV-2）	单纯疱疹病毒 2 型（HSV-2）			骶神经节	性传播、垂直传播	生殖器疱疹、新生儿疱疹
	人疱疹病毒 3 型（HHV-3）	水痘 - 带状疱疹病毒（VZV）			脊髓背根神经节、颅神经感觉神经节	飞沫传播、接触传播	水痘、带状疱疹
β	人疱疹病毒 5 型（HHV-5）	人巨细胞病毒（HCMV）	白细胞、上皮细胞、成纤维细胞	巨大细胞病变	髓系前体细胞、分泌性腺体、肾、白细胞等	接触传播、性传播、医源性传播、垂直传播	巨细胞包涵体病、巨细胞病毒单核细胞增多症、间质性肺炎、巨细胞病毒性肝炎、脑炎
β	人疱疹病毒 6A 型（HHV-6A）	人疱疹病毒 6A 型（HHV-6A）	淋巴细胞	气球样病变	淋巴组织、唾液腺	唾液传播、血液传播、医源性传播	未明确
	人疱疹病毒 6B 型（HHV-6B）	人疱疹病毒 6B 型（HHV-6B）	淋巴细胞		淋巴组织、唾液腺	唾液传播、血液传播、医源性传播	婴幼儿急疹
	人疱疹病毒 7 型（HHV-7）	人疱疹病毒 7 型（HHV-7）	CD4$^+$ T 细胞		唾液腺	唾液传播	未明确

续表

亚科	正式命名	常用名	易感细胞	细胞病变	潜伏部位	传播途径	所致疾病
γ	人疱疹病毒4型（HHV-4）	EB病毒（EBV）	B细胞	细胞病变少见，具有细胞转化能力	B细胞、淋巴组织	唾液传播、性传播	传染性单核细胞增多症、伯基特淋巴瘤、鼻咽癌
	人疱疹病毒8型（HHV-8）	卡波西肉瘤相关疱疹病毒（KSHV）	B细胞、内皮细胞	B细胞、内皮细胞等	B细胞、内皮细胞等	性传播、唾液传播、血液传播、医源性传播	卡波西肉瘤、原发性渗出性淋巴瘤、多中心Castleman病

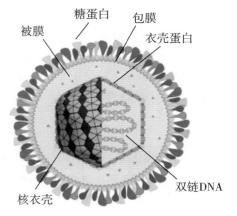

图 13-30　疱疹病毒的结构示意图

疱疹病毒具有相似的生物学特征：

1. 形态结构　①病毒呈球形，直径150～200 nm，有包膜，包膜上有糖蛋白刺突，包膜与核衣壳间围绕一层被膜（tegument）（图13-30）。②病毒核酸为线性双链DNA，基因组全长120～240 kb。多数具有长独特序列（unique long，UL）和短独特序列（unique short，US）。部分病毒基因组的中间与两端有倒置重复序列，因此可重组形成异构体。③病毒基因组可编码多种功能蛋白，如DNA聚合酶、解旋酶、胸苷激酶、转录因子、蛋白激酶，参与病毒复制、DNA合成、核酸代谢和基因表达调控等过程，可作为抗病毒药物靶点。

2. 培养特性　多数能在人二倍体细胞中增殖，出现细胞肿胀、变圆、多核巨细胞等细胞病变以及核内嗜酸性包涵体。

3. 病毒复制　病毒吸附于细胞受体后，经包膜与细胞膜融合穿入细胞，核衣壳与核膜相连，并将病毒基因组释放入核，开始基因组的转录和蛋白质合成。根据转录翻译的级联顺序将病毒蛋白分为即刻早期蛋白（α蛋白）、早期蛋白（β蛋白）和晚期蛋白（γ蛋白）：即刻早期蛋白（immediate early protein）主要为DNA结合蛋白，能反式激活和调节β基因和γ基因表达，促进β蛋白和γ蛋白合成；早期蛋白（early protein）主要为转录因子和聚合酶等，参与病毒DNA复制、转录和蛋白质合成，也可作为γ基因的反式激活因子，抑制细胞大分子生物合成；晚期蛋白（late protein）主要为结构蛋白，在病毒基因组复制后产生，对α蛋白和β蛋白有反馈抑制作用。DNA复制和装配均在细胞核内进行，核衣壳通过核膜或高尔基复合体获得包膜，以胞吐或细胞溶解方式释放病毒。部分疱疹病毒（如HCMV）可通过细胞间桥或细胞融合在细胞间扩散，邻近未感染细胞被融合为多核巨细胞。

潜伏状态下的病毒基因组以环状DNA的形式存在于细胞内，仅产生潜伏相关转录体（latency-associated transcript，LAT），但不能翻译蛋白。增殖性感染期间，病毒基因组在α蛋白的作用下维持线性化，进行DNA复制和转录，并产生子代病毒。

4. 感染类型　①原发感染（primary infection）：多为隐性感染，婴幼儿和免疫功能低下者可出现一系列临床症状和体征。②潜伏感染（latent infection）：是疱疹病毒感染的最重要特征，指原发感染后，未被清除的少数病毒以非增殖状态潜伏于体内特定部位，与宿主处于平衡状态。在某些因素刺激下，潜伏病毒再激活（reactivation）并大量增殖，引起显性复发感染。③整合感染：某些疱疹病毒（如EBV）的基因组可与细胞染色体整合，导致细胞转化与肿瘤形成。④先天性感染：某些疱疹病毒（如 HCMV、HSV）可经胎盘、产道、母乳垂直传播，引起先天畸形或新生儿感染。

一、单纯疱疹病毒

单纯疱疹病毒（HSV）有 HSV-1（HHV-1）和 HSV-2（HHV-2）两种。宿主范围广泛，能感染人和多种动物（如家兔、小鼠等）。常用非洲绿猴肾细胞、人胚肾细胞、人胚肺成纤维细胞、地鼠肾细胞等进行分离培养，感染后增殖速度快，致细胞病变能力强；体内可在感觉神经节中建立潜伏感染。

1. 生物学性状　HSV 具有典型的疱疹病毒形态与结构特征。基因组长约 150 kb，含有两组倒置重复序列，故可形成 4 种异构体。HSV 编码的核糖核苷酸还原酶和胸苷激酶能促进核苷酸合成，DNA 聚合酶能催化病毒 DNA 复制，因此可作为抗病毒药物作用靶点。HSV 的包膜糖蛋白包括 gB、gC、gD、gE、gG、gH、gI、gJ、gK、gL、gM。其中 gB、gD 和 gH 为黏附性糖蛋白，gD 可诱导中和抗体产生；gC、gE 和 gI 为结构糖蛋白，gC 为补体 C3b 的受体，gE/gI 复合物为 IgG Fc 的受体，能够抑制体液免疫的抗病毒作用；gG 为种特异性糖蛋白，用于区分 HSV-1 和 HSV-2。HSV-1 和 HSV-2 的基因组结构相似，核酸序列有约 50% 同源性，通过序列测定或限制性内切酶谱分析等可区分。

2. 致病性　HSV 在人群中普遍感染，传染源为患者和病毒携带者。HSV-1 和 HSV-2 的传播途径不尽相同，HSV-1 主要经密切接触传播，引起腰部以上皮肤和黏膜（如口腔、眼结膜）以及神经系统感染，但偶尔也可感染生殖器；HSV-2 主要通过性接触感染，引起腰部以下（如生殖器）感染；两者均可经胎盘或产道垂直传播。病毒经破损皮肤和黏膜进入人体，造成以水疱为典型的皮肤黏膜病理损伤，浆液中充满病毒颗粒和细胞碎片，在水疱基底部出现典型的多核巨细胞。

（1）原发感染：多发生于 6 个月到 2 岁，80%～90% 呈隐性感染，少数呈显性感染，主要表现为皮肤与黏膜疱疹。HSV-1 原发感染多引起疱疹性龈口炎、疱疹性角膜结膜炎、皮肤疱疹性湿疹和疱疹性脑炎。HSV-2 原发感染主要引起生殖器疱疹（genital herpes），为性传播性疾病（STD）之一，表现为生殖器皮肤和黏膜出现疼痛性水疱病变，伴有发热和腹股沟淋巴结肿大。

（2）潜伏感染：原发感染后，未被完全清除的少量 HSV 沿感觉神经纤维上行至感觉神经节，以非增殖状态潜伏于神经细胞内，HSV-1 主要潜伏于三叉神经节和颈上神经节，HSV-2 潜伏于骶神经节。处于潜伏状态的 HSV 不复制，不表现临床症状，对抗病毒药物不敏感。

（3）复发性感染：机体受到发热、寒冷、月经、疲劳、精神紧张或其他微生物感染等非特异性刺激或免疫力低下时，潜伏的病毒被激活后重新增殖，沿感觉神经纤维轴索下行，到达其支配的皮肤或黏膜上皮细胞，引起复发性局部疱疹，往往与原发感染为同一部位。例如，疱疹性角膜炎严重复发导致角膜溃疡、瘢痕甚至致盲。

（4）先天性感染：包括宫内、产道以及产后接触感染，其中产道感染最为常见。患急性期生殖器疱疹的产妇在分娩时可通过产道感染新生儿，导致新生儿疱疹，表现为皮肤、眼和口等暴露部位发生局部疱疹，严重时为疱疹性脑炎或播散性感染。患儿预后差，病死率高，幸存者常伴有永久性神经损伤。

孕妇原发感染或潜伏病毒再激活时，HSV 可通过胎盘或经宫颈逆行感染胎儿，引起流产、早产、死胎或先天性畸形。

3. 免疫性　特异性 CTL 细胞、单核 - 巨噬细胞、NK 细胞和干扰素在抗 HSV 感染中发挥主要作用。抗 HSV 中和抗体可以阻断游离病毒感染，但不能阻止病毒的再激活，也不能中和潜伏病毒，故与病毒复发频率无关。经胎盘获得的母源抗体不能完全预防新生儿感染，但可以减轻临床症状。

4. 微生物学检查法

（1）分离培养：采集水疱液、唾液、角膜拭子、阴道拭子或脑脊液等标本，接种于人胚肾细胞等易感细胞进行病毒分离培养。一般感染后 2～3 天可根据出现细胞肿胀、变圆、融合细胞等病变初步判定，再经中和试验或 DNA 酶切电泳等方法鉴定。

（2）快速诊断：刮取疱疹病损组织的基底部材料作涂片，运用免疫荧光或免疫酶技术检查病毒抗原，或应用 PCR、原位杂交技术检测标本中的病毒核酸。

（3）血清学诊断：常用 ELISA 和间接免疫荧光法检测 HSV 抗体。特异性 IgM 抗体阳性提示近期感染，特异性 IgG 抗体检测常用于流行病学调查。

5. 防治原则　目前无特异性预防 HSV 的措施。避免接触活动期患者，提倡安全性生活，患有生殖器疱疹的产妇可行剖宫产以避免新生儿感染。阿昔洛韦（acyclovir，ACV）已应用于治疗生殖器疱疹、疱疹性角膜炎、疱疹性脑炎及复发性疱疹病毒感染等，但不能清除潜伏病毒或防止复发性感染。

框 13-8　基于单纯疱疹病毒的溶瘤病毒

　　单纯疱疹病毒是研究最为广泛的溶瘤病毒载体。基于 HSV-1 的 talimogene laherparepvec（T-VEC）于 2015 年成为首个获得美国食品药品管理局批准的溶瘤病毒产品，用于首次手术后复发的黑色素瘤患者不可切除病灶的局部治疗。T-VEC 是一种经过基因改造的 HSV-1，可以在肿瘤细胞内复制并表达粒细胞-巨噬细胞集落刺激因子（GM-CSF）。T-VEC 的上市标志着溶瘤病毒技术的成熟和对溶瘤病毒疗效的正式认可。

二、水痘-带状疱疹病毒

水痘-带状疱疹病毒（VZV）又称人疱疹病毒 3 型（human herpesvirus 3，HHV-3），原发感染时引起水痘（varicella），病愈后病毒潜伏在体内，青春期或成年后再激活引起带状疱疹（zoster）。

1. 生物学性状　只有 1 个血清型。基因组长 120～130 kb，编码约 70 种蛋白质，其中，胸苷激酶可作为抗病毒药物靶标。能在人或猴成纤维细胞或人上皮细胞中增殖，形成嗜酸性包涵体和多核巨细胞；体内可在脊髓背根神经节或脑神经的感觉神经节中建立潜伏感染。

2. 致病性　人类是 VZV 唯一的自然宿主，皮肤为主要感染部位。VZV 传染性强，传染源主要是患者，水痘患者急性期水疱内容物、上呼吸道分泌物或带状疱疹患者水疱内容物均含有高滴度病毒颗粒，带状疱疹患者也可成为儿童水痘的传染源。病毒通过飞沫经呼吸道或直接接触传播。儿童普遍易感，好发于冬春季。

（1）原发感染：主要表现为水痘。病毒经呼吸道、结膜、皮肤等处入侵机体后，先在局部淋巴结增殖，经血流进入单核-吞噬细胞系统大量复制，随后再次进入血流引起第二次病毒血症，并播散至全身皮肤。经 2～3 周潜伏期后定位于皮肤，出现广泛斑丘疹、水疱，并可发展为脓疱。皮疹呈向心性分布，以躯干较多，常伴发热等症状。

儿童患水痘症状较轻，一般为自限性。但细胞免疫缺陷或长期使用免疫抑制剂的儿童可表现为重症水痘。成人患水痘病情较重，20%～30% 并发肺炎，病死率高。孕妇患水痘症状严重，并可经胎盘传播导致胎儿畸形、流产或死胎。新生儿水痘常呈播散性，病死率高。

（2）复发性感染：主要表现为带状疱疹，多见于老年人。水痘康复后，少量病毒潜伏于脊髓背根神经节或脑神经的感觉神经节中。在某些非特异性因素刺激或免疫力低下时，潜伏的病毒被激活，沿感觉神经轴突到达所支配的皮肤细胞内增殖，引起串联成带状的疱疹，故而得名。多见于身体单侧，好发于胸部、腹部或头颈部，疼痛剧烈。

3. 免疫性　机体感染 VZV 后可获得持久的特异性细胞免疫和体液免疫。其中，中和抗体可限制病毒经血流播散，但不能清除神经节中的病毒，故无法阻止带状疱疹发生。细胞免疫在限制疾病发展和感染恢复中起重要作用。

4. 微生物学检查法　水痘和带状疱疹的临床表现典型，可作为诊断依据，一般不需要实验室诊断。必要时取疱疹基底部标本、水疱液等做 HE 染色，检查核内嗜酸性包涵体和多核巨细胞等；也用直接免疫荧光法检测病毒抗原、用 ELISA 等检测特异性 IgM 抗体、用原位杂交或 PCR 检测组织或体液中的病毒核酸。

5. 防治原则　1 岁以上健康易感儿童接种 VZV 减毒活疫苗用于特异性预防。带状疱疹疫苗可降低带状疱疹的发生机会和减轻严重程度，适用于患有慢性疾病和 60 岁以上的老年人。水痘 - 带状疱疹免疫球蛋白对预防感染或减轻临床症状有一定效果，但不能治疗和预防带状疱疹。

儿童患水痘一般无需抗病毒治疗。免疫抑制患儿的水痘、成人水痘和带状疱疹可用阿糖腺苷、阿昔洛韦和干扰素等治疗。

带状疱疹疫苗

三、人巨细胞病毒

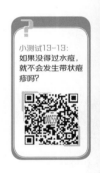

小测试13-13：
如果没得过水痘，就不会发生带状疱疹吗？

人巨细胞病毒（HCMV）又称人疱疹病毒 5 型（human herpesvirus 5，HHV-5）。HCMV 具有严格的种属特异性，人类是唯一宿主。人群普遍感染，我国 60% ~ 90% 的成人呈 HCMV 抗体阳性。HCMV 是引起先天性感染最常见的病原体之一。

1. 生物学性状　直径为 180 ~ 250 nm。基因组长约 240 kb，目前仅发现 1 个血清型。目前尚无 HCMV 感染动物模型，在体外仅在人成纤维细胞中缓慢增殖，出现细胞肿胀、核增大、折光性增强的"巨大细胞"样细胞病变，尤其在感染细胞核内的核周区域有一轮"晕"的大型嗜酸性包涵体（图 13-31）。HCMV 对脂溶剂敏感，加热、酸、紫外线照射均可灭活。

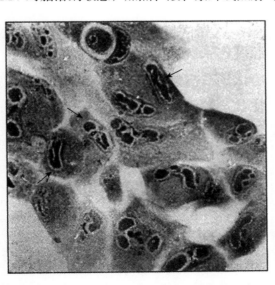

图 13-31　人巨细胞病毒感染人胚成纤维细胞
×400，箭头所指为核内包涵体

2.致病性　患者及隐性感染者为传染源，病毒可持续或间歇地从唾液、乳汁、尿液、泪液、精液、宫颈及阴道分泌物排出，以水平或垂直方式传播：①接触传播：口 - 口或手 - 口途径接触带病毒分泌物或物品；②性接触传播；③医源性传播：如输血、器官移植等；④垂直传播：通过胎盘感染胎儿（先天性感染），或经产道、乳汁感染新生儿（围生期感染）。

（1）原发感染：通常发生在 2 岁以下，成人和儿童均可发生。多呈隐性感染，少数出现临床症状，表现为巨细胞病毒单核细胞增多症，伴有疲劳、肌痛、发热、肝功能异常和单核细胞增多等症状，少数并发肺炎和肝炎。原发感染后建立终生潜伏感染，主要潜伏于唾液腺、乳腺、肾、外周血单核细胞和淋巴细胞。在某些诱因影响下，病毒再激活引起复发性感染。

（2）先天性感染：妊娠期 3 个月内病毒可通过胎盘或经宫颈上行，引起宫内感染，导致死胎、流产或先天性疾病。先天性感染率为 0.5%～2.5%，其中 5%～10% 的新生儿出现巨细胞包涵体病（cytomegalic inclusion disease，CID），表现为肝脾大、黄疸、血小板减少性紫癜、溶血性贫血及神经系统损伤。少数出现先天性畸形，如小头畸形，约 10% 的患儿在出生后数月至数年出现智力低下和先天性耳聋等临床症状。

（3）围生期感染：新生儿可在分娩时经产道或经哺乳获得病毒。一般无明显临床症状，少数表现为短暂的间质性肺炎、肝脾轻度肿大、黄疸等，多数预后良好。

（4）免疫缺陷者感染：免疫功能低下者（如器官移植、艾滋病、白血病、淋巴瘤或长期使用免疫抑制剂者等）的原发感染或复发性感染均可引起严重疾病，如 HCMV 肺炎、肝炎、脑膜炎等，病死率高。HCMV 是 AIDS 患者最常见的机会性感染的病原体之一。

3.免疫性　细胞免疫在限制 HCMV 播散和再激活中发挥重要作用，因此细胞免疫缺陷患者是高危人群。特异性抗体具有一定的保护作用，但不能阻止潜伏病毒再激活。母源抗体不能阻止胎盘传播和围生期感染，但可减轻症状。

4.微生物学检查法

（1）分离培养：取尿液、血液、咽部和宫颈分泌物等标本接种于人胚肺成纤维细胞，培养 4～6 周后观察细胞病变，观察巨大细胞及嗜酸性包涵体。该方法阳性率不高，仅可用于辅助诊断。

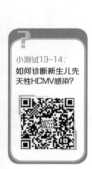

小测试13-14：
如何诊断新生儿先天性HCMV感染？

（2）抗原检测：通过免疫荧光或 ELISA 检测外周血中 HCMV 早期 pp65 抗原进行快速诊断。

（3）血清学检查：常用 ELISA 检测血清中病毒 IgM 抗体，辅助诊断 HCMV 近期感染。由于该抗体不能经胎盘传给胎儿，从新生儿血清中查出 HCMV IgM 提示宫内感染。HCMV IgG 用于人群感染率调查。

（4）核酸检测：采用荧光定量 PCR 检测标本中的病毒 DNA，或用 RT-PCR 法检测病毒 mRNA。

5.防治原则　目前尚无安全有效的疫苗。可用高效价抗 HCMV 免疫球蛋白及更昔洛韦等抗病毒药物联合治疗严重 HCMV 感染患者。

四、EB 病毒

EB 病毒又称人疱疹病毒 4 型（human herpesvirus 4，HHV-4），于 1964 年由 Epstein 和 Barr 等从非洲儿童恶性淋巴瘤（即伯基特淋巴瘤）细胞培养物中发现，是传染性单核细胞增多症以及伯基特（Burkitt）淋巴瘤、鼻咽癌等恶性肿瘤的病原体，为重要的人类肿瘤病毒。

1.生物学性状

（1）形态结构：直径约 180 nm，基因组长约 172 kb。根据病毒基因的多态性，EBV 可分为 A 型（1 型）和 B 型（2 型），我国以 A 型病毒流行为主。

（2）培养特性：目前尚不能用常规方法体外培养 EBV，一般采用人外周血 B 细胞或含 EBV 基因组类淋巴母细胞进行培养。EBV 在体内可感染口咽部、腮腺和宫颈上皮细胞。

（3）病毒复制：B 淋巴细胞为主要靶细胞。首先通过包膜糖蛋白 gp350/gp220 与细胞表面 C3d 补体受体分子（CD21 或 CR2）结合，随后 gH、gL 和 gB 介导病毒包膜与细胞融合。EBV 在进入 B 淋巴细胞后进入潜伏状态，仅表达有限的病毒蛋白，一定条件下被激活进入复制周期。

（4）病毒抗原：EBV 在不同感染状态下表达的蛋白不同，具有临床意义。

1）增殖性感染产生的抗原：①早期抗原（early antigen，EA）：具有 DNA 聚合酶活性的非结构蛋白，是病毒增殖活跃、进入增殖周期的信号。分为 EA-R（restricted）和 EA-D（diffuse）两种，前者局限于细胞质，后者分布于细胞质和细胞核。EA 抗体出现于感染早期，伯基特淋巴瘤和鼻咽癌患者分别呈 EA-R 抗体阳性和 EA-D 抗体阳性。②晚期抗原：病毒的结构蛋白，包括病毒衣壳抗原（viral capsid antigen，VCA）和膜抗原（membrane antigen，MA）。VCA 存在于细胞质和细胞核内，有 IgM 和 IgG 两类抗体。MA 存在于病毒包膜及感染细胞表面，可诱导中和抗体。

2）潜伏性感染产生的抗原：① EBV 核抗原（EB nuclear antigen，EBNA）：位于感染细胞核内的 DNA 结合蛋白。目前发现 6 种 EBNA，EBNA-1 具有稳定的病毒环状附加体，以及抑制细胞处理与提呈抗原的功能，在任何感染状态下均表达。EBNA-2 参与 B 淋巴细胞转化。②潜伏膜蛋白（latent membrane protein，LMP）：存在于感染细胞膜，包括 LMP-1、LMP-2 和 LMP-3。LMP-1 具有致癌作用，能抑制细胞凋亡，并促进 B 淋巴细胞转化。LMP-2 能阻止潜伏病毒再激活。

2. 致病性　人群中 EBV 感染非常普遍，我国 3 岁以上儿童的 EBV 抗体阳性率高达 90% 以上。患者和无症状感染者为传染源，主要经唾液传播，也可以经性接触传播。原发感染多无明显症状，少数出现咽炎和上呼吸道感染症状，病毒潜伏于体内并伴随终生。

（1）致病机制：EBV 在口咽部或腮腺上皮细胞增殖，释放并感染局部淋巴组织中的 B 淋巴细胞，随血流导致全身性感染。EBV 是 B 淋巴细胞有丝分裂原，激活多克隆 B 淋巴细胞产生异嗜性抗体（heterophile antibody）。被感染的 B 淋巴细胞刺激 T 细胞增殖，形成非典型淋巴细胞，主要是细胞毒性 T 淋巴细胞和 NK 细胞，可杀伤被病毒感染的细胞。

EBV 基因表达的 IL-10 类似物（BCRF-1）能抑制 Th1 细胞，阻止 IFN-γ 的释放和 T 细胞抗病毒免疫应答，但能促进 B 淋巴细胞生长。B 淋巴细胞的连续增殖可与其他协同因子共同作用，诱发淋巴瘤。

（2）所致疾病

1）传染性单核细胞增多症（infectious mononucleosis）：是一种急性全身淋巴细胞增生性疾病，多在青春期初次感染大量 EBV 时发生。经约 40 天潜伏期后，出现发热、咽炎、颈淋巴结炎、肝脾大、外周血单核细胞和异形淋巴细胞增多等表现。病程持续数周，预后较好。急性期患者口腔黏膜的上皮细胞内含大量病毒，可由唾液持续排出病毒达 6 个月之久。严重免疫缺陷、艾滋病患者及器官移植者病死率较高。

2）伯基特淋巴瘤：是一种分化程度低的单克隆 B 淋巴细胞瘤，多发生于中非、新几内亚、南美洲等温热带地区。5 ~ 8 岁儿童多见，好发于颜面、腭部。90% 以上伯基特淋巴瘤组织中存在 EBV 基因组，且患者血清中的 EBV 抗体效价高于正常人。

3）鼻咽癌（nasopharyngeal carcinoma，NPC）：主要发生于东南亚、北非等地区，我国东南沿海地区为高发区，多见于 40 岁以上人群。在所有鼻咽癌组织中均可检出 EBV；鼻咽癌患者血清中有高效价的 EBV 抗体，且随鼻咽癌病情的好转会下降。但 EBV 并非导致鼻咽癌发生的唯一致病因素。

4）淋巴组织增生性疾病：多见于合并 EBV 感染的免疫缺陷患者或移植患者。艾滋病患者易罹患 EBV 相关淋巴瘤、舌毛状白斑症。约 50% 霍奇金淋巴瘤患者可检出 EBV DNA。

3．免疫性　EBV 原发感染后可刺激机体产生特异性中和抗体和细胞免疫。首先出现 VCA 抗体、MA 抗体和 EA 抗体，继而产生 EBNA 抗体。EBV 抗体可防止再感染，但不能清除潜伏的病毒。

4．微生物学检查法

（1）分离培养：取唾液、咽漱液、外周血和肿瘤组织等标本，接种于 B 淋巴细胞培养，通过免疫荧光法检测 EBV 抗原。

（2）血清学诊断：EBV 分离培养较为困难，一般常用血清学方法作辅助诊断。

1）异嗜性抗体检测：EBV 感染后非特异性活化 B 淋巴细胞产生的抗体，可非特异凝集绵羊红细胞。主要用于辅助诊断传染性单核细胞增多症，该抗体效价超过 1 : 224 有诊断意义。效价在发病 3 ~ 4 周内达高峰，恢复期逐渐下降直至消失。

2）EBV 抗体检测：采用免疫荧光法或免疫酶法检测。VCA IgM 提示 EBV 原发感染；VCA IgG 或 EBNA IgG 阳性表示既往感染；EA IgA 和 VCA IgA 效价持续升高，对鼻咽癌有辅助诊断意义。

3）核酸检测：运用 PCR 法或原位核酸杂交法检测 EBV DNA。

5．防治原则　少数传染性单核细胞增多症患者会发生脾破裂，故在急性期应限制剧烈运动。目前尚无有效的特异性预防措施和治疗方法。

EBV 与胃癌

┃五、其他人疱疹病毒

1．人疱疹病毒 6 型　人疱疹病毒 6 型于 1986 年分离自淋巴细胞增生性疾病和艾滋病患者外周血淋巴细胞。根据抗原性将 HHV-6 分为 HHV-6A 和 HHV-6B 两种病毒。HHV-6A 与 HHV-6B 的受体分别为 CD46 和 CD134，主要靶细胞为 $CD4^+$ T 淋巴细胞，也可感染 B 淋巴细胞、神经胶质细胞、成纤维细胞和单核 - 巨噬细胞等。HHV-6 长期潜伏于唾液腺等组织器官，主要经唾液传播，也可通过输血、器官移植传播。

人群普遍感染 HHV-6，且持续终生。原发感染多发生于 6 个月至 2 岁，一般呈隐性感染。HHV-6A 在中枢神经系统感染、AIDS 及淋巴增生性疾病患者中的检出率较高。HHV-6B 与婴幼儿急疹（exanthem subitum）有关，患儿突发高热及上呼吸道症状，退热后颈部和躯干出现淡红色斑丘疹，预后良好。

采集患儿唾液或外周血单核细胞作病毒分离鉴定，但需时 10 ~ 30 天。可采用间接免疫荧光法检测 IgM 以确定近期感染，或 PCR 法快速检测唾液、血液或脑脊液中的病毒 DNA。迄今尚无 HHV-6 疫苗上市。

2．人疱疹病毒 7 型　人疱疹病毒 7 型于 1990 年分离自艾滋病患者的 T 淋巴细胞。HHV-7 的形态结构与 HHV-6 相似，且同样亲嗜 $CD4^+$ T 淋巴细胞。人群普遍感染 HHV-7，2 ~ 4 岁儿童的抗体阳性率约为 50%。HHV-7 主要潜伏于唾液腺和外周血单核细胞，主要经唾液途径传播。HHV-7 的致病性未明，可能与婴幼儿急疹、神经损伤等有关。一般用 PCR 等方法快速鉴定 HHV-7。目前尚无有效的预防和治疗措施。

3．人疱疹病毒 8 型　人疱疹病毒 8 型又名卡波西肉瘤相关疱疹病毒（Kaposi sarcoma-associated herpesvirus，KSHV），于 1994 年分离自艾滋病患者的卡波西肉瘤（Kaposi sarcoma，KS）活检组织。基因组长约 165 kb，在感染细胞中以附加体形式存在，可编码与细胞因子及其受体部分同源的病毒产物。

性接触可能是 HHV-8 主要的传播方式，也可能经唾液、器官移植或输血传播，感染后主要潜伏于 B 淋巴细胞。大多数 HHV-8 感染者无明显症状，但免疫缺陷患者易发生显性感染。

HHV-8 除了可导致艾滋病患者晚期最常伴发的恶性血管肿瘤 KS，也与原发性渗出性淋巴瘤、多中心卡斯尔曼（Castleman）病密切相关。

主要采用定量 PCR 法检测病毒核酸，也可用免疫荧光、ELISA、免疫印迹等血清学方法快速诊断。迄今尚无特异性预防和治疗措施。

（卢　春）

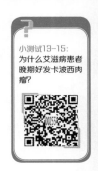

小测试13-15：
为什么艾滋病患者晚期好发卡波西肉瘤？

第八节　其他病毒

案例 13-9

男，48 岁，农村务农。自述近期全身疲乏无力，无食欲，脾气暴躁，睡眠差，喝水时突然出现胸闷、呼吸困难。胸部 X 线和心电图检查未见异常，医院门诊以"焦虑状态"收住入院。很快患者出现畏光、怕风、恐水、烦躁加重。经反复询问病史获悉，患者 2 个月前被狗咬伤右手且未注射疫苗。隔日患者进入昏迷状态，并因呼吸衰竭而死。

问题：

1．该患者最可能患了什么疾病？

2．患者为何出现恐水症状？

3．如何预防该病的发生？

案例 13-9 解析

一、狂犬病毒

狂犬病毒（rabies virus）属于弹状病毒科（*Rhabdoviridae*）、狂犬病病毒属（*Lyssavirus*），是一种嗜神经性病毒。狂犬病毒主要在野生动物和家畜中传播，可通过咬伤、抓伤或密切接触等形式传播给人类而引起狂犬病（rabies）。狂犬病是一种人兽共患病，至今尚无有效的治疗方法，死亡率几乎为 100%。

（一）生物学性状

1. 形态与结构　狂犬病毒颗粒呈子弹状，大小约 75 nm×180 nm，有包膜（图 13-32）。病毒核衣壳呈螺旋对称排列，由核蛋白（nucleoprotein，N）、聚合酶 L 蛋白（polymerase L）和磷蛋白（phosphoprotein，P）包裹病毒基因组组成，其外为基质蛋白（matrix protein，M）。病毒颗粒最外层为脂质包膜，表面分布有糖蛋白（glycoprotein，G），糖蛋白与病毒的感染性、血凝性和毒力有关。基因组为单股负链 RNA（–ssRNA），长约 12 kb，不分节段，从 3′ 端到 5′ 端依次排列 N、P、M、G、L 共 5 个病毒蛋白的基因。

2. 病毒复制　烟碱乙酰胆碱受体等多种细胞受体可介导狂犬病毒进入细胞，这些受体主要在神经细胞中高表达，赋予了该病毒的神经嗜性。病毒通过包膜 G 蛋白与肌细胞或神经细胞表面的受体特异结合而吸附，引起吸附病毒处的细胞膜内陷并包裹病毒进入细胞形成内体，随后病毒包膜与内体膜发生融合，将核衣壳释放到细胞质。病毒的复制主要在感染细胞的细胞质中进行，在没有解离的核衣壳上，具有 RNA 依赖的 RNA 聚合酶活性的 L 蛋白与其辅助因子 P 蛋白质催

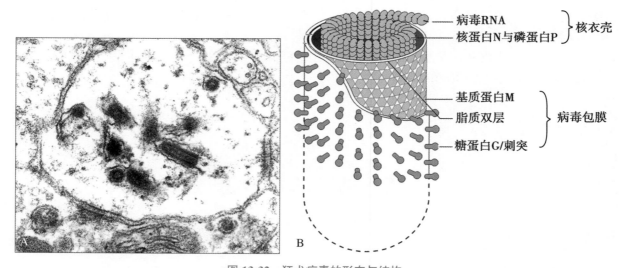

图 13-32　狂犬病毒的形态与结构
A．病毒形态的透射电镜图（×150 000，程志教授提供）；B．病毒结构模式图

化病毒负链 RNA 基因组转录形成 mRNA，mRNA 在核糖体上指导 N、P、M、L 和 G 蛋白质的合成。其中新合成的 N、P、L 蛋白质参与病毒基因组的复制，以负链 RNA 基因组为模板复制出互补的正链 RNA，并以正链 RNA 为模板再复制子代负链 RNA。最后新产生的负链 RNA 基因组与 N、P 和 L 蛋白质装配成核衣壳，核衣壳、M 蛋白和 G 蛋白分别转运至细胞膜，以出芽方式获得病毒包膜，并释放完整的病毒颗粒。

3. 变异　狂犬病毒可以发生毒力变异。从自然感染的动物体内分离到的病毒称为野毒株（wild strain）或街毒株（street strain），病毒致病的潜伏期（incubation period）长，但毒力强。将野毒株在家兔脑内连续传代 50 代左右后，产生一种变异的狂犬病毒，称为固定毒株（fixed strain），其特点是潜伏期缩短为 4 ～ 6 天，对犬或人的致病性明显减弱，对犬进行脑外途径接种时，不能侵入脑组织引起狂犬病。用固定毒株制成灭活疫苗，可预防狂犬病的发生。

4. 抗原性　G 蛋白和 N 蛋白是狂犬病毒的主要抗原。其中 G 蛋白可刺激机体产生中和抗体，是病毒的主要保护性抗原；N 蛋白是病毒的属特异性抗原，能够诱生保护性的细胞免疫应答。此外，不同来源的狂犬病毒分离株免疫原性不同，多为 G 蛋白抗原性的差异所致。

5. 培养特性　狂犬病毒可在多种细胞中培养，并可在乳鼠或多种地鼠脑内复制增殖。街毒株的培养和动物感染实验需要在生物安全三级实验室中进行，使用街毒株的其他操作以及固定毒株的培养和使用需要在生物安全二级实验室中进行。狂犬病病毒在被感染的动物或人的中枢神经细胞（主要是大脑海马回锥体细胞）中增殖时，可以在细胞质内形成一个或多个、圆形或椭圆形、直径为 2 ～ 10 μm 的嗜酸性包涵体，称为内氏小体（Negri body）（图 13-33），是病毒基因组复制的主要场所。通过检查动物或人脑组织标本中的内氏小体，可以辅助诊断狂犬病。

6. 抵抗力　狂犬病毒对热、紫外线、日光和干燥敏感，易被酸、碱、脂溶剂、去污剂、肥皂水、胰蛋白酶等灭活。病毒悬液经 56 ℃ 30 ～ 60 分钟或 100 ℃ 2 分钟作用即可被灭活，但在 4 ℃条件下传染性可保持数周，在 –70 ℃可保持数年。

（二）致病性

1. 传染源与传播途径　狂犬病毒能感染多种家畜和野生动物。犬类是人类狂犬病感染致死的主要来源，特别是在亚洲和非洲，99% 的人类狂犬病病例由犬类传播引起。美洲已在很大程度上遏制住犬类传播，野生动物如蝙蝠、狐狸、臭鼬和浣熊等逐渐成为重要传染源。患病动物唾液

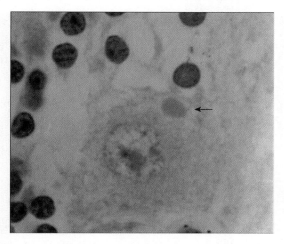

图 13-33　狂犬病毒感染细胞中的内氏小体（箭头所示）
HE 染色，×1000

中含有大量病毒，于发病前 5 天即具有传染性，犬、猫等动物的隐性感染也可能具有传染性。人类感染狂犬病毒的主要途径是被感染的动物咬伤、抓伤或与感染动物密切接触偶尔也可传播病毒，病毒通过皮肤的伤口感染进入人体。

2. **发病机制**　狂犬病毒对神经组织有很强的亲嗜性。病毒在咬伤处横纹肌细胞内缓慢增殖后，从神经肌肉结合点侵入外周神经，然后沿外周神经迅速上行至背根神经节并在那里大量复制，随后侵入中枢神经系统，感染脊髓、脑干及小脑等处神经元，最后病毒沿神经系统进入其他组织和器官，其中唾液腺含有高滴度病毒，有利于病毒通过唾液传播。在病毒感染中枢和外周神经系统时，神经元功能被破坏，导致各种神经症状。例如，迷走、舌咽核和舌下神经核受损可导致呼吸肌和吞咽肌痉挛，出现呼吸困难、吞咽困难等症状，患者在饮水、见到水或听到流水声甚至谈及饮水时，均可引起严重咽喉肌痉挛，故狂犬病亦称为"恐水症"；当交感神经受刺激时，可出现唾液腺和汗腺分泌增多；当迷走神经节、交感神经节和心脏神经节受损时，可引起心血管功能紊乱或猝死。随着病情的严重，患者转入麻痹、昏迷，最后因呼吸衰竭而死。

3. **临床表现**　人被病毒感染的动物咬伤后，狂犬病发病率为 30% ~ 60%。潜伏期一般为 3 ~ 8 周，短者仅 1 周，长者可达数月或数年。儿童、伤口在头颈部或伤势较重者，往往潜伏期短、发病率高。潜伏期过后，临床狂犬病分为三个阶段：征兆期（prodromal phase）、急性神经症状期（acute neurologic phase）和昏迷期（coma）。征兆期持续 2 ~ 10 天，患者具有劳累、厌食、头痛、畏光、恶心、呕吐、咽喉痛和发热等非特异性症状，通常伴随伤口周围的异常感觉。急性神经症状期持续 2 ~ 7 天，患者表现出恐水、紧张、恐惧、幻觉、唾液分泌过多、吞咽困难、狂躁、瘫痪等神经症状。昏迷期持续 3 ~ 7 天，最终因心搏、呼吸停止导致死亡。

（三）免疫性

狂犬病病毒感染机体后，可诱导机体产生体液免疫和细胞免疫应答。其中，中和抗体可中和游离状态的病毒，阻断病毒进入神经细胞，但对已进入神经细胞内的病毒无作用。

（四）微生物学检查法

狂犬病症状典型，根据动物咬伤史和典型临床症状即可做出诊断。但对于处于潜伏期、发病早期或咬伤不明确的可疑患者，则需要及时进行微生物学检查辅助确诊。

1. **动物的观察和检查**　人被犬或其他动物咬伤或抓伤后，应对动物进行隔离、观察。如动物在 7 ~ 10 天内发生狂犬病，可杀死动物制备脑组织切片，检查病毒抗原或内氏小体；或者将可疑动物的脑组织混悬液接种于乳鼠脑内，再取发病鼠的脑组织进行内氏小体或病毒抗原的检查以确诊；也可用逆转录聚合酶链反应（RT-PCR）法直接检测动物脑组织中的病毒 RNA。

2. 可疑患者的检查 用免疫荧光法检测可疑患者唾液、分泌物中的病毒抗原，可用于狂犬病毒感染的快速诊断；也可用可疑患者的唾液、脑脊液以及死后脑组织混悬液，接种于小鼠脑组织以分离培养病毒，但阳性率低；对于死亡患者，可以用免疫荧光法或 HE 染色检查其脑组织中的内氏小体，阳性率为 70%～80%；检查可疑患者血清中的中和抗体滴度，可用于狂犬病的流行病学调查。

（五）防治原则

人感染狂犬病毒后，发生狂犬病的潜伏期较长，及时进行暴露后预防（post-exposure prophylaxis），可以有效控制狂犬病的发生，其过程包括伤口清洗及主动和被动免疫的联合应用。人被可疑动物咬伤后，应立即用清水、肥皂水或 0.1% 苯扎溴铵等彻底清洗伤口；对于严重咬伤者，应对伤口深部进行灌流清洗，再用 75% 乙醇或聚维酮碘涂擦消毒。清洗伤口后，应立即使用人抗狂犬病免疫球蛋白（human rabies immune globulin，HRIG）或马抗狂犬病血清在伤口周围进行皮下浸润注射。随后立即使用疫苗进行全程免疫，常用人二倍体细胞中培养制备的灭活疫苗（human diploid cell vaccine，HDCV），分别于伤后第 0、3、7、14 和 28 天进行肌内注射，免疫后 7～10 天可产生中和抗体，并保持免疫力 1 年。

除了暴露后预防，对于兽医、动物管理员、野外工作者以及狂犬病病毒研究者等高危人群，也应接种狂犬病疫苗，进行暴露前预防。此外，通过给犬类接种疫苗和预防犬类咬伤，可有效降低狂犬病的发病率。也正在研制掺入动物诱饵中的口服狂犬病疫苗，希望将来有助于控制野生动物中的狂犬病传播。

框 13-9 世界卫生组织推荐的狂犬病暴露后预防

暴露后预防是指被咬伤者在暴露于狂犬病后立即进行处理，以防狂犬病病毒进入中枢神经系统而导致死亡。

世界卫生组织推荐的狂犬病暴露后预防措施包括：疑似暴露后，尽快彻底清理伤口并对伤口进行局部处理；利用符合世界卫生组织标准的有效果的狂犬病疫苗接种 1 个疗程；如暴露情况比较严重，需在接种疫苗的同时注射狂犬病免疫球蛋白。

根据暴露于疑似患有狂犬病动物的严重程度，世界卫生组织推荐的完整暴露后预防程序如下。

类型	与疑似患有狂犬病动物的接触	暴露后预防措施
Ⅰ类	触摸或饲喂动物，动物舔触处的皮肤完整（无暴露）	清洗暴露的皮肤，无暴露后预防
Ⅱ类	轻咬裸露皮肤，或无出血的轻微抓伤或擦伤（暴露）	清洗伤口，立即接种疫苗
Ⅲ类	一处或多处穿透性皮肤咬伤或抓伤，动物舔触处的皮肤有破损，动物舔触处的黏膜或破损皮肤被唾液污染，与蝙蝠有直接接触（严重暴露）	清洗伤口，立即接种疫苗，并注射狂犬病免疫球蛋白

二、人乳头瘤病毒

乳头瘤病毒科（*Papillomaviridae*）乳头瘤病毒属（*Papillomavirus*）的人乳头瘤病毒（human papilloma virus，HPV）于20世纪70年代由德国科学家哈拉尔德·楚尔·豪森（Harald zur Hausen）从人类宫颈癌及尖锐湿疣组织中首先分离。目前已鉴定出至少200个HPV亚型，感染人皮肤和黏膜上皮细胞后引起不同性质的增生性病变，其中低危型HPV（如HPV-6、HPV-11）可引起良性的生殖器病变，如尖锐湿疣；高危型HPV（如HPV-16、HPV-18）可引起子宫、外阴、阴道、阴茎等生殖道上皮肉瘤样变，因此HPV为重要的人类肿瘤病毒。

（一）生物学性状

1. 形态结构 球形病毒，直径约55 nm，无包膜。核衣壳呈二十面体立体对称，由72个壳粒构成。

2. 基因组 病毒基因组为双链环状DNA，长约8 kb，以其中一条DNA链为模板编码病毒基因，包含长控制区（long control region，LCR）、早期区（early region，ER）、晚期区（late region，LR）三个功能区（图13-34）：①长控制区，又称上游调控区（upstream regulatory region，URR），为非编码区，长约1 kb，含有病毒所有转录调控元件及复制原点。②早期区，含6个可读框（ORF），编码早期蛋白E1、E2、E4、E5、E6和E7，E3 ORF不编码蛋白。③晚期区，含2个ORF，编码主要衣壳蛋白L1和次要衣壳蛋白L2。

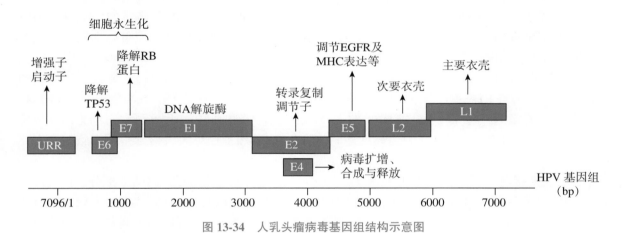

图13-34 人乳头瘤病毒基因组结构示意图

HPV共有4个启动子，均位于病毒基因组5′ URR区或早期区：①位于URR区及E6编码序列前的主要启动子，调控高危型HPV早期基因表达；②E6编码区内的启动子，低致病性HPV用于表达E7基因；③E7编码区内启动子，主要调控晚期基因表达；④次要启动子，位于E1编码区内。HPV在病毒感染不同时期通过选择不同的启动子来调控病毒基因表达。

3. 病毒蛋白 HPV基因组编码蛋白根据表达时相分为早期蛋白（E1、E2、E4、E5、E6、E7）和晚期蛋白（L1、L2）。

（1）早期蛋白：以直接或间接方式维持与扩增病毒DNA，以及调节宿主免疫反应。早期蛋白分为两类，一类主要调节病毒复制与转录，如E1和E2；另一类与肿瘤转化相关，如E5、E6和E7。目前普遍认为E4蛋白的主要作用为在病毒复制晚期调控成熟病毒颗粒释放。

1）E1蛋白：在病毒DNA复制过程中作为ATP依赖的解旋酶，为HPV编码的唯一酶类分子。E1蛋白是HPV复制周期所必需的，在感染初期介导基底层角质细胞中病毒基因组的快速扩增，随后持续维持细胞内的附加体，同时受染的基底层细胞不断替换上层的上皮细胞并开始分化。

2）E2 蛋白：复制原点序列特异性结合蛋白，为 HPV 复制所必需的调控蛋白，可与基因组 5′ 端 URR 内的保守基序结合。大小为 365 ～ 514 个氨基酸，包含三个结构：①近氨基端的转录激活结构域，约 200 个氨基酸；②近羧基端的 DNA 结合及二聚体化结构域，约 80 个氨基酸；③连接上述两个结构域的铰链区，有·80 ～ 240 个氨基酸。

所有 HPV 至少编码一种截短型 E2 蛋白分子，含铰链区、羧基端结构域及上游 ORF 的 10 ～ 13 个氨基酸残基序列，可通过不同方式拮抗 E2 蛋白的作用：①与全长 E2 蛋白竞争结合位点，抑制病毒 DNA 复制；②与全长 E2 形成异源二聚体，抑制病毒转录。

3）E4 蛋白：非必需成分，虽在感染早期可促进病毒复制，但其主要作用为是在复制晚期调控病毒释放过程。虽然没有起始密码子，但可利用 E1 基因起始密码子及其附近相关序列，通过 RNA 剪接方式形成 *E1 ～ E4* 融合基因，编码 E1 ～ E4 融合蛋白，即 E4 蛋白。

4）E5 蛋白：为 47 ～ 91 个氨基酸的跨膜蛋白分子，疏水性较强，一旦检测到 E5 蛋白表达，即提示 HPV 感染可能会导致细胞转化。高危型 HPV（如 HPV16）可编码一个含 83 个氨基酸的 E5 蛋白分子，称为 16E5 或 E5α；低危型 HPV（如 HPV6）可编码两个 E5 单分子，称为 6E5A 和 6E5B（或 E5γ 和 E5δ）。单独表达 16E5 和 6E5A 可导致一定程度的细胞转化。此外，*E5* 基因可促进 HPV 癌基因 *E6* 和 *E7* 对人原代角质细胞的永生化作用，也可显著提升人角质化细胞的迁移与侵袭能力。

5）E6 蛋白：是介导 HPV 相关肿瘤发生的必要条件。高危型 HPV 的 E6 蛋白能延长角质细胞的寿命，低危型 HPV 的 E6 蛋白则不能转化角质细胞。高危型 HPV E6 蛋白与泛素连接酶 E6AP 相互作用形成 E6-E6AP-TP53 复合物，E6 蛋白将泛素蛋白由 E6AP 转移到 TP53，从而引发蛋白酶体介导的 TP53 降解。低危型 HPV 的 E6 蛋白不能引发 TP53 降解，但可以抑制对某些靶基因的转录调控作用。

6）E7 蛋白：为长约 100 个氨基酸的辅助性蛋白，并非所有 HPV 均表达 E7 蛋白。E7 蛋白的近氨基端与腺病毒 E1A 蛋白及 SV40 大 T 肿瘤抗原高度同源，其中含有介导与抑癌蛋白 pRB 相互作用的 LXCXE 基序。E7 蛋白对 HPV 的生命周期具有关键的调控作用，可以对细胞内环境重新编排以有利于 HPV 复制。共表达高危型 HPV E7 与 E6 癌蛋白可大大提升角质细胞的永生化概率。

（2）晚期蛋白：病毒衣壳蛋白 L1 和 L2 蛋白为包裹病毒基因组核酸所必需的成分。过量表达的 L1 蛋白可在细胞内自行形成无病毒核酸的病毒样颗粒（virus-like particle，VLP）。VLP 具有与天然 HPV 类似的空间构象和免疫原性，能刺激机体产生中和抗体，可以用于制备具有型特异性的预防性疫苗。

1）L1 蛋白：是主要衣壳蛋白，分子量为 55 kD，可与细胞外基质中的硫酸乙酰肝素蛋白聚糖（heparan sulfate proteoglycan，HSPG）的硫酸乙酰肝素结合，介导病毒颗粒与宿主细胞的吸附与穿入。

2）L2 蛋白：是次要衣壳蛋白，单独表达不能形成 VLP，但可与 L1 蛋白组装形成 VLP。分子量为 64 ～ 78 kD，促进病毒基因组转运入核后介导其发生衣壳化。

4. 病毒复制　　HPV 仅在皮肤或黏膜的上皮细胞中完成其复制周期（图 13-35）。上皮细胞的分化过程依次为基底细胞层、棘细胞层、颗粒细胞层、角质层，其中处于缓慢循环的未分化的角质干细胞和部分基底层角质细胞具有增殖能力。起初，HPV 在未分化的增殖型的角质细胞中完成瞬时感染，此时部分受染细胞与基底膜脱离了接触，进而上移到基底层以上的增殖性细胞，并在其中建立潜伏感染。

HPV 通过微小的创口在鳞状上皮的基底层细胞成功建立感染后，开始病毒 DNA 拷贝数的初始扩增。在基底上皮细胞中，病毒不产生病毒颗粒，仅以附加体（episome）形式维持低拷贝数量的 HPV 基因组，为 50 ~ 200 个 / 细胞。病毒附加体常能插入宿主染色体，从而导致细胞转化与癌变。随着上皮细胞的分化，HPV 进入扩增期，开始复制病毒 DNA，并合成衣壳蛋白，组装释放病毒颗粒，病毒基因组拷贝数可达 100 ~ 1000 个 / 细胞。病毒 DNA 复制主要发生在表层上皮的棘细胞层和颗粒细胞层，造成棘细胞增生，形成表皮增厚和表皮角化。上皮的增殖可形成乳头状瘤，称为疣（wart）。

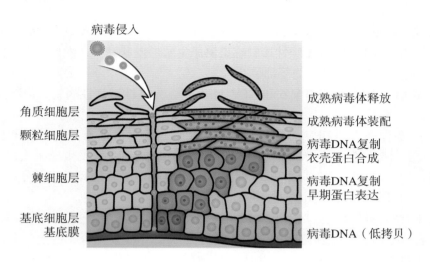

图 13-35　HPV 的复制增殖与上皮细胞分化

5．**病毒分型**　HPV 有至少 200 个基因型，当 HPV L1 序列与已知病毒 L1 的差异大于 10% 时，可以定义为一个新的 HPV 基因型，与同一型别的病毒比较有 2% ~ 10% 的差异时可以定义为一个新的亚型，差异小于 2% 可以定义为一个新的变异株。同一种类 HPV 常包含多个基因型，相关型别在临床上一般可以引发类似的组织病理损伤。

HPV 分为 α、β、γ、μ、ν 等属，其中 α 属有 14 个种（α1 ~ α14），β 属有 5 个种（β1 ~ β5），γ 属有 17 个种（γ1 ~ γ17），μ 属有 2 个种（μ1 和 μ2），ν 属有 1 个种（ν1）。α 属 HPV 可引起嗜黏膜型及嗜皮肤型疾病，β、μ、γ 和 ν 属 HPV 则主要引起嗜皮肤型疾病。嗜皮肤型 HPV 约占 75%，主要感染干燥的鳞状上皮，导致皮肤疣的发生。其余 25% HPV 为嗜黏膜型，主要侵犯潮湿的黏膜区域，如生殖道及口腔黏膜等，因此也可称为生殖器型 HPV，引起生殖器部位的疣。α 属 HPV 可分为低危型（如 HPV-6 和 HPV-11 等）和高危型（HPV-16、HPV-18、HPV-45、HPV-58 等），前者可引发生殖道尖锐湿疣、口腔及喉的乳头瘤等良性乳头瘤，后者则与宫颈癌、肛门癌等恶性肿瘤的发生相关。

6．**培养特性**　目前不能在体外常规细胞中培养 HPV。利用人原代角质细胞进行 HPV 器官筏式培养（organotypic raft culture）可重塑整个 HPV 生活周期，包括病毒合成的过程，也可用于抗病毒试剂筛选及病毒致病性检测。

（二）致病性

人是 HPV 的唯一自然宿主，传染源为患者和病毒携带者，通过直接接触感染者的病损部位，或间接接触污染物品而发生水平传播或自体接种。生殖道感染主要通过性接触传播，因此多个性伴侣、初孕年龄过早、性活动年龄过早、性病史等均为 HPV 感染的危险因素。患有生殖道感染的母亲在分娩过程中，可通过产道引起新生儿感染。

HPV 具有严格的宿主特异性及组织亲嗜性，只能感染人类皮肤和黏膜上皮细胞，引起上皮增生性病变，不产生病毒血症。不同型别 HPV 的感染部位及所致的疾病不尽相同，常见的为皮肤疣、尖锐湿疣、宫颈癌等。

1. 皮肤疣 包括扁平疣（common wart）、跖疣（plantar wart）、寻常疣（verruca vulgaris）、肉贩疣（butcher wart）等，多为自限性。扁平疣主要由 HPV-3 和 HPV-10 引起，多发生于颜面、手背与前臂等处；跖疣主要由 HPV-1 和 HPV-4 引起，多发于足底、足趾等处；寻常疣多见于少年和青年，主要由 HPV-1 ～ HPV-4 引起；肉贩疣主要由 HPV-7 引起，多见于屠宰工作者及肉贩的手部皮肤。

2. 尖锐湿疣（condyloma acuminatum） 也称生殖器疣（genital wart，GW），是常见的性传播疾病，主要由 HPV-6 和 HPV-11 经性接触感染泌尿生殖道皮肤黏膜，女性好发于阴道、阴唇和子宫颈，男性多见于外生殖器及肛周等部位。

3. 喉乳头状瘤 由低危型 HPV-6 和 HPV-11 引起，为良性增生性病变，但严重者可因阻塞气道而危及生命。

4. 宫颈癌 多种高危型 HPV 感染与宫颈癌等生殖道恶性肿瘤有关，引起子宫颈、外阴及阴茎等生殖道上皮肉瘤样变，其中最常见的肿瘤为宫颈癌。与宫颈癌发生最相关的是 16、18 型，其次是 31、45、33、35、39、51、52 和 56 型。流行病学调查结果显示，99% 宫颈癌组织可检测出 HPV DNA，其中 HPV-16 的检出率达 40% ～ 60%。

HPV 感染正常宫颈鳞状上皮是引发宫颈癌的始动因素。感染后经过潜伏期，HPV 编码致癌蛋白 E6 和 E7 表达增加，并分别与宿主细胞抑癌蛋白 TP53 和 RB 结合，促使二者发生降解与失活，阻断其对细胞周期的负调节作用，从而诱导细胞发生永生化和转化。此外，研究显示大于 90% 的宫颈癌患者组织中伴有 HPV DNA 与宿主染色体基因组的整合，整合的病毒 DNA 片段包括 URR、E6、E7 区域以及完整的 E1 区。病毒 DNA 整合可解除对 E6 及 E7 的表达抑制，增强致癌基因的表达水平，同时可激活宿主细胞 *Myc* 原癌基因的表达。然而，HPV 感染并非宫颈癌发生的唯一因素，感染过程中的宿主基因突变、野生型 *p53* 基因突变或其他环境因素的作用等均可影响宫颈癌的发生与发展。

（三）免疫性

特异性细胞免疫在抗 HPV 感染中具有重要作用，因此器官移植、HIV 感染等免疫抑制个体感染 HPV 往往较严重，复发性尖锐湿疣患者常伴有免疫功能低下。特异性中和抗体的产生与病毒载量以及持续感染时间有关，大部分免疫正常人群感染 HPV 后可清除病毒。HPV 感染的肿瘤细胞可通过引发 HLA-Ⅰ类抗原变异或表达抑制，逃逸宿主免疫系统的攻击。

（四）微生物学检查法

目前尚无法在体外培养 HPV，因此无法进行病毒的分离鉴定。临床上根据典型乳头瘤或疣可迅速做出诊断，但对于亚临床感染的病例则需要通过组织学、免疫学及分子生物学检测进行微生物学辅助诊断。

1. 组织学检测 制备疣状物组织切片或脱落细胞涂片，进行 HE 染色镜检，根据 HPV 感染的特征性组织学改变可做出诊断。子宫颈抹片筛查（pap smear screening）是目前筛检子宫颈癌前期病变最好的方法。

2. 免疫学检测 采用免疫荧光法、免疫组化等检测病变组织中的 HPV 抗原，运用免疫电镜检查 HPV 颗粒可提高检出率。

3. 分子生物学检测 最快速、特异、敏感的检测方法，采用 Southern 杂交及斑点杂交进行核酸杂交，或用 PCR 方法检测新鲜标本以及石蜡切片中的 HPV DNA，用于 HPV 感染的早期诊断及型别鉴定。

（五）防治原则

HPV 属于性传播疾病的重要病原体，因此加强性安全教育和提高人群的防范意识是重要策略。推广与实施 HPV 预防性疫苗，可以从源头降低生殖器疣及宫颈癌的发生率。目前市场上的 HPV 预防性疫苗有二价、四价以及九价疫苗。二价疫苗用于预防 HPV-16 和 HPV-18 病毒感染；四价疫苗用于预防 HPV-6、HPV-11、HPV-16 和 HPV-18 病毒感染；九价疫苗用于预防 6、11、16、18、31、33、45、52 和 58 型 HPV 感染。目前预防性 HPV 疫苗已在 120 多个国家得到了广泛应用，对尖锐湿疣、宫颈癌及其他生殖器肿瘤的发生起到了有效的预防作用。

对皮肤疣和尖锐湿疣主要采用局部药物治疗或冷冻、电灼、激光、手术等疗法，但仅能用于肉眼可识别的局部病灶，不能根治周围未病变组织中潜伏感染的 HPV，因此复发常见。

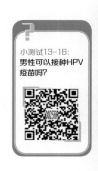

小测试13-16：
男性可以接种HPV
疫苗吗？

框 13-10　人乳头瘤病毒疫苗

HPV 疫苗的成功得益于澳大利亚昆士兰大学的两位病毒学家伊恩·弗雷泽（Ian Frazer）和华人科学家周健的卓越的研究成果。周健和弗雷泽于 1991 年最先报道了 HPV-16 的 L1 蛋白可以形成 VLP 结构，并开始研制相应的疫苗，直到 2006 年终于成功上市。

三、痘病毒

痘病毒科（*Poxviridae*）是已知病毒中体积最大、结构最复杂的人类 DNA 病毒，分为脊椎动物痘病毒亚科和昆虫痘病毒亚科，前者包括正痘病毒、副痘病毒等 18 个属别。对人类危害最严重的痘病毒是正痘病毒属的天花病毒（smallpox virus，又称 variola virus），历史上曾引发多次全球性大流行。中国在公元 10 世纪就有用人痘接种术预防天花的记载，到公元 16 世纪的明代已在民间广泛推广。19 世纪，与天花病毒同属的牛痘病毒（cowpox）及痘苗病毒（vaccinia virus）被用作疫苗预防天花，且安全性更强。1980 年，世界卫生组织（WHO）宣布在全世界范围内彻底根除了天花。

目前以人为唯一宿主的痘病毒仅为传染性软疣病毒（molluscum contagiosum virus）。牛痘病毒和猴痘病毒（monkeypox virus，MPXV）等也能引起人和其他动物的自然感染。由于全球范围内已停止接种天花疫苗，与天花病毒同属的猴痘病毒目前成为最可能威胁人类的正痘病毒。自 1970 年发现首例人感染猴痘病例以来，猴痘病毒主要在西非或中非地区传播。2022 年 5 月起，全球 120 多个国家和地区陆续出现猴痘病例。世界卫生组织于 7 月 23 日宣布猴痘疫情构成"国际关注的突发公共卫生事件"，并于同年 11 月建议将"猴痘"的英文名由"monkeypox"修改为"mpox"。

1. 生物学性状　痘病毒呈砖形或卵圆形，大小为（300 ~ 400）nm × 230 nm，光学显微镜下勉强可见。病毒体核心为呈哑铃状的线性 dsDNA，外由一层内膜包绕，与病毒包膜之间有两个功能未知的侧体（lateral body，LB）。与其他 DNA 病毒不同的是，痘病毒在宿主细胞的细胞质中复制。同属痘病毒之间存在血清学交叉反应，但不同属间的反应有限，因此痘苗病毒免疫接种后不能为其他属病毒的感染提供保护。痘病毒可在人羊膜传代细胞、HeLa、Vero 等细胞中增殖，出现明显的细胞病变特征；接种鸡胚绒毛尿囊膜可形成痘斑，有助于鉴别副痘病毒和巨细胞病毒。

2. 致病性与免疫性　主要通过直接接触或呼吸道传播，以皮肤痘疱样皮疹为特征性临床表现，少数引起严重的甚至致死性的全身感染。

（1）天花病毒：天花是危害人类数千年的烈性传染病，主要表现为严重病毒血症（高热、寒

Note

战、乏力等）、离心性皮疹，依次发展成斑丘疹或脓疱疹，最后脓疱结痂，脱落后形成瘢痕，并遗留明显的凹陷性瘢痕。未免疫人群感染重型天花后 15 ～ 20 天内死亡率高达 30%。天花病毒是天花的病原体，主要通过接触和飞沫传播，传染性极强。

（2）传染性软疣病毒：仅感染人表皮组织，可发生于除掌跖外的任何接触部位，表现为感染局部表皮细胞增生形成软疣结节。主要通过直接接触传染，也能通过性接触传播。多发于儿童和青年，目前尚无有效的预防与治疗方法。

（3）牛痘病毒：牛痘病毒感染引发的牛痘是一种良性疾病，自然条件下只侵犯母牛乳房。主要通过挤乳工人与带毒动物接触发生传播，在手臂、面部引起皮肤痘疱，一般无严重的全身症状。由于抗原性与痘苗病毒、天花病毒极为相似，故被用于预防天花。

（4）猴痘病毒：首次于 1958 年从丹麦实验室的食蟹猴皮肤疱疹中被分离，故而得名。主要宿主为非洲啮齿类动物，可通过多种途径感染人及多种哺乳动物，如被感染动物咬伤和抓伤，接触感染动物或其血液、体液、皮损和黏膜，吸入感染动物的呼吸道分泌物，制备或食用烹调不当的野味肉类等。目前猴痘病毒已呈人际传播，主要通过呼吸道飞沫和污染的物品接触传播、性接触传播，以及通过胎盘屏障垂直传播。

猴痘的临床表现与天花相似，但症状较轻，一般为自限性。感染后经过 5 ～ 21 天潜伏期，出现发热、寒战、头痛、肌痛、疲劳等前驱症状，大部分患者有明显的浅表淋巴结肿大。1 ～ 3 天后出现皮疹，自面部扩散至四肢，通常持续 2 ～ 4 周。儿童与免疫功能低下人群易出现严重症状。目前，猴痘病毒感染主要采用对症支持治疗。天花疫苗与猴痘病毒有交叉免疫反应，因此接种天花疫苗可在一定程度上提供猴痘免疫保护力，减轻猴痘病症。

四、细小病毒

细小病毒（parvovirus）属于细小病毒科（*Parvoviridae*），是目前动物病毒中已知最小的 DNA 病毒。目前发现的感染人的细小病毒有红细胞细小病毒属（*Erythroparvovirus*）中的人类细小病毒 B19（human parvovirus B19）、博卡细小病毒属（*Bocaparvovirus*）中的人类博卡病毒（human bocavirus，HBoV）和依赖病毒属（*Dependovirus*）中的腺相关病毒（adeno-associated virus，AAV）。其中细小病毒 B19 和博卡病毒对人致病，AAV 未发现与人类疾病相关，而是基因治疗的重要候选载体。

1. 生物学性状

（1）形态与结构：细小病毒呈球形颗粒，直径 18 ～ 26 nm，衣壳呈二十面立体对称，由 3 种蛋白组成，无包膜。基因组为线状单链 DNA（ssDNA），约 5.5 kb，由末端重复序列、非结构蛋白（NS）基因和衣壳蛋白（VP）基因组成。细小病毒体较稳定，可抵抗 56 ℃高温 60 分钟，但可被甲醛溶液、β- 丙内酯和氧化剂灭活。

（2）病毒复制：因基因组容量有限，细小病毒复制很大程度依赖细胞功能。根据在细胞中独立复制的能力，细小病毒可分为自主复制型（如 B19 病毒、HBoV）和复制缺陷型（如 AAV）。其中自主复制型病毒必须在分裂增殖活跃的细胞中进行复制，复制缺陷型病毒则需要辅助病毒（如腺病毒）的存在才能复制。病毒 DNA 基因组的复制和子代病毒颗粒的组装在细胞核内进行。细小病毒 B19 的主要受体是红细胞 P 抗原，因此 B19 病毒主要感染红细胞祖细胞。

2. 致病性与免疫性 B19 病毒主要经呼吸道传播，也可经血液和胎盘传播。B19 病毒对骨髓中分裂增殖活跃的红细胞祖细胞具有高度亲嗜性，通过直接杀细胞作用和免疫病理损伤而致病。B19 感染最常见的临床表现是儿童传染性红斑（erythema infectiosum，又称第五病，fifth disease）；成人感染可致多发性关节炎综合征；慢性溶血性贫血患者感染则可导致短暂性再生障碍危象（transient aplastic crisis）；B19 病毒可在免疫缺陷患者体内建立持续性感染，从而导致纯红细胞再生障碍；孕妇发生 B19 病毒感染后，病毒可通过胎盘侵袭胎儿，杀伤红细胞祖细胞，导致胎儿贫血，严重时可引起胎儿水肿（hydrops fetalis）和死亡。机体感染 B19 病毒后，相继产生特异性 IgM 和 IgG 抗体，IgM 持续 2 ~ 3 个月，IgG 持续数年。HBoV 是 2005 年首次在儿童呼吸道分泌物中分离到的一种细小病毒，目前认为是婴幼儿急性下呼吸道感染的病原体之一。HBoV感染主要发生在冬、春季节，感染者以 6 个月到 3 岁的婴幼儿为主，感染率约为 5.6%。HBoV 主要引起肺炎和支气管肺炎等。

　　3. 微生物学检查法和防治原则　细小病毒感染一般通过用 PCR 方法检测血清、血细胞和呼吸道分泌物中的病毒 DNA 进行诊断，也可在血清中检测病毒特异性抗体。目前尚无针对人类细小病毒的疫苗和特异性治疗方法。商品化免疫球蛋白中含有针对细小病毒的中和抗体，可用于治疗和改善免疫功能缺陷患者的持续性感染。

（卢　春　潘冬立）

第九节　朊　粒

案例 13-10

　　男，64 岁。3 个月前因开始出现无明显诱因的反应迟钝前往神经内科就诊。精神行为异常，进而出现痴呆、肌痉挛、步态不稳等症状，病情进行性加重，抗病毒药无法缓解症状。头部磁共振检查发现双侧基底节、脑叶边缘异常信号影，脑脊液化验 14-3-3 蛋白阳性。患者无出国史，无该病家族史。

　　问题：

　　1. 对案例中患者首先考虑的诊断是什么？请提供判断的依据。

　　2. 这种疾病的病原体是什么？该病原体有哪些性质？

　　3. 如要进一步确诊，应考虑哪些分子生物学方法？

案例 13-10 解析

　　朊粒（prion）是一种不含核酸的蛋白质感染因子，由细胞中的正常朊蛋白经过构象改变转化而成，具有传染性和复制能力，是传染性海绵状脑病（transmissible spongiform encephalopathy，TSE），即朊粒病（prion disease）的病原体。朊粒因具有传染性也被称为"朊病毒"，但因其缺乏核酸成分，目前尚未纳入病毒分类的范畴。美国学者 D. C. Gajdusek 首次发现库鲁病由一种"非常规病毒"引起，并因此获得 1976 年诺贝尔生理学或医学奖。美国学者 S. B. Prusiner 首次提出朊粒的概念，证明朊粒是羊瘙痒病的病因，并因此获得 1997 年诺贝尔生理学或医学奖。

朊粒的发现之旅

一、生物学性状

　　朊粒的本质是构象异常的朊蛋白（prion protein，PrP）。编码 PrP 的基因 *PRNP* 广泛存在于人类和多种哺乳动物的染色体中。人类 *PRNP* 基因位于第 20 号染色体短臂，含 2 个外显子和 1 个内含子，可读框位于第 2 号外显子。人类 PrP 是一种含有 253 个氨基酸的糖基化膜蛋白，包含 N

末端信号肽序列、5个八肽重复序列区、疏水中间区和C末端糖基化磷脂酰肌醇锚定区。朊蛋白在核糖体合成后被转运到粗面内质网和高尔基复合体进行翻译后加工，所产生的成熟蛋白质被转运至细胞膜，并通过糖基化磷脂酰肌醇锚定在细胞膜上。正常的朊蛋白称为细胞朊蛋白（cellular prion protein，PrP^C），无致病性和传染性，在多种器官和组织中表达，在中枢和外周神经系统中高表达，其生理功能尚不完全清楚，可能与神经发育、突触可塑性和髓鞘维持等过程有关。PrP^{C}的分子构象以α螺旋为主（图13-36A），可被蛋白酶K彻底水解，也可溶于去污剂。

在特定条件下，PrP发生错误折叠，导致构象改变，形成致病性同源异构体（即朊粒），如引起羊瘙痒病的PrP异构体称为羊瘙痒病朊蛋白（scrapie prion protein，PrP^{Sc}），后来PrP^{Sc}也被用来普遍表示异常折叠的朊蛋白。朊蛋白错误折叠的诱因包括外源性朊粒的侵入、*PRNP*基因的突变，以及PrP的自发性异常折叠。虽然来源于PrP^C，但PrP^{Sc}的性质与前者有很大区别（表13-15）。PrP^{Sc}分子构象以β折叠为主（图13-36B），经蛋白酶K处理不能被彻底水解，而是产生抗性多肽片段。PrP^{Sc}一般以不溶性聚集物的形式存在，在电子显微镜下呈纤维状（直径10～20 nm，长度可达数微米），在某些人和动物的病损脑组织中形成淀粉状物质，故朊粒聚集物被称为淀粉样纤维（amyloid fibril）（图13-36C）。冷冻电镜图片显示，朊粒淀粉样纤维由PrP^{Sc}单体层层堆积而成，每个PrP^{Sc}分子组成纤维的一层（即横断面），层与层之间有小角度错位，导致形成的淀粉样纤维一般呈螺旋形扭曲。

表 13-15 PrP^C 与 PrP^{Sc} 的主要区别

	PrP^C	PrP^{Sc}
主要存在形式	单体	多聚体
分子构象	α螺旋为主	β折叠为主
对蛋白酶K的作用	敏感	抗性
在去污剂中的溶解性	可溶	不可溶
致病性与传染性	无	有

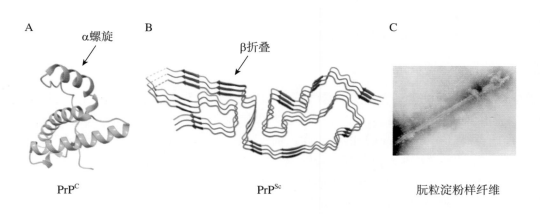

图 13-36 PrP^C 与 PrP^{Sc} 的结构与形态

A．小鼠PrP^{C}单体分子结构的核磁共振图片；B．仓鼠PrP^{Sc}分子结构的冷冻电镜图片，显示的是淀粉样纤维中3个邻近PrP^{Sc}分子的复合物结构；C．仓鼠朊粒淀粉样纤维的电镜负染图片。图A、B根据蛋白质数据库（Protein Data Bank）数据（序号分别4H88和7LNA）重新绘制，图C源自科学出版社《医学病毒图谱》（2016年版），经授权使用

PrP^{Sc}复制的具体机制尚不清楚，主要有两种理论假说：①模板模型：认为正常状态下PrP^{C}很难转变成PrP^{Sc}，但PrP^{Sc}一旦形成，可与PrP^{C}形成异源二聚体，并以自身为模板诱导PrP^{C}转

化成 PrP^{Sc}，形成 PrP^{Sc} 同源二聚体。该二聚体可解离，所产生的 PrP^{Sc} 单体可作为模板再与 PrP^C 结合，产生更多的 PrP^{Sc} 分子。②核聚集模型：认为单体形式的 PrP^{Sc} 很难转化 PrP^C，但适宜的条件可促使 PrP^{Sc} 单体聚集形成寡聚物充当"种子"，外源 PrP^{Sc} 也可充当种子，种子一旦形成便非常稳定，很难转变回 PrP^C，又可招募更多的 PrP^C 分子使之转变成 PrP^{Sc}，逐渐形成更大的聚合物。这些聚合物碎裂后又变成新的"种子"，重复上述聚集过程。

朊粒对理化因素具有较强的抵抗力，对尿素、甲醛、乙醇、加热、紫外线、电离辐射等均有抗性，但对氢氧化钠、次氯酸钠和一些强酸性去污剂有一定的敏感性。高压蒸汽灭菌法处理 1 小时有灭活效果。

朊粒可在某些来源于神经组织的细胞系中复制，这些细胞系被用来作为研究朊粒感染的细胞模型，常用的有小鼠神经母细胞瘤 Neuro-2a 细胞系。朊粒也可在实验动物模型小鼠、大鼠和仓鼠等动物体内复制并引起病变。

▌ 二、致病性和免疫性

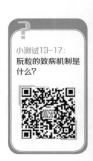
小测试13-17：
朊粒的致病机制是什么？

朊粒感染中枢神经系统后，在神经组织内形成不溶性聚集物，破坏神经组织的正常结构，并进行性加剧脑组织功能损伤，这类疾病统称为传染性海绵状脑病，即朊粒病。作为致死性的神经进行性疾病，朊粒病的共同特征包括：①潜伏期长，可达数年甚至数十年；②一旦发病，病情呈亚急性、进行性发展，直至死亡；③临床表现以痴呆、共济失调、震颤等中枢神经系统症状为主；④病理学特征包括脑组织的海绵状空泡样病变（图 13-37）、神经元缺失、淀粉样斑块和星形胶质细胞增生等。

由于朊粒由机体自身蛋白质转化而成，免疫原性弱，因此不能诱导机体产生特异性免疫应答。

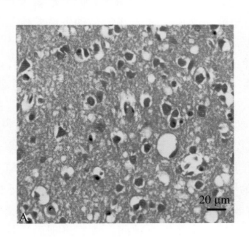
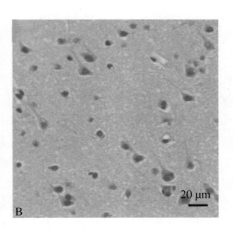

图 13-37　克 - 雅病与正常人脑组织的病理学图像

A．克 - 雅病患者脑组织病理图片，苏木精 - 伊红染色显示组织中的海绵状空泡（杨利峰提供）；B．正常人脑组织病理图片（郑丹枫提供）

1. 主要的人类朊粒病　根据临床表现，人类朊粒病主要分为 5 种（表 13-16）。根据发病原因，人类朊粒病又可分为散发性（sporadic）、家族性（familial，也称遗传性，inherited）和获得性（acquired）朊粒病。其中最常见的是散发性朊粒病，其诱因不明，可能与朊蛋白自发性异常折叠有关，主要表现为散发性克 - 雅病。家族性朊粒病患者体内 *PRNP* 基因有突变，导致朊蛋白结构失稳从而变构，包括家族性克 - 雅病、格斯特曼综合征和致死性家族性失眠症。获得性朊粒病由外源性朊粒感染所致，如医源性克 - 雅病、变异型克 - 雅病和库鲁病。我国朊粒病以散发性

克 - 雅病为主，也有少数家族性朊粒病，尚无获得性朊粒病的报道。

表 13-16　主要的人类朊粒病

疾病名称	所属类型
克 - 雅病（Creutzfeld-Jakob disease，CJD）	散发性、家族性和获得性
变异型克 - 雅病（variant CJD，vCJD）	获得性
库鲁病（Kuru disease）	获得性
格斯特曼综合征（Grestmann-Straussler syndrome，GSS）	家族性
致死性家族性失眠症（fatal familial insomnia，FFI）	家族性

（1）克 - 雅病（CJD）：是最常见的人类朊粒病，呈全球性分布，发病率每年（1 ~ 2）/100万，平均发病年龄为 68 岁。典型的临床表现为迅速进展的痴呆、肌阵挛、共济失调、非自主运动、失明和昏迷等，症状出现后平均生存时间为 4 ~ 5 个月。CJD 又分为散发性、家族性和医源性三种：①散发性 CJD 占 CJD 总病例数的 85%，病因不明；②家族性 CJD 占 CJD 病例数的 5% ~ 15%，与 PRNP 基因突变有关，常见的是第 178 位密码子天冬氨酸突变为天冬酰胺（D178N）、第 188 位苏氨酸突变为赖氨酸（T88K）和第 200 位谷氨酸突变为赖氨酸（E200K）等；③医源性 CJD 由临床诊疗过程中的朊粒污染所致，可通过神经外科手术、脑膜移植、角膜移植、输血、使用人尸体脑垂体提取的生长激素和促性腺激素等方式传播。

（2）变异型克 - 雅病（vCJD）：1996 年由英国 CJD 监测中心首次报道，患者主要集中在英国等牛海绵状脑病高发区，我国尚未发现此病。vCJD 主要由人类进食感染了牛海绵状脑病的病牛肉引起。人对该病的易感性也与遗传因素有关，PRNP 基因第 129 位密码子的甲硫氨酸（M）纯合子是该病的危险因素，该位点为 M-V 杂合子的人群不易感染。vCJD 平均发病年龄为 26 岁，病程早期的临床表现有精神症状、行为改变和痛感等，晚期主要表现为运动失调、痴呆和不自主运动，症状出现后平均生存时间为 13 个月。

（3）库鲁病：仅见于大洋洲巴布亚新几内亚的 Fore 部落原住民。20 世纪 50 年代，Gajdusek等学者发现库鲁病的传播与该部落原始的食尸宗教仪式有关。20 世纪 60 年代后该陋习被禁止，库鲁病也逐渐消失。库鲁病平均潜伏期为 14 年，一旦发病则发展迅速，表现为震颤（Fore 部落语言中 kuru 是震颤的意思）、共济失调、吞咽困难等。症状出现后平均生存时间为 12 个月。

（4）格斯特曼综合征（GSS）：是一种罕见的家族性朊粒病，发病年龄在 24 ~ 66 岁，病程相对缓慢，症状出现后平均生存时间为 5 年。病因主要是 PRNP 基因第 102 位密码子脯氨酸突变为亮氨酸（P102L）、第 117 位密码子丙氨酸突变为缬氨酸（A117V）、第 198 位密码子苯丙氨酸突变为丝氨酸（F198S）。临床表现为构音障碍、脊髓小脑性共济失调和痴呆等。

（5）致死性家族性失眠症（FFI）：是另一种罕见的家族性朊粒病，症状出现后平均生存时间为 18 个月。患者家族在 PRNP 基因第 178 位密码子有 D178N 突变，且该突变总是伴随着第 129位密码子的 M 纯合子。临床表现主要为进行性加重的失眠，以及多种其他神经性症状，晚期出现痴呆。

2．主要的动物朊粒病　常见的动物朊粒病包括羊瘙痒病（scrapie）、牛海绵状脑病（bovine spongiform encephalopathy，BSE）和鹿慢性消耗病（chronic wasting disease，CWD）。

（1）羊瘙痒病：是最先发现的动物朊粒病，发生于绵羊和山羊，病羊因瘙痒，常在围栏上摩擦身体以致脱毛，因而得名。其他临床特征包括消瘦、厌食、麻痹、步态不稳、痉挛等，潜伏期1 ~ 3 年。主要通过接触土壤中病羊排泄的朊粒传播，也可由母羊通过胎盘传给羔羊，但尚未有该病能直接传染给人类的报道。

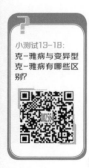
小测试13-18：
克-雅病与变异型克-雅病有哪些区别？

（2）牛海绵状脑病（BSE）：俗称疯牛病（mad cow disease）。1986 年在英国首次发现，此后在欧洲迅速蔓延，美国、加拿大、日本等国也有报道，我国尚未发现此病。潜伏期 4 ~ 5 年，临床表现为运动失调、震颤、感觉过敏、恐惧、狂躁等，症状出现后几周至几个月内死亡。研究表明，病牛可能因食用了被羊瘙痒病致病因子污染的动物肉骨饲料而获得此病。如上所述，BSE 也可跨物种传播给人类，引起 vCJD。1988 年，英国政府立法禁止用反刍动物来源的饲料喂牛，并屠杀病牛，因而显著降低了 BSE 和 vCJD 的发病率。

三、微生物学检查法

朊粒病的诊断可根据临床表现、脑组织神经病理学检查和分子生物学检查的结果综合评价。病理学检查的主要方法是脑磁共振成像和脑电图。分子生物学检查方法包括生物标志物和 PrP^{Sc} 的检测及遗传学分析。

1．生物标志物的检测　朊粒病伴随着神经损伤标志物水平的升高，在朊粒病诊断中常用的标志物是 14-3-3 蛋白。用 ELISA 或 Western blot 方法检测脑脊液样品中的 14-3-3 蛋白，是诊断朊粒病的重要辅助手段。但一些其他神经系统疾病也会导致 14-3-3 水平升高，因此 14-3-3 阳性不能作为确诊朊粒病的唯一指标。

2．PrP^{Sc} 蛋白的检测　样本中检测到 PrP^{Sc} 是确诊朊粒病的最可靠标准。传统的免疫组化和免疫印迹法灵敏度较低，蛋白质聚集技术的发展大大提高了灵敏度，已广泛应用于微量 PrP^{Sc} 的检测。

（1）免疫组化（IHC）：用甲醛溶液固定及石蜡包埋脑组织病理切片后，先用高温和甲酸处理破坏 PrP^{C}，再用 PrP 抗体染色和显微镜观察。

（2）免疫印迹（Western blot）：先用蛋白酶 K 处理脑组织匀浆以水解 PrP^{C}，再用 PrP 抗体和免疫印迹法检测，如果样品中存在 PrP^{Sc}，会出现具有蛋白酶抗性的蛋白条带。

（3）蛋白质错误折叠循环扩增（protein misfolding cyclic amplification，PMCA）：将待测脑组织或脑脊液样本与正常人脑组织匀浆液混合，并进行多轮超声与静置。若样本中存在微量的 PrP^{Sc}，将促使混合液中的 PrP^{C} 转变成 PrP^{Sc} 并得到扩增，可用免疫印迹法检测扩增产物。

（4）实时振荡诱变试验（real-time quaking-induced conversion assay，RT-QuIC）：原理与 PMCA 类似，但方法有所不同（图 13-38）。将待测脑脊液样本与重组 PrP 和硫黄素 T 混合，经多轮振荡与静置，脑脊液中的 PrP^{Sc} 促使重组 PrP 转变成 PrP^{Sc} 并获得扩增和聚集，硫黄素 T 与纤维

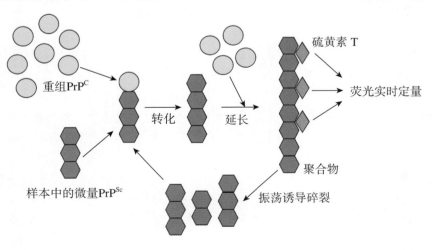

图 13-38　实时振荡诱变试验原理示意图

聚集物特异性结合并发出荧光，实时定量检测。该方法因具有较高的灵敏度和特异性，已成为诊断朊粒病的主要方法。

3. 遗传学分析　从疑似患者组织中提取 DNA，对 *PRNP* 基因进行 PCR 扩增和测序，以确定 *PRNP* 基因是否有突变，是确诊家族性朊粒病的重要依据。

四、防治原则

目前尚无疫苗用于朊粒病的免疫预防，也无有效的治疗方法，主要针对可能的传播途径采取预防措施。

1. 医源性朊粒病的预防　对可能被朊粒污染的手术器械等需进行彻底消毒。根据世界卫生组织的建议，对于耐热物品，将物品浸泡在 1 mol/L 氢氧化钠或 2% 次氯酸钠中 1 小时，用水清洗后 121 ℃（下排气高压蒸汽灭菌器）或 134 ℃（预排气高压蒸汽灭菌器）加热 1 小时；对表面和热敏感物品，用 2 mol/L NaOH 或未稀释的次氯酸钠冲洗，静置 1 小时，擦干并用水冲洗。严禁将朊粒病患者的组织和器官用于器官移植。操作朊粒相关生物材料的医护人员和实验室人员应严格遵守生物安全操作规程。

2. 牛海绵状脑病及变异型克 - 雅病的预防　禁止用动物的骨肉粉作为饲料喂养牛、羊等反刍动物，以防止致病因子进入食物链。对从 BSE 流行的国家进口的活牛或牛制品进行严格检疫，防止输入性感染。

（潘冬立）

小　结

呼吸道病毒是通过呼吸道侵入并在局部黏膜增殖，引起急性呼吸道感染甚至全身性疾病的病原体，其种类繁多，属于不同的病毒科。

消化道感染病毒包括肠道病毒属病毒和急性胃肠炎病毒，不是分类学名称，致病机制及所致疾病各异。

肝炎病毒是一组以肝为主要靶器官的病毒，其基因组结构和传播方式有所不同。HAV 和 HEV 通过粪 - 口途径传播，通常引起自限性急性肝炎；而 HBV 和 HCV 则可通过血液等途径传播，常导致慢性感染。乙肝疫苗可以有效预防 HBV 和 HDV。

虫媒病毒通过昆虫叮咬传播，能引起脑炎等疾病。

出血热病毒是一类引起高热、出血等症状的病毒，不同病毒的传播媒介和途径各异。

HIV 呈球形，有包膜，基因组由两条相同的单股正链 RNA 组成，复制过程中包括逆转录和整合，是艾滋病的病原体。

疱疹病毒普遍存在于人群中，多数为隐性感染，能形成潜伏感染，并在特定条件下再激活。

狂犬病毒通过动物咬伤传播，一旦发病，死亡率几乎 100%，预防依赖于伤口清洗和疫苗接种。

HPV 是宫颈癌的病原体，疫苗能有效预防感染，但对已存在的感染无治疗作用。

天花病毒虽已灭绝，但防范其复燃和类似病毒的威胁仍然必要。

细小病毒 B19 是最小的动物 DNA 病毒之一，可导致儿童传染性红斑和贫血性疾病。

朊粒是机体自身结构异常的朊蛋白，不含核酸，能在脑组织中形成淀粉样纤维，引发致死性神经退化性疾病。

整合思考题

1. 何为流感大流行? 20 世纪以来有过哪几次流感大流行?

2. 何为季节性流感?

3. 副黏病毒与正黏病毒有哪些不同之处?

4. 脊髓灰质炎在全球绝大多数国家已经得到控制, 但包括我国在内, 类似病例仍时有报道, 为什么?

5. 急性胃肠炎最常见的病因是什么?

6. HBV 与 HIV 在病毒复制和感染免疫方面有哪些相似之处?

7. 针对 HCV 的直接抗病毒药物 (DAA) 的出现使得丙型肝炎的完全治愈成为了可能, 这对抗病毒药物的开发有哪些启示?

8. 为何乙脑在 2～6 岁年龄组的发病率最高?

9. 寨卡病毒首次在非洲丛林中发现, 后来又在南美洲、非洲、东南亚和太平洋岛国等国家和地区流行。2015 年, 在东南亚地区流行的亚洲世系寨卡病毒却在南美洲大规模暴发流行, 寨卡病毒快速传播的主要机制是什么?

10. HFRS 青壮年患者的症状往往比老年人和儿童更为严重, 可能原因是什么?

11. 姬鼠型疫区的 HFRS 流行高峰在 11—12 月间, 家鼠型疫区的流行高峰在 3—5 月间, 同为汉坦病毒感染, 为何会有流行高峰的区别?

12. HIV 疫苗难以研制的可能因素有哪些?

13. 迄今 HIV 治疗虽然取得了很大的进展, 但为什么难以彻底清除 HIV 潜伏的病毒储存库?

14. 作为重要的人类肿瘤病毒, EBV 主要的致瘤机制是什么?

15. 为什么单纯疱疹病毒可以作为溶瘤病毒?

16. 为什么阿昔洛韦、更昔洛韦等可以作为理想的抗疱疹病毒药物?

17. 狂犬病的临床表现有哪些?

18. 狂犬病暴露后预防的主要方法是什么?

19. 作为重要的人类肿瘤病毒, HPV 主要的致瘤机制是什么?

20. 猴痘病毒的高风险人群是什么?

21. 简述 PrP^C 和 PrP^{Sc} 的异同点。

22. 朊粒病的共同临床特征有哪些?

23. 朊粒导致人类和动物的主要疾病有哪些?

L13-29u

整合思考题参考答案

第十四章 重要的医学真菌

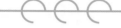 导学目标

通过本章内容的学习，学生应能够：

※ **基本目标**

1. 比较皮肤和浅表真菌感染、皮下组织真菌感染和系统性真菌感染的生物学性状和临床特点。
2. 理解双相转换对真菌适应环境的意义，归纳其在真菌致病性中的重要作用。
3. 概括并比较各类真菌感染的控制和预防措施。

※ **发展目标**

1. 结合真菌学总论内容，对人类疾病相关真菌按照分类学进行归纳总结，对其生物学性状、致病性等特征进行比较学习，将真菌总论和各论的知识点建立逻辑性联系。
2. 总结宿主免疫状态对真菌感染的影响，归纳在免疫正常和免疫缺陷宿主中真菌感染的过程和转归。
3. 将真菌学基础知识认知与临床疾病特征和发病机制之间建立联系，加深对真菌感染有关的临床疾病诊断与防治策略的认识。

案例 14-1

男，32 岁，广西河池人。2017 年底无诱因出现右颈部无痛性淋巴结肿大，逐渐增大并出现全身浅表淋巴结肿大，伴皮肤脱屑及低热。2018 年 2 月在当地医院行 PPD 试验及痰结核分枝杆菌培养均阳性，诊断结核病，予抗结核治疗半年后肿大的淋巴结未消退。此后至多家医院就诊仍诊断不明，治疗效果均不佳。2019 年 7 月出现咳嗽，干咳为主，伴午后寒战、高热。自起病的 2 年以来，患者精神、食欲、睡眠差，体重下降 10 kg。既往体健，否认长期服药、吸毒史；无冶游史；有嗜食竹鼠习惯。

慢性病容，躯干、四肢可见散在多发暗红色斑块，部分表面有少量鳞屑，按之有淡黄色脓性分泌物排出。双侧颌下、腋窝、腹股沟均触及肿大淋巴结，颈软，两肺呼吸音弱，可闻及散在湿啰音，各瓣膜听诊区无异常，腹平软，肝脾无压痛、反跳痛，双下肢无水肿，克尼格征阴性，病理征未引出。T 细胞亚群、HIV、梅毒多次血培养等均阴性，血清 γ- 干扰素抗体阳性。胸部 CT 显示两肺内多发结节、斑片影，考虑肺转移癌，双肺间质性改变。患者入院后反复发热、干咳，抗菌药物治疗无效。淋巴结活检病理示淋巴结肉芽肿性炎，皮肤活检病理符合皮肤感染性病变，淋巴结及皮肤组织 PAS、抗酸及六胺银染色均未见病

Note

原微生物。淋巴结及皮肤组织培养均为马尔尼菲篮状菌。

给予两性霉素 B 雾化吸入联合两性霉素 B 脂质体抗真菌治疗，患者 2 天后体温恢复正常，咳嗽症状较前好转，出院口服伏立康唑，4 个月后咳嗽症状消失，皮疹消退，复查胸部 CT 病灶吸收，予停药。无复发。

案例 14-1 解析

问题：
1. 该患者感染马尔尼菲篮状菌的途径是什么？
2. 患者出现系统性真菌感染的根本原因是什么？

自然界中存在的众多真菌中，目前发现可引起人类感染的致病性真菌和机会致病性真菌已超过 400 种。由于抗菌药物和免疫抑制剂的大量应用，器官移植和介入治疗等技术的开展，肿瘤、AIDS 及糖尿病患者的不断增多，以及人口老龄化等因素导致免疫受损人群显著增多，临床真菌感染的发病率逐年升高。由于实验室检查阳性率较低，有效治疗药物较少且毒副作用大，导致真菌感染性疾病致死率居高不下。

根据病原性真菌引起感染的部位，可将真菌感染性疾病分为浅表和皮肤真菌感染、皮下组织真菌感染和系统性真菌感染。掌握临床主要致病性真菌的生物学性状、致病性与免疫性、微生物学检查法及防治原则对真菌感染的及时诊断、治疗有重要意义。

第一节　浅表和皮肤感染真菌

浅部真菌是指寄生或腐生于角蛋白组织（表皮角质层、毛发、甲板）的真菌，它们一般不侵入皮下组织或内脏。人类多因接触患者、患畜或染菌物体而被感染，包括浅表真菌感染和皮肤真菌感染。引起浅部感染的真菌主要包括引起皮肤癣的皮肤癣菌、引起鹅口疮等疾病的假丝酵母和引起花斑癣的马拉色菌等。

一、皮肤癣菌

皮肤癣菌（dermatophyte）是寄生在皮肤角蛋白组织的浅部真菌，并可以将角蛋白水解作为自己的养分。因其具有嗜角质蛋白的特性，其侵犯部位局限于角化的表皮、毛发及甲板，引起的皮肤癣菌病（dermatophytosis）是最常见的真菌病，简称癣（tinea，亦称 ringworm），常见临床表现包括皮肤发红、发痒和脱屑圆形皮疹，受累部位可出现脱发。皮肤癣菌病不是单一的疾病，依据受累皮肤部位与致病菌种类不同而有不同的皮损和症状，其治疗与预后也有所不同，包括头癣、足癣、手癣、体癣、股癣、甲癣等。其中以手足癣最多见。

皮肤癣菌全部属于子囊菌门分节癣菌科（*Arthrodermataceae*），大约 40 种真菌可引起皮肤癣，主要病原菌来自 3 个属：毛癣菌属（*Trichophyton*）、表皮癣菌属（*Epidermophyton*）及小孢子菌属（*Microsporum*）。

1. 生物学性状　皮肤癣菌为丝状菌落，呈绒毛状、棉絮状或粉末状等。光镜下可见有隔、分枝、无色菌丝，分生孢子梗顶端膨大产生分生孢子，其大分生孢子、小分生孢子和厚垣孢子是鉴定此类真菌种类的重要依据。

（1）毛癣菌属：有 20 余种，其中 13 种对人有致病性，可侵犯皮肤、毛发及甲板。常见的有红色毛癣菌（*T. rubrum*）、须癣毛癣菌（*T. mentagrophytes*）及断发毛癣菌（*T. tonsurans*）等。不同菌种在 SDA 培养基上生长缓慢，其菌落形态及色泽各异，呈颗粒状、粉末状、绒毛状等，表面呈白、黄、红、棕、紫等颜色，背面呈苍白、黄、红、褐等颜色。镜下可见大分生孢子呈多细胞性、细长、圆柱状或棒状，壁薄、光滑，常缺乏（图 14-1A）；小分生孢子呈单细胞性、圆形或梨形，侧生、散在或呈葡萄状群生；有时可见关节孢子和厚垣孢子。

（2）表皮癣菌属：只有 1 种对人致病，即絮状表皮癣菌（*E. floccosum*），可侵犯人类的皮肤和甲板，但不侵犯毛发。该菌在 SDA 培养基上生长缓慢，其菌落最初呈蜡状，继而呈毡状至粉末状，表面呈黄白色或土黄色，背面呈褐色，中央有不规则褶皱或脑回状沟纹。镜下可见丰富的大分生孢子，壁薄、光滑，棍棒状，生于菌丝侧壁或顶端（图 14-1B）；无小分生孢子；成熟菌落中可形成大量的厚垣孢子。

（3）小孢子菌属：有 17 个种，多数对人有致病性，主要侵犯皮肤和毛发。常见的有犬小孢子菌（*M. canis*）、石膏样小孢子菌（*M. gypseum*）及铁锈色小孢子菌（*M. ferrugineum*）等。该菌在 SDA 培养基上菌落呈绒毛状或粉末状，表面粗糙，呈白、米黄、灰、橘红或棕黄色，背面呈苍白、黄、红、褐等颜色。镜下可见大分生孢子呈梭形、厚壁、有棘状突起（图 14-1C）；小分生孢子单细胞、卵圆形，生于菌丝侧枝末端。

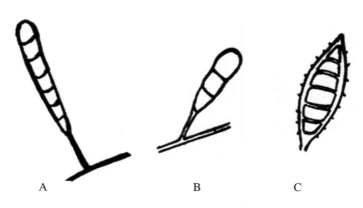

图 14-1　皮肤癣菌大分生孢子结构示意图

2. 致病性与免疫性　各种皮肤癣菌的关节孢子黏附于人表皮角质细胞，在温暖、潮湿的适宜条件下，可发芽生成菌丝，穿入角质层，并可分泌多种蛋白酶、脂酶及核酸酶等代谢产物，其中角蛋白酶有助于菌丝对角质层、甲板及毛发的侵入。由于该类真菌在局部生长繁殖，产生的代谢产物刺激宿主，从而引起局部组织发生病理学改变。3 种癣菌均可侵犯皮肤，引起手足癣、股癣、体癣及叠瓦癣等。毛癣菌和表皮癣菌可侵犯甲板，引起甲癣（俗称灰指甲）。毛癣菌和小孢子菌可侵犯毛发，引起头癣、黄癣及须癣。近年来也有报道一些皮肤癣菌侵入皮下组织可引起足菌肿。

目前，我国患者感染最多的皮肤癣菌是红色毛癣菌，占浅部感染真菌的 50% 以上，其次是紫色毛癣菌（*T. violaceum*）、须癣毛癣菌及絮状表皮癣菌等，主要引起手足癣、甲癣及体癣。在所有皮肤癣菌病中，足癣的发病率最高，它常是手癣、甲癣及体癣的传染源。头癣可分为黄癣、白癣和黑癣 3 种，黄癣主要由许兰毛癣菌（*T. schoenleinii*）引起，白癣主要由铁锈色小孢子癣菌引起，黑癣常由紫色毛癣菌、断发毛癣菌或红色毛癣菌引起。

3. 微生物学检查法　浅部真菌病可用 75% 乙醇局部消毒后，取皮损、甲屑或病发，经 10% KOH 消化，将人体组织蛋白质水解，留下耐碱的菌丝及孢子进行镜检。若皮损和甲屑中观察到分枝、分隔菌丝，偶见关节孢子，病发内、外观察到沿毛发长轴分布的菌丝和孢子，可初步诊断为皮肤癣菌感染。经 SDA 分离培养和小琼脂块培养，根据菌落特点及镜下菌丝和孢子的特征进行鉴定。

4. 防治原则 注意保持清洁卫生，足癣应保持鞋袜干燥。皮肤癣菌感染具有一定的传染性，应注意避免与患者接触。外用抗真菌药对大多数皮肤感染治疗效果较好，如咪唑类（咪康唑、克霉唑、益康唑及酮康唑）或丙烯胺类的特比萘芬。对于耐药或广泛受累的病例需要全身性治疗，如口服三唑类药物（如伊曲康唑）。

二、角层癣菌

角层癣菌是指寄生于表皮角质层或毛干表面的一些浅部感染真菌。主要包括糠秕马拉色菌（*Malassezia furfur*）、何德毛结节菌（*Piedraia hortae*）及白吉利毛孢子菌（*Trichosporon beigelii*）等。

1. 糠秕马拉色菌 属于担子菌门，也称糠秕孢子菌，具有单细胞和菌丝体两种形态。可侵犯颈、胸、腹、背等部位皮肤角质层出现黄褐色的汗斑（称为花斑癣），是一种慢性、无症状或症状轻微的浅部真菌病。该菌具有嗜脂性，可通过8种不同的油脂分解酶及3种磷脂分解酶来分解油脂，因此通常会感染脂腺发达的部位如头皮、脸部及上半身。该菌还可引起毛囊炎，脂溢性皮炎和银屑病与该菌有一定关系。将鳞屑接种于含橄榄油的SDA培养基中培养后可形成淡黄色、奶油状的酵母样菌落。镜下可见成簇分布的圆形或卵圆形的酵母细胞，也可见腊肠样的菌丝。头皮感染的症状（脂溢性皮炎）通常使用含有硫化硒或者酮康唑的洗发水来治疗。

2. 何德毛结节菌 可引起毛发感染，形成硬的黑色结节，呈砂粒状。镜检可见棕色的有隔菌丝和关节孢子，毛发结节内可见子囊及子囊孢子。

3. 白吉利毛孢子菌 可引起毛干感染，主要是在毛发周围形成白色小结节。镜检可见芽生孢子、厚垣孢子和关节菌丝，关节菌丝易断裂形成关节孢子。

第二节 皮下组织感染真菌

引起皮下组织感染的真菌主要包括孢子丝菌属（*Sporothrix* spp.）和着色真菌，均为腐生性真菌，通过皮肤创伤侵入皮下组织。一般只限于局部，但也可缓慢扩散至周围组织，孢子丝菌通过淋巴管扩散，着色真菌通过血行或淋巴管扩散。

一、孢子丝菌属

孢子丝菌属于腐生性真菌，广泛存在于自然界中，如土壤、腐木及植物表面等。其主要病原菌是申克孢子丝菌（*Sporothrix schenckii*）。常因伤口接触被该菌污染的柴草、腐木、苔藓及土壤等引起孢子丝菌病（sporotrichosis），发生皮肤、皮下组织及其附近淋巴管的慢性炎症，可致化脓、溃疡渗出及亚急性或慢性肉芽肿。典型损害常沿淋巴管发生呈串状分布的结节，可通过呼吸道或消化道感染，经血行播散至其他器官引起全身系统损伤。

申克孢子丝菌为双相型真菌。在组织内为酵母型，镜下可见圆形或雪茄烟样出芽细胞，常位于中性粒细胞和单核细胞内，偶见菌丝和星状体。在SDA培养基上室温培养形成丝状菌落，3~5天即生长出点状、灰白色、黏稠的酵母样菌落，逐渐扩大形成黑褐色、皱褶、薄膜、绒毛状菌落。镜下可见细长、分枝、有隔菌丝，分生孢子可生于分生孢子梗顶端、圆形或卵圆形、呈花朵样分布，也可沿菌丝侧生，呈套袖状分布（图 14-2）。在含半胱氨酸的血琼脂平板上 37 ℃培养，则生长出酵母型菌落。

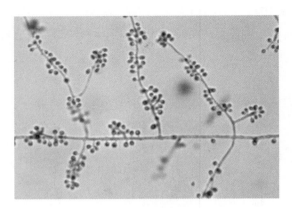

图 14-2　申克孢子丝菌菌丝和分生孢子形态

孢子丝菌病的皮肤损害多样，原发损坏多为结节，典型症状沿淋巴管呈串状分布，或久治不愈的炎性丘疹、结节、溃疡、疣状损害等，发生于前臂、面、手、足等暴露部位。播散型、系统型孢子丝菌病症状不典型，易被误诊、漏诊。真菌学检查可取溃疡渗出物、脓汁、组织块等进行直接涂片镜检，接种 SDA 培养基培养，根据菌落生长及形态，结合镜下菌丝、孢子形态，阳性即可确诊。组织病理学检查可见特征性改变的三区结构、结核样肉芽肿伴有较多的浆细胞及病原体形态特征。此外，还可用申克孢子丝菌素对患者进行皮肤试验，24 ～ 48 小时局部出现直径 0.5 ～ 1.0 cm 的红色斑丘疹为阳性，具有辅助临床诊断的价值。

二、着色真菌

着色真菌是在分类上近似、引起临床症状也相似、能引起病损皮肤颜色改变的一类真菌的总称。着色真菌广泛分布于土壤、杂草、腐木、农作物秆叶等腐物中。由着色真菌引起的感染称为着色真菌病（chromomycosis）。多数经外伤侵入人体，感染多发生在皮肤暴露部位，如颜面、四肢及臀部等，以四肢较多见。潜伏期长短不一，一般为半个月至 1 个月。早期皮肤感染处可见小丘疹，逐渐向周边扩散，形成斑块、结节，表面呈疣状增殖，呈暗红色或黑色。随病情进展，旧病灶瘢痕痊愈后，新病灶又可在其周围形成，日久瘢痕广泛，影响淋巴回流，发生肢体象皮肿。偶可经血行播散，侵犯中枢神经系统及内脏，危及患者生命。

在我国引起着色真菌病的主要菌种有卡氏枝孢瓶霉（*Cladophialophora carrionii*）、裴氏着色真菌（*Fonsecaea pedrosoi*）、紧密着色真菌（*Fonsecaea compacta*）及疣状瓶霉（*Phialophora verrucosa*）。

这类真菌在 SDA 培养基上生长缓慢，常需培养数周，形成丝状菌落，表面绒毛状或毡状，多呈棕褐色、灰黑色，背面呈暗棕色、黑褐色。镜检可见棕色有隔菌丝，侧生或顶生分生孢子梗，梗上产生棕色圆形或卵圆形分生孢子。分生孢子和分生孢子梗有树枝型、剑顶型和花瓶型等不同形状，卡氏枝孢瓶霉为树枝型（图 14-3），疣状瓶霉为花瓶型，而裴氏着色真菌三型均有，其特点是鉴别该类真菌的主要依据。

着色真菌病的诊断主要依据病史和典型临床表现、真菌培养阳性及组织病理学检查鉴定。通常该病的病理改变典型，可见厚垣孢子。该病还需与寻常疣、银屑病、慢性湿疹、皮肤结核及足菌肿进行鉴别诊断。

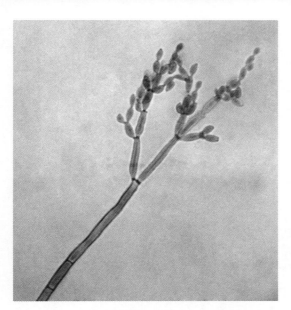

图 14-3 枝孢瓶霉分生孢子梗和分生孢子形态

第三节 系统性感染真菌

系统性真菌感染指侵犯表皮及其附属器以外的深部组织和器官的真菌感染，包括致病性真菌感染和机会致病性真菌感染。

一、致病性真菌

致病性真菌通常是双相真菌，体外腐生形式呈菌丝相，体内致病形式呈酵母相。引起的感染为外源性感染，致病性强，可经呼吸道、消化道、黏膜及伤口侵入宿主体内，症状一般不明显，有自愈倾向，且通常持续时间很短。若经血行播散，则可累及各器官组织，引起系统性感染（图 14-4）。

该类真菌感染具有较明显的地域性，如组织胞浆菌病在热带、亚热带及温带地区发病率较高，多发生在美国；球孢子菌病则在美国西南部流行；皮炎芽生菌流行于北美；巴西副孢子球菌流行于中南美洲。此类真菌在我国较少见。

1. 荚膜组织胞浆菌 荚膜组织胞浆菌（*Histoplasma capsulatum*）在流行地区的土壤及空气中都可分离出。镜检可见单核细胞或中性粒细胞中有圆形或卵圆形的酵母型细胞。以出芽芽生方式繁殖，菌体外周有不着色的荚膜样物质。室温下培养生长缓慢，形成白色棉絮样菌落，逐渐从黄色转为褐色。镜检可见细长、有隔菌丝，侧面或孢子柄上长有特殊的圆形大分生孢子，厚壁，四周有棘突，排列如齿轮，有诊断价值。

该菌可引起组织胞浆菌病（histoplasmosis），是一种肉芽肿性病变。在热带、亚热带和温带地区发病率较高，大多数发生在美国，而欧洲一些地区则较少见。人类和动物吸入带菌尘埃可引起急性肺部感染，突然发生高热、气促、胸痛等症状。免疫力低下者也可以发生成人播散性感染，有严重症状和肝脾大；或儿童暴发性感染，可迅速导致死亡。

2. 粗球孢子菌 粗球孢子菌（*Coccidioides immitis*）亦称为厌酷球孢子菌，生长迅速，菌落

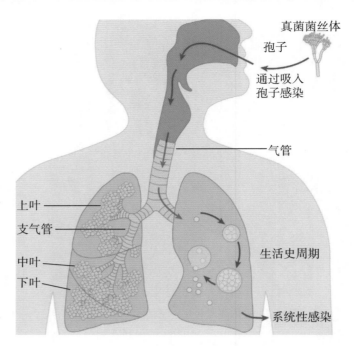

图 14-4　外源感染的系统性真菌感染

Actor J. K. Mycology. Elsevier's Integrated Review Immunology and Microbiology．2012；139-146. doi：10.1016/b978-0-323-07447-6.00015-6

开始为白色，后变为棕黄色棉絮样。镜检可见较大的厚壁球孢子，内含许多内生孢子，厚壁破裂后逸出。

该菌引起的球孢子菌病（coccidioidomycosis）是美国西南部的地方性流行病，南美洲也有发生。人类和动物常通过吸入含关节孢子的尘埃，引起急性呼吸器官原发性感染，以肺部感染最常见，症状轻，病程短，常可自愈。偶可播散至皮肤、淋巴结、脑、肝、肾、骨骼等组织形成局部慢性肉芽肿性病变，症状重、预后不佳。

3. 皮炎芽生菌和巴西副球孢子菌　皮炎芽生菌（*Blastomyces dermatitidis*）和巴西副球孢子菌（*Paracoccidioides brasiliensis*）在镜下均可见酵母型细胞，均以芽生方式繁殖。两者的区别在于皮炎芽生菌每个细胞仅出一个芽，而巴西副球孢子菌每个细胞上可有多个芽。

皮炎芽生菌引起的感染又称北美芽生菌病，是一种以肺、皮肤及骨骼为主的慢性化脓性肉芽肿性病变。主要流行于北美洲的美国和加拿大，在英国和墨西哥等地也有少数散发，患者以往都有居住在美国或接触过该菌污染物的历史。该菌可寄生于土壤、潮湿及含有机物的物质上，人类吸入孢子后可引起原发性肺皮炎芽生菌病、皮肤型及播散型皮炎芽生菌病。值得注意的是，皮炎芽生菌病与免疫缺陷无显著相关性。

巴西副球孢子菌引起的感染又称南美（巴西）芽生菌病或副球孢子菌肉芽肿，是一种侵犯黏膜、皮肤、肺及淋巴系统的慢性化脓性肉芽肿性疾病。主要流行于中南美洲，特别是多见于巴西、阿根廷、秘鲁及委内瑞拉，而中国尚未见报告。人体可通过吸入孢子引起原发性肺部感染，即肺型副球孢子菌病；如发生在口腔、鼻腔、眼结膜及肛周，可直接感染或经淋巴、血行播散，皮损呈肉芽肿或溃疡，即皮肤黏膜淋巴管型副球孢子菌病；如播散至肝、脾、小肠、泌尿生殖系统、中枢神经系统及骨骼等组织器官，则引起肉芽肿和化脓性结节，即播散型副球孢子菌病。

4. 马尔尼菲篮状菌　马尔尼菲篮状菌（*Talaromyces marneffei*）是篮状菌属中的一种。该菌在自然界中主要存在于自然宿主竹鼠体内，同时也在其洞穴土壤等环境中存在。受竹鼠活动范围影响，主要分布于我国南方和东南亚地区。

马尔尼菲篮状菌是温度双相真菌，在25 ℃培养时呈菌丝相生长，生长较快。菌落由最初的淡黄白绒毛状变为棕红色，有皱褶，可产生玫瑰红色色素。镜下可见有隔菌丝，分生孢子梗光滑，帚状枝分散，双轮生，稍不对称，瓶梗顶端变窄，分生孢子球形，呈链状排列。37 ℃时呈酵母相，可见圆形或长方形的关节孢子。

该菌引起的马尔尼菲篮状菌病，是一种广泛性、播散性感染，常累及肺、肝，皮肤、淋巴结等多种组织和器官。该病好发于东南亚地区，我国广西、广东等地均有报道。可发生于健康者，但更多见于免疫缺陷或免疫功能低下者，随着艾滋病患者的增多，该病的报道也在逐年增加。

二、机会致病性真菌

机会致病性真菌（opportunistic fungi）多数是宿主的正常菌群，宿主免疫力降低是其致病的重要条件。近年来，由于各种原因导致免疫受损人群越来越多，使得机会致病性真菌引起的深部感染日益增多，已成为院内导致危重患者死亡的重要原因之一。临床常见的机会致病性真菌有假丝酵母（*Candida* spp.）、隐球菌（*Cryptococcus* spp.）、曲霉（*Aspergillus* spp.）、毛霉（*Mucor* spp.）及肺孢子菌（*Pneumocystis* spp.）等。近年来，镰刀菌、赛多孢霉、毛孢子菌等也引起越来越多的关注。

1. 假丝酵母属 假丝酵母属亦称念珠菌属。可侵犯皮肤、黏膜、内脏及中枢神经系统，表现为急性、亚急性或慢性炎症，多数为继发性感染。假丝酵母属约有150个种，仅少数对人具有致病性，以白假丝酵母（*C. albicans*）即白念珠菌最常见，致病力也最强。近年来，菌种发生变迁，非白假丝酵母感染率也升高，主要有热带假丝酵母（*C. tropicalis*）、光滑假丝酵母（*C. glabrata*）、近平滑假丝酵母（*C. parapsilosis*）及都柏林假丝酵母（*C. dubliniensis*）等。需要关注的是，耳念珠菌作为非假丝酵母中的一种，具有难以识别和对多种抗真菌药物具有耐药的特点，而且耐药机制复杂，涉及药物靶点的改变、药物外排泵的激活等多种机制，有"超级真菌"之称。鉴于这些生物学特点，临床上耳念珠菌感染存在感染难以控制、患者的病死率高、传播风险大、容易造成院内感染暴发的特点。

（1）生物学性状：菌体革兰氏染色阳性，呈球形或椭圆形，以芽生方式繁殖。在组织内易形成芽生孢子及假菌丝，芽生孢子在特定条件下转为菌丝后其致病力增强。若临床标本中观察见大量假菌丝，则提示该菌正处于致病状态；若组织标本中有少量，也具致病性。

该菌在普通琼脂、血琼脂及SDA培养基上均生长良好。在SDA培养基上37 ℃培养2～3日后，可形成灰白色或奶油色、呈蜡状、柔软、光滑、湿润，带有酵母气味的类酵母型菌落。培养较久后，菌落增大、颜色变深、质地变硬或有皱褶，并有大量向培养基内生长的假菌丝（图14-5）。在血琼脂培养基上菌落呈中等大小、暗灰色。在玉米粉琼脂培养基上可形成丰富的假菌丝、厚垣孢子（图14-6），也可产生真菌丝。

假丝酵母按细胞壁甘露糖蛋白的主要抗原成分不同，可分为A和B两种血清型，据报道，免疫功能正常的人群中A型比B型多2倍，免疫功能缺陷者则A、B两型相等。

（2）致病性与免疫性：白假丝酵母通常存在于人的口腔、皮肤、呼吸道、肠道及阴道黏膜。机体抵抗力下降或菌群失调时可引起内源性感染。目前，白假丝酵母感染已成为临床上一个严重问题，其血培养阳性率仅次于大肠埃希菌和金黄色葡萄球菌。非白念珠菌明显增多，耳念珠菌等新发念珠菌流行引起关注。

1）白假丝酵母致病与多种因素有关：①黏附：黏附力是该菌在宿主体内形成集落及入侵机体的前提，其细胞壁的甘露糖蛋白是黏附于上皮细胞的主要黏附因子，当孢子转为芽管或菌丝时，可促进其黏附。②入侵：该菌黏附上皮细胞后，其芽管或菌丝可直接插入细胞膜，进而侵入

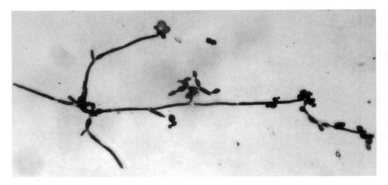

图 14-5　白假丝酵母假菌丝形态

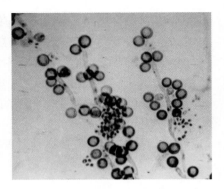

图 14-6　白假丝酵母厚垣孢子形态

组织。③产生酶和毒素：该菌产生的某些水解酶和酸性蛋白酶，如磷酸酯酶、卵磷脂酶等，可引起组织损伤，产生的假丝酵母毒素可抑制机体的细胞免疫功能，使感染加重。

2）白假丝酵母主要引起以下感染：①皮肤黏膜感染：好发于皮肤潮湿、皱褶处，如腋窝、腹股沟、乳房下、会阴及指（趾）间等部位，引起湿疹样皮肤白假丝酵母病、肛门周围瘙痒症或湿疹及指（趾）间糜烂症等，易与湿疹混淆。黏膜感染可发生鹅口疮、口角糜烂、外阴及阴道炎等。以鹅口疮最为常见，多发生于儿童、老年人、肿瘤患者等。其发病较急、发展较快，如治疗不及时，可迅速扩散蔓延，引起深部病变。②内脏感染：常可引起肺炎、支气管炎、食管炎、肠炎、膀胱炎、肾盂肾炎、心内膜炎及心包炎等，偶可引起败血症。③中枢神经系统感染：可引起脑膜炎和脑脓肿等，常由呼吸系统或消化系统的原发病灶播散所致。

（3）微生物学检查法

1）直接镜检：取脓、痰、分泌物等新鲜标本直接涂片、革兰氏染色镜检，如为皮屑或甲屑，可用 10% KOH 消化后镜检。镜下若观察到球形或椭圆形的菌体、芽生孢子及假菌丝，可初步诊断为假丝酵母感染。若只见酵母细胞而不见假菌丝，则可能仅为腐生性假丝酵母的污染。

2）分离培养：将标本接种于 SDA 培养基中分离培养，25 ℃培养 2～3 天，形成类酵母型菌落。镜下可见假菌丝及成群的芽生孢子。用玉米粉培养基培养可见形成厚垣孢子。进一步接种于科玛嘉显色培养基，37 ℃培养 48 小时，菌落翠绿色、表面光滑、湿润者为白假丝酵母，铁蓝色、表面光滑、有乳光者为热带假丝酵母，紫色、表面光滑、湿润者为光滑假丝酵母，粉红色、表面粗糙、边缘有微毛者为克柔假丝酵母，白色为其他假丝酵母。

3）血清学检测：可用乳胶凝集试验、琼脂扩散、对流免疫电泳等方法检测血清中特异抗体，用 ELISA、免疫印迹、被动血凝抑制法等检测血清中的白假丝酵母抗原（临床不常规应用）。也可用真菌 G 试验、Mn 抗原抗体检测。

4）分子诊断：利用 PCR 相关技术，扩增循环中的假丝酵母 DNA 分子，具有较好的敏感性和特异性。也可用 mNGS。

（4）防治原则：深部假丝酵母感染治疗成败的关键在于早期诊断、早期治疗。其预后取决于感染的部位和严重程度、诊断是否及时、治疗是否得当，也取决于患者的免疫状况和抗真菌药物的敏感性。常用抗真菌药物主要有卡泊芬净、米卡芬净、氟康唑、伏立康唑、泊沙康唑，以及两性霉素 B 等。鉴于有"超级真菌"之称的耳念珠菌对三类主要的抗真菌药物（唑类药物、多烯类药物和棘白菌素类药物）通常都具有单一或多重耐药性，且耐药性程度不尽相同，临床治疗效果非常有限。耳念珠菌在过去十年中迅速流行，在世界多地引发了重大的感染疫情，对全球的公共卫生健康造成了严重的威胁，所以需要加强监测、防控和研究新的治疗策略。

2. 隐球菌属　隐球菌属至少有 30 多个种，广泛地分布于自然界，存在于水果、奶类、土壤、黄蜂窝、某些草类和植物，以及鸽粪和其他鸟类粪便中，也可存在于人体皮肤、口腔及肠道中。其中，新生隐球菌（*Cryptococcus neoformans*）和格特隐球菌（*Cryptococcus gattii*）为主要致病菌种，其他种类隐球菌如罗伦隐球菌、浅白隐球菌等偶可引起人类感染。格特隐球菌虽好发于免疫功能正常人群，但有明显地域性，主要在热带、亚热带地区，不过近年来在加拿大和美国的北部地区也有发生。我国则以新型隐球菌感染为主，格特隐球菌少见。

（1）生物学性状：菌体为圆形或椭圆形，其外周有肥厚、透明的荚膜菌体直径为 4 ~ 20 μm，荚膜宽 3 ~ 5 μm，菌体内有一个或多个反光颗粒（图 14-7）。非致病性隐球菌无荚膜。该菌以出芽方式繁殖，多为单芽，偶有多芽，但不形成假菌丝。

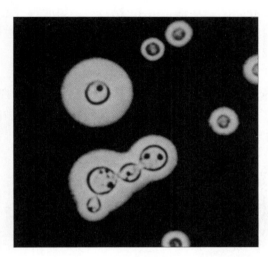

图 14-7　新生隐球菌荚膜形态

新生隐球菌（*Cryptococcus neoformans*）在 SDA 培养基和血琼脂培养基上，25 ℃ 和 37 ℃ 均可生长良好，但非致病性隐球菌则在 37 ℃ 不能生长。培养数日可形成酵母型菌落，初为乳白色细小菌落，其后表面黏稠、光滑，变为橘黄色或棕褐色。在麦芽汁液体培养基中，25 ℃ 孵育 3 天后浑浊生长，可有少量沉淀或菌膜。该菌能分解尿素，可与假丝酵母相区别。

根据荚膜多糖抗原的不同，新生隐球菌可分为 A ~ D 四个血清型。由于其变种和血清型不同，导致其感染呈一定地域性分布，以 A/D 血清型较为多见，呈全球性分布，感染者多为 AIDS 患者；B、C 血清型较少见。在我国以 A/D 血清型为主，其中绝大多数为 A 型。

（2）致病性与免疫性：新生隐球菌是环境中的腐生菌，广泛分布于土壤和鸽粪中，也可存在于人体体表、口腔及粪便中。当机体抵抗力降低时，易侵入人体引起亚急性或慢性感染。其引起的隐球菌病在国外已成为 AIDS 患者最常见的并发症之一，也是导致患者死亡的重要原因。在我国其发病率也呈逐年增加的趋势。

该菌的荚膜多糖是其重要的致病物质，可能与其抑制机体免疫功能及增加免疫耐受性有关。体外研究表明，荚膜多糖能抑制中性粒细胞的吞噬作用、削弱 T 细胞对其产生免疫应答等。体内试验表明，无荚膜的突变株缺乏对小鼠的致病力，恢复产生荚膜能力后则可重获致病力。

该菌多引起外源性感染，主要的入侵途径是肺。多数肺部感染者症状不明显，且能自愈。但从肺部可经血行播散至其他部位，皮肤、黏膜、淋巴结、骨、内脏等均可受累，最易侵犯的是中枢神经系统，主要引起亚急性和慢性感染，预后不良，如不及时治疗，病死率高。

（3）微生物学检查法

1）直接镜检：取痰、脓、离心沉淀后的脑脊液沉渣标本做墨汁负染色涂片镜检。若镜下观察见有圆形或椭圆形、双层厚壁菌体，其外有肥厚透明的荚膜，即可做出诊断。

2）分离培养：将标本接种于 SDA 培养基，室温或 37 ℃ 培养 2 ~ 5 日后可形成典型的隐球菌菌落。镜检可见圆形或椭圆形、有肥厚荚膜的菌体，无假菌丝形成。

3）血清学试验：主要是检测新生隐球菌的荚膜多糖特异性抗原。检查方法有乳胶凝集试验和 ELISA 等。对抗原滴度的检测有助于判断预后。现在更为常用的是胶体金免疫层析法、LFA。

（4）防治原则：鸽粪是隐球菌病的主要传染源。减少鸽子数量或用碱处理鸽粪，可控制此病的发生。治疗肺部或皮肤隐球菌病，可选择氟康唑、伊曲康唑等；中枢神经系统隐球菌病可选用两性霉素 B 及其脂质制剂或氟康唑，可联合氟胞嘧啶治疗。

3. 曲霉属 曲霉是广泛分布于土壤和植物中的一类腐生性真菌，其种类繁多，少数菌种为机会致病性真菌，引起肺及全身性曲霉感染。常见的致病菌种有烟曲霉（*A. fumigatus*）、黄曲霉（*A. flavus*）、构巢曲霉（*A. nidulans*）、土曲霉（*A. terreus*）、黑曲霉（*A. niger*）等。

（1）生物学性状：曲霉由有隔、分枝菌丝和具有特征性的分生孢子头构成（图 14-8）。菌丝特化形成厚壁、膨大的足细胞，并垂直向上生出直立的分生孢子梗，在其顶部膨大形成烧瓶状、半球形或球形顶囊，顶囊表面生出 1～2 层放射状排列的杆状小梗，自小梗顶端形成球形或卵圆形、呈链状排列的分生孢子，表面光滑或具有不同纹饰，呈黄、绿、棕、黑等不同颜色（图 14-9）。分生孢子梗、顶囊、小梗及分生孢子形成菊花样结构，称为分生孢子头。依据分生孢子头的形态特征可鉴别不同种曲霉。

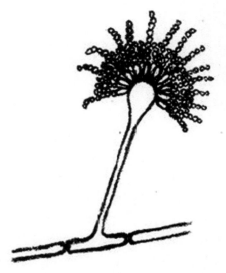

图 14-8 曲霉足细胞和分生孢子头结构

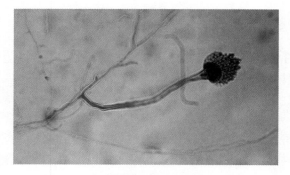

图 14-9 烟曲霉菌丝和分生孢子头形态

该菌在 SDA、马铃薯葡萄糖琼脂（PDA）、察氏琼脂（CA）、麦芽汁琼脂（MEA）等多种培养基上生长良好。室温及 37～45 ℃条件下均能生长，菌落初为白色、柔软有光泽，逐渐形成绒毛状、粉末状或棉絮状，呈现烟绿、黄、棕褐、黑等不同颜色，背面可因产生色素不同而呈现不同颜色。菌落颜色是曲霉分类的主要特征之一。

（2）致病性与免疫性：曲霉属有 800 余种，最常引起人类曲霉病的是烟曲霉。空气中的曲霉孢子可由呼吸道侵入，引起支气管哮喘和肺部感染，也可经血行播散至各器官引起全身性感染，以侵袭性肺曲霉病最常见。近年来，由于免疫力低下高危人群剧增，导致曲霉病的发病率不断增加，在临床上仅次于假丝酵母病居于真菌感染性疾病的第二位。

某些曲霉可引起谷物、食品、制品等的霉变，并产生多种毒素，如黄曲霉毒素、烟曲霉素、赭曲霉毒素、细胞松弛素等，主要由黄曲霉、烟曲霉、赭曲霉（*A. ochraceus*）、杂色曲霉（*A. versicolor*）及寄生曲霉（*A. parasiticus*）等产生，食入后可引起人或动物急、慢性中毒，导致肝、肾和心血管等器官损伤。其中由黄曲霉和寄生曲霉产生的黄曲霉毒素（afatoxin，AF）具有极强的毒性和致癌性，可引起真菌毒素中毒症和癌症，主要诱发肝癌。

Note

（3）微生物学检查法

1）直接镜检：取痰、支气管肺泡灌洗液或窦道穿刺标本直接涂片镜检，若镜下见有隔菌丝和球形分生孢子，如寄生在与空气相通器官中见菊花样分生孢子头，可做出初步诊断。

2）分离培养：将标本接种于 SDA 培养基，25 ℃培养 3 ~ 7 天后，可根据菌落颜色、质地等特征及小琼脂块培养镜检观察菌丝和分生孢子头形态特点进行鉴定。

3）血清学试验：半乳甘露聚糖（GM）抗原是曲霉细胞壁上的一种多糖抗原，利用 ELISA 法检测患者血清中的 GM 抗原（即 GM 试验）可用来诊断曲霉感染，具有较高的敏感性和特异性，尤其是应用于 BAL 检测。（曲霉特异性 IgE 抗体检测为 ABPA 诊断的重要指标；曲霉特异性 IgG 抗体检测为慢性肺曲霉病诊断的重要指标）。

4）分子生物学诊断：目前多种 PCR 相关技术，如复合 PCR、微卫星指纹图谱、RT-PCR、PCR- 反向线点杂交等，可用于曲霉的快速、特异性鉴定。

（4）防治原则：曲霉感染的治疗主要是抗真菌药物及外科局部病灶切除，并结合免疫调节剂辅助治疗。常用的抗真菌药物有伏立康唑、艾沙康唑、泊沙康唑、两性霉素 B 及其脂质制剂、卡泊芬净、米卡芬净等。近年来，由于耐药菌株增多，治疗时可采用多种药物联合，以降低病死率。对于免疫受损的高危人群，应注意提高机体免疫力，并积极进行预防性抗真菌治疗，可选择泊沙康唑口服液预防治疗。

4. 毛霉目 毛霉目真菌广泛分布于自然界，特别是多见于霉变食物和土壤中，常见有根霉属、横梗霉属、毛霉属、根毛霉属和小克银汉霉属等。其生物学特征是菌丝宽大（直径 7 ~ 15 μm）、无（少）隔，孢囊梗直立，菌丝常呈近直角分枝，顶生圆形或椭圆形孢子囊，囊内充满近圆形或卵圆形孢囊孢子（图 14-10，图 14-11）。在 SDA 培养基上生长迅速，形成丝状菌落，开始为白色羊毛状，后变为灰黄色，表面有小黑点（孢子囊）。

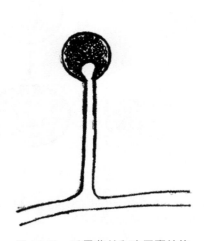

图 14-10 毛霉菌丝和孢子囊结构

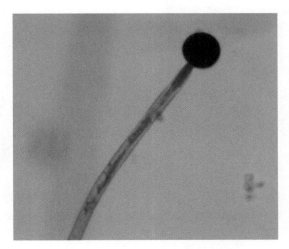

图 14-11 毛霉孢子囊显微镜下形态

毛霉在机体免疫力低下或静脉插管、血液透析，甚至绷带污染等条件下，可经多种途径侵入人体，引起毛霉病（mucormycosis），主要途径是鼻腔和呼吸道。病变可累及脑、肺及胃肠道等多个器官，且好侵犯血管，引起动脉内膜损伤，导致血栓形成，进而使组织坏死。坏死组织又为其提供了适宜的生长环境，形成恶性循环，因而病情发展较为迅速，死亡率较高。组织病理和组织培养是确诊依据，分子诊断技术有助于临床诊断。本菌引起的疾病无特效治疗方法，首选抗真菌药物为两性霉素 B 脂质体，其次为泊沙康唑和艾沙康唑，可联合外科切除病灶，并积极治疗基础性疾病。

　　5．肺孢子菌属　肺孢子菌（*Pneumocystis*）分布于自然界，也可存在于人和动物肺内。感染人类的菌种为耶氏肺孢子菌（*P. jiroveci*）。该菌因其具有孢子囊和滋养体两种形态，过去被归类为原虫（肺囊虫）。近年分子生物学研究发现，其核苷酸序列和编码蛋白与真菌的同源性更高，证实其属于真菌。

　　肺孢子菌为单细胞性，有两种形态结构，即滋养体和孢子囊。滋养体壁薄、单核、形态不规则，呈二分裂繁殖。发育成熟的孢子囊厚壁、呈球形或椭圆形、内含 8 个囊内小体，破裂后可释放出其中的孢子（图 14-12）。

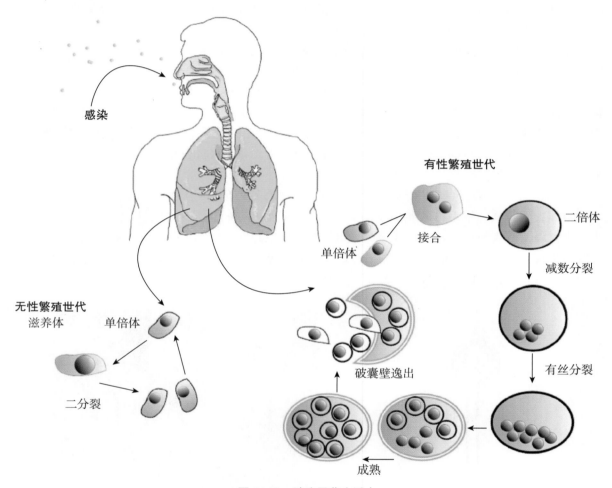

图 **14-12**　肺孢子菌生活史

Beck J M，Cushion M T. Pneumocystis workshop：10th anniversary summary. Eukaryot Cell，2009，8（4）：446-460. doi：10.1128/EC.00309-08. Epub 2009 Jan 23. PMID：19168751；PMCID：PMC2669207.

　　耶氏肺孢子菌经呼吸道吸入肺内，可引起健康人的亚临床感染。对免疫缺陷或功能低下者，可引起肺炎。AIDS 流行以来，肺孢子菌感染急剧增多，已成为 AIDS 患者最常见的并发症，死亡率高达 70% ～ 100%。微生物学检查可取痰或支气管肺泡灌洗液标本，经亚甲胺蓝或 GMS 等染色镜检，若观察到滋养体或孢子囊则可确诊。也可利用 ELISA、免疫荧光、补体结合试验等检测患者血清中的特异性抗体，进行辅助诊断。临床上最容易检测的方法是 mNGS。该病目前尚无可供预防使用的疫苗。治疗时可选择复方磺胺甲噁唑、喷他脒、克林霉素及卡泊芬净等药物。

小　结

临床上真菌感染发病率逐年升高。根据引起感染的部位不同，可分为浅表和皮肤真菌感染、皮下组织真菌感染及系统性真菌感染。

皮肤癣菌包括毛癣菌属、表皮癣菌属及小孢子菌属。3 种癣菌均可侵犯皮肤，引起手足癣、股癣、体癣及叠瓦癣等。毛癣菌和表皮癣菌可侵犯甲板，引起甲癣。毛癣菌和小孢子菌可侵犯毛发，引起头癣、黄癣及须癣。

致病性真菌感染在我国虽然少见，但随着国际交往和旅游增加，国外的地方性流行病会传入我国，对此应给予足够的重视，结合旅居史、临床表现和实验室检查结果进行判断。

白假丝酵母呈球形或椭圆形，以芽生方式繁殖，若临床标本中观察见大量假菌丝，则提示该菌正处于致病状态。假丝酵母为人体正常菌群，当宿主抵抗力下降或菌群失调时可引起内源性感染，如皮肤黏膜、内脏及中枢神经系统感染。

新生隐球菌菌体为圆形或椭圆形，以出芽方式繁殖。墨汁染色可见菌体外周有一层肥厚、透明的荚膜。荚膜多糖是其重要的致病物质。该菌多数引起外源性感染，初始感染灶多为肺部，也可播散至皮肤、黏膜、淋巴结、骨、内脏等部位，最易侵犯的是中枢神经系统，死亡率高。

曲霉由有隔、分枝菌丝和具有特征性的分生孢子头构成，依据分生孢子头的形态特征可鉴别不同种曲霉。空气中的曲霉孢子可由呼吸道侵入，引起支气管哮喘和肺部感染，也可经血行播散至各器官引起全身性感染，以侵袭性肺曲霉病最常见。近年来，由于免疫力低下高危人群剧增，导致曲霉病的发病率不断增加，在临床上仅次于假丝酵母病居于第二位。

整合思考题

1. 机会致病性真菌发病率不断增加的原因有哪些？对临床实践有何指导意义？
2. 真菌的传播途径有何特点？

整合思考题参考答案

（杨恩策）

第十五章　重要的医学原虫

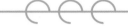

导学目标

通过本章内容的学习，学生应能够：

※ **基本目标**

1. 列举溶组织内阿米巴形态特点，并说出其生活史特点与致病的关系。

2. 总结其他肠道寄生原虫生活史特点与临床症状的关系。

3. 描述间日疟原虫和恶性疟原虫的红内期各期在形态上的异同点，解释疟疾的病原学诊断和鉴别诊断，总结疟原虫生活史要点，解释疟原虫的致病机制和临床表现，以及流行和防治原则。

4. 说明我国疟疾的防治历史及我国科学家的贡献。

5. 描述杜氏利什曼原虫生活史要点，正确区分无鞭毛体和前鞭毛体，解释杜氏利什曼原虫的致病机制和临床表现，概括其流行情况、诊断方法和防治原则。

6. 描述刚地弓形虫的生活史要点，总结其感染途径，解释其临床表现及机会致病特点，概括其流行因素、诊断方法和防治原则。

7. 说明我国黑热病的防治历史及我国科学家的贡献。

8. 说明致病性自生生活阿米巴的形态特点，概括其生活史特点及与致病的关系。

9. 解释锥虫生活史与传播形式的关系。

※ **发展目标**

1. 根据肠道主要原虫的生活史特点，解释致病机制差异的原因，提出治疗方案。

2. 结合其他肠道寄生原虫致病特点，说明为什么蓝氏贾第鞭毛虫为机会致病性原虫。

3. 运用疟原虫的形态和生活史特点，对疟疾做出正确的诊断、治疗和预防。

4. 综合运用疟原虫的寄生特点，分析其与宿主的相互作用，为疟疾的防控提供新思路。

5. 结合细胞内原虫的生物学特性和致病特点，对该类寄生虫病进行防控。

6. 运用弓形虫的形态和生活史特点，对弓形虫病做出正确的诊断、治疗和预防。

7. 综合运用弓形虫的寄生特点及其与宿主的相互作用，为弓形虫病的防控提供新思路。

8. 根据致病性自生生活阿米巴的生活史特点，解释感染发生的机制，提出病原学诊断的系统方案。

9. 结合锥虫的生物学特性和致病特点，说明输入性寄生虫病的预防原则。

第一节　寄生于腔道的原虫

一、溶组织内阿米巴

案例 15-1

男，57 岁。在非洲行医 10 年。1 个月前，在当地诊所，他被诊断患有疟疾，并接受了经验性抗疟治疗，体温稍有下降，3 天后又上升。送回中国并以"反复发热，厌食和持续上腹部疼痛 1 个月"为主诉入院。入院体检：体温 38.5 ℃，肝大，伴有水肿；腹部 B 超和 CT 均显示双侧肝叶占位性病变。白细胞计数 $13.62 \times 10^9/L$ [正常值 $(4.0 \sim 10.0) \times 10^9/L$]，伴贫血和血小板减少；红细胞沉降率加快，肝功能轻度下降，伴有低血糖和低蛋白血症。乙型肝炎病毒表面抗原、抗乙型肝炎病毒核心 IgG 和抗乙型肝炎病毒 E 抗原抗体检测呈阳性；血清抗日本血吸虫抗体、抗细粒棘球蚴等抗体阴性。间接免疫荧光抗体分析显示血清抗溶组织内阿米巴抗体 1 : 1024（阳性）。

问题：

1. 对该患者的诊断是什么？试分析该患者经验性抗疟治疗后体温稍有下降的原因。
2. 从该寄生虫的生物学特性论述该病原体的致病机制。
3. 结合该寄生虫的生活史，说明其诊断原则。

溶组织内阿米巴是叶足虫，属于肉足鞭毛门（Phylum Sarcomastigophora）、肉足亚门（Subphylum Sarcodina）、根足超纲（Superclass Rhizopoda）、叶足纲（Class Lobosea）的原虫。其形态特征为具有叶状伪足的运动细胞器。生活史一般分为活动的滋养体期和不活动的包囊期，营无性繁殖。在人体肠腔内寄生的阿米巴包括：溶组织内阿米巴（*Entamoeba histolytica*）、迪斯帕内阿米巴（*E. dispar*）、莫西科夫斯基内阿米巴（*E. moshkovskii*）、结肠内阿米巴（*E. coli*）、哈门内阿米巴（*E. hartmani*）和波列基内阿米巴（*E. polecki*）等。溶组织内阿米巴滋养体侵犯宿主肠上皮细胞等可引起阿米巴病（amoebiasis），包括阿米巴性结肠炎和肠外脓肿。每年约有 10 万人死于阿米巴病，是仅次于疟疾的第二种主要致死性寄生原虫病。常见的非致病性阿米巴见表 15-1。

（一）形态

溶组织内阿米巴的生活史中有滋养体和包囊两个不同时期，成熟的 4 核包囊是感染期。

1. 滋养体（trophozoite）　溶组织内阿米巴的滋养体具侵袭性，可吞噬红细胞等宿主细胞。滋养体内可含红细胞或不含红细胞，大小在 12 ~ 60 μm 不定。当其从有症状患者组织中分离时，常含有摄入的红细胞，有时也可见白细胞和细菌，大小 20 μm，甚至 60 μm；反之，生活在肠腔、非腹泻粪便或有菌培养基中的滋养体，大小则为 10 ~ 30 μm，一般不含红细胞。滋养体借助单一定向的伪足运动，有透明的外质和富含颗粒的内质，具一个球形的泡状核，直径 4 ~ 7 μm。纤薄的核膜边缘有单层均匀分布、大小一致的核周染色质粒（chromatin granule）。核仁小，大小为 0.5 μm，常居中，其周围围以纤细无色的丝状结构（图 15-1）。肠腔内的滋养体在某种因素影响下可不同程度地侵入肠壁吞噬红细胞和组织细胞。

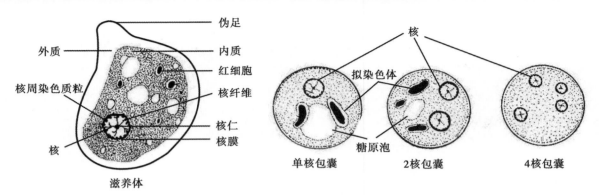

图 15-1　溶组织内阿米巴滋养体和包囊

2. 包囊（cyst）　滋养体在肠腔里形成包囊，称为成囊（encystation）。在结肠下段肠腔内，滋养体逐渐缩小，停止活动变成近似球形的包囊前期（precyst），以后变成一核包囊并进行二次核分裂。未成熟包囊的胞质含有糖原泡（glycogen vacuole），另有一特殊的营养储存结构即拟染色体（chromatoid body），呈短棒状，具有虫株鉴别意义。成熟包囊有 4 个核，圆形，直径 10 ~ 16 μm，包囊壁厚 125 ~ 150 nm，光滑。核为泡状核，与滋养体相似但稍小。溶组织内阿米巴滋养体在体外不能成囊，尚不能实验室人工成囊。

（二）生活史

人是溶组织内阿米巴的适宜宿主，猴、猫、狗和鼠等也可为偶尔的宿主。溶组织内阿米巴生活史简单，包括具有感染性的包囊期和增殖而有侵袭性的滋养体期。4 核成熟包囊是感染期。被粪便污染的食品、饮水中的成熟包囊经口摄入通过胃和小肠，在回肠末端或结肠的中性或碱性环境中，包囊中含 4 核的虫体开始运动，并受肠道内消化酶的作用，包囊壁在某些点变薄，囊内虫体伸展、伪足伸缩、脱囊而出。多核的滋养体甚至未完全脱囊的虫体即开始摄食。4 核的虫体经三次胞质分裂和一次核分裂发展成 8 个单个核的虫体，随即在结肠上端摄食细菌和二分裂增殖。肠道蠕动正常情况下，虫体在肠腔中下移，并随着肠内容物的脱水或环境变化等因素的刺激而形成圆形的前包囊，分泌出厚厚的囊壁，经二次有丝分裂形成 4 核包囊，随粪便排出，以完成其生活史。

滋养体在外界自然环境中只能短时间存活，即使吞食也会在通过上消化道时被消化液所杀灭，而包囊则可以在外界生存和保持感染性数日至 1 个月，但在干燥环境中易死亡。未成熟包囊排出体外后，核不能继续分裂，故无法进一步发育。滋养体是原虫的侵袭形式，它可侵入肠黏膜，吞噬红细胞，破坏肠壁，引起肠壁溃疡；滋养体可随坏死组织脱落入肠腔，通过肠蠕动随粪便排出体外；也可在体内循血流播散到其他器官或者直接浸润入相邻的器官。滋养体不能在组织器官中成囊（图 15-2）。

框 15-1　溶组织内阿米巴的基因组

在溶组织内阿米巴的 DNA 分子中，腺嘌呤（A）和胸腺嘧啶（T）的含量较为丰富，而鸟嘌呤（G）和胞嘧啶（C）总量为 25%；每个细胞的 DNA 含量是 0.24 pg。成功绘制了溶组织内阿米巴染色体水平的基因组精细图谱，获得溶组织内阿米巴基因组大小为 26 Mb，组装出与染色体数目对应的 38 条连锁群，编码 8734 个基因，其中部分连锁群非常短，仅包含数千个碱基，可能是以质粒形式存在。约有四分之一的基因存在内含子。溶组织内阿米巴染色体组具有典型的四倍体特征。但对临床分离株分析比对后发现其实际上是非稳定的四倍体，一个或多个染色体可出现附加拷贝而导致这些染色体达到 5 ~ 7 个拷贝，表现出非整倍体的特点。目前，CRISPR-Cas9 系统已成功地在溶组织内阿米巴中进行应用，研

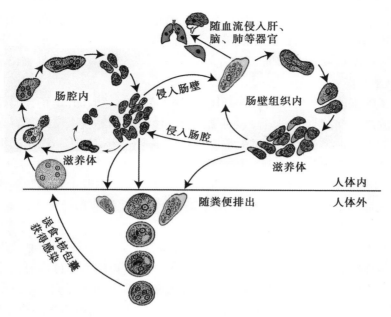

图 15-2 溶组织内阿米巴生活史

究者利用二氢叶酸还原酶基因表达元件和甲氧苄啶（TMP）诱导，在溶组织内阿米巴滋养体内稳定表达了 Cas9 核酸酶。利用该酶成功在滋养体内修复了外源荧光素酶的表达活性。利用 CRISPR-Cas9 系统编辑滋养体本身基因表达的研究尚未报道。

（三）致病

1. 致病机制 溶组织内阿米巴几乎可以破坏人体所有组织，滋养体可穿透肠上皮表面的黏液层而开始其侵袭过程，毒力因子、致病因子的大量表达促进侵入。滋养体可以聚集在结肠，或穿过覆盖在结肠上皮的黏液层，尔后开始其侵袭的过程。溶组织内阿米巴不同的分离株在毒性特征方面具有很大可变性，其也受到细菌和微环境中胆固醇浓度等外部因素的影响。溶组织内阿米巴对宿主组织细胞的致病过程可分为三个阶段：滋养体黏附细胞、诱导细胞死亡、吞噬死亡的细胞。接触依赖的黏附是滋养体的主要致病模式，而破坏细胞外基质和溶解宿主组织是虫体侵入的重要模式。同时，虫体侵入组织需适应有氧环境和抵抗补体的作用。吞噬细菌和红细胞、对血红素的分解作用对其在宿主体内生存至关重要。滋养体黏附宿主细胞后则会出现宿主组织的细胞溶解，黏附是由细胞表面的凝集素介导的，其亦影响接触依赖的细胞杀伤作用。近年来，证实了一种新的溶组织内阿米巴致病模式，滋养体在黏附宿主细胞后，经胞啃摄入小部分宿主细胞成分，随后诱导细胞死亡，并不完整吞噬死亡的细胞。有研究认为该致病模式可能涉及滋养体的免疫逃逸。

溶组织内阿米巴的致病相关因子中，半乳糖 / 乙酰氨基半乳糖（Gal/GalNAc）可抑制性凝集素（Gal/GalNAc 凝集素）介导黏附于宿主细胞；阿米巴穿孔素（amoebapore）在宿主细胞形成孔状破坏；半胱氨酸蛋白酶（cysteine proteinase）可溶解宿主组织。滋养体首先通过凝集素黏附在肠黏膜上，接着分泌穿孔素和蛋白酶以破坏肠黏膜上皮屏障和穿破细胞，杀伤宿主肠上皮细胞和免疫细胞，引起溃疡，也可引起肠外感染。位于滋养体膜表面的 Gal/GalNAc 凝集素在对宿主细胞的黏附过程中起到了关键的作用，是滋养体后续进行杀伤或者吞噬靶细胞的先决条件。阿米巴穿孔素是一组包含在滋养体胞质颗粒中的小分子蛋白家族。滋养体在与靶细胞接触时或侵入组织时可注入穿孔素，使靶细胞形成离子通道，与宿主细胞的损害、红细胞和细菌的溶解有关。多半胱氨酸蛋白酶是虫体最丰富的蛋白酶，属于木瓜蛋白酶的大家族，具有多个同分异构体，可使靶细胞溶解，或降解补体 C3 为 C3a，而抵抗补体介导的抗炎反应，并可降解血清和分泌型 IgA。

2．病理与临床表现

（1）病理：肠阿米巴病多发于盲肠或阑尾，易累及乙状结肠和升结肠，偶及回肠。典型的病损是口小基底大的烧瓶样溃疡，一般仅累及黏膜层。溃疡间的黏膜正常或稍有充血水肿，除重症外，原发病灶仅局限于黏膜层。镜下可见组织坏死伴少量的炎症细胞，以淋巴细胞和浆细胞浸润为主，由于滋养体可溶解中性粒细胞，故中性粒细胞极少见。急性病例滋养体可突破黏膜肌层，引起液化坏死灶，溃疡可深及肌层，并可与邻近的溃疡融合，引起大片黏膜脱落。阿米巴肿是结肠黏膜对阿米巴刺激的增生反应，主要是组织肉芽肿伴慢性炎症和纤维化。虽仅 1% ～ 5% 患者伴有阿米巴肿，但需重视与肿瘤进行鉴别诊断。

肠外阿米巴病往往呈无菌性、液化性坏死，周围以淋巴细胞浸润为主，几乎极少伴有中性粒细胞。滋养体多在脓肿的边缘。肝脓肿最常见，早期病变以滋养体侵入肝内小血管引起栓塞开始，继而出现急性炎症反应，以后病灶扩大，中央液化，淋巴细胞浸润，最终纤维化。脓液则由坏死变性的肝细胞、红细胞、胆汁、脂肪滴、组织残渣组成。其他组织亦可出现脓肿，例如肺、腹腔、心包、脑、生殖器官，病理特征亦以无菌性、液化性坏死为主。

（2）临床表现：阿米巴病的潜伏期 2 ～ 26 天不等，以 2 周多见。起病突然或隐匿，呈暴发性或迁延性，可分成肠阿米巴病、肠外阿米巴病。

1）肠阿米巴病（intestinal amoebiasis）：溶组织内阿米巴滋养体侵袭肠壁引起肠阿米巴病，包括无症状带包囊者和阿米巴病性结肠炎。有极少数感染溶组织内阿米巴而无症状，可以排出包囊，成为严峻的公共卫生问题。常见部位在盲肠和升结肠，其次为直肠、乙状结肠和阑尾，有时可累及大肠全部和一部分回肠。临床过程可分急性或慢性。急性期的临床症状从轻度、间歇性腹泻到暴发性、致死性痢疾不等。典型的阿米巴痢疾常有腹泻，一日数次或数十次，粪便呈果酱色，伴奇臭并带血和黏液，80% 的患者有局限性腹痛、胃肠胀气、里急后重、厌食、恶心呕吐等。急性暴发性痢疾则是严重和致命性的肠阿米巴病，儿童多见。急性型可突然发展成急性暴发型，患者有大量的黏液血便、发热、低血压、广泛性腹痛、强烈而持续的里急后重、恶心、呕吐和出现腹水，60% 的患者可发展为肠穿孔，亦可发展为肠外阿米巴病。有些轻症患者仅有间歇性腹泻症状。慢性阿米巴病则长期表现为间歇性腹泻、腹痛、胃肠胀气和体重下降，可持续 1 年以上，甚至 5 年之久。有些患者肠壁出现阿米巴肿，亦称阿米巴性肉芽肿（amebic granuloma），肉芽肿呈团块状结构，患者无症状，在肠钡餐透视时酷似肿瘤，病理活检或血清阿米巴抗体阳性有助于鉴别。阿米巴性结肠炎最严重的并发症是肠穿孔、肠出血、继发性细菌性腹膜炎和中毒性巨结肠，呈急性或亚急性过程；中毒性巨结肠往往是由于不适当应用肾上腺皮质激素治疗所致。

2）肠外阿米巴病（extraintestinal amoebiasis）：是肠黏膜下层或肌层的滋养体进入静脉，经血行播散至其他器官引起的阿米巴病。以阿米巴性肝脓肿（amebic liver abscess）最常见。患者以青年人多见，男女比例约为 6：1，脓肿多见于右叶，且以右叶顶部为主。肠阿米巴病例中有 10% 的患者伴发肝脓肿。临床症状有右上腹痛并可向右肩放射，发热、肝大，伴触痛，也可表现为寒战、盗汗、厌食和体重下降，少部分患者甚至可以出现黄疸。在肝脓肿早期穿刺可见粉红色脓液，晚期穿刺则可见巧克力酱样脓液，脓液中可检出滋养体。肝脓肿可破溃入胸腔（10% ～ 20%）或腹腔（2% ～ 7.5%），少数情况下可破溃入心包，若肝脓肿破溃入心包，则往往是致死性的。多发性肺阿米巴病常发生于右肺下叶，多因肝脓肿穿破膈肌侵入胸腔而继发，主要有胸痛、发热、咳嗽和咳巧克力酱样痰。X 线检查可见渗出、实变或脓肿形成，甚至形成肺支气管瘘管。脓肿可破溃入气管引起呼吸道阻塞。若脓肿破溃入胸腔或气管，引流配合药物治疗十分重要，但死亡率仍达 15% ～ 30%。1.2% ～ 2.5% 的患者可出现脑脓肿，主要是皮质单一脓肿，临床症状有头痛、呕吐、眩晕、精神异常等。而脑脓肿患者中 94% 合并有肝脓肿。45% 的脑脓肿患者可发展成脑膜脑炎。阿米巴性脑脓肿的病程进展迅速，如不及时治疗，死亡率高。皮肤阿米巴病少见，常由直肠病灶播散到会阴部引起，会阴部损害则会扩散到阴茎或阴道等部位。胸腹部皮肤往往会由于内脏阿米巴穿破或手术引流后局部感染而出现皮肤阿米巴病，病灶形成溃疡及肉芽肿，皮损边缘清楚，暗红色，略高于皮面，易出血，迅速扩大，溃疡内可找到滋养体。

（四）流行

溶组织内阿米巴病呈世界性分布。迄今世界上有约 5000 万人感染溶组织内阿米巴，且每年 4 万～10 万人死于阿米巴病，死亡率在寄生虫病中仅次于疟疾和血吸虫病居第三。2015 年的全国人体重要寄生虫病现状调查，共调查 484 210 人，溶组织内阿米巴 / 迪斯帕内阿米巴加权感染率为 0.06%。

阿米巴病在热带和亚热带最常见，例如印度、印度尼西亚、撒哈拉沙漠和热带非洲、中南美洲，这个分布特点主要是气候条件、卫生条件和营养条件差的结果。其他辅助因素为高糖类饮食、酒精中毒、遗传性、肠道细菌感染或结肠黏膜局部损伤等。肠道阿米巴病无性别差异，阿米巴肝脓肿男性较女性多，可能与饮食、生活习惯和职业等有关，但是确切的原因有待探讨。在某些热带和亚热带地区，感染的高峰年龄为 14 岁以下的儿童和 40 岁以上的成人。

近年来，阿米巴的感染率在男性同性恋中特别高，欧美、日本为 20%～30%。在欧美国家中以迪斯帕内阿米巴存在为主，而在日本同性恋者中则以溶组织内阿米巴感染为主。但感染有人类免疫缺陷病毒（HIV）患者阿米巴病的临床症状与一般人群者没有多大差异。最近有实验显示，我国某些省市 HIV/AIDS 患者血清中抗溶组织内阿米巴抗体的阳性率为 7.9%，明显高于非 HIV 感染者。阿米巴病亦为获得性免疫缺陷症（简称艾滋病）的常见合并症，但并不增加严重感染的危险性。在西方发达国家，一些男性同性恋者则由于粪 - 口传播而造成迪斯帕内阿米巴的流行增加，所以阿米巴病在欧美日等国家被列为性传播疾病（STD）。有数据显示，我国同性恋人群中溶组织内阿米巴感染率增高，应引起高度重视。另外，精神异常和弱智者，溶组织内阿米巴 / 迪斯帕内阿米巴包囊的检出率达 33.7%（26/77），而最终诊断为溶组织内阿米巴感染，这个问题十分值得注意。

阿米巴病的传染源为粪便中持续带包囊者（cyst carrier or cyst passenger）。溶组织内阿米巴除可感染人外，犬、猫、猪、猴、猩猩等均可自然或实验感染，但作为保虫宿主意义不大。溶组织内阿米巴的包囊具较强的抵抗力，在适当温湿度下可生存数周，并保持有感染力，且通过蝇或蜚蠊的消化道仍具感染性，但对干燥、高温的抵抗力不强。溶组织内阿米巴的滋养体抵抗力极差，并可被胃酸杀死，无传播作用。人体感染的主要方式是经口感染，食用含有成熟包囊的粪便污染的食品、饮水或使用污染的餐具而感染。食源性暴发流行则是由于不卫生的用餐习惯或食用由包囊携带者制备的食品而引起。蝇或蜚蠊携带的包囊也可造成传播。

（五）防治

1. 诊断　主要的实验室诊断包括病原诊断、血清学诊断、核酸诊断和影像诊断。

（1）病原诊断

1）生理盐水涂片法：对肠阿米巴病而言，粪检仍为最有效的手段。这种方法可以检出活动的滋养体。一般在稀便或带有脓血的便中滋养体多见，伴黏集成团的红细胞和少量白细胞。滋养体内可见被摄入的红细胞。但由于虫体在受到尿液、水等作用后会迅速死亡，故应注意快速检测，保持 25～30℃或以上的温度和防止尿液等污染，并要注意某些抗生素、泻药或收敛药、灌肠液等的应用均可影响虫体生存和活动，可影响检出率。

对脓肿穿刺液等亦可行涂片检查，但应注意虫体多在脓肿壁上，故穿刺和检查时应予注意。

另外，镜下滋养体需与宿主组织细胞鉴别，主要有如下区别：①溶组织内阿米巴滋养体大于宿主细胞；②胞核与胞质大小比例低于宿主细胞；③滋养体为泡状核，核仁居中，核周染色质粒清晰；④滋养体胞质中可含红细胞和组织碎片。

2）碘液涂片法：对慢性腹泻患者及成形粪便以检查包囊为主，可作碘液染色，以显示包囊的胞核，同时进行鉴别诊断。用甲醛乙醚法沉淀包囊可以提高检出率40%～50%。另外，对于一些慢性患者，粪检应持续1～3周，多次检查，以确保无漏诊患者。

3）体外培养：培养法比涂片法更敏感，常用Robinson's培养基，对亚急性或慢性病例检出率比较高，在目前非一般实验室和临床实验室均可开展，但用于研究工作很有价值。

在粪便检查中，溶组织内阿米巴必须与其他肠道原虫相区别，尤其是结肠内阿米巴（*Entamoeba coli*）和哈氏内阿米巴（*Entamoeba hartmani*）。这些原虫一般不侵入人体组织，也不引起临床症状。但如果有大量原虫存在或宿主防御功能减弱或合并细菌感染而致肠功能紊乱时，也可能会出现症状。哈氏内阿米巴因其体积较小而易于区别，与结肠内阿米巴的区别有时则比较困难，应考虑多种鉴别标准（表15-1）。

（2）血清学诊断：大约90%的患者血清以间接血凝试验（IHA）、ELISA等方法可以检查到不同滴度的抗体。其中，IHA是简单易行和价廉的诊断方法，可用于筛选大量的标本，但有敏感性和特异性低的缺点。该方法可检出十年前感染而存在的抗体，难以用于诊断急性发作的阿米巴病。ELISA检测的抗阿米巴抗体滴度在患病后几个月内即可转阴，这亦提示一旦抗阿米巴抗体阳性，可能为急性感染。ELISA检测唾液抗凝集素抗体可用于检出无症状的感染阿米巴的儿童和血清学阳性儿童。检出血清IgA抗体对诊断阿米巴十分重要，83.8%的阿米巴结肠炎患者血清IgA抗体为阳性，而且这些患者唾液中IgA的滴度显著升高。另外，间接荧光抗体技术是十分有效的诊断手段，在感染后1周以内就可以检出抗体，而在痊愈后半年至1年其抗体滴度可明显下降或转阴。在流行区，溶组织内阿米巴的血清阳性率可高达50%，故在流行区应用血清学方法诊断现症患者有一定的局限性。

抗体滴度一般与病情的严重程度无十分密切的关系，10%的患者已出现肝脓肿的症状，而血清抗体可阴性，在以后的几天至2周内可检出抗体。有时感染了溶组织内阿米巴虽然无症状，但血清抗体阳性。所以血清学诊断是一种十分有效的检测无症状带溶组织内阿米巴包囊者的手段。血清学方法可用于区分溶组织内阿米巴和迪斯帕内阿米巴。有症状的溶组织内阿米巴感染者中75%～85%可检测到抗阿米巴抗体。检测到IgM抗体有助于诊断急性感染。在非感染者体内约2.8%抗体假阳性，无症状者中约13.4%为阳性，55%的阿米巴结肠炎患者为阳性。而阿米巴肝脓肿者阳性率可达77%。抗凝集素的IgM检出敏感性为55%，伴97.2%的特异性。若患者结肠内阿米巴感染长于1个月则更具敏感性，达79.3%。目前已有应用重组抗原检测抗体的报道，其敏感性和特异性均在90%以上。主要是应用重组的多丝氨酸溶组织内阿米巴蛋白（SREHP）和Gal/GalNAC凝集素，50%患者在诊断为阿米巴肝脓肿后6个月内可转为血清学阴性。这提示应用重组的抗原更有利于在流行区进行阿米巴病的诊断。

（3）核酸诊断：是有效、敏感、特异的方法。主要提取脓液穿刺液或粪便培养物、活检的肠组织、皮肤溃疡分泌物、脓血便甚至成形便中虫体的DNA或石蜡切片，而后以特异的引物进行聚合酶链反应（PCR）。对扩增产物进行电泳分析，可以区分溶组织内阿米巴和其他阿米巴原虫。引物种类很多，各有所长，但原则上是选择具有高拷贝的基因，可以有良好的敏感性，甚至100倍高于酶联免疫吸附试验（ELISA）。目前世界上公认具有良好特异性和敏感性的引物是根据溶组织内阿米巴编码其29 kD/30 kD多半胱氨酸抗原基因。而不同溶组织内阿米巴18S核糖体RNA的引物可以快速鉴别不同种的溶组织内阿米巴。应用PCR技术，可以检出仅含2～5个包囊的标本，而做出快速诊断。但是鉴于PCR诊断需要相当熟练的技术和容易造成污染而出现假阳性，应用于现场诊断或基层诊断有一定的局限性。

表 15-1　常见的非致病性阿米巴

发育期	特征	迪斯帕内阿米巴	结肠内阿米巴	哈门氏内阿米巴	微小内蜒阿米巴	布氏嗜碘阿米巴	齿龈内阿米巴
滋养体	大小	12～60 μm	15～50 μm	4～12 μm	6～12 μm	8～20 μm	10～20 μm
	内容物	细菌，一般无红细胞	细菌，真菌	细菌	细菌	细菌	细菌，白细胞，偶红细胞
	伪足	指状，透明，形成快	钝性，颗粒，形成慢	钝性，透明，形成慢	钝性，透明，形成慢	钝性，透明，形成慢	钝性，透明，形成慢
	运动	活跃，单一定向	行动迟缓	行动迟缓	行动迟缓，中等活跃	行动迟缓，轻度活跃	中等活跃
	核仁	小而居中，大小一致的核周染色质粒 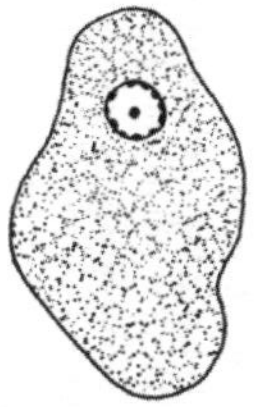	含大而偏位的核仁和排列不齐的核周染色质粒 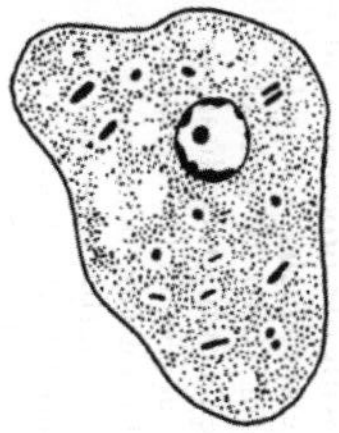	小而居中，有大小一致的核周染色质粒 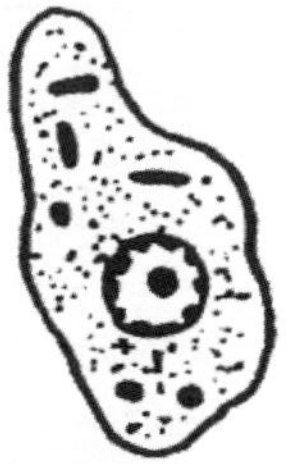	粗大明显，无核周染色质粒 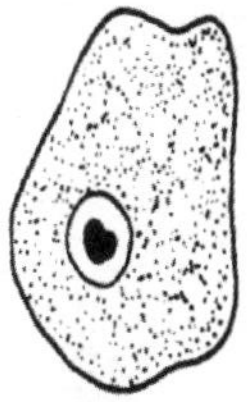	大而明显，核膜间有一层颗粒，无核周染色质粒 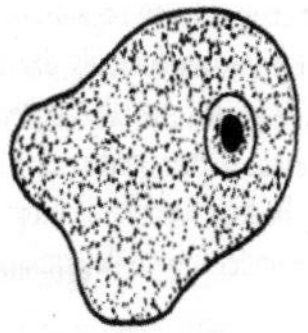	明显居中或略偏位，有核周染色质粒 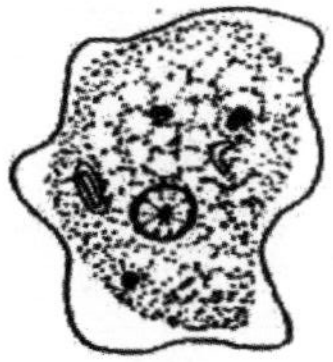
包囊	大小	10～20 μm	10～35 μm	4～10 μm	5～10 μm	5～10 μm	无包囊期
	形状	圆球形	圆球形或卵圆形	圆球形	卵圆形或圆形	卵圆形或圆形	
	糖原泡	弥散分布	大团块状，边缘模糊	不明显	不明显或弥散分布	大团块状，边缘清晰	－
	拟染色体	短棒状或卵圆形	草束状，末端不齐	短棒状，末端钝圆	少见，颗粒或小颗粒状	少见，小颗粒状	－
	核数	1～4个，成熟4个 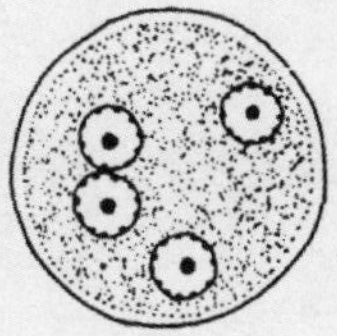	1～8个，成熟8个 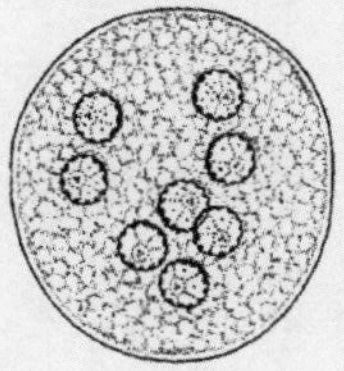	1～2个多见，成熟4个 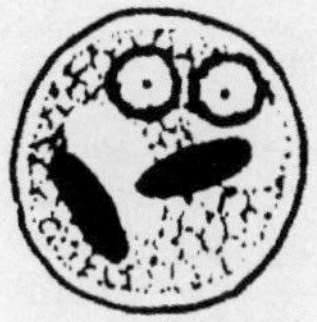	1～4个，成熟4个 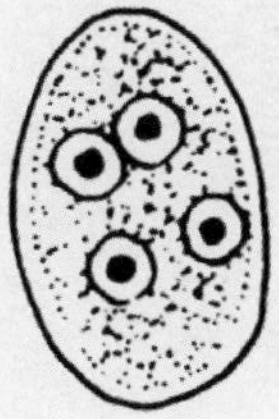	成熟1个 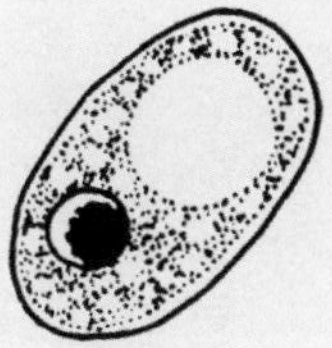	－

Note

（4）影像诊断：对肠阿米巴病诊断可应用结肠镜，尤其是对那些显微镜检查、血清学、PCR检查均未获阳性结果的临床高度怀疑的病例，可行纤维肠镜检查，有症状的病例中见有大小不等的散在溃疡，中心区有渗出，边缘整齐，周围有时可见一圈红晕，溃疡间黏膜正常，溃疡边缘部分涂片及活检可见滋养体。也可取分泌物，染色涂片或沉淀后切片，亦可行单克隆或多克隆抗体免疫组织化学或免疫荧光试验，可大大提高敏感性，也可提取组织或者分泌物的 DNA，行 PCR分析诊断。对肠外阿米巴病，例如肝脓肿可应用超声检查、计算机断层扫描（CT），结合血清学、DNA 扩增分析等做出诊断。肝脓肿可在超声监视下穿刺减压、治疗。但是肝脓肿在治疗后 6 个月至 1 年超声检查方可正常。肺部病变则以 X 线检测为主。总之，影像诊断应结合实验室显微镜、血清学、DNA 扩增和临床症状，做到早期、及时、准确地诊断、治疗患者。

（5）鉴别诊断：肠阿米巴病应与细菌性痢疾相鉴别，后者起病急，发热，全身状态不良，粪便中白细胞多见，抗生素治疗有效，阿米巴滋养体阴性。阿米巴性肝脓肿则应主要与细菌性肝脓肿相鉴别，后一种患者往往在 50 岁以上，全身情况较差，伴发热、疼痛，有胃肠道疾病既往史，阿米巴滋养体检测阴性。同时阿米巴肝脓肿亦应与肝癌、肝炎或其他脓肿相鉴别。

2. 治疗　阿米巴病的治疗具有两个基本目标，其一，治愈肠内外的侵入性病变；其二，清除肠腔中的包囊。

甲硝唑（metronidazole）为目前治疗阿米巴病的首选药物。另外，替硝唑（tinidazole）、奥硝唑（ornidazole）和塞克硝唑（secnidazole）似有相同的作用。并且根据病变的部位——肠腔、肠壁和肠外病变，临床表现各异。一般来说，肠腔感染为无症状带包囊者，若为迪斯帕内阿米巴感染则无需治疗，但是区别溶组织内阿米巴和迪斯帕内阿米巴的方法和技术还未广泛应用，而且10% 的带包囊者为感染有溶组织内阿米巴，所以对无症状病例仍建议治疗，以防止发展成侵入性或作为感染源。另外，由于阿米巴表面凝集素可刺激 HIV 复制，所以，HIV 感染者无论是致病还是不致病的阿米巴感染，均应治疗。

对于带包囊者的治疗应选择肠道不吸收的、副作用小的药物，例如巴龙霉素（paromomycin）或喹碘方（chiniofon）、二氯尼特（diloxanide）等。有研究指出，甲硝唑或替硝唑等主要用于组织感染，但无根治肠腔病原体的作用，故不应用于治疗无症状带包囊者。

对于急性或慢性侵入性肠阿米巴病患者，甲硝唑是首选药，用于口服几乎 100% 吸收。溶组织内阿米巴对甲硝唑的抗性问题尚未成为严重的临床问题，但是对该原虫已有有关多种药物抗性基因存在的报道，故值得重视。另外，有报道提示甲硝唑对啮齿类动物有致癌性，孕妇慎用。

肠外阿米巴病，例如肝、肺、脑、皮肤脓肿的治疗亦以甲硝唑为主，氯喹亦为有效药物。肝脓肿一般是药物化疗配以外科穿刺，可以达到较好的效果。在某些严重病例可以辅以肾上腺皮质激素 2 ～ 3 天，以减少心脏毒性作用。

3. 预防　尽管药物治疗阿米巴病很有效，但阿米巴病的存在是一个世界范围内的公共卫生问题，人们在治疗该疾病的同时，还要采取综合措施防止感染包囊，对粪便进行无害化发酵处理，杀灭包囊，保护水源、食物，并不断提高文化素养，维持环境卫生和驱除有害昆虫。

当前重组或自然疫苗对阿米巴病预防作用的研究已广泛开展，而疫苗的发展尚有许多问题需解决。其一，了解安全性的同时，如何进行人体试验问题；其二，疫苗的黏膜免疫反应性，例如以副霍乱毒素分子作为佐剂增加抗原的免疫原性，可作为口服疫苗而防止阿米巴病；其三，发展在食用植物中表达的疫苗分子制成食品型疫苗，可能是另一条发展疫苗的途径；其四，像其他感染性疾病一样，DNA 疫苗可能用于阿米巴病的预防。疫苗的应用在流行区是极其重要的问题，全世界有多个实验室已开展这方面的研究。

（程训佳）

二、蓝氏贾第鞭毛虫

蓝氏贾第鞭毛虫（*Giardia lamblia* Stile，1915）亦称十二指肠贾第虫（*G. intestinalis*）或小肠贾第虫（*G. duodenalis*），简称贾第虫。本虫隶属于双滴虫目（Diplomonadida）、贾第虫属（*Giardia*）。1681年，荷兰学者van Leeuwenhoek（1632—1723）首次在自己腹泻的粪便内发现本虫滋养体，其包囊由Grassi于1879年发现。目前已鉴定的蓝氏贾第鞭毛虫有8个基因型或集聚体（A～H），其中2种（A、B）可感染人和动物（犬、猫、家畜和野生动物），而其他6种（C～H）几乎只感染动物（如海狸、猫、犬和牛）。虫体主要寄生于人和动物的小肠，引起以腹泻、吸收障碍和消化不良为主要症状的蓝氏贾第鞭毛虫病（giardiasis，简称贾第虫病），偶可侵犯胆道系统导致炎性病变。因其易在旅游者中引起感染并导致腹泻，故又称旅游者腹泻。本虫呈全球性分布，主要流行于卫生条件差、用水处理有限的地区。据WHO估计，全世界感染率在1%～20%，目前已被列为全世界危害人类健康的10种主要寄生虫病之一。我国总体感染率为2.52%，各地人群感染率不同，一般为2%～10%，乡村高于城市。由于其可与艾滋病合并感染，近年来已引起人们的高度重视。

（一）形态

本虫发育分为滋养体和包囊两个阶段（图15-3）。

1. **滋养体**　呈纵切的倒置梨形，长9～21 μm，宽5～15 μm，厚2～4 μm。虫体两侧对称，前端宽钝，后端尖细，腹面扁平，背部隆起。1对细胞核位于虫体前端1/2的吸盘部位。虫体共有前侧、后侧、腹和尾鞭毛各1对，均由位于两核间近前端的基体发出。1对前鞭毛由此向前伸出体外，其余3对发出后在两核间沿中线分别向体两侧、腹侧和尾部伸出体外。活虫体借助鞭毛摆动做活泼的翻滚运动。1对呈爪锤状的中体与中线在1/2处相交。

电镜观察结果显示，虫体腹面前部凹陷形成吸盘，边缘为嵴部，虫体周缘有周翼。吸盘为一不对称的圆盘，由顺时针旋转的微管组成，并在嵴部重叠形成上、下叶。吸盘背侧有两个左右对称排列的细胞核，核间可见轴索。胞质内可见很多空泡、纤维物质和中体。

2. **包囊**　椭圆形，长8～14 μm，宽7～10 μm。囊壁较厚，与虫体间有明显的间隙。未成熟包囊内含2个细胞核，成熟包囊内含4个核。胞质内可见中体和鞭毛的早期结构。

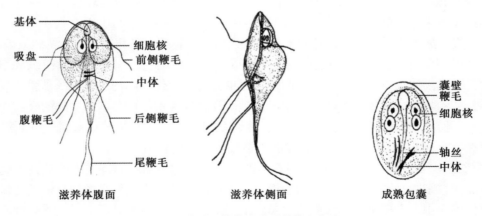

图15-3　蓝氏贾第鞭毛虫滋养体和包囊

（二）生活史

贾第虫生活史简单，属于人际传播型，包括滋养体和包囊两个发育阶段（图15-4）。滋养体

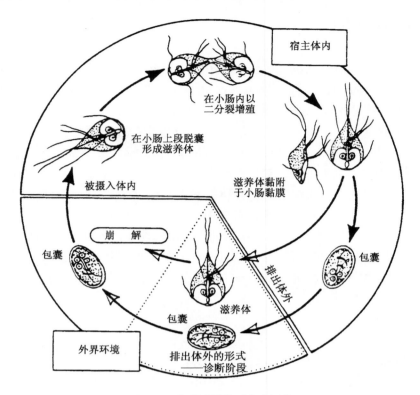

在小肠内以
二分裂增殖

宿主体内

在小肠上段脱囊
形成滋养体

被摄入体内

滋养体黏附
于小肠黏膜

崩　解

包囊

包囊

排出体外

外界环境

滋养体

包囊

排出体外的形式
——诊断阶段

图 15-4　蓝氏贾第鞭毛虫生活史

为营养繁殖阶段，成熟的 4 核包囊为传播阶段。人或动物摄入被包囊污染的水或食物而被感染。包囊在十二指肠脱囊形成滋养体，后者主要寄生于十二指肠或小肠上段，有时也可在胆囊内。滋养体借助吸盘吸附于小肠绒毛表面，通过胞饮和渗透作用吸收营养，以二分裂方式进行繁殖。当肠内环境改变时，虫体分泌囊壁形成包囊并随宿主粪便排出体外。滋养体则可在腹泻者粪便中发现。包囊在外界抵抗力较强，可保持感染性 3 个月。

（三）致病

1. 致病因素　蓝氏贾第鞭毛虫的致病作用受宿主免疫力、肠道内环境和虫株毒力等多种因素的影响。血液中丙种球蛋白缺乏者不仅对贾第虫易感，且感染后易出现严重症状；二糖酶缺乏是导致宿主腹泻的重要因素；胃切除和患有胰腺疾病的人容易感染和发病；儿童感染高于成人。

2. 致病机制　滋养体在小肠上段借吸盘吸附于肠上皮细胞，一般不侵入组织或细胞内。吸附部分的肠上皮细胞出现机械性损伤，同时，原虫分泌物和代谢产物也会对肠黏膜造成化学性刺激，破坏其结构与功能，加之虫体与宿主竞争基础营养等因素均可影响肠黏膜的吸收功能，导致维生素 B_{12}、乳糖、脂肪和蛋白质吸收障碍。虫体数量多时，大量虫体引起机械性刺激及虫体覆盖使黏膜吸收能力下降，大部分可溶性脂肪不被吸收，造成腹泻。

3. 病理组织学改变　小肠黏膜呈现典型的卡他性炎症，黏膜固有层急性炎性细胞（中性粒细胞和嗜酸性粒细胞）和慢性炎性细胞浸润，上皮细胞有丝分裂相数目增加，绒毛变短变粗，长度与腺腔比例变小，上皮细胞坏死脱落，黏膜下派尔集合淋巴结明显增生。这些病理改变是可逆的，治疗后即可恢复。

4. 临床表现　大多数感染者无明显临床症状，呈带虫（囊）状态。出现症状者主要表现为急、慢性腹泻，后者常伴有吸收不良综合征。本病潜伏期平均 1～2 周。有症状的感染者儿童多于成年人，无症状者可排囊 6 个月或更长时间。

急性期症状有恶心、厌食、腹痛、腹泻，粪便呈水样，有恶臭，粪内偶见黏液，极少带血。部分患者急性期持续数天可自行消退，转为无症状带虫者；幼儿常腹泻数月，出现吸收不良、脂肪泻，影响发育。

部分未得到及时治疗的急性期患者可转入亚急性或慢性期，亚急性期表现为间歇性排恶臭味软便（或呈粥样），伴腹胀、痉挛性腹痛，或有恶心、厌食、嗳气、头痛、便秘和体重减轻等症状。慢性期患者多见，表现为周期性恶臭稀便，病程数年而不愈。

少数寄生在胆管系统的滋养体可引起胆囊炎或胆管炎，产生胆绞痛和黄疸。人类免疫缺陷病毒感染者和艾滋病患者贾第虫感染率和发病率高于正常人群，感染者主要表现为腹泻和吸收不良，但临床症状较免疫功能正常感染者严重。

（四）防治

1. 诊断　目前临床上主要用病原学诊断，免疫学和分子生物学方法也可用于辅助诊断。

（1）病原学检查

1）粪便检查：急性期取新鲜粪便做生理盐水涂片查滋养体；亚急性期或慢性期患者，可采用碘液直接涂片、硫酸锌浮聚或醛-醚浓集等方法查包囊。因包囊形成、排出具有间歇性，因此检查可采用隔天粪检并连续3次的方法，以提高检出率。

2）小肠液检查：用十二指肠引流术或肠内试验法（entero-test）采集肠液标本镜检查滋养体。后者的具体方法是：禁食后，嘱患者吞下一个装有尼龙线的胶囊，3~4小时后，缓缓拉出尼龙线，取线上的黏附物镜检查滋养体。

3）小肠活体组织检查：借助内镜在小肠屈氏韧带附近钳取黏膜组织。固定、切片、Giemsa染色后镜检滋养体。

（2）免疫学检查：免疫学诊断可作为临床辅助诊断之用。可用方法有酶联免疫吸附试验（ELISA）、间接荧光抗体试验（IFAT）、对流免疫电泳（CIE）、免疫印迹法等，均有较高的敏感性和特异性。

（3）分子生物学检查：目前多采用PCR方法扩增贾第虫的某个基因片段进行诊断，已有多种靶基因和引物序列备选。

2. 治疗和预防　积极治疗患者和无症状带囊者以消除传染源。临床常用治疗药物有甲硝唑（灭滴灵）、呋喃唑酮（痢特灵）和替硝唑等。巴龙霉素（paromomycin）多用于治疗有临床症状的贾第虫患者，尤其是感染本虫的妊娠期妇女。

预防本病的主要措施包括：加强人和动物宿主粪便管理，防止水源污染；做好饮食卫生和个人卫生，防止病从口入；维护环境卫生，消灭蝇和蜚蠊等机械性传播包囊的媒介；采取措施防止艾滋病患者和其他免疫功能缺陷者的感染。

三、隐孢子虫

隐孢子虫（*Cryptosporidium* spp. Tyzzer，1907）属顶复门（Phylum Apicomplexa）的孢子虫纲（Class Sporozoa），1907年Tyzzer在鼠胃组织切片中发现并命名，1976年首次发现人隐孢子虫感染。目前已知隐孢子虫有20多种，广泛存在于多种脊椎动物体内，是一种人兽共患寄生原虫。能够感染人体并致病的主要是微小隐孢子虫（*C. parvum*）和人隐孢子虫（*C. hominis*），可引起以腹泻为主要临床表现的隐孢子虫病（cryptosporidiosis）。隐孢子虫呈世界性分布，其感染率与卫生条件及免疫状态有关。先天及后天免疫功能低下者尤易感本虫，因此它也是一类重要的机会性致病原虫。

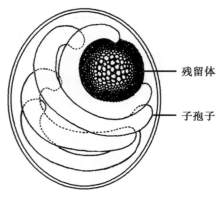

残留体

子孢子

图 15-5　隐孢子虫卵囊

近年来，水源性隐孢子虫病暴发增多，已引起世界各国的高度重视。我国也已将水源中的隐孢子虫和蓝氏贾第鞭毛虫检查列为水质检查项目（俗称"两虫检查"）。

（一）形态

隐孢子虫生活史中有滋养体、裂殖体、配子体、合子和卵囊 5 个发育阶段，各阶段均寄生于宿主胃或小肠黏膜中。卵囊为本虫的感染阶段。成熟卵囊圆形或椭圆形，直径 4 ~ 8 μm，囊壁厚且光滑，内含 4 个月牙形子孢子和 1 个颗粒状物质组成的残留体（图 15-5）。

（二）生活史

隐孢子虫完成生活史只需一个宿主，生活史简单，虫体发育均在宿主小肠上皮细胞内进行，生活史中有裂体增殖、配子生殖和孢子生殖三个阶段。

人误食成熟卵囊后，在宿主消化液的作用下子孢子脱囊而出，附着并侵入肠上皮细胞，发育为滋养体，进行裂体增殖，经 3 次核分裂后形成 I 型裂殖体。I 型裂殖体含 6 ~ 8 个裂殖子，破裂后释出的裂殖子再感染其他肠上皮细胞进行裂体增殖。部分裂殖子侵入肠上皮细胞经 2 次核分裂发育为 II 型裂殖体，II 型裂殖体含 4 个裂殖子，释出的裂殖子则发育为雌、雄配子体，进一步发育为雌、雄配子，继而两性配子结合形成合子，开始孢子生殖阶段。合子发育为卵囊，卵囊分薄壁和厚壁两种。薄壁卵囊约占 20%，仅有 1 层单位膜，在宿主体内可破裂，释出的子孢子直接侵入宿主肠上皮细胞，继续裂体增殖，造成宿主自体内重复感染；厚壁卵囊约占 80%，有两层囊壁，抵抗力强，成熟后脱落入肠腔，随宿主粪便排出体外，即具有感染性。完成整个生活史需要 5 ~ 11 天（图 15-6）。

（三）致病

隐孢子虫侵入人体，寄居在小肠上皮细胞刷状缘形成的纳虫空泡内。空肠近端寄生虫体最多，严重者可扩散到整个消化道，肺、扁桃体、胰腺和胆囊等器官也可波及。虫体使肠黏膜表面出现凹陷，或呈火山口状。寄生数量多时，可导致广泛的肠上皮细胞绒毛萎缩、变短变粗，或融合、移位甚至脱落，破坏微绒毛的正常功能，引起消化和吸收障碍，产生腹泻。

隐孢子虫病潜伏期为 1 周左右，临床症状的严重程度与宿主免疫状态有关。免疫功能正常者感染后常表现为自限性腹泻，排水样便或黏液便，每天数次，可有腹部痉挛性疼痛、恶心、食欲缺乏、发热和全身不适。病程一般持续 1 ~ 2 周，症状逐渐减轻而自愈，但患者粪便内卵囊的排出仍可持续数周。免疫功能异常者，病程可持续数月或更长，腹泻程度也更为严重，多数患者出现持续性霍乱样水泻，一日数次至数十次，继而导致营养吸收障碍。患者可出现严重脱水和电解质紊乱，甚至出现播散性肠外组织器官的隐孢子虫感染，如侵入呼吸道，则引起慢性咳嗽、呼吸困难、支气管炎和肺炎；如侵入胆管和胆囊上皮，则引起急性和坏死性胆囊炎。本病已成为艾滋病患者死亡的主要原因之一。

（四）防治

1. 诊断　病原学检查以在腹泻患者粪便内查出卵囊为确诊依据，检查方法多用粪便直接涂片后染色镜检。常用金胺 - 酚染色法、改良抗酸染色法。

免疫学诊断可应用荧光标记单克隆抗体法和酶联免疫吸附试验，特异性和敏感性均较高。分

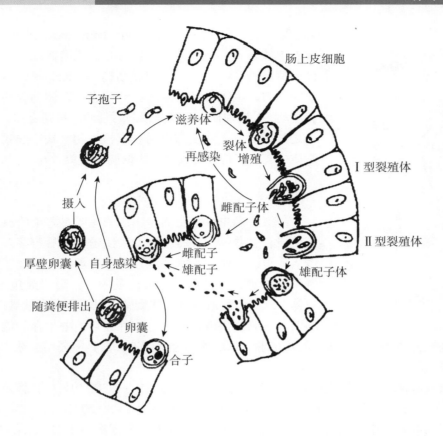

图 15-6　隐孢子虫生活史图

子生物学检测可用 PCR 法检测粪便标本中的隐孢子虫 DNA 片段。

2. 治疗和预防　隐孢子虫病尚无治疗特效药，可缓解临床症状或缩短病程的药物有巴龙霉素、阿奇霉素、螺旋霉素等，国内试用的大蒜素也有一定疗效。

隐孢子虫是动物源性寄生虫，能够感染包括人在内的 200 多种生物，其中，羊、猫、犬、兔和新生小牛是人类隐孢子虫病的重要传染源。该病主要经粪 - 口途径传播，患者、病畜粪便中的卵囊污染水源、食物或环境，经口进入人体而感染，痰中有卵囊者可通过飞沫传播，因此加强人畜粪便管理，注意个人卫生、饮食和饮水卫生是主要的预防措施。

对于免疫功能低下人群，尤其艾滋病患者要加强保护。

四、阴道毛滴虫

阴道毛滴虫（*Trichomonas vaginalis* Donne，1837）主要寄生于女性阴道和泌尿生殖道，引起滴虫性阴道炎（trichomonas vaginitis）和泌尿道炎，也可感染男性泌尿生殖系统，造成炎症病变。由阴道毛滴虫引起的疾病统称为毛滴虫病或滴虫病（trichomoniasis）。本虫为性传播病原体，呈全球分布，人群感染普遍。

（一）形态

阴道毛滴虫的生活史仅有滋养体期。典型滋养体呈梨形或椭圆形，大小为（7 ~ 32）μm ×（5 ~ 12）μm，无色透明，有折光性，体态多变，活动力强。虫体前端 1/3 处有一大的泡状细胞核，核的上缘有 5 颗排列成环状的基体，由此发出 5 根鞭毛，4 根向前为前鞭毛，1 根弯向体后，

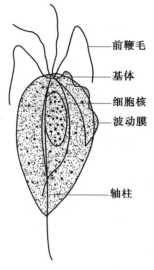

图 15-7　阴道毛滴虫滋养体

称后鞭毛。后鞭毛沿波动膜（undulating membrane）外缘内侧呈波浪式延伸，与波动膜外缘等长，无游离缘。波动膜是虫体一侧向外隆起形成的双层膜结构，表面光滑，占虫体长的 1/2 ～ 2/3，虫体借助鞭毛的摆动前进，以波动膜的波动做旋转运动。1 根轴柱由虫体前端向后延伸，贯穿虫体，并伸出虫体之外。阴道毛滴虫为微需氧真核生物，缺乏线粒体，但其胞质内有许多特有的氢化酶体颗粒（图 15-7）。

（二）生活史

阴道毛滴虫生活史简单，滋养体既是感染阶段，又是致病阶段。滋养体主要寄生在女性阴道，以后穹窿多见，也可侵入尿道、膀胱、子宫和尿道旁腺等器官，男性感染者一般寄生于尿道、前列腺，也可侵及睾丸、附睾或包皮下组织。虫体以纵二分裂或多分裂法繁殖，以吞噬和吞饮摄取白细胞、细菌和细胞渗出液，有一定在外界环境中生存的能力，因此除了主要的性接触传播外，也可通过间接接触，如因使用公共浴池、浴具、公用游泳衣裤、马桶等在人群中传播。

阴道毛滴虫最适宜的生存和繁殖温度为 32 ～ 35 ℃，但在 25 ～ 42 ℃均可生长繁殖。在室温下（22 ～ 25 ℃）可存活 120 ～ 154 小时，在半干燥环境可存活 14 ～ 20 小时，在 –10 ℃至少存活 7 小时，在潮湿的毛巾、衣裤中可存活 23 小时，在 40 ℃（相当浴池水温）水中 102 小时，2 ～ 3 ℃水中 65 小时，普通肥皂水中 45 ～ 150 分钟。

（三）致病

1. 致病机制　阴道毛滴虫的致病力与虫株毒力、致病因子、寄生部位内环境和菌群种类，以及宿主生理状态有关。健康妇女阴道内环境因乳酸杆菌的作用而保持酸性（pH 3.8 ～ 4.4），从而抑制虫体和其他细菌的生长繁殖，这称为阴道的自净作用。而滴虫寄生阴道时，虫体消耗糖原，妨碍乳酸杆菌的酵解作用，影响乳酸生成，使阴道 pH 转变为中性或碱性，破坏了阴道的自净作用，滴虫得以大量繁殖并促进继发性细菌感染，使阴道黏膜发生炎性病变。当泌尿生殖系统出现变化，如妊娠期或月经后，阴道内 pH 接近中性，且富含血清，则有利于滴虫和细菌的生长繁殖。

阴道毛滴虫可附着并杀死泌尿生殖道中的细胞，如阴道、宫颈和前列腺的上皮细胞。本虫在阴道大量增殖并黏附于上皮细胞，通过接触依赖性细胞病变效应破坏细胞。虫体鞭毛还可分泌细胞离散因子，使体外培养的哺乳动物细胞离散，推测与阴道黏膜病变、上皮细胞脱落有关。因此，本虫感染的主要病理组织学改变为阴道壁黏膜充血、水肿，上皮细胞变性、脱落，白细胞浸润等。表皮下层有淋巴细胞和浆细胞浸润和明显的坏死区，病灶内可见虫体。轻度感染者阴道黏膜无异常。

此外，阴道毛滴虫感染可导致精子数量、活力和存活率下降，改变精子的运动方式并增加其畸形率，虫体分泌物可破坏精子顶体膜的完整性，对精子获能、顶体反应和精卵融合等过程产生不利影响，进而导致男性不育症。

2. 临床表现　多数女性感染者无临床表现或症状不明显。有症状者常见外阴瘙痒或有烧灼感、性交疼痛、白带增多。阴道内镜检查可见分泌物增多，呈灰黄色、泡状，有异味，或呈乳白色的液状分泌物。合并细菌感染时，白带呈脓液状或粉红色黏液状。阴道壁可见弥散性黏膜充血和鲜红色点状损害，或仅见片状充血。感染累及尿道时，患者出现尿频、尿急、尿痛症状，有时可见血尿，少数病例可见膀胱炎。

在阴道式分娩过程中，婴儿可受到感染，感染部位主要见于呼吸道和眼结膜，表现为两者的

图中标注：前鞭毛　基体　细胞核　波动膜　轴柱

炎性病变。

男性感染者常无临床表现，呈带虫状态，但可导致配偶连续重复感染，在其尿道分泌物或精液内有时可查见虫体。当感染累及前列腺、储精囊或高位输尿管时，症状往往比较严重，可出现尿痛、前列腺肿大及触痛和附睾炎等症状。

（四）防治

1．诊断

（1）病原学诊断：取阴道后穹窿分泌物、尿液沉淀物或前列腺液，生理盐水直接涂片或涂片染色法镜检，查出滋养体即可确诊。也可用培养法，将分泌物加入专门培养基，37 ℃温箱内培养48 h 后镜检，检出率较高，可用于轻度感染者及作为疑难病例的确诊和疗效评价的依据。

（2）免疫学诊断：如 ELISA、直接荧光抗体试验等，以及分子生物学诊断如 DNA 探针等均可用于滴虫感染的辅助诊断。尿样的核酸扩增试验（nucleic acid amplification test，NAAT）敏感性和特异性高，尤其适用于无症状患者。

2．治疗和预防　应及时治疗滴虫性阴道炎患者和无症状带虫者以控制传染源，此外应注意同时治疗性伴侣。临床常用的治疗药物为甲硝唑（灭滴灵）、替硝唑；局部可用乙酰胂胺（滴维净）或灭滴灵栓剂，治疗过程中可用稀酸溶液或高锰酸钾溶液冲洗阴道，以增强自净作用。

预防本病主要是加强卫生宣传，注意个人卫生，特别是经期卫生和孕期卫生，注意男性的检查和治疗。同时改进公共卫生设施，提倡淋浴和使用蹲式厕所，不使用公用泳衣裤和浴具。

（鱼艳荣）

第二节　寄生于红细胞内的原虫

对人类危害严重的医学原虫有疟原虫、弓形虫、隐孢子虫和巴贝虫等，其中，寄生于人体红细胞内、导致致病的主要包括疟原虫和巴贝虫。

一、疟原虫

案例 15-2

男，23 岁，海南省东方县农民。10 月上旬开始，每天发冷、发热，伴头痛、全身酸痛，当地乡卫生院拟诊"感冒"，给予服速效伤风胶囊、银翘解毒片、肌注青霉素等 3 天，无效，收治入院。体温 39.5 ℃，贫血貌，红细胞（RBC）210×10^10/L［正常值（4～5.5）×10^12/L］，脾肋下 3 cm（脾大）；血涂片镜检红细胞内有恶性疟原虫环状体及配子体，用氯喹和乙胺嘧啶治疗，症状很快消失，患者自我感觉良好，治疗 3 天后患者要求出院。11 月下旬，患者又出现前述症状，并有恶心、呕吐、剧烈头痛，连续 6 天后，因昏厥、神志不清、抽搐而送乡医院抢救。入院时，患者处于昏迷状态、瞳孔对光反射迟钝，颈强直；体温 40 ℃，贫血貌，RBC 150×10^10/L，白细胞 3.6×10^9/L［正常值（0.7～1.0）×10^9/L］，血涂片查见红细胞内有疟原虫环状体。经抗疟药治疗及连续抢救 2 天无效，死亡。

问题：

1．该患者应该诊断为什么？

2．该患者每天发冷、发热是什么原因引起的？为什么 10 月上旬该患者在乡卫生院会被误诊为感冒？

3．该患者 11 月下旬发病是否与其 10 月上旬的疾病有关？为什么？

4．该患者死亡原因是什么？

疟原虫（*Plasmodium*）是疟疾的病原体。疟疾是经按蚊传播、被世界卫生组织列为严重危害人类健康的重要寄生虫病之一。

目前已知疟原虫有 200 余种，分别寄生于两栖类、爬行类、鸟类、哺乳动物和人类。不同种属疟原虫对宿主的选择性非常强，例如，鼠疟原虫不能感染人，人疟原虫不能感染鼠。寄生于人体的疟原虫主要有 4 种，即间日疟原虫（*Plasmodium vivax*）、恶性疟原虫（*P. falciparum*）、三日疟原虫（*P. malariae*）和卵形疟原虫（*P. ovale*），分别引起间日疟、恶性疟、三日疟和卵形疟。间日疟原虫、恶性疟原虫和卵形疟原虫为人体专性寄生虫，三日疟原虫则可感染人及非洲猿类。已有报道寄生于灵长类的诺氏疟原虫（*P. knowlesi*）也可寄生于人体，为第 5 种人体疟原虫。曾经在我国分布最广、最常见的是间日疟，其次是恶性疟，三日疟散在性分布，卵形疟罕见。

疟疾是一类古老的疾病，我国早在 3000 多年前的殷墟甲骨文中就有"疟"字的记载，多种古医典中都有疟疾的描述及系统的疟疾医学理论。然而，早期，古今中外都认为疟疾与恶浊的气体有关，在我国称之为"瘴气"，意大利称疟疾为 malaria，认为疟疾是不良气体（mal 即 bad，aria 即 air）所致。这一观念曾经存在两千多年。直到 19 世纪末期，人类才揭开导致疟疾的病因。1880 年，法国学者 Laveran 在恶性疟患者的血液中第一次发现了疟疾的病原体——疟原虫，揭示了疟疾成因的谜团，Laveran 因此获得了 1907 年的诺贝尔生理学或医学奖。1897 年，在印度工作的英国军医 Ross 证实了按蚊是疟疾的传播媒介，阐明了疟原虫在按蚊体内的生活周期及其通过按蚊叮咬传播疟疾，因而获得了 1902 年的诺贝尔生理学或医学奖。

Raffaele 等于 1934 年通过对鸟类疟疾的研究，首次在疟原虫的生活周期中发现红细胞外期。20 年后，相似的阶段在猿类和人类的肝中也被证实。1977 年，Lysenlko 等发现同一时间进入肝细胞内的间日疟原虫子孢子，其发育速度并不相同，从而提出子孢子"休眠学说"。随后，Krofoski 等也证实，在猴类疟原虫和间日疟原虫的灵长类动物肝细胞内确实存在休眠子。经过近一个半世纪的研究，人体疟原虫生活史发育过程及与疾病的关系业已清晰，但人类控制疟疾之路道阻且长。

（一）形态

疟原虫在人体内经历红细胞外期和红细胞内期两个发育阶段，每个发育阶段存在多个时期。确诊疟疾主要是根据红细胞内疟原虫（又称为红内期疟原虫）不同发育阶段的形态，因此掌握红细胞内的疟原虫形态特征非常重要。

疟原虫的基本结构包括核、胞质和胞膜，红细胞内的疟原虫在环状体后各期均有消化分解血红蛋白的产物——疟色素（malarial pigment，hemozoin），呈棕黄色、棕褐色或黑褐色。四种寄生于人体的红内期疟原虫基本结构相同，但各期形态又各有特征；除了疟原虫本身的形态特征不同之外，被寄生的红细胞在形态上也可发生变化，可资鉴别。现以间日疟原虫为代表描述形态如下。

1．环状体（ring form） 亦称小滋养体，是疟原虫侵入红细胞形成的早期滋养体。体积小，胞质少，胞质中央有一空泡使虫体呈环状，直径约为红细胞直径的 1/3，核位于虫体一侧，形似镶有宝石的戒指，因此称为环状体。此时红细胞基本无变化。

2．滋养体（trophozoite） 亦称大滋养体或晚期滋养体，由环状体发育而来。胞质增多，虫体变大，形状不规则，可有空泡或伪足，出现少量棕褐色、细小杆状疟色素。细胞核增大但未分裂。被寄生的红细胞开始胀大，颜色变浅，并出现红色薛氏小点（Schüffner's dot，一种由纳虫空泡延伸到红细胞膜的囊泡状结构）。

被卵形疟原虫寄生时亦可以出现明显的红色薛氏点，但被恶性疟原虫寄生的红细胞有粗大的紫褐色茂氏点（Maurer's dot），被三日疟原虫寄生的红细胞可有齐氏点（Ziemann's dot）。

3．裂殖体（schizont）　滋养体继续发育，胞质增多，疟色素颗粒增加，核开始分裂，但胞质未分裂，称为未成熟裂殖体。当核分裂到一定数量（12～24个），胞质亦随之分裂，每个核被部分胞质包绕，称为裂殖子（merozoite），此时疟色素集中成堆。含有裂殖子的虫体为成熟裂殖体。被寄生的红细胞变化同滋养体时期。

恶性疟原虫的滋养体和裂殖体阶段均隐匿于内脏及皮下脂肪的毛细血管内，故在外周血中不易查见。

4．配子体（gametocyte）　裂殖体胀破红细胞释放出裂殖子，部分裂殖子侵入红细胞后可发育为雌、雄配子体，配子体为圆形或卵圆形，胞质规则均匀，几乎占满整个红细胞，内有均匀散在的疟色素。雌配子体又称大配子体，核较小而染色质致密，位于虫体一侧。雄配子体又称小配子体，核较大而染色质疏松，常位于虫体中央。四种疟原虫配子体的形状、细胞核的位置、疟色素颗粒的分布差别较大，各具特征，有助于鉴别虫种。

四种疟原虫的形态特征见图 15-8 和表 15-2。

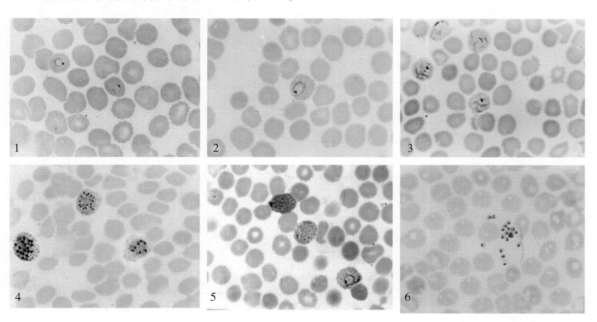

1．环形体　2．早期滋养体　3．滋养体　4．裂殖体　5．配子体　6．裂殖子

间日疟原虫（薄血涂片）

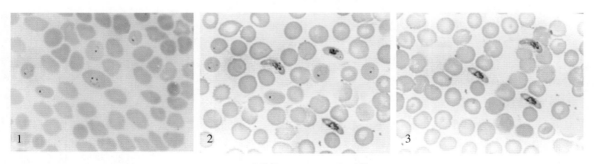

1．环形体　2～3．配子体

恶性疟原虫（薄血涂片）

图 15-8　四种疟原虫各期形态图

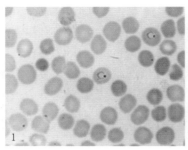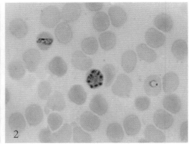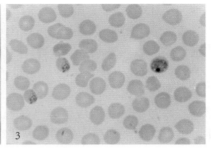

1. 环形体 　2. 滋养体（带状），裂殖体（菊花状）　3. 配子体

三日疟原虫（薄血涂片）

图 15-8（续）　四种疟原虫各期形态图

表 15-2　薄血膜涂片中 4 种疟原虫各阶段主要形态比较

	间日疟原虫	恶性疟原虫	三日疟原虫	卵形疟原虫
环状体	胞质呈环状，直径约为红细胞的 1/3，核 1 个，偶 2 个，位于环上；无疟色素	胞质环状，细小，直径约为红细胞的 1/5；核 1～2 个，红细胞内可寄生 2 个或以上虫体，有的虫体位于红细胞边缘	胞质环状，较粗壮，直径约为红细胞的 1/3；核 1 个，一个红细胞内寄生 1 个原虫，偶见 2 个	似三日疟原虫
滋养体	核 1 个；胞质增多，形状不规则，有空泡或伪足，疟色素黄褐色，细小杆状，分散在胞质内	一般不出现在外周血；体小，圆形，胞质呈深蓝色，疟色素黑褐色，集中存在于胞质中	体小，圆形或宽带状，空泡少或无，也可呈大环状；疟色素棕黑色、颗粒状，位于胞质边缘	似间日疟原虫，胞质致密，空泡少；疟色素与间日疟原虫相似
未成熟裂殖体	核开始分裂；胞质随核分裂渐呈圆形或不规则，空泡消失；疟色素开始集中	一般不出现在外周血中。虫体似滋养体时期，但核分裂成多个	虫体圆形或宽带状，核分裂成多个，疟色素集中较迟	虫体圆形或卵圆形，核分裂成多个，疟色素数量较少，分布不均
成熟裂殖体	虫体占满整个红细胞，内含 12～24 个裂殖子，常为 16～18 个，排列不规则；黄褐色疟色素常集中成堆	一般不出现在外周血中。虫体小于红细胞，内含 8～26 个裂殖子，常为 8～18 个，排列不规则；黑色疟色素集中成团	内含 6～12 个裂殖子，常为 8 个，排成菊花状；深褐色疟色素集中在中央	裂殖子 6～12 个，通常 8 个，排列不规则，棕黄色疟色素集中在中央或一侧
雌配子体	圆形或卵圆形，占满胀大的红细胞；核较小、致密，多位于虫体一侧；疟色素分散	新月形，两端较尖；核较小、致密，位于中央；疟色素深褐色，多集中在核周围	似间日疟原虫，但体小；疟色素多而分散	似间日疟原虫，但虫体稍小
雄配子体	圆形，几乎充满整个红细胞；核疏松，位于虫体中央；疟色素分散	腊肠形，两端钝圆；核疏松，位于虫体中央；疟色素集中在核周围	似间日疟原虫，但体小	似间日疟原虫，但虫体稍小
被寄生红细胞的变化	除环状体外，其余各期均胀大，色淡，出现红色薛氏小点	大小正常或略小，边缘常皱缩，可见几粒粗大的紫褐色茂氏小点	大小正常或略小，偶见少量、淡红色、微细的齐氏小点	正常或胀大呈卵圆形，边缘常呈锯齿状；薛氏小点较间日疟原虫粗大，环状体期即可出现

（二）生活史

寄生人体的疟原虫生活史基本相同，需要人和按蚊两个宿主。在人体内先后寄生于肝细胞和红细胞，进行裂体生殖（schizogony）。在红细胞内，除裂体生殖外，还可形成配子体。在蚊体内进行配子生殖（gametogony）和孢子生殖（sporogony）。现以间日疟为例，介绍其生活史过程（图15-9）。

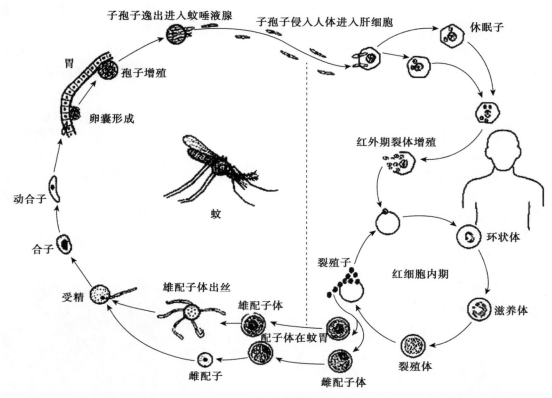

图 15-9　间日疟原虫生活史

1. 在人体内的发育　疟原虫在人体内先后在肝细胞和红细胞发育。在肝细胞内的裂体生殖称为红细胞外期，简称红外期；在红细胞内发育包括红细胞内裂体生殖期和配子体形成期，称红细胞内期，简称红内期。

（1）红细胞外期（exo-erythrocytic stage）：疟原虫子孢子（sporozoite）是感染阶段。当唾液腺中带有成熟子孢子的雌性按蚊刺吸人血时，梭形子孢子随唾液进入人体，进入人体的子孢子可以在皮下滞留若干小时，随后绝大多数的子孢子直接进入毛细血管。血管中的子孢子在 30～60 分钟内消失并侵入肝实质。子孢子在肝血窦可从血窦内皮细胞间隙或直接穿越库普弗细胞（Kupffer cell），从而进入肝实质。在肝实质内，子孢子借助其表面蛋白（circumsporozoite protein，CSP）与肝细胞表面的硫酸肝素蛋白聚糖（heparan sulfate proteoglycan，HSPG）结合，才能在入侵的肝细胞内形成纳虫空泡并开始发育。位于肝细胞纳虫空泡内的子孢子先后发育为红细胞外期滋养体、未成熟裂殖体和成熟裂殖体。成熟的红细胞外期裂殖体内含 1 万～3 万个（不同疟原虫不同）卵圆形裂殖子，形成裂殖子小体（merosome），以出芽的方式从肝细胞中逸出。裂殖子小体进入外周血后，释放出裂殖子，一部分裂殖子被巨噬细胞吞噬，另一部分侵入红细胞，开始红细胞内期的发育。间日疟原虫完成红外期的时间约 8 天，恶性疟原虫 6 天，三日疟原虫 11～12 天，卵形疟原虫 9 天。

目前认为间日疟原虫和卵形疟原虫的子孢子有两种遗传类型，即速发型子孢子（tachysporozoite，TS）和迟发型子孢子（bradysporozoite，BS）。当子孢子侵入肝细胞后，速发型子孢子立即进行红外期裂体生殖；而迟发型子孢子进入肝细胞后形成休眠子（hypnozoite），经过一段或长或短（数月至年余）的休眠期后才开始红外期裂体生殖，释出裂殖子，进入红细胞，引起疟疾复发。恶性疟原虫和三日疟原虫未发现休眠子。

（2）红细胞内期（erythrocytic cycle，blood stage）：红细胞外期的裂殖子进入血流后，很快侵入红细胞，入侵全过程仅需30秒。裂殖子的入侵红细胞是一个多步骤、序贯的紧密调控过程，其间，其胞内的棒状体（rhoptry）、微线体（microneme）和致密颗粒（dense granules）所分泌的蛋白质发挥着重要的作用。整个过程包括以下步骤：①裂殖子顶端膜分子识别红细胞膜表面受体，在多种配对分子的介导下，裂殖子在红细胞表面重定位并与红细胞膜形成紧密黏附（tight attachment）；②紧密黏附刺激裂殖子的棒状体分泌棒状体颈部蛋白2（rhoptry neck protein 2，RON2）并注入红细胞膜上，与裂殖子表面的顶膜抗原1（merozoite apical membrane antigen 1，AMA1）结合形成紧密连接（tight junction）；③处于紧密连接的裂殖子在自身肌动蛋白作用下，不断侵入红细胞，红细胞膜随之内陷、封闭并转变为纳虫空泡（parasitophorous vacuole），入侵的裂殖子在纳虫空泡内发育。侵入红细胞的裂殖子首先形成环状体，摄取营养，生长发育，经滋养体、未成熟裂殖体，形成含有一定数量裂殖子的成熟裂殖体，胀破红细胞，裂殖子释出，一部分裂殖子被巨噬细胞吞噬，其余再侵入其他正常红细胞，重复其红细胞内的裂体生殖过程。如此反复，使越来越多的红细胞被破坏（图15-10）。

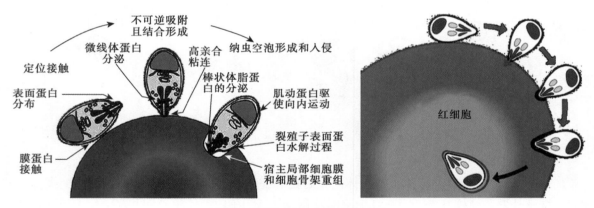

图 15-10　裂殖子入侵红细胞过程

完成一代红内期裂体生殖，间日疟原虫约需48小时，恶性疟原虫36～48小时，三日疟原虫72小时，卵形疟原虫48小时。红内期的裂体生殖时间与疟疾的发作关系密切。恶性疟原虫的早期滋养体在外周血中经十几小时的发育后，逐渐隐匿于微血管、血窦或其他血流缓慢处，继续发育为滋养体和裂殖体，故这两个阶段的虫体在外周血涂片中一般不易见到。

疟原虫经过几代红内期的裂体生殖后，部分裂殖子侵入红细胞不再进行裂体生殖，而是发育为雌、雄配子体，开始疟原虫的有性生殖。恶性疟原虫的配子体主要在肝、脾和骨髓等器官的血窦或微小血管里发育，成熟后开始出现于外周血中，在早期滋养体出现后7～10天才见于外周血液中。配子体的进一步发育需要在蚊胃中进行，否则在人体内经30～60天即衰老变性而被清除。

不同疟原虫寄生于红细胞的不同发育期，间日疟原虫和卵形疟原虫主要寄生于网织红细胞，三日疟原虫多寄生于较衰老的红细胞，而恶性疟原虫可寄生于各发育期红细胞。

2. 疟原虫在按蚊体内的发育　在蚊体内的发育包括有性生殖（配子生殖）和无性生殖（孢

子生殖）。当雌性按蚊刺吸患者或带虫者血液时，红细胞内各期原虫随血液进入蚊胃。在蚊胃内，除配子体外，其余各期均被消化。雌配子体发育为圆形雌配子（female gamete），雄配子体发育为4～8条细丝状、可游动的雄配子（male gamete）。雄配子钻入雌配子体内受精，形成圆形的合子（zygote）；合子变长，能动，成为动合子（ookinete）；动合子穿过蚊胃壁，在蚊胃基底膜下形成圆球形卵囊（oocyst）；卵囊逐渐长大，囊内核与胞质反复分裂进行孢子生殖，形成成千上万个细长、梭形的子孢子。子孢子随卵囊破裂释出或从囊壁微孔逸出，随血淋巴集中于蚊的唾腺，发育为成熟子孢子；当受染蚊再叮人吸血时，子孢子随唾液进入人体，又开始在人体内的发育。

在最适条件下，疟原虫在按蚊体内发育成熟所需时间：间日疟原虫9～10天，恶性疟原虫10～12天，三日疟原虫25～28天，卵形疟原虫16天。

（三）致病

疟原虫的主要致病阶段是红细胞内期的裂体增殖期，致病力强弱与侵入的虫种、数量和人体免疫状态有关。

1. 潜伏期（incubation period）　指疟原虫侵入人体到出现临床症状的间隔时间，包括红细胞外期原虫发育（疟疾在红外期阶段不出现临床表现）和红细胞内期原虫经几代裂体增殖达到一定数量所需的时间。潜伏期的长短与进入人体的原虫种株、子孢子数量和机体的免疫力有密切关系。恶性疟的潜伏期为7～27天；三日疟的潜伏期为18～35天；卵形疟的潜伏期为11～16天；间日疟的短潜伏期株为11～25天，长潜伏期株为6～12个月或更长。由输血感染诱发的疟疾，因无红外期发育阶段，其潜伏期一般较短且无复发现象。

2. 疟疾发作（paroxysm）　疟疾的一次典型发作表现为周期性寒战、高热和出汗退热三个连续阶段。发作是由红细胞内期的裂体增殖所致，当经过几代红细胞内期裂体增殖后，血中原虫的密度达到发热阈值，如间日疟原虫为10～500个/μl血，恶性疟原虫为500～1300个/μl血。红细胞内期成熟裂殖体胀破红细胞后，大量的裂殖子、原虫代谢产物及虫体的功能或结构蛋白、变性的血红蛋白及红细胞碎片进入血流，其中一部分被巨噬细胞、中性粒细胞吞噬，刺激这些细胞产生内源性热原质，与疟原虫的代谢产物共同作用于宿主下丘脑的体温调节中枢，引起发热。一般在典型疟疾发作之前，患者首先出现疲乏、头痛、全身不适、食欲减退、畏寒等前期症状。之后进入寒战期，患者全身发抖，颜面苍白，伴头痛、恶心，寒战可持续2～6小时；随后体温骤升，出现高热，体温达到39～40℃，颜面绯红，全身酸痛，头痛加剧，恶心、呕吐，发热可持续2～6小时。恶性疟初发仅有恶寒感觉，但发热期可长达20～36小时。伴随着血内刺激物被吞噬和降解，机体通过大量出汗使体温逐渐恢复正常，进入发作的间歇阶段。由于红细胞内期裂体生殖是疟疾发作的基础，因此发作具有周期性，此周期与红细胞内期裂体生殖周期一致。典型的间日疟和卵形疟隔日发作1次；三日疟为隔2天发作1次；恶性疟隔36～48小时发作1次。若寄生的疟原虫增殖不同步，则发作间隔无规律，如初发患者。不同种疟原虫混合感染时或有不同批次的同种疟原虫重复感染时，发作周期也多不典型。疟疾发作次数主要取决于患者治疗适当与否及机体免疫力增强的速度。随着机体对疟原虫产生的免疫力逐渐增强，大量原虫被消灭，发作可自行停止。

3. 疟疾的再燃和复发　疟疾初发停止后，患者若无再感染，仅由于体内残存的少量红细胞内期疟原虫在一定条件下重新大量繁殖又引起疟疾发作，则称为疟疾的再燃（recrudescence）。再燃与宿主抵抗力和特异性免疫力的下降及疟原虫的抗原变异有关。疟疾复发（relapse）是指疟疾初发患者红细胞内期疟原虫已被消灭，未经蚊媒传播感染，经过数周至年余，又出现疟疾发作，称复发。关于复发机制目前仍未阐明清楚，其中子孢子休眠学说认为由于肝细胞内的休眠子复苏，发育释放的裂殖子进入红细胞繁殖引起疟疾发作。恶性疟原虫和三日疟原虫无迟发型子孢子，因而只有再燃而无复发。间日疟原虫和卵形疟原虫既有再燃，又有复发。

4．并发症 疟疾导致的并发症可概括为以下几个方面。

（1）贫血（anemia）：疟疾发作数次后，可出现贫血，尤以恶性疟为甚。怀孕妇女和儿童最常见，流行区的高死亡率与严重贫血有关。疟疾患者的贫血程度常超过疟原虫直接破坏红细胞的程度，因此贫血的原因除了疟原虫直接破坏红细胞外，还与下列因素有关：①脾功能亢进，吞噬大量正常的红细胞。②免疫病理的损害。疟原虫寄生于红细胞时，使红细胞隐蔽的抗原暴露，刺激机体产生自身抗体，导致红细胞破坏。此外，宿主产生特异抗体后，容易形成抗原 - 抗体复合物，附着在红细胞上的免疫复合物可与补体结合，使红细胞膜发生显著变化而具有自身免疫原性，并引起红细胞溶解或被巨噬细胞吞噬。③骨髓造血功能受到抑制，疟疾患者释放的炎症因子可抑制骨髓的造血功能。

（2）脾大：初发患者多在发作 3 ～ 4 天后脾开始肿大，长期不愈或反复感染者，脾大十分明显，可达脐下。主要原因是脾充血和单核 - 巨噬细胞增生。早期经积极抗疟治疗，脾可恢复正常大小。慢性患者由于脾包膜增厚，组织高度纤维化，质地变硬，虽经抗疟根治，也不能恢复到正常。

在非洲或亚洲某些热带疟疾流行区，出现"热带巨脾综合征"，可能是由疟疾的免疫反应所引起。患者多伴有肝大、门脉高压、脾功能亢进、巨脾症、贫血等症状；血中 IgM 水平增高。

（3）凶险型疟疾（severe malaria）：包括脑型疟、急性肾衰竭、呼吸窘迫综合征和严重贫血、低血糖症等。凶险型疟疾来势凶猛，若不能及时治疗，死亡率很高。此型疟疾多发生于流行区儿童、无免疫力的旅游者和流动人口。

脑型疟（cerebral malaria，CM）是最严重的凶险性疟疾，大多数发生于恶性疟患者，但国内已报道也可由间日疟引起，是儿童和无免疫力成人患者的主要死亡原因。脑型疟为渐进或突发，常有剧烈头痛、呕吐和烦躁不安等先兆，继而以谵妄和昏迷为主要症状，并可出现不同程度的抽搐、定向障碍、嗜睡等。偶有瞳孔变小或不等大，对光反射迟钝。病程中可出现肢体瘫痪、失语、失聪和脑膜刺激症状等。周围血液中的原虫密度很高，或出现数量较多的晚期滋养体和裂殖体。绝大多数病例经及时治疗后，上述症状可完全消失，少数可残留震颤、共济失调、吞咽困难、失语、失聪、失明或舞蹈病样运动或精神性多语等神经精神后遗症，通常可在 4 个月内完全恢复正常。凡并发呼吸衰竭、心力衰竭、肺水肿、周围循环衰竭、急性肾衰竭和深度黄疸者，预后不良。昏迷程度深，持续时间长，抢救过迟或不力者预后亦差。

早期的研究认为，脑型疟的发生是由感染疟原虫的红细胞（parasitized red blood cell，pRBC）黏附于脑部微血管内皮细胞，导致血管的阻塞及周围脑组织的缺氧和出血引起的。然而，随后的研究发现，pRBC 在脑血管内皮上的黏附并不一定导致脑型疟的发生，而部分脑型疟患者的脑部微血管并未见 pRBC 阻塞血管，但出现淋巴细胞的浸润现象，提示免疫细胞所介导的免疫病理也是脑型疟发生的重要机制之一。因此，现在的观点认为，pRBC 阻塞脑血管和疟原虫感染引起的免疫病理协同促进脑型疟的发生。

框 15-2　脑型疟的免疫病理机制

首先，恶性疟原虫感染红细胞（infected red blood cell，iRBC），借助其表面的 PfEMP1 与脑血管内皮的黏附分子内皮细胞受体 C（endothelial protein C receptor，EPCR）等结合黏附于脑血管内皮；随后，黏附的 iRBC 刺激浸润到脑血管的 NK 和巨噬细胞分泌 IFN-γ、TNF-α 等炎症因子的释放，进一步诱导脑血管内皮相关黏附分子和趋化因子受体的表达上调，不但促进更多的 iRBC 黏附于脑血管内皮，并且还可募集脾活化的 CXCR3$^+$ CD8$^+$ T 细胞等到脑血管；最后 CD8$^+$ T 细胞可识别呈递疟原虫表位的脑血管内皮细胞，通过释放穿孔素和颗粒酶致脑部微血管内皮组织的损伤，破坏血脑屏障（blood-brain barrier，BBB），使疟原虫成分和其他潜在损伤分子通过 BBB 进入脑实质，从而引起脑水肿和颅内高压。

（4）胃肠型疟疾：疟疾感染还可引起胃肠道症状，包括胃部不适、气胀、恶心、呕吐、腹泻和便秘。有些症状类似于痢疾，出现黏液便，称为痢疾型疟疾；有时出现大量的水样腹泻，称为霍乱样腹泻；有时由于广泛的溶血以及肝因疟色素的沉积而出现肝损伤，患者出现肝大、压痛和黄疸。临床上类似病毒性肝炎，但未见肝衰竭，经适当治疗，肝功能可以在数周内恢复。

（5）孕妇疟疾（placental malaria，pregnant malaria）：由于妊娠时孕妇的免疫力降低，在妊娠期间或原先体内带有疟原虫但不发病的隐性疟疾的孕妇，在妊娠后期、临产期、产褥期可转为显性感染，出现临床发作。发作时，原虫血症密度较高，症状一般较重，贫血也很显著，不易自愈。可促发先兆子痫或子痫，引起流产、早产和死胎，足月顺产儿体重也较轻。因此，妊娠期间罹患疟疾应及时给予抗疟治疗。

（四）实验诊断

1. 病原学诊断　厚、薄血膜染色镜检红内期疟原虫仍然是目前最常用的方法，但该法对镜检者有比较高的专业要求。最好在服药以前取受检者外周血液制作厚、薄血膜，经吉姆萨或瑞特染液染色后镜检查找疟原虫。薄血膜中疟原虫形态完整、典型，容易识别和鉴别虫种，但原虫密度低时，容易漏检。厚血膜由于原虫比较集中，易检获，但染色过程中红细胞溶解，原虫形态有所改变，虫种鉴别较困难。因此，最好一张玻片上同时制作厚、薄两种血膜，如果在厚血膜查到原虫而鉴别有困难时，可再检查薄血膜。

恶性疟在发作开始时，间日疟在发作后数小时至 10 余小时采血能提高检出率。恶性疟原虫的晚期滋养体和裂殖体通常黏附在内脏毛细血管内皮上，并不出现在外周血中，血涂片一般只能检测到环状体和配子体时期。

另外，在进行疟原虫的病原学诊断时，须特别注意与寄生于红细胞内的巴贝虫的鉴别诊断。巴贝虫和疟原虫在形态上比较相似，但巴贝虫拥有自身的主要形态特征：形态和大小多变，可能含有食物泡，但没有疟色素；而且巴贝虫的裂殖子尖端相连后通常会构成特征性的十字形。

2. 免疫学诊断

（1）循环抗体检测：常采用间接荧光抗体试验、间接血凝试验和酶联免疫吸附试验等检测受检对象外周血中的疟原虫特异性抗体。然而，抗体 IgG 在患者治愈后仍能持续一段时间，因此，检测抗体很难区分现症和既往感染，主要用于疟疾的流行病学调查、防治效果评估及输血对象的筛选，而在临床上仅作辅助诊断用。

（2）循环抗原检测：目前主要采用快速免疫诊断试剂（rapid diagnostic test，RDT）检测受检对象外周血的疟原虫循环抗原，如富组氨酸蛋白 -2（HRP-2）和乳酸脱氢酶（LDH），可以鉴定不同种属疟原虫的感染及混合感染情况。该法从取血、反应到结果判断，只需要 5 ~ 10 分钟，而且多个样本可同时进行检测，不需要特殊仪器，非常适合于基层医院、防疫部门及边远落后地区应用；且其敏感性、特异性已经接近薄、厚血膜染色镜检法，因此，为 WHO 高度重视并大力推广。常用的 RDT 如检测恶性疟原虫的 ParaSight-F 和 ICT Malarial P.f，以及能同时检测恶性疟原虫和非恶性疟原虫的 ICT Malarial P.f /P.v 等。

3. 分子生物学技术　采用 PCR 技术特异扩增不同种属疟原虫基因，如 18Su rRNA 和编码 HRP-2 的基因，可以有效鉴定不同种属疟原虫的感染及混合感染。该法最突出的优点是敏感性高，但对于实验室设备有一定的要求。目前主要用于流行区无症状感染者体内疟原虫的检测，以及镜检阴性的疑似患者或镜检难以区分疟原虫虫种时的检测。

（五）流行

1. 流行概况　全球疟疾主要流行于热带和亚热带地区，其中 90% 以上的病例发生在非洲，7% 在东南亚地区，2% 在地中海地区东部。据 2021 年《世界疟疾报告》，2020 年全球疟疾预计病例 2.41 亿例，较 2019 年增加了 1400 万；预计死亡病例 62.7 万人，较 2019 年增加了 6.9 万。疟疾也曾是严重危害我国人民健康和生命安全，影响社会经济发展的重要虫媒传染病。新中国成立后，党和政府高度重视疟疾防治工作，70 多年来取得了举世瞩目的成就。全国疟疾本土发病人数由新中国成立前的每年 3000 万下降至 2017 年及之后的零病例。2021 年 6 月 30 日，我国正式获得了 WHO 消除疟疾的认证。然而，随着我国改革开放和援非政策的推行，以及"一带一路"倡议的实施，我国相关人员将不断进入疟疾流行区，面临感染疟疾的威胁；同时还将面临境外输入性疟疾的危险。因此，我国仍然面临输入性疟疾的防控任务。如果防控放松，很可能导致境外疟疾病例在境内的局部暴发流行。

2．流行环节

（1）传染源：外周血中存在配子体的患者和带虫者是传染源。间日疟原虫配子体在原虫血症 2～3 天后出现，恶性疟原虫配子体则在原虫血症的 7～11 天才出现。因此，间日疟患者在发病早期即可使蚊媒感染，而恶性疟则在临床发作停止后的一段较长时间里才可使蚊虫感染。红内期疟原虫感染者也可通过输血传播。

（2）传播途径：雌性按蚊是疟疾的传播媒介，传播途径为按蚊叮咬。可作为传播媒介的按蚊有 70 种，各区的主要传疟蚊种各不相同。中华按蚊、嗜人按蚊、微小按蚊和大劣按蚊曾是我国主要的传疟蚊种。非洲的传疟媒介有冈比亚按蚊、致死按蚊、阿拉伯按蚊等。

（3）易感人群：一般人群对疟疾普遍易感。西非黑种人对间日疟原虫具有抵抗力，高疟区婴儿可从母体获得一定的抵抗力。在流行区，成人由于反复感染，呈带虫免疫状态，儿童是主要易感群体；孕妇生理功能特殊，免疫力低，对疟疾易感；非疟区的无免疫力人群进入疟区，由于缺乏免疫力，可引起疟疾的暴发流行。

3．影响流行的因素　包括自然因素和社会因素。

（1）自然因素：适宜的温度和雨量有利于按蚊的孳生、繁殖和吸血活动。25 ℃ 左右最适合疟原虫在蚊体内的发育，温度高于 30 ℃ 或低于 16 ℃ 时，疟原虫不能在蚊体内发育，称疟疾传播休止期。而全球气候变暖延长了虫媒的传播季节是疫情回升的原因之一。

（2）社会因素：经济、文化、卫生水平及人类的社会活动等也直接或间接地影响疟疾的传播与流行。居民的居住条件、防蚊设备、露宿习惯及经济状况也与疟疾流行有关。各级组织对防疟工作的重视程度及防疟措施的落实，在防止疟疾流行上也起了重要作用。

（六）防治

20 世纪初期，在明确蚊是疟疾的传播媒介后，人类就开始通过消灭蚊媒来控制疟疾的传播。1946 年，DDT 杀灭成蚊的试验取得成效后，使得消灭疟疾成为可能，1955 年第 8 届世界卫生大会把以前的控制疟疾策略改为消灭疟疾策略。随着时间的推移，人们发现利用杀虫剂消灭媒介按蚊面临着越来越多的问题，诸如耐药蚊种的出现、杀虫剂造成的环境污染以及生态平衡等问题，终使全球灭疟规划受到严重挫折。1978 年，第 31 次世界卫生大会决定放弃全球限期灭疟的规划，把对疟疾的防治对策改回到控制的策略。20 年间经历的这两次策略大转变，不仅反映了疟疾问题的复杂性，同时亦体现了人们对与疟疾作斗争的认识在不断提高。经过积极防制，在过去的 20 年中，有 21 个国家消灭了疟疾，其中 10 个国家被世卫组织正式认证为无疟疾。2000 年以来，随着青蒿素联合治疗方案和经杀虫剂处理蚊帐等蚊媒控制手段的推广应用，非洲地区的疟疾死亡病例减少了 44%。2007 年，在比尔盖茨·梅林达基金会的倡议下，世界卫生大会第 60 届会议再次提出全球消除疟疾的宏伟目标，并将每年的 4 月 25 定为世界疟疾日。然而，近年来，东南亚和非洲地区先后出现青蒿素耐药性虫株，并存在进一步扩散与流行的潜在风险，使疟疾防控面临新的挑战。

疟疾也是我国流行历史最久远、危害最严重的传染病之一。新中国成立后，我国的疟疾防治经历了重点调查与防治（1949—1959年）、控制严重流行（1960—1979年）、降低发病率（1980—1999年）、巩固防治成果（2000—2009年）和消除疟疾（2010—2020年）五个阶段，采取了"线索追踪、清点拨源"的策略，并以"1-3-7"的有效监测抗疟方法，最终实现了疟疾消除目标。"1-3-7"工作规范为：发现病例1天内上报信息系统，3天内对病例进行调查、甄别、确认，7天内完成疫点处置，控制传染源，快速切断传播链。目前该方法已被列入WHO疟疾防控技术指南并向全球推广。

与其他寄生虫的防控原则一样，疟疾的防治原则也包括控制传染源、切断传播和保护易感人群。

1. 控制传染源　早期发现，及时治疗。疟疾患者和带虫者是主要的传染源，而抗疟药是杀灭疟疾患者体内的疟原虫、控制传染源的最主要手段。在疟疾的防控历史中，科学家们一直在积极寻找有效的治疗疟疾的药物。先后发现了具有杀灭红内期内原虫作用的奎宁和氯喹（chloroquine）等第一、二代抗疟药物，这些药物在早期疟疾的防控中发挥了重要的作用。然而，随着这些药物的广泛使用，耐药株和抗性株相继出现，使疟疾的防控面临着新的挑战。20世纪70年代，我国科学家屠呦呦发现青蒿素乙醚提取物的高效抗疟活性，随后青蒿素及其衍生物的联合用药（artemisinin-based combination therapies ACTs）被WHO列为疟疾的临床首选的一线治疗方案，挽救了成千上万疟疾患者的生命。青蒿素的发现和研制，是人类防治疟疾史上的重大突破，屠呦呦也因此获得了2015年诺贝尔生理学或医学奖。

框15-3　屠呦呦成功提取抗疟药青蒿素

20世纪60年代，东南亚的疟原虫已经产生广泛的氯喹抗药性。为了研发新的有效抗疟药，中医研究院的屠呦呦研究员夜以继日地工作，从历代医籍本草中精选出640个治疟方药，并逐个进行尝试。最终根据中医古籍《肘后备急方》"青蒿一握，以水二升，绞取之，尽服之"的记载，屠呦呦成功地从黄蒿中提取了青蒿素，并发现青蒿素能够快速杀灭四种常见疟原虫，对抗氯喹的恶性疟原虫亦有良好疗效。

除了针对疟疾患者的治疗外，疟疾发作休止期的治疗对于控制传染源同样有着重要的意义。休止期的治疗是指在疟疾传播休止期，对1～2年内有疟疾史和带虫者的治疗，以控制间日疟的复发和减少传染源。伯氨喹（primaquine）可杀灭红外期裂殖体和肝细胞内休眠体，防止疟疾复发；伯氨喹还可杀灭配子体，阻止疟疾传播。

2. 切断传播途径　主要是防蚊、灭蚊。流行区提倡使用杀虫剂浸泡蚊帐，辅以每年传播季节前杀虫剂室内滞留喷洒，能明显减少传播。必须科学、合理地使用杀虫剂，同时开展环境治理，减少幼虫孳生。

3. 保护易感人群　接种疫苗是保护易感人群的最经济、最有效的手段。根据作用时期的不同，疟疾疫苗主要有红外期疫苗、红内期疫苗和蚊期传播阻断疫苗。根据疫苗形式，疟疾疫苗主要有亚单位疫苗和全虫减毒疫苗两种。在过去的20年里，每年大约有10个候选疟疾疫苗申请进入临床试验。其中，以红外期亚单位和子孢子全虫减毒疟原虫，以及针对蚊期的传播阻断候选疫苗居多，而注册进入临床试验的红内期疟疾候选疫苗在近20年来呈明显的下降趋势，可见疟疾疫苗的研制逐渐由治疗性为主转向预防和阻断传播为主，以期实现在全球范围内控制和消除疟疾的最终目的。可控性人感染恶性疟原虫试验（controlled human malaria infection，CHMI）结果显示，化学减毒恶性疟原虫子孢子（chemo-attenuated P.f SPZ）疫苗是目前最有效的疟疾疫苗，对同源和异源的子孢子攻击均具有理想的保护效果。然而，受子孢子来源和冷链运输的限制，终究很难大规模地推广应用。亚单位疫苗仍然是疟疾疫苗的首选形式，其中以美国华特立陆军研究所和葛兰素史克公司联合研制的基于恶性疟原虫子孢子表面蛋白 CSP 的 R，TSS/AS01 的效果最好。2019 年，该疫苗在中、重度疟疾流行区（加纳、肯尼亚和马拉维）继续开展大规模的试点接种试验。2021 年 10 月，经过为期 2 年的现场试验效果评估，数据显示该疫苗具有良好的安全性。于是，WHO 基于上述现场试验评估效果，建议在一些疟疾传播风险较高的地区给儿童接种 RTS，S/AS01 疫苗，其主要目的是降低非洲 5 岁以下儿童因感染疟疾而导致的死亡率，因此，RTS，S/AS01 成为首款获批的疟疾疫苗。2023 年 10 月 2 日，在 RTS，S/AS 01 基础上进行改良的 R21/Matrix-M 也获得 WHO 的批准，成为了获批的第二款疟疾疫苗。RTS，S/AS 01 和 R21/Matrix-M 的相继获批是疟疾疫苗史上的重大突破进展，因此入选 2023 年《科学》（Science）杂志的十大科技突破之一。然而，该疫苗主要是降低流行区儿童的疟疾发病率和死亡率，其在预防疟疾感染及降低成年人的疟疾发病率和死亡率方面的效果还有待于进一步的验证。

为了加快疟疾疫苗的研究进程，WHO 等国际组织制定了疟疾疫苗研究的路标，争取到 2030 年研制出下一代更有效的疟疾疫苗。然而，研制高效、安全并能推广应用的疟疾预防疫苗的任务依然任重道远。

鉴于目前尚无安全、高效的疟疾疫苗，因此，目前预防疟疾的感染主要采用口服抗疟药。其中，预防疟疾感染最理想的是服用可杀灭红外期疟原虫和休眠子的抗疟药。然而，能满足这一条件的抗疟药只有伯氨喹，但该药物对 G-6-PD 缺乏人群有很大的副作用，在疟疾流行区使用明显受到限制。因此，目前常通过服用长半衰期的抗红内期药物（氯喹）进行预防，对抗氯喹的恶性疟流行的区域，则可用甲氟喹（mefloquine）。为了维持体内的血药浓度，一般在进入疟疾流行区前 2 周服用，并在流行区逗留期间每周服用 1 次，离开流行区后仍需继续服用 4 周。对于在恶性疟高流行区的孕妇和 5 岁以下小孩，WHO 则推荐使用磺胺多辛 - 乙胺嘧啶（sulfadoxine-pyrimethamine）进行疟疾季节性化学预防（seasonal malaria chemoprevention）。不论个体还是群体预防服药，每种药物疗法均不宜超过半年。

框 15-4　疟原虫感染免疫

疟原虫的发育存在多个时期，包括在人体内的红外期和红内期，以及在蚊体内的蚊期。机体采取不同的保护性免疫效应机制应对不同发育时期疟原虫的感染，例如，机体通过诱导抗体的产生阻断子孢子入侵肝细胞，采用 CD8+ T 细胞，尤其是肝组织定居记忆性 CD8+ T 细胞（tissue-resident CD8+ memory T cell，CD8+ TRM）清除已经侵入肝细胞内的红外期疟原虫；同样，机体通过诱导特异性抗体的产生阻断裂殖子入侵红细胞；由于成熟的红细胞表面不表达 MHC I 类分子，因此，机体则主要采用特异性 CD4+ T 细胞增强巨噬细胞对感染疟原虫红细胞的杀伤；对于蚊期疟原虫，机体则通过诱导配子、配子体、合子和动合子特异性抗体阻断疟原虫在蚊体内的发育。

然而，疟原虫具有多种逃避和抑制宿主免疫系统的策略。虽然反复多次感染能诱导机体产生的一定的免疫力，可以清除体内大多数疟原虫，使患者不再出现明显的临床表现，即进入临床免疫（clinical immunity）状态，但是，机体的免疫应答不能完全清除体内所有疟原虫，而疟原虫的这种免疫状态被称为带虫免疫（premunition）。这在一定程度上解释了流行区疟疾患者反复感染后仍不能获得完全免疫的现象。

（徐文岳）

二、巴贝虫

巴贝虫（*Babesia*）属于顶复门（Apicomplexa）、孢子虫纲（Sporozoa），是一种蜱媒原虫，寄生于哺乳动物的红细胞内，引起巴贝虫病（babesiasis），是人兽共患的动物源性寄生虫病。现已发现的巴贝虫有100多种，可以感染牛、马、羊、犬等多种哺乳动物和鸟类。能感染人体的巴贝虫有田鼠巴贝虫（*B. microti*）、分歧巴贝虫（*B. divergens*）、邓肯巴贝虫（*B. duncani*）、猎户巴贝虫（*B. venatorum*）等，也有报道人可感染牛巴贝虫（*B. bovis*）和犬巴贝西虫（*B. canis*）。

（一）形态

巴贝虫可分为大型及小型两类虫种，大型虫体长2.5～5.0 μm，小型虫体长1.0～2.5 μm。虫体寄生于宿主红细胞内，在Wright-Giemsa染色的薄血膜涂片中，核呈红色，胞质淡蓝色。虫体呈细小的圆形或卵圆形的环状体（滋养体），进一步发育可呈阿米巴形或梨形，故也称梨浆虫。多重感染时，在一个红细胞内可见发育不同时期的虫体，呈多形性外观，如圆形、卵圆形、环形、杆形、点状、阿米巴状等，其中最具特征的是双梨形、四联体型等。田鼠巴贝虫的虫体最小，其主要类型与恶性疟原虫的环状体非常相似。分歧巴贝虫的两个细长的梨形虫体端点紧靠，常常位于红细胞的边缘。

（二）生活史

巴贝虫的生活史需要两个宿主，终宿主（传播媒介）是硬蜱，中间宿主为人及多种哺乳动物和鸟类等脊椎动物。生活史至少包括三个增殖期：①在蜱肠中进行配子生殖（gametogony）；②在蜱唾液腺中进行孢子生殖（sporogony）；③在脊椎动物的红细胞内进行裂体生殖（merogony）。

1. 在蜱体内发育 蜱吸食患者或患病动物血液时，配子体随红细胞进入蜱肠道，侵入上皮细胞内发育为配子，两性配子结合后发育为合子继而形成动合子，动合子穿过肠腔进入蜱体腔，通过血淋巴到达蜱全身，不断地分裂增殖。当虫体进入蜱唾液腺细胞时，即经孢子生殖而形成子孢子。

2. 在人及其他脊椎动物体内发育 当人或其他脊椎动物被含有子孢子的蜱叮咬，子孢子进入人体血液内，黏附并侵入红细胞，以出芽生殖或二分裂法繁殖。虫体消化宿主的血红蛋白，不产生任何色素或其他残留体，因此，这类原虫一般被称为不产生色素的血孢子虫。当红细胞破裂时，裂殖子游离到血液中，再侵入新的红细胞，重复其分裂繁殖。在宿主红细胞内，大多数裂殖子发育为滋养体，某些滋养体发育为配子体，当被蜱叮咬进入蜱肠内即可发育为配子，继续在蜱体内的发育。

在蜱体内的巴贝虫也可经卵传递，进入蜱的卵巢内的虫体在卵内寄生。雌蜱产卵后，随着卵的发育，侵入蜱幼虫的各组织内进行分裂繁殖。除硬蜱叮咬外，人体也可以经输血和经胎盘感染。传播巴贝虫病的主要蜱种有草原革蜱、森林革蜱、银盾革蜱、中华革蜱、镰形扇头蜱、长角血蜱等。

（三）致病

人体巴贝虫病的表现主要是由于虫体在宿主红细胞内的无性繁殖及相继的红细胞溶解所引起，并受到宿主免疫状态的影响。

虫体在红细胞内寄生繁殖，与疟原虫相同，直接崩解宿主细胞；还可通过免疫病理机制造成非受染红细胞溶解以及脾吞噬功能增强。此外，虫体分泌毒素或其死亡后的崩解产物可起到内毒素的作用，激活血管活性物质（如血管舒缓素），导致血管扩张和通透性增高，使血管内液体外渗、血液变稠，继而导致血液循环淤滞；同时受染红细胞变形能力降低，形态改变，可相互粘连、积聚，阻塞毛细血管；血管舒缓素还可通过激活凝血因子启动凝血系统。在上述综合因素作用下引起弥散性血管内凝血，导致多器官微循环障碍，组织缺血和坏死。其病理变化主要有肝淤血、肝细胞肿胀及坏死，脾及骨髓增生，脑膜和脑实质充血、水肿，肾肿胀、出血和肾功能损害等。

人巴贝虫病的潜伏期为 1 ～ 3 周，临床表现与感染虫种和机体状况有关。田鼠巴贝虫感染者病情较轻，多呈亚临床感染或带虫者。分歧巴贝虫感染则病情较重。慢性患者的原虫血症可持续数月以至数年。急性发病时颇似疟疾，常见临床症状有寒战、间歇发热、出汗、头痛、肌肉和关节疼痛等，还可出现不同程度的贫血、脾大、黄疸及溶血等。严重感染者可出现低血压、肾衰竭、弥散性血管内凝血、昏迷，甚至死亡。并发症可有细菌感染和成人呼吸窘迫综合征（ARDS）。HIV 感染者及脾切除者为巴贝虫的高危人群，患病后病情重，病死率高。

（四）防治

1. 诊断　根据病史，包括到过流行区、被蜱叮咬或接触有蜱孳生的地方、近期有输血及脾切除史等，结合临床表现以及实验室检查，可做出诊断。

血涂片染色查病原体　血涂片染色镜检是最常用的确诊方法。巴贝虫对红细胞的感染率较疟原虫高，吉姆萨或瑞氏染色后，红细胞内的巴贝虫胞浆呈蓝色深染的环状或梨形，形似恶性疟原虫，如发现排列成十形的"四联型"小体或篮筐样虫体或大量的红细胞外原虫颇具诊断价值。

血清学试验或用 PCR 技术检测血液中的巴贝虫 DNA 或将患者的血液接种到仓鼠或沙土鼠，然后观察接种鼠的原虫血症也可作为诊断手段。

2. 治疗和预防　治疗本病目前常用的药物有克林霉素（clindamycin）、奎宁（quinine）、阿托伐醌（atovaquone）和阿奇霉素（azithromycin）等，以联合应用效果好，但毒性较明显，包括听力障碍、低血压、胃肠不适等。一般严重患者首选克林霉素和奎宁治疗；中等严重程度患者选择阿托伐醌和阿奇霉素治疗。重症病例也可用输血 / 换血疗法。

3. 预防　预防措施主要是避免被硬蜱叮咬。还应警惕带虫者作为献血员而造成传播。

（鱼艳荣）

第三节　寄生于其他细胞的原虫

一、利什曼原虫

案例 15-3

女，36 岁。因"反复发热，皮肤黄染伴恶心、腹胀 2 个月"于 2018 年 12 月入住医院消化内科。患者诉 2018 年 10 月因淋雨受凉后出现发热，最高体温 40 ℃，伴恶心、腹胀、乏力，全身皮肤黏膜、双眼巩膜黄染等不适。查体：腹膨隆，肝、脾轻度肿大。实验室检查提示肝功能损伤，红细胞、白细胞和血小板均低于正常值。予"保肝、激素、抗感染和升白细胞"等治疗后缓解出院。出院后病情控制欠佳，多次复发伴鼻出血、发热、寒战，于 2019 年 1 月再次急诊入院，行骨髓穿刺检查，镜下可见 3.0 μm×1.9 μm 椭圆形小体。

问题：

1. 对该患者的诊断是什么？该如何进行治疗？
2. 患者出现三系细胞（红细胞、白细胞、血小板）减少的机制是什么？
3. 结合这种寄生虫的生活史，说明其防治措施。

利什曼原虫（*Leishmania spp.*）是细胞内寄生的鞭毛虫，种类很多，宿主包括人、哺乳动物和爬行动物，不同种的利什曼原虫形态及生活史环节差别不大。寄生人体的利什曼原虫可引起 3 种类型的利什曼病：内脏利什曼病（visceral leishmaniasis）、皮肤利什曼病（cutaneous leishmaniasis）和黏膜皮肤利什曼病（mucocutaneous leishmaniasis）。利什曼病广泛分布于亚洲、非洲、欧洲、拉丁美洲的热带和亚热带地区，被 WHO/TDR 列为严重危害人类的十大热带病之一。人利什曼病也是一类动物源性或自然疫源性疾病，在一些丘陵、山区、森林、荒漠地带存在其自然疫源地。白蛉是利什曼病的传播媒介。

根据临床表现、病理学、免疫学、生物化学和分子生物学以及地理分布可鉴别利什曼原虫虫种，表 15-3 为常见利什曼原虫引起的疾病及地理分布。

表 15-3　常见利什曼原虫虫种、致病类型及地理分布

虫种	致病类型	地理分布
杜氏利什曼原虫 *Leishmania donovani*	内脏利什曼病（黑热病）、皮肤型黑热病、淋巴结型黑热病	中国、印度、孟加拉国、苏丹
热带利什曼原虫 *Leishmania tropica*	干性皮肤利什曼病（东方疖，oriental sore）	地中海沿岸、中东、亚洲西南部
硕大利什曼原虫 *Leishmania major*	湿性皮肤利什曼病	中亚、中东、亚洲西南部
埃塞俄比亚利什曼原虫 *Leishmania aethiopica*	弥漫性皮肤利什曼病	埃塞俄比亚、肯尼亚、纳米比亚
墨西哥利什曼原虫 *Leishmania mexicana*	皮肤利什曼病（胶工溃疡，chiclero's ulcer）	南美洲、中美洲
秘鲁利什曼原虫 *Leishmania peruviana*	皮肤利什曼病	秘鲁、阿根廷
巴西利什曼原虫 *Leishmania braziliensis*	黏膜皮肤利什曼病	南美洲、中美洲

在我国，杜氏利什曼原虫 [*Leishmania donovani*（Laveran & Mesnil，1903），Ross，1903] 为主要致病虫种，引起内脏利什曼病。

（一）杜氏利什曼原虫

英国学者 Leishman 与 Donovan 分别于 1900 年和 1903 年在黑热病患者体内发现了该虫的无鞭毛体，Ross 分别以两位发现者作为属名和种名，将其命名为 *Leishmania donovani*，即杜氏利什曼原虫。其生活史有前鞭毛体和无鞭毛体两个时期，前者寄生于传播媒介（雌性白蛉）的消化道内，后者寄生于人及其他哺乳动物的单核巨噬细胞内，主要累及人的肝、脾、骨髓、淋巴结等器官，常引起全身症状，如发热、肝脾大、贫血、鼻出血等，因患者皮肤上常有暗的色素沉着，并

有发热，印度人称为 kala-azar，即黑热病。本病致病力强，如不治疗，常因并发症而死亡，病死率高达 90% 以上。

1. 形态

（1）无鞭毛体（amastigote）：又称利杜体（Leishman-Donovan body），寄生于黑热病患者或感染动物的单核巨噬细胞内。在染色涂片上，常因巨噬细胞的破裂，可在细胞外查见散在的利杜体。虫体卵圆形，大小为（2.9 ~ 5.7）μm×（1.8 ~ 4.0）μm。瑞氏染液染色后，细胞质呈淡蓝色或深蓝色，一个较大的圆形核呈红色或淡紫色，点状或杆状的动基体位于核旁（图 15-11）；有时可见从虫体前端颗粒状基体（basal body）发出一条根丝体（rhizoplast），基体靠近动基体，在光镜下不易区分。

在透射电镜下可见无鞭毛体由内外两层表膜包被，内层表膜下有排列整齐的膜下微管（subpellicular microtubule）。不同种、株利什曼原虫无鞭毛体的膜下微管数目、直径、间距存在差异，在种、株鉴定上有一定意义。虫体前端表膜内陷形成鞭毛袋，内有 1 根短的鞭毛（即光镜下的根丝体）。基体为中空圆形。动基体呈腊肠状，其内有一束动基体 DNA 纤丝，在虫体发育过程中可分出新的线粒体，因此，动基体实质上是一个大线粒体。其余线粒体呈泡状或管状。内质网不发达，呈管状或泡状。核呈卵圆形，核仁 1 ~ 2 个，核膜两层，可见核孔。

（2）前鞭毛体（promastigote）：寄生于白蛉消化道内，亦见于培养基内。成熟虫体呈梭形，大小为（14.3 ~ 20）μm×（1.5 ~ 1.8）μm，核位于虫体中部，动基体在前部，基体在动基体之前，由此发出一根鞭毛游离于虫体外，通常鞭毛长度大于或等于虫体长度（图 15-12）。前鞭毛体运动活泼，鞭毛不停地摆动；在体外培养时，虫体前端鞭毛可聚集成团，排列成菊花状。

杜氏利什曼原虫的虫种问题

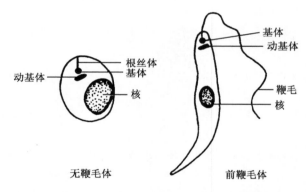

图 15-11　杜氏利什曼原虫无鞭毛体和前鞭毛体模式图

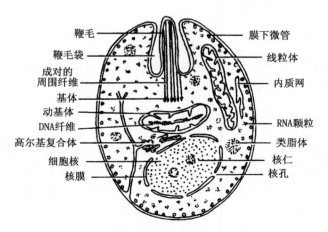

图 15-12　杜氏利什曼原虫无鞭毛体超微结构模式图

2．生活史　杜氏利什曼原虫生活史需要两个宿主，即白蛉和人或哺乳动物，犬是其重要的保虫宿主。前鞭毛体是其感染阶段，无鞭毛体为致病阶段，感染方式是白蛉叮刺吸血。

（1）在白蛉体内发育：当雌性白蛉叮刺患者或被感染的动物时，含无鞭毛体的巨噬细胞随血液被吸入白蛉胃内，经24小时无鞭毛体发育成早期前鞭毛体，此时虫体卵圆形，部分虫体鞭毛已伸出体外。48小时后发育为粗短前鞭毛体或梭形前鞭毛体，鞭毛逐渐变长，3～4天后发育为长梭形成熟前鞭毛体，活动力增强，并以纵二分裂方式繁殖。同时，虫体逐渐向白蛉前胃、食管和咽部移动，7天后具感染性的成熟前鞭毛体大量聚集在口腔及喙。当白蛉再次叮刺吸血时，前鞭毛体随白蛉唾液进入人或其他哺乳动物体内。

（2）在人体内发育：随白蛉唾液进入人体或哺乳动物体内皮下组织的前鞭毛体，一部分被多形核白细胞吞噬消灭，一部分被巨噬细胞内吞并形成纳虫泡。前鞭毛体在巨噬细胞内逐渐变圆，失去其鞭毛的体外部分，在巨噬细胞的吞噬溶酶体内转化成无鞭毛体，以二分裂繁殖，最终导致巨噬细胞破裂。逸出的无鞭毛体又进入其他巨噬细胞，重复上述增殖过程（图15-13）。杜氏利什曼原虫对宿主的内脏环境有高度的适应性，无鞭毛体可随巨噬细胞到达全身，特别是在脾、肝、骨髓、淋巴结等富含巨噬细胞的组织器官为多。虫数的大量增加可大量破坏巨噬细胞，并刺激巨噬细胞增生。反复进行下去，则会引起内脏的严重病变。如感染者受到白蛉叮咬，无鞭毛体再次进入白蛉胃内，重复其在白蛉体内的发育繁殖过程。

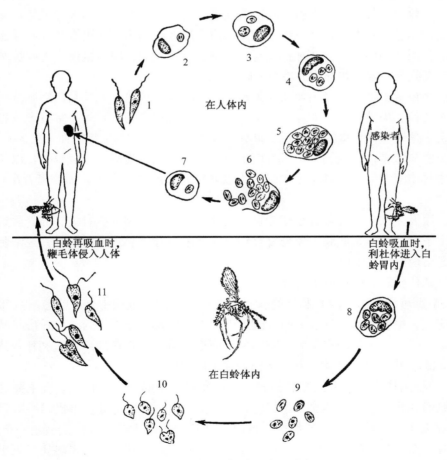

图 15-13　杜氏利什曼原虫生活史

前鞭毛体转化为无鞭毛体的机制目前尚未完全阐明。一般认为与微环境的改变有关，如 pH、温度、原虫所需营养物质以及宿主对原虫产生的特异性影响等。实验证明，前鞭毛体发育以 27 ℃

为宜，而无鞭毛体则需要 37 ℃环境。它们的抗原性也有明显差异，各有不同的期特异性抗原带、微管蛋白等。

利什曼原虫入侵巨噬细胞是通过受体介导的细胞内吞作用完成的。利什曼原虫首先黏附于巨噬细胞，黏附途径分为两种：一种是配体 - 受体结合途径，配体为原虫表面的磷脂酸聚糖（lipophosphoglycan，LPG）和主要表面糖蛋白 GP63；另一种为前鞭毛体吸附的抗体和补体与巨噬细胞表面的 Fc 或 C3b 受体结合途径。黏附后原虫随巨噬细胞的吞噬活动进入细胞内。

3．致病 杜氏利什曼原虫寄生在人的单核巨噬细胞内，引起相应的组织器官受损，导致内脏利什曼病，即黑热病。长期不规则发热，脾（95% 以上）、肝、淋巴结肿大和全血细胞减少性贫血是内脏利什曼病的三大症状。

（1）潜伏期长且长期不规则发热：此病潜伏期一般 4 ~ 7 个月或更长时间。临床起病缓慢，潜伏期后患者开始发热，温度可达 39 ℃以上，多为长期不规则发热，早期病例可呈双峰热型，即每天上、下午各有一次高热。

（2）脾大：是黑热病最主要的体征。无鞭毛体在巨噬细胞内繁殖，破坏巨噬细胞，同时刺激巨噬细胞大量增生，浆细胞也大量增生。细胞增生引起富含这些细胞的组织器官如肝、脾、骨髓、淋巴结肿大，其中以脾大最常见，出现率在 95% 以上。早期脾大主要由细胞增生引起，脾内窦状隙中血液淤积、血流受阻也是造成脾大的原因，后期则因网状纤维组织增生而质地变硬。

（3）贫血：全血细胞减少性贫血是黑热病的重要症状之一，血液中红细胞、白细胞、血小板均明显减少。主要原因是：①脾大引起脾功能亢进，血细胞在脾内遭到大量破坏；②无鞭毛体寄生使骨髓的造血功能受到抑制；③发生了免疫溶血，患者红细胞表面附有利什曼原虫抗原，杜氏利什曼原虫的代谢产物中有 1 ~ 2 种抗原与人红细胞抗原相同，因而机体产生的抗利什曼原虫抗体可直接与红细胞膜结合，在补体的参与下破坏红细胞。

患者因血小板减少常出现鼻出血及牙龈出血等症状，而贫血，尤其是白细胞减少会导致免疫受损，易并发各种感染性疾病，如肺炎和坏疽性口炎（俗称走马疳）等，常可导致患儿死亡；急性粒细胞缺乏症是另一种严重的并发症，如不及时治疗，易并发其他疾病而死亡。

（4）白蛋白与球蛋白比例倒置：患者白蛋白减少与肝功能受损、合成减少，以及肾小球受损白蛋白从尿中排出有关，而浆细胞增生导致大量非特异性球蛋白产生，因此患者出现白/球蛋白比例倒置。

（5）蛋白尿及血尿：与患者肾小球淀粉样变性及免疫复合物沉积有关。部分黑热病患者在肾小球血管内皮下和肾小球基底膜有免疫复合物沉积，激活补体导致淋巴细胞、浆细胞浸润，肾小球受损，患者出现血尿及蛋白尿。

（6）内脏利什曼病的特殊临床表现

1）皮肤型黑热病：部分内脏利什曼病患者在用锑剂治疗过程中，或治愈后数年甚至十余年可发生皮肤病变，患者面部、颈部、四肢或躯干等部位出现大小不等的暗色丘疹状结节，内含利什曼原虫。结节呈大小不等的肉芽肿，有的酷似瘤型麻风，称黑热病后皮肤利什曼疹（post kala-azar leishmanoid）。皮肤型黑热病在我国多出现在平原地区。

2）淋巴结型黑热病：患者无黑热病病史，病变局限于淋巴结。临床表现主要是局部淋巴结肿大，以腹股沟和股部多见，其次是颈部、腋下、上滑车、耳后等处。淋巴结肿大程度不一，如花生米或蚕豆大小，无明显压痛或红肿。淋巴结切片内可见无鞭毛体。患者的一般情况大多良好，少数可有乏力，肝、脾很少触及，嗜酸性粒细胞常增多。淋巴结型黑热病多见于非疫区成年人进入荒漠型疫区后发生，多数患者可自愈。

框 15-5　人体对利什曼原虫感染的免疫

不同种利什曼原虫对宿主引起不同的免疫应答。如人体对热带利什曼原虫产生的免疫应答，表现为既能消除寄生虫，又能完全抵抗再感染，称消除性免疫。临床表现为有迅速自愈倾向。

人体对杜氏利什曼原虫无先天免疫力，感染后产生非消除性免疫，临床上极少自愈，但黑热病治愈后则可产生稳固的获得性免疫，能够抵抗同种利什曼原虫的再感染。据报道黑热病患者治愈后利什曼素皮内试验阳性呈一曲线，20～29年后达到高峰，阳性反应可保持50余年之久，反应强度并不减弱。因此黑热病患者一经治愈，一般未见再次感染。

黑热病患者在发病期细胞免疫呈抑制状态，皮肤利什曼素迟发型超敏反应往往是阴性。研究表明，细胞介导的免疫降低与T细胞数量减少、转化能力低下有关。细胞免疫在控制利什曼原虫再感染中起主要作用，其基本过程为抗原致敏，导致T淋巴细胞增殖，释放淋巴因子，激活巨噬细胞，杀伤无鞭毛体。

黑热病患者早期血中球蛋白水平增高，主要为IgG与IgM，这与虫体抗原刺激活化多克隆B细胞使浆细胞大量增生有关。这些球蛋白绝大部分不是特异性抗体，对机体没有保护作用。

4．流行　黑热病在世界上分布很广，亚洲、欧洲、非洲和拉丁美洲等均有本病流行，主要流行于印度和地中海沿岸国家。内脏利什曼病是《中华人民共和国传染病防治法》中规定的乙类传染病。新中国成立前，黑热病曾在我国长江以北地区广泛流行，每年因此病而死亡的人数占人口数的4%～5%，是严重危害我国人民健康的寄生虫病之一。据1951年调查估计，全国有53万患者。经过大规模防治，我国黑热病得到了有效控制，1958年我国宣布基本消灭了黑热病。近年来主要散发在新疆、内蒙古、甘肃、四川、陕西、山西等地，其中新疆和内蒙古存在该病的自然疫源地。近十年，我国上报的利什曼病病例每年有150～500例，并且有输入性病例报道。

（1）传染源：黑热病属人兽共患病，患者、病犬以及某些野生动物均可作为传染源。根据传染源的不同，黑热病在流行病学上可分为三种不同的类型，即人源型、犬源型和自然疫源型，分别以印度、地中海和亚细亚荒漠内的黑热病为典型代表。同样，我国也存在这三种不同类型的黑热病流行区，且对应不同地势地貌的疫区，即平原、山丘和荒漠。我国3种不同类型黑热病的传染源、易感人群、疫区范围和传播媒介具体情况见表15-4所示。

表15-4　我国3种不同类型黑热病的传染源、易感人群、疫区范围和传播媒介

类型	传染源	患者	分布	传播媒介	备注
人源型（平原型）	人（患者）	人群感染为主；儿童、青壮年多	黄淮地区的苏北、皖北、鲁南、豫东、冀南、鄂北、陕西关中和新疆南部的喀什等地	家栖型中华白蛉、新疆的长管白蛉	目前这类地区黑热病已被控制；但可发生皮肤型黑热病
犬源型（山丘型）	犬	10岁以下儿童，婴幼儿	西北、华北和东北的丘陵山区，北京市郊	近野栖或野栖型中华白蛉	目前我国黑热病的主要流行类型
自然疫源型（荒漠型）	野生保虫宿主	婴幼儿	新疆和内蒙古的某些荒漠地区	野栖蛉种：吴氏白蛉、亚历山大白蛉	进入这类地区的成人可患淋巴结型黑热病

（2）传播途径：主要通过白蛉叮刺传播，偶可经口腔黏膜、破损皮肤、胎盘或输血传播。确定或疑似黑热病传播媒介的白蛉有 20 余种。国外主要有印度的银足白蛉（*Phlebotomus argentipes*）和静食白蛉（*P. papatasi*）；地中海地区包括南欧、北非和中东各国的恶毒白蛉（*P. perniciosus*）等。我国的传播媒介有中华白蛉（*Phlebotomus chinensis*）、长管白蛉（*P. longiductus*）、吴氏白蛉（*P. wui*）、亚历山大白蛉（*P. alexandri*）。我国黑热病分布与白蛉地理分布一致。

（3）易感人群：黑热病主要是儿童和青少年的疾病，其易感性随年龄增长而降低，且病后免疫力持久。婴幼儿以及从外地新进入疫区的成年人也易受到感染，应视为易感人群，且他们的临床表现多较疫区居民重。

5．防治

（1）诊断

1）病原学检查：检出病原体即可确诊，常用方法如下。

① 穿刺检查：最常用骨髓穿刺涂片，方法简便、安全，检出率高；其次是淋巴结穿刺，检出率略低，但其内的原虫消失较慢，而且复发早，因此常用淋巴结穿刺考核疗效和追踪观察复发者；脾穿刺检出率很高，但不安全，一般少用。穿刺物涂片镜检查无鞭毛体。

② 皮肤活组织检查：在皮肤结节处用消毒针头刺破皮肤，取少许组织液，或用手术刀刮取少许组织做涂片、染色、镜检，查无鞭毛体。

③ 培养法：用无菌方法将穿刺物接种于 NNN 培养基中，22 ～ 25 ℃培养 1 周，若培养物中查见前鞭毛体，即可确诊。近年来也用 Schneider 培养基，3 天即可出现前鞭毛体。

④ 动物接种法：将穿刺物接种于易感动物，如金黄地鼠，1 ～ 2 个月后取感染动物肝、脾做印片或涂片，镜检查无鞭毛体。

2）免疫学检查

① 检测血清抗体或循环抗原：用酶联免疫吸附试验、间接血凝试验等方法检测血清抗体，敏感性高，但假阳性率也高。单克隆抗体 - 抗原斑点试验诊断黑热病的阳性率也很高，敏感性、特异性、重复性均较好，且简易可行，仅需微量血清，该法还有确定现行感染、可用于疗效考核等优点。

② 利什曼素皮内试验：在前臂内侧皮内注射低剂量前鞭毛体抗原液，48 ～ 72 小时后观察局部皮肤是否出现发红、肿胀、硬结等，判断结果。阳性反应提示受检者已产生抗利什曼原虫细胞免疫。黑热病病程中呈阴性，治愈 1 个月后呈现阳性，且可持续数十年甚至终生，故本法适用于流行病学调查、确定疫区、判断流行程度和趋势、考核防治效果以及疫情监测，不宜用于疾病诊断。

3）分子生物学检查：近年来，用 PCR 及 DNA 探针技术检测黑热病取得较好的效果，其敏感性高、特异性强，还可确定虫种。

综合诊断依据：①在白蛉活跃季节（5—9 月）有流行区居住史；②长期不规则发热，脾大显著；③实验室检查：全血细胞减少，球蛋白增加，组织中找到无鞭毛体，免疫学检出抗原，或 DNA 检测阳性。

（2）治疗

1）病原治疗：首选药物为五价锑制剂，对利什曼原虫有很强的杀伤作用。如葡萄糖酸锑钠（斯锑黑克）、葡糖胺锑（甲基葡胺锑），疗效可达 97.4%；抗锑患者可用喷他脒、二脒替（司替巴脒）等芳香双脒制剂，或与五价锑合并使用。

2）脾切除治疗：经多种药物治疗无效而脾高度肿大且有脾功能亢进者，可考虑脾切除。

（3）预防：在流行区采取查治患者、控制病犬和消灭白蛉的综合防治措施是预防黑热病的有效办法。

　　1）消灭传染源：除了查治患者以外，控制病犬对犬源型疫区尤其重要，病犬应做到定期检查，早发现、早控制。

　　2）阻断传播途径：灭蛉、防蛉，在平原地区采用杀虫剂室内滞留喷洒灭蛉，在山区、丘陵及荒漠地区采取趋避措施，避免白蛉叮刺。

　　3）保护易感人群：加强个人防护，防止白蛉叮咬。

　　我国黑热病防治工作成绩卓著，到 1960 年，大部分地区达到了基本消灭要求。但近年来，少数地区又出现新的病例报道，因此应继续加强防治和监测，巩固防治成果。

（二）其他利什曼原虫

　　1．热带利什曼原虫　热带利什曼原虫 [*Leishmania tropica*（Wright，1903）Lvhe，1906] 的形态和生活史与杜氏利什曼原虫基本相同，但其无鞭毛体寄生在皮肤的巨噬细胞中，导致皮肤利什曼病，又称东方疖（orientalsore）或德里疖（delhiboil）。

　　热带利什曼原虫的无鞭毛体有大小两种之分，因此曾被分为两个亚种，即热带利什曼原虫大型亚种（*Leishmania tropica major*）和热带利什曼原虫小型亚种（*Leishmania tropica minor*），目前已将其视为两个独立的虫种，前者称为硕大利什曼原虫（*Leishmania major*），后者称热带利什曼原虫（*Leishmania tropica*）。两种在形态、临床表现及流行病学上各有特点。

　　硕大利什曼原虫无鞭毛体较大，约 4.48 μm×3.33 μm。白蛉叮咬将其前鞭毛体注入皮肤，经较短的潜伏期（1～4 周），注入部位发生丘疹，丘疹直径大（5～10 mm），呈急性炎症样，鲜红色，发展快。1～3 周即从中心溃破，有脓汁流出，边缘隆起、发硬，溃疡面覆盖一层薄痂皮，常伴有淋巴管炎。溃疡多发生于下肢，愈合较快，整个病程 3～6 个月。溃疡边缘及底部的组织内常有许多被该原虫寄生的巨噬细胞。患者利什曼素皮肤迟发型超敏试验常为阳性。本型皮肤利什曼病又称湿型皮肤利什曼病，因流行于乡村及传染源为鼠类，亦称乡村型或动物源型皮肤利什曼病。

　　热带利什曼原虫的无鞭毛体较小，约 3.33 μm×1.99 μm，所致的皮肤利什曼病潜伏期长（2～8 个月）。丘疹直径小（1～3 mm），颜色为棕色或正常，发展慢，3～6 个月破溃，脓少，通常无淋巴管炎。溃疡多发生在面部，病程在 1 年或 1 年以上，本型皮肤利什曼病又称干型皮肤利什曼病，一般称为东方疖，因流行于城镇，传染源为患者，亦称城镇型或人源型。

　　东方疖一般可自愈。但在埃塞俄比亚高原一带的部分患者病变长期不愈，病灶中原虫可经淋巴或血液散播到全身皮肤，形成许多蕈状结节，称为弥散型皮肤利什曼病（(diffuse cutaneous leishmaniasis，DCL）。后认为本型利什曼病的病原为独立虫种，称为埃塞俄比亚利什曼原虫（*Leishmania aethiopica*）。

　　皮肤利什曼病多流行于北非、东非、欧洲南部、中亚细亚、中东、印度西部地区。硕大利什曼原虫的主要传播媒介在欧亚流行区及苏丹为静食白蛉（*P. papatasi*），高加索白蛉（*P. caucasicus*）主要是动物之间的传播媒介；热带利什曼原虫的传播媒介在欧洲主要是庇氏白蛉（*P. perfiliewi*），在中东是静食白蛉，在印度及阿富汗等地则为银足白蛉（*P. argentipes*）。

　　病原学诊断应自溃疡边缘或基底部取材涂片查找无鞭毛体，如为阴性，可做切片检查。也可将待检组织转入 NNN 培养基中，培养 5～7 天查前鞭毛体。

　　用葡萄糖酸锑钠等五价锑剂治疗本病有一定疗效。局部治疗主要是保持溃疡清洁，防止继发感染。主要预防措施是防蛉叮咬、灭蛉、灭鼠。另外，可用前鞭毛体疫苗作预防接种，产生人工溃疡，自愈后可保护机体免遭自然感染。

　　2．巴西利什曼原虫　巴西利什曼原虫（*Leishmania braziliensi* Vianna，1991）与热带利什曼原虫极相似，除了导致皮肤损害，尚可引起黏膜损害，称为黏膜皮肤利什曼病。巴西利什曼原虫复合体包括巴西利什曼原虫（*Leishmania braziliensis*）、圭亚那利什曼原虫（*Leishmania* *guyanensis*）和巴拿马利什曼原虫（*Leishmania panamensis*）。

虫体经白蛉叮咬注入人体皮肤，经过 15 天左右的潜伏期，被叮咬的皮肤处出现无痛丘疹，奇痒，1 ～ 4 周内形成圆形浅溃疡，有明显的边缘。溃疡多发生于腿部，相继为足、前臂、头、臀、肘、躯干及鼻黏膜。如无细菌继发感染，溃疡可在 6 ～ 15 个月愈合。部分患者体内的巴西利什曼原虫可经淋巴或血液侵入鼻咽部黏膜，引起黏膜病变，严重者导致鼻中隔、喉和气管的软骨破坏，患者可因并发其他疾病而死亡。

黏膜皮肤利什曼病流行于中、南美洲，尤其是巴西。保虫宿主多为森林中的啮齿类动物。传播媒介主要为中间罗蛉（*Lutzomyia intermedius*）、秘鲁罗蛉（*Lu. peruensis*）、疣肿罗蛉（*Lu. verrucarum*）、惠康毛蛉（*Psychodopygus wellcomei*）和巴拿马毛蛉（*P. panamaensis*）等。

诊断主要依靠病原学检查，在病灶的组织内检查无鞭毛体。早期患者易于查见原虫，但晚期不易查获。应用 NNN 培养基培养时，培养基内的兔血应改为鼠血，因兔血可妨碍虫体繁殖。亦可用免疫学及利什曼素皮内试验等作辅助诊断。患者利什曼皮肤迟发型超敏反应呈阳性反应。单克隆抗体技术、PCR 技术结合分子杂交可用于虫种、亚种鉴定。

治疗可用五价锑剂及芳香双脒剂，对发生转移的黏膜皮肤利什曼病比较难治，可使用两性霉素 B 治疗。患者愈后可抵抗同种原虫的再感染，亦可抵抗墨西哥利什曼原虫的感染。预防感染的主要措施是防蛉叮咬；进入森林、峡谷时，皮肤尽可能不裸露，皮肤涂擦驱避剂。

（鱼艳荣）

二、刚地弓形虫

○ 案例 15-4

男，26 岁。因持续发热，疲乏、消瘦、盗汗 1 月余，用多种抗生素治疗无效而入院。体检：体温 37.5 ～ 38.5 ℃，颈部、腋下和腹股沟等多处可触及肿大的淋巴结，有的互相融合。B 超提示腹主动脉旁多个大小不等淋巴结，胸部 X 线片示两肺纹理增多增粗，肺 CT 片示两肺野内多数均匀细小粟粒结节状密度影。经询问，该患者家中收养多只流浪猫。颈淋巴结病理切片见弓形虫假包囊，血清学检查抗弓形虫 IgG 阳性、IgM 阳性，诊断为弓形虫病。经用阿奇霉素和复方新诺明治疗，体温逐渐下降，临床症状逐渐减轻，淋巴结均明显缩小。

问题：

1. 该患者诊断为弓形虫病的依据是什么？
2. 该患者患弓形虫病与养猫有无关系？为什么？
3. 弓形虫病的传播途径有哪几种？分别有什么特点？
4. 弓形虫感染和致病分别有什么特点？

刚地弓形虫（*Toxoplasma gondii* Nicolle & Manceaux，1908）因在刚地梳趾鼠体内发现，且虫体呈弓形而得名，也称弓形虫、弓形体或弓浆虫。猫科动物为其终宿主，几乎所有的哺乳动物都可作为其中间宿主，引起人兽共患的弓形虫病（toxoplasmosis）。弓形虫病是一种重要的机会致病原虫病，同时也与优生优育及畜牧业发展密切相关，因此近年来引起了人们的高度重视。

框 15-6　机会致病原虫

一些原虫在感染免疫功能正常宿主后并不引起临床表现，暂时处于隐性感染状态。但是，当宿主感染抵抗力下降或免疫功能不全时，如 HIV 感染者、孕妇、胎儿、长期接受免疫抑制治疗或晚期肿瘤患者，其繁殖能力和致病力明显增强，患者出现明显的临床症状和体征，甚至危及生命。这类原虫称为机会致病原虫，如弓形虫和隐孢子虫。

（一）形态

弓形虫生活史较复杂，整个生活史包括滋养体、包囊、裂殖体、配子体和卵囊 5 种形态。其中滋养体和包囊可见于中间宿主体内，裂殖体、配子体和卵囊可见于终宿主体内。

1. 滋养体　在中间宿主体内营二分裂增殖的虫体，是弓形虫的致病阶段，包括速殖子（tachyzoite）和缓殖子（bradyzoite），两者在形态上相似，并可在一定的条件下互相转换。滋养体大小（4～7）μm ×（2～3）μm，新月状或香蕉状，一端尖，另一端钝圆，一侧扁平，另一侧隆起，核位于中央或偏后。电镜下，可见虫体前端的类锥体、极环、棒状体和微管等，这些结构在滋养体与宿主细胞发生黏附、定位、侵袭的过程中发挥重要作用。滋养体可在任何有核细胞内增殖，有些散布在宿主的血液、脑脊液及病理渗出液中，呈单个或两个相对排列（图15-14）。细胞内寄生的滋养体繁殖较快，数量几个至十几个不等，由宿主细胞膜包绕形成假包囊（pseudocyst），内含的滋养体称为速殖子。

2. 包囊　寄生于中间宿主组织内，圆形或椭圆形，直径 5～100 μm，外层为虫体分泌的一层富有弹性的坚韧囊壁，内含数个至数千个缓慢增殖的滋养体，这些滋养体称为缓殖子。缓殖子在形态上与速殖子相似，但虫体小，核偏后（图 15-14）。包囊可在宿主组织内长期存活，是弓形虫慢性持续性感染主要存在形式，在一定条件下可破裂，释放出的缓殖子侵入新的细胞后形成新的包囊。

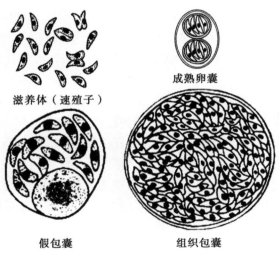

滋养体（速殖子）　　成熟卵囊

假包囊　　　　组织包囊

图 15-14　刚地弓形虫的滋养体、包囊、卵囊

3. 裂殖体　在终宿主猫科动物小肠绒毛上皮细胞内发育增殖，成熟的裂殖体为长椭圆形，内含 4～40 个裂殖子，以 10～15 个居多，呈扇状排列，裂殖子形如新月状，前尖后钝，较滋养体小。

4. 配子体　裂殖子在终宿主猫科动物小肠绒毛上皮细胞内发育形成。雌配子体呈圆形，成

Note

熟后发育为雌配子，直径可增大至 10 ～ 20 μm；雄配子体直径约 10 μm，成熟后形成 12 ～ 32 个雄配子；雄配子两端尖细，长约 3 μm。雌雄配子受精发育为合子，而后发育为卵囊。

5. 卵囊 为终宿主猫体内有性生殖的产物，从猫粪便中排出。未孢子化的卵囊为圆形或椭圆形，大小为 10 ～ 12 μm，具两层光滑透明的囊壁，囊内充满均匀小颗粒。成熟卵囊（孢子化的卵囊）内含 2 个孢子囊，分别含 4 个新月形的子孢子（图 15-14）。

（二）生活史

弓形虫的生活史是典型的循环传播型，生活史需要两类脊椎动物，分别作为其终宿主和中间宿主。在终宿主猫科动物的小肠上皮细胞内完成有性生殖，同时在猫肠外其他组织的有核细胞内进行无性生殖，故猫科动物是弓形虫终宿主兼中间宿主。在其他脊椎动物和人体组织的有核细胞内只进行无性生殖，这些脊椎动物和人是弓形虫的中间宿主。弓形虫对中间宿主的选择性极不严格，除人和哺乳动物外，鸟类、爬行类、鱼类、禽类等都可作为其中间宿主。弓形虫对寄生组织也无明显特异性，除红细胞外，任何有核细胞均可寄生。

1. 终宿主体内的发育 猫或猫科动物捕食中间宿主内脏或肉类组织时，或食入外界被卵囊污染的食物或水，包囊、假包囊、卵囊在猫肠内分别释放出缓殖子、速殖子和子孢子，侵入小肠绒毛上皮细胞内，经 3 ～ 7 天的发育增殖，虫体在上皮细胞内形成裂殖体，成熟后释放裂殖子，再侵入新的上皮细胞发育、繁殖，如此反复。经数代裂体增殖后，部分裂殖子侵入上皮细胞发育为雌、雄配子体，配子体破裂释出雌、雄配子。雌、雄配子受精成为合子，最后发育为卵囊。卵囊破上皮细胞进入肠腔，随粪便排出体外。在外界适宜温、湿度下，经 2 ～ 5 天发育为孢子化卵囊，即具有感染性的成熟卵囊，是重要的感染阶段。猫吞食不同发育阶段虫体后排出卵囊的时间不同，通常吞食包囊后 3 ～ 5 天、假包囊 5 ～ 10 天、卵囊 20 ～ 24 天后排出卵囊。受染猫每天可排出卵囊 1000 万个，持续 10 ～ 20 天。卵囊具双层囊壁，对外界抵抗力较大，耐酸、碱、消毒剂，在室温可生存 3 ～ 18 个月，猫粪内可存活 1 年。

2. 中间宿主体内的发育 当猫粪中的卵囊或动物肉类中的包囊或假包囊被中间宿主如人和其他动物吞食后，在宿主肠道内分别逸出子孢子、缓殖子或速殖子，随即侵入肠壁，经血流或淋巴进入单核巨噬细胞内寄生，并扩散至全身各器官组织，如脑、淋巴结、肝、心、肺、肌肉等。进入细胞内的虫体以内二芽殖、二分裂方式不断增殖，形成假包囊。当速殖子增殖到一定数量，细胞破裂，速殖子逸出。游离于体液或组织液中的速殖子能作螺旋式转动，可侵入新的组织细胞，如此反复增殖。

在免疫功能正常的机体，部分速殖子侵入宿主细胞后（特别是脑、眼、骨骼肌细胞），虫体增殖速度减慢，分泌成囊物质，形成含缓殖子的包囊。包囊在宿主体内可存活数月、数年甚至终生。包囊最终破裂，释出的缓殖子再重新侵入其他有核细胞内，继续缓慢发育增殖。因此，包囊是人体隐性感染弓形虫的主要形式。当机体免疫功能低下或长期应用免疫抑制剂时，包囊内缓殖子可以被激活，包囊破裂，释出的缓殖子进入血流和其他新的组织细胞继续发育、增殖并转变为速殖子。速殖子和包囊是中间宿主之间或中间宿主与终宿主之间相互传播的主要感染阶段（图 15-15）。

（三）致病

1. 致病机制 弓形虫的致病作用与虫株毒力和宿主的免疫状态有关。速殖子是弓形虫的主要致病阶段，虫体在有核细胞内迅速发育、繁殖，破坏细胞，刺激淋巴细胞和巨噬细胞浸润，导致组织的炎症和坏死。包囊内缓殖子是宿主慢性感染的主要形式，缓殖子不断增殖，包囊增大，压迫周围组织。包囊一旦破裂可引起迟发型超敏反应，产生肉芽肿，病变多见于脑、眼等部位。

2. 临床表现 人体感染弓形虫大多数为隐性感染，无明显症状和体征，呈高感染、低发病

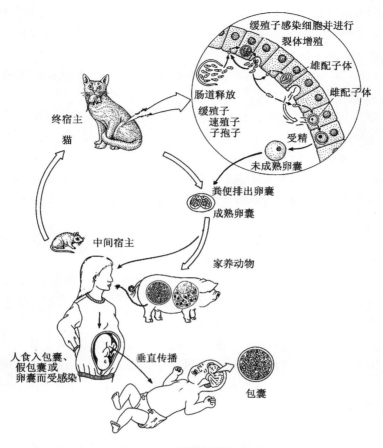

图 15-15　弓形虫生活史

的特征。临床上将弓形虫病分为先天性和获得性两类。

先天性弓形虫病是妊娠妇女孕期初次感染弓形虫，虫体经胎盘感染胎儿。孕妇在妊娠期的前3个月内感染，可造成流产、早产、畸胎或死产，其中畸胎发生率高，如出现无脑儿、小头畸形、脊柱裂等；若孕妇于妊娠后期感染，受染胎儿或婴儿多数表现为隐性感染，有的出生后数月甚至数年才出现症状。先天性弓形虫病的典型症状有脑积水、脑钙化、视网膜脉络膜炎和精神、运动障碍。

获得性弓形虫病是指出生后由外界获得的感染，主要为摄入被卵囊污染的食物或水以及含包囊、假包囊的未熟肉类而引起。免疫力正常者多呈隐性感染，仅表现为血清特异性抗体增高，有症状者以淋巴结肿大最常见，多见于颈后与颌下淋巴结，同时伴有低热、乏力、肌肉不适、肝脾大等。弓形虫常累及脑和眼部，引起中枢神经系统损害，如脑炎、脑膜脑炎、癫痫和精神异常；弓形虫眼病以视网膜脉络膜炎多见，表现为视力下降。近年来日益增多的报告显示，弓形虫感染者可伴有精神疾病。免疫功能低下者，如患艾滋病、恶性肿瘤、器官移植后长期服用免疫抑制剂的患者，弓形虫可在这些宿主体内迅速增殖、播散，使隐性感染状态转为急性重症，从而出现严重的全身性弓形虫病，多因并发弓形虫脑炎或全身器官衰竭而死亡。

（四）实验诊断

弓形虫病因无特异性临床症状和体征，必须借助病原学、免疫学和分子生物学检查才能确诊。

1. 病原学检查

（1）涂片染色法：取急性期患者的腹水、胸腔积液、羊水、脑脊液等，离心后取沉淀物涂片，或取骨髓、血液或活组织穿刺物涂片，经吉姆萨或瑞氏染色，镜检滋养体。

（2）动物接种分离法或细胞培养法：将上述患者体液的沉淀物，或活组织穿刺物接种于小鼠腹腔内，1周后取腹腔液镜检滋养体，镜检阴性需盲传3代。样本也可接种于离体培养的单层有核细胞，查假包囊或游离虫体。

2. 血清学检查 常用间接血凝试验、间接免疫荧光试验、酶联免疫吸附试验等查特异性抗体（IgM、IgG）或循环抗原。

目前我国已将弓形虫感染的免疫检测作为产前感染性疾病（TORCH）筛查内容之一。弓形虫感染检测包括 IgM 与 IgG 两种抗体，前者表示新近 1～2 个月的感染；后者表示既往感染，具有一定的免疫力；若两者同时阳性，也表示有现症感染。

3. 分子诊断 近年来，PCR 和 DNA 探针技术已用于本病的诊断，具有敏感性高、特异性强的优点。尤其是应用 PCR 检测脑脊液和羊水中弓形虫 DNA，对脑弓形虫病和先天性弓形虫病的诊断有较大意义。

（五）流行

1. 流行概况 本病为人兽共患寄生虫病，世界性分布，人群感染普遍，大多数为隐性感染。我国感染率5%～20%，与人关系密切的家畜（牛、羊、猪、犬、兔等）感染率高，可达10%～50%，是人体弓形虫感染的重要传染源。

弓形虫感染广泛流行，主要原因有：感染阶段多，滋养体、包囊、卵囊均为感染阶段；中间宿主广泛，与人体关系密切的家畜均易感染；可在中间宿主之间、终宿主之间、中间宿主和终宿主之间互相传播；包囊在组织存活时间长；卵囊排放量大，且对外界抵抗力强；传播途径多，可经口、胎盘、输血、器官移植等感染。

2. 流行环节

（1）传染源：包括体内有包囊和假包囊的受染动物、可排出卵囊的猫及猫科动物、经胎盘传播时的人。几乎所有温血动物都可传染弓形虫，一些鸟类、鸡、鸭等也是弓形虫的自然宿主；猫及猫科动物作为终宿主，其粪便中含有大量卵囊，是重要的传染源。

（2）传播途径：先天性弓形虫病经胎盘而感染；获得性弓形虫病主要因食入未熟的含弓形虫的肉、蛋、奶、蔬菜而感染，也可经皮肤、黏膜损伤处或经输血、器官移植而感染。

（3）易感人群：人类对弓形虫普遍易感。胎儿易经胎盘感染，肿瘤和艾滋病患者易由隐性感染转为罹患弓形虫病。

（六）防治

加强对家畜、家禽和可疑动物的监测和隔离；加强肉类检疫、饮食卫生管理，宣传和教育群众不吃生或半生的肉、蛋、奶制品；科学喂养猫类宠物；定期对孕妇做弓形虫常规检查，以防止先天性弓形虫病的发生；对于艾滋病患者、恶性肿瘤化疗前患者，以及需要长期使用免疫抑制剂患者，治疗前应进行弓形虫血清学检查，以防止隐性感染转变为继发性弓形虫病的风险。

包囊和卵囊均对热敏感，50 ℃ 30 分钟或 56 ℃ 10～15 分钟即可杀死包囊，80 ℃ 1 分钟即可杀死卵囊，因此，加热是防止经口传播的有效方法。

对急性期患者应及时药物治疗，但至今尚无理想特效药。乙胺嘧啶与磺胺类药物联合使用，可抑制弓形虫速殖子增殖，但对组织内包囊无效；孕妇宜使用螺旋霉素，其毒性低，胎盘组织分布浓度高；克林霉素可高浓度聚集在脉络膜、虹膜和视网膜，可用于治疗弓形虫眼病。阿奇霉素、罗红霉素也被证明具有抗弓形虫作用，可用于治疗。此外，研制高效、安全的弓形虫疫苗无疑是一种最好的预防措施。

框 15-7　人体抗弓形虫免疫

机体的 IFN-γ 在抵抗和清除弓形虫方面发挥着至关重要的作用。感染早期，弓形虫蛋白刺激小鼠 DC 或巨噬细胞表面的 Toll- 样受体（TLR）产生 IL-12，IL-12 则刺激 NK 细胞和中性粒细胞分泌 IFN-γ；而在感染晚期，随着 CD4+T 细胞和 CD8+T 细胞的活化，IFN-γ 则主要由上述两种细胞所分泌。IFN-γ 通过与受感染细胞表面的 IFN-γ 受体结合后，通过诱导多种效应分子发挥杀灭弓形虫的效应。针对不同的宿主细胞，IFN-γ/IFN-γR 诱导产生的效应分子存在明显的差异。对于巨噬细胞或单核细胞而言，IFN-γ/IFN-γR 活化后不但能诱导产生反应性氧（reactive oxygen species，ROS）和一氧化氮（NO），直接杀伤胞内的弓形虫；而且还能诱导产生免疫相关的 GTP 酶（immune related GTPase，IRG）和鸟苷酸结合蛋白（guanylate binding protein，GBP），在自噬相关蛋白（autophagy-related protein，ATG）的协助下，破坏弓形虫的纳虫空泡，从而最终降解弓形虫。对于非免疫宿主细胞而言，IFN-γ/IFN-γR 活化后并不能诱导产生 ROS 和 NO，而只是通过诱导产生 IRG 和 GBP 破坏弓形虫纳虫空泡并降解弓形虫。

（徐文岳）

第四节　寄生于组织中的原虫

案例 15–5

男，42 岁，汉族，农民。全身严重烧伤卧床 20 年。1 天前无明显诱因出现发热，畏寒、寒战，头痛、咽痛，喷射性呕吐数次并进行性病情加重，急诊入院，ICU 救治。入院查体：体温 40.5 ℃，脉搏 72 次 / 分，呼吸 21 次 / 分，血压正常，颅内压升高，神志不清，双眼上翻，结膜充血，两侧瞳孔等大等圆，牙关紧闭，颈部强直，鼾声呼吸，四肢抽搐，肌肉痉挛，尿失禁，皮肤、黏膜潮红，臀部周围可见局部皮肤深紫黑色，并伴有溃疡、坏死、异味的压疮等，头颅 CT 及胸部 CT 未见明显异常征象。腰椎穿刺取脑脊液检查，湿片镜检显示：阿米巴样运动的原虫；病原微生物宏基因组检出福氏耐格里阿米巴（拷贝数为 21 534，相对丰度 99.78%）。

问题：

1. 你确定该患者感染福氏耐格里阿米巴吗？为什么？该如何进行治疗？
2. 如果你确定该患者的感染成立，请阐述可能的感染原因和途径。
3. 结合这种寄生虫的生活史，说明其防治措施。

一、致病性自生生活阿米巴

致病性自生生活阿米巴是一种致病性的兼性自生生活的阿米巴，在环境中广泛存在，其不仅可在外界营自生生活，亦可以侵入宿主营寄生生活，造成宿主严重病变甚至死亡。这类阿米巴性疾病的发生、发展并不依赖人与人之间的传播。致病性自生生活的阿米巴主要包括棘阿米巴（*Acanthamoeba* spp.）、狒狒巴拉姆希阿米巴（*Balamuthia mandrillaris*）、福氏耐格里阿米巴（*Naegleria fowleri*）等。这些致病性自生生活阿米巴多存在于淤泥、池塘或游泳池中。人们通过接触受污染的水体或在其中游泳而感染。耐格里属阿米巴中致病的主要是福氏耐格里阿米巴（*N. fowleri*），被称为"食脑虫"，往往引起儿童或未成年者的原发性阿米巴性脑膜脑炎（primary amoebic meningoencephalitis，PAME），全世界自 1961 年首报至 2019 年约有 430 例。棘阿米巴中的致病虫种主要是卡氏棘阿米巴（*A. castellanii*），感染主要发生在抵抗力低下的人群，例如虚弱、营养不良、应用免疫抑制剂或获得性免疫缺陷综合征（AIDS）人群。一般认为可经损伤的皮肤和眼角膜、呼吸道或生殖道侵入人体，引起肉芽肿性阿米巴性脑炎（granulomatous amebic encephalitis，GAE）、阿米巴性皮肤损害和阿米巴角膜炎（amebic keratitis，AK）。狒狒巴拉姆希阿米巴主要引起 GAE，尤其在衰弱、器官移植后的免疫抑制治疗或 AIDS 患者中多见。儿童、青少年也可以引起皮肤持续性感染，最终引起脑部感染。

（一）形态

1. 棘阿米巴　棘阿米巴可以土壤、水体中的细菌为食，具有包囊期和滋养体期。卡氏棘阿米巴（*Acanthamoeba castellanii*）和多噬棘阿米巴（*Acanthamoeba polyphaga*）为严重致病性虫体。棘阿米巴可体外培养。包囊为圆形，直径 8 ~ 25 μm，一般以多角形、球形、卵圆形或星形的内包囊壁和波纹状的外包囊壁的形态多见。包囊的胞质内布满细小颗粒，单核，常位于包囊中央。根据包囊的形态对这类棘阿米巴进行鉴别，18S rRNA 基因的序列也可以进行鉴别。棘阿米巴属的滋养体为多变的长椭圆形，直径 12 ~ 45 μm，滋养体体表有许多不断形成与消失的棘刺状伪足（acanthopodia），虫体做无定向的缓慢运动。胞质内含颗粒及食物泡。核直径约 6 μm，核中央含一大而致密的球状核仁，核膜与核仁之间有明显的晕圈，却无核周染粒。但有时核仁呈多态形，或内含空泡。

2. 狒狒巴拉姆希阿米巴　与棘阿米巴相似，亦具滋养体期和包囊期。滋养体有较大的泡状核，核仁居中，指状伪足，虫体直径为 12 ~ 60 μm。成熟的包囊常呈圆形，直径 6 ~ 30 μm。

3. 福氏耐格里阿米巴　耐格里属阿米巴有阿米巴型滋养体、鞭毛型滋养体和包囊期三个形态时期。阿米巴型滋养体呈椭圆或狭长形，直径 10 ~ 35 μm，一般约 15 μm；一端有一圆形或钝性伪足，运动活泼。染色后，滋养体的核为泡状核，直径约 3 μm，居中的核仁大而致密，核膜与核仁之间有明显的晕圈。细胞质呈颗粒状，内含数个空泡、食物泡和收缩泡。在 37 ℃蒸馏水中，滋养体可变成梨形的一端有 2 根或多至 9 根鞭毛、直径 10 ~ 15 μm 的鞭毛型。鞭毛型滋养体运动活泼，但不取食、不分裂，亦不直接形成包囊。此型虫体往往在 24 小时后又转变为阿米巴型。包囊表面光滑，直径 7 ~ 10 μm，具有两层囊壁。

（二）生活史

致病性自生生活阿米巴生活史较简单。在自然界中普遍存在于水（湖泊、泉水、井水、污水等）、淤泥、尘土和腐败的植物中。滋养体可吞噬细菌、真菌和藻类，有些细菌进入滋养体后可以抵抗其消化而增殖并随时逸出宿主，阿米巴毒力似与这类滋养体内的细菌有一定关系。滋养体行二分裂繁殖，条件不利时可形成包囊。滋养体期和包囊期都可以感染宿主。

棘阿米巴包囊对寒冷、干燥、自来水和各种抗微生物药剂都具有很强的耐受性，包囊也可漂浮在空气、尘土中，甚至可能作为过敏原。曾经在牙科治疗台、血液透析装置、暖气、通风和空调组件中均检测到棘阿米巴，甚至也在人类的鼻腔、咽喉或者人和动物的脑、皮肤和肺组织中发现该原虫。棘阿米巴可以侵入眼或通过鼻腔进入下呼吸道，经溃疡或破溃的皮肤侵入人体。一旦侵入眼部可致角膜炎；侵入呼吸道或皮肤的虫体可侵入中枢神经系统引起肉芽肿性阿米巴脑炎或其他弥散性疾病或皮肤疾病，在病变的组织中可以检测到滋养体和包囊。

狒狒巴拉姆希阿米巴以土壤中小型自由生活阿米巴为食，并不吞食细菌，所以须在哺乳动物细胞内培养，其他与棘阿米巴相似。原虫可以经溃疡或破溃的皮肤侵入人体，再经血循环侵入中枢神经系统，引起肉芽肿性阿米巴脑炎或其他弥散性疾病或皮肤疾病，在病变的组织中可以检测到滋养体和包囊。有通过胃肠道传播或者鼻腔进入下呼吸道，甚至通过器官移植传播的报道。

耐格里属阿米巴滋养体有双态性，即鞭毛型滋养体和具伪足的阿米巴型滋养体。在不利环境中，滋养体可形成包囊，而当培养基含有足够营养成分时即发生脱囊，滋养体通过包囊上的小孔逸出。滋养体主要经鼻黏膜沿嗅神经迁移入脑组织，引起病变，在脑组织仅可检出滋养体。

（三）致病

1. 致病特点 致病性自生生活阿米巴的侵袭能力与其致病基因的表达有关，滋养体可以破坏各种宿主细胞，严重程度各异；而且各虫株之间的增殖速度、对宿主细胞的黏附能力、蛋白酶的分泌以及免疫逃避各有差异。虫体需有氧代谢，虫株的毒力与蛋白酶、过氧化物酶和超氧化歧化酶的关系密切，这些蛋白是阿米巴致病性和毒力的生物化学标志。这类阿米巴滋养体对宿主细胞的黏附作用是其感染致病的首要条件，接着滋养体可以通过分泌多种蛋白酶破坏宿主细胞外基质，介导宿主细胞或组织发生病理变化，最终使宿主细胞被吞噬或发生死亡。

2. 临床症状 棘阿米巴、狒狒巴拉姆希阿米巴和福氏耐格里属阿米巴等致病性自生生活阿米巴感染的潜伏期随虫种不同从 2 天至数月不等，起病突然或隐匿，发展暴发或迁延，可分成肉芽肿性阿米巴脑炎、棘阿米巴角膜炎、阿米巴性皮肤损害、狒狒巴拉姆希阿米巴性肉芽肿性脑炎和原发性阿米巴脑膜脑炎等。

（1）肉芽肿性阿米巴脑炎：棘阿米巴滋养体或包囊经破损或溃疡的皮肤、损伤的角膜、眼结膜、呼吸道及泌尿生殖道等侵入人体，可经血行播散至颅内。该疾病潜伏期较长，在 1 ~ 2 个月出现症状，病程呈进行性，也可能持续数年。临床以占位性病变表现为主。脑脊液中以淋巴细胞为主。病理表现以肉芽组织和胶质细胞增生为特点，故称肉芽肿性阿米巴脑炎，脑膜病变不重，脑实质病变多位于深部。病灶中滋养体和包囊可同时存在。肉芽肿性病变除了存在于中枢神经系统外，还见于肾上腺、肾、肺、肝等器官，受累器官有时出现坏死或出血。

最初发现在狒狒巴拉姆希阿米巴肉芽肿性脑炎患者组织内，以免疫受累的个体或衰弱的个体和 HIV/AIDS 患者多见，也有"机会感染"之称，但在非免疫缺陷儿童、幼儿或婴儿亦可发病且呈急性过程。往往经破损的皮肤侵入，包囊在空气中传播而被吸入感染。一般而言，在经皮肤感染阿米巴数周内可以出现阿米巴脑炎的症状。患者早期征象是发热、个人性格改变、颈项强直、共济失调、偏瘫、失语、惊厥，但是难以与病毒性或结核性脑膜炎或神经细胞肿瘤等鉴别。脑脊液中蛋白含量大于 100 mg/L，并有白细胞存在，阿米巴亦可存在于其他器官，诸如肾、肾上腺、胰腺、甲状腺和肺，但一般在脑脊液中检测不到。

（2）棘阿米巴角膜炎：随着角膜接触镜的使用，棘阿米巴角膜炎的发病率逐年增多。尤其是使用污染的接触镜清洗液或在游泳时佩戴接触镜而引起眼部感染棘阿米巴，潜伏期不易确定，可能是数天或数周甚至数月，与角膜损伤的范围有关。临床表现为慢性（或亚急性）进行性角膜炎症和溃疡，有时轻时重倾向。患者早期出现流泪、异物感、畏光；剧烈眼痛，眼痛与炎症的程度不呈正比。感染的初期病变为表浅性角膜炎，呈慢性或亚急性进行性进展，病变可以引起角膜上皮损伤、基质脓肿伴视力缺损。也可能出现继发性细菌感染等并发症，青光眼、视神经萎缩、视网膜脱离也是常见的并发症。如不及时治疗，可致角膜穿孔、失明等。单眼感染多见，并不会发展成脑膜炎。患者眼分泌物或角膜深部刮取物或活检的病变角膜可以检测到阿米巴原虫。

（3）阿米巴性皮肤损害：棘阿米巴或者狒狒巴拉姆希阿米巴（尤其后者）引起皮肤感染多见。病损呈结节状和溃疡，可能检测到阿米巴滋养体和包囊。在健康人群中，棘阿米巴性皮肤感染非常少见；而 75% 的 AIDS 患者有此并发症。病原体进入血流后行血源性传播至各个组织器官，而导致严重后果。在非免疫缺陷的儿童、幼儿或婴儿中，狒狒巴拉姆希阿米巴可经破损的皮肤侵入，造成急性皮肤溃疡。若不予治疗或者控制，皮肤感染灶中的阿米巴数周内可能入脑组织引起阿米巴脑炎，一旦进入中枢神经系统，患者可能在数周内死亡。

（4）原发性阿米巴脑膜脑炎：由福氏耐格里阿米巴引起原发性阿米巴脑膜脑炎。该原虫可存在于氯浓度低于 1 mg/ml 的温水泳池中，患者往往在这类污染的水中游泳或嬉水而感染。疾病好发于夏季，因为泳池游泳或其他水上运动时接触含有阿米巴的泳池等水体而感染，也可以通过直接接触土壤、水或由风传播的包囊而感染耐格里属阿米巴。虫体可以侵入鼻腔黏膜，再沿嗅神经移行，穿过筛状板入颅内，大量增殖引起脑组织快速、大量的坏死损害，故称为“食脑虫”（brain-eating amoebae）。由于儿童筛状板上的孔多于成人等因素，故儿童患者多见。该病起病急、发展快、迅速恶化，可见严重的头痛，伴恶心、呕吐，38.5 ～ 41 ℃ 的高热，以后转入谵妄、瘫痪、昏迷等。此时脑脊液内含有阿米巴 26 ～ 118 个 /mm^3（118×10^6/L），而且中性粒细胞更达 330 ～ 9 000/mm^3 [（330 ～ 9 000）×10^6/L）] 或以上。病理显示：以急性脑膜炎和浅层坏死出血性脑炎为特征，滋养体周围常有大量炎症细胞浸润，以中性粒细胞为主，少数为嗜酸性粒细胞、单核细胞或淋巴细胞，甚至有小脓肿形成。宿主组织中仅见滋养体而无包囊。

框 15-8　致病性自生生活阿米巴的致病机制

　　阿米巴黏附宿主细胞的能力强弱是影响感染发生发展的重要因素，并与宿主的炎症反应程度呈正相关。有研究显示，这些蛋白酶在原虫入侵过程中发挥降解宿主细胞间粘连基质，破坏组织结构完整性，便于滋养体的吞噬作用和迁移的作用。滋养体黏附于宿主细胞后，通过分泌多种蛋白酶致使宿主细胞间粘连基质被降解，组织结构完整性被破坏；破碎的细胞及组织可被阿米巴滋养体表面的一些类似吞噬结构吞食，导致宿主细胞最终被破坏；滋养体也可直接分泌黏附宿主细胞直接导致宿主细胞病变的穿孔肽，使宿主细胞表面出现孔状结构，致使宿主细胞渗透压发生改变，从而导致胞内离子流失，最终宿主细胞发生死亡。对致病性自生生活阿米巴致病机制的研究仍有待深入。

（四）防治

从 1961 年澳大利亚报道了首例由自生生活阿米巴引起的原发性阿米巴脑膜脑炎，1965 年 Fowler 和 Carter 首次详细报道了 4 例澳大利亚自生生活阿米巴致死性病例，至 2019 年全世界总计报道了约 430 例，主要在美国，其余分布于捷克斯洛伐克、澳大利亚、新西兰、尼日利亚、英国、墨西哥、委内瑞拉和印度等国家。国内曾报告阿米巴性脑膜脑炎 5 例，其中 2 例为耐格里阿米巴所致。关于棘阿米巴，迄今已报道肉芽肿性阿米巴脑炎 170 余例及致盲性角膜炎 800 余例。角膜炎病例美国和英国较多，国内也曾有棘阿米巴角膜炎数十例的报道。阿米巴性皮肤损害在 AIDS 患者中十分常见。此类疾病原属罕见寄生虫病，现已对人类健康构成新的威胁，引起医学界广泛重视。

1. 实验室诊断　自生生活阿米巴的各虫种各具有特异性抗原，属间无明显交叉现象，而种间则有交叉。已开展与致病性有关或自生生活特异性蛋白的基因研究，例如代谢有关的膜相关磷脂酶基因的研究，认为该基因可以作为药物治疗靶物质的半胱氨酸抗原的基因；对与诊断、鉴别诊断有关的 5.8S 核糖体 RNA 基因等已作了一些探讨性工作。实验室诊断包括如下。

（1）病原检查：有脑膜炎症状的患者可出现血性脑脊液和中性粒细胞数增多，脑脊液的湿片中有时可见活动的滋养体。可取脑脊液、眼的排泄物、角膜刮取物或活检的病变角膜直接镜检，或在涂布有大肠埃希菌的无营养琼脂平板上进行培养，一般 3 ～ 7 天可见滋养体或包囊。

（2）血清学诊断：一般来说，血清学方法无法作为早期诊断，但可以对组织切片进行间接荧光免疫或通过酶技术检测到滋养体。常用单克隆或多克隆抗体。

（3）核酸诊断：应用 PCR 技术检测患者眼分泌物中的棘阿米巴 DNA，具有很高的敏感性和实用性。亦可提取病变组织的 DNA，进行聚合酶链反应（PCR）的分析诊断，或用特异性荧光标记的寡核苷酸探针原位杂交来诊断自生生活阿米巴感染。

2. 治疗 对中枢神经系统的感染，用两性霉素 B 静脉给药 0.75 ～ 1.5 mg/（kg·d），可以缓解一些临床症状，但死亡率仍在 95% 以上。一般建议应同时使用磺胺嘧啶。也有报告用利福平口服可以治愈患者。

治疗棘阿米巴性角膜炎的药物主要有氯己定（chlorhexidine）、聚六甲基双胍（polyhexamethyl biguanide，PHMB）和苯咪丙醚（propamidine isthionatel）等，其中以氯己定和 PHMB 杀原虫滋养体和包囊作用最强，苯咪丙醚次之。上述药物可单独应用，也可联合应用，或与抗生素（新霉素、多黏菌素 B 等）和抗真菌药（如克霉唑、咪康唑等）联合应用。由于棘阿米巴性角膜炎需要 3 个月以上的疗程治疗，患者的依从性比较差。若药物治疗失败，可以考虑角膜成形术或角膜移植等。皮肤阿米巴病患者应保持皮肤清洁，同时给予喷他脒（pentamidine）静脉治疗。

为预防感染这类致病性自生生活阿米巴，应尽量避免在停滞的、不流动的河水或温泉中游泳、洗浴、嬉水，或应避免鼻腔接触水。对婴幼儿和那些免疫力低下或 AIDS 患者尤应防止或及时治疗皮肤、眼、泌尿生殖道的棘阿米巴感染，也是一种防止 GAE 的有效方法。另外，角膜接触镜佩戴者须加强自我防护意识，不戴角膜接触镜游泳、淋浴或矿泉浴时防止污水溅入眼内。据报道，热消毒镜片可有效地灭活包囊，优于化学消毒。

二、锥虫

案例 15-6

女，39 岁。因"进行性疲劳和不适加重，伴有间歇性嗜睡"就诊，检体发现多发性淋巴结肿大和肝大。外周血涂片未发现异常；脑脊液涂片中未发现细菌。患者携常规对症药物返回。1 周后，症状继续加重，患者再次就症。家属反映说，患者 1 年前从加纳回国，曾经在加纳等国居住 6 年。再次外周血涂片 Giemsa 染色后，反复检查终于发现血液中存在字母 C 或 U 形状的结构各一。

问题：

1. 对该患者的诊断是什么？可能的感染途径是什么？
2. 患者出现"间歇性嗜睡"的机制是什么？
3. 结合这种寄生虫的生活史，说明其防治措施。

锥虫（trypanosome）属于肉足鞭毛虫门鞭毛亚门动鞭毛虫纲动基体目锥虫亚目锥虫科锥虫属的寄生原虫，多寄生在鱼类、两栖类、爬行类、鸟类、哺乳动物，包括人类。其一，布氏冈比亚锥虫（*Trypanosoma brucei gambiense*）和布氏罗得西亚锥虫（*T. brucei rhodesiense*），其引起非洲锥虫病（African trypanosomiasis），也称非洲睡眠病（sleeping sickness）。布氏冈比亚锥虫引起慢性病变，主要分布在西非和中非，也称西非睡眠病。主要是人类的疾病，人在锥虫病的传播中起着重要作用。布氏罗得西亚锥虫主要引起急性病变，分布在东非和南非，也称东非睡眠病或罗得西亚型锥虫病，是一种人兽共患病，主要感染动物，偶尔感染人类，所以引起的症状往往非常严重。两者均在吸血昆虫舌蝇（Glossina）体内发育繁殖，通过舌蝇吸血传播。其二，枯氏锥虫（T. Cruzi），在吸血昆虫锥蝽体内发育繁殖后随粪便排出经皮肤伤口或黏膜再感染人体，引起美洲锥虫病（American trypanosomiasis），又称恰加斯病（Chagas disease），是一种自然疫源性疾病，在拉丁美洲的 18 个国家流行。两种锥虫病主要流行在非洲和中南美洲，对当地人体健康和经济发展造成极其严重的危害。

（一）布氏冈比亚锥虫与布氏罗得西亚锥虫

1. 形态　布氏冈比亚锥虫和布氏罗得西亚锥虫寄生在人体的形式为锥鞭毛体（trypomastigote），可在人体血液、淋巴液和脑脊液内寄生。锥鞭毛体具有多形性（pleomorphism），包括细长型、中间型和粗短型。细长型锥鞭毛体长 20 ~ 40 μm，宽 1.5 ~ 3.5 μm，前端的游离鞭毛长约 6 μm，动基体位于虫体近末端；粗短型锥鞭毛体长 15 ~ 25 μm，宽 3.5 μm，游离鞭毛不足 1 μm 或不游离，动基体位于虫体后端。鞭毛从虫体后端发出沿边缘向前，鞭毛起自基体，伸出虫体后，与虫体表膜相连。当鞭毛运动时，表膜伸展，形成波动膜。虫体的其他结构与真核细胞相似。吉姆萨染色血涂片，可见锥鞭毛体的细胞质呈淡蓝色，外侧可见呈淡蓝色的波动膜；核居中呈红色或紫红色，点状动基体染成深红色。

2. 生活史　布氏冈比亚锥虫和布氏罗得西亚锥虫的生活史过程包括在舌蝇体内的发育和在脊椎动物体内的发育。锥鞭毛体在病程的早期存在于血液、淋巴液内，晚期可侵入脑脊液，但是锥鞭毛体并不侵入宿主细胞。锥鞭毛体在血液、淋巴液或者脑脊液中一般 8 小时分裂一次。细长型锥鞭毛体以二分裂法增殖，而粗短型则不增殖。在高原虫血症时，锥鞭毛体以细长型为主。在细长型锥鞭毛体和粗短型锥鞭毛体中，仅粗短型对舌蝇具感染性。当雌性或雄性舌蝇叮刺感染的哺乳动物宿主，锥鞭毛体随血餐进入舌蝇体内，经前胃到达中肠，只有粗短型最终到达舌蝇唾液腺，发育为上鞭毛体（epimastigote），分裂增殖形成循环后期锥鞭毛体（metacyclic trypomastigote），循环后期锥鞭毛体成熟后对人具感染性。当舌蝇刺吸宿主时，循环后期锥鞭毛体随唾液进入皮下组织，转变为细长型，进一步繁殖后进入血液或淋巴液和脑脊液内寄生。

3. 致病　当舌蝇刺吸宿主时，感染性循环后期锥鞭毛体随唾液进入宿主皮下组织，在其体内转变为细长型并开始增殖，虫体首先侵入血液和淋巴系统，而后侵入中枢神经系统。锥鞭毛体侵入人体后的致病过程包括虫体在局部增殖所致的局部初发反应、在体内播散的血淋巴期以及侵入中枢神经系统的脑膜脑炎期。潜伏期依虫种而异，布氏冈比亚锥虫病为数月至数年，而布氏罗得西亚锥虫病则为数日至数周。布氏罗得西亚锥虫病呈现急性经过，致死亡前病程很少超过 1 年，有的患者在中枢神经系统尚未受侵犯之前即已死亡。

框 15-9　布氏锥虫的免疫病理机制

感染性循环后期锥鞭毛体随血液和淋巴系统播散到宿主全身。宿主产生的一系列细胞因子和抗原 - 抗体免疫复合物可以沉积于血管壁和局部组织，引起炎症反应致组织损伤，或者自身免疫反应，提示锥虫致病与免疫病理反应密切相关。病原体最终得以侵入中枢神经系统，导致脑组织弥漫性炎症、神经元变性、胶质细胞增生。脑脊液中主要是锥鞭毛体中间型，这种特殊的形式使其在蛛网膜下腔活动活跃，可能通过脑脊液进入脑细胞层而导致疾病的终末期。也可以再次入血，锥鞭毛体从血液系统进入中枢神经系统是一个可逆的过程，保证了感染的持续性和传播的持续性。

（1）初发反应期：患者被舌蝇叮刺后 1 周，局部皮肤肿胀，中央有红点。虫体在局部增殖，炎性细胞浸润，形成呈局部红肿，称锥虫下疳（trypanosomal chancre）。肿胀局部的可见淋巴细胞、巨噬细胞和少量嗜酸性粒细胞浸润，有时可见锥虫。局部皮肤病变有自限性，一般持续 1～2 周。

（2）血淋巴期：当锥鞭毛体在局部繁殖后进入血液和淋巴液系统，并寄生于血液和淋巴系统，引起广泛淋巴结肿大，尤以颈后、颌下、腹股沟淋巴结为显著，淋巴结肿大、坚韧，无压痛，不粘连，直径约 1 cm。而颈后三角部淋巴结肿大（Winterbottom 征）为冈比亚锥虫病的特征。肝脾大，淋巴细胞、单核细胞浸润，原虫在淋巴结、血液和血管周围组织增殖，在淋巴结穿刺液中可以检到原虫，出现锥虫血症。伴有发热、头痛、无力、失眠、嗜睡等症状。发热可持续 24 小时或者数日后自行消退。因为宿主可能产生一定的免疫反应，疾病开始时症状会比较明显，隔几日后体温可再次升高。其他体征有深部感觉过敏（Kerandel 征）等。此外，也可出现心肌炎、心外膜炎及心包积液等。

（3）脑膜脑炎期：在第一阶段和第二阶段，患者会发生头痛、失眠 / 嗜睡等，而发病数月或数年后，锥虫侵入中枢神经系统，导致弥漫性软脑膜炎，脑皮质充血和水肿，神经元变性，胶质细胞增生，患者会出现性格改变、智力迟钝、呈无欲状态，以及异常反射、深部感觉过敏、共济失调、震颤、痉挛、嗜睡、昏睡、昏迷等。

布氏冈比亚锥虫病分布在西非和中非，呈慢性过程，病程可持续数月至数年，其间可有多次发热，但症状较轻；有时无明显的急性症状，但可出现中枢神经系统异常。布氏罗得西亚锥虫病则分布在东非和南非，呈急性过程，病程为 6～12 个月，患者多表现为显著消瘦、高热和衰竭，有些患者在中枢神经系统尚未受侵时已经死亡（表 15-5）。

表 15-5　布氏冈比亚锥虫和布氏罗得西亚锥虫所致疾病的区别

	布氏冈比亚锥虫病	布氏罗得西亚锥虫病
病原体	*T. b. gambiense*	*T. b. rhodesiense*
主要的媒介	须舌蝇（*Glossina palpalis*）	刺舌蝇（*G. morsitans*）
高发病率的地区	中非共和国，刚果，苏丹南部，乌干达北部	乌干达西南部，坦桑尼亚
主要感染的宿主	人类、猪、狗	羚羊、牛
疾病病程	长潜伏期，慢性过程（年）	短潜伏期，急性过程（月）
原虫血症情况	低度原虫血症	中度原虫血症
诊断	淋巴结穿刺 浓缩血液检查 脑脊液检测	浓缩血液检查 脑脊液检测
治疗药物		
第一阶段	戊烷脒	苏拉明
第二阶段	依氟鸟氨酸、硝呋替莫	硫砷嘧胺
替代治疗	硫砷嘧胺	硫砷嘧胺和硝呋替莫
疾病控制	积极治疗急性患者，控制昆虫媒介	控制昆虫媒介

4. 流行　非洲锥虫分布于非洲中原，在撒哈拉以南的 36 个国家有 200 个以上的灶性流行区，占整个非洲面积的三分之一，其中，布氏冈比亚锥虫分布于西非和中非，布氏罗得西亚锥虫则分布于东非和南非。而在扎伊尔和乌干达，两种锥虫均有分布。人类因为被雌性或雄性舌蝇叮刺吸血而感染。据 WHO 估计，共有约 6000 万人受感染威胁，每年新增病例仅 10% 得到诊断治疗。非洲锥虫病仍是严重的公共卫生问题。

非洲锥虫的媒介舌蝇不同种类有宿主特异性，雌性或雄性舌蝇均叮刺吸血。舌蝇吸血频度和生殖动力学对非洲锥虫病的流行病学具重要意义。布氏冈比亚锥虫的主要媒介为须舌蝇等，主要栖息于沿河岸的植物和潮湿的森林地带，主要吸人血，动物猪、狗为储存宿主。布氏罗得西亚锥虫的主要媒介为刺舌蝇等，孳生在东非热带草原和湖岸的森林及植丛地带，主要嗜吸动物血，在动物中传播锥虫，这些动物包括羚羊、牛，而人是偶然感染。中国不是非洲锥虫病的疫区，但是输入性病例时有发生，应该引起关注。

5. 防治

（1）诊断：对锥虫病早期诊断，而后分期治疗患者可提高治愈率、降低死亡率。布氏冈比亚锥虫感染的常用诊断程序是筛选、诊断确认疾病时期。疑似病例需要在血液和淋巴液的病原学检查后应用血清学方法确认，主要是锥虫病卡式浓集试验（card agglutination test for trypanosomiasis，CATT），一旦阳性就需要脑脊液检测确定疾病时期。而布氏罗得西亚锥虫感染则直接血液检查。

1）病原学检查：是非常重要的方法，往往取体液包括血液、淋巴结穿刺液、脑脊液检测有无锥鞭毛体；另外，骨髓穿刺液和腹水也可以检测到原虫。取患者血液做薄血片或厚血片，经吉姆萨染色镜检病原体。也可以做湿片检测，检测活动的虫体。淋巴液、脑脊液、骨髓穿刺液、淋巴结穿刺物等也可以涂片检查。也可以将血液等浓集后进行涂片检测以提高检出率。此外，取上述标本进行动物接种也是一种有用的病原学检查方法。布氏罗得西亚锥虫可以选择小鼠或大鼠，但是布氏冈比亚锥虫则需要选择 SCID 小鼠和免疫缺陷的大鼠。

2）免疫学检查：流行区的免疫筛选往往选择使用基于冰冻干燥的锥虫 VSG 蛋白的 CATT，该方法快速、经济，可与寄生虫病原鉴定方法互相确认。尽管布氏罗得西亚锥虫没有相应的免疫检测试剂，但是在血液中检测到该锥虫也会早于该疾病的症状出现。检测抗体的方法包括酶联免疫吸附试验、间接荧光抗体试验和间接血凝试验等。

3）核酸检查：PCR 进行靶基因扩增是比较可靠的方法，有研究表明其敏感性为 88.4%，特异性为 99.2%。另外，应用环介导等温扩增反应（LAMP）技术进行靶基因检测也非常经济、快速，无需特别的仪器，可以应用于锥虫病的诊断和药物治疗的随访中。一些分子诊断的芯片也已经进入一期临床的评估阶段。

锥虫病的疾病进程判断是十分重要的，因为治疗药物的选择是根据疾病的发展时期而决定的。在脑脊液中发现锥鞭毛体或者脑脊液中白细胞计数升高至 $\geq 5/mm^3$，就提示进入病程的第二期。另外，脑脊液中免疫球蛋白也有明显升高，尤其是 IgM 的水平升高是锥虫病第二期的标志。在锥虫病的第一期，临床上需要与疟疾、伤寒、病毒性肝炎、淋巴结肿与单核细胞增多症、结核、淋巴结炎等区别。而在疾病的第二期有必要与梅毒性脊膜脊髓炎、脑肿瘤、结核性脑膜炎、隐球菌性脑膜炎和慢性病毒性脑炎进行鉴别。

（2）治疗：布氏冈比亚锥虫和布氏罗得西亚锥虫对药物的敏感性各异，不同时期药物的选择也不同。一般来说，主要的药物有苏拉明（suramine）、戊烷脒[羟乙基磺酸戊双脒（pentamidine isethionate，PI）]，对人体非洲锥虫病早期疗效均良好。对第二期锥虫病和已累及中枢神经系统的病例，需采用依氟鸟氨酸、硝呋替莫、硫砷嘧胺等进行治疗。

（3）预防：在锥虫病的预防措施中控制媒介昆虫是非常重要的。媒介控制措施主要包括应用杀虫剂和物理捕杀，也就是可以通过改变媒介昆虫孳生环境，如清除灌木林、喷洒杀虫剂等措施来控制媒介传播。个人预防感染的措施包括加强个人防护，例如长袖衣裤、使用驱避剂等。预防用药可肌注戊烷脒。

（二）克氏锥虫

1. 形态　克氏锥虫的形态因不同的生活史发育时期而异，可分为无鞭毛体、上鞭毛体和锥鞭毛体三个时期。上鞭毛体（epimastigote）存在于锥蝽的消化道内，行二分裂增殖。无鞭毛体

（amastigote）存在于宿主细胞内，球形或卵圆形，大小为 2.4 ~ 6.5 μm，有核和动基体，无鞭毛或仅有短鞭毛，在细胞内行二分裂增殖，为复制型虫体。锥鞭毛体（trypomastigote）存在于宿主血液或锥蝽的后肠内（循环后期锥鞭毛体），虫体比非洲锥虫小，长 11.7 ~ 30.4 μm，宽 0.7 ~ 5.9 μm；有细胞核，游离鞭毛自核的后方发出，并与虫体附着形成波动膜，鞭毛前端游离；在血液内，外形弯曲如新月状。锥鞭毛体可侵入细胞或吸血时进入锥蝽消化道。锥鞭毛体无增殖，为非复制型虫体。非复制型的血流内锥鞭毛体和复制型的细胞内无鞭毛体是哺乳动物宿主体内寄生的典型形式。

2. 生活史　克氏锥虫生活史包括在锥蝽体内和在人或脊椎动物宿主体内的发育过程。在人或脊椎动物宿主体内有血流内的锥鞭毛体和细胞内的无鞭毛体寄生；而媒介锥蝽体内存在上鞭毛体和循环后期锥鞭毛体。锥蝽的雌雄成虫、幼虫、若虫都吸血。当锥蝽叮人吸血时，其体内的感染阶段循环后期锥鞭毛体随粪便污染哺乳动物体表，虫体细长而高度活跃，可穿过破损的皮肤或经被叮咬的伤口而进入宿主体内，也可通过口腔、鼻腔黏膜、眼结膜或生殖道黏膜而侵入。锥鞭毛体侵入人体血流后可进入周围的宿主细胞，包括吞噬细胞，转变为无鞭毛体，开始二分裂增殖，产生大量的无鞭毛体，形成假囊或假包囊，继之转变为呈"C"形的锥鞭毛体，锥鞭毛体释入周围组织，侵入血流或其他细胞，包括巨噬细胞和肌细胞，尤其是心肌细胞或者平滑肌细胞内，锥鞭毛体转变为无鞭毛体，再行分裂增殖，破坏细胞，再转变为锥鞭毛体，如此反复持续感染。感染往往累及宿主组织，包括心脏、肝和脑等。当另外的锥蝽叮刺感染的脊椎宿主时，吸入锥鞭毛体进入锥蝽肠道，数小时后锥鞭毛体失去游离鞭毛，在锥蝽中肠进一步发育为上鞭毛体。以二分裂法大量增殖，当虫体到达后肠发育为循环后期锥鞭毛体，则为感染阶段。当染虫锥蝽吸血时，循环后期锥鞭毛体随锥蝽粪便排出并经皮肤伤口或黏膜进入人体，再开始生活史的循环。在锥蝽体内的发育繁殖时间一般需 10 ~ 15 天。人或脊椎动物宿主除了上述感染途径外，还可通过输血、母乳、胎盘或食入被传染性锥蝽粪便污染的食物而获得感染。

人和 150 余种动物均可感染克氏锥虫，其引起的美洲锥虫病是一种自然疫源性的人兽共患热带病。作为最重要传播媒介的锥蝽是骚扰锥蝽、长红猎蝽和二分锥蝽。

3. 致病　当宿主感染的克氏锥虫后锥鞭毛体侵入人体后可进入周围的巨噬细胞等宿主细胞，变为无鞭毛体，并且大量分裂繁殖，大量破坏细胞，锥鞭毛体释入周围组织，再侵入邻近组织细胞，通过淋巴液和血液播散。在感染初期侵入的虫体直接引起细胞介导的炎症反应，而且锥鞭毛体表面糖蛋白可诱导宿主产生体液免疫而起保护效应。这些由原虫引起的细胞或体液免疫仅仅控制了急性感染，却没有完全清除原虫。不同的虫株、原虫的感染程度和宿主免疫反应或者是否重复感染都会影响疾病进入慢性无症状期。克氏锥虫的一些抗原与宿主的心肌细胞或其他细胞有交叉反应，故慢性期可以出现自身免疫反应；慢性期心肌组织的炎性渗出以巨噬细胞为主，CD8$^+$ T 和 CD4$^+$ T 细胞次之，IFN-γ 的水平升高，IL-10 水平则呈下降趋势。在克氏锥虫感染的过程中，自身免疫反应、血管周围微环境的紊乱和持续性炎症在疾病的发生、发展上有重要作用，造成了神经源性和肌源性病变。克氏锥虫在急慢性致病过程决定向性的分子机制和趋势尚未完全明确。

克氏锥虫引起的美洲锥虫病（American trypanosomiasis）又称恰加斯病（Chagas disease），是一种人兽共患的热带病。可以分成急性恰加斯病、慢性恰加斯心脏病、慢性恰加斯胃肠病。在小于 5 岁的婴幼儿往往出现中枢神经系统的病变；大龄儿童、成人多数在急性发作后进入轻微、亚急性或慢性期。症状往往在锥蝽叮咬后的 4 天至 2 周或者更长的时间出现，外周血的病原往往在锥蝽叮咬后 10 天出现，在整个急性期持续存在。这些与锥鞭毛体侵入细胞、无鞭毛体在细胞内繁殖、锥鞭毛体在细胞之间的传播能力有关。

（1）急性恰加斯病：被感染锥虫的锥蝽粪便污染叮咬伤口，锥鞭毛体侵入部位的皮下结缔组织出现炎症反应，日后局部出现肿大的疼痛结节，称为恰加斯肿（chagoma），多见于面部，主要是患者污染有锥蝽粪便的手搔抓眼部皮肤，锥鞭毛体可经结膜侵入，致无痛性炎性单侧眼周水肿和结膜炎，即 Romana 征。两者均为急性恰加斯病的典型体征，2 个月或者 3 个月内可以消退。在引起恰加斯肿的同时，病原体很快播散到淋巴结和其他部位。但 95% 患者仅有原虫血症而无体征，可持续数月。出现症状的患者中有 1% ～ 40% 可能诊断出心肌炎、脑炎与肝脾大，患者往往死于心力衰竭或者脑膜脑炎。一旦度过急性期，患者心功能趋于正常状态或者出现心肌纤维化。一般急性患者以儿童多见，约 10% 的患儿在急性期死亡。脑膜脑炎主要见于婴幼儿，预后极差。

（2）慢性恰加斯心脏病：常在感染后 5 ～ 10 年后或更长时间出现。有高达 30% 的慢性感染者发生心脏病变，主要是锥虫造成心脏肌源性病变和神经源性病变。锥虫病慢性患者的神经源性病变多见于心脏传导系统，以右束支最常受累，患者可有心律失常、心悸、胸痛、水肿等。慢性恰加斯病的肌源性病变的患者，呈进行性心肌炎，病变弥漫，伴有左室扩张、充血性心力衰竭和血栓性栓塞症状。恰加斯病心脏病的临床预后很差。慢性恰加斯心脏病患者中 55% ～ 65% 的患者发生猝死；25% ～ 30% 患者出现充血性心力衰竭；而 10% ～ 15% 的患者出现血栓性栓塞，脑栓塞最常见，肺、肾栓塞次之。

（3）慢性恰加斯胃肠病：10% ～ 30% 的持续感染克氏锥虫的患者由于相关的兴奋和抑制神经节损害，可能出现消化道的巨脏症，基本整个消化道均会受累。许多恰加斯病患者出现唾液腺肥大、流涎、呕吐等症状；恰加斯贲门失弛缓症和巨食管（megaesophagus）在恰加斯病患者中多见，每次吞咽动作所吞咽的容量减少，造成严重的营养不良。巨结肠（megacolon）的发生率比较高，造成便秘和排便极度困难。

一般来说，慢性期患者在血液和组织内不易检出锥虫；先天性感染的患者，无鞭毛体广泛地播散，以心肌和骨骼肌细胞及巨噬细胞最为多见；脑膜脑炎者的血管周围间隙或胶质细胞及神经元细胞内可以检出锥虫。

4. 流行　克氏锥虫主要分布于南美洲和中美洲，北美地区极其少见。巴西曾经是流行最高地域。其传播媒介锥蝽广泛分布，多数栖息在岩洞树林，人居室孳生种类并不多，但在传播疾病上具有重要意义。不同流行区的媒介种类有一定差异。这些地区有多种哺乳动物可以作为保虫宿主，例如狐、松鼠、食蚁兽、犰狳、家养的狗猫。在南美洲流行区，流行程度基本是 20% 的人口面临危险，相对贫困和简陋的居住条件是导致流行的主要原因，那里 20% ～ 30% 的锥蝽感染有锥鞭毛体；而在北美洲的锥蝽感染率则低下。过去 20 多年里在南美洲开展过多次的防治运动，强制性的血源筛选使恰加斯病的新发病例和疾病负担显著下降。20 世纪 80 年代，在中南美洲的 18 个流行国家有 1700 万病例，1 亿人受到威胁；20 世纪 90 年代中期，在多个南美国家开展控制传播媒介的计划，使恰加斯病得到一定的控制，WHO 在 2002 年报告仍然有 700 万～ 800 万人感染克氏锥虫；最近的估计是在墨西哥、中南美洲还有 760 万人感染克氏锥虫。

人和哺乳动物对克氏锥虫具易感性，婴幼儿更是易感和病情危重。主要感染途径为锥蝽吸血时排出的粪便内的循环后期锥鞭毛体经体表侵入宿主；食入被污染食物、输血、器官移植、哺乳或经黏膜、胎盘均可致感染，也存在实验室操作感染的风险。恰加斯病经口腔黏膜传播往往会导致没有居室孳生锥蝽的地区出现暴发感染；一旦感染原虫的量多，会导致严重的急性发病和高死亡率。

5. 防治

（1）诊断：恰加斯病的诊断包括病原学诊断、免疫学诊断和核酸诊断。在急性期，血液中有多量的锥鞭毛体，厚薄血涂片后染色镜检，但是一般情况下检出率并不高。血液浓缩后镜检锥鞭毛体可提高检出率。在慢性期，因血中锥虫数量少，可用血液或者骨髓穿刺液接种实验动物或用 NNN 培养基培养。肿大的淋巴结穿刺活检可检出无鞭毛体，亦可进行实验动物接种；也可应用接种诊断法（xenodiagnosis），即用人工饲养的未受感染的锥蝽幼虫饲食受检者血液，10 ～ 30 天后检查锥蝽肠道内有无锥虫。免疫学方法可以辅助诊断，由于感染后血清阳性可能持续终生，所以抗体检测阳性仅仅提示有无感染，难以说明是否急性感染。一旦患者有明显的美洲锥虫病症状而且符合流行病学特点，且抗克氏锥虫 IgM 抗体阳性，则具有诊断急性恰加斯病的意义。当然，检测虫数极低或者高度怀疑的血液标本，可以进行靶基因扩增 PCR 诊断，但是 PCR 方法尚未商品化。

（2）治疗：目前治疗恰加斯病的首选药物是合成硝基呋喃类的硝呋替莫（nifurtimox）和硝基咪唑类的苄硝唑（benznidazole），对急性感染阶段和慢性期的早期患者均可治疗，主要是抑制原虫血症。但是妊娠期妇女不能使用。这些药物均有一定的副作用，例如皮疹、末梢神经过敏等，以苄硝唑的临床患者的耐受性较好。儿童对两种药物的耐受性均好，一般建议 12 岁以下的儿童仅选用苄硝唑。另外，别嘌醇（allopurinol）在治疗利什曼原虫感染时是一个有效的药物，也可以应用于克氏锥虫的感染，有实验显示，其与硝呋替莫或苄硝唑配伍使用具有协同作用。巨结肠和巨食管症除了对症治疗外，还需要手术治疗以提高生活质量。

（3）预防：控制传播媒介是预防恰加斯病最重要的环节。建立媒介控制系统，其一，需要改善流行区的居住条件和房屋结构；其二，采用杀虫剂滞留喷洒方法杀灭室内锥蝽；其三，控制锥蝽在室内的孳生与栖息；其四，进入流行区的旅游者和短期工作人员避免接触锥蝽；其五，流行区应开展对献血人员的血清学筛选和对孕妇的锥虫感染情况的检查等。另外，血液原虫感染情况的检查是防止输血和器官移植的重要途径。目前还没有可以预防的疫苗。

小　结

　　原虫亦称原生动物，是以单细胞形式生活的生物，虽然原虫由一个细胞构成，但具有生命活动的全部生理功能，如摄食、代谢、呼吸、排泄、运动及生殖等。大多数原生生物营自生或腐生生活，仅少数营寄生生活。寄生性原虫生活于人体或动植物体内或体表。寄生于人或动物体管腔、体液、组织或细胞内的致病性和非致病性原虫有 40 余种。致病性原虫有一些寄生在人类的细胞内，有一些寄生在人类的腔道内，对人类健康造成严重危害。在热带地区，由原虫引起的疾病，如疟疾、非洲睡眠病、恰加斯病和利什曼病等给当地居民健康造成严重的威胁。一些机会性致病原虫，如刚地弓形虫、微小隐孢子虫、蓝氏贾第鞭毛虫等，也日益受到公众和医务界的重视。

　　医学原虫生活史在流行病学上具有重要意义。生活史类型如下：①人际传播型，即人与人之间的传播，完成生活史只需一种宿主，通过接触方式或中间媒介在人群中传播。②循环传播型，原虫在完成生活史和传播过程中，需要一种以上的脊椎动物作为终宿主和中间宿主，并在二者之间进行传播。③虫媒传播型，原虫生活史具有宿主转换或兼有世代交替。原虫形态因种而异，同种不同发育阶段的形态也不尽相同。原虫的运动主要由运动细胞器完成，包括伪足运动、鞭毛运动和纤毛运动等。

　　寄生性原虫的致病特点主要包括增殖作用和毒性作用。当原虫侵入人体，在体内增殖可破坏宿主细胞，病原体播散造成宿主病理组织学改变；原虫也可以产生一系列溶解宿主组织的酶类、毒性物质，通过不同途径损伤宿主细胞、组织和器官。在原虫致病中还有一个重要的特点是机会性致病，需要重点关注。

　　充分认识原虫的形态结构、生活史、致病等特点，不仅有助于理解原虫感染的流行、致病的机制，而且有助于指导临床诊治与防控。

（程训佳）

整合思考题

1. 试述阿米巴病病原学诊断的局限性。
2. 阿米巴感染是否可视作一种机会性感染？为什么？
3. 为什么致病性自生生活阿米巴致病力强，而且无治疗特效药？
4. 导致疟疾患者死亡的原因有哪些？
5. 红内期疟原虫出现有性体发育的机制和生物学意义是什么？
6. 制约疟疾疫苗成功研制的瓶颈是什么？
7. 弓形虫机会致病的机制是什么？
8. 弓形虫包囊持续慢性感染的可能机制是什么？
9. 为什么将弓形虫检测列为孕妇产前的常规检查之一？

第十六章　重要的医学蠕虫

导学目标

通过本章内容的学习，学生应能够：

※ **基本目标**

1. 描述各类重要的医学蠕虫的形态学特征、生活史要点，正确区分成虫和虫卵，总结其感染途径，解释致病机制和临床表现，概括流行因素、诊断方法和防治原则。
2. 从形态、生活史、致病和流行等方面比较链状带绦虫和肥胖带绦虫的异同点。
3. 比较棘球蚴和裂头蚴致病的异同点。
4. 比较细粒棘球绦虫和多房棘球绦虫的异同点。
5. 识别、区分寄生于消化道的常见线虫的诊断阶段。
6. 利用丝虫幼虫的活动特点，掌握诊断采血时间。
7. 说明我国华支睾吸虫病、卫氏并殖吸虫病、血吸虫病、丝虫病、广州管圆线虫病的防治历史及我国科学家的贡献。

※ **发展目标**

1. 综合运用本部分的基础知识分析蠕虫与宿主的相互作用和致病特点，对该类寄生虫感染进行防控。
2. 综合运用基础知识，对相关临床病例进行专业分析，给予诊断及防治原则。

第一节　寄生于腔道和组织的吸虫

一、华支睾吸虫

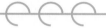 **案例 16-1**

　　女，35 岁。主诉近 3 年时常感觉右上腹部隐痛、恶心、反胃和低热。1 年半前诊断为胆囊炎入院治疗，病情得到缓解。因右上腹部剧痛、严重黄疸再次入院。血常规检查及血液生化指标检查结果显示，外周血嗜酸性粒细胞增多，肝功能异常，胆红素与胆汁酸升高。CT 扫描检查结果显示肝内胆管扩张、胆管阻塞、胆管结石。临床诊断为胆管炎、胆囊炎和

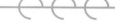 Note

胆管结石。对患者进行腹腔镜胆囊切除术和腹腔镜胆总管探查术，术中在胆道镜下可见肝胆管内有多条扁平的虫体，术后经 T 形导管引流出近百条虫体。直接涂片法进行粪检可见虫卵。

问题：

1. 对该患者的诊断是什么？该如何进行治疗？
2. 患者出现胆管炎、胆管结石的机制是什么？
3. 结合这种寄生虫的生活史，说明其防治措施。

华支睾吸虫（*Clonorchis sinensis* Cobbold，1875）又称肝吸虫（liver fluke）。成虫寄生于终宿主的肝胆管内，引起华支睾吸虫病（clonorchiasis），亦称肝吸虫病。本病主要分布在亚洲地区，我国多个省、自治区、直辖市均有不同程度的流行，其中以广东、广西、黑龙江等地较为严重。肝吸虫病是一种重要的食源性寄生虫病。本虫于 1874 年首次在印度加尔各答一华侨尸体的胆管内发现，1908 年，我国首次报道该病。1975 年，在我国湖北江陵西汉古尸粪便中发现本虫虫卵，继之又在该地战国楚墓古尸中查见该虫虫卵，证明华支睾吸虫病在我国已流行超过 2 300 年。

1. 形态

（1）成虫：背腹扁平，体形狭长，前端稍窄，后端钝圆，似葵花子。活时橙红色，死后灰白色。虫体（10 ～ 25）mm ×（3 ～ 5）mm。口吸盘略大于腹吸盘，前者位于虫体前端，后者位于虫体前 1/5 处。消化道由口、咽、食管及肠管组成。咽呈球形，食管短，肠管分 2 支，沿虫体两侧直达后端，排泄囊呈长袋状作 S 形弯曲。雌雄同体，生殖系统发达。雌性生殖器官含 1 个卵巢，1 个受精囊、劳氏管、梅氏腺和子宫。卵巢分三叶，在睾丸的前方，位于虫体中部；输卵管上有受精囊和劳氏管开口；受精囊大，椭圆形，位于睾丸和卵巢之间；劳氏管细长，弯曲，开口于虫体背面。输卵管的远端为卵模，周围有梅氏腺。子宫从卵模开始盘曲向前，位于腹吸盘与卵巢之间，子宫内充满虫卵，开口于雌性生殖孔；卵黄腺细小，滤泡状，分布在虫体中 1/3 的两侧。雄性生殖器官含有 1 对睾丸、输出管、输精管、贮精囊和射精管，无阴茎袋。睾丸分支，位于虫体后 1/3 处，前后排列，贮精囊呈长管状，以射精管开口于腹吸盘前缘的雄性生殖孔。

（2）虫卵：黄褐色，芝麻状，大小为（27.3 ～ 35.1）μm ×（11.7 ～ 19.5）μm。前端窄且有明显卵盖，卵盖周围的卵壳增厚形成肩峰，后端钝圆且有一小疣。内含一成熟毛蚴（图 16-1）。

（3）囊蚴：呈圆形或椭圆形，平均大小为（121 ～ 150）μm ×（85 ～ 140）μm。囊壁分为两层，外壁厚，内壁薄。幼虫迁曲于囊内，具口腹吸盘、肠管和排泄囊，它们常不对称排列。

2. 生活史 成虫寄生于人或猫、犬等其他哺乳动物肝胆管内，虫数多时可移至大的胆管、胆总管和胆囊内。成虫产出的虫卵随胆汁入肠腔，再随宿主粪便排出体外；虫卵入水后被第一中间宿主淡水螺（赤豆螺、长角涵螺、纹沼螺等）吞食，在螺消化道内孵出毛蚴，经胞蚴、雷蚴的发育和增殖，产出大量尾蚴；尾蚴自螺体逸出，在水中可生活 1 ～ 2 天，侵入第二中间宿主淡水鱼、虾体内，脱去尾部形成囊蚴，囊蚴是华支睾吸虫的感染阶段。终宿主因生食或半生食入含囊蚴的淡水鱼或虾而感染。囊蚴在终宿主消化液作用下于十二指肠内脱囊为童虫；童虫逆胆汁从十二指肠循胆总管经胆道移行至肝胆管，亦有实验认为童虫可经血管或穿过肠壁，经肝实质进入肝胆管，发育为成虫。从食入囊蚴到发育为成虫并产卵约需 1 个月。每天每条成虫可产卵 2400 个左右，成虫以胆管黏膜分泌物、上皮细胞为食，有时虫体肠道内有红细胞和白细胞存在。成虫在人体的寿命可达 20 ～ 30 年（图 16-2）。

3. 致病

（1）致病机制：病变程度因寄生在肝胆管内的成虫数量和感染持续时间而不同。华支睾吸虫成虫主要寄生于终宿主次级胆管内，宿主因虫体机械性损伤及其分泌物和代谢产物导致的毒性或

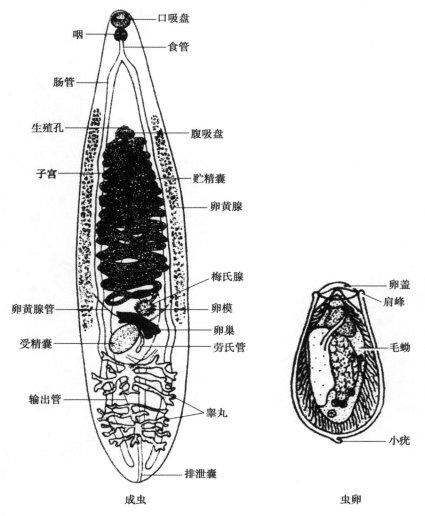

图 16-1 华支睾吸虫成虫及虫卵

化学性刺激而致病。

虫体因移行反复摩擦胆管壁、吸盘吸附胆管壁等机械性损伤可导致胆管上皮增生、脱落。胆管壁周围炎症细胞浸润、组织增生、纤维化，引起胆管壁增厚、管腔变窄。此外，管腔中大量虫体寄生，致使胆管机械性梗阻，胆汁淤积。加上随虫体一并进入胆道的致病性细菌增殖导致继发感染，引起胆管炎（cholangitis）、胆囊炎，甚至肝脓肿。

华支睾吸虫虫体还能改变胆道的微环境，引起胆汁中的细菌性葡糖醛酸苷酶活性升高，从而使更多结合胆红素水解为游离胆红素，后者与钙离子结合形成不溶于水的胆红素钙。寄生的华支睾吸虫也可促进宿主胆管上皮细胞糖蛋白分泌增多，胆汁黏稠，易析出结晶。加上可作为结石核心的华支睾吸虫虫卵、成虫体膜崩解物以及脱落的胆管上皮细胞，导致胆结石的形成，引起胆石症（cholelithiasis）。

华支睾吸虫成虫寄生还可导致宿主免疫病理损害。虫体分泌排泄抗原诱导宿主免疫系统产生特异性抗体，继而激活白细胞分泌 NO，虽可杀伤寄生于胆管中的部分虫体，但同时也可引起邻近宿主细胞发生脂质过氧化反应，脂质过氧化物不断积累，从而导致肝功能受损。

肝硬化是华支睾吸虫感染的一个重要并发症，其发生与感染次数、感染程度和感染的持续时间长短密切相关，肝硬化常发生于长期重度感染者。在感染初期，肝内小胆管扩张，胆管周围嗜酸性粒细胞浸润聚集，纤维组织增生。随着病程发展，纤维组织逐渐向肝小叶延伸形成假小叶且

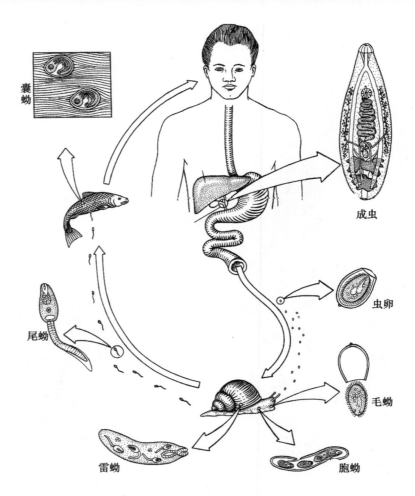

囊蚴

成虫

虫卵

尾蚴

毛蚴

雷蚴

胞蚴

图 16-2 华支睾吸虫生活史

肝细胞变性坏死，继而肝小叶中央出现脂肪变性和萎缩，终致肝硬化。

华支睾吸虫可引起胆管上皮细胞癌变，具有明确的生物致癌作用。华支睾吸虫感染所致胆管癌的发病机制复杂。迄今认为多种因素参与该过程：①华支睾吸虫成虫机械性及化学性的慢性刺激和引起的炎症导致胆管上皮细胞增生与腺瘤性变化。②增生的上皮细胞被致癌物诱发核酸损伤，继而促进细胞增殖。③华支睾吸虫感染引起内源性亚硝酸化合物浓度升高。2009 年，WHO明确华支睾吸虫感染是引起胆管癌的生物性因素之一。

此外，华支睾吸虫感染还可导致儿童营养不良和代谢紊乱，甚至脑垂体功能受损，是引起患儿生长发育障碍的主要原因之一。

（2）临床表现：华支睾吸虫的潜伏期为 1～2 个月。华支睾吸虫病的临床表现受虫体和宿主状态的协同影响，根据患者感染的虫体数量、病程长短、有无重复感染和并发症不同而各异。

1）急性华支睾吸虫病：患者一次大量食入华支睾吸虫囊蚴可引起急性肝华支睾虫病。潜伏期一般约 30 天。患者出现上腹部刺痛和腹泻，常进餐后加重。且伴有厌油腻，症状似急性胆囊炎。感染数日后患者出现持续时间长短不一的发热、畏寒；继而有肝大，剑突下触痛明显，时有黄疸，还可出现荨麻疹和外周血嗜酸性粒细胞明显增多。

2）慢性华支睾吸虫病：患者反复多次少量感染或急性华支睾吸虫病未得到及时有效治疗，可演变为慢性华支睾吸虫病。一般起病隐匿，症状复杂，根据感染程度可分为：①轻度感染：患者临床症状不明显，仅出现腹胀、食欲缺乏、轻度腹痛、胃部不适等消化道症状，偶可见肝大。②中度感染：患者出现不同程度的食欲减退、消化不良、倦怠、乏力和经常性腹痛与慢性腹泻，肝大，肝区有压痛和叩击痛，部分患者伴有贫血、水肿和营养不良等症状。③ 重度感染：患者上述症状明显加重，晚期可发展成肝硬化（cirrhosis）和门脉高压，继而出现腹壁静脉曲张、腹水，少数患者出现黄疸。部分患者可并发胆绞痛、胆石症等。疾病晚期肝功能失代偿是重症华支睾吸虫病患者死亡的主要原因。重度感染儿童可出现明显的生长发育障碍。胆管癌是华支睾吸虫感染最严重的并发症，多数（约70%）华支睾吸虫感染导致的胆管癌为腺癌，少数为未分化癌和鳞癌。

华支睾吸虫偶尔寄生于胰腺管内，引起胰管炎和胰腺炎等并发症。

4. 流行　华支睾吸虫主要分布于亚洲，如中国、日本、朝鲜、越南等东南亚国家及俄罗斯远东地区等。我国除青海、新疆、西藏、甘肃、宁夏、内蒙古尚未报道外，25个省、自治区、直辖市均有不同程度的流行。2014—2015年，我国重点寄生虫病现状调查结果显示，我国人群华支睾吸虫感染率高的地区依次为广西（9.62%）、广东（4.90%）、吉林（3.00%）和黑龙江（2.47%）。肝吸虫病的流行，除需有适宜的第一、第二中间宿主及终宿主外，还与居民喜生食淡水鱼、虾等饮食习惯密切相关。

根据地理状况，可将流行区划分为平原水网型和山地丘陵型两种类型。前者淡水养殖业发达，居民常有食"鱼生"的特定饮食习惯，以成年人感染为主；山地丘陵型地区的鱼塘数量少且规模小，以儿童食用未煮熟的野生小鱼而感染为主。

肝吸虫病流行的主要因素如下。

（1）传染源：能排出华支睾吸虫卵的终宿主（患者及带虫者）和保虫宿主（猫和犬等）均为本病的传染源。在多数流行区往往同时存在人和其他哺乳动物两类传染源。

华支睾吸虫病为人兽共患食源性寄生虫病，保虫宿主种类多，如猫、犬、鼠、貂、狐狸、獾、水獭均可作为保虫宿主。人群感染率高的地区，其保虫宿主的感染率往往也高，这对人群具有潜在的传播风险。人体感染的华支睾吸虫一般为几十乃至上千条，迄今报道的最高虫体感染数约为21 000条。

（2）中间宿主：华支睾吸虫对中间宿主的选择性不强，中间宿主的种类繁多。

华支睾吸虫的第一中间宿主为淡水螺，包括纹沼螺（*Parafossarulus striatulus*）、长角涵螺（*Alocinma longicornis*）、赤豆螺（*Bithynia ficchsianus*）等12种螺。华支睾吸虫在淡水螺体内可从毛蚴发育到尾蚴阶段。

在我国，已证实可作为华支睾吸虫第二中间宿主的淡水鱼有12科39属68种。从华支睾吸虫病流行病学角度看，人工养殖的淡水鲤科鱼类，如草鱼、青鱼、鲤鱼等对华支睾吸虫病的流行尤为重要。野生小鱼如麦穗鱼、克氏䱗鱼的感染率很高，常与山地丘陵地区的儿童感染华支睾吸虫相关。在台湾省日月潭地区，上述小鱼的华支睾吸虫囊蚴阳性率高达100%。除淡水鱼外，巨掌沼虾、细足米虾等淡水虾也可作为华支睾吸虫的第二中间宿主。

（3）传播途径：华支睾吸虫病的传播取决于粪便中虫卵有机会入水，水中存在华支睾吸虫第一、第二中间宿主，以及居民生食或半生食淡水鱼、虾这三个环节。用被囊蚴污染的刀具和砧板处理熟食也可引起华支睾吸虫感染。

（4）易感人群：人群普遍易感华支睾吸虫。男性感染率高于女性，这可能与不同性别人群的饮食习惯不同有关。平原水网型地区以成年患者为主，山地丘陵型以儿童患者为多。

5. 防治

（1）诊断：华支睾吸虫病患者临床表现不典型，无特异症状和体征，诊断较为困难。应注意与病毒性肝炎、胆结石和肝囊炎等相鉴别。注意询问病史，有无吃生的或半生淡水鱼、虾史。

1）病原学检查：粪便检获虫卵，或十二指肠引流液中检获虫卵或成虫是确诊的依据。一般在感染后1个月可在粪便中检出华支睾吸虫卵，常用方法有生理盐水涂片法和沉淀法等。① 生理盐水涂片法：检出率不高，易漏诊。② 改良加藤法：检出率可达95%以上。③ 沉淀法：醋酸乙醚离心沉淀法、盐酸乙醚离心沉淀法等。④ 十二指肠引流液检查：虫卵检出率高达 100%，有时还可引流出成虫。

2）免疫学检查：可用于普查筛选和辅助诊断。常用酶联免疫吸附试验（ELISA）、斑点酶联免疫吸附试验（dot-ELISA）、葡萄球菌 A 蛋白 - 酶联免疫吸附试验（SPA-ELISA）或间接血凝试验（IHA）。

3）影像学检查：B 超与 CT 检查对该病的诊断有一定参考价值。

（2）治疗：治疗患者和粪检虫卵阳性的猫、犬等保虫宿主，目前应用最多的药物是吡喹酮和阿苯达唑，首选吡喹酮。

（3）预防

1）控制传染源：治疗患者以及保虫宿主，首选药物为吡喹酮。

2）阻断传播途径：加强粪便管理，废除鱼塘边厕所，防止虫卵污染水域。自觉不食生的或未熟的淡水鱼、虾。不用未经煮熟的鱼、虾喂猫、狗等动物。

3）保护易感人群：开展宣传教育，改善饮食习惯，不食生的或半生的淡水鱼、虾；注意处理生、熟食物的厨具分开使用。加强淡水鱼、虾的检疫工作。

二、并殖吸虫

● 案例 16-2

男，11 岁。2021 年 10 月不规则发热 1 周，体温持续约 40 ℃。当地诊断为"胸腔少量积液、腹水、肝大"，给予抗感染治疗后热退。次年 2 月又发热，省级医院诊断为"脓胸，肝脾大，原因待查"。住院体检：背部有 1 个大小 2 cm×3 cm 的包块，无压痛。咳铁锈色痰。CT 影像显示右肺中部炎性改变和少量积液，左侧胸膜积液，肝在肋下 4 cm，剑突下 4.5 cm，脾在肋下可触及。外周血白细胞总数 28.5×10^9/L，嗜酸性粒细胞 23.8×10^3/L，考虑为感染性病变，经再次抗感染治疗，效果不明显，白细胞及嗜酸性粒细胞仍较高。经问诊，患者于 2 年前曾生吃溪蟹。再次体检时发现左侧腹部有一包块，患者诉该包块是从背部游走而来。免疫学检查：ELISA 检测并殖吸虫抗体阳性。痰液镜检发现虫卵。

问题：

1. 该患者的诊断是什么？该如何进行治疗？
2. 患者为何出现肝大？
3. 结合这种寄生虫的生活史，说明其防治措施。

并殖吸虫隶属于复殖目（Order Digenea）、并殖科（Paragonimidae）。因其最早发现于哺乳动物宿主的肺内，故又名肺吸虫。并殖吸虫寄生于人和其他多种哺乳动物体内，引起并殖吸虫病（paragonimiasis），该病属人兽共患病。我国的致病性并殖吸虫主要分为 2 种类型：以卫氏并殖吸虫为代表的人兽共患型、以斯氏并殖吸虫为代表的兽主人次型。

（一）卫氏并殖吸虫

卫氏并殖吸虫 [*Paragonimus westermani*（Kerbert，1878）Braun 1899] 又称肺吸虫（lung fluke），寄生于人的肺部，引起肺吸虫病（paragonimiasis）。

1．形态

（1）成虫：椭圆形，似咖啡豆，腹面扁平，背面隆起。长 7.5 ～ 12 mm，宽 4 ～ 6 mm，厚 3.5 ～ 5.0 mm，宽长之比约 1：2。活虫为红褐色，固定后呈灰白色。除口、腹吸盘、生殖孔、排泄孔及其附近的体壁外，全身满布体棘。口、腹吸盘大小相近，前者位于虫体前端，后者位于虫体中横线之前。消化系统包括口、咽、食管和 2 根肠支，肠支顺虫体两侧至虫体后端，以盲端结束。雌雄同体，卵巢分 5 ～ 6 叶，形如指状，与子宫并列于腹吸盘之后。子宫盘曲在卵巢的对侧位置，其内充满虫卵，亦延伸到生殖腔，生殖腔开口于腹吸盘后侧的生殖孔。虫体两侧有密集的卵黄腺分布。1 对睾丸分支，左右并列约在虫体后端 1/3 处。排泄孔开口于虫体末端（图 16-3）。

（2）虫卵：金黄色，椭圆形，大小为（80 ～ 118）μm×（48 ～ 60）μm。前端较宽，后端稍窄。有卵盖，略倾斜。卵壳厚薄不均，内含 1 个受精卵细胞及多个卵黄细胞，未分裂的受精卵细胞常位于正中央（图 16-4）。

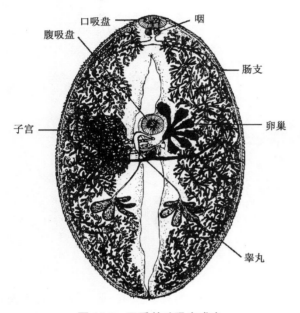

图 16-3　卫氏并殖吸虫成虫

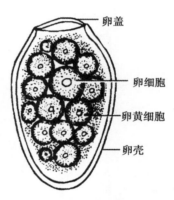

图 16-4　卫氏并殖吸虫虫卵

（3）囊蚴：圆球形，具内、外 2 层囊壁，直径一般为 300 ～ 400 μm，囊蚴内含有 1 条卷曲的后尾蚴。

2．生活史　卫氏并殖吸虫的生活史包括成虫、虫卵、毛蚴、胞蚴、母雷蚴、子雷蚴、尾蚴、囊蚴和童虫等发育阶段，童虫和成虫阶段寄生于终宿主体内。成虫寄生于人及多种肉食类哺乳动物如犬、猫、虎、豹等的肺部。成虫产出的虫卵随终宿主的痰或粪便排出体外。虫卵入水约经 3 周发育为毛蚴；自卵中逸出的毛蚴侵入第一中间宿主淡水螺如川卷螺，经胞蚴、母雷蚴、子雷蚴的发育和增殖，形成许多尾蚴；尾蚴从螺体逸出后侵入第二中间宿主（溪蟹、蝲蛄）体内，或尾蚴因溪蟹、蝲蛄捕食受染螺而进入其体内形成囊蚴。终宿主因生食或半生食含有囊蚴的溪蟹、蝲蛄而感染，幼虫在宿主小肠内脱囊而出，形成童虫。童虫可穿过肠壁进入腹腔，游窜于腹腔各脏器间或邻近组织及腹壁。其中多数童虫沿肝表面向上移行，经 1 ～ 3 周，穿膈肌经胸腔侵入肺内发育为成虫。少数滞留于腹腔内的童虫可终生游走于全身各组织间直至死亡。自囊蚴侵入终宿主到在宿主肺部发育成熟并产卵，需 2 ～ 3 个月。成虫寿命一般为 5 ～ 6 年（图 16-5）。

3．致病　卫氏并殖吸虫的致病主要与童虫或成虫在人体组织、器官内移行、寄居造成的机械性损伤及其代谢产物引起的免疫病理反应相关。

（1）致病机制：囊蚴被终末宿主吞食后，在小肠内的胆盐等刺激作用下，虫体活动活跃并分

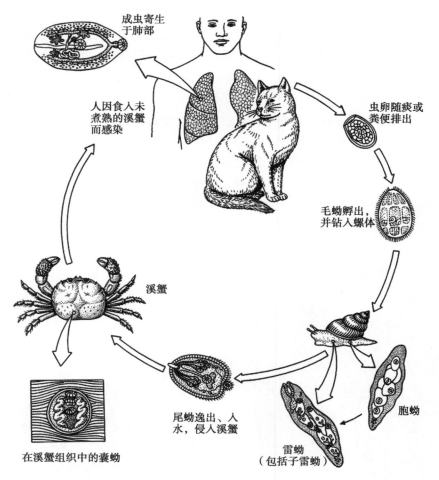

成虫寄生
于肺部

人因食入未
煮熟的溪蟹
而感染

虫卵随痰或
粪便排出

毛蚴孵出，
并钻入螺体

溪蟹

胞蚴

尾蚴逸出、入
水，侵入溪蟹

雷蚴
（包括子雷蚴）

在溪蟹组织中的囊蚴

图 16-5　卫氏并殖吸虫生活史

泌可溶解囊壁的蛋白水解酶，如半胱氨酸蛋白酶（cysteine protease，CP），脱囊而出成为童虫。囊蚴脱囊过程中释放大量可溶解细胞外基质纤维蛋白的半胱氨酸蛋白酶如 CP27、CP28 等，水解宿主组织，有利于童虫穿行于脏器之间。在宿主与卫氏并殖吸虫相互作用过程中，除了 CP 外，还有蛋白多糖、蛋白复合物及糖蛋白等多种分子参与。侵入肺部的虫体发育成熟后，产出的虫卵及其分泌排泄产物等，刺激组织发生炎症，继而产生肉芽组织，在虫体周围形成虫囊。虫囊在肺内引起的病理过程大致可分为 3 期。

1）脓肿期：虫体在组织器官内移行，引起损伤和出血及继发感染所致。可见病变处呈充血性小结节状，部分呈窟穴状或隧道状，内有血液，有时可见童虫。组织出现含中性粒细胞及嗜酸性粒细胞的炎性渗出。病灶周围继而产生肉芽组织，形成薄膜状脓肿壁，并逐渐形成脓肿。X 线显示边界模糊不清的浸润阴影。

2）囊肿期：因侵入部位局部组织渗出性炎症，大量炎症细胞浸润、聚集，最后细胞死亡崩解和液化，脓肿内容物逐渐化为呈赤褐色的黏稠性液体。镜检可见肺部坏死组织、大量虫卵和夏科 - 雷登结晶。囊壁因肉芽组织增生而肥厚，可见边缘清楚的结节状虫囊。虫体可离开原虫囊移行到附近组织形成新虫囊，多数虫囊间可互通。

3）纤维瘢痕期：虫体死亡或移行至它处，囊肿内容物经支气管排出或吸收，肉芽组织填充愈合，病灶纤维化并形成瘢痕。

由于虫体在肺组织内不断移行形成新病灶，以上 3 期病变常可同时并存。

（2）临床表现：临床表现复杂多样，分为急性并殖吸虫病、慢性并殖吸虫病及亚临床型。

1）急性并殖吸虫病：主要由童虫移行、游窜引起。童虫穿肠壁导致肠壁出血。在腹腔、腹壁反复穿行，尤其是较多的童虫从肝表面或穿肝组织移行，引起肝局部出血和坏死。患者轻者出现腹痛、腹泻、食欲缺乏、发热等，重者渐出现胸痛、胸闷、咳嗽等呼吸道症状，血象检查可见嗜酸性粒细胞明显升高（一般为 20% ～ 40%），X 线检查可见胸部絮状和片状阴影。症状出现于误食囊蚴后数天至约 1 个月，重度感染者在感染第 2 天即可出现症状。

2）慢性并殖吸虫病：虫体在宿主体内四处游走和窜扰，致使多个脏器受损害，临床表现复杂。可分胸肺型和肺外型两型，也可按病变部位分型。

① 胸肺型：最为常见。以胸痛、胸闷、气促、咳嗽为主要表现，痰中带血，痰液往往呈果酱样或铁锈色。部分患者胸膜增厚或粘连，出现胸腔积液。X 线检查可见肺内纹理增粗，或出现边缘模糊不清的絮片状阴影或多房性囊性阴影。病程较长者还可出现硬结状或钙化阴影。

② 肺外型：临床上分为：a. 腹型：腹痛、腹泻、便血等消化道症状为主。b. 皮肤型：以游走或非游走性皮下包块、结节为主要表现。包块表面皮肤正常，无红肿。c. 脑脊髓型：临床上以癫痫、偏瘫、视神经受损、蛛网膜下腔出血和颅内压增高为主要表现。若脊髓受损，主要表现为下肢感觉和运动障碍，严重者二便失禁甚至截瘫。

3）亚临床型或隐性感染：一般为无明显临床症状的轻度感染，或体内虫体已消失。患者免疫学检查抗体阳性，或伴有外周血嗜酸性粒细胞略为增高。

4．流行　并殖吸虫病呈世界性分布，流行于亚洲、非洲等 30 多个国家。在亚洲主要分布于中国、朝鲜、日本、菲律宾、印度尼西亚和泰国等国，非洲和南美洲也有报道。在我国，除西藏、新疆、青海、内蒙古和宁夏外，其他 27 个省、自治区、直辖市均有卫氏并殖吸虫病例报道。

（1）传染源：患者和能排出虫卵的虎、豹、犬、狼、猫等肉食哺乳动物是本病的传染源。在辽宁的宽甸县，犬是主要传染源。感染的野生动物是人、畜罕至的自然疫源地的主要传染源。

（2）中间宿主：卫氏并殖吸虫的第一中间宿主淡水螺类主要包括川卷螺、放逸短沟蜷和黑龙江短沟蜷等。第二中间宿主为淡水蟹类（如溪蟹、华溪蟹、石蟹、绒螯蟹等 20 余种淡水蟹）和东北的蝲蛄。此外，一些淡水虾也可作为中间宿主。

（3）转续宿主：野猪、猪、兔、大鼠、蛙、鸡、鸟等多种动物可作为该虫的转续宿主。人因生食或半生食野猪等转续宿主的肉，也可造成感染。

（4）传播途径：卫氏并殖吸虫病是典型的食源性寄生虫病，人生食或半生食含囊蚴的第二中间宿主或含童虫的转续宿主，是主要的感染途径。在我国一些流行区，常因生食或半生食溪蟹，进食醉蟹、腌蟹和"蝲蛄豆腐"等而被感染。此外，囊蚴可因第二中间宿主死亡而脱落入水中，污染水源，因此，生饮溪水也可能造成感染。

（5）易感人群：各年龄、性别的人群均易感。

5．防治

（1）诊断：由于并殖吸虫病症状复杂、临床误诊率高，其诊断应综合生食或半生食淡水蟹、蝲蛄及其制品的既往史、临床表现、血常规和影像学检查、病原学或免疫学检查等情况考虑。

1）病原学检查：在痰或粪便中检出虫卵即可确诊。活检皮下包块或结节，发现虫体也可确诊。痰检虫卵为主，以带有果酱色痰检出率为高。粪检虫卵时，一般需做集卵处理；少数脑脊髓型患者的脑脊液中也可检获虫卵。

2）免疫学检查：ELISA、IHA、对流免疫电泳、补体结合试验、金标免疫渗滤试验等。ELISA 法敏感性高、特异性强，检测特异性抗体的阳性率可达 90% ～ 100%，是目前最常用的检测方法。

3）影像学检查：X 线、CT、磁共振成像等检查适用于胸肺型和脑脊髓型患者。急性期患者 CT 平扫图像常表现为脑水肿，脑实质可见大小不等的低密度水肿区。囊肿期患者则表现为边界不清的高密度占位病变，增强 CT 扫描病灶有强化。纤维瘢痕期患者多表现为钙化灶。

（2）治疗：治疗患者、带虫者和保虫宿主，目前常用治疗药物是吡喹酮。

（3）预防

1）控制传染源：治疗患者、带虫者和保虫宿主，常用药物为吡喹酮，具有疗效高、疗程短等优点。阿苯达唑也有较好的治疗效果。对于局限病灶或脑、脊髓有压迫症状者，也可采取手术治疗。

2）切断传播途径：加强粪便管理，不随地吐痰，防止虫卵污染水域。不食生的或未熟的溪蟹、蝲蛄、野猪肉及不饮生水。

3）保护易感人群：开展宣传教育，改善饮食习惯。加强溪蟹、蝲蛄的检疫工作。

（二）斯氏并殖吸虫

斯氏并殖吸虫 [*Paragonimus skrjabini*（Chen，1959）Chen，1963] 由我国学者陈心陶教授于 1959 年首次报道。斯氏并殖吸虫是人兽共患、以兽为主的致病虫种，成虫主要寄生于果子狸、猫、犬等动物肺内，人是该虫的非适宜宿主，斯氏并殖吸虫在人体内不能发育为成虫，童虫在人体内引起幼虫移行症。

1. 形态

（1）成虫：虫体窄长，呈梭形，前宽后窄，两端较尖，大小为（3.5～6.0）mm×（11.0～18.5）mm，体长宽比为（2.4～3.2）：1，最宽处位于腹吸盘水平。腹吸盘略大于口吸盘，位于体前约 1/3 处。雌雄同体，卵巢位于腹吸盘的后侧方，分支细且多，形如珊瑚。一对睾丸左右并列，分多叶，位于体中、后 1/3 部。

（2）虫卵：椭圆形，多不对称，大小与卫氏并殖吸虫卵相近，卵壳厚薄不均。

2. 生活史 本虫生活史与卫氏并殖吸虫相似。终末宿主为果子狸、猫、犬等哺乳动物，人是本虫的非适宜宿主。第一中间宿主包括拟钉螺（泥泞拟钉螺、微小拟钉螺）和小豆螺（中华小豆螺、建瓯拟小豆螺、建国小豆螺等）。第二中间宿主为淡水蟹类，最常见的为锯齿华溪蟹，还有河南华溪蟹、雅安华溪蟹和福建马来溪蟹等。蛙、鸟、鸭等动物可作为斯氏并殖吸虫的转续宿主。

果子狸等终宿主吞食了含有活囊蚴的淡水蟹后，后尾蚴在十二指肠逸出发育为童虫。童虫穿过肠壁进入腹腔，在各脏器间游走，感染约 28 天后进入胸腔，侵入肺组织，形成虫囊，发育为成虫并开始产卵。感染 50 天后，可在终宿主粪便中查获虫卵。虫卵入水后，在适宜的温度下，约 16 天孵化出毛蚴，毛蚴侵入第一中间宿主淡水螺体内后，经胞蚴、母雷蚴、子雷蚴的发育和增殖，逸出大量尾蚴。尾蚴侵入第二中间宿主淡水蟹体内发育为囊蚴。人是斯氏并殖吸虫的非适宜宿主，人常因生食、半生食含囊蚴的淡水蟹或含幼虫的转续宿主动物肉类而感染，童虫在人体各组织器官间移行，不能发育为成虫。

3. 致病 侵入人体的虫体不能进一步发育为成虫，多停留在童虫阶段，在不同组织器官中游窜，造成局部或全身性病变，即幼虫移行症。根据移行部位可分为皮肤型幼虫移行症和内脏型幼虫移行症。皮肤型患者主要表现为游走性皮下结节或包块，大小不一，常见于胸背部、腹部和胸背部皮下，亦可发现于头颈、四肢、臀部、腹股沟等部位皮下。包块为 1 个或多个，常紧贴皮下，边缘不清，且无明显红肿。切开摘除的包块常可见隧道样虫穴，有时可查见寄居其中的童虫。镜检包块可见嗜酸性粒细胞肉芽肿、坏死渗出物和夏科 - 雷登结晶等。内脏型幼虫移行症患者因虫体侵犯不同脏器而导致病理损伤和临床表现各异。如侵犯胸肺，患者常出现胸痛、咳嗽、胸闷，肺部 X 线检查结果显示可见房性囊状阴影或边缘模糊的浸润阴影。如侵犯肝，患者有肝痛、肝大、肝功能异常等表现，外周血嗜酸性粒细胞明显增多，全身症状表现为乏力、低热、食欲下降等。

4. 流行 除中国外，其他国家尚未报道有斯氏并殖吸虫分布。在我国，斯氏并殖吸虫主要分布于青海起向东至山东以南地区，包括甘肃、山西、陕西、河南、重庆、四川、云南、贵州、湖北、湖南、浙江、江西、福建、广西、广东共 15 个省、自治区和直辖市。其流行地域与淡水蟹的分布基本一致。

5．防治

（1）诊断：对皮肤型患者，可取皮下包块或结节做活组织检查进行病原学确诊。此外，ELISA 是常用的免疫学辅助诊断方法。

（2）治疗：斯氏并殖吸虫病皮下肿块可用手术摘除，内脏幼虫移行症可服用吡喹酮治疗。

（3）预防：流行因素及防治原则与卫氏并殖吸虫病相似。

（吕志跃）

三、裂体吸虫

案例 16-3

男，21 岁，湖北人。1998 年 7 月，湖北水灾时，患者下肢常常感觉瘙痒，并伴有皮肤红色小丘疹，未引起重视和及时诊治。当年 9 月后常出现腹痛、腹泻、黏液脓血便，伴发热、食欲缺乏，去医院就诊。查体：一般情况尚可，心肺未发现异常，肝肋下 1 横指，伴轻压痛。实验室检查：白细胞总数大于 $10 \times 10^9/L$，嗜酸性粒细胞数明显高于正常值，粪便检查见侧面有带小棘的淡黄色虫卵。

问题：

1．该寄生虫引起何种病理改变？导致这种病理改变的机制是什么？

2．简述该寄生虫病的传染源、传播途径、流行区域和特点以及防治措施。

裂体吸虫亦称血吸虫（blood fluke）。寄生于人体的血吸虫（表 16-1、表 16-2）主要有：日本血吸虫（*Schistosoma japonicum* Katsurada，1904）、曼氏血吸虫（*S. mansoni* Sambon，1907）、埃及血吸虫（*S. haematobium* Bilharz，1852）、间插血吸虫（*S. intercalatum* Fisher，1934）、湄公血吸虫（*S. mekongi* Voge Bruekner and Bruce，1978）和马来血吸虫（*S. malayensis* Greer et al.，1988）。血吸虫病是世界卫生组织重点防治的 10 种主要热带病之一，危害严重。我国仅有日本血吸虫病。

（一）日本血吸虫

20 世纪 70 年代，湖南长沙马王堆西汉女尸及湖北江陵西汉男尸体内相继发现日本血吸虫卵，推测日本血吸虫病至少在我国已存在 2100 多年。

1．形态

（1）成虫：虫体细长、圆柱形，雌雄异体。虫体前端有一口吸盘，腹面近前端有一杯状腹吸盘。消化系统有口、食管、肠管。肠管在腹吸盘后分为两支，延伸至体中部后汇合成单一肠管，以盲端终于体末端。

1）雄虫：粗短，乳白色，长 12 ~ 20 mm，宽 0.5 ~ 0.55 mm。自腹吸盘后虫体扁平，两侧向腹中线内褶形成抱雌沟，雌虫位于抱雌沟内。生殖系统有 7 个椭圆形睾丸，呈串珠状排列于腹

表16-1 6种人体血吸虫成虫和虫卵形态的比较

发育期	特征	日本血吸虫	曼氏血吸虫	埃及血吸虫	间插血吸虫	湄公血吸虫	马来血吸虫
雄虫	大小(mm)	(10~20)×(0.5~0.55)	(6~14)×(0.8~1.1)	(10~15)×(0.75~1.0)	(11~14)×(0.3~0.5)	(15~17.8)×(0.23~0.41)	(4.3~9.21)×(0.24~0.43)
	表皮	无结节，有细尖体棘	结节明显，上有束状细毛	结节细小	有结节和细体棘	有细体棘	无结节，有细体棘
	肠支汇合处	体后半部汇合，盲管短	体中部汇合，盲管长	体中部后汇合，盲管长	体后半部汇合，盲管短	体后半部汇合，盲管短	体中部后汇合，盲管短
	睾丸(个)	6~8	2~14	4~5	4~6	3~6	6~8
雌虫	大小(mm)	(12~28)×0.3	(7~17)×0.25	(20~26)×0.25	(11~26)×0.25	(6.48~11.3)×0.28	(6.5~11.3)×0.21
	表皮	小体棘	小结节	末端有小结节	光滑	小体棘	小体棘
	卵巢位置	体中部	体中线之前	体中线之后	体中线之后	体中部	体中部
	子宫	内含虫卵50~200个	内含虫卵1~2个	内含虫卵10~100个	内含虫卵5~50个	内含虫卵20~130个	内含虫卵许多个
虫卵	大小(μm)	(70~105)×(50~80)	(112~182)×(45~73)	(83~187)×(40~73)	(140~240)×(50~85)	(45~51.2)×(40~41)	(52~90)×(33~62)
	形状	椭圆形或圆形，侧棘短小	长卵圆形，侧棘长且大	纺锤形，一端小棘	纺锤形，端棘长且细尖	卵圆形，侧棘短小	卵圆形，侧棘短小

表16-2 6种人体血吸虫生活史的区别

	日本血吸虫	曼氏血吸虫	埃及血吸虫	间插血吸虫	湄公血吸虫	马来血吸虫
成虫寄生部位	肠系膜下静脉、门脉系统	肠系膜小静脉、痔静脉丛，偶可寄生在肠系膜上静脉及膀胱静脉丛门脉	膀胱静脉丛、骨盆静脉丛，直肠小静脉，偶尔可寄生在肠系膜门静脉系统	肠系膜静脉丛、骨盆静脉丛，偶尔可寄生	肠系膜上静脉、门脉系统	肠系膜静脉、门脉系统
虫卵在人体的分布	肠壁、肝	肠壁、肝	膀胱及生殖器官	肝、肠壁	肝、肠壁	肝、肠壁
虫卵排出途径	粪	粪，偶尔尿	尿，偶尔粪	粪，偶尔尿	粪	粪
保虫宿主	牛、猪、犬、羊、猫及啮齿类等7个目40余种动物	猴、狒狒、啮齿类等7个目40余种动物	猴、狒狒、啮齿类等3个目9种动物	羊、灵长类、啮齿类	牛、猪、犬、田鼠	羊、啮齿类
中间宿主	湖北钉螺	双脐螺	水泡螺	水泡螺	开放拟钉螺	小罗伯特螺
地理分布	中国、菲律宾、印尼、日本	非洲、拉丁美洲、亚洲	亚洲、非洲、葡萄牙	喀麦隆、加蓬、扎伊尔	喀麦隆、加蓬、老挝、柬埔寨、泰国	马来西亚

吸盘后方的背侧，各发出一输出管，向前汇成一输精管，通入位于睾丸前的贮精囊，开口于腹吸盘后方的生殖孔（图 16-6）。

2）雌虫：细长，圆柱形，前细后粗；长 20～25 mm，宽 0.1～0.3 mm。肠管内充满红细胞消化后残留的黑褐色残留物，故虫体呈深褐色或黑色。生殖系统有 1 个长椭圆形卵巢，位于虫体中部；输卵管自卵巢后端发出，沿卵巢侧缘上行，至卵巢上方与卵黄腺管汇合，形成卵模（卵模外被梅氏腺）；再向前延伸为子宫，生殖孔开口于腹吸盘后方（图 16-6）。

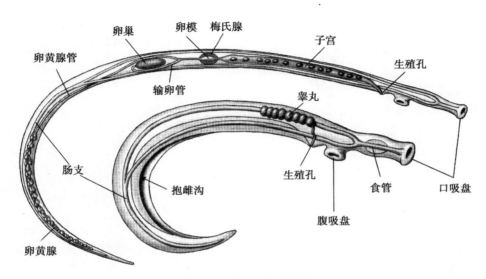

图 16-6　日本血吸虫成虫

（2）虫卵：成熟虫卵椭圆形，淡黄色，大小为（74～106）μm×（55～80）μm。无卵盖，一侧有一指状小棘，卵壳薄而均匀，表面常附有宿主坏死组织或粪渣，内含一成熟毛蚴，在毛蚴与卵壳的间隙中常有大小不一的油滴状毛蚴分泌物，为可溶性虫卵抗原（soluble egg antigen，SEA），可通过卵壳微孔渗出到组织中。未成熟虫卵比成熟虫卵小，内含卵细胞和卵黄细胞或胚胎（图 16-7）。

（3）毛蚴：卵圆形或梨形，活动时呈长椭圆形，静止或固定后呈梨形。平均大小为 99 μm×35 μm，周身披有纤毛。体内前部中央有袋状顶腺，其两侧有一对侧腺，毛蚴腺体可分泌中性黏多糖、蛋白质和酶等，是虫卵 SEA 的主要成分（图 16-7）。

（4）尾蚴：由体部和尾部组成，尾部分尾干和尾叉。大小为（280～360）μm×（60～95）μm。全身披有小棘。体前端为一头器，有腹吸盘，在腹吸盘两侧有 5 对单细胞钻腺，内含与侵入宿主皮肤有关的嗜酸性分泌颗粒和嗜碱性分泌颗粒（图 16-7）。

2. 生活史　日本血吸虫成虫寄生于人及多种哺乳动物的门静脉和肠系膜静脉内。成虫产出的虫卵随粪便排出体外，在水中适宜的条件下，卵内毛蚴孵出并主动侵入中间宿主钉螺体内，经母胞蚴、子胞蚴的无性生殖产生大量尾蚴。尾蚴自螺体逸出，如遇终宿主则迅速钻入皮肤，脱去尾部形成童虫，经移行到达其寄生部位，逐渐发育为成虫并排卵。

（1）虫卵排出与毛蚴孵化：成虫寄生于门静脉和肠系膜静脉内，雌雄合抱，虫体常逆血流移行至肠黏膜下层的静脉末梢交配产卵。部分虫卵随血流入肝，部分虫卵沉积于结肠壁小静脉。约经 11 天虫卵发育成熟，卵内毛蚴分泌的 SEA 透过卵壳渗入组织，引起炎症反应，导致组织坏死，形成嗜酸性脓肿。由于肠蠕动、腹内压力和血管内压力的作用，炎性损伤引起的坏死组织向肠腔破溃、脱落，虫卵随粪便排出体外。粪便中排出的虫卵多为成熟虫卵。不能排出的虫卵则沉积于肝、肠壁组织中逐渐死亡、钙化。

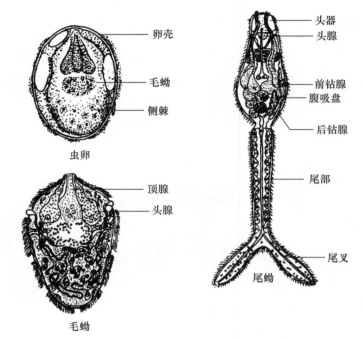

图 16-7　日本血吸虫虫卵、毛蚴和尾蚴

虫卵入水，一定的光照、水 pH 7.5 ～ 7.8、水质清均有利于毛蚴孵出。毛蚴在 15 ～ 35 ℃之间均可孵出，以 25 ～ 30 ℃最为适宜。经 2 ～ 32 h 孵出毛蚴。毛蚴在水中作直线运动，可存活 1 ～ 3 天，遇中间宿主钉螺即侵入螺体。

（2）在钉螺体内的发育繁殖及尾蚴逸出：在钉螺体内毛蚴发育为母胞蚴，其体内胚细胞增殖形成许多子胞蚴，子胞蚴内胚细胞分裂、增殖形成大量尾蚴，经 42 天即可孵出成熟尾蚴。

水温是影响尾蚴从钉螺体内逸出的主要因素。水温在 15 ～ 35 ℃均可逸出，最适宜温度为 20 ～ 25 ℃。一个毛蚴在螺体内经增殖可产生约 10 万条尾蚴，分批陆续逸出，在水面游动，钉螺逸出尾蚴的时间可长达 2 年以上。尾蚴借助头腺和钻腺分泌物的溶解作用、尾部摆动及体部伸缩协同作用，钻入宿主皮肤。

（3）在终宿主体内的发育：当接触到终宿主皮肤时，尾蚴经数分钟甚至 10 秒，即可钻入宿主皮肤内，脱掉尾部，形成童虫。童虫在皮下组织停留数小时后，侵入小血管或淋巴管，随血流至右心，经肺至左心，进入体循环到达肠系膜动脉，经毛细血管网入肠系膜静脉，到肝门静脉生长发育，至性器官初步分化后雌雄合抱，发育成熟后可逆血流至肠系膜静脉寄生、产卵。从尾蚴侵入至成虫成熟产卵约需 24 天。成虫主要以血液为食，每条雌虫和雄虫每小时分别可摄食 33 万个和 3.9 万个红细胞。成虫寿命一般 4.5 年，长者可达 20 ～ 30 年（图 16-8）。

3. 致病　日本血吸虫感染终宿主后，各发育阶段的虫体（尾蚴、童虫、成虫、虫卵）及其分泌物、代谢产物和死亡后的分解产物，均能对人体造成复杂的免疫病理损害，以虫卵致病最为严重。因此，血吸虫病是一种免疫性疾病。

（1）致病机制

1）尾蚴和童虫所致损害：尾蚴侵入皮肤可引起Ⅰ型和Ⅳ型超敏反应。局部皮肤出现丘疹、红斑和瘙痒等，称尾蚴性皮炎。尾蚴重复侵入，皮疹反应逐渐加重。童虫在宿主体内移行引起所经过组织器官的血管充血、栓塞、破裂、点状出血和炎症，是因童虫的毒素、代谢产物和死亡虫体的分解产物所致的超敏反应。童虫移行至肺部，患者常出现咳嗽、咯血、发热、嗜酸性粒细胞增多等。

2）成虫所致损害：成虫一般无明显的致病作用，但其吸盘吸附于血管壁，可引起静脉炎与

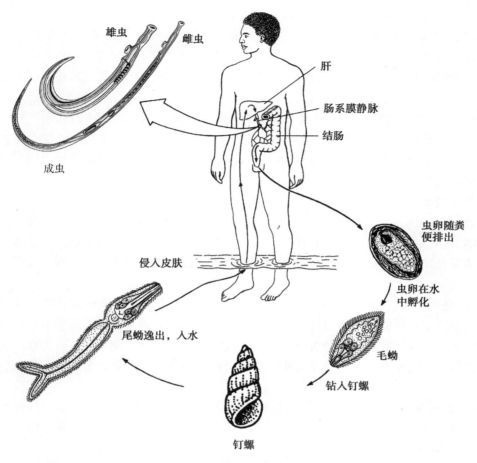

图 16-8　日本血吸虫生活史

静脉周围炎。虫体的代谢产物、分泌物、排泄物和更新脱落的表膜等抗原物质与宿主体内相应抗体结合，引起免疫复合物型（Ⅲ型）超敏反应。成虫寄生尚可引起宿主贫血、嗜酸性粒细胞增多等。

3）虫卵所致的损害：血吸虫病的严重损害主要由虫卵引起。成熟活虫卵沉积在组织中，其毛蚴分泌物（SEA）诱发的虫卵肉芽肿及随后发生的纤维化是血吸虫病的主要病理变化。雌虫刚产出的虫卵为未成熟卵，周围的宿主组织对其无反应或仅有轻微的反应。随着卵内毛蚴发育成熟，其产生的 SEA 经卵壳微孔释放到周围组织中，通过巨噬细胞呈递给辅助性 T 细胞（Th）并使之分化为多种亚群，后者可产生各种淋巴因子，如白细胞介素 -2（interleukin-2，IL-2）、IL-4、IL-5、IL-10、γ- 干扰素（interferon-γ，IFN-γ）、肿瘤坏死因子 -α（tumor necrosis factor-α，TNF-α）以及粒细胞 - 巨噬细胞集落刺激因子（granulocyte-macrophage colony-stimulating factor，GM-CSF）和纤维生成因子等，在其共同作用下，引起淋巴细胞、嗜酸性粒细胞、中性粒细胞、成纤维细胞、巨噬细胞、浆细胞聚集于虫卵周围，形成虫卵肉芽肿（又称虫卵结节），这属于Ⅳ型超敏反应。虫卵肉芽肿在病理上可分为 4 个期。

A. 急性期：成熟虫卵周围出现大量嗜酸性粒细胞浸润，并伴有很多巨噬细胞。因嗜酸性粒细胞变性、坏死，液化后呈脓肿样病变，故称为嗜酸性脓肿。在染色的组织切片上，虫卵周围出现许多浆细胞伴以放射状的抗原 - 抗体复合物沉着，称为何博礼现象（Hoeppli phenomenon）。

B. 过渡期：虫卵周围仍有大量炎性细胞浸润，包括淋巴细胞、嗜酸性粒细胞、巨噬细胞、浆细胞及中性粒细胞，类上皮细胞开始出现。肉芽肿周围由数层成纤维细胞包绕。

C. 慢性期：虫卵周围出现大量巨噬细胞和成纤维细胞浸润，并可见少量的淋巴细胞和浆细胞等。坏死组织被吸收，虫卵崩解、破裂甚至钙化。

D. 瘢痕期：肉芽肿体积明显缩小，虫卵消失或仅残存卵壳。肉芽肿周围出现大量胶原纤维，使之纤维化。严重者，肝门脉区发生广泛纤维化，出现典型的干线型纤维化（pipestem fibrosis）和肝硬化，导致门脉高压，引起肝脾大、腹水，腹壁、食管及胃底等部位的静脉曲张，上消化道出血等症状。

4）免疫复合物所致损害：血吸虫寄生在静脉内，童虫、成虫及虫卵的代谢产物、分泌物和排泄物以及脱落的虫体表膜等构成循环抗原。循环抗原与宿主产生的相应抗体结合形成免疫复合物，当其过多而不能被巨噬细胞吞噬和清除时，沉积在肾小球毛细血管基底膜上引起Ⅲ型超敏反应，导致血吸虫性肾病。

（2）临床表现

1）急性血吸虫病：常见于初次感染者以及慢性患者再次大量感染尾蚴时。潜伏期长短不一，大多数病例于感染后 5 ～ 8 周出现症状。临床表现为畏寒、发热、腹痛、腹泻、黏液血便、荨麻疹、淋巴结及肝脾大。重症患者可有神志迟钝、黄疸、腹水、高度贫血、消瘦、营养不良性水肿等症状。

2）慢性血吸虫病：急性期症状消失而未经病原治疗者，或经反复轻度感染而获得免疫力的患者常出现隐匿型间质性肝炎或慢性血吸虫性结肠炎，临床上可分为无症状和有症状两类。在流行区，90% 患者一般无症状，少数可有轻度的肝大或脾大，但肝功能正常。有症状的患者主要表现为慢性腹泻、黏液血便，肝功能试验除丙种球蛋白可增高外，其余大多在正常范围。脾多数呈轻度肿大。

3）晚期血吸虫病：晚期血吸虫病是指出现肝硬化引起的门脉高压综合征、严重生长发育障碍或结肠显著肉芽肿性增殖的血吸虫病患者。根据主要临床表现，我国将晚期血吸虫病分为腹水型、巨脾型、结肠增殖型和侏儒型。

A. 腹水型：是晚期血吸虫病门脉高压与肝功能代偿失调的结果，常在呕血、感染、过度劳累后诱发。高度腹水者可出现腹胀、呼吸困难、脐疝、股疝、下肢水肿、胸腔积液和腹壁静脉曲张，此型容易出现黄疸。出现肝性脑病以腹水型最多。

B. 巨脾型：指脾大超过脐平线或横径超过腹中线。伴有脾功能亢进、门脉高压或上消化道出血。

C. 结肠增殖型：是一种以结肠病变为突出表现的临床类型，由于大量虫卵沉积于肠壁，刺激肠壁形成肿块或息肉。表现为腹痛、腹泻、便秘或便秘与腹泻交替出现，严重者可出现不完全性肠梗阻。本型可能并发结肠癌。

D. 侏儒型：系患者在儿童时期反复感染血吸虫，引致慢性或晚期血吸虫病，影响内分泌功能，其中以腺垂体和性腺功能不全最为明显，患者表现为身材矮小、面容苍老、无第二性征等临床征象，但智力无减退。此型患者现已罕见。

4）异位血吸虫病：重度感染时，童虫也可能在门脉系统以外寄生并发育为成虫，此为异位寄生。异位寄生的成虫产出的虫卵沉积于门脉系统以外的器官或组织，也可引起虫卵肉芽肿反应，由此造成的损害称异位损害（ectopic lesion）或异位血吸虫病。人体常见的异位损害部位在肺和脑，其次在皮肤、甲状腺、心包、肾、肾上腺皮质、生殖器及脊髓等组织或器官。

4. 免疫

（1）固有免疫：人体免疫不能有效地防止日本血吸虫感染，但对禽类（毛毕属吸虫）及动物（东毕属吸虫）的血吸虫具有先天性的不感受性，其尾蚴虽可侵入人体，造成皮肤损伤，但不能在体内发育为成虫。

（2）适应性免疫

1）抗原：血吸虫是一种多细胞动物，寄生于人体的各期虫体的排泄物、分泌物、虫体表膜或死亡虫体的崩解产物均可成为抗原。不同种、株及各虫期之间既有共同抗原，也有各自的特异性抗原，且抗原成分相当复杂，包括蛋白质、多肽、糖蛋白、糖脂和多糖等。血吸虫虫体的表面抗原和排泄分泌抗原可直接作用于或致敏宿主的免疫细胞，因此，虫体表面抗原是免疫细胞攻击的靶抗原。排泄分泌抗原进入血流成为循环抗原，可诱发宿主的保护性免疫，或形成抗原 - 抗体复合物引起免疫病理变化，循环抗原为免疫诊断的检测对象。

2）免疫应答：血吸虫在人体寄生的虫期包括童虫、成虫和虫卵，各虫期的抗原物质均可使宿主免疫系统致敏和引起免疫应答。宿主的免疫应答是指包括 T 细胞和 B 细胞在内的多种免疫活性细胞，受到血吸虫抗原刺激后活化、增殖、分化并释放淋巴因子和（或）分泌抗体的过程。抗体依赖的细胞介导的细胞毒作用（ADCC）是人体直接杀伤再次入侵的早期童虫的主要免疫效应机制。

3）伴随免疫：宿主感染血吸虫后对再感染可产生不同程度的抵抗力，这种抵抗力主要表现为对再次入侵的童虫具有一定的杀伤作用，而对原发感染的成虫不起杀伤作用，这种原发感染的成虫继续存在，而对再感染具有一定免疫力的现象称为伴随免疫。

4）免疫逃逸：血吸虫成虫能在免疫功能正常的宿主体内长期生存，因为成虫具免疫逃逸能力，其机制可能有如下几点。

抗原伪装：血吸虫成虫体表获得宿主分子或抗原，如血型抗原（A、B、H 型）和组织相容性抗原等，借此隐蔽虫体自身表面抗原表位，从而逃避宿主对其的免疫识别。

抗原模拟：血吸虫可能具有与宿主相对应的基因，当其寄生在宿主体内时，在宿主的某些因素激活下，这些基因能合成宿主样抗原，并表达于虫体表面。这种现象称为抗原模拟或分子模拟，血吸虫可借此逃避宿主免疫系统的攻击。

表膜改变：表面抗原因虫体表膜更新而不断缺失和变化，使虫体逃避宿主的免疫识别，增强对抗宿主免疫攻击的能力，逐渐产生对宿主免疫攻击力的耐受性。

表面受体作用：血吸虫童虫能逃避宿主的免疫攻击与其表面受体有关。研究发现，尾蚴侵入宿主皮肤后早期童虫体表具有 IgG 的 Fc 受体，IgG 能与这些受体发生特异性的结合，从而影响 ADCC 作用。

5．实验诊断

（1）病原学诊断：病原学诊断是确诊血吸虫病的依据，但对低度流行区的轻度感染者和晚期患者及经过有效防治的疫区感染人群，病原学检查常常会发生漏检。

1）粪便直接涂片法：此法简单，但虫卵检出率低，仅适用于严重感染患者和急性感染者，通常需要多日多次取样以提高检出率。

2）毛蚴孵化法：利用虫卵中毛蚴在适宜条件下孵出，并在水中运动的特点而设计，用肉眼或放大镜观察。由于孵化法可采用全部粪便沉渣，因此检出率较直接涂片法高。

3）尼龙袋集卵法：此法常与毛蚴孵化法、甘油透明法联用，适用于基层大规模普查。但应注意防止由于尼龙袋处理不当而造成污染。

4）定量透明法：常用的有加藤法、改良加藤法和定量透明集卵法。此类方法可作虫卵计数，因此可用于测定人群的感染度和考核防治效果。

5）直肠镜活检：适用于慢性特别是晚期血吸虫病患者。对于临床上怀疑血吸虫病而多次粪检阴性者，可做直肠镜活检。直肠镜活检发现虫卵只能证明感染过血吸虫，对于体内是否还有活虫，必须根据虫卵的死活等情况进行判断。

（2）免疫学诊断

1）皮内试验（intracutaneous test，ID）：此法操作简便、快速，结果容易判断。曾用于大规模人群的普查过筛，但目前几乎不用。

2）环卵沉淀试验（circumoval precipitating test，COPT）：该方法具有敏感性高（94.1% ～

100%），假阳性率较低（2.5% ～ 5.6%），且操作简单、经济等优点。可用作综合查病和血清流行病学调查。

3）间接血凝试验（IHA）：IHA 与粪检虫卵的阳性符合率达 92.3% ～ 100%，假阳性率为2.5%。IHA 操作简单，用血量少，判断结果快，有早期诊断价值，适用于血吸虫病普查过筛或流行病学调查。

4）酶联免疫吸附试验（ELISA）：此法具有较高的敏感性和特异性，且可半定量检测相应抗体的水平，阳性检出率在 95% 以上。ELISA 已较广泛应用于检测患者体内抗体，进行诊断或评价防治工作效果。为方便现场应用，近年来研制出若干改良的 ELISA 方法，如斑点酶联免疫吸附试验（dot-ELISA）和快速酶联免疫吸附试验等。

5）免疫印迹试验：该法不但能对血吸虫的特定组分蛋白进行分析和鉴定，还能通过检测抗原、抗体表达谱诊断患者和区分不同病期。敏感性和特异性均较高。

此外，间接荧光抗体试验（IFAT）、胶乳凝集试验（latex agglutination test，LAT）、免疫酶染色试验（immune enzyme staining test，IEST）等各具优、缺点，但目前在流行区现场和医院等较少应用。

6）检测循环抗原：宿主体液中的循环抗原随血吸虫感染的终止而很快消失。因此，检测循环抗原无论在诊断上，还是在考核疗效方面均具有重要意义。目前，检测循环抗原的技术基本类同于检测抗体的酶联免疫吸附试验。

（3）分子生物学检测：聚合酶链反应（PCR）、逆转录 PCR 与 DNA 探针等技术已应用于血吸虫病的诊断。

6．流行

（1）分布：日本血吸虫病流行于中国、菲律宾、印度尼西亚等亚洲国家。

日本血吸虫病曾在我国长江流域及其以南的湖南、湖北、江西、安徽、江苏、云南、四川、浙江、广东、广西、福建及上海共 12 个省、自治区、直辖市的 427 个县（市、区）流行，年感染者最多时超千万人，受威胁人口 1 亿以上。经过七十余年的努力，我国的血吸虫病防治工作取得了显著的成效，至 2022 年底，全国 12 个血吸虫病流行省（直辖市、自治区）中，上海、浙江、福建、广东、广西 5 个省（直辖市、自治区）处于血吸虫病消除状态，四川、江苏 2 个省达到传播阻断标准，云南、湖北、安徽、江西、湖南 5 个省达到传播控制标准。

（2）流行因素

1）传染源：日本血吸虫病为人兽共患寄生虫病，除人外，现已发现自然感染的动物有四十余种，多种家畜和野生动物均可感染血吸虫，其中患者和病牛是最重要的传染源。

2）传播途径：含有血吸虫卵的粪便污染水体、水中存在钉螺、人群接触疫水是造成血吸虫病传播的三个重要环节。流行区人群因生产、生活需要（如耕种水田、割湖草、捕捉鱼虾、洗衣、游泳等）接触含有血吸虫尾蚴的疫水而经皮肤感染。

湖北钉螺是日本血吸虫的唯一中间宿主，为水陆两栖淡水螺。钉螺螺壳小，呈圆锥形，有6 ～ 8 个右旋螺层。钉螺一般孳生在气候温暖、土质肥沃、杂草丛生、水流缓慢的小沟、河畔、湖汊、洲滩、草滩、水田、小溪、山涧等处。

根据钉螺孳生地和地理环境及流行病学特点，我国血吸虫病流行区划分为水网型、湖沼型和山丘型。

水网型：主要在长江下游与钱塘江之间的长江三角洲广大平原地区，包括上海、浙江和江苏。

湖沼型：主要在长江中、下游两岸的大片湖沼地区，包括湖北、湖南、安徽、江西、江苏等省的沿江洲滩及与长江相通的大小湖泊沿岸。

山丘型：该型地理环境复杂，根据地形特征又可分为平坝型、丘陵型和高山型三种。钉螺一般沿山区水系分布，面积不大，但范围广。该型流行区主要在我国南部，包括福建、四川、云南、广西等省、自治区。

3）易感者：人群普遍易感，但儿童、青少年及由非疫区进入疫区缺乏特定免疫力的人群更容易感染。

7. 防治　当前我国血吸虫病防治的基本方针是积极防治、综合措施、因时因地制宜。

（1）控制传染源：积极治疗患者、病畜是控制传染源的有效途径。对流行区人群进行普查普治。吡喹酮是当前治疗血吸虫病的首选药物，对于晚期患者采用对症治疗。近十多年来，在疫区采用以机械取代耕牛等多种措施严控家畜粪便污染水体的新传染源控制策略取得了良好的防控效果。

（2）切断传播途径

1）消灭钉螺：是阻断血吸虫病传播的关键环节。灭螺应采用综合措施，主要措施是结合农田水利建设和生态环境改造、改变钉螺孳生环境以及使用杀螺药。目前 WHO 推荐使用的化学灭螺药为氯硝柳胺。

2）粪便管理：感染血吸虫的人畜粪便污染水体是血吸虫病传播的重要环节。因此加强人畜粪便管理，进行无害化处理至关重要。不使用新鲜粪便施肥，不随地排便，推广建造贮粪池、沼气池等。

3）安全用水：结合农村卫生建设规划，因地制宜地建立安全供水设施，可避免和减少居民直接接触疫水的机会。尾蚴不耐热，在 60 ℃ 水中会立即死亡，因此家庭用水可采用加温的方法杀灭尾蚴。此外，使用河水时可用漂白粉、碘酊和氯硝柳胺等杀灭尾蚴。

（3）保护易染者

1）加强健康教育：向疫区人群宣传血吸虫病危害、血防知识与防护技能，以提高人们自我保护能力和意识，引导人们改变特定的的生产、生活方式。

2）做好个人防护：对难以避免接触疫水者，可使用防护药、防护具，如穿防护靴、防护裤，在皮肤上涂搽防蚴宁、氯硝柳胺脂剂、苯二甲酸二丁酯油膏等防护药。对已接触过疫水者，在接触疫水后第 7 ～ 10 天服用青蒿琥酯，可达到早期治疗的目的。

（苏　川）

第二节　寄生于消化道的绦虫

案例 16-4

男，45 岁，农民。因"反复头晕，头痛 2 月余"入院。患者诉 2 个月前无明显诱因出现头晕，每次持续数分钟，间歇性发作，劳动时加重，休息后缓解。有时出现头顶部、颞部头痛，头痛时视物出现左右双影，症状持续数小时，休息后缓解。出现非喷射性呕吐胃内容物 1 次。当地医院以"颈椎病"予以牵引、针灸及药物治疗无效，症状逐渐加重。否认疫区居住史，平素有生吃蔬菜和食用八分熟肉的习惯。实验室检查：血清寄生虫 IgG 酶联免疫斑点试验显示囊虫阳性，其余指标均正常。头部 MRI 显示：双侧大脑半球、小脑、脑干和部分脑室弥漫性囊状长 T1、长 T2 信号，病灶可见囊虫囊壁及点状头节，周围脑实质可见不同程度的水肿。眼科会诊排除眼囊虫病。

临床诊断为脑实质型脑囊虫病。治疗方案为阿苯达唑 300 mg，每天 3 次口服驱虫，同时静脉滴注甘露醇以降低颅内压，以及静脉滴注地塞米松以减少虫体死亡后引发的过敏反

案例16-4解析

应。治疗4天后病情加重，头痛明显伴意识不清、谵妄、吼叫、反复癫痫发作，给予抗癫痫病及控制精神症状治疗。7天后病情好转，14天出院，出院后随访半年无病情反复。

问题：

1. 患者在当地医院误诊的原因是什么？患者生活习惯是否提示应考虑囊虫病的诊断？

2. 为什么在确认脑囊虫病后，还需要排除眼囊虫病？假设该患者同时伴有眼囊虫病，临床治疗上应如何处理？

3. 患者治疗过程中病情加重提示在临床药物治疗脑囊虫病时需注意什么？

一、链状带绦虫

链状带绦虫（*Taenia solium* Linnaeus，1758）也称猪带绦虫、猪肉绦虫（pork tapeworm）、有钩绦虫（armed tapeworm）。隶属于圆叶目、带科。中医典籍记载为寸白虫或白虫，为最早被记载的人体寄生虫之一。成虫寄生于人体小肠内，引起猪带绦虫病（taeniasis solium），幼虫可寄生于人体皮下、肌肉或内脏，引起囊尾蚴病（cysticercosis），又称猪囊尾蚴病或囊虫病。囊尾蚴病对人体健康的危害程度远大于猪带绦虫病。

（一）形态

1. 成虫 扁平带状，乳白色，略透明。长2～4 m，前端较细，向后逐渐增宽。

（1）头节：近似球形，直径0.6～1 mm，上有4个吸盘，顶端具有可伸缩的顶突，顶突上有内外两圈共25～50个小钩，内圈小钩较大，外圈小钩稍小（图16-9）。

（2）颈部：纤细，不分节，长5～10 mm，直径约为0.5 mm。

（3）链体（又称体节）：由700～1000个节片组成。近颈部的细小节片外形宽而短，因其中的生殖器官尚未发育成熟，称未成熟节片或幼节。链体中部的节片近方形，具发育成熟的雌、雄生殖器官各1套，称成熟节片或成节。睾丸150～200个，呈滤泡状，散布在节片背面两侧。输精管于单侧横向排布，经阴茎囊开口于节片侧缘的生殖腔。卵巢位于节片中央后三分之一处，分为左、中、右三叶，左右叶较大，中叶较小，位于子宫与阴道之间。子宫为一细盲管，纵列于节片中央。卵黄腺位于卵巢之后，呈块状。阴道并行于输精管的后方，开口于生殖腔。各节生殖腔开口于生殖孔，生殖孔略向外凸出，无规律地分布于链体左右两侧。虫体后部的节片为窄长的长方形。因其中仅见充满虫卵的子宫，其他器官均退化，故称为妊娠节片或孕节。孕节中子宫由主干向左右两侧分支，每侧分支数为7～13支，各分支可继续分支而呈树枝状，分支大小不一，排列不齐，单片孕节中含虫卵3万～5万个（图16-9）。

2. 虫卵 虫卵圆形或卵圆形，直径31～43 μm，卵壳薄而透明。因卵壳极易破碎，多数虫卵自孕节散出后卵壳便已脱落。镜检所见外层实为虫卵的胚膜，较厚，呈黄褐色，具放射状条纹，内含一个有3对小钩的球形六钩蚴（oncosphere）（图16-9）。

3. 猪囊尾蚴（cysticercus cellulosae） 又称猪囊虫，呈卵圆形、白色半透明的囊状物，大小为（8～10）mm×5 mm，囊内充满透明的囊液。囊壁分内、外两层，外层为皮层，内层为间质层，间质层有一处呈米粒大小的白点，由间质层向囊内增厚形成，其中为向内翻卷收缩的囊尾蚴头节，其形态结构和成虫头节相同（图16-10）。

（二）生活史

人是链状带绦虫最主要的终宿主，同时也可作为其中间宿主。猪和野猪为主要的中间宿主。

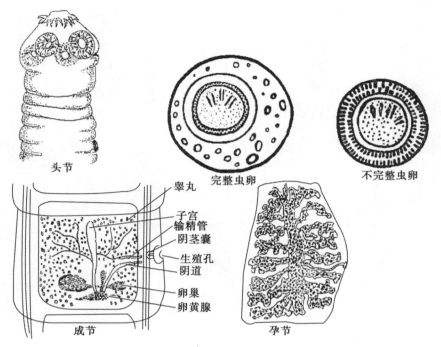

图 16-9　链状带绦虫

此外，有用猪囊尾蚴实验感染白掌长臂猿和大狒狒获得成功的报道，亦有报道在印尼的巴布亚岛狗体内检出自然感染的活猪囊尾蚴。以上提示某些灵长类可能是终宿主，狗可能是中间宿主。

成虫寄生于人的小肠上段，以头节固着于肠壁，孕节常以单节或数节（可多达 5 ～ 6 节）相连地从链体上脱落，随粪便排出。脱离虫体的孕节仍有一定的活动力，同时可因外力挤压破裂而使虫卵散出，污染水源、草地、地面或食物等。孕节或虫卵被猪和野猪等中间宿主吞食后，经小肠消化液作用，24 ～ 72 小时后孵出六钩蚴。六钩蚴借其小钩及穿刺腺分泌物的作用钻入肠壁，随血流或淋巴系统移居宿主全身各处。

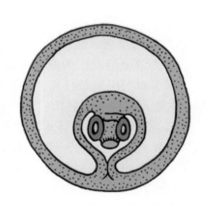

图 16-10　猪囊尾蚴

在寄生部位，虫体逐渐长大，约经 10 周发育为囊尾蚴。囊尾蚴在猪体内寄生的部位以肌肉组织多见，由多至少依次为股内侧肌、深腰肌、肩胛肌、膈肌、心肌、舌肌等；除肌肉组织外，也可以寄生于脑、眼等处。被猪囊尾蚴寄生的猪肉民间俗称"米猪肉""痘猪肉"或"米糁肉"。囊尾蚴在中间宿主体内可存活 3 ～ 5 年，随后逐渐死亡并钙化。

当人食入生的或未煮熟的含活囊尾蚴的猪肉后，囊尾蚴在人小肠内受胆汁刺激而翻出头节，附着于肠壁，由颈部不断地长出节片，经 2 ～ 3 个月发育为成虫并开始排出孕节和虫卵。成虫在人体内寿命较长，可长达 25 年。当人误食虫卵或孕节后，卵内六钩蚴也可迁居至人体各种组织发育成囊尾蚴，但不会进一步发育为成虫，此时人为猪带绦虫的中间宿主（图 16-11）。

（三）致病

1. 成虫致病　人体食入活的猪囊尾蚴致猪带绦虫成虫寄生，可引起猪带绦虫病（或称猪肉绦虫病、链状带绦虫病）。成虫的吸盘、顶突、小钩和体壁微毛可对人体肠壁黏膜造成机械性损伤，引起炎症反应，影响肠道消化吸收功能。人体感染虫荷通常为 1 条，但在流行区人均虫荷可

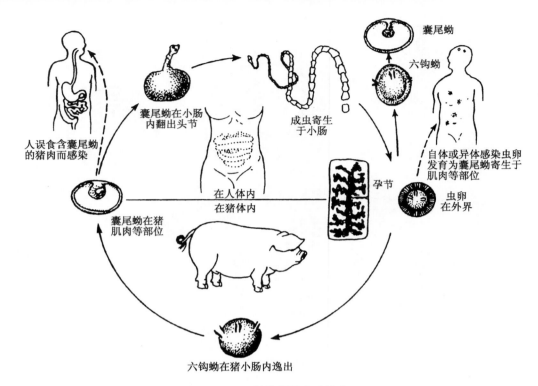

图 16-11 链状带绦虫生活史

多至 2.3 ～ 3.8 条，报道虫荷最多的一个病例为 19 条。猪带绦虫病的临床症状通常较轻微。患者就诊最为常见的原因为粪便中发现节片。少数患者出现腹部不适、消化不良、腹胀、消瘦等症状。极少数可引起肠梗阻、肠穿孔。虫体毒素和代谢产物的毒性作用亦可致患者出现头痛、头晕、失眠等神经系统症状。

2. 幼虫致病　人体误食虫卵可导致猪囊尾蚴寄生，从而引起猪囊尾蚴病，俗称猪囊虫病。人体囊尾蚴病的感染方式有三种：①自体内感染：见于猪带绦虫病患者，在反胃、呕吐时，可由肠道的逆蠕动将脱离成虫的孕节反推入胃，进而释放虫卵，引起自身感染；②自体外感染：见于猪带绦虫病患者，患者因误食自己排出的虫卵而引起感染；③异体感染：因误食他人排出的虫卵引起的感染。据报道，猪带绦虫病患者中伴有猪囊尾蚴病者占 16% ～ 25%，而猪囊尾蚴病患者中伴有猪带绦虫病者更高达 55.6%。可见前两种感染方式较为常见。

猪囊尾蚴病对人体的危害远大于猪带绦虫病，危害程度及临床表现因囊尾蚴寄生部位和数量的不同而异。人体囊尾蚴虫荷可由 1 个至数千个不等，其寄生部位广泛，主要包括皮下组织、肌肉、脑和眼，亦可寄生于心、舌、口腔，以及肝、肺、腹膜、上唇、乳房、子宫、神经鞘、骨等处。寄生部位不同，囊尾蚴的大小和形态也不同。疏松的结缔组织和脑室中寄生的囊尾蚴多呈圆形，大小为 5 ～ 8 mm。在肌肉中寄生的囊尾蚴略伸长。在脑底部寄生的囊尾蚴一般长 2.5 mm，可出现分支或葡萄样突起，称为葡萄状囊尾蚴（cysticercus racemosus）。

依据寄生部位临床上通常将囊尾蚴病分为以下 3 种类型。

（1）皮下及肌肉囊尾蚴病：在皮下、黏膜下或肌肉中形成囊尾蚴结节，数量 1 个至数千个不等。形态呈圆形或椭圆形，直径为 0.5 ～ 1.5 cm，硬度近似软骨，无压痛，与周围组织无粘连，可移动。结节主要分布在头部及躯干，而四肢较少，常分批出现，并可逐渐消失。轻度感染者可无症状。感染数量多时，表现为肌肉酸痛无力、发胀、麻木，或呈假性肌肥大症等。

（2）脑囊尾蚴病：又称脑囊虫病。多数病程缓慢，潜伏期以 1 ～ 12 个月多见，最长可达 30 年。临床表现极为复杂，感染者可全无症状，也可引起猝死。临床最常见的症状是癫痫发作、颅内压增高和精神障碍。其中以癫痫发作最多见，发作时间可长可短，发作形式可以是大发作、小发作或精神运动性发作。同一患者可有两种或两种以上的发作形式，且可互相转化，发作持续时间和强度变化不定。发作形式的多样性和易转换性是本病的特征之一。重症者可致瘫痪和失语。囊尾蚴寄生于脑实质、蛛网膜下腔和脑室均可引起颅内高压。当感染引起神经疾患和脑血流障碍时，可表现为记忆力减退、视力下降或出现精神症状等。我国将脑囊尾蚴病分为6个临床型：癫痫型、脑实质型、蛛网膜下腔型、脑室型、混合型和亚临床型。不同临床型患者的临床表现和严重程度各不相同，治疗原则与预后也不同。另外，脑囊尾蚴病可诱导脑炎发生，甚至可使脑炎病变加重而致死亡。

（3）眼囊尾蚴病：囊尾蚴可寄生于眼的各个部位，以寄生在眼球深部玻璃体（51.6%）及视网膜下（37.1%）最为常见。多数仅累及单眼，轻症者表现为视力障碍，眼内可见虫体蠕动，重症者可致失明。囊尾蚴在眼内可存活 1 ～ 2 年，此时患者尚能忍受。一旦囊尾蚴死亡，虫体的分解物可产生强烈刺激，引起眼内组织病变，可导致玻璃体混浊、视网膜剥离、视神经萎缩，进而并发白内障、青光眼等，最终可造成眼球萎缩而失明。

（四）流行

1．分布　猪带绦虫病呈全球性分布。WHO 报道全球每年有 250 万～ 830 万脑囊尾蚴病患者，高发区为拉丁美洲的巴西、墨西哥，非洲的南部和亚洲的南部，欧洲、美国及澳大利亚等发达国家也有散发病例。在我国分布广泛，东北、华北、中原和西南的某些地区较多见。黑龙江、吉林、山东、河北、河南等省感染率较高，在云南、广西等少数地区呈局限性流行。散发病例见于全国 29 个省、自治区、直辖市。

2．流行因素

（1）养猪方式不当：传播流行地区往往人无厕所猪无圈，或猪圈与人厕通连在一起（连茅圈），致使人粪便中的节片或虫卵极易混入污染饲料而被猪食入，造成猪的感染。

（2）特定的居民饮食习惯：在地方性流行区，人们往往有生吃或半生吃猪肉的传统习惯。如云南的白族喜食"生皮"，即把整猪置于火上烧焦，再刮去烧焦的皮毛后取肉切片蘸调料进食；傣族爱吃"剁生"，是直接将生猪肉剁成肉泥加佐料吃；哈尼族的"噢嚅"则是一种用生猪肉片（熏肉、腌肉）制作的凉拌菜；云南的"过桥米线"系将生猪肉片和米粉用热汤短时煲烫后食用；西南地区的"生片火锅"、福建的"沙茶面""拌面条"等，均含有生的或半生的猪肉，均可能致使食入活囊尾蚴而引起感染。我国大部分地区居民并无吃生肉的习惯，但仍存在散发病例，这主要是因为食物烹饪过程中，肉块过大、肉馅食品（如猪肉包子或饺子）中猪肉包裹较深，加之烹饪温度不均或时间不够（54 ℃，5 min 才能杀死），使得猪肉烧煮不够彻底，致使肉内的囊尾蚴未被彻底杀死。也可因使用切过生肉的刀、砧板再切熟食而导致食物被囊尾蚴污染。

囊尾蚴病的感染则因不良的个人卫生及饮食卫生而误食猪带绦虫虫卵所致。感染人群中以青壮年和男性为主。猪囊尾蚴病的分布多与猪带绦虫病一致，流行病学调查显示猪带绦虫病发病率高的地区，猪体囊尾蚴、人体囊尾蚴的感染率也都高，三者消长趋势平行。

（五）诊断与防治

1．诊断

（1）猪带绦虫病的诊断：询问患者有无生食或半生食"米猪肉"史、有无排出节片史，对本病的诊断具有重要参考价值，确诊则须依赖于病原学检查。粪便检查可能检获虫卵或孕节，如查获孕节，应计数子宫分支数目进行虫种鉴定。对可疑的患者应连续数天进行粪检。必要时还可试验性驱虫，驱虫后收集患者的全部粪便，用水淘洗检查头节和孕节确诊并判断疗效，进一步确定虫种。将检获的头节或孕节洗净，夹于两张载玻片之间后轻压，通过观察头节上的吸盘和顶突小

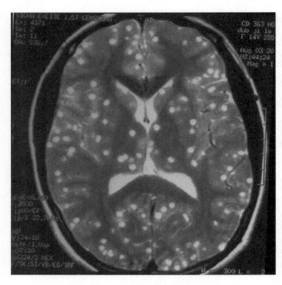

图 16-12　脑囊尾蚴病影像

钩，或计数孕节的子宫分支即可鉴定虫种。

（2）猪囊尾蚴病的诊断：临床上除要询问有无猪带绦虫病史外，对于不同的寄生部位须采用不同的检查方法。皮下或浅表部位的囊尾蚴结节可行手术摘除活检。眼部的囊尾蚴宜采用检眼镜检查。脑和深部组织的囊尾蚴可进行 X 线、CT 和 MRI 等影像学检查（图 16-12），同时结合临床症状如癫痫、颅内压增高和精神症状等做出综合判断。

免疫学检查具有重要的辅助诊断价值，特别对无明显临床体征的脑型囊尾蚴病患者更有意义。常用的免疫学方法包括 IHA、ELISA、斑点 ELISA、免疫印迹试验等。采用单克隆抗体检测患者血液中的囊尾蚴循环抗原可用于确定活动性感染和疗效考核。聚合酶链反应（PCR）诊断猪囊尾蚴病亦见诸报道。

框 16-1　不同辅助检测方法在诊断囊尾蚴病中的应用现状

1．免疫学检测

（1）ELISA 和 IHA：主要用于人群囊尾蚴病调查。技术都较为成熟，可检查血清和脑脊液样本，但假阳性率较高，无法准确评估疾病流行程度，仅能作为辅助检测指标。

（2）酶联免疫电转移印迹技术（enzyme-linked immunoelectrotransfer blot，EITB）：为目前临床诊断囊尾蚴病的最佳方法，但成本相对较高。

2．分子生物学检测　PCR 和环介导等温扩增技术（loop-mediated isothermal amplification，LAMP）较昂贵，主要用于虫种鉴定。

3．影像学检查　CT 和 MRI 主要用于脑囊尾蚴病检查，可显示病灶数量、大小、位置和分布。两种检查方法都很成熟，MRI 在脑囊尾蚴病诊断方面更敏感，但成本较高。由于囊尾蚴病流行区多为中低收入地区，推广受限。

2．防治

（1）预防：大力开展卫生宣教，推行并落实"驱、管、检"相结合的综合防治措施。

首先，在流行区开展普查的基础上应及时为患者进行驱虫治疗。由于自体感染的方式是导致囊尾蚴病的重要途径，因此，尽早并彻底驱虫治疗，既可减少传染源，同时对预防囊虫病具有重要意义。其次，教育群众管好厕所、生猪实行圈养、推广无害化厕所、实行人厕猪圈隔离，避免人畜互相感染。最后，肉类屠宰上市必须经过严格的检查和处理，推广生猪集中屠宰检疫，对个体商贩出售的肉类须重点加强检验。严禁携带囊尾蚴的猪肉上市销售。若发现含有囊尾蚴的猪肉，可置于 –13 ～ –12 ℃环境中，经 12 小时将杀死其中的囊尾蚴。总之，加强健康宣教，使群众认识到本病的危害性，养成健康的食肉习惯是预防本病的关键。

（2）治疗

1）猪带绦虫病的治疗：西药常用药物有吡喹酮和氯硝柳胺，吡喹酮按 10 mg/kg 体重顿服，用药后 30 分钟服用硫酸镁，治愈率为 90%。需要注意的是，若患者同时患脑囊尾蚴病，可能因脑囊尾蚴死亡崩解而引起较为严重的副作用。氯硝柳胺成人以 2 g 单剂口服，治愈率在 80% 以上，不良反应轻微。研究表明，甲苯咪唑、阿苯达唑则不宜单独用于治疗带绦虫病。中药常用槟榔南瓜子合剂，疗效高，副作用小。服法：早晨空腹服用 60 ～ 80 g 南瓜子（炒熟），1 小时后服用槟榔煎剂（60 ～ 80 g 槟榔煎至 100 ～ 200 ml），再过半小时后服用 20 ～ 30 g 硫酸镁导泻。在 5 ～ 6 小时内多数患者均可排出完整的虫体，若未能排出完整虫体，可辅以温水坐浴，让虫体慢慢排出。服药后须留取 24 小时粪便，仔细用水淘洗并检查有无头节。如未检获头节，应继续随访 3 ～ 4 个月，其间若未再发现节片和虫卵，则可视为治愈。驱虫治疗过程中收集的粪便、使用的水和器具等应进行适当的处理，以免虫卵扩散。

2）猪囊尾蚴病的治疗：常用药物为吡喹酮、阿苯达唑，或二者联合用药，均可使囊尾蚴变性而杀灭虫体，可有效治疗囊尾蚴病。皮下及肌肉囊尾蚴病疗效显著。治疗脑囊尾蚴病时，因吡喹酮无法通过血脑屏障进入脑脊液，故常用于治疗脑实质型囊尾蚴病，而对蛛网膜下腔型和脑室型囊尾蚴病疗效较差；阿苯达唑可通过血脑屏障，故可用于蛛网膜下腔型和脑室型囊尾蚴病。在药物治疗脑囊尾蚴病过程中，由于可能因虫体死亡、变性、坏死、崩解而诱发癫痫、急性颅内压增高及过敏反应等副作用，所以必须住院治疗，以及时处理，避免发生意外。对于药物治疗无效或药物治疗过程中出现脑水肿引起急性颅内压增高的患者，可实施外科手术治疗。另外，需要特别强调的是，眼囊尾蚴病尽量先手术取出虫体，然后再给予药物治疗。因为直接采用药物治疗可致虫体死亡，死亡的虫体可引起剧烈的炎症反应，从而加重眼部损害，甚至失明。

二、肥胖带绦虫

肥胖带绦虫（*Taenia saginata* Goeze，1782）也称牛带绦虫、牛肉绦虫或无钩绦虫。生物学分类隶属于带科、带属。成虫寄生于人体小肠，引起牛带绦虫病。

（一）形态与生活史

肥胖带绦虫与链状带绦虫形态相似，但在虫体大小和结构上有所差异（图 16-13），二者成虫及囊尾蚴的主要区别见表 16-3。它们虫卵形态也相似，光镜下难以区分。

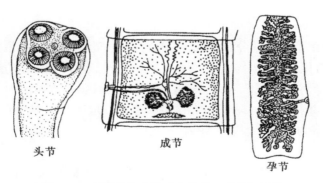

头节　　　　　成节　　　　　孕节

图 16-13　肥胖带绦虫的成虫头节、成节与孕节

表 16-3　链状带绦虫和肥胖带绦虫的形态区别

区别点	链状带绦虫	肥胖带绦虫
体长	2 ～ 4 m	4 ～ 8 m 或更长
节片	700 ～ 1000 节，较薄，略透明	1000 ～ 2000 节，较肥厚，不透明
头节	球形，直径约 1 mm，有顶突及 25 ～ 50 个小钩，排列成 2 圈	略呈方形，直径 1.5 ～ 2.0 mm，无顶突及小钩

续表

区别点	链状带绦虫	肥胖带绦虫
成节	卵巢分左右两叶及中央小叶，睾丸 150 ～ 200 个	卵巢仅两叶，子宫前端有短小突起，睾丸 300 ～ 400 个
孕节	子宫每侧分支 7 ～ 13 支，呈树枝状，不整齐	子宫每侧分支 15 ～ 30 支，较整齐，支端多有分叉
囊尾蚴	头节有顶突和小钩	头节无顶突和小钩

人是肥胖带绦虫唯一的终宿主。成虫寄生于人的小肠上段，孕节通常单节从链体脱落，并可主动从肛门逸出。每天一般排出 6 ～ 12 节孕节，最多可达 40 节。脱落排出的孕节具有较强的活动力，虫卵可因孕节蠕动从子宫前端排出，或因孕节破裂而散出。孕节和虫卵会污染环境（草地或水源等）。中间宿主牛食草、饮水时吞食到虫卵或孕节后，虫卵内的六钩蚴在牛的小肠内孵出，进而钻入肠壁，随血液及淋巴循环至周身各处寄生，尤以运动较多的股、肩、心、舌和颈部等肌肉多见，经 60 ～ 70 天发育为牛囊尾蚴（cysticercus bovis）。除牛以外，羊、美洲驼、长颈鹿、羚羊等也可被牛囊尾蚴寄生。牛囊尾蚴的寿命可达 3 年。人对肥胖带绦虫六钩蚴具有天然免疫力，不能作为牛带绦虫的中间宿主。

人因生食或半生食牛肉而误食牛囊尾蚴。在肠道经消化液的作用，牛囊尾蚴的头节自囊中翻出，吸附于肠壁，8 ～ 10 周发育为成虫，成虫寿命可长达 20 ～ 30 年，甚至更长。

（二）致病

成虫寄生于人体小肠，引起肥胖带绦虫病。头节上的吸盘及体壁上的微毛可致肠壁机械损伤，引起炎症反应，造成消化吸收功能障碍。寄生人体的成虫数量常为 1 条，但在地方性流行区，如贵州省从江县，患者成虫感染数量为 2 ～ 8 条，最多的一例高达 31 条。患者常无明显症状，少数可表现腹部不适、饥饿痛、消化不良、腹泻等消化道症状或体重减轻等。因牛带绦虫孕节活动力较强，所以大多数患者都能发现自己排出节片，自诉孕节自动从肛门逸出、肛门瘙痒等症状。有时脱落的孕节在肠内移动到回盲瓣处受阻时，可因其加强活动而导致回盲部剧痛。此外，偶尔还可引起肠梗阻、阑尾炎等并发症，以及节片在肠外其他部位的异位寄生。

（三）流行

1. 分布　牛带绦虫呈全球性分布，我国 20 多个省、市、自治区有散发病例报道。在食用牛肉为主的地区，尤其有生食或半生食牛肉习惯的地区和民族中可发生地方性流行。在某些少数民族地区，如新疆、内蒙古、西藏、云南、宁夏等省（自治区），以及四川的藏族地区、广西的苗族地区、贵州的苗族、侗族地区、台湾的雅美族和泰雅族地区有地方性流行。感染率高的甚至可达到 70% 以上，患者多为青壮年人，男性稍多于女性。

2. 流行因素

（1）患者粪便污染环境：在流行区，农牧民常在牧场及野外随地排便，致使带有孕节或虫卵的粪污染牧场、水源和地面。牛带绦虫卵抵抗力较强，在外界可存活 8 周或更久，因此很容易被牛食入而造成牛的感染。广西和贵州的苗族、侗族习惯人畜共居一楼，人住楼上，牛圈建在楼下，且人在楼上直接将粪便排入牛圈内，大大增加了牛受感染的机会，致使这些地方牛的囊尾蚴感染率高达 40%。

（2）特定的居民饮食习惯：流行区少数民族有生食或半生食牛肉的习惯。如苗族、侗族爱吃的"红肉""腌肉"，傣族爱吃的"剁生"，都是将生牛肉切碎后稍加佐料后即食用。藏族的风干牛肉，或略加腌制而成的"酸牛肉"，都是不经烹炒即食用。或将大块牛肉在篝火上烧烤，牛肉中间常未烧熟即食用。这些特定的食用牛肉的习惯都容易造成人群的感染。非流行地区居民虽无吃生肉的习惯，但偶尔也会因牛肉未煮熟或使用切过生牛肉的刀、砧板切凉菜或熟食时污染了牛囊尾蚴而引起散发感染。

（四）诊断与防治

1. 诊断　询问患者是否有排节片史、生食牛肉史和流行区旅居史等有助于明确诊断。由于肥胖带绦虫的脱落的孕节活动力仍很强，常自动从肛门蠕动逸出，引起患者注意，所以患者常携带自体排出的孕节前来就诊，较易确认。获得孕节后，可根据子宫分支的数目和特征鉴别两种带绦虫（观察孕节的方法与猪带绦虫相同）。若节片已干硬，可以用生理盐水浸软，或用乳酸酚浸泡透明后再行观察。

粪检可检获虫卵甚至孕节，但采用肛门拭子法检获虫卵的概率更高。还可采用粪便淘洗法查找孕节和头节，根据孕节和头节形态判定虫种。中药驱虫时，找到头节且与虫体数量相同时，可明确疗效。

2. 防治　在流行区开展普查普治，积极治疗患者和带虫者，控制传染源。驱虫方法与链状带绦虫相同。改变人畜居住方式，加强粪便管理，推广无害化厕所，防止人粪污染畜舍、牧场、水源，以避免牛的感染。加强肉类检疫，禁售含囊尾蚴的牛肉。开展卫生宣教，注意饮食卫生，改变特定的食用牛肉的习惯。

（王兆军）

第三节　寄生于组织的绦虫

案例 16-5

　　男，25 岁。因"无明显诱因上腹部胀痛不适 1 年，疼痛无放射，可忍受，活动时加重"于 2022 年 4 月入院。患者西藏曲松人，家族从事畜牧业，近 6 年在河南新乡工作，每年回西藏探亲 1 次，每次约 20 天，其间有牧犬接触史、生食蔬菜史。查体：体温 36.9 ℃，脉搏 58 次 / 分，呼吸 21 次 / 分，血压 120/56 mmHg，腹软，全腹未触及包块，肝脾肋下未触及。B 超、CT 检查示肝囊肿。入院诊断为肝囊肿。入院后全麻下经腹腔镜行"肝囊肿"摘除术，术中探查腹腔无腹水，肝红色，肝右叶见一囊性肿物，大小约 6.0 cm×5.0 cm，未见其他异常。切开囊壁，吸尽囊液，见内囊囊壁密集米粒样隆起。将内囊壁完整摘除，生理盐水及甲硝唑反复冲洗后，边缘电凝止血。术中囊液外渗约 2 分钟，患者出现呼吸困难、口唇、指甲发绀，血压 70/40 mmHg，脉搏 68 次 / 分，呼吸 15 次 / 分，体温 36.2 ℃等过敏性休克症状。采用大量生理盐水冲洗，并给予肾上腺素、地塞米松抗过敏及支持治疗后缓解。术后囊液、囊壁送检，囊液涂片可见大量梨形虫体，碘染、结晶紫 - 沙黄染色、吉姆萨染色均显示虫体大小约 170 μm×120 μm，可见翻卷收缩的头节及其内陷的顶突、吸盘与数十个小钩，特征与细粒棘球绦虫原头蚴相符，确诊为肝细粒棘球蚴病。术后口服阿苯达唑治疗，40 天后肝 B 超检查提示囊肿存在，建议患者至上级医院就诊。

　　问题：

　　1. 讨论本病例误诊的教训。

　　2. 患者术中为何发生过敏性休克？试述细粒棘球蚴手术摘除注意事项及处理措施。

　　3. 患者术后 40 天 B 超仍提示囊肿存在。下一步诊疗时，医生应考虑哪些方面的问题？

L16-2a

案例 16-5 解析

一、曼氏迭宫绦虫

曼氏迭宫绦虫（*Spirometra mansoni* Joyeux et Houdemer，1928）又称孟氏裂头绦虫[*Diphyllobothrium mansoni*（Cobdold，1882）Joyeux，1928]。其成虫寄生于猫、犬等动物小肠内，偶尔寄生于人体。幼虫裂头蚴阶段可在人体寄生，引起曼氏裂头蚴病（sparganosis mansoni），裂头蚴对人体的危害远大于成虫。

（一）形态

1. 成虫 乳白色，带状，长 60～100 cm，宽 0.5～0.6 cm。头节呈指状或梭形，长 1～1.5 mm，宽 0.4～0.8 mm，其背、腹面分别有一条纵行的吸槽。颈部细长，链体约 1000 个节片，多数节片宽度大于长度，末端节片则长宽几乎相等。成节与孕节的结构基本相似，每个节片内均有发育成熟的雌雄生殖器官各一套，肉眼可见凸起的子宫位于节片中部。睾丸小圆球形，320～540 个，散布于整个节片的深层实质组织中。睾丸发出的输出管在节片中部汇合成输精管，然后弯曲向前，继而膨大成贮精囊和阴茎相连，再通入雄性生殖孔。雄性生殖孔呈圆形，位于节片腹面前部中央。卵巢分左右两叶，位于节片后部，自卵巢中央发出短的输卵管，输卵管末端膨大为卵模与子宫相连，卵模外包绕有梅氏腺。卵黄腺呈小滤泡状，散布于节片实质组织表层，包绕着其他器官。阴道为纵行的小管，一端为月牙形的阴道口，开口于雄性生殖孔之后，另一端膨大为受精囊，与输卵管相连。子宫位于节片中部，螺旋盘曲 3～8 圈，各圈紧密重叠，顶端窄小，基部较宽，略似发髻状，子宫孔开口于阴道口下方。因此，在节片腹面正中线上由前至后依次有雄生殖孔、雌生殖孔（阴道口）和子宫孔 3 个开口（图 16-14）。

2. 虫卵 呈两端稍尖的椭圆形，浅灰褐色，大小（52～76）μm×（31～44）μm，卵壳较薄，一端有卵盖，内含一个卵细胞和数个卵黄细胞（图 16-14）。

3. 裂头蚴 长带形，白色，大小约 300 mm×0.7 mm。头端膨大，中央有一明显的凹陷，形似成虫头节；体不分节，但可见不规则横皱褶，后端常呈钝圆形，活动时伸缩能力很强（图 16-14）。

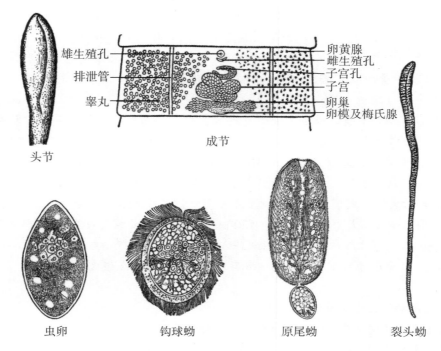

图 16-14 曼氏迭宫绦虫成虫、幼虫和虫卵模式图

（二）生活史

曼氏迭宫绦虫的生活史较为复杂，完成整个生活史需要 3 ~ 4 个宿主。终宿主以猫和犬为主，虎、豹、狐和豹猫等食肉动物等也可成为其终宿主；第一中间宿主是剑水蚤，第二中间宿主为蛙。蛇、鸟类和猪等多种脊椎动物可作为转续宿主。人可成为曼氏迭宫绦虫的第二中间宿主、转续宿主，甚至终宿主。

成虫寄生于终宿主的小肠内，虫卵产出后随宿主粪便排出体外，若进入水中，在适宜的温度下，经过 2 ~ 5 周发育后孵出钩球蚴。钩球蚴周身被有纤毛，借助纤毛在水中作无定向螺旋式游动。当钩球蚴被第一中间宿主剑水蚤吞食后，脱去纤毛，穿过肠壁入血腔，3 ~ 11 天发育成原尾蚴。当含原尾蚴的剑水蚤被蝌蚪吞食后，原尾蚴脱去小尾球，伴随着蝌蚪发育为蛙，原尾蚴也发育为裂头蚴。裂头蚴收缩和移动能力较强，常迁移至蛙的肌肉组织内，尤以大腿、小腿肌肉中居多。裂头蚴常卷曲并形成小囊寄居在肌肉间隙，或游离于皮下。当感染的蛙被蛇、鸟类或猪等非适宜宿主吞食后，裂头蚴可穿过肠壁，继而迁居至腹腔、肌肉或皮下等处继续生存，蛇、鸟、猪等非适宜宿主即成为其转续宿主。当终宿主猫、犬等吞食体内含有裂头蚴的第二中间宿主蛙或转续宿主后，裂头蚴在终宿主小肠内寄生并逐渐发育为成虫。感染约 3 周后，终宿主粪便中开始有虫卵排出。成虫在猫体内可存活约 3.5 年。裂头蚴寿命较长，在人体组织内可存活长达 12 年（图16-15）。

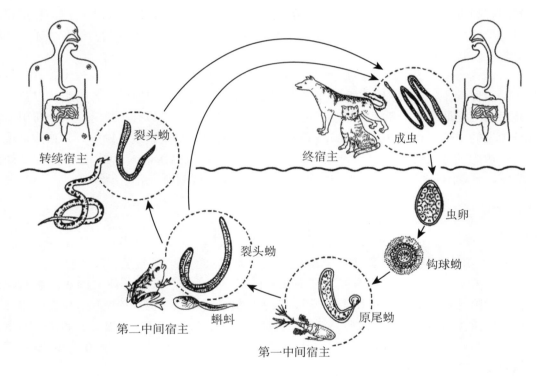

图 16-15　曼氏迭宫绦虫生活史

（三）致病

1. 成虫的致病作用　成虫偶可寄生于人体小肠，对人的致病力不强，主要通过机械性损伤和化学性刺激使患者出现腹部不适、隐痛及恶心、呕吐等轻微症状。

2. 幼虫的致病作用　裂头蚴可寄生于人体引起曼氏裂头蚴病，其危害远大于成虫。临床症状和严重程度主要取决于裂头蚴移行和寄居的部位。在寄生局部可围绕虫体形成嗜酸性肉芽肿囊包，囊包直径为 1 ~ 6 cm，具囊腔，腔内盘曲的裂头蚴可有 1 ~ 10 条不等。囊包周边组织肿胀，甚至形成脓肿。人体常见寄生部位依次是皮下、眼部、口腔颌面部和内脏。

3. 临床类型　依据寄生部位，临床大致可分为以下 5 型。

（1）皮下裂头蚴病：最为常见，主要累及四肢、躯干等浅表部位，发生率由多至少依次为四肢、腹壁、外生殖器、胸壁、乳房、头颈或全身其他各处。表现为圆形、柱形或不规则条索状游走性皮下结节。结节大小不一，为 0.5 ~ 5.0 cm，可为单个，也可多个。结节局部可有瘙痒或虫爬感。若伴有炎症反应，可出现间歇性或持续性疼痛或触痛，有时可出现局部荨麻疹。

（2）眼裂头蚴病：较常见。常为单侧眼睑或眼球受累，表现为眼睑红肿、眼睑下垂、结膜充血，患者常有畏光、流泪、微痛、奇痒或虫爬感等；有时伴有恶心、呕吐及发热等全身症状。在受累的眼睑和结膜下，可见游动性、硬度不等的肿块或条索状物，大小约 1 cm。肿块偶可破溃，裂头蚴自动逸出而自愈。若裂头蚴侵入眼球，可致眼球凸出，眼球运动障碍，严重时可出现角膜溃疡、虹膜睫状体炎、白内障、继发性青光眼，甚至患眼失明。

（3）口腔颌面部裂头蚴病：患者常在口腔黏膜或颊部皮下出现硬结，大小为 0.5 ~ 3.0 cm，患处红肿、发痒或有虫爬感，常自诉有"小白虫"（裂头蚴）逸出史。

（4）脑裂头蚴病：较少见。临床表现类似于脑瘤等颅内占位性病变，患者常表现为阵发性头痛，严重时可发生昏迷，并可伴有喷射状呕吐、视物模糊、间歇性口角抽搐、肢体麻木抽搐甚至瘫痪等。

（5）内脏裂头蚴病：罕见。临床表现依裂头蚴移行、寄居部位而定。如虫体经消化道侵入腹膜，可引起腹膜炎症反应。如侵入肺，可经呼吸道咳出。还可见寄居于脊髓、椎管、尿道和膀胱等处，引起不同的严重后果。

此外，国内外均有数例人体"增殖型"裂头蚴病（"proliferative type"sparganosis）的报道。该型裂头蚴虫体较小而不规则，长度一般不超过 2 mm，但虫体可广泛侵入各组织，以芽生方式增殖。其原因可能是感染者免疫功能受到抑制或并发病毒感染，导致裂头蚴分化不全所引起。还有一种较少见的增殖裂头蚴（sparganum proliferum）所引起的增殖型裂头蚴病，其虫体呈现多态形，具有不规则的芽及分支，大小约 10 mm×1 mm，最长可达 24 mm，可移行至人体多处组织中芽生增殖，患者预后很差。这两种增殖型裂头蚴病的发病机制尚待进一步研究。

（四）流行

1. 分布　曼氏迭宫绦虫分布很广，成虫很少寄生人体，国外仅日本、俄罗斯等少数国家有报道。我国在上海、广东、台湾、四川和福建等省市有成虫感染病例报道。

曼氏裂头蚴病分布广泛，以东亚和东南亚地区多见，美洲、非洲、澳大利亚、欧洲等地也均有报告。我国已有上千例的临床病例报道，依感染例数排序从多到少依次是：广东、吉林、福建、四川、广西、湖南、浙江、江西、江苏、贵州、云南、安徽、辽宁、湖北、新疆、河南、河北、台湾、上海和北京等。感染者年龄从未满周岁至 62 岁，感染率最高为 10 ~ 30 岁，感染者男女比例为 2∶1，各民族均有。

2. 感染途径与方式　人体裂头蚴的感染途径有两种：①裂头蚴或原尾蚴经皮肤或黏膜直接侵入；②因误食裂头蚴或原尾蚴而经口感染。具体因以下 3 种生活习惯或方式而感染。

（1）局部敷贴生蛙肉：为主要导致感染的习俗，占患者半数以上。在我国某些地区，民间传说蛙有清凉解毒的功效，常用生蛙肉敷贴伤口或脓肿，包括皮肤、眼、口颊、外阴等部位。若敷贴的蛙肉中有存活的裂头蚴，即可经伤口或正常皮肤、黏膜侵入人体。

（2）生食或半生食蛙、蛇、鸡或猪肉：我国某些地区民间传说认为吞食活蛙能治疗疮疖和疼痛，而吞食蝌蚪可治疗皮肤过敏，若所吞食的蛙或蝌蚪含有存活的裂头蚴，裂头蚴即可穿过肠壁进入腹腔，继而移行寄生于身体其他部位。此外，民间也有生饮蛇血、生吞蛇胆、喜食生的或未煮熟的兽、禽及其他野生动物肉类的习惯，均可引起裂头蚴感染。

（3）误食入剑水蚤：生活中饮用生水，或游泳时误饮入湖水、塘水时，均可因误食感染的剑水蚤致使原尾蚴经口感染人体。原尾蚴也可能直接经皮肤、经眼结膜侵入而感染人体。

（五）诊断与防治

1. 诊断 曼氏迭宫绦虫成虫感染可以采用粪检虫卵予以确诊。曼氏裂头蚴病主要依据从局部检获虫体而确诊。由于裂头蚴感染与生活习惯密切相关，因此，询问患者有无用生蛙肉敷贴患处病史，有无饮用生水，生食蛙、蛇、鸟及各种动物的生肉或不熟的肉的习惯，有无生饮蛇血、生吞蛇胆等经历，对裂头蚴病诊断有重要参考价值。采用 CT、MRI 等影像技术有助于脑裂头蚴病的诊断，也可用裂头蚴特异性抗原进行各种免疫学检查以辅助诊断。

临床实践中，裂头蚴病误诊率非常高，应注意与其他疾病相鉴别。如皮下裂头蚴病易被误诊为脂肪瘤、神经纤维瘤或其他肿瘤。眼裂头蚴病则常被误诊为睑腺炎、急性葡萄膜炎、眼眶蜂窝织炎、肿瘤等。脑裂头蚴病常被误诊为脑胶质瘤、癫痫、脑脓肿等。

2. 防治 加强卫生健康宣教，摒弃蛙肉敷贴患病局部、吞食活蛙（蝌蚪、蛇胆）、生食或食用未煮熟的肉类、饮用生水等不良习惯与传统，以防感染。

成虫感染可用药物驱虫治疗，药物包括吡喹酮、阿苯达唑等。裂头蚴病的治疗则主要依靠手术摘除，术中应将虫体尤其是头部取尽，以确保根治，防止复发。术中可局部注射 40% 乙醇普鲁卡因 2 ～ 4 ml 以杀灭虫体。

增殖裂头蚴病治疗困难，多采用保守疗法。治疗过程中应尽可能避免使用免疫抑制类、细胞毒性类和激素类的药物，以防损伤患者免疫功能而进一步加重病情。

二、细粒棘球绦虫

细粒棘球绦虫（*Echinococcus granulosus* Batsch，1786）又称包生绦虫、犬绦虫，属带科、棘球属。在棘球属绦虫中，除细粒棘球绦虫外，多房棘球绦虫（*Echinococcus multilocularis* Leuckart，1863）、少节棘球绦虫（*Echinococcus oligarthrus* Diesing，1863）和福氏棘球绦虫（*Echinococcus vogeli* Rausch & Berstein，1972）也与人类疾病有关。

细粒棘球绦虫的成虫寄生于终宿主犬科食肉类动物（如犬、狼、豺等）的小肠。幼虫棘球蚴（echinococcus cyst）又称包虫（hydatid cyst），寄生于中间宿主多种食草类动物（如羊、牛、牦牛、骆驼、猪、鹿等）的组织器官内，亦可寄生于人体，引起棘球蚴病（echinococcosis）或称包虫病（hydatid disease，hydatidosis）。棘球蚴病分布广泛，严重危害人类健康和畜牧业生产，为全球重要的公共卫生和经济问题之一。

（一）形态

1. 成虫 是绦虫中最小的虫种之一，体长 2 ～ 7 mm，平均 3.6 mm。虫体由头节、颈节和链体三部分组成。头节呈梨形，有顶突和 4 个吸盘。顶突富含肌肉组织，伸缩力强，其上有28 ～ 48 个小钩，分 2 圈呈放射状排列。顶突顶端有顶突腺（rostellar gland），腺体分泌物具有抗原性。链体通常由幼节、成节和孕节各 1 节组成，偶可多 1 节。各节片均呈狭长形。成节结构与带绦虫类似，生殖孔位于节片一侧的中部偏后。睾丸 45 ～ 65 个，均匀分布于生殖孔水平的前后方。孕节的生殖孔位置更靠后，子宫呈囊状，具不规则的分支和侧囊，内含虫卵 200 ～ 800 个（图 16-16）。

2. 虫卵 与链状带绦虫和肥胖带绦虫卵相似，在光学显微镜下难以相互辨别。

3．幼虫 即棘球蚴，呈圆形或近似圆形的囊状体。随寄生部位、寄生时间的长短和宿主的不同，大小甚为悬殊，直径可从不足 1 cm 至数十厘米。棘球蚴为单房性囊状体，由囊壁和囊内含物构成。囊壁分两层，外层称角皮层（cuticle），或称角质层，内层称生发层（germinal layer），角皮层外有宿主的纤维组织包绕。囊内含物包括原头蚴、生发囊、子囊和囊液等（图 16-17）。

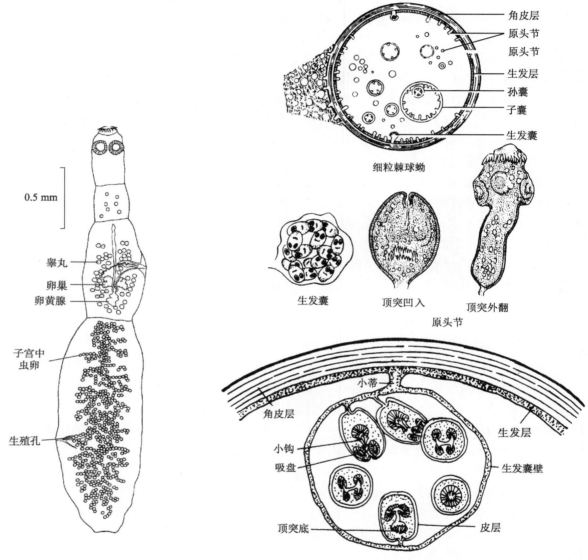

图 16-16 细粒棘球绦虫成虫模式图

图 16-17 细粒棘球绦虫棘球蚴模式图

（1）角皮层：乳白色、半透明，厚约 1 mm，似粉皮状。质地较脆弱，易破裂。无细胞结构，光镜下呈多层纹理状。角皮层具有保护虫体的作用，因其具有渗透性，也参与虫体与宿主之间的物质交换。

（2）生发层：亦称胚层，厚 20 ~ 25 μm，由一层具增殖能力的生发细胞构成。生发层紧贴于角皮层内，电镜下可见生发层上有无数微毛延伸至角皮层内。生发细胞可向囊内增殖长出原头蚴、生发囊和子囊。有的棘球蚴生发功能缺失，母囊内无原头蚴、生发囊等结构，称为不育囊（infertile cyst）。

（3）囊内含物

1）原头蚴（protoscolex）：亦称原头节，为收缩内卷（指其顶突和吸盘内陷）的头节，圆形或椭圆形，大小为 170 μm×122 μm，具有数十个小钩，此外还可见石灰小体或钙颗粒。原头蚴与成虫头节结构类似，但其体积小，缺顶突腺。

2）生发囊（brood capsule）：亦称育囊，是具有一层生发层的小囊，直径约 1 mm，由生发层的有核细胞无性繁殖而来。最初由生发层向囊内芽生出细胞群，细胞群逐渐空腔化后形成小囊，并长出小蒂与生发层连接。在小囊壁上又生出数量不等的原头蚴，多者可达 30 ~ 40 个。原头蚴既可向小囊内生长为内生性原头蚴，也可向小囊外生长为外生性原头蚴。

3）子囊（daughter cyst）：棘球蚴囊内所形成的形态结构与母囊相似的囊性结构（即囊壁同时具有角皮层和生发层）称子囊。子囊可由母囊的生发层直接长出，亦可由原头蚴或生发囊进一步发育而成。子囊生发层也可经无性繁殖向囊内长出原头蚴、生发囊以及与子囊结构相似的孙囊（grand daughter cyst）。

4）囊液（cyst fluid）：亦称棘球蚴液（hydatid fluid），无色透明或微黄，含有多种蛋白质、肌醇、卵磷脂、尿素及少量糖、无机盐和酶，因此对人体具有抗原性。原头蚴、生发囊和子囊可从生发层上脱落，悬于囊液之中，称为棘球蚴砂（hydatid sand）或囊砂。

（二）生活史

成虫寄生于终宿主犬科食肉类动物（犬、狼、豺等）的小肠上段，以吸盘和顶突上的小钩固着在肠绒毛基底隐窝内，脱落的孕节和（或）产出的虫卵随宿主粪便排出，污染周边的牧场、畜舍、蔬菜、土壤及水源等。孕节活动力较强，可沿草地或植物蠕动爬行，扩大播散范围。虫卵生命力极强，能够在低温潮湿的环境中持续存活数月甚至 1 年。虫卵还极其耐寒，细粒棘球绦虫卵能在 −50 ℃存活超过 24 小时。虫卵或孕节被中间宿主羊、牛、骆驼等食草动物或人吞食，到达小肠后，在消化液的作用下孵出六钩蚴。六钩蚴钻入肠壁，经血循环至肝、肺等器官寄生，经 3 ~ 5 个月发育为直径 0.5 ~ 1 cm 的棘球蚴。以后每年增长 1 ~ 5 cm，最大可长到数十厘米。随棘球蚴的大小与发育程度不同，囊内原头蚴数量可有数千至数万，甚至数百万个。棘球蚴可因外力或自身生长因素而破裂，原头蚴在中间宿主体内播散可形成新的棘球蚴。

当寄生有棘球蚴的脏器或组织被终宿主吞食后，棘球蚴在小肠中破裂，囊内的原头蚴散出。受到胆汁的刺激，原头蚴头节翻出吸附在肠壁上，经 8 周左右发育为成虫。由于棘球蚴中原头蚴数量很多，因此终宿主肠道内寄生的成虫数量也可达数千至上万条。成虫寿命为 5 ~ 6 个月（图 16-18）。

（三）致病

棘球蚴寄生人体引起棘球蚴病，又称包虫病。棘球蚴对人体的危害主要为：①占位和压迫所致的机械损害；②囊液引起的过敏及毒性刺激作用。人误食虫卵或孕节后，六钩蚴钻入肠壁随血液循环至全身多种组织，引起局部急性炎症反应。若六钩蚴未被杀死，围绕虫体将逐渐形成一个纤维外囊，在囊内幼虫缓慢地发育成棘球蚴，半年后棘球蚴的直径增大至 0.5 ~ 1.0 cm。随着囊体积的不断长大，机械性压迫周围组织、器官，导致受压组织细胞萎缩、坏死。棘球蚴液内含多种化学成分，当渗出或溢出进入周边组织或被吸收，可引起人体超敏反应和毒性刺激症状。

棘球蚴病的临床表现和严重程度与棘球蚴的体积、数量、寄生部位及时间等相关，变化多样。棘球蚴可寄生于人体内所有部位，以肝内寄生最为常见（占 69.9%），多在肝右叶；其次是肺（19.3%）和腹腔（3%）；较少见的部位依次为脑（0.4%）、脾（0.4%）、盆腔（0.3%）、肾（0.3%）、胸腔（0.2%）、骨（0.2%）、肌肉（0.1%）、胆囊（0.1%）、子宫（0.1%）。此外，约 5.3%的原发性肝棘球蚴病可向其他器官转移。肺和脾内寄生的棘球蚴生长较快。棘球蚴在腹腔由于

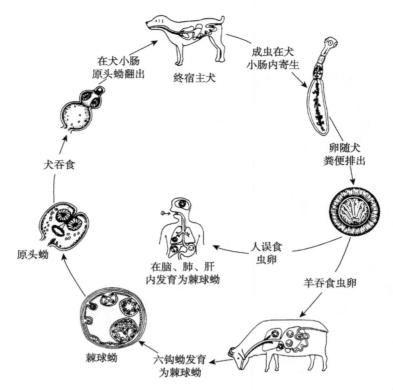

图 16-18　细粒棘球绦虫生活史

受限小，可形成巨大的棘球蚴囊，重量可达 20 kg，充满整个腹腔，向上挤压膈肌，甚至可使一侧肺叶萎缩。而在骨组织内则生长缓慢。棘球蚴近 80% 为单个寄生，较为常见，多个寄生的占 20% 以上，也不少见。原发棘球蚴感染多为单个寄生，而继发感染常为多发寄生，可同时累及多个器官。棘球蚴在人体内可存活 40 年或更久，生长缓慢，多数患者感染初期无明显症状，往往在感染后 5 ～ 20 年才出现症状，但也有幼儿或初期感染者的病例报道。常见表现如下。

1. 压迫与刺激症状　棘球蚴生长到一定体积后，常出现受累部位轻微疼痛和坠胀感。肝受压可出现肝区疼痛，胆道受压可出现阻塞性黄疸、胆囊炎等，门静脉受压可致腹水。累及肺部可表现呼吸急促、咳嗽、胸痛等呼吸道刺激症状。颅脑寄生则引起头痛、呕吐甚至癫痫等颅内占位压迫症状。骨棘球蚴寄生常发生于骨盆、椎体中心和长骨干骺端，造成骨质破坏，引发骨折或骨碎裂。表浅寄生的棘球蚴触诊时可扪及包块，质地坚韧，压之有弹性，叩诊有震颤感，称棘球蚴震颤。

2. 毒性与过敏症状　因棘球蚴囊液具抗原性，当外渗或溢出时可导致毒性反应与过敏症状。毒性反应主要表现为食欲减退、体重减轻、贫血、发育障碍和恶病质，过敏症状包括荨麻疹、哮喘、血管神经性水肿、嗜酸性粒细胞增多等。

3. 并发症　棘球蚴破裂后，囊内原头蚴、生发囊、子囊等进入患者体腔或其他组织可引起继发性棘球蚴病和急性炎症反应。如肝棘球蚴破裂后，若破入胆道，则引起急性胆道炎症，出现胆绞痛、寒战、高热、黄疸等；若破入腹腔，可引起急性弥漫性腹膜炎，出现剧烈腹痛等急腹症临床表现。再如肺棘球蚴破裂后，上述囊内容物进入支气管，原头蚴、生发囊、子囊和角皮层碎片等可被咳出体外。囊液大量溢出可致超敏反应，如大量进入血循环，可引起严重的过敏性休克，甚至死亡。

（四）流行

1. 分布　细粒棘球蚴病为人兽共患寄生虫病，主要分布于畜牧业发达的地区，如澳大利亚、新西兰、阿根廷、乌拉圭、南非及亚洲各地牧区都有流行。我国是棘球蚴病流行最严重的国家之一，新疆、青海、甘肃、宁夏、西藏、内蒙古为主要流行区，其次为陕西、河北、山西、四川、黑龙江、吉林、辽宁、河南、山东、安徽、湖北、贵州和云南等省，均有散发病例报道。我国细粒棘球绦虫生活史主要是犬和羊之间的循环，而在青藏高原和甘肃省的高山草甸以及四川西部藏区，则主要为犬和牦牛之间的循环。

2. 流行因素 由于自然界中细粒棘球绦虫可天然地在野生的食肉动物狼、犬与食草动物之间相互传播，因此具有自然疫源性。人类生活和生产方式可促成犬与多种家畜之间的传播。人因与犬、羊、牛等动物密切接触而感染。

（1）虫卵污染环境：犬为细粒棘球绦虫最适宜的终宿主。流行区犬常常重度感染，随粪便排出大量的虫卵和孕节，容易导致牧草、蔬菜、土壤和水源等被虫卵污染。虫卵在外界环境中有较强的抵抗力，干燥环境中可生存 11 ～ 12 天，室温水中可存活 7 ～ 16 天，2 ℃环境中能存活长达 2.5 年，0 ℃以下也能存活 4 个月，以致经过严冬的虫卵仍能保持其感染力。一般的化学消毒剂也不易杀死虫卵。虫卵对外界环境的抵抗力增加了人畜感染机会。人因食用或饮用被虫卵污染的食物、水源、生羊（牛）奶等而感染。

（2）人畜密切接触：流行区牧民多养犬辅助放牧，人畜接触极为密切。犬及牛、羊等动物皮毛粘有虫卵，儿童多喜欢与犬只嬉玩搂抱，极易受到感染。成人感染多因在生产活动中接触畜群，如剪羊毛、挤奶、皮毛加工、屠宰等后未洗手即以手进食而感染。

（3）病畜内脏喂犬：牧民常将感染病死的家畜内脏饲喂犬只，或将病死家畜乱抛野外而导致棘球蚴被犬、狼吞食。棘球蚴中的原头蚴在终宿主犬、狼肠道内发育为成虫。犬、狼的感染率增加，会增加牛、羊及人的感染机会，进而加重本病的流行。

在非流行区，人因接触源自流行区未经处理的污染动物皮毛也可导致误食虫卵而感染。随着我国经济活动节奏加快，交通日趋便捷，流行区的畜产品可更为方便快速地流向非流行区，因此，非流行区也存在感染本病的可能性。

（五）诊断与防治

1. 诊断

（1）询问病史：棘球蚴病的病程缓慢，早期症状不明显，晚期症状复杂且无明显特征，因此询问病史，尤其是流行区生活、旅行史，犬、羊等动物和皮毛接触史对诊断具有重要参考价值。

（2）影像学检查：X 线、B 超、CT、MRI、放射性同位素扫描等影像学检查有助于棘球蚴病的诊断和定位。其中，CT 和 MRI 可筛查无症状的带虫者，进行早期诊断。

（3）免疫学检查：为重要的辅助诊断方法。常用的是皮内试验和血清学检查，如 IHA、IB、ELISA、亲和素 - 生物素 - 酶复合物酶联免疫吸附试验（ABC-ELISA）和斑点酶联免疫吸附试验（dot-ELISA）。诊断抗原的敏感性和特异性决定血清学检查结果的准确性。目前，可使用从棘球蚴囊液中纯化的抗原 B（一种耐热的 160 kD 脂蛋白）或其重组抗原作为血清学检查的诊断抗原。可同时采用 2 ～ 3 种血清学诊断抗原，以提高免疫学诊断的准确率。

（4）病原学检查：查到病原体是棘球蚴病的确诊依据。手术取出棘球蚴，或从腹水、胸腔积液、痰液或尿液中检获棘球蚴碎片或原头蚴等，即可确诊。需要强调的是，禁忌采用诊断性穿刺，因穿刺可导致囊液外溢，引起继发性棘球蚴病或超敏反应。

2. 防治 在流行区，细粒棘球蚴病的防治应推行以健康教育、畜牧屠宰业卫生管理、犬类管理和药物驱虫相结合的综合防治措施。

（1）加强卫生宣传教育：在流行区开展广泛深入的健康教育，宣传普及细粒棘球蚴病的危害与基本防治知识，提高全民的防病意识，培养良好的饮食卫生习惯。在生产和生活中加强个人与群体防护，避免感染。

（2）加强行业管理：对屠宰场和个体屠宰户依法加强管理和卫生检疫，实施病畜无害化处理，及时焚烧或深埋，根除以病畜内脏喂犬和乱抛的陋习，以防家犬吞食。

（3）犬类驱虫：在牧区定期为家犬、牧犬进行集中药物驱虫治疗，以减少传染源。

（4）治疗：外科手术为棘球蚴病的首选治疗方法。近年来，随着影像诊断技术的发展、内囊摘除术的推广使用，以及残腔处理方法的创新进步，本病的手术治愈率明显提高。亦可采用乙醇注入的方法治疗。无论采用哪种方法，都要注意务必将棘球蚴囊取尽，若未将内囊取尽，残留的生发层可长出新原头蚴等而复发。手术还需要避免囊液外溢，造成患者过敏性休克或继发性感染。为了防止囊液外漏引起的播散种植，术前需服用药物如阿苯达唑或吡喹酮杀灭原头蚴。不宜手术治疗的患者可选择药物治疗，药物首选阿苯达唑。不宜手术的情况包括：①多个器官或同一器官内多发性棘球蚴病；②棘球蚴破裂后引起的继发播散性腹膜与胸膜囊型棘球蚴病；③棘球蚴手术后复发，患者不能耐受再次手术；④泡型棘球蚴病；⑤体检发现的早期较小的棘球蚴。需长期服药。

肝细粒棘球蚴病手术并发症及处理方案

三、多房棘球绦虫

多房棘球绦虫（*Echinococcus multilocularis* Leuckart，1863）成虫主要寄生于狐、犬等小肠。幼虫称多房棘球蚴（multilocular hydatid cyst）或泡球蚴（alveolar hydatid cyst），主要寄生于中间宿主啮齿类或食虫类动物。幼虫也可寄生于人体，引起泡型棘球蚴病（alveolar echinococcosis，AE），又称泡球蚴病（alveococcosis）、泡型包虫病（alveolar hydatid disease）或多房性包虫病（multilocular hydatid disease）。

（一）形态

1. 成虫　与细粒棘球绦虫相似，但虫体更小，长 1.2 ~ 3.7 mm（图 16-19）。
2. 虫卵　与细粒棘球绦虫卵大小、形态相似，光镜下难以区别。
3. 幼虫　泡球蚴（多房棘球蚴）呈淡黄色或白色，通常呈形状不规则的囊泡状团块，由大量大小不等的囊泡相互连接聚集而成。囊泡圆形或椭圆形，直径为 0.1 ~ 3 mm。囊壁由角皮层和生发层组成，角皮层较薄且常不完整。啮齿类动物体内的泡球蚴囊内原头蚴较多，而由于人是多房棘球绦虫的非适宜中间宿主，故人体泡球蚴囊内一般仅含胶状物，而无原头蚴（图 16-20）。

（二）生活史

多房棘球绦虫的终宿主主要为狐，其次为狗、狼、獾和猫等。中间宿主以野生啮齿类动物为主，如田鼠、仓鼠、大沙鼠、麝鼠、旅鼠、小家鼠、褐家鼠等，在我国还曾报道有黄鼠、鼢鼠、长爪沙鼠、鼠兔以及牦牛、绵羊等。

终宿主狐、犬等吞食体内带有泡球蚴的鼠等中间宿主或其脏器后，囊内原头蚴逸出，在终宿主小肠内经约 45 天发育为成虫，孕节和虫卵随粪便排出。鼠等中间宿主因食入虫卵和孕节而感染。卵内六钩蚴在小肠内孵出并侵入肠壁，进而迁移至肝等部位发育为泡球蚴。人因误食虫卵而感染（图 16-21）。

（三）致病

泡球蚴病对人体的危害比细粒棘球蚴病更为严重，有"虫癌"之称，病死率也较高。泡球蚴病几乎 100% 原发于肝。肺、脑等其他部位的继发感染多由肝通过血循环转移而来。

致病机制主要包括泡球蚴的直接侵蚀、毒性损害和机械压迫三个方面。泡球蚴在肝实质内

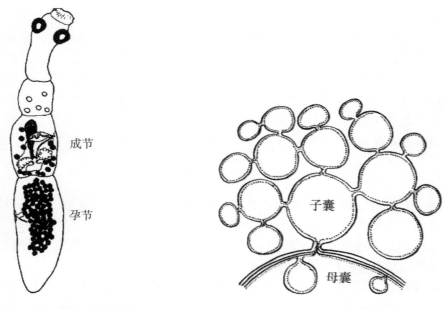

图 16-19　多房棘球绦虫成虫模式图　　　　图 16-20　多房棘球蚴发育模式图

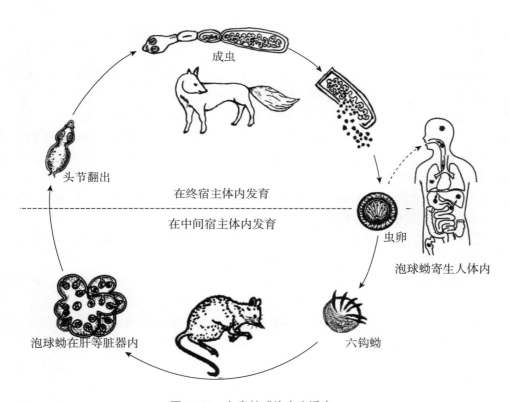

图 16-21　多房棘球绦虫生活史

向周围组织弥漫性浸润生长，可波及整个肝，直接破坏或取代肝组织，还可沿血管和淋巴组织向周围器官扩散。在此过程中，虫体产生的毒素又加重了肝组织损害。巨块状的泡球蚴中心常发生缺血性坏死、溶解液化而形成空腔或钙化灶。蜂窝状大小囊泡内容物呈胶状或豆渣样碎屑，且无原头蚴，肉眼很难与肝癌鉴别。泡球蚴肿块对周围的组织形成挤压，使其发生萎缩、变性甚至坏死，并导致肝功能严重受损。随病程进展，泡球蚴可诱发肝硬化和胆管细胞型肝癌。泡球蚴生发细胞若脱落进入血液或淋巴液，可造成远距离扩散转移，较常见的为肺和脑转移，也可累及骨骼或其他器官。

人体泡球蚴生长缓慢，感染后一般潜伏期较长，可达 10 ~ 20 年以上。早期症状不明显，患者多因出现黄疸或肝区疼痛而就诊。最常见的表现为右上腹出现缓慢增大的肿块或肝大，并伴肝区疼痛、压迫、坠胀感。腹部可触及较坚硬的肿块并有结节感。病灶侵犯胆道可引起阻塞性黄疸，侵犯门静脉可引起门静脉高压症，可并发上消化道大出血，严重时危及生命，导致死亡。多数患者还表现有肝功能损害症状，如食欲缺乏、消化不良、乏力、腹痛等。晚期患者可表现恶病质现象，但病程通常较长。若转移至肺、脑等部位，可出现相应的临床表现。

（四）流行

1. 分布 多房棘球绦虫分布较局限，主要流行于北半球高纬度地区，包括加拿大北部、美国阿拉斯加州、日本北海道和俄罗斯西伯利亚等地。

我国泡球蚴病分布在宁夏、新疆、青海、甘肃、四川、西藏、黑龙江、陕西、内蒙古等地，已成为我国西部严重危害农牧民健康的疾病之一。

2. 流行因素 多房棘球绦虫在野生动物中感染传播，形成自然疫源地。流行区农牧民可因猎狐、养狐、加工和买卖毛皮时误食虫卵而感染，也可因虫卵污染土壤、蔬菜和饮水而感染。虫卵抗寒能力强，冬季农牧民融化冰雪作为饮用水也是感染方式之一。

（五）诊断与防治

1. 诊断

（1）询问病史：了解患者是否来自或到访过流行区，有否有狐、犬或其皮毛接触史等，有助于本病的诊断。体检时发现肝肿块又伴有结节感，应高度警惕。

（2）影像学检查：X 线、B 超、CT、MRI 等是本病的诊断与定位的重要手段。

（3）免疫学试验：泡球蚴周围无纤维组织被膜，使得虫体抗原易进入血液而被检。目前，泡球蚴特异性多肽抗原 Em 2 的 ELISA 检测已被世界卫生组织推荐使用。也可利用 Em 18 免疫印迹法检测患者血清中的特异性抗体。

（4）鉴别诊断：首先应与肝癌和细粒棘球蚴病相鉴别，其次与肝硬化、肝脓肿、黄疸型肝炎以及肺癌、脑瘤或脑胶质疾病等相鉴别。

2. 防治 加强传染源管理，在流行区灭狐、野犬和野鼠，对家犬进行定期驱虫，严禁将动物尸体、内脏喂犬或乱抛，应采用深埋或焚烧进行无害化处理。

加强泡球蚴病的卫生宣教，尤其注意个人防护，做好个人卫生及饮食卫生，防止虫卵经口食入。

手术治疗为泡球蚴病首选治疗方法。早期诊断、早期手术是本病治疗成功的关键。药物治疗可使用阿苯达唑和甲苯咪唑等。

（王兆军）

第四节 寄生于消化道的线虫

案例 16-6

女，67 岁。近 2 ~ 3 天一直腰背疼痛，全身有灼热感。患者吸烟多年，有肺气肿、胰腺炎和胆结石的病史。入院后行内镜逆行胰胆管造影术（ERCP），在胆总管中检测到并取出线虫一条，送实验室镜检。实验室报告：送检物为美洲板口线虫。随后对该患者进行粪检，发现钩虫卵。

问题：

1．结合钩虫的生活史分析这个病例有什么特别之处。

2．这种寄生虫的主要致病机制是什么？

一、钩虫

钩虫（hookworm）经皮肤侵入宿主体内寄生于小肠，引起钩虫病（hookworm disease）。寄生于人体的钩虫主要有两种：十二指肠钩口线虫（*Ancylostoma duodenale* Dubini，1843；Creplin，1845），简称十二指肠钩虫；美洲板口线虫（*Necator americanus* Stiles，1902；Stiles，1903），简称美洲钩虫。其他以动物为终宿主的钩虫，如锡兰钩虫（*A. ceylanicum* Loose，1911）在某些地区已成为感染人的一种重要寄生虫；犬科动物寄生虫犬钩虫（*A. caninum* Ercolani，1829；Hall，1913）的幼虫可能在人肠道中部分发育，引发宿主的嗜酸粒细胞性肠炎（eosinophilic enteritis）；狭头弯口线虫（*Uncinaria stenochala* Railliet，1884；Railliet，1885）、锡兰钩虫及犬钩虫等几种寄生虫的幼虫都可经皮肤侵入人体，但不再进一步发育，引起幼虫移行症（larva migrans）。有报道某些动物（小牛、猪、兔等）可作为十二指肠钩虫的转续宿主，人若生食或半生食这些转续宿主的肉，可导致钩虫感染。

钩虫病呈全球性分布，幼虫喜潮湿、温暖的环境。钩虫病的流行程度与当地经济发展水平、人们的生产生活习惯及自然因素密切相关。十二指肠钩虫和美洲钩虫在亚洲、非洲、大洋洲和美洲都存在，印度南部和美洲只有美洲钩虫，而在中东、北非和印度北部只有十二指肠钩虫。钩虫病曾是新中国的五大寄生虫病之一，南方以美洲钩虫为主，北方以十二指肠钩虫占优势，长江流域为十二指肠钩虫为主的混合感染区。随着民众生活水平的普遍提高及长期防治，感染人数和感染率逐年下降。《2020年全国人体土源性线虫感染情况分析》显示：当年全国31个省（自治区、直辖市）的408个监测点钩虫平均感染率为0.51%，感染率排名前三位的地区分别是海南（5.28%）、云南（3.42%）和四川（3.09%）。钩虫感染率女性高于男性，≥60岁年龄组人群感染率最高，可能与目前农村主要农业生产留守人员多为老人和女性有关，特定的务农习惯亦增加了土源性线虫的感染概率。2020年在28个省（自治区、直辖市）开展土壤钩蚴污染情况的监测结果显示，9个省（自治区、直辖市）土壤存在钩蚴污染情况，个别省钩蚴阳性率高达36%。

（一）形态

1．成虫　成虫细长，十二指肠线虫雌虫长1.0～1.5 cm、雄虫0.8～1.2 cm；美洲钩虫雌虫长0.9～1.1 cm、雄虫0.5～0.9 cm。活体半透明，略呈粉红色，死后灰白色。

钩虫成虫头端向背面仰屈，十二指肠钩虫虫体后端向背面弯曲，因此外形略呈"C"形；而美洲钩虫虫体后端向腹面弯曲，外形呈"S"形（图16-22）。钩虫前端顶部为发达的口囊（buccal capsule），十二指肠钩虫口囊腹侧缘有2对发达尖锐的钩齿（hooked tooth），而美洲钩虫口囊腹侧缘有半月形板齿（cutting plate）1对（图16-23）。虫体前端有1对头腺，位于虫体两侧，咽管壁有3个咽腺。钩虫咽管发达，长度为体长的1/6，后端膨大成棒状，在入中肠的位置有3个咽管瓣，可阻止食物反流。

雌虫生殖系统为双管型，虫体末端尖细呈圆锥形。十二指肠钩虫雌虫末端有一个透明的棘状尾刺，阴门位于虫体后1/3处；美洲钩虫雌虫末端略尖，有些虫体偶尔可见尾刺，阴门位于虫体中部或稍靠前。雄虫生殖系统为单管型，虫体末端角皮膨大延伸形成交合伞（图16-24）。交合伞由2个侧叶和1个背叶组成，伞内有指状肌性辐肋，辐肋的排列及分支特点是鉴定虫种的重要依据之一。十二指肠钩虫交合伞略圆，背侧的背肋在远端1/3处分为2支，每支又再分为3小支；美洲钩虫交合伞略呈伞形，背肋在近端分为2支，每支末端又再分为2小支。雄虫交合伞内有2根细长可收缩的交合刺，十二指肠钩虫交合刺末端尖细，伸出体外后分开；美洲钩虫交合刺合在一起，其中1根末端有倒钩。

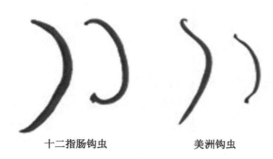

十二指肠钩虫　　　　美洲钩虫

图 16-22 钩虫成虫

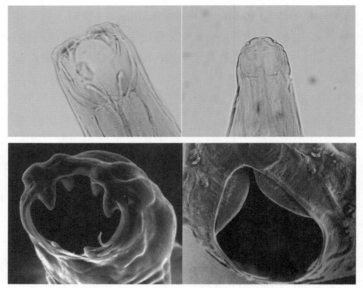

十二指肠钩虫口囊（两对钩齿）　　美洲钩虫口囊（一对板齿）

图 16-23 钩虫口囊

2. 幼虫 钩蚴分为杆状蚴（rhabtidiform larva）和丝状蚴（filariform larva）两种。

杆状蚴有2期，长0.25～0.40 mm，虫体透明，头端钝圆，尾端纤细。口腔细长，可进食，在土壤中行自生生活。咽管杆状，前端膨大，中间细长，后端呈球状（咽管球）。在近虫体中部的腹面有一不明显的生殖原基。杆状蚴蜕皮2次发育为丝状蚴。

丝状蚴细长尖尾，长0.5～0.7 mm，体表有鞘膜。丝状蚴生活在土壤中，口腔封闭，不再进食，但具有感染能力，又称感染期幼虫。幼虫咽管与肠道长度比约为1：2，末端略微膨大。与咽管连接处的口腔壁背、腹面有称为口矛或咽管矛的角质矛状结构，口矛可能与虫体的穿刺运动有关，也是鉴定虫种的依据之一。

钩虫的幼虫与粪类圆线虫等其他线虫的幼虫相似，需仔细鉴别。

3. 虫卵 椭圆形，无色透明，壳薄，大小为（56～76）μm ×（35～40）μm。新鲜粪便

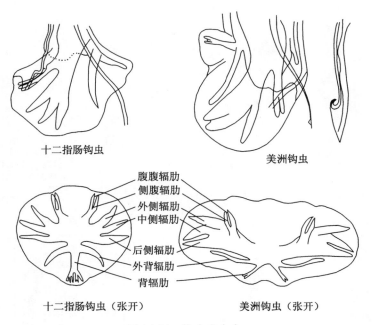

十二指肠钩虫

美洲钩虫

腹腹辐肋
侧腹辐肋
外侧辐肋
中侧辐肋
后侧辐肋
外背辐肋
背辐肋

十二指肠钩虫（张开）　　　美洲钩虫（张开）

图 16-24　钩虫交合伞

中的虫卵内含 2 ~ 8 个卵细胞，卵壳与细胞间有明显的空隙。如患者便秘或取样后粪便放置过久，卵内细胞可继续分裂，甚至发育为幼虫，称为含蚴卵。两种钩虫虫卵外形上有细微差异，但在光学显微镜下难以区别（图 16-25）。

（二）生活史

两种钩虫生活史基本相同，发育过程无需中间宿主（图 16-26）。

1. 在外界发育　成虫寄生于人体小肠上段，借口囊内的钩齿或板齿咬附肠黏膜，以血液、组织

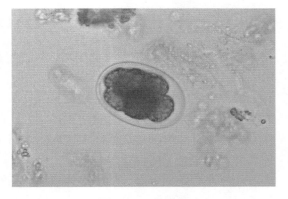

图 16-25　钩虫卵

液、肠黏膜为食。雌、雄成虫交配后，雌虫产卵，虫卵随粪便排出体外。在温暖（25 ~ 30 ℃）、潮湿（相对湿度 60% ~ 80%）、荫蔽、氧气充足的土壤中，卵内细胞很快分裂，1 ~ 2 天孵出杆状蚴。杆状蚴以土壤中细菌、有机物为食在外界自由生活。经 5 ~ 10 天，幼虫两次蜕皮后发育为丝状蚴，即感染期蚴。丝状蚴不摄食，其肠道内充满储存的营养物质足以维持其在非进食期间的生存。丝状蚴主要在地表 1 ~ 2 cm 深的表层土壤中活动，常呈聚集性，严重污染的土壤中 1 m² 以内可检获数千条幼虫。丝状蚴借助覆盖体表水膜的表面张力可从地面沿植物茎向上移行高达 20 cm。幼虫寿命一般 3 ~ 4 周，在温度、湿度适宜的土壤中，可存活长达 15 周。

2. 在人体内发育　丝状蚴有明显的向温性，当接触人的皮肤时，其活动力增强，依靠机械性穿刺运动及其分泌物的化学作用主动钻入皮肤，常通过毛囊、汗腺或皮肤伤口，侵入过程需 30 ~ 60 分钟。侵入皮肤后大部分幼虫滞留在皮下组织内，24 小时后才迅速向其他部位移行。丝状蚴侵入皮肤后，进入小静脉或淋巴管，随血流经右心到肺，穿过肺泡毛细血管进入肺泡，再借助细支气管、支气管上皮细胞的纤毛摆动向上移行至咽，随吞咽活动被咽下，经食管、胃到达小肠。十二指肠钩虫进入小肠第三次蜕皮成为 4 期幼虫，美洲钩虫可蜕皮后再进入小肠。4 期幼虫已初步形成口囊，吸附在肠壁上摄取营养，经 10 天左右第四次蜕皮发育为成虫。从丝状蚴经皮肤侵入宿主至发育为成虫产卵一般需 5 ~ 7 周甚至更久。十二指肠钩虫雌虫日平均产卵量为

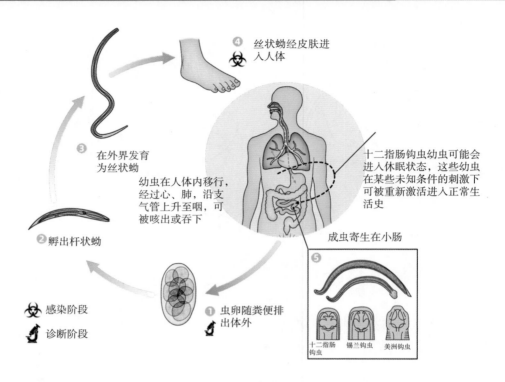

④ 丝状蚴经皮肤进
入人体

③ 在外界发育
为丝状蚴

十二指肠钩虫幼虫可能会
进入休眠状态，这些幼虫
在某些未知条件的刺激下
可被重新激活进入正常生
活史

幼虫在人体内移行，
经过心、肺，沿支
气管上升至咽，可
被咳出或吞下

② 孵出杆状蚴

成虫寄生在小肠

☣ 感染阶段

🔬 诊断阶段

① 虫卵随粪便排
出体外

十二指肠
钩虫　　锡兰钩虫　美洲钩虫

图 16-26　钩虫生活史

10 000 ～ 30 000 个，正常寿命 1 年，最长可达 7 年；美洲钩虫每天产卵 5 000 ～ 10 000 个，寿命通常为 3 ～ 5 年，最长可达 15 年。

部分十二指肠钩虫幼虫穿透宿主皮肤后，可能会进入休眠状态。这些幼虫在某些未知条件刺激下可被重新激活进入正常生活史。十二指肠钩虫也可经口感染，幼虫直接侵入口腔黏膜进入循环系统。也有幼虫经口进入宿主体内，无需肺部迁移，也有可能直接在小肠内发育为成虫，但这种感染方式相对罕见。

此外，有病例报道孕妇感染钩虫后，钩蚴通过胎盘侵入胎儿，导致新生儿出现钩虫病。还有学者曾在母乳中检测到美洲钩虫的丝状蚴，提示钩虫通过母乳感染婴儿的可能性。

框 16-2　钩虫生活史的发现

十二指肠钩虫是第一个被阐明生活史的钩虫。1896 年，埃及研究者 Arthur Looss 用培养的十二指肠幼虫饲喂实验豚鼠，操作时不小心将培养液滴洒在手上。他发现被培养液沾到的皮肤出现发红和瘙痒，于是怀疑钩虫是否通过皮肤感染宿主。之后开始每隔一段时间他就给自己做一次粪检，果然在几周后发现了钩虫卵。为证实自己的推测，Arthur Looss 找到一名要做截肢手术的男孩，将钩虫幼虫放到男孩要截肢的腿上，手术后的镜检结果显示钩虫幼虫穿透皮肤。自此，十二指肠钩虫的感染方式才被确定，改变了当时认为钩虫经口感染的观点。

（三）致病

钩虫感染后的临床表现与寄生的虫种、数量以及人体的营养状况和免疫力有关。两种钩虫的致病作用相似，但十二指肠钩虫对人的危害比美洲钩虫大。

1. 幼虫致病

（1）钩蚴性皮炎：俗称"粪毒"或"着土痒"（ground itch）。多见于与土壤接触的足背、手背、指（趾）间皮肤。钩虫丝状蚴侵入皮肤后，在数分钟至 1 小时内局部会出现针刺和烧灼感、间断性痒感。感染后 2 天左右，感染处出现充血斑点或丘疹，继而出现红肿和水疱，抓破后可流出黄色液体。因患处奇痒无比，感染者常因挠破患处继发细菌感染形成脓疱。2～3 周脓疱处结痂、脱皮而愈。皮疹常发生在指间、趾间皮肤薄嫩处或其他接触丝状蚴的部位。

框 16-3　皮肤幼虫移行症

一些以犬、猫为终宿主的动物钩虫（如锡兰钩虫、犬钩虫、狭头钩虫）也可感染人，但人并非这些钩虫的终宿主，因此幼虫无法在人体内正常发育为成虫，而是引发皮肤幼虫移行症（cutaneous larva migrans, CLM）。钩虫幼虫在人表皮内移行，有时每天可移动数厘米，一些幼虫在皮肤内移行后可能会滞留在深层皮下组织内。宿主会有强烈的瘙痒感，皮下出现蛇形红线轨迹，有时可能会形成水疱，挠破后可继发细菌感染。几周之后，在皮下移行的幼虫死亡，瘙痒感及蛇形红线随之消失。

（2）肺部损伤：幼虫移行至肺，穿过肺泡毛细血管进入肺泡可引起局部出血及炎症反应，伴局部炎症细胞浸润。感染后 20 天左右，患者出现咳嗽、痰中带血，常伴畏寒、发热等全身症状，外周血中嗜酸性粒细胞增多。通常感染者肺部症状比较轻，最多持续 1 个月左右。严重者出现持续干咳和嗜酸性粒细胞增多性哮喘，甚至大咯血，引起单纯性肺嗜酸性粒细胞浸润症（Löffler's syndrome）。

框 16-4　单纯性肺嗜酸性粒细胞浸润症

单纯性肺嗜酸性粒细胞浸润症是寄生虫幼虫在肺部移行，引发人体 I 型超敏反应所致。其特点是肺部嗜酸性粒细胞浸润及外周血嗜酸性粒细胞增多，伴有倦怠、发热和咳嗽等轻度呼吸道症状，是一种暂时性状态。

2. 成虫致病　钩虫成虫前端的头腺可合成、分泌抗凝素（一种非酶性多肽），使血液不易凝固，从而有利于钩虫吸血。此外，咽腺和头腺内含有乙酰胆碱酯酶，水解乙酰胆碱，干扰宿主神经递质的作用，可降低钩虫咬附点局部的肠壁蠕动，有利于虫体附着。同时，乙酰胆碱酯酶还可能干扰肠黏膜杯状细胞分泌黏蛋白，延缓虫体被排出体外的时间。

（1）消化系统临床表现和异嗜症：成虫寄生在小肠内，以口囊内的钩齿或板齿咬附肠黏膜，并经常更换咬附部位，造成肠黏膜散在出血点及小溃疡，有时可形成片状出血性瘀斑，病变可深达黏膜下层，甚至肌层。患者常有上腹不适、隐痛、恶心、呕吐、腹泻等症状。少数患者喜食生米、生豆、泥土、瓦片等，称异嗜症，补充铁剂后，大多数患者此表现消失。

（2）贫血：钩虫吸血和咬附伤口的渗血导致人体慢性失血，铁和蛋白质不断丢失，出现贫血。临床表现为患者皮肤蜡黄、黏膜苍白、头晕、乏力，严重者可有心悸、气促、面部及下肢水肿等贫血相关表现。因为缺铁，血红蛋白合成速度慢于红细胞的新生速度，临床上表现为小细胞低色素性贫血。

钩虫寄生于人体引起慢性失血的原因有：①钩虫头腺分泌的抗凝素抑制血液凝固；②钩虫

吸血时咽管收缩、扩张频繁，使吸入的血液迅速从体内排出；③钩虫吸血时造成受损组织少量渗血，其渗血量与虫体吸血量大致相当；④钩虫不断更换咬附部位，造成宿主肠壁的广泛渗血。此外，虫体活动造成的组织损伤也可引起血液流失。实验测定一条美洲钩虫每天使人失血约 0.03 ml；而十二指肠钩虫约为 0.15 ml。

当体内寄生的美洲钩虫少于 25 条时，感染者一般不会出现症状，25 ~ 100 条会引起轻微症状，寄生 100 ~ 500 条会造成人体较大损害及典型症状，寄生虫数 500 ~ 1000 条会致宿主发生严重损害，出现严重症状，一旦寄生超过千条，就会对人体造成极严重的损害甚至可致命。十二指肠钩虫吸血量大于美洲钩虫，因此少量钩虫寄生就会导致严重后果，通常体内 100 条十二指肠钩虫寄生就可能引发严重症状。

（3）婴幼儿钩虫病：婴幼儿钩虫病多为经胎盘或乳汁，或因接触被污染的土壤而感染，常以柏油样黑便、腹泻、食欲缺乏等表现为主，贫血严重，并发症多，预后差，严重影响生长发育。

（四）诊断与防治

1. 诊断　实验室诊断可用生理盐水直接涂片法、饱和盐水浮聚法、改良加藤法查虫卵，光学显微镜下无法区分两种钩虫卵，但须注意钩虫卵与粪类圆线虫卵的区别。除检查虫卵之外，还可用钩蚴培养法检查杆状蚴。粪检一般不会发现幼虫，但如果粪便标本没有及时处理，杆状蚴就会从卵内孵化，此时还需与粪类圆线虫的幼虫进行鉴别。

（1）生理盐水直接涂片法：操作简便易行，但轻度感染者易被漏检，因此适用于感染程度比较高的地区。

（2）饱和盐水浮聚法：检出率高、操作简单，是诊断钩虫感染最常用的病原学方法。此法利用钩虫卵比重（1.055 ~ 1.090）低于饱和盐水比重（1.20），在饱和盐水中虫卵漂浮至液面的原理。

（3）改良加藤法：可检测钩虫的感染度，还可用于疗效考核和流行病学调查。因钩虫卵壳薄，因此在操作时需特别注意粪膜厚度及透明时间，防止虫卵变形而不易识别。

（4）钩蚴培养法：可提高检出率、鉴别虫种，但需在 20 ~ 30 ℃条件下培养 5 ~ 6 天才能有结果。

2. 防治　对于钩虫病的防治要采取综合性措施。

（1）普查普治：钩虫感染不等于钩虫病，因此带虫者的人数远超钩虫病患者，对带虫者也应进行驱虫。常用驱虫药有阿苯达唑、甲苯咪唑。目前关于甲苯咪唑药效低、驱虫失败的报道时有出现，且在非洲出现美洲钩虫对甲苯咪唑产生抗药性现象，因此阿苯达唑为驱虫首选。伊维菌素也可用于驱虫治疗，但美洲钩虫对此药敏感性较低。治疗时需注意对贫血严重者使用铁剂，同时补充蛋白质和维生素。

（2）加强粪便管理：这是控制钩虫传播的重要环节。不用新鲜粪便施肥、不随地排便、推广无害化厕所都是十分有效的措施。

（3）注意个人防护：提倡穿鞋下地劳动，尽量利用机械化操作，减少手、足与土壤的直接接触，必要时可使用防护剂（1.5% 左旋咪唑硼酸乙醇、15% 噻苯达唑软膏）涂抹手足皮肤，连用 2 天能快速止痒消肿。

▌二、粪类圆线虫

粪类圆线虫（*Strongyloides stercoralis*）是一种土源性线虫，感染人后可引起类圆线虫病（strongyloidiasis）。这种线虫广泛分布于热带和亚热带，温带地区也有夏季传播的报道。全球有

1亿～3.7亿感染者，人群感染常见于卫生条件比较差的地区和人群。根据2015年全国人体重点寄生虫病现状调查，我国农村感染率仅为2.70/10万，主要分布于南部地区，有地方性特征。肿瘤患者、获得性免疫缺陷综合征患者及免疫功能低下者感染粪类圆线虫后，可因肺、脑的严重病变而死亡，值得临床重视。除人之外，粪类圆线虫还可感染其他灵长类动物及狗、猫等哺乳动物。

（一）形态

1. 成虫　成虫分寄生世代与自生世代。在人体内的寄生世代暂时只发现雌虫，体纤细，长2～3 mm，尾部尖细，末端略呈锥形。咽管细长，阴道位于虫体后1/3处，子宫内含少量虫卵。自生世代雄虫体长0.7～0.9 mm，尾端尖细，向腹面卷曲，有2根交合刺。自生世代雌虫长约1.0 mm，外形与雄虫相比略显粗壮，虫体末端尖直。阴道位于虫体中部，子宫内所含虫卵数多于寄生世代雌虫。

2. 幼虫　有杆状蚴和丝状蚴两种。

（1）杆状蚴：头圆尾尖，长0.18～0.40 mm，口腔短，咽管占体长的1/3，具咽管球。在虫体后1/2处可见生殖原基。粪类圆线虫与钩虫的杆状蚴比较相似，前者口腔短、生殖原基大，后者口腔长但生殖原基小，可作为鉴别。

（2）丝状蚴：为感染阶段，长0.6～0.7 mm。尾部末端有凹口，咽管球不明显，咽管与肠道的长度比是1：1，可与钩虫丝状蚴（尾尖、咽管短）进行区分。

3. 虫卵　粪类圆线虫卵壳薄，外形似钩虫卵，但稍小且圆，大小为（50～58）μm ×（30～34）μm，部分胚化。

（二）生活史

粪类圆线虫的生活史复杂，存在自生世代和寄生世代，两者交替进行，还可自体感染（autoinfection）。

1. 自生世代（土壤中）　虫卵在终宿主消化道内孵出杆状蚴，幼虫进入肠腔随粪便排出体外，被排出的杆状蚴在土壤中经过4次蜕皮发育为自生世代的成虫。成虫交配后产卵，卵中孵化出的杆状蚴在适宜条件下可经历4次蜕皮发育为成虫。成虫在温暖、潮湿的土壤中产卵，如此循环。当外环境不利于自生生活（环境温度≥34 ℃）时，卵内孵出的杆状蚴会发育成感染性的丝状蚴。丝状蚴无法发育为自生生活的成虫，必须经皮肤侵入宿主开启寄生世代来完成生活史。

2. 寄生世代　当人接触受污染的土壤时，其中所含的丝状蚴就经皮肤钻入人体，并移行至小肠。通常丝状蚴可进入血液或淋巴液，经右心、肺动脉到肺，通过咳嗽及吞咽进入消化道。此外，幼虫还可通过其他途径（如经腹腔内脏器官或结缔组织）移行至小肠。期间幼虫蜕皮两次发育为雌虫，雌虫寄生在小肠黏膜下层，通过孤雌生殖（parthenogenesis）产卵。虫卵内孵出的杆状蚴可以随宿主粪便排出体外，或在体内引起自体感染（图16-27）。

框 16-5　粪类圆线虫的自体感染

粪类圆线虫的自体感染是寄生世代雌虫经孤雌生殖产出虫卵，虫卵孵化出的杆状蚴在宿主体内（大肠）发育为丝状蚴，钻入肠黏膜或被排出后在肛门周围钻入肛周皮肤，再次进入循环系统。由于自体感染，未经治疗的患者可能会持续感染，即使离开流行区多年的感染者也可能发展成高感染综合征（hyperinfection syndrome）。

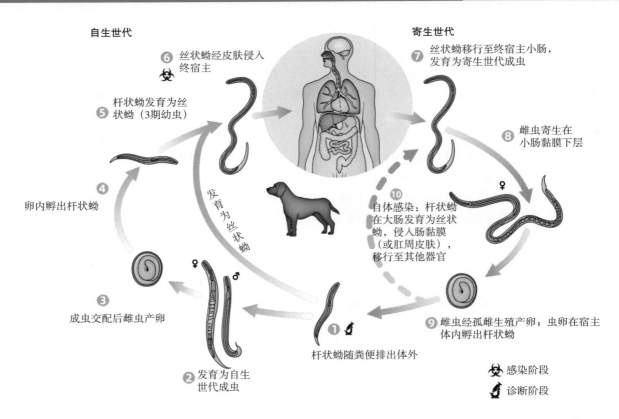

自生世代

寄生世代

⑥ 丝状蚴经皮肤侵入终宿主

⑦ 丝状蚴移行至终宿主小肠，发育为寄生世代成虫

⑤ 杆状蚴发育为丝状蚴（3期幼虫）

⑧ 雌虫寄生在小肠黏膜下层

④ 卵内孵出杆状蚴

发育为丝状蚴

⑩ 自体感染：杆状蚴在大肠发育为丝状蚴，侵入肠黏膜（或肛周皮肤），移行至其他器官

③ 成虫交配后雌虫产卵

⑨ 雌虫经孤雌生殖产卵；虫卵在宿主体内孵出杆状蚴

② 发育为自生世代成虫

① 杆状蚴随粪便排出体外

感染阶段

诊断阶段

图 16-27　粪类圆线虫生活史

（三）致病

丝状蚴钻入皮肤可致局部轻微出血、皮疹、肿胀，伴剧烈瘙痒感。如果幼虫携带其他病菌进入人体，还可引发炎症。当自体感染反复发生时，丝状蚴不断在皮下移行，感染者表现为反复出现蛇行状荨麻疹，这种荨麻疹蔓延迅速（可达 10 cm/h），病变通常出现在臀部、会阴部及大腿。

框 16-6　快速幼虫移行

"快速幼虫移行"源于 Larva currens，是粪类圆线虫幼虫在人皮下穿行所引起的一种特有皮肤表现，发生在自体感染过程中，其特点就是移动速度快。为与其他匐行疹相区别，Arthur 和 Shelley 在 1958 年给予其特殊命名。

幼虫在体内尤其是肺内移行时损伤肺组织，可能出现嗜酸性粒细胞性肺浸润或喘鸣音。患者有胸部灼热感、干咳，还会出现其他支气管肺炎的症状。这一时期很可能被误诊为哮喘，如果用类固醇进行治疗，则会导致严重的自体感染。

雌童虫进入肠黏膜隐窝后，迅速成熟、侵入组织，损伤一般止于黏膜下层。成虫在黏膜中移行、产卵，并反复出入且损伤黏膜上皮，此时患者通常会有腹部剧烈烧灼感和疼痛感，出现恶心、食欲缺乏、腹胀、间歇性腹泻和便秘等。成虫和童虫对组织的破坏导致肠黏膜部分脱落，在慢性病例中出现纤维化，患者可能死于肠溃疡后的败血症（细菌入血）。而水肿则可能导致小肠梗阻及肠蠕动障碍。

人感染粪类圆线虫后多数会出现临床症状，但也有部分感染者长期无症状，最后发展为重症。慢性类圆线虫病可导致复发性结肠炎及其他并发症，如关节炎、心律失常、十二指肠梗阻、复发性哮喘等。免疫功能低下者，包括接受器官移植者、高剂量类固醇治疗的亚临床感染者，可能会出现高感染综合征和播散性类圆线虫病（disseminated strongyloidiasis），宿主免疫功能受损会促进自体感染和大量幼虫移行。在慢性类圆线虫病和高感染综合征中，幼虫仅寄生在胃肠道和肺。在播散性类圆线虫病中，幼虫会侵入其他脏器。已有报道证实幼虫可移行至全身各系统，出现胃肠道、肺和神经系统的症状和体征，可能发生严重的并发症。如果不加以治疗，高感染综合征和播散性类圆线虫病的死亡率高达 90%。

框 16-7　高感染综合征与播散性类圆线虫病

高感染综合征：粪类圆线虫在体内的增殖、播散失控，导致肺和胃肠道损伤加重。可波及皮肤、肺或胃肠道之外的组织、器官（包括肝、心、肾、淋巴管和淋巴结及中枢神经系统），使患者出现一系列相应症状和体征。

播散性类圆线虫病：幼虫移行至皮肤、肺或胃肠道之外的组织、器官造成损害，但疾病的严重程度不一定很高。

（四）诊断与防治

1．诊断　镜检发现杆状蚴或丝状蚴即可确诊，镜检样本可取自待检者粪便、十二指肠引流液、痰液、尿液或脑脊液等。当镜检发现大量丝状蚴时，提示受检者出现高感染综合征和播散性类圆线虫病。腹泻患者可在粪检时发现虫卵。无论检获虫卵还是幼虫，都应注意与钩虫相应阶段进行鉴别。

利用 ELISA 进行血清中抗体检测，或检查患者血清中的虫体抗原可作为诊断依据，还可用实时 PCR 检测粪便中的寄生虫 DNA 进行诊断。

2．防治　目前尚无预防粪类圆线虫感染的疫苗或药物，因此个人防护、环境治理很重要，预防原则同钩虫。

由于存在自体感染，因此为避免发展为高感染综合征和（或）播散性类圆线虫病，无论感染者是否出现症状，都需接受治疗。有粪类圆线虫感染风险的个体，如果须使用类固醇或其他免疫抑制剂，亦或要接受器官移植，都应先进行粪类圆线虫的检查。必要时，先抗虫治疗，再进行免疫抑制治疗。

治疗没有特效药，可用伊维菌素、阿苯达唑或噻苯咪唑。由于存在复发的可能性，因此高感染综合征患者、播散性类圆线虫病患者或合并其他病原体感染者可能需要反复治疗。

三、异尖线虫

异尖线虫属于异尖科（Anisakidae），主要寄生在海洋哺乳动物胃中，故又称海兽胃线虫。人因误食寄生在海鱼体内的 3 期幼虫而感染异尖线虫病（anisakiasis），因此异尖线虫也被称为鳕鱼线虫、鲱鱼线虫，是一种重要的人兽共患食源性寄生虫病。异尖线虫病呈世界性分布，在喜食生鱼的地区，如日本、南美洲太平洋沿岸及北欧部分地区尤为常见。目前已知感染人的异尖线虫主要归于 4 个属：异尖线虫属（Anisakis）、伪地新线虫属（Pseudoterranova）、对盲囊线虫属（Contracaecum）和宫脂线虫属（Hysterothylacium）。1993 年，我国将异尖线虫病列入《中华人民共和国禁止进境动物一二类传染病、寄生虫病名录》，是禁止入境的二类传染病虫种。

（一）形态

不同属异尖线虫的大小和形态差异较大，鱼体内发现的多为幼虫，幼虫可进一步分型。异尖属幼虫长纺锤形，头端较尾端更为尖细。体长 10 ~ 30 mm，无色略透明，胃部呈白色，在水中呈蚯蚓状蠕动。头部有唇块，在腹侧有一明显的钻齿。肠管粗大，直肠显著，无胃盲囊和肠盲囊。Ⅰ型幼虫较大，体壁较厚，长胃短尾，尾端有棘，肠腔呈 Y 形；Ⅱ型幼虫短胃长尾，尾端无棘，肠腔呈 Ⅰ 形或 Y 形。伪地新线虫属中的海豹线虫（*Pseudoterranova phocanema*）幼虫虫体黄褐色，运动活跃，大小为（6.6 ~ 37.2）mm ×（0.14 ~ 0.95）mm，受刺激后卷曲呈螺旋状。头端有钻齿，胃长，无胃盲囊，尾端无小棘。对盲肠线虫属Ⅴ型幼虫唇间瓣发达，有钻齿和极小的尾突，同时具有胃盲囊和肠盲囊。宫脂线虫属幼虫具胃盲囊及肠盲囊，B 型幼虫口唇发达，无钻齿及尾突，C 型幼虫则具钻齿及尾突。

（二）生活史

异尖线虫成虫通常聚集在海洋哺乳动物的胃黏膜中，虫卵通过海洋哺乳动物的粪便排入海中。虫卵在海水中发育成含胚卵，经两次蜕皮孵化出可自由游动的 3 期含鞘幼虫。3 期幼虫被海洋甲壳类动物（如磷虾）摄食，在其血腔内生长为具有感染性的 3 期幼虫。当海洋哺乳动物摄食磷虾等甲壳动物，感染期幼虫就会进入终宿主体内。但磷虾太小，终宿主摄食之后进入其体内的异尖线虫幼虫数量不足以使终宿主感染及寄生虫完成生活史，因此在异尖线虫的生活史中，转续宿主很重要。海鱼和头足类海洋生物（章鱼、乌贼等）作为转续宿主捕食感染的甲壳动物后，3 期幼虫从转续宿主的肠道移至腹腔，最终进入肠系膜和肌肉。这种组织型的 3 期幼虫可在转续宿主之间进行传播。终宿主海洋哺乳动物摄食含 3 期幼虫的海鱼或头足类生物时，幼虫进入终宿主、经两次蜕皮后发育为成虫。当人误食入异尖线虫幼虫后，幼虫可穿透胃和肠黏膜，引起异尖线虫病的症状（图 16-28）。

异尖属线虫的终宿主是鲸、豚类等海洋哺乳动物，伪地新线虫属、对盲囊线虫属的终宿主是海豹等鳍足类海洋动物。许多海洋甲壳生物是海鱼的天然饵料，因此感染异尖线虫的海鱼种类繁多，洄游鱼如鲑鱼亦会受染。感染人类的异尖线虫存在于多种海鱼中，如鲱鱼、鳕鱼、鲭鱼、带鱼、海鳗等。

框 16-8　宫脂线虫

宫脂线虫属的寄生虫和其他异尖线虫的生活史有所不同，其分类地位也曾在学术界存在较长时间的争议，自 1980 年确定宫脂线虫属的有效分类地位开始，各国相继发现大量新种。宫脂线虫大多寄生于海洋硬骨鱼，也寄生在淡水鱼中，其幼虫可以感染多种中间宿主，包括海洋浮游生物和各种小型鱼。中间宿主被终宿主如红鳟、鳕鱼及沙丁鱼等吞食后，可在终宿主的消化道内发育至成虫。但有些种类的宫脂线虫比较特别，被认为不需要中间宿主，从卵内孵化出的幼虫可以直接在终宿主体内发育为成虫。各期幼虫和成虫可在同一宿主鱼的不同器官内同时存在，并且幼虫还可以在鱼体内移行。宫脂线虫是人异尖线虫病的重要病原之一，其分泌物、排泄物还可引起人体严重的过敏反应。

（三）致病

人并非异尖线虫的正常宿主，幼虫不能在人体内长期存活，因此大多数感染是自限性的，但

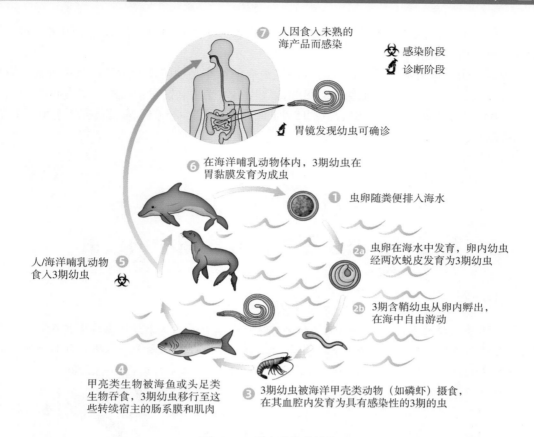

❼ 人因食入未熟的海产品而感染

☣ 感染阶段

🔬 诊断阶段

🔬 胃镜发现幼虫可确诊

❻ 在海洋哺乳动物体内，3期幼虫在胃黏膜发育为成虫

❶ 虫卵随粪便排入海水

❷ₐ 虫卵在海水中发育，卵内幼虫经两次蜕皮发育为3期幼虫

人/海洋哺乳动物食入3期幼虫 ❺ ☣

❷ᵦ 3期含鞘幼虫从卵内孵出，在海中自由游动

❹ 甲壳类生物被海鱼或头足类生物吞食，3期幼虫移行至这些转续宿主的肠系膜和肌肉

❸ 3期幼虫被海洋甲壳类动物（如磷虾）摄食，在其血腔内发育为具有感染性的3期的虫

图 16-28　异尖线虫生活史

组织损伤可持续较长时间。

感染者可能出现恶心、呕吐、腹泻、腹痛和发热等症状，幼虫寄生部位不同导致患者表述的疼痛位置不尽相同，相应症状会持续数天。如胃部病例会出现严重的上腹疼痛，回肠病例可表现为右侧髂窝疼痛。由于疼痛的位置与非特异性体征和症状相关，因此患者常被怀疑为阑尾炎、胆绞痛、消化道溃疡、胃炎等。异尖线虫病常分为以下几种类型。

1. 胃肠型　幼虫附着在黏膜表面，尤其是胃黏膜。通常没有症状，也可能引起胃炎。当幼虫穿透胃肠道黏膜和黏膜下层导致局部炎症，可突发弥散性或绞痛性腹痛，伴恶心、呕吐和腹泻。

2. 过敏型　异尖线虫穿透胃肠黏膜，可能在已致敏个体中引发严重的 IgE 介导的全身性过敏反应，常表现为荨麻疹、血管性水肿或过敏性休克。

3. 异位型　即消化道外的异尖线虫病。幼虫穿过胃肠道壁移行至肺、肝或淋巴结，还可能导致腹腔内脏器、肠系膜和腹膜腔形成肉芽肿或粘连。

（四）诊断与防治

1. 诊断　患者的饮食史、临床表现是很重要的诊断依据。通过内镜检查发现虫体取出鉴定可确诊，虫体附着处可观察到局部红斑、黏膜/黏膜下水肿和局部脓肿变化。还可通过活检、手术取出组织进行组织病理学检查而诊断，组织样本中可出现嗜酸性粒细胞增多的现象。

检测血清中的特异性抗体可作为重要的辅助诊断方法。因感染后宿主产生抗体需要时间，此方法适合慢性期患者的诊断，不太适用于紧急诊断。

2. 防治

（1）治疗：目前尚无治疗异尖线虫病的特效药，薄荷醇、阿苯达唑和伊维菌素有一定治疗作用。内镜检查发现幼虫需及时取出所有虫体及其残片，幼虫一旦穿透肠壁，无论其是否存活都会

Note

引起免疫反应，并可能发展为嗜酸性肉芽肿，此时需及时手术切除以免造成局部阻塞。对于其他类型的异尖线虫病，多采用对症治疗。

（2）预防：由于没有特效药，因此对异尖线虫病的策略是预防重于治疗，避免进食生海鱼是预防本病最有效的方法。异尖线虫幼虫对热和低温均不耐受，烹饪时食物中心温度 60℃ 保持 1 分钟以上；–20℃ 冷冻 1 ～ 7 天、–35℃ 冷冻 15 小时以上，或者 –35℃ 冷冻后转存于 –20℃ 中 24 小时均可杀死幼虫。

（贾默稚）

第五节　寄生于血液和组织中的线虫

案例 16–7

男，55 岁。海地人，无业。因低热和喘息性咳嗽在当地卫生中心就医。医护人员采集患者血样送往血液科进行常规检查，并制作血涂片染色后镜检。在血涂片上抓拍到如图所示病原体（×400），病原体平均长度 260 μm。根据记录，该患者采样时间为 2：25am。

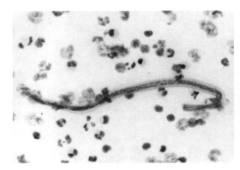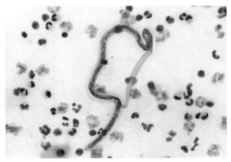

问题：
1．对血涂片染色结果进行分析并给出诊断。
2．为什么要在凌晨对患者进行采血？

一、丝虫

寄生于人体的丝虫（filaria）有 8 种：班氏吴策线虫（*Wuchereria bancrofti* Cobbold，1877；Seurat，1921）简称班氏丝虫、马来布鲁线虫（*Brugia malayi* Brug，1927；Rao and Maplestono，1940；Buckley，1958）简称马来丝虫、帝汶布鲁线虫（*Brugia. Timori* Davie and Edeson，1964；Partono，Purnomo and Cross，1977）简称帝汶丝虫、罗阿罗阿线虫（*Loa loa* Cobbold，1864）简称罗阿丝虫、旋盘尾线虫（*Onchocerca volvulus* Leukart，1893）简称盘尾丝虫、链尾曼森线虫（*Mansonella streptocercum* Macfie and Corson，1922）简称链尾丝虫、常现曼森线虫（*Mansonella perstans* Manson，1891）简称常现丝虫、欧氏曼森线虫（*Mansonella ozzardi* Manson，1897；Faust 1929）简称欧氏丝虫。这 5 属 8 种丝虫的寄生部位、传播媒介、致病以及地理分布见表 16-4。

表 16-4　人体丝虫的寄生部位、传播媒介、致病和地理分布

虫种	寄生部位	传播媒介	致病	地理分布
班氏吴策线虫	淋巴系统	蚊	淋巴丝虫病	撒哈拉以南的非洲（非洲大陆南部除外）、马达加斯加、西太平洋部分地区及加勒比海；偶尔在南美、印度和东南亚地区发生
马来布鲁线虫	淋巴系统	蚊		东南亚
帝汶布鲁线虫	淋巴系统	蚊		东南亚小巽他群岛
罗阿罗阿线虫	皮下组织	斑虻	罗阿丝虫病	非洲
旋盘尾线虫	皮下组织	蚋	盘尾丝虫病（河盲症）	非洲、拉丁美洲和中东
链尾曼森线虫	皮下组织	库蠓	曼森线虫病（多无症状）	西非和中非的热带地区
常现曼森线虫	胸腔、腹腔	库蠓		西非、东非和中非，中美洲、南美洲部分新热带地区
欧氏曼森线虫	腹腔	库蠓		中美洲、南美洲（阿根廷、玻利维亚、巴西、哥伦比亚、圭亚那、苏里南和委内瑞拉）及加勒比岛屿部分地区

班氏丝虫、马来丝虫和帝汶丝虫三种丝虫的生物学特性基本相同，成虫主要寄生于人体淋巴系统内，引起淋巴丝虫病（lymphatic filariasis）。淋巴丝虫病是一种给患者带来极大痛苦和导致毁容的疾病，通过蚊叮咬传播。在流行区，各年龄段的人群均可受染。儿童感染者可能在成年之后才出现临床表现，如四肢水肿等，导致暂时或永久性残疾而丧失劳动能力，因此淋巴丝虫病具有重大的社会和经济影响。据世界卫生组织（WHO）的统计数据显示：淋巴丝虫病在亚洲、非洲、西太平洋地区、加勒比海和南美洲部分地区的热带和亚热带地区流行，全球 72 个国家超过 1.2 亿人感染。

WHO 于 2000 年启动全球消除淋巴丝虫病计划（Global Programme to Eliminate Lymphatic Filariasis，GPELF），该计划旨在阻断疾病传播、减轻患者痛苦。在高风险地区，至少连续 5 年每年向全民提供 1 次抗虫药，以阻断传播。为已出现象皮肿（elephantiasis）的患者提供健康教育咨询，帮助他们减轻症状。此外，尽可能为鞘膜积液患者提供手术机会也是该计划的目标之一。WHO 的计划目标是：到 2030 年，将在至少 58 个国家消除淋巴丝虫病。

中国曾是全球淋巴丝虫病流行最严重的国家之一，病原体为班氏丝虫和马来丝虫。自 1949 年开始，各流行区开展了大规模调查和防治工作，取得阻断淋巴丝虫病传播的重要防治研究成果。这些研究成果和经验在 WHO 相关文件和技术方案中被借鉴和采用。2006 年，中国向第四届全球消除淋巴丝虫病联盟大会递交了《中国消除淋巴丝虫病国家报告》；2007 年 5 月 9 日，经 WHO 批准，我国成为全球第一个消灭淋巴丝虫病的国家。虽然已经消灭丝虫病，但原流行区现在仍有大量慢性患者，因此做好慢性患者的关怀照料及丝虫病监测工作、巩固消除丝虫病的成果是一项重要的任务。此外，淋巴丝虫病尚未在全球消除，须警惕因输入传染源而导致丝虫病再度流行的危险。

盘尾丝虫病（onchocerciasis）多发生在非洲及拉丁美洲和中东部分地区，是世界第二大导致人类失明的传染性疾病，通常被称为河盲症（river blindness）。这种寄生虫病的传播媒介是蚋（俗称黑蝇），这种节肢动物的幼虫生活在湍急的河流、溪流中，通常位于土地肥沃的偏远村庄附近。多年来，流行区一直通过消灭传媒、在社区大规模分发抗虫药来控制盘尾丝虫病，现已有 4 个国家在全国范围内消除了疾病传播，分别是哥伦比亚（2013 年）、厄瓜多尔（2014 年）、墨西哥（2015 年）和危地马拉（2016 年）。此外，在非洲和美洲的多个国家也已实现局部传播阻断。1992 年启动的美洲消灭盘尾丝虫病计划（Onchocerciasis Elimination Program for the Americas，

OEPA），通过与该地区 6 个流行国家、泛美卫生组织（Pan American Health Organization，PAHO）、疾病预防控制中心和其他合作伙伴的关系，支持消灭盘尾丝虫病。WHO 在非洲推出三个方案——盘尾丝虫病控制方案（Onchocerciasis Control Programme，OCP，1973—2002 年）、非洲盘尾丝虫病控制计划（African Programme for Onchocerciasis Control，APOC，1995—2015 年）和非洲被忽视热带病消除扩大特别项目（Expanded Special Project for the Elimination of Neglected Tropical Diseases in Africa，ESPEN，2016 年至今），支持各国制定和实施相关策略。这些项目已经覆盖超过 1.5 亿人口，显著降低了失明和皮肤病的发生。WHO 设定目标：到 2030 年，在非洲至少实现 12 个国家消除盘尾丝虫病。

2000 年，联合国开发计划署 / 世界银行 / WHO 热带病特别规划（UNDP/World Bank/WHO Special Program for Research and Training in Tropical，TDR）联合倡议在全球重点防治的 10 种主要热带病中，将淋巴丝虫病和盘尾丝虫病列为重点防治的寄生虫病。

（一）班氏吴策线虫和马来布鲁线虫

1. 形态

（1）成虫：雌雄异体，两种丝虫成虫的形态相似，皆为乳白色丝线状，体表光滑，体壁半透明。头端膨大，口在头顶正中，周围有两圈乳突。雌虫尾部钝圆，生殖器官为双管型，卵巢起于虫体后部，子宫粗大充满虫体，近卵巢的一端内含无数小球，向前逐渐发育为不同阶段的虫卵。成熟虫卵卵壳薄而透明，内含卷曲的幼虫，在近阴门处，卵壳伸展变为鞘膜（sheath）覆于幼虫体表，幼虫被称为微丝蚴（microfilaria）。雌虫直接产出微丝蚴。雄虫尾端向腹面螺旋状卷曲，在尾部末端有乳突。雄虫具交合刺 1 对，分长、短两支。班氏丝虫雌虫大小为（80 ~ 100）mm ×（0.24 ~ 0.30）mm，雄虫为（25 ~ 40）mm × 0.1 mm。马来丝虫雌虫大小为（43 ~ 55）mm ×（0.13 ~ 0.17）mm，雄虫（13 ~ 23）mm ×（0.07 ~ 0.08）mm。两种丝虫的大小、头端及尾端乳突数目均不同，可以此进行鉴别。丝虫的雌雄成虫相互缠绕在一起，寄生于淋巴结和淋巴管中。

（2）微丝蚴：两种丝虫微丝蚴虫体细长，头端钝圆，尾端尖细，外被鞘膜（图 16-29，图

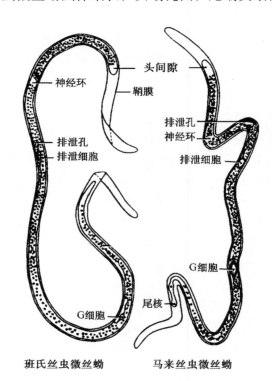

班氏丝虫微丝蚴　　马来丝虫微丝蚴

图 16-29　班氏吴策线虫与马来布鲁线虫微丝蚴形态模式图

16-30）。在新鲜血涂片上，可见虫体做蛇样运动。经染色后可见虫体内有许多圆形或椭圆形体核（body nuclei），头端有一无核区，称头间隙（cephalic space）。虫体前部 1/5 处有神经环，其后为排泄孔，排泄孔后有一个排泄细胞。腹侧有肛孔，尾部可有尾核。微丝蚴体表有无鞘膜、尾端有无尾核、头间隙的长宽比、体核密度与分布情况等指标是鉴别不同种微丝蚴的依据。班氏微丝蚴和马来微丝蚴的鉴别要点见表 16-5。

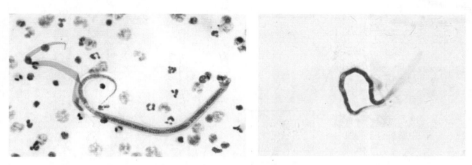

图 16-30　班氏吴策线虫（左）与马来布鲁线虫（右）的微丝蚴

表 16-5　班氏微丝蚴和马来微丝蚴的形态鉴别要点

	班氏微丝蚴	马来微丝蚴
大小	（244 ～ 296）μm ×（7.5 ～ 10）μm	（177 ～ 230）μm ×（5 ～ 7）μm
体态	舒展，弯曲自然、柔和	僵硬，大弯上有小弯
头间隙	长、宽相等或长为宽的一半（1：1 或 1：2）	长是宽的 2 倍（2：1）
体核	较小，圆形或椭圆形，排列整齐疏松，相互分离，清晰可数	卵圆形，排列紧密，常相互重叠
尾部	无尾核	有前后排列的两个尾核，尾核处较膨大

（3）丝状蚴：为丝虫的 3 期幼虫，即感染期幼虫。虫体细长，具有完整的消化道，见于中间宿主蚊的胸肌或下唇。丝状蚴的活动力强，当蚊虫叮咬人体时经叮咬伤口侵入。

2．生活史　两种丝虫的生活史相似，需经幼虫在中间宿主蚊体内的发育和成虫在终宿主人体内的发育（图 16-31）。

（1）在蚊体内的发育：丝虫幼虫在蚊体内只发育，不繁殖。蚊叮咬含微丝蚴的患者外周血，微丝蚴随血液进入蚊胃，2 小时内脱鞘穿过前胃和中肠进入蚊胸肌，在胸肌内发育为 1 期幼虫，大约 8 天后蜕皮发育为 2 期幼虫。随后经过 2 ～ 4 天的发育，再次蜕皮形成 3 期幼虫，即感染期丝状蚴。丝状蚴在蚊血腔中移行到达下唇，当蚊再次吸血时，丝状蚴经刺吸伤口侵入人体。微丝蚴在蚊体内发育至感染期幼虫所需时间受环境温度、湿度和蚊媒营养等因素影响而有所差异。研究表明，微丝蚴感染蚊体后，会对蚊宿主产生损伤，除掠夺宿主营养外，还会因移行产生机械损害，以致宿主蚊的死亡率显著升高。

（2）在人体内的发育和增殖：当含有丝状蚴的雌蚊刺吸人血时，幼虫自蚊下唇逸出，经蚊吸血的皮肤伤口侵入人体。丝状蚴进入人体后侵入附近的小淋巴管，随淋巴循环移至大淋巴管和淋巴结，经两次蜕皮发育为成虫。成虫以淋巴液为食，雌雄虫交配后，雌虫产微丝蚴。微丝蚴可停留在淋巴系统内，但大多随淋巴液经胸导管进入血液循环。丝虫自感染期幼虫侵入人体至发育为成虫产出微丝蚴，需经 6 ～ 12 个月。在无再感染的情况下，成虫可在长达 10 年的时间内持续产出微丝蚴。血液中的微丝蚴在人体内不能进一步发育，其寿命为 2 ～ 3 个月。成虫寿命较长，一般 4 ～ 10 年，最长可达 17 年。

微丝蚴白天多集中在体内深层组织的血管尤其是肺毛细血管中，夜晚则出现于外周血液。微

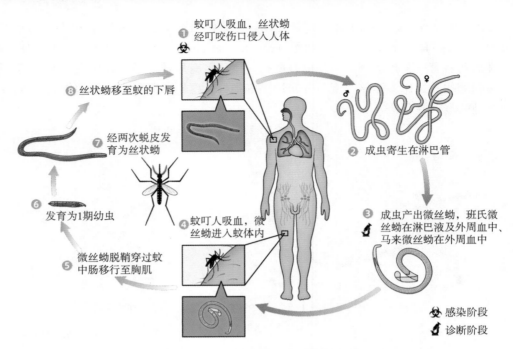

❶ 蚊叮人吸血，丝状蚴经叮咬伤口侵入人体

❽ 丝状蚴移至蚊的下唇

❼ 经两次蜕皮发育为丝状蚴

❻ 发育为1期幼虫

❺ 微丝蚴脱鞘穿过蚊中肠移行至胸肌

❹ 蚊叮人吸血，微丝蚴进入蚊体内

❷ 成虫寄生在淋巴管

❸ 成虫产出微丝蚴，班氏微丝蚴在淋巴液及外周血中、马来微丝蚴在外周血中

☣ 感染阶段

🔬 诊断阶段

图 16-31　班氏丝虫和马来丝虫生活史

丝蚴在外周血中昼少夜多的现象称为夜现周期性（nocturnal periodicity）。两种微丝蚴出现于外周血液中的高峰时间略有不同：班氏丝虫微丝蚴出现高峰是从晚上 10 时至次晨 2 时；马来丝虫微丝蚴是从晚上 8 时至次晨 4 时，在外周血中出现的周期性不如班氏微丝蚴那么明显。

框 16-9　微丝蚴的夜现周期性

世界各地流行的班氏丝虫大多具有明显的夜现周期性，但少数地区的周期性不明显。部分地区微丝蚴多在夜间出现于外周血中，但白昼也可查到，只是数量较少，这种现象称为夜现亚周期性；有些地区感染者体内微丝蚴在白昼和夜间都可能出现于外周血，但以白昼较多，称为昼现亚周期性；也有微丝蚴不论白昼还是夜晚均可在外周血中出现，即无周期性。

关于微丝蚴夜现周期性的机制至今尚未完全阐明，一般认为是丝虫与蚊媒生态习性的适应，研究发现还可能与宿主的生活习惯、氧吸入量、大脑皮质的兴奋或抑制及微丝蚴自身的生物学特性有关。例如，在夜现周期性的地区，当感染者与其他人作息不同、黑白颠倒时，微丝蚴就会在白天出现。但令人不解的是：虽然微丝蚴夜间出现在外周血，有利于蚊吸血时带走病原体助其完成生活史，但幼虫为什么要在蚊不吸血的白天隐匿在内脏毛细血管中呢？

两种丝虫成虫寄生于人体淋巴系统的部位不同。马来丝虫多寄生于上、下肢浅部淋巴系统，以下肢多见。班氏丝虫除寄生于浅部淋巴系统外，还寄生于深部淋巴系统，主要见于下肢、阴囊、精索、腹腔、腹股沟、肾盂等部位。

3．致病　人感染丝虫后的发病与机体对丝虫感染的免疫性、侵入的虫种和数量、重复感染的次数、虫体寄生部位和有无继发感染等因素有关。丝虫病的潜伏期多为 4～5 个月，也可 1 年甚至更长。潜伏期后血中出现微丝蚴，一般不出现明显临床症状者称微丝蚴血症

（microfilaremia）或带虫者，无症状者通常具有高微丝蚴血症。

淋巴丝虫的致病是虫体与宿主相互作用的结果，包括虫体活动及其分泌物对淋巴组织的直接作用、宿主对寄生虫产生的免疫应答、合并其他病原体感染等。

（1）急性期过敏及炎症反应：临床表现为淋巴结肿大、淋巴管炎，班氏丝虫还会引发精索炎、附睾炎等。

1）急性淋巴管炎：好发部位主要在腹股沟和股部淋巴结。急性淋巴管炎表现为淋巴结柔软、有触痛，尤其在腹股沟更为明显。由腹股沟或股淋巴结开始，沿大腿内侧淋巴管自上而下出现"逆行性"延伸的炎症，大腿内侧皮肤出现一条红线，俗称"流火"。当炎症波及局部淋巴管时，出现皮肤弥漫性红肿、压痛和灼热感，称丹毒样皮炎。发作时常伴有发热、头痛等全身症状。病程一般 3 ~ 7 天，通常每年发作 1 ~ 2 次。班氏丝虫病患者炎症累及腹部、盆腔等深部淋巴管、淋巴结时，可表现为反复发热、寒战和腹痛等临床症状。出现上述临床表现的原因是寄生于淋巴系统中的丝虫代谢产物、分泌物、死亡虫体的分解产物及幼虫的蜕皮液等刺激机体产生局部和全身反应，造成淋巴管内膜肿胀，上皮细胞增生，管壁及周围组织发生炎细胞浸润，继而淋巴管肿胀、管壁增厚、瓣膜受损。此外，患者会出现畏寒、发热、关节酸痛、嗜酸性粒细胞增高等临床表现，称丝虫热（filarial fever），症状持续 2 ~ 3 天后自行消退。

2）精索炎、附睾和睾丸炎：为班氏丝虫急性期的主要临床症状，常与淋巴管、淋巴结炎同时发生。出现腹股沟或阴囊持续性疼痛，阵发性加重，有时可波及邻近器官。可触及精索增粗、附睾和睾丸肿大，精索、附睾、睾丸表面出现肿块。3 ~ 5 天后炎症消退，肿块变硬、变小成结节，结节数量不等，可随炎症反复发作而逐渐增大。

（2）慢性期阻塞性病变：急性病变不断发展，症状反复发作，淋巴管增厚、扩张、瓣膜功能丧失，加之虫体聚集，造成淋巴管部分或完全阻塞，淋巴液回流障碍或滞留而形成慢性丝虫病的症状和体征。也有部分患者可无急性炎症史，直接表现为慢性病变。因阻塞部位不同，患者的临床表现各不相同。

1）淋巴水肿及象皮肿：由于淋巴液回流受阻，淋巴液淤积，早期表现为可恢复的凹陷性水肿，即淋巴水肿。随着病情发展，局部皮下组织开始增厚，弹性逐渐消失，手指按压肢体表面凹陷不明显或无凹陷，出现早期象皮肿。病情继续发展，皮下组织明显增厚，变粗变硬，形似象皮，即为象皮肿。象皮肿为晚期和慢性丝虫病患者常见的表现。马来丝虫引起的象皮肿仅限于肢体，下肢象皮肿一般不过膝。班氏丝虫病象皮肿好发部位为肢体、外生殖器、股部和乳房等，且下肢象皮肿常波及全腿。象皮肿继续发展，皮肤会重叠出现无法展平的深沟和皱褶，很难清洁，极易合并细菌感染。在脚趾间和经常摩擦的部位会出现长期不愈的溃疡及瘢痕，增厚的皮肤上会出现肉刺和赘瘤，肢体严重变形，皮肤完全呈皮革状，关节不能活动。

2）鞘膜积液：多发于班氏丝虫病慢性期。当精索、睾丸的淋巴管阻塞，睾丸鞘膜就会形成淋巴瘘，淋巴液渗入鞘膜腔内造成积液。患者会有坠胀沉重感，阴囊明显肿大，咳嗽时还会有震动感。部分患者可从穿刺抽出的积液中查到微丝蚴。

3）乳糜尿：在班氏丝虫病流行区，患者有间歇性排乳白色尿或血尿现象，特别是食入脂肪性饮食之后。由于主动脉前淋巴结或肠干淋巴结发生阻塞，小肠吸收的乳糜液回流受阻而经侧支流入肾淋巴管，自肾乳头黏膜破损处流入肾盂，混于尿中排出。尿液呈乳白色，状似牛奶，称乳糜尿。与淋巴管伴行的肾毛细血管破裂时可出现血性乳糜尿。调查显示，乳糜尿患者以中国、印度、日本等少数亚洲国家流行区多见，其他国家的班氏丝虫病流行区则较为少见。

（3）隐性丝虫病：又称热带肺嗜酸性粒细胞增多症，此类患者外周血中查不到微丝蚴。典型表现为夜间阵咳、哮喘、持续性嗜酸性粒细胞增多和 IgE 水平升高。其机制可能是寄生在肺部毛细血管的微丝蚴引发宿主的 I 型超敏反应。

4. 诊断与防治

（1）诊断：确诊一般用病原学检查，免疫学和分子生物学方法多作为临床上的辅助性诊断，或用于流行病学调查。在丝虫病流行区，对淋巴管炎、淋巴结炎及反复发热的患者，应考虑丝虫病，有象皮肿、鞘膜积液或乳糜尿等表现的患者，可做出初步诊断。

1）病原学诊断：从患者外周血、体液或活检物中查到微丝蚴或成虫可确诊。病原学检查方法主要有厚血膜法、新鲜血滴法、离心沉淀法、微孔薄膜过滤法查微丝蚴，其中以厚血膜法常用。厚血膜用瑞氏染色、吉姆萨染色或铁苏木素染色后可鉴别虫种，但当血中微丝蚴浓度＜ 15 条 /ml 时易漏检。新鲜血滴法可见微丝蚴在血中做蛇样运动，证明有淋巴丝虫感染，但无法鉴别虫种。因两种丝虫有夜现周期性的特点，一般在夜间 9 时至次日凌晨 2 时之间采血检出率较高。如抽取鞘膜积液、淋巴液检查微丝蚴，可直接涂片或用浓集法涂片、染色、镜检。从淋巴结取活组织检查或制成病理切片检出成虫也可确诊。

2）免疫学和分子生物学诊断：对轻症丝虫病或阻塞性丝虫病患者，检测患者血清中的特异性抗体或循环抗原，有辅助诊断意义。在淋巴丝虫病早期，宿主体内有活成虫寄生，抗原检测阳性；当体内成虫死亡后，抗原检测结果为阴。因此，抗原检测是一种比较好的方法。抗体检测阳性提示受检者曾有过感染，但不能确定目前的感染状态。IgG4 比较特别，研究显示，当感染者体内有活动虫体时，特异性 IgG4 水平升高；经药物治疗后，IgG4 水平也随之下降。因此，检测丝虫特异性 IgG4 水平不但具有特异性，还可判定现症感染。分子生物学方法如 DNA 探针、PCR 技术等极大提高了丝虫病诊断的敏感性和特异性。

（2）防治：防治丝虫病的主要措施是普查普治、控制传染源、清除传播媒介。中国作为第一个宣布消除淋巴丝虫病的国家，防治重点应放在对曾经的流行区进行流行病学监测，以及对慢性患者的治疗，还须时刻警惕丝虫病再度流行。

1）控制传染源：丝虫病的传染源是血内有微丝蚴的患者和带虫者。①治疗药物：乙胺嗪的化学名为二乙基氨基甲嗪（diethylcarbamazine，DEC），又名海群生，可杀微丝蚴和部分成虫。这种药物已在全球使用 50 多年，效果好，副作用小，副作用取决于血液中微丝蚴的数量。常见不适是因杀虫过程中引起人体的过敏反应（治疗反应），包括头晕、恶心、发热、头痛及肌肉或关节疼痛。需注意，在合并盘尾丝虫感染时不可使用 DEC，这种药物会加重盘尾丝虫引发的眼病，可用伊维菌素替代。此外，研究表明，多西环素（doxycycline）也可杀成虫。②在中度、高度、超高度班氏丝虫病流行区和高度、超高度马来丝虫病流行区可普服 0.3% 乙胺嗪药盐。该方案的优点是服药后反应轻微，大多数无需处理，同时解决了治疗过程中普遍存在的依从性差的问题，防治效果明显。WHO 在 1994 年召开的防治淋巴丝虫病新策略研讨会上，指定中国代表做普服乙胺嗪药盐防治淋巴丝虫病的专题报告，并将普服药盐作为防治淋巴丝虫病群体防治方案之一在全球推广。③对慢性丝虫病患者进行治疗。对象皮肿患者可采用手术及中西医结合的方法进行治疗，同时注重日常护理：每天用肥皂和清水清洗患部，包括每个深、浅皱褶的底部；仔细检查患部，特别是趾间和皱褶的底部，检查有无侵入性损害，在损害处涂敷抗真菌和抗细菌药膏；坚持患肢运动和抬高以助淋巴回流；穿鞋注意宽松、柔软和透气；必要时可使用绷带绑扎；有继发感染者应给予抗生素治疗。上述处理可有助于减少急性炎症发作，减轻肿胀程度，改善症状。对阴囊象皮肿及鞘膜积液可采用手术治疗，但尚无针对乳糜尿的有效治疗方法，主要通过控制饮食进行对症治疗。

2）媒介防制：丝虫主要通过雌蚊叮人吸血传播，降低蚊媒密度、防止被叮咬是预防丝虫病的重要措施。班氏丝虫的传播媒介广泛，包括库蚊（Culex spp.）、按蚊（Anopheles spp）、伊蚊（Aedes spp.）和曼蚊（Mansonia spp.）的一些种类，在中国主要是淡色库蚊（C. pallens）和致倦库蚊（C. quinquefasciatus）。马来丝虫的传播媒介为按蚊、曼蚊和伊蚊，在中国主要是嗜人按蚊（An. anthropophagus）和中华按蚊（An. sinensis）。

3）加强监测：及时发现和清除传染源。中国虽然已消除了丝虫病，但原流行区尚遗留有慢性丝虫病患者；流行区分布广泛，防治工作中可能存在个别被忽略的薄弱环节；同时，随着国际交流日益频繁，境外的传染源输入压力渐大，因此还需建立有效的监测网络，以防丝虫病传播再现。

（二）旋盘尾丝虫

1. 形态

（1）成虫：细长、乳白色、半透明，通常扭结成团寄生于人体皮下组织的纤维瘤中。虫体表面角皮层有明显的横纹，外有螺旋状增厚使横纹更为明显，雌、雄虫的表皮环纹图案不同。雌虫（230 ~ 500）mm ×（0.25 ~ 0.45）mm，直接产出微丝蚴；雄虫（16 ~ 42）mm ×（0.13 ~ 0.20）mm，雄虫末端向腹面卷曲，有 2 根交合刺。

（2）微丝蚴：无鞘膜，虫体通常弯曲明显，尾尖。大小为（0.22 ~ 0.36）mm ×（5 ~ 9）μm。头间隙长宽相等，尾端尖而无核。微丝蚴通常寄生在皮下，严重感染时也可在外周血、尿液或痰液中发现，或者侵入眼部造成河盲症。微丝蚴寿命一般为 2 年。

2. 生活史　盘尾丝虫的中间宿主是节肢动物蚋，终宿主为人。当蚋叮人时，其下唇内的感染期幼虫会通过宿主被叮咬的伤口侵入人体，在皮下发育为成虫。成虫在皮下被由胶原蛋白组成的纤维组织包裹形成结节，结节内含丰富的毛细血管。皮下纤维结节内可含多条虫体，雌虫受精后开始产出微丝蚴，微丝蚴主要寄生在结节附近皮肤和结缔组织的淋巴管内。成虫在结节中存活约 15 年，雌虫可持续产生微丝蚴 9 年。这些结节的位置因地理区域而异，在非洲多发生在腰部以下；而在中美洲，感染通常发生在腰部以上。这种分布与该地区昆虫媒介的叮咬偏好相对应，即微丝蚴集中在昆虫经常叮咬的地方。

蚋的口器穿刺能力不强，因此主要以宿主组织液为食，感染者的组织液中含大量微丝蚴。当蚋叮咬感染者时摄入微丝蚴，微丝蚴从蚋的中肠通过血腔迁移到胸肌，发育成为 1 期幼虫，进而蜕皮 2 次发育为 3 期感染期幼虫，并移至蚋的下唇（图 16-32）。

3. 致病　盘尾丝虫病的潜伏期可达 18 个月，成虫和微丝蚴均可致病，通过宿主免疫反应产

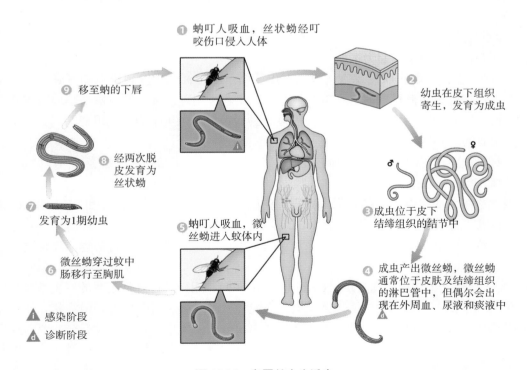

图 16-32　盘尾丝虫生活史

生临床表现，包括瘙痒、皮炎、盘尾丝虫结节（皮下结节）和淋巴结病。盘尾丝虫病最严重的表现是眼部病变，可发展为失明。

（1）成虫致病：感染早期通常不会出现明显的症状，随后会在虫体周围出现纤维组织增生，形成包裹虫体的可触及的皮下纤维结节，称为盘尾丝虫结节（onchocercoma）。非洲虫株引起的结节常见于骨盆，少数分布在脊椎、胸部和膝盖。委内瑞拉株与非洲株很相似，但在中美洲，结节多出现在腰部以上，尤其是颈部和头部。结节良性，无痛感，数量可多可少，很少形成脓肿，结节内成虫可以存活 10 ~ 15 年。

（2）微丝蚴致病：微丝蚴在皮下移行对宿主造成刺激，虫体死亡后引起宿主体内剧烈的炎症反应。

1）皮肤损害：皮肤上会出现大小不等的色素沉着或色素消失区域，或者苔藓样硬化斑。最终皮肤会失去弹性而衰老，此时易被误诊为麻风。由于纤维组织增生，还会出现象皮肿，但与淋巴丝虫病不同，睾丸和阴囊不受影响，也不会出现鞘膜积液。盘尾丝虫病还会导致疝，尤其是股疝的发生，在非洲常见腹股沟下垂，形成悬垂的囊状物，内含增大的纤维淋巴结。

2）眼部损害：是盘尾丝虫病对人最严重的危害。盘尾丝虫病是许多热带国家人群致盲的主要原因。在非洲某些流行区，眼部受损者高达 30%，其中失明者超过 10%。在非洲这些地区及中美洲的危地马拉部分区域，常见视力正常的儿童领着一群失明的成年人前往当地市场。这是由于眼部损害是病程长期发展的结果，故而大多数视力受损者都是中老年人。在中美洲大部分地区，虫体多集中在头部，因此青壮年也会出现眼部损害。由于虫株不同，眼部损害少见于非洲雨林，但在热带草原较常见。微丝蚴可从皮肤经结膜进入角膜，或经血流进入眼的后部。微丝蚴可在眼内到处移行，造成损伤，但一般不诱发炎症反应。虫体死亡后被嗜酸性粒细胞和中性粒细胞包绕，随后成纤维细胞增生，发生慢性炎症浸润。失明最重要的原因是角膜的硬化炎症，硬化性角膜炎（sclerosing keratitis）是一种 Th2 型免疫反应，嗜酸性粒细胞对丝虫抗原产生免疫应答，破坏了角膜的纤维排列。脉络膜和视网膜受损或发生病变也会造成患者失明。病变早期，脉络膜炎症区域可见微丝蚴及其碎片，晚期患者视细胞和神经节细胞退化，神经纤维和神经节萎缩，脉络膜毛细血管和神经视网膜消失。经药物治疗控制微丝蚴之后不会出现新的病变，但已有病变仍会继续发展。

4. 诊断与防治

（1）诊断：以病原学诊断为主。

1）皮肤检查：剪取皮肤发现微丝蚴或在皮肤结节活检标本中发现成虫即可确诊。盘尾丝虫微丝蚴没有周期性，因此可随时进行取样检查。在微丝蚴出现较多的部位取一小块薄皮样（以不痛、不出血为度），放入生理盐水中，30 ~ 60 分钟后镜检。也可干燥后用甲醇固定，吉姆萨或苏木精 - 伊红染色后镜检。

2）眼部检查：用裂隙灯等看到眼前房中的微丝蚴，或采用结膜活检法查到微丝蚴进行确诊，检出率较高。

免疫学检测方法也有不错的效果，是很好的辅助诊断方法。DNA 探针和 PCR 技术敏感性和特异性都很高，尤其适用于低度感染者。

（2）防治：可对皮下结节患者实行手术切除，用抗虫药对感染者进行药物治疗，同时注意控制传播媒介。

1）化学治疗：①首选药物是伊维菌素（ivermectin），用药后可降低失明的发生率及皮肤症状的发生和严重程度。伊维菌素可杀灭微丝蚴，宿主在微丝蚴死亡后会出现轻微症状，如瘙痒加剧等，但眼部症状不会恶化。这种药物不能杀死成虫，但可使雌虫绝育。在没有合并罗阿丝虫感染时，少见药物不良反应。②多西环素可杀雌虫并且导致雌虫绝育，但不能杀灭微丝蚴，因此通常需与伊维菌素联合使用，即用多西环素 4 ~ 6 个月后再给予伊维菌素治疗。也有观点认为在多西环素给药之前 1 周，先用伊维菌素比较合理。因为伊维菌素用药的不良反应多来自于丝虫的共生菌沃尔巴克氏体，而多西环素能够杀死这种共生菌，从而减轻宿主的不良反应。③对于盘尾丝虫病，不宜使用传统药物苏拉明（suramin）和乙胺嗪，苏拉明毒性较大，乙胺嗪则会加速失明的发展。④如果患者同时感染罗阿丝虫，治疗时需咨询相关专家，因为伊维菌素可能导致患者发生致命性脑炎。

2）控制传媒：对传媒蚋的控制已在相关地区持续多年，如喷洒化学杀虫剂、清理幼虫孳生环境等。进入疫区的工作人员需使用趋避剂，同时尽量减少皮肤的裸露，防止被蚋叮咬。

框 16-10　伊维菌素

2015 年诺贝尔生理学或医学奖的获奖者一共是三位，他们的工作都与寄生虫病防治有关，因此当年的诺贝尔生理学或医学奖被戏称为"寄生虫奖"。获奖者之一是屠呦呦，其他两位分别是爱尔兰的威廉·C. 坎贝尔（William C. Campbell）和日本的大村智（Satoshi Ōmura）。1978 年，大村智成功培养出一个细菌菌株，随后威廉·坎贝尔从这个菌株中提纯出一种物质——阿维菌素（avermectin），经化学修饰后即伊维菌素，伊维菌素对象皮肿和河盲症有很好的治疗效果。两人因此获得 2015 年诺贝尔生理学或医学奖。

二、旋毛形线虫

旋毛形线虫 [*Trichinella spiralis*（Owen，1835）Railliet，1895] 简称旋毛虫，属毛形线虫科（Trichinellidae）、毛形线虫属（*Trichinella*）。其成虫和幼虫分别寄生于同一宿主的小肠和肌细胞内，引起旋毛虫病（trichinellosis），被 WHO 列为全球危害最为严重的十大食源性寄生虫病之一。

框 16-11　旋毛虫的分类

根据生物学、遗传学和生物化学研究，将毛形线虫属分为 8 个种：旋毛形线虫（T1，广泛存在于全球食肉动物及杂食动物）、乡土毛形线虫（*T. nativa*，T2，北极熊等野生动物）、布氏毛形线虫（*T. britovi*，T3，欧洲、西亚的食肉动物）、伪旋毛形线虫（*T. pseudospiralis*，T4，哺乳动物及鸟类）、穆氏毛形线虫（*T. murrelli*，T5，北美地区野生食肉动物）、纳氏毛形线虫（*T. nelsoni*，T7，非洲食肉动物和食腐动物）、巴布亚毛形线虫（*T. papuae*，T10，巴布亚新几内亚、泰国的野猪和家猪）、津巴布韦毛形线虫（*T. zimbabwensis*，T11，鳄鱼等爬行动物）。还有 T6、T8、T9 和 T12 尚未能确定分类地位的 4 种基因型。

旋毛虫病呈全球性分布，是一种重要的人兽共患病（zoonosis），特别是畜牧业发达的国家和地区，以及喜生食或半生食猪、牛、羊肉的地区，群体性感染暴发事件时有发生，曾在欧洲及北美洲暴发过严重流行。中国自 1964 年在西藏首次发现人体旋毛虫病以后，相继在云南、贵州、甘肃、四川、河南、福建、江西、湖北、广东、广西、内蒙古、吉林、辽宁、黑龙江、天津等省、自治区、直辖市及香港特别行政区出现人体感染的报道。旋毛虫病的流行具有地方性、群体性、食源性和季节性的特点，目前西南地区是我国旋毛虫病的主要流行区，云南、西藏、河南都曾出现过局部流行和暴发流行，可能与当地的饮食习俗有关。本病在中国的暴发多发生在中秋、元旦或春节等传统节日，以及民间婚丧嫁娶等宴席之后，可能与肉的消费增加有关。

自然界中，人在旋毛虫的生活史中几乎不起重要作用，旋毛虫是食肉动物的寄生虫，多种动物均可通过相互蚕食、摄食动物尸体或食入其他被污染的食物而自然感染。我国感染率较高的动物有猪、犬、猫、熊、狐及某些鼠类。猪和鼠是人旋毛虫病的重要传染源。猪在养猪场内翻食垃圾，尤其是含生猪肉残渣的垃圾，就可能摄入受染的动物内脏或肉。如果养猪场管理不善，鼠类肆虐，猪也会因吃了死鼠或者捕食活鼠而感染。受感染的鼠因肌肉中寄生有幼虫，导致行动不便而更易被捕食。如果猪舍中养猪的密度过大，猪就会互相啮咬并吃掉彼此的尾巴，造成寄生虫的传播。

（一）形态

1. 成虫　虫体微小，乳白色，细线状，前细后粗。雄虫大小为（1.4 ～ 1.6）mm × 0.04 mm；雌虫体型大约是雄虫的 2 倍，为（3 ～ 4）mm × 0.06 mm。消化道由口、咽、肠及肛门组成。口圆形，咽管为虫体长度的 1/3 ～ 1/2，形状特别：前后细管状，中间膨大成球状。后段咽管的背侧有一列圆盘状杆细胞组成的杆状体，杆细胞分泌物具有消化功能和抗原性，经小管排入咽管腔。肛门几乎位于虫体末端。两性成虫的生殖系统均为单管型。雄虫尾端具一对叶状交配附器，无交合刺。雌虫尾端钝圆，阴门开口于咽管中部附近约为虫体前 1/4 处，子宫较长，子宫后段充满虫卵，而前部则包含发育完全、正在孵化的幼虫。旋毛虫为卵胎生（图 16-33）。

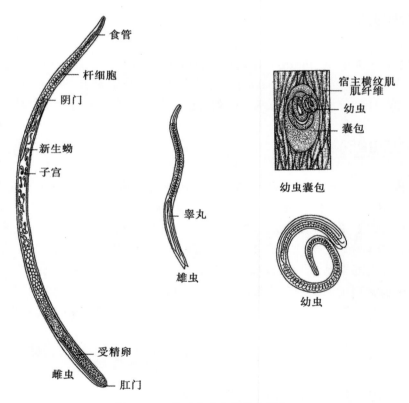

图 16-33　旋毛虫成虫及幼虫囊包

2. 幼虫　刚产出的幼虫（新生幼虫）大小为 124 μm × 6 μm，为两端钝圆的棒状。寄生在宿主骨骼肌细胞内的幼虫（成熟幼虫）长约 1 mm，也称成囊期幼虫、肌肉期幼虫或感染性幼虫，是最大的细胞内寄生虫。虫体两端钝圆，消化道完全，咽管结构与成虫相似。生殖系统由未分化的生殖原基组成，此时可区分雌雄。成熟幼虫卷曲于宿主骨骼肌细胞内的梭形囊包（capsule）中，囊包长轴与肌纤维平行，壁厚，由肌细胞退变及结缔组织增生形成，大小为（0.25 ～ 0.50）mm×（0.21 ～ 0.42）mm。一个囊包内通常含 1 ～ 2 条卷曲的幼虫（图 16-34）。

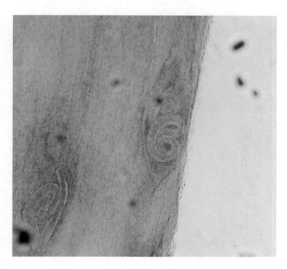

图 16-34　旋毛虫囊包（×100）

（二）生活史

成虫主要寄生在十二指肠和空肠上段，幼虫则寄生在同一宿主骨骼肌细胞内。旋毛虫寄生的宿主既是终宿主，又是中间宿主。在旋毛虫发育过程中，不需要在外界发育，但完成生活史必须更换宿主。

宿主主要通过食入含活幼虫囊包的肉类及其制品而感染，在胃酸和胃蛋白酶的作用下，囊包中的幼虫在十二指肠及空肠上段逸出，钻入肠黏膜。肠黏膜上皮细胞小而幼虫大，因此 1 条幼虫需占据上百个上皮细胞，相邻上皮细胞膜相互融合形成合胞体容纳幼虫。在感染后 48 小时内，幼虫经 4 次蜕皮发育为成虫。待生殖系统发育成熟后雌、雄交配，一般认为雄虫一生可交配多次，但不久即死亡，经肠腔排出；雌虫则重新侵入肠黏膜，有些还可异位寄生在腹腔或肠系膜淋巴结。雌虫子宫内的虫卵逐渐发育为幼虫，并向阴门处移动。感染后的第 5 ～ 7 天，雌虫开始产出幼虫，产蚴期可持续 4 ～ 17 周或更长。每条雌虫一生可产幼虫 1 500 ～ 2 000 条。雌虫一般可存活 1 ～ 2 个月。

产于肠黏膜内的新生幼虫侵入局部淋巴管或小静脉，大多通过肝门系统经心脏到肺，再由动脉系统到达宿主全身各器官、组织，但只有到达骨骼肌内的幼虫才能继续发育。新生幼虫穿透肌纤维，破坏、改变宿主细胞的活动以满足其自身生存所需。幼虫可改变宿主细胞的基因表达，由可收缩的肌纤维变成可为幼虫提供营养和保护的营养细胞或称保育细胞（nurse cell）。虽然保育细胞就是原来的骨骼肌细胞，但是在形态上已不同于哺乳动物细胞。原有的骨骼肌细胞失去肌丝、细胞核肥大、滑面内质网增加，原有的线粒体退化并被新生的小线粒体取代。最终，保育细胞分泌的胶原蛋白将整个细胞包裹形成胶原囊，外被新生血管，形成寄生虫 - 保育细胞复合体（parasite-nurse-cell complex），即囊包（图 16-35），囊包中的幼虫具有感染新宿主的能力。幼虫在宿主体内多侵入活动较多、血液供应丰富的肌肉，其中最易受染的是眼肌、舌肌和咀嚼肌，其次是膈肌、肋间肌及肱二头肌、腓肠肌等。囊包形成后，保育细胞逐渐变大，最终幼虫进入发育停滞状态。囊包中的幼虫可存活数月或数年，如果没有进入新宿主，整个囊包会逐渐钙化。有记录显示幼虫可在肌细胞内存活长达 39 年（图 16-36）。

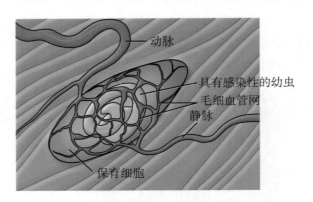

图 16-35 旋毛虫 - 保育细胞复合体（囊包）结构

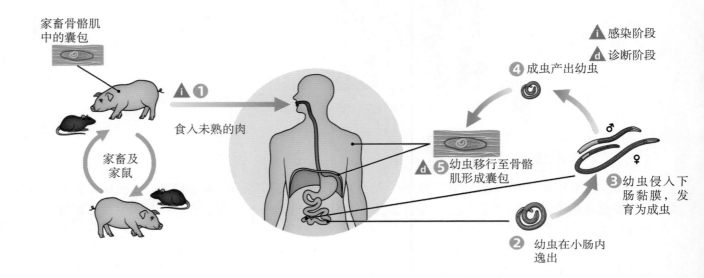

图 16-36 旋毛虫生活史

（三）致病

旋毛虫对人体致病的程度与食入囊包的数量、幼虫的活力、幼虫侵犯的部位及宿主对旋毛虫的免疫力等有关。轻者可无明显症状，重者临床表现复杂多样，如不及时诊治，可在发病后3 ~ 7 周内死亡。

旋毛虫的致病过程分为三个连续的阶段：成虫寄生在小肠、幼虫在体内游移的移行期（migration of juveniles）以及幼虫侵入、保育细胞形成。

1. 肠道期（enteric phase，侵入期） 指宿主食入的囊包在小肠脱囊，囊包内的幼虫释出并发育为成虫的过程，病变主要发生在肠黏膜，通常需时 1 周。最初症状可能会在摄入囊包后 12 ~ 48 小时内出现。由于幼虫及成虫对肠壁组织的侵入，且成虫以肠绒毛为食，小肠出现广泛炎症，局部组织出现充血、水肿、出血，甚至形成浅表溃疡。患者可有厌食、恶心、呕吐、腹痛、腹泻等消化道症状，同时伴有乏力、畏寒、低热等全身症状。这个阶段由于感染较轻，所以表现出的症状不明显，故而容易被忽视或误诊。

2. 幼虫移行期（migration of juvenile，肠外期、肌肉期） 指新生幼虫随淋巴、血液循环移行至全身各组织、器官及侵入骨骼肌内发育，导致血管炎和肌炎的过程，一般持续 2 ~ 6 周。幼虫移行时机械性损害及分泌物的毒性作用会损伤血管，局部组织发生炎症反应而出现水肿，可遍及多个器官，感染者会出现肺水肿、胸腔和心包腔积液，尤以眼、面部水肿最为常见。患者会出现高热（40 ℃）、血中嗜酸性粒细胞增多、急性全身性血管炎等。幼虫在体内移行时还可能导致宿主出现肺炎、胸膜炎、脑炎、脑膜炎、肾炎、耳聋、腹膜炎、大脑或眼损伤，以及结膜下或舌下出血。旋毛虫幼虫不会滞留在心脏，但其在心肌中移行会导致局部发生坏死，可伴有嗜酸性粒细胞和单核细胞浸润，引发宿主心肌炎。

感染者首次症状出现后第 10 天，幼虫开始侵入骨骼肌，引起肌纤维变性、肿胀、排列紊乱、横纹消失、呈网状结构，肌细胞坏死、崩解，肌间质水肿及炎症细胞浸润。患者突出的症状为全身肌肉肿胀、压痛、触痛、有硬结感，尤以膈肌、咀嚼肌、舌肌、肋间肌、腓肠肌、肱二头肌、肱三头肌等活动频繁部位最为明显。患者可能出现呼吸、吞咽、语言表达困难，咬肌肿胀者易被误诊为腮腺炎。这些肌肉血液供应丰富，侵入的幼虫数量多，并且肌糖原含量低，有利于囊包的形成。

3. 囊包形成期（nurse cell formation，恢复期）　这一期通常在患者感染后第 6 ~ 8 周开始，持续 4 ~ 16 周。移行至骨骼肌内的幼虫形成囊包，此时受损的宿主肌组织逐渐修复。随着虫体的长大、卷曲，幼虫寄生部位的保育细胞膨大呈纺锤状，形成梭形肌腔包围虫体，周围结缔组织增生，在囊包外形成一层薄囊壁。囊包的内层比较厚，由包裹幼虫的保育细胞及其周围的胶原囊构成。急性炎症消退后，患者的全身症状减轻，但肌痛仍可持续数月。重症患者可因毒血症、心肌炎、肺炎或脑炎而死亡。

（四）诊断与防治

1. 诊断　旋毛虫病的临床表现比较复杂，无特异性，大多数病例尤其是亚临床病例易被忽视。诊断时应注重流行病学调查，询问患者有无食入生肉或未熟肉史、有无群体发病等。从患者肌肉活检检出幼虫囊包为确诊依据，血清学方法可辅助诊断。

（1）病原学检查：肌肉活检比较少用，但查到虫体是本病的确诊依据。在患者出现临床表现10 天之后，从腓肠肌或肱二头肌等处摘取 0.2 ~ 0.5 g 肌组织，剪成米粒大小进行压片镜检，查找幼虫及囊包。需注意的是轻度感染者或病程早期幼虫尚未侵入肌细胞时（感染后 10 天内），不宜采用这种方法。即使是重度或者晚期感染者，摘取肌肉组织的范围及数量也有限，因此检出率不算很高（50% 左右）。如果患者尚有吃剩的肉，亦可用同法检查以资佐证。此外，为提高检出率，还可采用人工消化分离法先将肌肉消化，再取沉渣或经过离心后检查。对标本进行病理检查时，可发现幼虫、胶原囊的断面。即使没有发现幼虫，肌细胞的嗜碱性转变也是旋毛虫感染的重要诊断依据之一。

（2）免疫学检查：旋毛虫有较强的免疫原性，免疫学方法可作为诊断该病的重要辅助手段。一般多用幼虫匀浆粗提物或培养幼虫的排泄分泌物（excretory-secretory，ES）制备抗原。抗体通常要到感染后 3 ~ 5 周才能检测到，因此初检结果为阴性者，应在一定时间内多次间隔进行检查，以监测阴性结果是否发生变化。临床实践证实感染者的 IgG、IgM 和 IgE 都可被检测到，但 IgG 在血清中含量高、持续时间长，因此最为敏感。抗体水平在感染后的第 2 或第 3 个月达到高峰，随后缓慢下降。常用的方法有酶联免疫吸附试验（ELISA）、间接荧光抗体试验（IFAT）、皂土絮状试验（bentonite flocculation test，BFT）等。美国疾病控制与预防中心的数据显示：在急性感染者中，用 ES 进行 ELISA 检测抗体的灵敏度要优于 BFT，在没有临床表现的旋毛虫感染者中检出率也更高。

2. 防治

（1）药物治疗：目前尚无治疗旋毛虫病的特效药，通常使用抗虫药杀死成虫以抑制幼虫释出。如果感染初期没有进行及时治疗，经过 3 ~ 4 周幼虫就会进入骨骼肌细胞中，此时的药物治疗可能无法彻底消除感染及产生的相应症状，且治疗需较长时间。目前可用的药物有阿苯达唑和甲苯咪唑，这两种药物相对安全，但都有副作用，尤其是骨髓抑制。因此患者疗程较长时，在药物治疗同时应密切监测全血细胞计数，如发现任何不良反应要及时停药。阿苯达唑和甲苯咪唑不能用于孕妇及 2 岁以下儿童。除抗寄生虫药物外，在感染严重的病例中有时还需要使用类固醇进行抗炎。

（2）预防为主：①加强卫生宣传教育，改变食肉的方式，不吃生的或未熟透的猪肉及野生动物肉类。旋毛虫幼虫囊包的抵抗力较强耐低温，猪肉囊包中的幼虫在 –15 ℃可存活 20 天，在腐肉中也能存活 2 ~ 3 个月。幼虫不耐高温，在 70 ℃时多可被杀死，但晾干、腌制、熏烤及涮食等方法常不能杀死幼虫。此外，切生肉的刀或砧板也可被旋毛虫囊包污染，需注意生熟分开的饮食卫生。②加强肉类检疫和食品卫生管理，发现被旋毛虫污染的肉类要坚决焚毁。③改善养猪方法、改散养为圈养、保持猪圈清洁也是控制旋毛虫流行的重要环节。④旋毛虫有众多保虫宿主，与人关系密切的有鼠、狗、牛、羊等。食草动物虽然不直接取食肉类，但它们食用的草料可能被污染，因此也会感染旋毛虫，是流行环节中不能被忽视的宿主。对保虫宿主的监控和管理也是控制旋毛虫病传播的重要环节。

（贾默稚）

三、广州管圆线虫

案例 16-8

男，13 岁。1 周前出现发热，继而头晕、头痛并恶心、呕吐，患者发病后症状一直未见明显好转，2022 年 7 月收治入院。经查头颅及胸部 CT 影像显示：重度脑积水，左侧侧脑室颞角穿通畸形，右肺斑片状、结节影，均考虑炎性病变可能。建议抗炎治疗，双侧胸膜稍增厚。以"脑积水"收治。持续发热，最高 38.7 ℃。外周血血细胞分析结果为：白细胞数为 12.92×10^9/L，红细胞数为 5.41×10^{12}/L，血红蛋白 138 g/L，血小板 322.00×10^9/L，中性粒细胞绝对数为 6.33×10^9/L，中性粒细胞百分比为 49.2%，淋巴细胞绝对数为 2.53×10^9/L，淋巴细胞百分比为 19.8%，嗜酸性粒细胞绝对数为 3.30×10^9/L，嗜酸性粒细胞百分比为 25.15%，嗜碱性粒细胞绝对数为 0.08×10^9/L，嗜碱性粒细胞百分比为 0.52%。脑脊液总蛋白为 401.49 mg/L，嗜酸性粒细胞百分比为 35.82%。流行病学史：发病前 3 天，自行烧烤捡拾的活非洲大蜗牛并进食。

问题：

1. 对该患者的诊断是什么？该如何进行治疗？
2. 结合这种寄生虫的生活史，说明其防治措施。

广州管圆线虫 [*Angiostrongylus cantonensis*（Chen，1935）Dougherty，1946] 成虫寄生于褐家鼠等大鼠的肺动脉血管，幼虫偶尔可寄生人体，引起嗜酸性粒细胞增多性脑膜炎或脑膜脑炎。

1. 形态

（1）成虫：线状，活时呈白色，体表透明光滑、具微细环状横纹。头端钝圆，镜下可见到头翼，头顶中央有口，口周有环状唇。雄虫长 11 ~ 26 mm，宽 0.21 ~ 0.53 mm，尾端略向腹面弯曲。交合伞对称、肾形，有交合刺 1 对。雌虫长 17 ~ 45 mm，宽 0.3 ~ 0.66 mm，尾端呈斜锥形。

Note

子宫双管型，白色子宫与充满血液的肠管缠绕成醒目的红、白相间螺旋纹，阴门开口于虫体末端（图 16-37）。

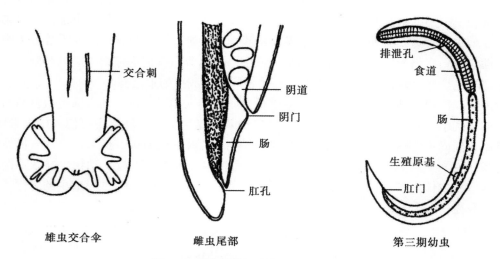

交合刺

阴道
阴门
肠
肛孔

排泄孔
食道
肠
生殖原基
肛门

雄虫交合伞　　　　雌虫尾部　　　　第三期幼虫

图 16-37　广州管圆线虫的成虫、幼虫

（2）虫卵：椭圆形，大小平均为 75.1 μm×41.7 μm，卵壳薄而透明。大鼠肺中的虫卵内可见从单细胞至幼虫的各个发育阶段。

（3）幼虫：共分 5 期。第三期幼虫为感染期幼虫，外形呈细杆状，虫体无色透明。大小约为 0.49 mm×0.024 mm，体表有 2 层外鞘。头端稍圆，尾端尖细；排泄孔、肛孔及生殖原基清晰可见。活虫在水中运动活跃，呈蛇形扭曲运动。第四期幼虫长约为第三期幼虫的 2 倍，肠内充满折光颗粒，此期幼虫可区别雌、雄。第五期幼虫体长进一步增加，幼雄虫已具有与成虫相似的交合伞，幼雌虫已形成阴门（图 16-37）。

2. 生活史　包括成虫、卵、幼虫 3 个发育阶段。大鼠类是广州管圆线虫的终宿主。成虫寄生于大鼠的肺动脉或右心室内，雌虫产卵。虫卵在终宿主肺毛细血管内发育成熟并孵出第一期幼虫。幼虫穿破肺毛细血管进入肺泡，沿呼吸道上行至咽，再被吞入消化道，随宿主粪便排出体外。第一期幼虫被中间宿主如螺、蛞蝓等软体动物食入或主动侵入其体内后，幼虫在中间宿主组织内脱皮 2 次，先后发育为第二期和第三期幼虫（感染期幼虫）。第一期幼虫约经 1 周蜕皮发育为第二期幼虫，2 周后再经 1 次蜕皮发育为第三期幼虫。终宿主如吞食含感染期幼虫的中间宿主、转续宿主和受染食物，或饮用受污染的水，幼虫即钻入宿主肠壁小血管，随血流经肝、肺部后到达宿主脑部，再经 2 次蜕皮发育为第五期幼虫。第五期幼虫在宿主脑部经循环系统最终到达肺动脉，继续发育成熟。中间宿主有褐云玛瑙螺、福寿螺、双脐螺等螺类和蛞蝓。淡水鱼、虾、蟹、蛙、蛇和蜥蜴是本虫的转续宿主。

感染期幼虫感染 1 小时后可到达胃壁、肠壁；感染 2 小时后可到达肝；感染 4 小时后可到达肺；感染 8～10 小时后可出现在脑；感染 4～6 天后完成第三次蜕皮；感染 7～12 天后经第四次蜕皮发育为第五期幼虫，然后进入蛛网膜下腔；感染 20～29 天后幼龄成虫从脑经静脉系统通过右心到达肺动脉寄居；感染 29～30 天后雌虫发育成熟，大鼠肺组织中可检获虫卵；感染 31～33 天后雄虫发育成熟；感染 33～45 天后在终宿主粪便中可查见第一期幼虫。一条雌虫每天可产卵约 15 000 个。成虫寿命最长者可超 500 天。

人和小鼠是广州管圆线虫的非适宜宿主，第三期幼虫进入人体后，其移行、发育过程与在终宿主体内相似，但第五期幼虫通常滞留在人体中枢神经系统，不能从脑部移行至肺血管内发育为成虫（图 16-38）。

利用小鼠感染模型研究发现，广州管圆线虫幼虫侵入非适宜宿主后，主要停留在中枢神经系统，如大脑髓质、脑桥、软脑膜和小脑等部位。也可侵入眼内，其途径可能为：一是第三期幼虫直接侵入眼部，并在眼内先后发育成第四、五期幼虫；二是第三期幼虫入侵后在脑中发育为第五期幼虫，再经视神经的脑膜间隙移行至眼球后极，穿入角巩膜或巩膜筛板入眼部；三是第三期幼虫入侵后在脑中发育为第五期幼虫，后者经视网膜中央动脉，或从睫状动脉或涡静脉入眼，但第三种可能性较小。广州管圆线虫第五期幼虫一般不会移出非适宜宿主脑部再进入其肺部。临床上偶见于死亡幼儿尸检时，在其肺血管中发现广州管圆线虫成虫的报道。

一般来说，广州管圆线虫第三期幼虫穿过宿主肠壁进入循环系统，幼虫通过血流移行，虫体可在宿主的任何器官或组织出现，但动物感染实验观察结果显示，幼虫主要侵入中枢神经系统，其确切机制目前尚不明晰，推测可能与幼虫嗜神经的向性和特性有关。此外，广州管圆线虫第三期幼虫感染小鼠（非适宜宿主）、大鼠、仓鼠（适宜宿主）等不同啮齿类动物后导致不同的病理结局，在这些动物体内的虫体移行和发育情况也各异，提示广州管圆线虫 - 宿主的寄生适应性由精细的机制调控。

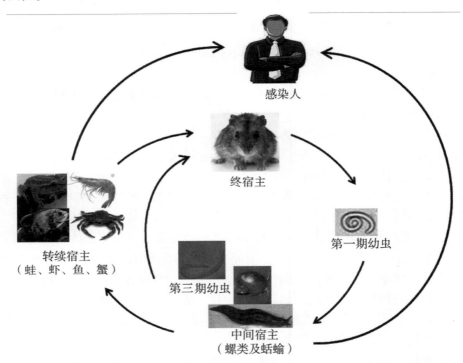

感染人

终宿主

第一期幼虫

转续宿主
（蛙、虾、鱼、蟹）

第三期幼虫

中间宿主
（螺类及蛞蝓）

图 16-38　广州管圆线虫生活史

3. 致病　幼虫侵犯人体中枢神经系统，引起嗜酸性粒细胞增多性脑膜脑炎和脑膜炎，以脑脊液中嗜酸性粒细胞显著升高为特征。该病潜伏期为 3 天~1 个月，平均为 2 周，病变集中在大脑和脑膜，其次是小脑、间脑、脑干和脊髓。主要病理改变是由于虫体移行和死亡虫体刺激，引起脑部血管扩张和栓塞，脑组织损伤、充血、出血和水肿，以及由巨噬细胞、嗜酸性粒细胞、淋巴细胞和浆细胞组成的肉芽肿性炎症反应。有时幼虫可进入眼球，引起视网膜炎、视神经炎、视网膜色素沉着甚至视网膜剥离，最终可导致失明。近年来，有学者发现，广州管圆线虫感染还可导致脑实质和海马区域中细胞凋亡和坏死性凋亡。

患者以疼痛特别是剧烈头痛为突出临床表现，约 99% 患者因此入院，可同时出现神经根痛、感觉过敏等，伴有恶心、呕吐、嗜睡、发热、头颈强直、面部神经瘫痪、肌肉抽搐、四肢麻痹等，严重者可致痴呆、意识障碍，甚至心力衰竭而死亡。广州管圆线虫病感染者可出现皮肤感觉异常、记忆力下降、失明、痴呆、瘫痪等不同程度的后遗症。此外，新近研究证实，虽然广州管圆线虫第三期幼虫入脑前会一过性移行于小鼠等非适宜宿主的肺部，但宿主感染后会出现持续性肺炎。

本病潜伏期平均约10天，潜伏期最短者为1天，最长者可达27天。统计结果显示，患者临床症状出现率从高到低依次为头痛（86%）、恶心呕吐（83%）、发热（80%）、躯体疼痛（68%）、颈项强直（40%）、感觉异常（28%）、昏迷（10%）和痉挛（3%）。感染初期，患者可出现前驱症状，如呕吐、腹痛、腹泻或皮疹，一般持续数天后消失。多数患者无前驱症状，起病较急。

广州管圆线虫病的临床表现主要包括：①急性剧烈头痛，为阵发性、针刺样或触电样疼痛，常见于枕部与颞部，并伴有皮肤触痛，一般镇痛药无效，多出现在发病后3～13天；②恶心呕吐，为病情早期的常见症状；③持续性或间歇性低或中度发热，体温多维持在38～39℃，发病后数日体温也可降至正常；④颈部强直，近半数患者出现此症状，少数患者还会出现肌肉抽搐和感觉异常；⑤轻度感染患者症状较轻，可自限；⑥严重感染者可出现瘫痪、嗜睡和或昏迷，甚至死亡；⑦体检时可出现巴宾斯基征阳性、颈项强直、瞳孔不等大和双眼斜视等；⑧眼部损伤，表现为畏光、眼痛及视力障碍甚至失明等；⑨肺部损伤，主要表现为肺出血及肺部炎症等。

4．流行

（1）分布：广州管圆线虫分布于热带和亚热带地区，主要分布于泰国、马来西亚、越南、中国、日本、夏威夷、新赫布里底群岛等国家和地区。我国多个省市曾有病例报道。自1945年在台湾省第一次报道了人体感染病例以来，迄今全球已报道3 000多例感染病例，随着人群饮食习惯的变化，广州管圆线虫病的发病率也呈现增高的趋势。2004年我国将广州管圆线虫病列为新发传染病。据统计，1968—2017年，我国广州管圆线虫病确诊病例521例，患者年龄集中在20～49岁，年龄最小者11个月，最大72岁。1997—2008年，浙江、福建、云南、北京和广东先后发生9起集体性感染事件，包括2006年在北京某餐馆，160名顾客因食用凉拌福寿螺肉而集体感染的重大公共卫生事件。据人群血清学流行病学调查相关资料显示，海南、广东和云南省的受检人群IgG抗体阳性者较高，海南省阳性率最高（20.30%）。

（2）终宿主：广州管圆线虫的适宜终宿主为部分啮齿类动物，如褐家鼠和黄胸鼠等野鼠，粪便中含有第一期幼虫的鼠类是传染源。野外调查显示，青毛鼠的广州管圆线虫感染率最高（25.00%），其次是大足鼠和社鼠。大鼠也是适宜宿主，近年我国学者还发现仓鼠、树鼩亦可作为该虫的适宜宿主，但人、小鼠、家兔、豚鼠以及猴为非适宜宿主。已有报道证实，野外可感染本虫的鼠类包括褐家鼠、黑家鼠、青毛鼠、黄胸鼠等29种。

（3）中间宿主：广州管圆线虫的中间宿主为软体动物，包括陆地蜗牛类、淡水螺类和蛞蝓类等共60多种。在我国，广州管圆线虫的常见中间宿主有褐云玛瑙螺（又称非洲大蜗牛）、蛞蝓、福寿螺、双脐螺、环棱螺等软体动物。其中，褐云玛瑙螺感染率最高（25.88%），其次为蛞蝓、福寿螺。

褐云玛瑙螺和福寿螺都是我国重要的外来入侵生物，不仅破坏入侵地生态系统，同时，两者还是广州管圆线虫的主要中间宿主。由于全球气候变暖等因素影响，这些入侵生物呈不断北扩的趋势，从而进一步扩大了广州管圆线虫病的流行分布范围。

（4）传播途径：人感染的方式主要包括以下几种。①生吃或半生吃含有第三期幼虫的陆地螺类如褐云玛瑙螺，或水生螺类如福寿螺等软体动物；②生吃被第三期幼虫污染的蔬菜、瓜果；③饮用被第三期幼虫污染的生水；④民间流传所谓"治病"而吞食活蛞蝓或转续宿主如蛙等；⑤生吃或半生吃转续宿主淡水鱼、虾、蛙和蟹等；⑥婴幼儿在地上爬或玩弄褐云玛瑙螺、蛞蝓时，吞食这些软体动物分泌的黏液。

5．诊断与防治

（1）诊断：该病诊断主要依靠流行病学史、临床表现和实验室检查，辅以外周血或脑脊液常规检查、酶联免疫吸附试验（ELISA）及间接荧光抗体试验（IFAT）等免疫学方法和影像学检查。从患者脑脊液中找到幼虫可确诊。

1）病原学检查：从患者脑脊液、眼、肺或其他部位检获广州管圆线虫第四期、第五期幼虫或成虫是确诊本病的依据，但现有病例资料分析结果显示，检出率很低，其平均检出率仅为4.8%。

2）免疫学检查：免疫学检测对诊断本病有辅助诊断价值。采用 ELISA 法，从血清或脑脊液中检测特异性抗体是目前常用的方法。

3）脑脊液检查：脑脊液外观常混浊呈乳白色，白细胞可达 500 ～ 2 000/mm³ [（500 ～ 2 000）×10⁶/L）]。其中，嗜酸性粒细胞多超过 10%，一般为 20% ～ 70%。

4）核酸检测：临床上有利用宏基因二代测序技术在患者外周血或脑脊液中检测到广州管圆线虫特异性核酸序列的报道，提示该技术在广州管圆线虫病诊断中的潜在应用前景。

（2）治疗：病原学治疗可使用阿苯达唑或甲苯咪唑，7 ～ 9 天为 1 个疗程，需要注意的是，杀虫同时需联合激素类药物，以防止虫体崩解引起的患者超敏反应甚至死亡。辅以对症治疗可取得较好的疗效。

（3）预防：本病应以预防为主。注意饮食卫生，不生食或半生食螺肉、鱼、虾，不喝生水，不生食瓜果。蔬菜要洗净。同时要加强防鼠灭鼠。

（吕志跃）

小　结

蠕虫为一类可借肌肉伸缩而蠕动的多细胞无脊椎动物。医学蠕虫主要包括扁形动物门的吸虫和绦虫、线形动物门的线虫，以及棘头动物门的棘头虫。由蠕虫引起的疾病统称蠕虫病。

蠕虫生活史阶段主要包括卵、幼虫及成虫。根据蠕虫在完成生活史过程中是否需要中间宿主，可将其分为直接型和间接型。①直接型：蠕虫的虫卵或幼虫在外界可直接发育至感染期而感染人体，如蛔虫和钩虫，也称为土源性蠕虫。②间接型：蠕虫需要在中间宿主或媒介昆虫体内发育至感染期后才能感染人体，如血吸虫和丝虫，也称为生物源性蠕虫。

充分认识蠕虫形态结构、生活史、致病等特点，不仅有助于理解蠕虫病流行、致病的机制，而且有助于指导临床诊治与防控。

整合思考题

1. 为何通常认为日本血吸虫病是一种免疫性疾病？
2. 生食猪肉可能患哪些寄生虫病？
3. 与棘球蚴病比较，为什么泡球蚴病的危害更大？
4. 人体肝棘球蚴囊破裂可能产生哪些危害？为什么？
5. 寄生在人体的钩虫与粪类圆线虫的生活史有哪些异同点？
6. 十二指肠钩口线虫、美州板口线虫、粪类圆线虫、异尖线虫均为寄生在消化道的线虫，它们的宿主、感染阶段、感染方式和致病阶段是否相似？
7. 可引起人脑部损伤的线虫有哪些？致病阶段分别是什么？

整合思考题参考答案

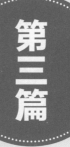

免疫相关疾病

第三篇

第十七章　超敏反应及相关疾病

通过本章内容的学习，学生应能够：

※ **基本目标**

1. 复述超敏反应的概念。
2. 描述和比较各型超敏反应的发生机制。
3. 总结超敏反应的分型原则。
4. 阐释超敏反应的预防和治疗。

※ **发展目标**

综合运用有关超敏反应的知识分析常见超敏反应性疾病的发生机制，并讨论干预策略。

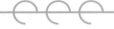

案例 17-1

男，21 岁。与同学在公园游玩时被蜜蜂叮咬，叮咬部位肿胀，过了一会儿开始出现呼吸急促。患者和同学说，他以前也被蜜蜂叮咬过，没有出现过呼吸困难。后来患者越来越不舒服，被同学紧急送到医院。患者面色苍白，出冷汗，血压下降，意识不清。医生立刻展开急救。

问题：

1. 患者可能患有什么疾病？
2. 为什么会出现呼吸困难、血压下降？

案例 17-1 解析

超敏反应（hypersensitivity）是指机体针对某些抗原初次应答后，再次接受相同抗原刺激时发生的一种以机体生理功能紊乱或组织损伤为主要表现的病理性免疫应答。根据超敏反应发生的机制和临床特点，20 世纪 70 年代，Coombs 和 Gell 提出的分类法将其归纳为四型。其中 I 型、II 型和 III 型超敏反应由抗体介导，IV 型超敏反应由 T 细胞介导。I 型超敏反应，即速发型超敏反应；II 型超敏反应，即细胞毒型超敏反应；III 型超敏反应，即免疫复合物型超敏反应；IV 型超敏反应，即迟发型超敏反应。

第一节　Ⅰ型超敏反应

Ⅰ型超敏反应又称过敏反应（anaphylaxis）、变态反应（allergy）或速发型超敏反应（immediate hypersensitivity）。其特点是：①由变应原特异性 IgE 介导；②肥大细胞、嗜碱性粒细胞、嗜酸性粒细胞等释放生物活性介质引起局部或全身反应；③发生快，消退亦快；④患者具有明显的个体差异和遗传倾向。

一、参与Ⅰ型超敏反应的主要成分

（一）变应原

能引起Ⅰ型超敏反应的抗原称为变应原（allergen）。天然变应原分子量通常为 10 ~ 20 kD，多为可溶性，容易通过呼吸道或消化道黏膜进入机体。变应原容易诱导 IgE 抗体的产生。临床上常见的变应原如下。

1. 药物变应原　如青霉素、链霉素、普鲁卡因、磺胺、有机碘化合物等。许多药物是半抗原，进入体内后与某些机体蛋白质结合形成完全抗原，诱发免疫应答产生 IgE。

2. 吸入性变应原　如花粉、尘螨排泄物、真菌菌丝及孢子、动物皮毛碎屑、昆虫毒液等。

3. 食物性变应原　如奶、蛋、鱼、虾、蟹、贝类等食物蛋白或肽类物质。

4. 某些酶类物质　如尘螨中的半胱氨酸蛋白酶以及枯草菌溶素，可引起支气管哮喘。

（二）IgE 和 IgE 受体

1. IgE　正常人血清中 IgE 含量很低，而在过敏患者特异性 IgE 含量很高。IgE 主要由鼻咽、扁桃体、呼吸道和胃肠道黏膜相关淋巴组织中的浆细胞产生，这些部位也是变应原易入侵引发过敏反应的场所。IgE 为亲细胞抗体，可通过其 Fc 段与肥大细胞或嗜碱性粗细胞表面高亲和力 IgE 受体结合而使上述细胞处于致敏状态。

2. IgE 受体　IgE 受体包括 FcεR Ⅰ 和 FcεR Ⅱ。FcεR Ⅰ 为高亲和力受体，在肥大细胞和嗜碱性粒细胞高水平表达；FcεR Ⅱ 为低亲和力受体，分布较广泛。

（三）Th2 和 ILC2

1. Th2　Th2 细胞及其分泌的 IL-4、IL-5、IL-9、IL-13 和 CCL11，可辅助变应原特异性 B 细胞增殖分化产生 IgE 抗体，还可直接募集活化肥大细胞、嗜碱性粒细胞和嗜酸性粒细胞参与局部过敏性炎症反应（图 17-1）。

2. ILC2　ILC2 主要分布于黏膜相关淋巴组织和呼吸道黏膜下结缔组织，其通过表面活化受体被黏膜上皮细胞和血管内皮细胞分泌的胸腺基质淋巴细胞生成素（TSLP）、IL-25、IL-33 活化，可合成分泌 IL-4、IL-5、IL-9、IL-13 和 CCL11 等，类似于 Th2 发挥作用（图 17-1）。

（四）肥大细胞、嗜碱性粒细胞和嗜酸性粒细胞

1. 肥大细胞和嗜碱性粒细胞　肥大细胞和嗜碱性粒细胞均来源于骨髓髓样前体细胞，在形态学上非常类似。肥大细胞主要分布在呼吸道、胃肠道、泌尿生殖道黏膜组织及皮肤和黏膜下层血管周围的结缔组织中。肥大细胞表达 CCR3、IL-9R，被前述 Th2 和 ILC2 分泌的趋化因子所募

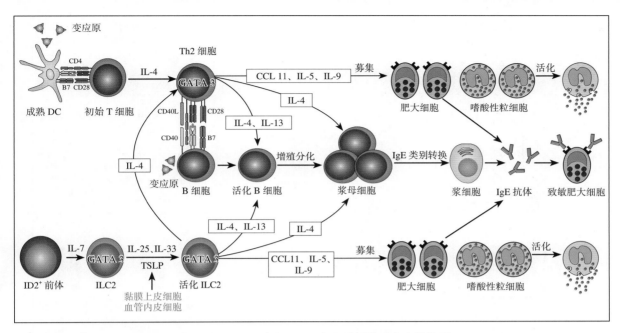

图 17-1　Th2 细胞和 ILC2 在 Ⅰ 型超敏反应中的作用

Th2 通过表面 TCR 和 CD28 分子识别 B 细胞表面相应抗原肽 -MHC Ⅱ 类分子和 B7 分子，被激活后表达 CD40L。Th2 表达的 CD40L 与 B 细胞表面的 CD40 结合使 B 细胞活化。Th2 分泌的 IL-4 和 IL-13 可使活化的 B 细胞增殖分化，产生 IgE 使肥大细胞致敏参与过敏反应；其分泌的 CCL11、IL-5 和 IL-9 募集活化嗜酸性粒细胞和肥大细胞，参与过敏性炎症反应。ILC2 被局部黏膜上皮或血管内皮细胞产生的 IL-25、IL-33、TSLP 激活后分泌与 Th2 相同的细胞因子，参与 Th2 介导的体液免疫应答

集。嗜碱性粒细胞主要分布在血液中，数量较少，也可被招募到超敏反应发生部位。两种细胞均高表达 FcεR Ⅰ，胞质内有颗粒。细胞活化后通过脱颗粒先释放预存的组胺、肝素、类胰蛋白酶、糜蛋白酶、组织蛋白酶 G、羧肽酶和 TNF-α 等生物活性物质，还可产生白三烯、前列腺素 D2、血小板活化因子等脂类介质，分泌 IL-5、IL-13、GM-CSF、TNF-α 和 CCL3 等细胞因子引发过敏性炎症反应。

2. **嗜酸性粒细胞**　嗜酸性粒细胞广泛分布于呼吸道、胃肠道、泌尿生殖道黏膜下结缔组织中。其表面有 CCR3、IL-5R、PAF-R 等相关受体，可被招募至相关黏膜组织中活化，通过合成、分泌 LT、PAF、IL-8、IL-3、IL-5、GM-CSF 等参与或增强局部过敏性炎症反应。嗜酸性粒细胞脱颗粒释放的酶类物质还可直接激活肥大细胞。

二、Ⅰ 型超敏反应的发生机制

Ⅰ 型超敏反应的发生过程和作用机制可分为致敏阶段、激发阶段和效应阶段（图 17-2）。

（一）致敏阶段

变应原通过黏膜上皮细胞进入人体后，首先被黏膜组织中的未成熟 DC 摄取，未成熟 DC 迁移至黏膜相关淋巴组织发育为成熟 DC；成熟 DC 加工提呈抗原给 CD4+ T 细胞识别使之活化，并在 IL-4 诱导下发育分化为变应原特异性 Th2 细胞；变应原进入机体后被 B 细胞的 BCR 识别，且活化的 Th2 通过膜分子 CD40 与 B 细胞互相作用，诱导 B 细胞增殖分化为浆细胞；Th2 分泌的 IL-4、IL-5、IL-13 促进 B 细胞发生抗体类别转换，产生过多的特异性 IgE 抗体。

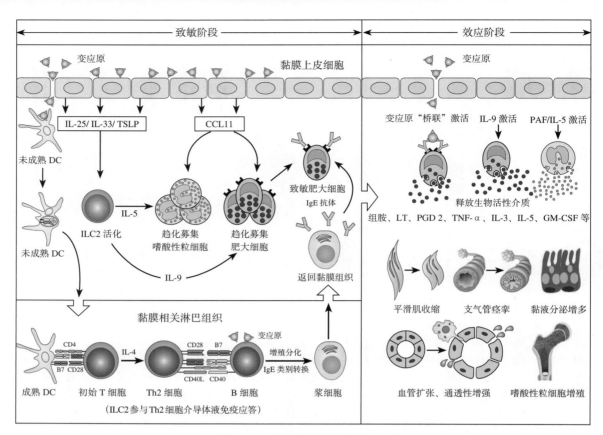

图 17-2　Ⅰ型超敏反应的发生机制

成熟 DC 将抗原加工产物提呈给初始 T 细胞后，在 IL-4 作用下可使 T 发育分化为 Th2。B 细胞在 Th2 辅助下分化为浆细胞产生变应原特异性 IgE。肥大细胞和嗜酸性粒细胞被局部微环境中的细胞因子招募至变应原入侵黏膜组织中。肥大细胞等通过表面 FcεRⅠ与 IgE 结合而被致敏。变应原与致敏肥大细胞表面相邻的 IgE "桥联" 结合而被激发，或是在 IL-9、IL-5、PAF 作用下被激发，启动下游活化信号转导。肥大细胞、嗜碱性粒细胞、嗜酸性粒细胞活化后脱颗粒，释放组胺，分泌脂类炎性介质、趋化因子和细胞因子等，引发过敏性炎症反应

　　黏膜组织中的 ILC2 被黏膜上皮产生的 IL-25、IL-33、TSLP 激活后，产生 CCL11、IL-5、IL-9 趋化募集肥大细胞和嗜酸性粒细胞至变应原进入的黏膜组织参与过敏反应。

　　IgE 抗体通过其 Fc 段与肥大细胞和嗜碱性粒细胞表面的 IgE 受体（FcεRⅠ）高亲和力结合，形成致敏的肥大细胞和致敏的嗜碱性粒细胞，简称致敏靶细胞，使机体处于致敏状态（图 17-2）。

（二）激发阶段

　　对某变应原处于致敏状态的机体，如再次接触同一变应原时，变应原即与致敏靶细胞表面的 IgE 结合。一个变应原分子与两个以上的 IgE 结合时，可导致 FcεRⅠ的交联，启动致敏肥大细胞和嗜碱性粒细胞的活化信号转导，使细胞内各种酶活化，细胞外 Ca^{2+} 内流，可以产生两种结果：①细胞脱颗粒释放预先储备的生物活性介质，包括组胺和激肽原酶等。②细胞新合成和分泌生物活性介质，包括白三烯（leukotriene，LT）、前列腺素 D_2（prostaglandin D_2，PGD_2）、血小板活化因子（PAF）以及细胞因子 TNF-α、IL-13、IL-5、GM-CSF 等（图 17-2）。

（三）效应阶段

　　生物活性介质作用于效应组织和器官，引起局部或全身的过敏反应（图 17-2）。

　　1. 组胺　组胺通过与组胺受体 H_1、H_2 和 H_3 结合而发挥作用，主要是引起小静脉和毛细血管扩张、通透性增加；刺激支气管和胃肠道等处平滑肌收缩；使黏膜腺体分泌增加。

2. 脂类介质　白三烯主要包括 LTC4、LTD4 和 LTE4 等，作用是使支气管平滑肌强烈而持久地收缩，使毛细血管扩张，通透性增加和腺体分泌增加；前列腺素 D_2 的作用也是使支气管平滑肌收缩、血管扩张和通透性增加；血小板活化因子可凝聚和活化血小板，使之释放组胺、5-羟色胺等血管活性胺类物质。

3. 细胞因子　IL-4 和 IL-13 促进 B 细胞产生 IgE；IL-3、IL-5、GM-CSF 促进嗜酸性粒细胞分化与活化；TNF-α 可激活血管内皮细胞和多种免疫细胞。

根据生物活性介质的作用快慢和持续时间长短，效应可分为即刻/早期反应与晚期反应两个时相。即刻/早期反应在接触变应原后即发生，主要由组胺和前列腺素等引起，这些介质会很快被相应的酶所降解，故一般仅持续数小时；晚期反应在变应原刺激后数小时发生，可持续数天或更长时间，主要由新合成的介质如 LT 和 PAF 等引起，嗜酸性粒细胞产生的酶类和脂类介质也起一定的作用。

三、I 型超敏反应的临床常见疾病

（一）全身过敏反应

某些药物、动物免疫血清和蜂毒作为变应原直接注入，或某些药物、食物变应原从肠道迅速进入过敏体质个体的血液，导致全身沿血管周围结缔组织分布的致敏肥大细胞或其他效应细胞脱颗粒，释放和产生一系列生物活性介质，引发过敏反应。全身性过敏反应可导致全身毛细血管扩张、通透性增加，导致有效血容量减少，血压下降，发生休克甚至死亡。常伴随着皮肤、呼吸道、眼结膜等部位的反应，出现皮肤充血、瘙痒、风团、荨麻疹，呼吸困难、打喷嚏、咳嗽、嗓音嘶哑，眼结膜充血、肿胀等。

1. 药物过敏性休克　以青霉素过敏最常见，链霉素、普鲁卡因等也可引起。在某些过敏体质个体内，青霉素降解产物青霉噻唑醛酸或青霉烯酸作为半抗原可与体内组织蛋白共价结合，被宿主细胞视为非己外来抗原，引发免疫应答，产生特异性 IgE 抗体。IgE 与肥大细胞、嗜碱性粒细胞表面 FcεR I 结合形成致敏效应细胞，使机体处于对青霉素致敏的状态。青霉素再次注射后，重者引发全身过敏反应，全身毛细血管扩张，血压下降，引发过敏性休克。青霉素制剂在弱碱性溶液中易形成青霉烯酸，因此使用时应临时配制，放置 2 小时后不宜使用。临床发现少数人在初次注射青霉素时也可发生过敏性休克，这可能与其曾经使用过被青霉素污染的注射器等医疗器械或吸入空气中青霉菌孢子使机体处于致敏状态有关。

2. 血清过敏性休克　临床应用动物免疫血清如破伤风抗毒素、白喉抗毒素和抗蛇毒血清进行治疗或紧急预防时，有些患者可因曾经注射过相同的血清制剂已被致敏而引发过敏性休克。

（二）局部过敏反应

1. 呼吸道过敏反应　包括过敏性哮喘和过敏性鼻炎等，由空气中吸入的变应原，如花粉、尘螨、真菌和毛屑等引起，也可由呼吸道的微生物感染所致。由于局部黏膜水肿、腺体分泌增加和支气管平滑肌收缩，造成鼻塞、鼻痒、打喷嚏、清水样鼻涕等过敏性鼻炎症状或胸闷、气促、呼吸困难等哮喘症状。

2. 消化道过敏反应　少数人在进食鱼、虾等水产品或牛奶、蛋等食物后，可发生过敏性胃肠炎，出现恶心、呕吐、腹泻等症状，严重者也可发生过敏性休克。

3. 皮肤过敏反应　包括荨麻疹、特应性皮炎（湿疹）、血管神经性水肿等，可由药物、食物、肠道寄生虫等引起。

四、Ⅰ型超敏反应的防治原则

通过询问过敏史和进行皮肤试验查明确定变应原，避免与之接触是目前临床最有效的预防Ⅰ型超敏反应发生的手段。药物和食物等变应原较易查明确定，也能避免再次接触或服用；花粉、尘螨和真菌孢子等变应原虽能查明确定，但难以避免再次接触，可采用脱敏疗法进行防治。临床对症治疗采用抗组胺药、β_2 受体激动剂和皮质类固醇等药物。

（一）变应原检测

1. 皮肤试验　将可能引起过敏反应的可疑变应原进行一定稀释后，在受试者前臂内侧做皮内注射，观察局部的皮肤反应，若局部出现红肿直径大于 1 cm 可判断为皮试阳性。其他检测方法还包括变应原溶液作斑贴试验和眼结膜试验等，原理和皮试一样，都是接触小剂量低浓度变应原，观察局部的反应。

2. 血清总 IgE 测定　血清总 IgE 含量虽不能确定受试者对何种变应原过敏，但对鉴别受试者是否可能患Ⅰ型超敏反应有重要意义。

3. 血清特异性 IgE 测定　确定受试者对何种变应原过敏具有诊断意义。

（二）脱敏疗法

1. 异种免疫血清脱敏疗法　抗毒素皮试阳性但又必须使用者，可采用小剂量、短间隔（20 ~ 30 分钟）、多次注射的方法脱敏。其原理是缓慢耗竭致敏靶细胞释放生物活性介质的作用，不足以引起明显的临床症状。

2. 特异性变应原脱敏疗法　对已查明而难以避免接触的变应原，可采用小剂量、间隔时间较长、反复多次皮下注射的方法脱敏。其原理是改变抗原进入途径，激发 IgG 或 IgA 抗体的免疫应答，降低 IgE 的产生；IgG 还可中和抗原，阻断抗原与致敏靶细胞结合；诱导特异性 Treg 产生免疫耐受；还诱导 Th2 型应答向 Th1 型应答转化，减少 IgE 抗体产生。

（三）药物治疗

1. 抑制生物活性介质合成和释放的药物　①色甘酸钠可稳定细胞膜，阻止致敏靶细胞脱颗粒释放生物活性介质；②肾上腺素和异丙肾上腺素可通过激活腺苷酸环化酶促进 cAMP 合成而使 cAMP 浓度升高；甲基黄嘌呤和氨茶碱可通过抑制磷酸二酯酶，阻止 cAMP 分解而使 cAMP 浓度升高；③脂氧合酶抑制剂，如齐留通可抑制白三烯合成；④环氧合酶抑制剂，如阿司匹林可抑制前列腺素合成。

2. 生物活性介质拮抗剂　①苯海拉明、氯苯那敏、异丙嗪等抗组胺药物，可通过与组胺竞争结合效应器官细胞膜上的组胺受体而产生抗组胺作用；②扎鲁司特和孟鲁司特是白三烯受体拮抗剂。

3. 改善效应器官反应性的药物　①肾上腺素不仅可解除支气管平滑肌痉挛，还可使外周毛细血管收缩而升高血压，是过敏性休克抢救的首选药物；②硫酸沙丁胺醇等吸入性 β_2 肾上腺素受体激动剂可有效缓解持续哮喘发作；③葡萄糖酸钙、氯化钙、维生素 C 等除有解痉作用外，还能降低毛细血管通透性和减轻皮肤黏膜炎症反应。

（四）免疫生物疗法

1. 人源化抗 IgE 单克隆抗体　针对 IgE 抗体 Fc 功能区的单克隆抗体主要用于过敏性鼻炎和慢性过敏性哮喘。

治疗哮喘的免疫生物疗法

Note

2. 抗 IL-5 单克隆抗体 此抗体通过阻断 IL-5 而抑制嗜酸性粒细胞，用于治疗高嗜酸性粒细胞综合征和哮喘。

第二节 Ⅱ型超敏反应

Ⅱ型超敏反应是由特异性 IgG 和 IgM 类抗体与机体细胞表面的相应抗原结合后，通过补体、吞噬细胞和 NK 细胞等介导，引起机体细胞破坏或组织损伤的病理性免疫反应。Ⅱ型超敏反应又称细胞毒型或细胞溶解型超敏反应；此外，还包括一类特殊类型的Ⅱ型超敏反应，称为抗体刺激型和抗体阻抑型超敏反应。

一、Ⅱ型超敏反应的发生机制

（一）靶细胞及其表面抗原

正常组织细胞、改变的自身组织细胞、被抗原或半抗原结合修饰的自身组织细胞均可成为Ⅱ型超敏反应被攻击杀伤的细胞。靶细胞表面的抗原主要有以下几种。

1. 同种异型抗原 血细胞表面的同种异型抗原如 ABO 血型抗原、Rh 血型抗原和 HLA 抗原的不合，在输血、新生儿或器官移植时都会引起Ⅱ型超敏反应。

2. 自身抗原 有多种原因可导致对自身抗原的免疫耐受被破坏。比如：①感染和理化因素等可以导致自身抗原改变，成为激发免疫应答的异己抗原；②与外来病原体具有共同抗原表位的自身抗原，可与抗病原体抗体发生交叉反应，如心脏瓣膜和关节等组织抗原与溶血性链球菌具有共同抗原，针对溶血性链球菌发生免疫应答产生的抗体可以攻击心脏和关节组织。

3. 外来半抗原 药物等外来半抗原可与自身细胞表面的蛋白结合成为新的完全抗原，诱导特异性抗体的产生，如青霉素引起的血细胞减少。

4. 无辜旁立者型 外来抗原、抗原 - 抗体复合物，甚至是补体激活片段吸附于自身细胞表面，都可导致细胞损伤。如药物奎尼丁与抗奎尼丁抗体形成的复合物可吸附于红细胞表面，引起红细胞裂解。

（二）损伤靶细胞的机制

IgG 和 IgM 类抗体与靶细胞表面抗原结合后，主要通过三种方式损害靶细胞。Ⅱ型超敏反应的发生机制见图 17-3。

1. 补体激活介导的细胞裂解 细胞表面抗原 - 抗体复合物，可通过经典途径激活补体系统，最终形成攻膜复合物，导致靶细胞裂解破坏。

2. 调理吞噬作用 抗体的 Fc 段以及补体激活后形成的 C3b、C4b、iC3b 等活性片段，可与吞噬细胞表面的 Fc 受体和补体受体结合，促进吞噬细胞吞噬靶细胞。

3. ADCC 作用 抗体的 Fc 段与 NK 等杀伤细胞表面的 Fc 受体结合，介导 NK 细胞对靶细胞的杀伤作用。

此外，体内某些针对细胞表面受体的自身抗体与组织细胞表面相应受体结合后，可导致组织细胞功能低下或亢进，而非损伤破坏。

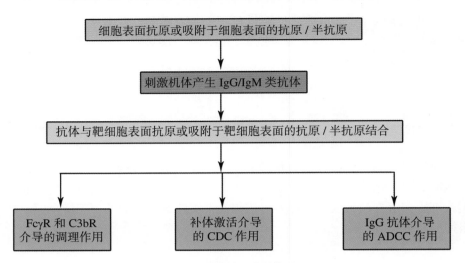

图 17-3 Ⅱ型超敏反应的发生机制

抗体与靶细胞表面抗原结合后，可通过激活补体经典途径产生攻膜复合物而使靶细胞溶解破坏（CDC）；通过 C3b 或 IgG 抗体介导的调理作用，可增强吞噬细胞对靶细胞的吞噬杀伤作用；通过 IgG 抗体介导的 ADCC 效应杀伤破坏靶细胞

二、Ⅱ型超敏反应相关疾病

1. **输血反应** 多发生于 ABO 血型不符的输血，如将 A 型供血者的血液误输给 B 型受血者，受者体内的天然抗 A 抗体（为 IgM 抗体）立即可与被输入红细胞表面的 A 抗原结合，导致红细胞破坏，发生溶血反应。

2. **新生儿溶血症** 主要由母子间 Rh 血型不合所引起。Rh^- 的母亲如果由于分娩、流产、输血等原因，接受过 Rh^+ 的红细胞，则 Rh 血型抗原可以刺激母体 B 细胞应答产生 IgG 型抗 Rh 抗体。当体内已产生 Rh 抗体的母亲再次妊娠并且胎儿为 Rh^+ 时，母体的 IgG 型抗 Rh 抗体可以通过胎盘进入胎儿体内，与胎儿的红细胞结合并使之被破坏，引起流产或发生新生儿溶血（图 17-4）。

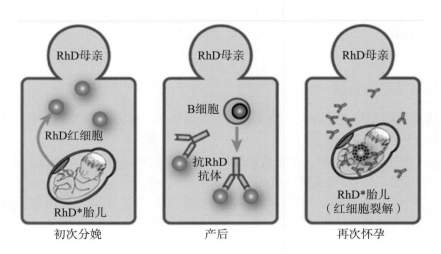

图 17-4 新生儿溶血症发生机制示意图

RhD^- 的母亲由于分娩接触到 RhD^+ 胎儿的红细胞，Rh 血型 D 抗原可以刺激母体 B 细胞应答，产生 IgG 型抗 RhD 抗体。当母亲再次妊娠且胎儿为 Rh^+ 时，母体的 IgG 型抗 RhD 抗体可以通过胎盘进入胎儿体内，裂解胎儿的红细胞

3. **自身免疫性溶血性贫血** 某些药物如甲基多巴，某些病毒如流感病毒、EB病毒，因可使血细胞表面抗原发生改变，刺激机体免疫应答产生抗红细胞抗体，从而引起血细胞破坏，导致自身免疫性溶血性贫血。

4. **药物过敏性血细胞减少症** 青霉素、磺胺、氨基比林、奎尼丁、氯丙嗪、非那西汀等药物半抗原，都可能与血细胞膜蛋白或血浆蛋白结合形成完全抗原，刺激抗体产生药物半抗原特异性抗体，进而破坏被半抗原结合或抗原 - 抗体复合物吸附的血细胞，引起红细胞、粒细胞或血小板减少。

5. **肺出血 - 肾炎综合征** 又称 Goodpasture 综合征。由自身抗体与肺泡和肾小球基底膜上的Ⅳ型胶原抗原结合，激活补体和中性粒细胞而引起局部损伤，导致肺出血和肾炎。

小测试17-1：
母子间Rh血型不合会引起新生儿溶血症，Rh阴性母亲在产下第一胎Rh阳性婴儿之后，应该采取什么措施来防止第二胎Rh阳性胎儿发生新生儿溶血症？此措施是基于什么免疫学原理？

三、特殊类型的Ⅱ型超敏反应

有些抗体与细胞表面的受体类抗原结合后，其主要结果不是引起细胞破坏，而是封闭受体的作用，从而导致细胞功能的异常，包括功能刺激与抑制两种情况，最典型的例子是格雷夫斯（Graves）病和重症肌无力。其亦被归为Ⅱ型超敏反应。

1. **甲状腺功能亢进** 毒性弥漫性甲状腺肿又称 Graves 病，患者产生抗甲状腺上皮细胞表面的促甲状腺激素（thyroid-stimulating hormone，TSH）受体的抗体。抗 TSH 受体自身抗体与 TSH 受体结合后，可以模拟 TSH 的作用，刺激甲状腺上皮细胞不受控制地持续产生甲状腺激素，出现甲状腺功能亢进的临床症状（图 17-5）。又有人把这种刺激型超敏反应归为Ⅴ型超敏反应，即细胞刺激型。

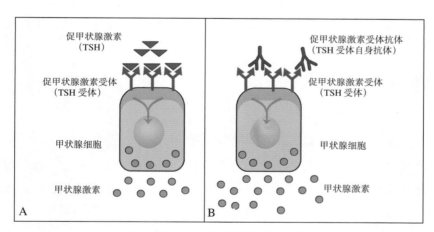

图 17-5 Grave 病发生机制示意图

A. 生理条件下，TSH 与甲状腺细胞表面相应受体结合可刺激甲状腺激素合成和分泌；B. 病理情况下，针对 TSH 受体的自身抗体与甲状腺细胞表面 TSH 受体结合后，可持续刺激甲状腺激素的合成和分泌

2. **重症肌无力** 患者体内形成抗乙酰胆碱受体的自身抗体，与神经 - 肌肉接头处突触后膜上的乙酰胆碱受体结合后，阻断了神经末梢产生的乙酰胆碱对肌肉的控制作用，还可使乙酰胆碱受体被内吞和降解，导致骨骼肌渐进性无力及受累器官的症状，形成重症肌无力（图 17-6）。

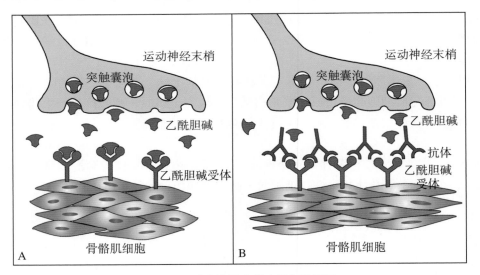

图 17-6 重症肌无力发生机制示意图

A. 生理条件下，神经末梢释放的乙酰胆碱与相应受体结合后可使骨骼肌收缩；B. 病理情况下，乙酰胆碱受体特异性抗体与相应受体结合后，可阻断乙酰胆碱的作用，导致骨骼肌松弛无力

第三节 Ⅲ型超敏反应

Ⅲ型超敏反应亦是由 IgG 和 IgM 类抗体引起，但主要是与可溶性抗原结合形成中等分子量大小的免疫复合物，在局部积聚致炎症损伤，故又名免疫复合物型或血管炎型超敏反应。

一、Ⅲ型超敏反应的发生机制

（一）中等分子量可溶性免疫复合物的局部沉积

免疫复合物的局部积聚与免疫复合物产生过多以及局部沉积有关。例如，在局部大量注射异种动物抗血清，异种动物抗血清作为外来抗原可刺激抗体产生而形成免疫复合物；形成的可溶性免疫复合物如果量大且是中等分子量大小，则不易清除而沉积于局部组织器官。

1. 可溶性免疫复合物的清除不力 存在于血液循环中的可溶性抗原与相应的抗体结合后形成免疫复合物，通常是通过补体和血小板、红细胞等参与运输，被肝、脾等处的单核吞噬细胞系统吞噬而清除。如果免疫复合物的量过大，机体来不及清除；或机体清除免疫复合物的功能出现障碍，包括补体和补体受体缺陷、吞噬细胞功能异常等，都可导致免疫复合物不能被有效清除。

2. 可溶性免疫复合物的沉积 多种因素均可影响免疫复合物在局部的沉积，循环免疫复合物形成的大小与抗原和抗体的比例有关。①免疫复合物的大小：大的免疫复合物容易被巨噬细胞吞噬清除、小的免疫复合物可通过肾小球滤出、升降系数为 19 S 的中等大小免疫复合物最容易沉积；②组织局部的解剖和血流动力学特点：肾小球和关节滑膜等处的毛细血管血压较高、血流缓慢，血管分叉处、脉络膜丛、眼睫状体等处的血管易形成涡流，都容易使免疫复合物沉积；③局部血管壁与抗原 - 抗体所带电荷：如果肾小球基底膜带有较多负电荷，免疫复合物带有较多正电荷，则容易吸附而发生沉积；④局部血管通透性：局部炎症介质导致血管扩张、通透性增加，可有利于免疫复合物通过血管内皮细胞之间扩大的间隙沉积于基底膜。

（二）免疫复合物局部积聚引起炎症反应和组织损伤

免疫复合物在局部积聚后可以通过激活补体系统、血小板和中性粒细胞、嗜碱性粒细胞等，引起以中性粒细胞浸润为主的、血管为中心的局部炎症反应和组织损伤（图 17-7）。

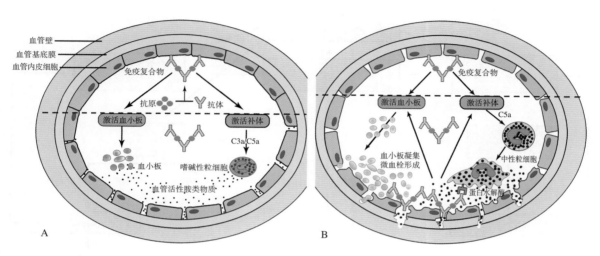

图 17-7　Ⅲ型超敏反应组织细胞损伤示意图

A．免疫复合物通过激活补体产生过敏毒素，诱导嗜碱性粒细胞活化，产生组胺等血管活性物质，导致血管通透性增强；B．免疫复合物沉积于血管内皮细胞间隙，导致血小板和中性粒细胞活化，产生血管活性胺类物质，使局部组织充血水肿和组织细胞溶解破坏

1. **补体系统激活免疫复合物**　通过经典途径激活补体，产生的裂解片段 C3a、C5a 等具有生物活性，可与肥大细胞和嗜碱性粒细胞表面的补体受体结合，使其释放组胺等血管活性物质，引起血管扩张、通透性增加而局部组织充血水肿（图 17-7A）；同时因内皮细胞间隙增大而使免疫复合物沉积于血管内皮细胞间隙中，扩大补体和血小板活化介导产生的生物学效应。C5a 又可趋化吸引中性粒细胞至局部，参与炎症反应，引发组织细胞损伤（图 17-7B）；补体攻膜复合物（C5b6789）在局部组织细胞表面形成补体依赖的细胞毒作用（CDC），使组织细胞裂解破坏。

2. **血小板的作用**　免疫复合物可通过 C3b 与血小板的补体受体结合，导致血小板的聚集和活化；肥大细胞和嗜碱性粒细胞释放的血小板活化因子也可使血小板局部积聚和活化。血小板可以导致局部血栓形成和释放血管活性胺类物质，引起血管扩张、通透性增加而局部组织充血水肿；同时因内皮细胞间隙增大而使免疫复合物沉积于血管内皮细胞间隙中，扩大补体和血小板活化介导产生的生物学效应（图 17-7A）。此外，血小板与受损血管内皮细胞结合后可使其黏附于血管内皮并不断聚集，激活凝血系统，促进微血栓形成，从而引起局部缺血和出血，加重局部炎症和坏死（图 17-7B）。

3. **中性粒细胞的作用**　聚集的中性粒细胞在吞噬免疫复合物的同时，可以释放许多溶酶体酶，包括蛋白水解酶、胶原酶、弹性纤维酶等，对免疫复合物沉积部位的血管内皮细胞和基底膜等组织细胞产生裂解和破坏作用（图 17-7B）。

综上所述，Ⅲ型超敏反应的发生机制总结见图 17-8。中等分子量可溶性免疫复合物沉积在毛细血管内皮细胞，首先激活补体系统产生过敏毒素 C3a、C5a 和 C3b。C3a、C5a 可激活嗜碱性粒细胞脱颗粒，释放组胺；C3b 可激活血小板释放 5- 羟色胺。上述释放的血管活性胺类物质，引起内皮细胞间隙增大、血管通透性增加而局部组织充血水肿、免疫复合物进一步沉积。血小板与受损血管内皮细胞黏附并不断聚集，激活凝血系统，促进微血栓形成，从而引起局部缺血、出血和坏死。

Note

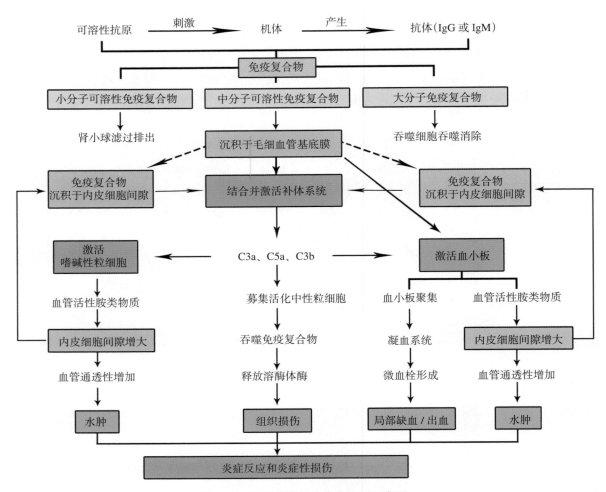

图 17-8　Ⅲ型超敏反应发生机制示意图

二、Ⅲ型超敏反应相关疾病

（一）局部免疫复合物病

1903 年 Arthus 用马血清皮下反复注射免疫家兔数周后，发现再次注射同样血清，可在注射局部出现红肿、出血和坏死等炎症反应，此种现象被称为 Arthus 反应，即局部免疫复合物病，是一种实验性局部Ⅲ型超敏反应。临床上存在一些类 Arthus 反应。

框 17-1　临床上的类 Arthus 反应

　　临床上发现，反复注射猪源性胰岛素的患者，也可在注射局部出现红肿、出血和坏死的类 Arthus 反应。另外，长期吸入某种真菌孢子或含有动植物蛋白的粉尘，也可引发超敏反应性肺炎，如养鸽者病、皮革者肺等。病原微生物、寄生虫在局部释放的抗原也可引起类 Arthus 反应，包括丝虫病、梅毒、麻风等，尤其是治疗杀伤大量病原体后引起的抗原释放。

（二）循环免疫复合物所致的疾病

1. 血清病　大量注射抗毒素等异种动物免疫血清后 1 ~ 2 周，患者可发生发热、皮疹、淋巴结肿大、关节肿痛、一过性蛋白尿等症状。原因是患者体内已经产生针对抗毒素的抗体，而抗毒素作为抗原尚未清除，两者结合产生循环免疫复合物沉积所致。应用大剂量青霉素、磺胺类药物等也会出现血清病样的情况。在停止注射后，症状一般会逐渐消退。

2. 免疫复合物型肾小球肾炎　慢性感染和自身免疫病患者，因抗原持续存在而使免疫复合物沉积于肾小球。如链球菌感染所致的肾炎、系统性红斑狼疮发生的狼疮性肾炎、疟原虫感染引起的肾病综合征等，一些病毒的慢性感染也可发生免疫复合物型肾炎。

3. 类风湿关节炎　病因尚未完全阐明，可能与病原体或支原体等病原微生物在体内反复持续感染有关。上述病原体或代谢产物导致体内 IgG 分子发生变性，刺激机体产生抗变性 IgG 的抗体，两者形成免疫复合物反复沉积于小关节滑膜引起类风湿关节炎。抗变性 IgG 的抗体在临床上称为类风湿因子。

第四节　Ⅳ型超敏反应

Ⅳ型超敏反应是抗原特异性效应 T 细胞与相应抗原结合后，引起以单个核细胞浸润和组织细胞损伤为主要特征的炎症反应。发生速度较慢，通常在再次接触抗原后 24 ~ 72 小时出现炎症反应，故又称迟发型超敏反应（delayed type hypersensitivity，DTH）。

一、Ⅳ型超敏反应的发生机制

Ⅳ型超敏反应发生机制与细胞免疫应答机制基本相同，细胞免疫应答产生对机体有益的免疫保护作用，但Ⅳ型超敏反应造成有害的免疫病理损伤。

（一）抗原和 T 细胞活化

引起Ⅳ型超敏反应的抗原有细胞内寄生的病原生物，包括病毒、胞内寄生菌（如结核分枝杆菌、麻风分枝杆菌等）、寄生虫，还有化学物质、同种异型抗原以及自身细胞抗原。抗原提呈细胞加工提呈外源性抗原肽和内源性抗原肽，以抗原肽和 MHC Ⅱ / Ⅰ 类分子复合物形式表达于细胞表面，被特异性 T 细胞识别而激活 T 细胞。形成的效应 T 细胞包括 CD4[+] Th1 细胞、CD8[+] CTL 细胞。

（二）效应 T 细胞介导炎症反应和组织损伤

效应 Th1 细胞通过表面 TCR-CD3 复合体及共受体 CD4 分子与专职 APC 表面抗原肽 -MHC Ⅱ类分子复合物结合后，可释放 IFN-γ、TNF、IL-3、GM-CSF、MCP-1 等多种细胞因子，起到刺激骨髓生成单核细胞、趋化单核细胞浸润至抗原部位、激活单核巨噬细胞等作用，并作用于血管内皮细胞以及促进淋巴细胞向局部浸润。活化的巨噬细胞进一步释放炎症因子和激活淋巴细胞，加重局部的炎症反应。效应 CTL 细胞通过表面 TCR-CD3 复合体及共受体 CD8 分子与专职 APC 表面抗原肽 -MHC Ⅰ类分子复合物结合后，通过释放穿孔素、颗粒酶、TNF 和表达 FasL 等机制，导致靶细胞裂解或凋亡（图 17-9）。

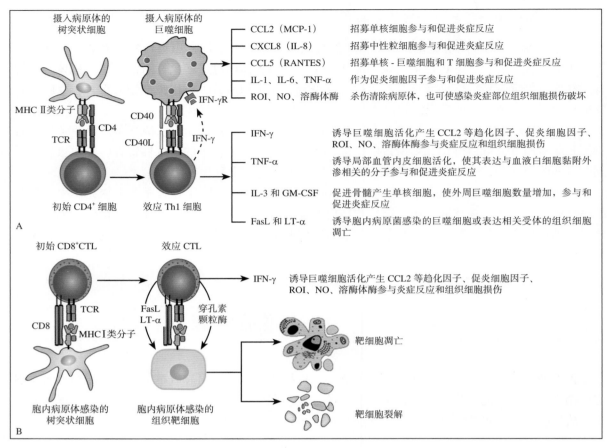

图 17-9 Ⅳ型超敏反应发生机制

A. 效应 Th1 通过表面 TCR 与巨噬细胞表面相应抗原肽 -MHC Ⅱ类分子相互作用后，产生不同类型的细胞因子介导相应的主要生物学作用；B. CTL 通过表面 TCR 与胞内病原体感染等靶细胞表面相应抗原肽 -MHC Ⅰ类分子相互作用后，产生细胞毒性介质和 IFN-γ 介导的主要生物学作用

（三）巨噬细胞的作用

单核巨噬细胞在Ⅳ型超敏反应的病理损伤过程中起重要作用。一方面，巨噬细胞可以作为抗原提呈细胞激活 T 细胞；另一方面，其也是Ⅳ型超敏反应的重要效应细胞。效应 Th1 分泌的 IFN-γ 可直接激活局部组织巨噬细胞，巨噬细胞分泌的 IL-1、IL-6、IL-8、MIP-1 和 TNF-α 等炎症因子，IFN-α、β 和一系列胞外酶，可以加重局部的炎症和损伤。值得注意的是，当巨噬细胞吞噬病原体或其他一些非感染性颗粒如金属锆和铍、滑石粉等，且长期不能将它们清除时，会形成肉芽肿。肉芽肿由上皮样细胞、多核巨细胞、巨噬细胞和淋巴细胞组成，并可出现成纤维细胞和胶原增生形成局部的纤维化。上皮样细胞是巨噬细胞在细胞因子作用下演变而来，多个上皮样细胞可融合形成巨细胞。肉芽肿作为一种重要的临床现象，发生机制不仅限于Ⅳ型超敏反应，其积极意义在于隔离病原体，但也会损害组织器官的正常结构和功能。

二、Ⅳ型超敏反应相关的试验和疾病

1. 结核菌素试验 结核菌素试验是用来检测受试者结核分枝杆菌感染情况或卡介苗（BCG）接种成效的一种皮肤迟发型超敏反应。结核菌素是从结核分枝杆菌中获得的一种多肽和多糖复合提取物。受试者上臂皮内注射适量结核菌素后，48 ~ 72 小时观察结果，若皮肤出现红肿、硬结，则皮试为阳性。组织切片显示，真皮和表皮发生以单核细胞、巨噬细胞和淋巴细胞浸润为主的病理学改变。

2．感染性迟发型超敏反应　胞内寄生菌、病毒等感染时，可激发细胞免疫应答，在杀灭病原体的同时也损伤病原体寄生的组织细胞并形成局部炎症。在病原体产生抵抗形成慢性感染时，更可通过巨噬细胞等刺激局部增生形成肉芽肿。肺结核空洞形成、干酪样坏死、麻风皮肤肉芽肿形成、天花和麻疹的皮疹、单纯疱疹的皮肤损害、皮肤霉菌病和血吸虫病等，均是由Ⅳ型超敏反应形成的局部组织细胞损伤。

3．接触性皮炎　通常是由于接触小分子半抗原物质如油漆、染料、农药、化妆品和某些药物等引起。这些半抗原物质与表皮细胞内角蛋白结合形成完全抗原，经朗格汉斯细胞摄取提呈给T细胞，激发Ⅳ型超敏反应，导致局部皮肤出现红肿、皮疹、水疱甚至皮肤剥脱。

4．其他　临床上其他主要以T细胞介导的炎症性疾病也与Ⅳ型超敏反应有关，如自身免疫病，包括多发性硬化、1型糖尿病、银屑病等，以及移植排斥反应。

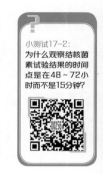

小测试17-2：
为什么观察结核菌素试验结果的时间点是在48～72小时而不是15分钟？

小　结

　　超敏反应是机体受到相同抗原刺激时出现的器官功能紊乱或组织病理损伤的异常免疫应答。超敏反应分为四种类型。其中Ⅰ、Ⅱ、Ⅲ型由抗体介导，Ⅳ型是由T细胞介导。Ⅰ型速发型通过IgE和IgE受体介导导致肥大细胞等活化并释放各种活性炎症介质，作用于效应组织和器官，引起局部或全身的过敏反应。Ⅱ型细胞毒型是针对细胞表面或者与细胞膜结合的抗原成分产生IgG和IgM类抗体，抗体与靶细胞表面抗原结合后，主要通过补体激活介导的细胞裂解、调理吞噬作用、ADCC对靶细胞起杀伤作用。Ⅲ型是可溶性抗原抗体形成的中等分子量免疫复合物沉积于局部引起，激活补体、中性粒细胞浸润为主的细胞和组织损伤。Ⅳ型迟发型主要由CD4$^+$Th1、CD8$^+$CTL介导的炎性损伤和细胞毒作用导致组织损伤。

整合思考题

　　1．青霉素引发的超敏反应通常有过敏性休克、荨麻疹等，但多次局部涂抹青霉素会导致接触性皮炎。荨麻疹和接触性皮炎往往有类似的症状，这两者分别属于哪型超敏反应？根据你学过的知识，已知两种超敏反应的发生机制不同，通过哪些检测可以区分这两种疾病？

　　2．Ⅱ型超敏反应与Ⅲ型超敏反应都是由抗原-抗体特异性结合后引起的，为什么引起的发生机制和病理损害不同？

L17-3e
整合思考题参考答案

P17-4e
本章知识结构图

（陈广洁）

第十八章 自身免疫性疾病

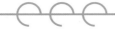

导学目标

通过本章内容的学习，学生应能够：

※ **基本目标**

1. 解释自身免疫病的诱发的遗传与环境因素。
2. 总结自身免疫病的基本特征。
3. 运用自身免疫病治疗的基本原则。

※ **发展目标**

1. 阐释常见的自身免疫性疾病的特点。
2. 说明自身免疫性疾病的免疫病理学机制。

案例 18-1

案例 18-1 解析

女，35 岁。因乏力、发热、体重减轻 2 kg、关节痛等原因就诊，体检发现口腔溃疡、胸膜炎性胸痛、面颊疹、胸膜摩擦音、多处关节压痛和肿胀以及轻度外周性水肿。实验室检查发现白细胞减少、贫血、血清肌酐水平升高、低补体血症、抗 dsDNA 抗体和抗 Sm 抗体阳性。该患者被诊断为系统性红斑狼疮（SLE）。

问题：

1. SLE 的发病因素有哪些？
2. SLE 的发病机制是什么？

人体免疫系统最重要的作用是抵抗生存环境中的病原体感染。免疫系统拥有识别任何外来物质并与之发生免疫应答反应，清除异物，维持内环境稳定的能力。但在 20 世纪初，保罗·埃利希描述了针对自身组织器官产生免疫反应，称为自身免疫。少量的自身免疫对清除衰老的细胞有利，然后自身免疫又是引起人类疾病的重要致病因素，据估计至少有 5% 的人口受到自身免疫的影响。自身免疫的基本问题包括两个方面：①自身免疫耐受的异常，存在自身反应性 T 细胞和自身抗体；②自身组织抗原发生了改变，从而引起自身免疫。随着自身免疫性疾病的动物模型的构建和基因敲除技术的应用，科学家揭示了一系列影响自身免疫和自身免疫性疾病易感性的遗传因素及激活自身免疫的环境因素（包括感染与组织损伤），明确了临床常见的自身免疫性疾病致病的免疫学机制，为临床自身免疫性疾病的治疗奠定了理论基础。

第一节 自身免疫性疾病的一般特征

根据参与自身免疫反应的自身抗原、自身反应性 T 细胞和自身抗体的特点，自身免疫性疾病存在如下共性。

1. **表现为全身性或器官特异性** 这取决于引起自身免疫性疾病的自身靶抗原的分布。例如，由自身核蛋白和特异性自身抗体组成的循环免疫复合物作为致病因子通常会引起系统性自身免疫性疾病，如系统性红斑狼疮（SLE）。相反，由自身抗体或自身反应性 T 细胞对特定的组织中的自身抗原的反应则导致器官特异性疾病，如重症肌无力等。

2. **临床和病理学特征通常取决于占主导地位的自身免疫损伤的表现** 一种自身免病可能由多种免疫病理机制造成相关的组织损伤或炎症反应，应用免疫抑制药物有利于缓解自身免疫性疾病的症状。

3. **表现为进行性慢性病** 由于自身抗原持续触发自身免疫反应，引起的免疫病理结果通常是持续的慢性炎症和渐进性组织损伤。

4. **具有遗传和性别的倾向性**

第二节 自身免疫性疾病的诱发因素

一、遗传因素

大多数自身免疫性疾病与个体的多个易感基因遗传有关，而这些易感基因主要影响个体的自身免疫耐受的形成。T 和 B 细胞在发育分化过程中需要形成对自身抗原的免疫耐受，已经确认一些遗传基因缺陷 / 突变与自身免疫耐受异常有关。引起自身免疫性疾病的主要遗传基因叙述如下。

（一）HLA 基因多态性与个体对自身免疫性疾病的易感性

HLA- Ⅰ 类和 HLA- Ⅱ 类基因编码的人类白细胞抗原（HLA）的主要作用是提呈抗原肽，参与适应性免疫应答。由于 HLA 在人群中存在高多态性，不同个体携带 HLA 基因位点中的等位基因不同，存在个体差异，如 HLA-B 基因座的多态性为 HLA-B27 的群体与强直性脊柱炎强相关，HLA-DR4 与类风湿关节炎有阳性关联。HLA- Ⅰ 类和 HLA- Ⅱ 类分子的主要功能是提呈抗原肽供 T 细胞识别，是启动适应性免疫应答的重要免疫分子。常见的人类自身免疫性疾病与特定的 HLA 等位基因的关联如表 18-1。其易感性机制与下列因素有关：①影响胸腺选择机制，如 HLA-DR3、HLA-DR4 分子的抗原结合槽与胰岛相关性自身肽亲和力较低，致使对胰岛细胞特异性反应的自身 T 细胞的阴性选择不充分，这些个体发生 1 型糖尿病（IDDM）的风险是不携带 HLA-DR3、HLA-DR4 个体的 25 倍；②影响抗原提呈作用，如 HLA-B27 结合及提呈类似自身抗原的病毒抗原肽的能力较强，在病毒感染后更容易使自身反应性细胞毒性 T 细胞（CTL）活化，造成脊柱细胞的损伤，引发强直性脊柱炎；③ HLA- Ⅱ 类分子表达异常，如 1 型糖尿病的胰岛 β 细胞均表达 HLA- Ⅱ 类抗原；④引起药物过敏反应，如治疗艾滋病的抗 HIV 药物阿巴卡韦，与 HLA-B*57：01 的抗原结合槽结合后改变了其分子构象，引起严重的自身免疫反应症状，临床用阿巴卡韦之前需要对患者的 HLA-B 位点进行基因分型检测，携带 HLA-B*57：01 的个体禁用。

表 18-1　HLA 基因多态性与自身免疫性疾病的相关性

自身免疫病	HLA 等位基因	相对危险度	发病比例（男：女）
强直性脊柱炎	HLA-B27	87.4	3：1
肺肾出血综合征	DR2	15.9	1：1
1 型糖尿病	DR3/DR4	25	1：1
系统性红斑狼疮（SLE）	DR3	5.8	1：10
类风湿关节炎（RA）	DR4	4.2	1：3
多发性硬化（MS）	DR2	4.8	1：10
重症肌无力（MG）	DR3	2.5	1：1
药物过敏			
阿巴卡韦	HLA-B*57：01	100	
卡马西平	HLA-B*15：02		

（二）非 HLA 基因与自身免疫性疾病

全基因组关联分析（GWAS）对多条染色体上的基因序列中的单个核苷酸多态性（SNP）的研究鉴定了一些除 HLA 基因之外其他基因多态性与自身免疫性疾病存在统计学上的强相关性。这些非 HLA 基因在影响自身免疫性疾病方面的主要特点有：①与其他易感基因共同作用引起免疫系统异常；②影响免疫调节的功能；③影响基因表达或蛋白质甲基化。由于鉴定的这些基因序列中突变点大部分位于非编码区，尽管这些基因与自身免疫性疾病存在关联，但仍需要更多地从因果效应进行验证才能确定。

（三）单基因突变引起自身免疫性疾病

通过实验动物模型和临床病例研究已经明确证实了一些单基因突变导致免疫系统对自身抗原的免疫耐受异常，主要如下。

1. AIRE 基因致阴性选择异常　阴性选择异常是指 T/B 淋巴细胞在中枢免疫器官的发育过程中，自身反应性 T 细胞和 B 细胞分别在胸腺和骨髓中经历阴性选择不能被克隆清除。如胸腺组织中的自身抗原调节基因（AIRE）作为一种转录因子调控胸腺髓质上皮细胞（medullary epithelial cell，mTEC）和 DC 表达一类自身外周器官和组织中的特异性抗原在胸腺异位表达，诱导那些能识别自身抗原肽的 T 细胞凋亡，让进入外周的 T 细胞中不含有针对自身反应的 T 细胞。AIRE 基因还可以在诱导调节性 T 细胞（Treg）的阳性选择中发挥作用。人类 AIRE 基因发生变异可导致 T 细胞在胸腺发育过程中的阴性选择障碍，使自身反应性 T 细胞不能被完全清除，造成对自身器官组织的免疫损伤，如出现自身免疫性多内分泌腺病（APECED）。

2. Fas/FasL 基因突变引起活化诱导的细胞死亡障碍（AICD）　在中枢免疫器官的 T 和 B 淋巴细胞的发育过程中 AICD 对清除自身反应性的淋巴细胞发挥着重要的作用。如果 AICD 异常，T 和 B 淋巴细胞的阴性选择出现问题，不能有效地清除自身反应性 T/B 淋巴细胞，引起自身免疫病；除此以外，外周免疫器官组织中的 T 和 B 淋巴细胞在参与适应性免疫应答之后，需要通过活化诱导死亡机制尽快清除这些效应淋巴细胞，使机体尽快恢复稳态。如 Fas/FasL 基因突变的个体，活化的 T 和 B 淋巴细胞不死亡，出现异常增殖，如抗感染后引起过长时间的免疫应答反应，则可发生系统性自身免疫综合征（systemic autoimmunity syndrome）。

3. *Foxp3* 基因缺陷与调节性 T 细胞功能异常　调节性 T 细胞（Treg）的免疫抑制功能异常是自身免疫病发生的原因之一。*Foxp3* 基因是调节性 T 的细胞内重要标记，是 Treg 发挥免疫调节功能的重要核转录因子，*Foxp3* 基因缺陷，则引起 Treg 的数量降低或 Treg 免疫负调节的功能降低，机体在进行免疫应答时缺乏 Treg 的负调节，出现过高的免疫应答效应，引起自身免疫性疾病，如引起 X 连锁多内分泌腺病肠病伴免疫失调综合征（IPEX 综合征）。

4．补体 C1q、C2 和 C4 缺陷引起免疫复合物清除障碍　编码补体系统中的固有成分如 C1q、C2 和 C4 基因缺陷，引起补体活化的经典途径效率下调，形成 C3b 减少，对循环免疫复合物和凋亡细胞的免疫清除功能下降。在缺乏补体蛋白的情况下，免疫复合物在血液中积累并沉积在毛细血管的基底膜组织中，激活补体释放炎性介质，介导中性粒细胞浸润，导致自身免疫性疾病。

5．FcγRⅡB 突变引起 B 细胞产生抗体的反馈调节异常　FcγRⅡB 是表达于 B 淋巴细胞膜上的抑制性受体，能够与 IgG 抗体的 Fc 结合，当微环境中产生大量的 IgG 抗体时，B 细胞能够感受到 IgG 抗体，并产生一种反馈调节信号，让 B 细胞停止产生抗体，维持适当的抗体浓度。如果 FcγRⅡB 受体跨膜区和胞浆区突变，不能传递抑制性信号，则导致过量的 IgG 抗体产生，诱导自身免疫性疾病，如 SLE。这种受体基因缺失在小鼠实验模型中被证实可导致狼疮样自身免疫性疾病。

▌二、环境因素

在某些地理位置或特定的气候条件等环境因素诱发自身免疫性疾病，主要与病原体感染、肠道菌群和日光照射有关。

（一）感染在诱发自身免疫性疾病中的作用

1．病原体感染打破免疫忽视　免疫忽视（immunological ignorance）是指免疫系统对低水平抗原或低亲和力抗原不发生免疫应答的现象。在胚胎发育的过程中，针对低水平表达或低亲和力自身抗原的淋巴细胞克隆没有被清除，进入外周免疫系统，成为保持对自身抗原有反应性的淋巴细胞克隆，但这些免疫细胞处于对自身抗原无应答的状态。如在病原微生物感染的情况下，DC 可被激活并表达高水平的共刺激分子（如 CD80/CD86），自身反应性 T 细胞被提呈自身抗原肽的 DC 激活，免疫忽视被打破，引起自身免疫性疾病。另外，感染时，对自身抗原的免疫忽视状态也可通过固有免疫识别受体（TLR）的激活来打破。感染造成组织细胞损伤，凋亡细胞碎片中的 DNA 片段被 B 细胞识别并内化，内化的 DNA 片段结合细胞内的 TLR9，启动 TLR9 介导的激活信号，刺激 B 细胞产生抗 DNA 自身抗体，进而引发自身免疫病。

2．感染造成淋巴细胞的多克隆激活　细菌超抗原可激活处于静态的多种 T 淋巴细胞克隆，其中包括自身反应性 T 淋巴细胞克隆。如果自身反应性 T 细胞被多克隆活化，即可产生自身抗体，引发自身免疫病。某些革兰氏阴性细菌和多种病毒如巨细胞病毒、EB 病毒、HIV 等均是 B 细胞的多克隆刺激剂，一些自身反应性 B 细胞被激活产生自身抗体。EB 病毒可刺激免疫系统产生抗 T 细胞抗体、抗 B 细胞抗体、抗核抗体和类风湿因子等自身抗体。如艾滋病（ADIS）患者体内可出现高水平的抗红细胞抗体和抗血小板抗体，这些自身抗体的产生并维持在高浓度的状态，对自身器官组织造成免疫损伤，诱发自身免疫性疾病。

3．感染的病原体模拟自身抗原　感染性微生物含有的抗原与自身抗原交叉反应，这种现象被称为分子模拟。因为微生物感染后打破了免疫系统对与微生物存在交叉反应的自身抗原的免疫耐受。最典型的一个例子是风湿热，在发生乙型溶血性链球菌感染后，产生了一种针对链球菌 M 蛋白的特异性抗体，但这种抗体与心肌蛋白存在交叉反应，引起这些抗体沉积于心脏，导致心肌炎。分子测序已经揭示了心肌蛋白和链球菌蛋白之间存在的许多短肽的同源性序列。

（二）微生物菌群的改变影响自身免疫性疾病的发生与发展

肠道和皮肤微生物种类与菌群数量可能影响自身免疫性疾病的发展。外界微生物与人类共生和定植对人体免疫系统的成熟和激活有重要影响，在实验动物模型中，改变肠道微生物菌群观察到明显影响自身免疫性疾病的发病及其严重程度。因此临床试用益生菌治疗自身免疫性疾病有一定的理论基础。

（三）紫外线照射诱发自身免疫性疾病

人体暴露于日光引起皮肤灼伤是诱发自身免疫性疾病（如 SLE）的因素之一，主要原因是光照导致细胞损伤，释放细胞核内自身核酸抗原，如果这些损伤或凋亡的细胞不能被机体的吞噬细胞尽快吞噬处理，则可释放更多的自身核酸抗原，诱导产生抗核抗体，引起系统性红斑狼疮（SLE）。另外，紫外线还可刺激皮肤上皮细胞产生趋化因子 CCL 和 CXCL，招募 T 细胞和 DC 至炎症损伤的部位，诱发或加重系统性红斑狼疮（SLE）的症状。

三、其他因素

1. **性别因素** 一些自身免疫性疾病的易感性与性激素相关。女性发生多发性硬化（MS）和 SLE 的风险比男性大 10 ～ 20 倍，患强直性脊柱炎的男性约为女性的 3 倍。年轻女性怀孕是 SLE 的诱发因素，可能与患者的雌激素水平升高有关。但在类风湿关节炎（RA）患者，分娩后 RA 症状出现暂时的缓解。患自身免疫性甲状腺疾病的女性在产后易出现甲状腺功能减退等，与体内激素水平变化有关。

2. **年龄因素** 自身免疫病多发生于老年人，儿童发病非常少见。60 ～ 70 岁及以上老年人中有 50% 以上可检出自身抗体。其原因可能是老年人胸腺功能低下或衰老导致免疫系统功能紊乱，从而易发生自身免疫性疾病。

第三节 自身免疫致病的免疫学机制

机体自身免疫可产生自身抗体和（或）自身反应性 T 淋巴细胞，对自身组织细胞发生免疫应答是导致自身免疫性疾病的组织损伤的主要原因，其发病机制与 Ⅱ、Ⅲ、Ⅳ 型超敏反应的发生机制相同。针对自身抗原发生的免疫应答，可通过下述一种方式或几种方式共同作用而导致自身免疫病理损伤或功能异常，引发自身免疫性疾病。

一、自身抗体介导的组织细胞损伤或功能紊乱

（一）自身抗体介导的细胞损伤（Ⅱ型超敏反应）

针对自身细胞膜成分靶抗原的自身抗体，结合到靶细胞表面的自身抗原后，通过 Ⅱ 型超敏反应引起自身组织细胞的破坏，其免疫学机制为：①激活补体系统，溶解靶细胞；②调理吞噬作用，促进吞噬细胞对自身细胞的吞噬损伤，包括补体 C3d 和抗体 IgG-Fc 的调理作用；③通过 IgG

抗体介导 NK 细胞对自身组织靶细胞的细胞毒作用（ADCC）；④补体系统活化后的补体裂解片段（C3a、C4a、C5a 等）作为炎症介质，招募中性粒细胞等炎症细胞到达病灶局部，引起炎症和炎症损伤。

临床使用的某些小分子药物可吸附在血细胞表面，或改变血细胞的免疫原性，进而刺激机体产生抗药物的抗体或抗自身血细胞的抗体，这些抗体与自身抗原或改变的自身抗原结合后，通过激活补体等发挥溶细胞效应，即临床常见患者用药后的自身免疫性溶血性贫血、自身免疫细胞减少症（如自身免疫性中性粒细胞减少症等）、特发性血小板减少性紫癜等。

（二）自身抗体介导的组织细胞功能异常（Ⅱ型超敏反应）

1. 激活受体效应 抗细胞表面受体的自身抗体结合靶细胞的受体分子，通过模拟配体激活受体的作用，导致细胞和组织的功能紊乱，引发自身免疫性疾病。如毒性弥漫性甲状腺肿（Graves 病）是由患者血清中存在的抗促甲状腺激素（thyroid stimulating hormone，TSH）受体的自身抗体，引起的以甲状腺功能亢进为主的自身免疫性疾病。患者体内抗 TSH 受体的自身抗体与甲状腺上皮细胞膜上的 TSH 受体高亲和力结合，模拟 TSH 的效应，导致甲状腺上皮细胞持续分泌过量的甲状腺激素，引起甲状腺功能亢进。因此，该自身抗体也被称为长效甲状腺刺激抗体（图 18-1）。

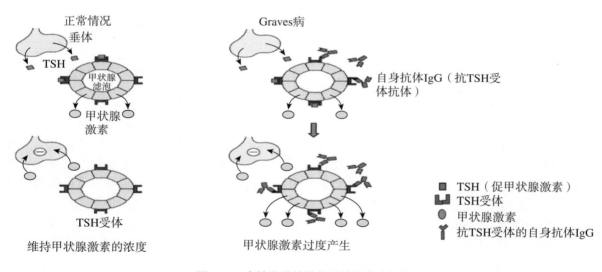

图 18-1 毒性弥漫性甲状腺肿的发病机制

2. 阻断受体效应 重症肌无力（myasthenia gravis，MS）是由抗乙酰胆碱受体（AChR）的自身抗体引起的以骨骼肌进行性无力为特征的自身免疫性疾病。该自身抗体与神经 - 肌肉接头处的 AChR 结合，一方面可竞争抑制乙酰胆碱与 AChR 结合，阻断乙酰胆碱生物学效应；另一方面可加速 AChR 的内化和降解，使得 AChR 数量减少（抗原调变），致使肌肉对神经元释放的乙酰胆碱的反应性进行性降低而出现肌肉收缩无力等症状。

（三）自身免疫复合物介导的组织细胞损伤（Ⅲ型超敏反应）

自身抗体与相应抗原结合形成的中等大小的免疫复合物，随血流沉积于局部或全身多处毛细血管基底膜后，激活补体系统，补体裂解的片段 C3a 和 C5a 作为炎症介质，趋化中性粒细胞、血小板和嗜碱性粒细胞进入病灶局部，引起局部炎症反应和组织损伤。系统性红斑狼疮（SLE）是由多种抗 DNA、抗组蛋白和抗其他细胞核成分的自身抗体与相应抗原结合，形成循环免疫复合物沉积在肾小球、关节、皮肤和其他器官的小血管壁，激活补体，损伤毛细血管，引起肾小球肾炎或血管炎。被损伤细胞释放出来的核酸抗原物质进一步刺激机体产生更多的自身抗体和免疫复合物，进一步加重自身组织的损伤。类风湿关节炎（RA）的患者血清中存在抗自身变性 IgG Fc 的抗体，也称类风湿因子（RF）。IgG 与 IgM 结合的免疫复合物最容易沉积于肾小球毛细血管壁和全身的关节滑膜，导致类风湿关节炎与合并的慢性肾小球肾炎。

二、自身反应性 T 细胞介导的组织细胞损伤（Ⅳ型超敏反应）

自身反应性 T 细胞攻击靶组织，在局部引起炎症反应。造成自身组织损伤效应的细胞主要为 CD4$^+$ Th1 和 CD8$^+$ CTL 细胞。活化的自身反应性 CD4$^+$ Th1 细胞通过释放多种细胞因子引起淋巴细胞、单核 / 巨噬细胞浸润为主的炎症反应，活化的自身反应性 CD8$^+$ CTL 细胞对自身组织细胞进行直接杀伤。胰岛素依赖型糖尿病（IDDM）患者体内存在的自身反应性 CD8$^+$ CTL 细胞可持续杀伤胰岛 β 细胞，使胰岛素分泌减少而引起糖尿病。多发性硬化（multipe sclerosis, MS）患者体内存在髓鞘碱性蛋白（MBP）特异性 CD4$^+$ Th1 细胞，引起中枢神经系统的炎症损伤。

第四节　常见的自身免疫性疾病

一、系统性自身免疫性疾病

系统性自身免疫性疾病（systemic autoimmune disease）由针对多种器官和组织的靶抗原的自身免疫反应引起，可由免疫活性的细胞介导，也可由自身抗体、免疫复合物以及这些物质的组合所驱动，导致体内多个部位的组织器官的炎症反应。患者的病变分布广泛，可见于多种器官和组织的免疫病理损伤，如皮肤、肾和关节等均发生病变，表现出各种相关临床体征和症状。

1. 系统性红斑狼疮　系统性红斑狼疮（SLE）是系统性自身免疫性疾病的最典型的例子，这种疾病在女性人群中的发病率远高于男性人群，其比例约为 9∶1。SLE 症状通常出现在 20 ～ 40 岁。在同卵双胞胎中，一个患有 SLE，另一个患 SLE 的概率高达 60%，这表明 SLE 与遗传基因有关。SLE 患者的近亲家属易患 SLE 的风险是正常人群的 25 倍，具有显著的家族遗传倾向。

SLE 患者个体大多会产生针对自身细胞成分的自身抗体，如抗 DNA 和组蛋白，以及凝血因子、红细胞、血小板，甚至白细胞的抗体。当含自身抗体与自身抗原结合形成的免疫复合物沿着小血管壁沉积时，激活补体后就会发生Ⅲ型超敏反应，破坏血管壁，导致血管炎和肾小球肾炎。体征和症状包括发热、虚弱、关节炎、肾功能不全，并经常出现皮疹，特别是鼻部和脸颊特有的蝶形皮疹。出现溶血性贫血和血小板减少等。

2. 类风湿关节炎（RA）　RA 是一种相当常见的自身免疫性疾病，多于 40 ～ 60 岁发病被诊断，常见于女性，有很强的家属遗传易感性，最先发现与携带 HLA-DR4 抗原有关，最近的单核苷酸多态性（SNP）全基因组关联研究揭示了大量的基因多态性与 RA 相关。主要症状是关节的慢性炎症，但血液系统、心血管系统和呼吸系统也经常受到影响。大多数 RA 患者产生的自身抗体与瓜氨酸（由精氨酸转化）蛋白抗原有关，特别是一组称为类风湿因子（RF）的自身抗体，主要是自身的 IgM 抗体、少量的自身 IgG 抗体，RF 与变性的自身 IgG 的 Fc 区域结合形成中等大小的免疫复合物，沉积于关节滑膜和血管基底膜，激活补体级联反应，释放 C3a 和 C5a，介导以中性粒细胞为主的Ⅲ型超敏反应和关节的慢性炎症。当复合物沉积于肾小球基底膜时，则引起慢性肾小球肾炎。

风湿性关节炎与类风湿因子（RF）导致Ⅲ型超敏反应有关。如病原体感染打破自身免疫耐受，激活了自身反应性 B 细胞，如产生抗 CCP 抗体，自身反应性 T 细胞被活化，攻击关节，分泌炎性细胞因子，将白细胞募集到关节中，并激活滑膜细胞产生胶原酶和其他酶，最终导致关节的软骨和骨骼的渐进性破坏（Ⅳ型超敏反应）。关节内的慢性免疫反应可导致滑膜中三级淋巴组织的形成，引起多关节变形与功能障碍。

3. 其他常见的系统性自身免疫性疾病的自身抗原、自身抗体 /T 细胞和临床症状见表 18-2。

表 18-2　常见的系统性自身免疫性疾病

疾病	自身抗原 / 靶点基因	免疫效应物质	主要临床症状
系统性红斑狼疮（SLE）	DNA，核蛋白，红细胞，血小板膜蛋白，核糖体	抗 ANA，抗 ENA，抗 dsDNA，抗磷脂，抗组织细胞抗体 / 免疫复合物（IC）	面部蝶形红斑，口腔溃疡，肾炎，关节炎
类风湿关节炎（RA）	关节滑膜组织，IgG/HLA-DRB1	类风湿因子（RF），抗瓜氨酸蛋白抗体 / 自身反应 T 细胞（auto-T）	多关节肿痛伴有晨僵，类风湿结节
系统性硬化（SS）	髓鞘伴随蛋白，脑苷脂，神经节苷脂，髓鞘碱性蛋白，脑组织，Scl-70，着丝点，核仁	auto-T/ 抗 ANA，抗 Scl-70，抗着丝点抗体，抗 RNA 聚合酶 Ⅰ / Ⅲ抗体	雷诺现象，皮肤僵硬，间质性肺炎
抗磷脂综合征（APS）	心磷脂	抗心磷脂抗体	血管栓塞，异常妊娠
ANCA 相关性血管炎	中性粒细胞胞浆蛋白	抗 ANCA 抗体	发热，关节炎，口腔溃疡，皮疹等
肺肾出血综合征	肾小球基底膜	抗肾小球基底膜抗体	呼吸困难，咳嗽，乏力，血尿
急性炎症性脱髓鞘性多发性神经病（吉兰 - 巴雷综合征）	神经节苷脂	抗 GQ1b，抗 GD1a，抗 GM1，抗 GD1b，抗 GT1a 抗体	四肢无力，麻木，感觉异常，四肢疼痛
1 型糖尿病（T1DM）	胰岛 β 细胞，胰岛素，谷氨酸脱羧酶	抗胰岛细胞，抗胰岛素抗体，抗谷氨酸脱羧酶抗体	多尿，多饮，多食，体重减轻，血糖升高
Graves 病	甲状腺过氧化物酶，甲状腺球蛋白，促甲状腺激素受体	抗 TSH 受体抗体（刺激），auto-T	甲状腺功能亢进
链球菌性肾小球肾炎	链球菌 M 蛋白与肾小球基因底膜交叉抗原	免疫复合物沉积	急性肾炎

二、器官特异性免疫性疾病

器官特异性自身免疫病（organ specific autoimmune disease）是指患者的病变一般局限于某一特定的器官，由针对特定器官的靶抗原的自身免疫反应引起的组织损伤或炎症。如重症肌无力、视神经脊髓炎谱系疾病、多发性硬化和自身免疫性脑炎等，其病灶限于特定组织细胞或器官上的自身靶抗原，引起的临床症状与作用于靶抗原的自身免疫应答反应或功能性改变有关。详见表 18-3。

表 18-3 常见的系统性自身免疫性疾病

疾病	自身抗原 / 靶点基因	免疫效应物质	主要临床症状
重症肌无力	乙酰胆碱受体，肌肉特异性酪氨酸激酶，低密度脂蛋白受体相关蛋白 4，肌联蛋白，神经元性聚集蛋白，皮层肌动蛋白	抗 AChR，抗 MuSK，抗 LRP4，抗 Titin，抗聚集蛋白，抗皮层肌动蛋白抗体等	全身呈波动性无力和易疲劳，上睑下垂
视神经脊髓炎谱系疾病	水通道蛋白 4	抗 AQP4 抗体	视力丧失、肌肉痉挛、四肢瘫痪和二便失禁
多发性硬化	髓鞘，钾离子通道 KIR4.1	抗 KIR4.1 抗体	肢体无力，感觉异常，共济失调，发作性症状，精神症状
自身免疫性脑炎	N- 甲基 -D- 天冬氨酸受体，γ- 氨基丁酸 B 型受体，富亮氨酸胶质瘤失活 1 蛋白，接触蛋白相关蛋白 2，甘氨酸受体，代谢型谷氨酸受体 5，多巴胺 2 型受体	抗 NMDAR，抗 GABAbR，抗 LGI1，抗 CASPR2，抗 GlyR，抗 mGluR5，抗 D2R 抗体	精神行为异常，认知功能减退，癫痫发作
急性播散性脑脊髓炎	髓鞘碱性蛋白，髓鞘少突胶质细胞蛋白	抗 MOG 抗体	共济失调，偏瘫，视觉障碍，抽搐及语言障碍
风湿性心脏病	心瓣膜	链球菌感染，自身抗体，IC	心脏杂音、心力衰竭
溃疡性结肠炎（UC）	大肠黏膜	自身抗体与炎症因子	腹泻，腹痛，黏液脓血便
自身免疫性肝炎	去唾液酸糖蛋白受体，抗核抗体，平滑肌（SM），I 型肝肾微粒体	抗 ANA、抗 SM、抗线粒体、抗肝肾微粒体、抗可溶性肝抗原抗体等，也可检查 ANCA 抗体	肝大，黄疸
IgA 肾病	IgA- 纤维粘连蛋白，IC	IgA 多聚体 /IC，RF	无症状性血尿
心肌炎 / 心肌病	心肌蛋白	病毒感染，模拟自身抗原，免疫细胞浸润	心悸，胸痛，心律失常
自身免疫性溶血性贫血	红细胞膜蛋白及红细胞表面小分子药物（半抗原）	相应的自身抗体	贫血，黄疸，脾大

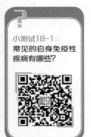

小测试18-1：
常见的自身免疫性
疾病有哪些？

第五节　自身免疫性疾病的治疗原则

对自身免疫性疾病的总的治疗原则是降低或抑制自身反应性细胞和自身抗体对自身抗原的免疫应答反应，不影响免疫系统抗感染、抗肿瘤的功能。要实现这种精准治疗方法是不容易的，当前治疗自身免疫性疾病的疗法主要归纳为三大类：①广谱免疫抑制治疗；②针对特定细胞或免疫应答途径的免疫抑制；③针对自身抗原的特异性免疫耐受疗法。

一、广谱免疫抑制治疗

广谱疗法是治疗大多数自身免疫性疾病的首选方案，虽然不是一种治愈方法，但确实能够让患者减轻症状，获得一定的生活质量。皮质类固醇、硫唑嘌呤、环磷酰胺和甲氨蝶呤都是强抗炎药物。它们通过抑制淋巴细胞的增殖分化，抑制淋巴细胞活性，降低机体的免疫应答反应，抑制全身的炎症，但有一定的副作用，包括药物一般的细胞毒性，如抑制所有快速生长分裂的细胞（例如，毛囊、肠壁、血液细胞），引起脱发、肠道反应和药物性贫血。另外，可能由于机体免疫系统被抑制，出现慢性感染与肿瘤的风险增高。

在某些自身免疫性疾病中，去除特定的器官或致病因素可以减轻症状。如重症肌无力患者通常存在胸腺异常（如胸腺增生或胸腺瘤），行胸腺切除术有可能缓解症状，如对一些高滴度的自身抗体引起的自身免疫性疾病，血浆置换或抗体吸附疗法可以快速去除患者的血浆抗体或消除免疫复合物，对缓解急性期的自身免疫性疾病（如重症肌无力、SLE 和 RA）症状可能提供短期效益。

二、针对特定细胞或免疫应答途径的免疫抑制

（一）针对特定细胞类型

1. 针对 B 细胞/抗体 对由自身抗体和（或）免疫复合物参与的自身免疫损伤，清除或阻断 B 细胞的策略可以改善临床症状。例如，一种针对 B 细胞特异性抗原 CD20 的单克隆抗体（利妥昔单抗）会耗尽 B 细胞，并为 RA 患者提供短期效益。

2. 针对 T 细胞 第一个用于治疗自身免疫性疾病的抗 T 细胞抗体就是针对 CD3 分子抗体，可快速降低 T 细胞的数量，对 1 型糖尿病有一定的治疗效果，但仍能诱导广谱的免疫抑制，患者免疫功能降低，有出现感染的副作用。

3. 针对特定的辅助 T 细胞 在一些自身免疫的小鼠模型（MS、T1D、SLE 和 IPEX）中，Treg 细胞的过继转移可以明显抑制疾病的发生，但试用于人类相应的疾病治疗尚未取得显著性疗效，当前临床模拟 Treg 抑制机制，使用细胞因子 IL-10，或者抑制 TH17 细胞疗法，对缓解自身免疫性疾病的炎症有一定的作用。

（二）阻断炎症反应通路中特定环节的治疗方法

1. TNF-α 是大多数自身免疫炎症过程中的早期介质之一，人源化的抗 TNF-α 单克隆抗体已广泛用于治疗类风湿关节炎、银屑病和克罗恩病。一种 IL-1 受体拮抗剂和及针对 IL-6、IL-15 的抗体也被批准用于治疗 RA，以细胞因子 IL-2 受体 α 链为靶点的单克隆抗体（抗 CD25）可以阻断 IL-2 的作用，达到抑制免疫细胞增殖的作用。

2. 阻断趋化因子或黏附分子信号的化合物（FTY720） 控制淋巴细胞向炎症部位的运动，也可以阻止自身免疫反应的进程，可导致循环血液淋巴细胞减少高达 85%。另一种具有类似结果的化合物（那他珠单抗）是针对黏附分子 α4 整合素的单克隆抗体，已被批准用于治疗多发性硬化，但有一定的中枢神经系统感染的副作用。

（三）干扰协同刺激的疗法

T 细胞需要通过 TCR（信号 1）和共刺激（信号 2）的双信号活化才能被完全激活，阻断共刺激分子可控制被抗原激活的细胞免疫反应。CTLA-4 是活化 T 细胞表达的抑制性受体，竞争性结合共刺激分子 CD80/86，但其结合的亲和力比 CD28（活化性受体）高 20 倍。CTLA-4 Ig 是由 CTLA-4 的胞外结构域和人的 IgG1 Fc 组成的融合蛋白，作为生物类药物（Abatacept）已被批准用于临床治疗 RA，可阻断 APC 细胞的共刺激信号，抑制 T 细胞的活性，对多发性硬化和炎症性

肠病患者有一定的作用，但对 SLE 患者临床试验结果不理想。

三、针对自身抗原的特异性免疫耐受疗法

重建对自身抗原的免疫耐受是一种专门针对自身反应性细胞的治疗策略，不影响其他免疫细胞的功能，是非常理想的治疗方案。

1. 异基因骨髓 / 造血干细胞移植 造血干细胞移植治疗是一种有效的治疗自身免疫病的方法，它是将供体的造血干细胞移植到患者体内，以替代患者自身免疫系统的免疫细胞，从而改善免疫功能，缓解患者的症状，但存在移植物抗宿主病（GVHD）的风险。临床治疗前需做供 / 受者的 HLA 配型。

2. 通过口服自身抗原诱导免疫耐受 口服自身抗原有助于诱导肠相关淋巴组织（GALT）产生对自身抗原的免疫耐受，抑制自身免疫病的发生。

3. 通过模拟胸腺阴性选择诱导免疫耐受 胸腺基质细胞表达的自身组织特异性抗原是胸腺阴性选择中诱导自身反应性 T 细胞凋亡的关键分子。向胸腺导入自身抗原肽的治疗方案仍处于研究阶段。

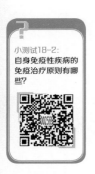

小测试18-2:
自身免疫性疾病的免疫治疗原则有哪些?

CAR-T 在自身免疫性疾病治疗领域的进展

小 结

自身免疫病是在遗传因素与环境因素的共同影响下，诱发自身抗原改变和免疫系统异常。免疫系统持续对自身抗原产生异常的免疫应答，生成自身抗体和自身反应性 T 淋巴细胞，从而造成自身细胞破坏、组织损伤或功能异常而导致的疾病状态。诱发自身免疫病的因素包括抗原因素、遗传因素，以及年龄、性别和环境因素等。自身免疫病的病理损伤机制与超敏反应的发生机制相似，是由自身抗体和（或）自身反应性 T 淋巴细胞所介导的、对自身组织细胞发生的病理性免疫损伤。引起免疫耐受异常的机制包括自身反应性淋巴细胞克隆清除的异常、免疫忽视的打破、淋巴细胞的多克隆激活、AICD 障碍、Treg 功能下降及 MHC II 类分子的异常表达等。降低或抑制自身免疫和缓解炎症反应仍然是当前治疗自身免疫性疾病的常用手段。

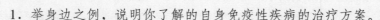

整合思考题

1. 举身边之例，说明你了解的自身免疫性疾病的治疗方案。
2. 遗传因素是否是导致自身免疫病的主要原因？请从不同方面阐述你的观点。
3. 如何预防由遗传因素引起的自身免疫性疾病？
4. 结合生活实际，如何降低自身免疫病发病的主要因素？
5. 自身免疫性疾病治疗过程中，基因分型检测重要吗？请举例说明。
6. 列举几类系统性红斑狼疮治疗药物的具体免疫学机制。

整合思考题参考答案

（邹义洲）

第十九章　肿瘤免疫学

导学目标

通过本章内容的学习，学生应能够：

※ **基本目标**
1. 概括肿瘤抗原的类型和来源。
2. 阐明机体抗肿瘤的免疫效应机制和肿瘤的免疫逃逸机制。
3. 总结肿瘤的免疫编辑理论和肿瘤的免疫治疗策略。

※ **发展目标**
1. 综合运用本部分的基础知识指导临床肿瘤相关的免疫指标的分析。
2. 结合肿瘤免疫相关基础理论分析肿瘤的治疗策略和疗效预测。

案例 19-1

程序性死亡 1（PD-1）也称为 CD279，是一种在 T 细胞上表达的抑制性受体。临床和动物研究都表明，PD-1 在衰竭的 T 细胞上高度表达，在肿瘤和慢性感染中导致 T 细胞功能障碍。阻断 PD-1 可以克服免疫逃逸，增强抗肿瘤免疫应答。抗 PD-1 单克隆抗体被美国食品药品监督管理局批准用于恶性肿瘤治疗。晚期黑色素瘤、非小细胞肺癌、去势抵抗性前列腺癌或肾细胞癌患者每 2 周接受 0.1 ～ 10.0 mg/kg 体重的抗 PD-1 抗体。在每个 8 周的治疗周期后评估疗效。患者接受长达 12 个周期的治疗，直到疾病进展或出现完全缓解。在 236 名可评估反应的患者中，观察到非小细胞肺癌、黑色素瘤或肾细胞癌患者的客观反应（完全或部分反应）。非小细胞肺癌患者（76 例患者中有 14 例）的累积有效率（所有剂量）为 18%，黑色素瘤患者（94 例患者中 26 例）为 28%，肾细胞癌患者（33 例患者中 9 例）为 27%。

案例 19-1 解析

问题：
1. 你能描述 PD-1 在肿瘤免疫逃逸中对 T 细胞可能的作用吗？
2. 为什么抗 PD-1 抗体可以用于治疗癌症患者？

Note

第一节　概　述

　　肿瘤免疫学是研究肿瘤抗原种类和性质、机体的免疫功能与肿瘤发生发展的相互关系、肿瘤免疫逃逸的方式和机制、肿瘤的免疫诊断和免疫防治的学科。

　　肿瘤免疫学已有近百年的历史。早在 20 世纪初，研究者就推测肿瘤组织中可能存在与正常组织不同的抗原成分，直到 20 世纪 50 年代近交系小鼠的成功培育，科学家们才确切证实：化学致癌剂甲基胆蒽（methylcholanthrene，MCA）诱发的小鼠肉瘤所表达的移植排斥抗原是肿瘤特异性的，并证明其所诱导的免疫应答具有抗肿瘤作用。随后，在其他致癌因素导致的肿瘤中亦证实了肿瘤抗原的存在。20 世纪 50 年代后，伯内特（Frank Macfarlane Burnet）等提出肿瘤的免疫监视（immune surveillance）学说，认为免疫系统具有完备的监视功能，能识别并特异地杀伤体内突变细胞，使突变细胞在未形成肿瘤之前即被清除。如果机体的免疫监视功能低下，则可导致肿瘤的发生，该学说奠定了肿瘤免疫学的理论基础。20 世纪 60 年代以后，大量的研究证实肿瘤患者的淋巴细胞、巨噬细胞和细胞毒性抗体等均具有抗肿瘤效应。70 年代，随着单克隆抗体的问世，肿瘤的免疫诊断技术和肿瘤免疫治疗发展得到很大的进步。80 年代中后期，肿瘤学、分子生物学和免疫学的迅速发展和交叉渗透，进一步推动了肿瘤免疫学的发展。90 年代，第一个治疗肿瘤的单克隆抗体上市，并成功分离了特异性细胞毒性 T 淋巴细胞识别的人类恶性黑色素瘤抗原（melanoma antigen 1，MAGE-1），解析了其基因结构。

　　肿瘤免疫学基础理论的进步不断推动肿瘤免疫诊断和免疫治疗的发展，近年来肿瘤免疫治疗技术取得重要突破，成为肿瘤治疗领域新的热点。2013 年，《科学》（Science）杂志将肿瘤免疫治疗列为十大科学突破之首，靶向负向免疫调节的疗法在 2018 年获得诺贝尔生理学或医学奖，免疫治疗已成为继手术、化疗、放疗、肿瘤靶向治疗后的新一代肿瘤治疗手段。

第二节　肿瘤抗原

　　肿瘤抗原（tumor antigen）是指在细胞癌变过程中出现的新抗原（neoantigen）以及异常或过度表达的抗原物质。肿瘤抗原在肿瘤的发生、发展及诱导机体抗肿瘤免疫应答中具有重要作用，也是开展肿瘤免疫诊断和治疗预防的分子基础和靶标。人们在实验性或自发性动物肿瘤及人类肿瘤细胞表面发现了多种抗原。鉴定和发现肿瘤抗原的方法主要包括：构建抗原特异性 T 细胞克隆筛选肿瘤抗原、重组 cDNA 表达文库的血清学分析技术（serological analysis of recombinant cDNA expression library，SEREX）、基于质谱技术寻找肿瘤表面的主要组织相容性复合体（MHC）- 肽段复合物从而鉴定肿瘤抗原等。

　　目前对肿瘤抗原的分类方法有多种，但尚无统一的分类标准。如根据肿瘤抗原的特异性，可将肿瘤抗原分为肿瘤特异性抗原和肿瘤相关抗原；根据编码抗原的基因来源可将肿瘤抗原分为正常基因编码的肿瘤抗原、突变基因编码的肿瘤抗原和病毒基因编码的肿瘤抗原；根据诱发因素的不同将肿瘤抗原分为理化因素诱发的肿瘤抗原、病毒诱发的肿瘤抗原、自发肿瘤抗原和胚胎抗原等。

一、根据肿瘤抗原的特异性分类

（一）肿瘤特异性抗原

肿瘤特异性抗原（tumor-specific antigen，TSA）指仅表达于肿瘤细胞而不存在于正常细胞的抗原。其中，将在某些肿瘤中特异表达而其他肿瘤不表达的 TSA，称为高特异性 TSA，如理化因素诱生的 TSA；而有的 TSA 在多种肿瘤中表达，称为低特异性 TSA，如病毒诱生的 TSA。这类抗原是通过近交系小鼠间进行肿瘤移植排斥实验证实的，因此又将此类抗原称为肿瘤特异性移植抗原（tumor specific transplantation antigen，TSTA）。TSA 可诱发机体免疫系统产生特异性免疫，且主要诱发 T 细胞免疫应答。

在化学致癌剂或物理致癌因素（如紫外线、X 射线、放射性粉尘等）诱发的动物肿瘤中均检出了肿瘤特异性抗原，有较强的免疫原性，易被宿主免疫系统识别和排斥。如 P815 肥大细胞瘤表达的 P815A、P815B 抗原，Meth A 纤维肉瘤表达的 MethA 抗原。在近交系动物中，理化因素诱发的肿瘤抗原一般具有个体特异性，甚至同一理化因素在同一动物不同部位诱发的肿瘤，其抗原特异性也是不同的。

（二）肿瘤相关抗原

肿瘤相关抗原（tumor-associated antigen，TAA）是指那些既表达于肿瘤细胞也表达于正常细胞表面，只是在细胞发生癌变时表达量明显增加的一类抗原。此类抗原只表现出量的变化而无肿瘤特异性，如胚胎抗原（见下述）。

二、常见的人类肿瘤抗原

（一）胚胎抗原

胚胎抗原（embryonic antigen）是胚胎发育期由胚胎组织产生的正常成分，出生后可能因编码该抗原的基因受阻遏而逐渐消失，或表达量很低。当细胞癌变时，受抑制的基因脱阻遏，胚胎抗原重新合成、大量表达，也可分泌到血清中，成为诊断肿瘤的一个重要辅助指标。人类肿瘤中已发现多种胚胎抗原，其中对甲胎蛋白和癌胚抗原的研究最为深入。

1. 甲胎蛋白（alpha fetoprotein，AFP） 是一种分泌型胚胎抗原，主要是由胎肝和卵黄囊产生的 70 kD 的糖蛋白。正常成人血清中含量极低（≤ 20 ng/ml）。当肝细胞发生癌变时，血清中 AFP 的含量急剧上升，是诊断原发性肝癌的最佳标志物，诊断阳性率为 60% ~ 70%。

2. 癌胚抗原（carcinoembryonic antigen，CEA） 是一种膜结合型胚胎抗原、分子量为 180 kD 的糖蛋白。最初在结肠癌和直肠癌组织中检出，由于高水平 CEA 出现于 2 ~ 6 个月胎儿肠、胰和肝等组织，因此称为癌胚抗原。正常机体由消化道分泌的 CEA 大多进入肠腔，血清中水平极低（< 2 ~ 5 ng/ml）。细胞癌变时，分泌的 CEA 进入血液，血清中水平增高。除结肠癌、直肠癌患者外，CEA 在内胚层来源的恶性肿瘤（如食管癌、胃癌、肝癌和胰腺癌等）以及其他一些非肿瘤性疾病（如肾病、肝硬化、肠息肉和消化道炎症等）患者的血清中也增高，因此并不是消化道特异性的肿瘤抗原。由于早期结肠癌患者血清中 CEA 的检出率低，一般不用于诊断。但在临床上观察 CEA 的动态水平，有助于对患者疗效及复发、转移的判断。

（二）病毒诱发的肿瘤抗原

目前发现某些肿瘤的发生与病毒包括 DNA 病毒和 RNA 病毒有关。例如，EB 病毒与 B 细胞淋巴瘤和鼻咽癌的发生有关；人乳头瘤病毒与宫颈癌的发生有关；乙型和丙型肝炎病毒与原发性肝癌的发生有关；而属于 RNA 病毒的人嗜 T 淋巴细胞病毒 1 可导致 T 细胞白血病的发生。DNA 病毒（如多瘤病毒、猴空泡病毒、腺病毒等）可直接与宿主细胞基因组 DNA 整合，通过病毒的转化基因诱发宿主肿瘤。有些 RNA 病毒含有逆转录酶，可将病毒基因组逆转录成 DNA 后整合到宿主细胞 DNA 中，进而诱发肿瘤。上述肿瘤细胞的细胞核、细胞质或细胞膜上可检测到由病毒编码、又不同于病毒本身的抗原，可诱导 MHC Ⅰ类分子限制性的特异性 CTL 应答。同一种病毒诱发的肿瘤，不论其组织来源或动物种系如何，均表达相同的肿瘤抗原，即无种属及组织特异性。但不同病毒诱生的肿瘤抗原，其分子结构和生物学特性各异，即具有病毒特异性。

（三）突变的癌基因与抑癌基因编码的蛋白质

Ras 原癌基因和 *p53* 抑癌基因是恶性肿瘤中最常见的突变基因。野生型 *p53* 基因及其编码的 P53 蛋白在维持细胞正常生长、抑制细胞恶性增殖中起重要作用。*p53* 基因突变后导致 P53 蛋白空间构象发生改变，失去抑制细胞生长的功能，从而使细胞发生恶性增殖，其突变体蛋白则成为肿瘤特异性抗原。突变的 *ras* 基因家族编码的 p25-ras 蛋白可诱导特异性 T 细胞应答，被认为是一个真正的肿瘤特异性抗原。

（四）人黑色素细胞瘤表达的肿瘤抗原

在人黑色素细胞瘤细胞上发现了几种肿瘤抗原，约 50% 的黑色素细胞瘤可表达黑色素瘤抗原 -1（melanoma antigen-1，MAGE-1），但在正常成熟组织细胞（睾丸除外）中均不表达。它们可被黑色素细胞瘤患者特异性 T 细胞所识别，诱导针对肿瘤的排斥反应，是黑色素细胞瘤特异性免疫治疗的重要靶抗原，对研制肿瘤疫苗和相关抗体有重要意义。

第三节　肿瘤的免疫编辑

在恶性肿瘤的发生和发展过程中，机体的免疫系统一直在与之抗衡，肿瘤微环境中的免疫细胞对肿瘤的进展发挥关键的调控作用。2002 年，施赖伯（Robert Schreiber）等提出肿瘤免疫编辑理论（cancer immunoediting），认为免疫系统和肿瘤的相互作用主要分为三个阶段：免疫监视或清除阶段（elimination phase），即免疫系统利用各种机制对早期肿瘤进行攻击和清除；免疫相持或平衡阶段（equilibrium phase），即免疫系统对肿瘤的杀伤和肿瘤的生长处于动态平衡；免疫逃逸阶段（escape phase），即肿瘤借助不同机制逃避机体免疫系统攻击，不断进展和发生转移。临床实践表明，多数患者的恶性肿瘤能以不同的方式逃逸机体的免疫监视和攻击。

一、免疫清除期

在肿瘤免疫编辑过程的第一阶段——清除阶段，固有免疫和适应性免疫系统共同发挥作用，免疫细胞定位、识别并破坏新生的转化细胞，防止恶性肿瘤的发展。参与抗肿瘤免疫效应的细胞包括：固有免疫细胞如巨噬细胞、自然杀伤细胞、γδT 细胞和 NKT 细胞等；适应性免疫效应细胞包括 CD8⁺ 细胞毒性 T 细胞、CD4⁺ T 辅助细胞等。参与的免疫效应分子包括特异性抗体、细胞因子（干扰素、肿瘤坏死因子等）、补体分子以及多种酶类等。

（一）抗肿瘤固有免疫应答

在抗肿瘤固有免疫应答中既有细胞参与，又有体液成分参与，主要发挥抗肿瘤效应的固有免疫细胞包括单核巨噬细胞、NK 细胞、γδT 细胞等，固有免疫应答在整个肿瘤免疫中起到门控作用。

1. 巨噬细胞 巨噬细胞可通过多种途径发挥抗肿瘤作用：①加工和递呈肿瘤抗原，激活 T 细胞以产生特异性抗肿瘤免疫应答；②活化的巨噬细胞通过释放溶酶体酶和氧化代谢产物，如一氧化氮（NO）等直接杀伤肿瘤细胞；③巨噬细胞表面有 Fc 受体，可结合到抗体，以抗体依赖性细胞介导的细胞毒性作用（antibody-dependent cell-mediated cytotoxicity，ADCC）方式（见 NK 细胞部分）杀伤肿瘤细胞；④活化的巨噬细胞可释放 TNF、IL-12、IFN-γ、CSF 等直接作用于肿瘤细胞或调节抗肿瘤免疫应答。但肿瘤微环境中的巨噬细胞（tumor associated macrophage，TAM）失去了杀伤肿瘤的功能，而在肿瘤的发生、发展、侵袭和转移中具有促进作用。

2. 自然杀伤细胞 NK 细胞的杀伤效应不同于 T 细胞，不需要预先致敏，是早期抗肿瘤的重要细胞和机体抵抗肿瘤的第一道防线。由于肿瘤细胞表面低表达或缺失 MHC Ⅰ 类分子，使得 NK 细胞的抑制性受体信号解除，启动对肿瘤细胞的杀伤。NK 细胞主要通过四种方式杀伤肿瘤细胞：①通过细胞表面 FcγR Ⅲ（CD16）识别肿瘤细胞表面的抗原 - 抗体复合物，介导 ADCC；② Fas/FasL 途径，诱导肿瘤细胞发生凋亡；③穿孔素 - 颗粒酶途径；④释放 IFN-γ、TNF 等细胞因子。

3. γδT 细胞 γδT 细胞多分布在全身各处上皮组织内，所发挥的细胞毒作用不受经典 MHC 分子限制，且能杀伤对 NK 细胞不敏感的靶细胞。因此，γδT 细胞与 NK 细胞一样被认为是免疫监视功能的第一道防线。

4. 树突状细胞 树突状细胞（dendritic cell，DC）作为专职 APC，能高效地摄取、加工处理和递呈抗原，刺激未致敏 T 细胞的活化增殖，发挥抗肿瘤作用。近几年的研究显示，DC 对肿瘤细胞也具有直接的抑制作用。

（二）抗肿瘤适应性免疫应答

适应性免疫应答在清除肿瘤中发挥着核心的作用。APC 将肿瘤抗原呈递给 T、B 细胞并刺激淋巴细胞活化，使之成为致敏的 T、B 细胞，从而发挥特异性杀伤肿瘤细胞的作用和产生特异性抗体。

1. αβT 细胞 T 细胞是执行抗肿瘤免疫应答的主要细胞，αβT 细胞包括 MHC Ⅰ 类分子限制的 CD8⁺ 细胞毒性 T 细胞（cytotoxic T lymphocyte，CTL）和 MHC Ⅱ 类分子限制的 CD4⁺ 辅助性 T 细胞（helper T cell，Th）。CD8⁺ T 细胞可识别肿瘤细胞本身提呈的肿瘤抗原肽与 MHC Ⅰ 类分子的复合物，活化成为效应性细胞毒性 T 细胞，通过穿孔素 - 颗粒酶途径直接杀伤肿瘤细胞，也可通过 Fas/FasL 途径诱导肿瘤细胞凋亡，是抗肿瘤免疫中占主导地位的效应细胞。CD4⁺ T 辅助细胞可识别 APC 提呈的 MHC Ⅱ 类分子与肿瘤抗原肽的复合物，活化成为效应性辅助性 T 细胞，通过分泌各种细胞因子如 IL-2、IFN-γ 等，辅助诱导和激活 CTL，在抗肿瘤免疫应答中也起着重要作用。树突状细胞也可以通过交叉提呈肿瘤抗原的方式，活化 CD8⁺T 细胞。

2. B 细胞和抗体 当肿瘤抗原激活 B 细胞时，在 CD4⁺ T 细胞辅助下分化增殖为浆细胞并分泌相应抗体，介导抗肿瘤的效应，包括：① ADCC 作用；②抗体的调理作用（opsonization）：吞噬细胞可通过其表面 Fc 受体结合抗体，增强对肿瘤细胞的吞噬或杀伤；③补体依赖的细胞毒作用（complement-dependent cytotoxicity，CDC）：细胞毒性抗体与肿瘤细胞结合后，在补体参与下溶解肿瘤细胞；④封闭肿瘤细胞上的相应受体，抑制其功能，从而抑制肿瘤的生长和转移。但总体来说，由于肿瘤抗原的免疫原性较弱，患者体内自然产生的抗体不是抗肿瘤免疫的重要效应机制。相反，某些抗体还可直接促进肿瘤生长或具有封闭抗体效应，可通过与肿瘤细胞表面抗原结合，阻碍效应细胞识别和攻击肿瘤细胞，促进肿瘤的生长。

二、免疫平衡期

少数肿瘤细胞经过与免疫系统的抗衡，可以在清除阶段中存活并进入平衡期，该阶段是肿瘤免疫编辑过程中最长的阶段，甚至可以延续至宿主的整个生命周期。免疫系统和肿瘤细胞进入动态平衡，将肿瘤细胞维持在功能休眠状态，其中适应性免疫系统可以塑造肿瘤细胞的免疫原性。强大的抗肿瘤免疫并不能完全根除肿瘤细胞的异质群体，在这个过程中一些肿瘤细胞逐渐获得逃避免疫识别和清除的特征而持续生长。

平衡期代表着一种肿瘤休眠状态，隐匿性肿瘤的生长受到免疫系统的动态平衡控制。目前对于免疫介导的肿瘤平衡期的分子机制研究还不够深入，因为这个阶段很难在小鼠建立合适的模型。早期认为免疫系统能够维持肿瘤细胞处于休眠或平衡状态的观点主要来自肿瘤移植实验的结果，用可移植的肿瘤对小鼠进行预处理后，用相同的肿瘤可以诱导潜伏期，之后通过自发性肿瘤发生实验更直接地证明了免疫介导的平衡期的存在。

三、免疫逃逸期

在肿瘤的免疫逃逸阶段，肿瘤细胞对免疫系统的编辑功能做出反应和（或）肿瘤诱导下宿主免疫系统处于免疫抑制状态，使得肿瘤细胞逃逸免疫系统的识别和杀伤并逐渐生长为可见的肿瘤。肿瘤的免疫逃逸是恶性肿瘤的重要标志之一，但对于肿瘤的免疫逃逸机制尚未完全明了，目前认为主要有以下几方面。

（一）肿瘤细胞相关的逃逸机制

1. 肿瘤细胞的免疫原性弱及发生抗原调变　多数肿瘤细胞表达低水平的肿瘤抗原，且免疫原性很弱，因此在肿瘤生长的早期并不足以刺激机体产生足够强的抗肿瘤免疫应答。同时，宿主对肿瘤抗原的体液免疫应答可能导致肿瘤细胞表面抗原的减少或丢失，使肿瘤细胞不易被宿主免疫系统识别而逃避免疫攻击，这种现象称为抗原调变（antigenic modulation）。

2. 肿瘤细胞表面抗原覆盖或被封闭　抗原覆盖是指肿瘤细胞表面抗原可能被某些物质覆盖。机制包括：①肿瘤细胞可表达高水平的唾液多糖，可覆盖肿瘤抗原，干扰淋巴细胞对肿瘤细胞的识别和杀伤。②血清中存在的封闭因子，如封闭抗体或可溶性抗原，可封闭肿瘤细胞表面的抗原表位或效应细胞的抗原识别受体，使肿瘤细胞可能逃脱机体免疫细胞的识别和攻击。

3. 肿瘤细胞 MHC Ⅰ 类分子表达低下或缺失　某些肿瘤细胞内与抗原提呈功能相关的分子如 PSMB8、PSMB9、TAP1、TAP2 的 mRNA 表达水平低，细胞表面 MHC Ⅰ 类蛋白表达低下或缺失，使 CTL 不能识别肿瘤细胞表面的抗原，导致肿瘤细胞逃逸宿主的免疫攻击。

4. 肿瘤细胞缺乏协同刺激分子　在 T 淋巴细胞特异性识别肿瘤抗原和激活过程中，需要 CD28-B7 等共刺激分子提供协同刺激信号，即淋巴细胞活化的第二信号。某些肿瘤可表达 MHC Ⅰ 类分子，但缺乏协同刺激分子 B7，不能诱导机体产生有效的 T 细胞应答。肿瘤细胞表面的其他协同刺激分子如 ICAM-1、LFA-3 等也可表达异常，导致肿瘤细胞逃避 T 淋巴细胞的免疫监视。

5. 肿瘤细胞分泌多种免疫抑制性因子　某些肿瘤细胞可大量分泌 TGF-β、IL-10 等细胞因子，促进 Treg 细胞的免疫抑制效应，并驯化浸润至肿瘤局部的多种类型免疫细胞，形成有利于肿瘤生长的肿瘤微环境（见宿主免疫系统相关的逃逸机制部分）。

6. 肿瘤细胞诱导免疫细胞凋亡　某些肿瘤细胞可表达 FasL，而活化的肿瘤特异性 T 细胞可高表达 Fas，二者结合可介导肿瘤抗原特异性 T 细胞发生凋亡。

（二）宿主免疫系统相关的逃逸机制

1. 机体免疫系统功能障碍　先天性免疫缺陷、后天获得性免疫功能低下的个体（如 HIV 感染或长期应用免疫抑制剂的患者），其肿瘤的发病率往往较高。

2. 免疫抑制性的肿瘤微环境　肿瘤在其发生发展过程中所处的内环境由肿瘤细胞、间质细胞、免疫细胞、微血管、微淋巴管、细胞因子、趋化因子等共同构成。肿瘤微环境中浸润的免疫细胞多表现为免疫抑制性表型，如肿瘤局部浸润的肿瘤相关巨噬细胞（tumor associated macrophage，TAM）、调节性 T 细胞（regulatory T cell，Treg）、髓系来源的抑制性细胞（myeloid-derived suppressor cell，MDSC）、耐受性树突状细胞（tolerogenic dendritic cell）等，这些细胞强烈抑制抗肿瘤的免疫效应细胞的功能，并促进肿瘤侵袭和转移。

（1）调节性 T 细胞：Treg 是一个异质性的群体，目前已经发现的 Treg 包括自然调节性 T 细胞 CD4$^+$ CD25$^+$ Treg、抗原诱导型的 Th3 细胞和 Trl 细胞，以及具有免疫调节功能的 CD8$^+$ Treg、CD4$^+$ CD25$^-$ Treg、调节性 NKT 细胞和调节性 γδT 细胞等。由于其他几类 Treg 细胞数量少，目前研究较少，通常用 CD4$^+$ CD25$^+$ T 细胞代表 Treg，是一群具有独特免疫调节功能的 T 细胞亚群，在肿瘤微环境中抑制效应性 CD4$^+$ 和 CD8$^+$ T 细胞的活化与增殖，达到免疫的负调节作用，给肿瘤提供了逃避免疫识别和杀伤的机会，已被广泛研究。Treg 在小鼠和健康人体中占外周 CD4$^+$ T 细胞总数的 5% ~ 10%，主要分布在外周血和脾。在许多人类肿瘤包括肺癌、乳腺癌、肝癌、卵巢癌、胃癌和淋巴瘤中均发现该群 CD4$^+$ CD25$^+$ Treg 的存在，在肿瘤微环境和外周血中都可以观察到其浸润增加，数量可因肿瘤的类型不同而有差异。Treg 亚群在局部和全身的分布和聚集在评估肿瘤预后方面具有重要的临床意义。

X 染色体编码的 Foxp3（forkhead box P3）特异性表达于 Treg，低表达于活化的效应 T 细胞，是 Treg 细胞的一个特征性标志。Treg 表面分子除 CD4、CD25 外，还有 CTLA4、GITR（glucocorticoid induced tumor necrosis factor receptor）、FOLR4（folate receptor 4）、CD45RB、CD103、CD62L、HLA（human leukocyte antigen）、Nrp1（neuropilin-1）及趋化因子受体 CCR4、CCR8、CCR10、CXCR3 等，但是这些分子也会表达于某些效应性 T 细胞。Treg 发挥对肿瘤的免疫调节作用的机制，包括分泌免疫抑制因子阻碍效应细胞功能、通过颗粒酶和穿孔素直接杀伤效应细胞、通过干扰细胞代谢影响细胞功能，以及通过影响 DC 的功能影响 T 细胞的活化。

（2）调节性 B 细胞：调节性 B 细胞（regulatory B cell，Breg）是一类具有免疫抑制功能的 B 细胞亚群，参与维持机体免疫稳态。Breg 在肿瘤免疫平衡及免疫逃逸阶段通过分泌多种细胞因子，发挥负性调节作用，抑制肿瘤免疫应答，促进肿瘤的生长及转移。Breg 既可以通过分泌细胞因子（IL-10、TGF-β 和 IL-35 等）抑制免疫反应，也可以通过与靶细胞膜表面分子（FasL、GITRL 和 PDL1 等）的相互作用调节免疫应答。在乳腺癌肺转移的小鼠模型中，肿瘤诱发的 Breg 可以分泌 TGF-β，将 CD4$^+$ T 细胞转化为 FoxP3$^+$ Treg，促进肿瘤生长及转移；在缺乏 Breg 情况下，FoxP3$^+$ Treg 转化受阻，乳腺癌小鼠的肺转移得到有效控制。

（3）肿瘤相关巨噬细胞：TAM 是肿瘤微环境的主要组成部分，在肿瘤的发生和发展过程中发挥促肿瘤进展的作用。外周循环中的单核细胞穿过血管内皮细胞浸润到肿瘤组织内，在肿瘤细胞及其微环境的诱导下分化发育为 TAM。早期研究表明，外周循环单核细胞进入肿瘤组织的过程是受到肿瘤及其微环境分泌的趋化因子 CCL2、CCL5、CCL7、CCL8（MCP2）、CXCL12

（SDF1α/β）等作用，细胞因子 VEGF、PDGF、MCSF、IL6、TNF-α 等参与了这个过程。

TAM 与肿瘤侵袭和转移密切相关，通过分泌 MMP9、MMP7 和 MMP12 等基质金属蛋白酶，参与破坏局部组织和基底膜，有利于肿瘤细胞生长和转移播散。TAM 也可通过促进蛋白水解酶和纤溶酶的产生，上调尿激酶型纤溶酶原激活物（uPA）及其受体的表达，增加细胞外基质的溶解，促进肿瘤细胞的侵袭。TAM 大量释放促血管生成因子，如 TGF-β、VEGF 和 PDGF（platelet derived growth factor）等，联合肿瘤细胞分泌的抑制性细胞因子，直接促进基质形成和肿瘤淋巴管 - 血管的发生，增加肿瘤向淋巴管的转移。TAM 可以通过纤维蛋白的沉积发挥促凝作用，间接增强血管形成。

（4）髓系来源抑制性细胞：MDSC 来源于骨髓祖细胞和未成熟髓细胞，是肿瘤微环境中未成熟粒细胞、未成熟巨噬细胞和未成熟 DCs 组成的异质细胞群，广泛存在于荷瘤小鼠和肿瘤患者的脾、外周血及肿瘤组织中。MDSC 于 2001 年首次在荷瘤小鼠中被发现，曾被命名为"未成熟的髓细胞"（IMC）和"骨髓抑制细胞"（MSC）。为了避免与间充质干细胞（MSC）混淆，统一命名为 MDSC，反映了这些细胞的起源和免疫抑制性功能特征。

在小鼠中，MDSCs 通过细胞表面的 CD11b 和 Gr1 的共表达（CD11b$^+$Gr1$^+$）来定义，CD11b$^+$Gr1$^+$ 的细胞在正常小鼠骨髓中占 20% ～ 30%、脾中占 2% ～ 4%，淋巴结中基本不存在。由于 Gr1 分子包括 Ly6G 和 Ly6C 两个不同表位的特异性抗体，小鼠 MDSC 又可分为两个不同的亚群：CD11b$^+$Ly6G$^-$Ly6C^{high} 单核样 MDSC（M-MDSC），CD11b$^+$Ly6G$^+$Ly6C^{low} 粒细胞样 MDSC（G-MDSC）。此外还有一些表面分子用于鉴定抑制性的其他 MDSC 亚群，如 CD115、CD124 和 CD80 等。MDSCs 在肿瘤的免疫逃逸和调控癌症的免疫治疗效果中都发挥关键作用。MDSC 可通过精氨酸酶 1（arginase 1）等效应分子抑制 CD4$^+$ CD8$^+$ T 细胞和 NK 细胞的抗肿瘤免疫应答。在肿瘤患者的外周血中，MDSC 的数量与 T 细胞的数量之间呈负相关。MDSC 可分泌 Th2 型细胞因子 IL-10，促 Th1 型细胞极化的 IL-12 的产生下降。不同实体瘤患者体内都可以检测到 MDSC 增加，循环 MDSC 的数量与肿瘤的临床分期密切相关，包括总生存期、血管生成、转移病灶的负荷和肿瘤的免疫逃逸程度，因此循环 MDSC 被认为可作为癌症免疫治疗有效性和临床化疗效果的预测指标。

（5）肿瘤相关中性粒细胞：肿瘤微环境中的趋化因子，可招募中性粒细胞通过血管壁进入肿瘤组织，形成肿瘤相关中性粒细胞（tumor associated neutrophil，TAN）。TAN 的特性与普通感染条件下的中性粒细胞不同，TAN 可分泌多种细胞因子如 TNF-α、IL-1、IL-12 和 IL-8 等，在肿瘤的生长和进展中发挥复杂的调控作用，有助于形成免疫抑制性的肿瘤微环境，在肿瘤患者预后评估方面也发挥着重要的作用。研究表明，中性粒细胞可通过参与基质重塑和血管生成等过程来促进肿瘤生长。从胃癌患者中分离出的 TAN 对肿瘤细胞的裂解能力存在缺陷。肺肿瘤球体中浸润的 TAN 增加会加快肿瘤的生长速度，抑制 TAN 的渗入则有效减少肿瘤球体的生长。中性粒细胞中含有能重塑 ECM 并降解各种细胞因子、趋化因子及其受体的蛋白酶，其中包括促进肿瘤转移的关键蛋白酶 MMP9 和 NE。

第四节　肿瘤的免疫诊断和免疫治疗

近年来，肿瘤免疫治疗已被公认为除传统的手术、化疗和放疗之外的重要肿瘤治疗手段，免疫负调控治疗肿瘤的研究成果被授予 2018 年诺贝尔生理学或医学奖，将肿瘤免疫治疗的作用推向新的高度。

一、肿瘤的免疫诊断

肿瘤抗原的检测是目前最常用的肿瘤免疫诊断方法。许多肿瘤标志物与疾病的发生发展密切相关。例如，CEA 的检测有助于诊断结直肠癌，CA199 的检测有助于胰腺癌的诊断，PSA 的检测有助于前列腺癌的诊断。肿瘤标志物的检测方法有多种，可利用生化及酶联免疫等技术检测血清中或其他体液中的肿瘤标志物，也可利用特异性单克隆抗体通过免疫组化法和流式细胞分析技术对细胞表面肿瘤标志物进行检测。同样，定期对切除癌灶的患者进行相关标记物的检测有助于及时发现和监测癌症的复发。

二、肿瘤的免疫治疗

由于肿瘤学、免疫学以及分子生物学等相关学科的理论和技术快速发展和交叉渗透，随着对机体抗肿瘤免疫应答和肿瘤免疫逃逸机制的深入认识，免疫治疗的新策略和新思路得到进一步的深入研究和拓展，免疫疗法受到前所未有的重视，推动了癌症治疗领域的迅速发展。常用的肿瘤免疫治疗方法如下。

（一）肿瘤主动免疫疗法

肿瘤疫苗与传统疫苗的不同在于其主要不是用于肿瘤的预防，而是给机体输入具有免疫原性的肿瘤疫苗，刺激机体产生特异性抗肿瘤免疫应答，以达到治疗肿瘤、预防肿瘤转移和复发的目的。随着高通量测序技术、组学技术的快速发展，研究者将肿瘤主动免疫治疗的靶标放到了肿瘤本身突变基因上，根据这些个体突变基因，设计个性化治疗性疫苗，以期实现对肿瘤的精准治疗。肿瘤治疗性疫苗包括多肽疫苗、信使 RNA 疫苗、DNA 质粒疫苗、病毒载体疫苗、体外负载抗原的树突状细胞疫苗等。

2015 年，美国食品药品管理局（FDA）批准了首个治疗黑色素瘤的溶瘤病毒类疫苗 Talimogene laherparepvec（T-VEC）。T-VEC 是一种经过基因修饰的 1 型单纯疱疹病毒，在肿瘤中复制并表达粒细胞 - 巨噬细胞集落刺激因子（granulocyte-macrophage colony stimulating factor, GM-CSF），可促使肿瘤细胞溶解，释放肿瘤源性抗原和 GM-CSF，增强抗肿瘤免疫。针对肺癌和黑色素瘤的肽疫苗 MEGA-A3、针对乳腺癌的 HER-2 蛋白疫苗等均处于临床试验阶段。

2017 年 7 月，*Nature* 杂志同期报道美国和德国两个团队所研发的基于肿瘤新抗原（neoantigen）的个性化疫苗的 Ⅰ 期临床试验结果。其中，美国哈佛大学团队在 20 位局部晚期或者晚期的恶性黑色素瘤患者中找到了 97 个新抗原，并制备了个性化肿瘤疫苗。在接受疫苗治疗的 6 名患者中，4 名患者在接受疫苗注射 25 个月后，未出现复发；另外 2 名出现复发的患者联合 PD-1 抗体治疗后均出现肿瘤完全缓解，且在体内检测到了针对新抗原的特异性 T 细胞。德国的研究团队利用新抗原制备 RNA 疫苗治疗了 13 例恶性黑色瘤患者。所有患者体内都产生了针对新抗原的免疫反应，8 位接受手术治疗的局部晚期患者，疫苗大幅度延长了无复发的生存时间。5 位晚期恶性黑色素瘤患者中，2 位在单独接受疫苗注射后，出现了肿瘤明显缩小，达到了客观有效；其中 1 名患者联合 PD-1 抗体治疗后，肿瘤完全缓解。2018 年，*Nature* 杂志报道了两篇基于脑胶质瘤的肿瘤疫苗的研究结果，德国的研究团队利用肿瘤新抗原设计个性化肿瘤疫苗，治疗难治性胶质瘤。新抗原疫苗注射后，80% 的患者产生了应答，疾病得到不同程度的缓解。美国的研究团队设计的疫苗，对 8 名患者实施治疗，大多数患者体内可观察到针对新抗原的免疫应答。由于肿瘤抗原分子量小、免疫原性低等原因，所引发的特异性抗肿瘤免疫强度有限，研究人员通常会采取表位肽修饰、剂型改造等手段提升免疫效力。

Note

DC 是人体内已知功能最强大的专职抗原提呈细胞，将肿瘤特异性抗原或者肿瘤相关性抗原导入 DC 可制备 DC 疫苗。抗原经 DC 提呈给肿瘤特异性 T 淋巴细胞并使之活化，从而杀伤肿瘤。2010 年 FDA 批准上市了一款前列腺癌治疗性 DC 疫苗 Sipuleucel-T，针对前列腺癌细胞表达的前列腺酸性磷酸酶，将此抗原肽负载至树突状细胞，输入体内活化相应的 T 细胞。

总体来说，目前正在研究的绝大多数肿瘤疫苗并不能取得满意的临床疗效。即便有些患者对疫苗治疗有反应性，但他们血液和肿瘤中抗原特异性 T 细胞的数量也很低，发现和鉴定理想的 TSA 或 TAA 也是一大难题，因此肿瘤疫苗的实质性突破还需要解决许多技术和理论上的困难。

（二）肿瘤被动免疫疗法

被动免疫治疗是将外源性免疫效应物质，包括抗体、细胞因子、免疫细胞等输给患者，发挥抗肿瘤作用。这种方法能在短时间内发挥治疗作用，且不依赖患者自身免疫系统的状态。

1. 抗体和细胞因子 目前已有多种经批准的疗效明确的抗肿瘤单克隆抗体应用于临床肿瘤的治疗，例如靶向 CD20 的治疗 B 细胞淋巴瘤的抗体美罗华（Rituxan）、用于靶向 Her-2 的治疗乳腺癌的抗体赫赛汀（Herceptin）等、靶向 VEGF 的贝伐珠单抗（Avastin）。也可将有细胞毒作用的物质与单克隆抗体偶联制成"生物导弹"，利用单抗特异性结合抗原的特性将杀伤因子"导向"肿瘤病灶。常用的杀伤因子包括放射性核素（^{131}I）、抗肿瘤药物（甲氨蝶呤、多柔比星）、毒素（蓖麻毒素、白喉毒素、铜绿假单胞菌外毒素等）。细胞因子在体内可以调节免疫细胞的活性，发挥抗肿瘤功能。目前临床常用的重组细胞因子有 IL-2、TNF-α、IFN-γ 及 CSF 等。

2. 过继免疫疗法 将有活性的免疫细胞输入患者体内，称作肿瘤过继免疫疗法（adoptive immunotherapy，AIT）。AIT 是通过向肿瘤患者输入经体外扩增和激活的免疫活性细胞如 T 淋巴细胞或 NK 细胞，以期达到杀伤肿瘤细胞的目的。常规 AIT 疗法通常基于肿瘤浸润淋巴细胞（tumor-infiltrating lymphocyte，TIL）或者细胞因子激活的杀伤细胞（cytokine-induced killer cell，CIK），由患者的肿瘤组织分选出细胞，在体外经过抗原特异性选择、扩增、细胞因子诱导活化后回输至患者体内。这种方法虽在部分患者上显示一定效果，但回输的细胞在体内往往不能有效识别肿瘤，同时肿瘤中的免疫抑制性微环境会降低回输细胞的杀伤能力。

嵌合抗原受体 T 细胞疗法（chimeric antigen receptor T cell，CAR-T）是通过基因工程改造获得识别肿瘤抗原特异性受体的 T 细胞，并赋予其靶向性、杀伤性及持久性的治疗方法。CAR-T 的概念自从 1989 年首次提出以来，现已经发展到第四代。嵌合抗原受体主要包括以下成分：识别肿瘤抗原的抗体可变区（single chain variable fragment，scFv）、CD3-ζ 链或 FcεRIγ 的胞内段、共刺激分子（CD28、CD134）的胞内段。CAR-T 相比于未经改造的 T 细胞具有如下优势：识别肿瘤抗原不受 MHC 分子的限制，解决肿瘤细胞由于 MHC 分子表达下调而产生的免疫逃逸问题；由于具有免疫受体酪氨酸激活基序（immunoreceptor tyrosine-based activation motif，ITAM）和共刺激分子的胞内段，CAR-T 识别肿瘤抗原后增殖和产生细胞因子的能力更强，既能识别蛋白类抗原，也能识别糖脂类抗原，能更加广谱地杀伤肿瘤细胞。

CAR-T 细胞是近年来迅速发展的肿瘤过继性免疫治疗新手段，在治疗血液系统肿瘤中已取得突破性进展。临床研究的结果表明，CAR-T 疗法对急性淋巴细胞白血病患者能获得 60% ~ 80% 的缓解率，大大优于传统的化疗疗效，因此 CAR-T 技术在白血病治疗领域是具有革命性意义的重大进展。然而 CAR-T 在实体瘤治疗方面仍然未取得明显突破。绝大多数实体瘤不具备理想的靶向抗原，CAR-T 在应用于实体瘤治疗时还面临 T 细胞无法有效浸润、肿瘤内部免疫抑制性微环境等困难。同时，CAR-T 治疗的不良反应不可忽视。CAR-T 治疗的不良反应主要来自于 T 细胞活化、杀伤过程中释放的大量细胞因子，严重时需要用白细胞介素 6 中和抗体 Tocilizumab 来降低不良反应。CAR-T 在治疗白血病的同时也摧毁正常的 B 细胞，患者需注射丙种球蛋白来维持正常免疫功能。此外，CAR-T 治疗有时会产生脱靶效应，导致患者正常组织细胞被损伤。2017

年，美国 FDA 批准 CAR-T 疗法药物 Tisagenlecleucel（CTL019）上市，用于治疗复发/难治 25 岁以下 B 细胞急性淋巴细胞白血病（B-ALL）患者，3 个月内的总体缓解率为 83%。

（三）检查点阻断

T 细胞激活和发挥效应需要表面共刺激分子如 CD28 等提供活化信号。相反，T 细胞表面还有若干共抑制分子，也被称为检查点（checkpoint），当其和相应配体结合后，传递的信号能够抑制 T 细胞活化，导致 T 细胞增殖、细胞因子分泌和对肿瘤细胞的杀伤功能下调，避免 T 细胞的过度活化，维持免疫稳态。肿瘤环境中肿瘤抗原特异性 T 细胞往往异常高表达检查点分子，使 T 细胞处于失能状态。基于这一原理，采用共抑制分子（或配体）的单克隆抗体来阻断其信号，可以重新激活 T 细胞，称为免疫检查点阻断疗法（immune checkpoint blockade，ICB）。2018 年，美国得克萨斯大学安德森癌症中心的艾利森（James P. Allison）教授与日本京都大学的本庶佑（Tasuku Honjo）教授因检查点阻断这一新型癌症免疫治疗方法（针对负性免疫调节创立治疗肿瘤的新方法）获得了诺贝尔生理学或医学奖。这一成果充分体现了基于免疫学原理的新策略在治疗肿瘤方面取得的重大进展，为恶性肿瘤防治手段的革新带来了新的思路，也预示着肿瘤免疫生物治疗的巨大前景。

CTLA-4（cytotoxic T lymphocyte-associated antigen-4，CTLA-4）和 PD-L1（B7-H1）/ PD-1 是目前临床上此类单抗最常用的靶分子，并在恶性黑色素瘤等类型肿瘤的临床治疗中显示令人振奋的结果。其中针对 CTLA-4 的伊匹单抗（Ipilimumab）被 FDA 批准用于治疗晚期黑色素瘤；针对 PD-1 的纳武单抗（Nivolumab）和派姆单抗（Pembrolizumab）被 FDA 批准用于治疗非小细胞肺癌和黑色素瘤。美国 FDA 和我国国家食品药品监督管理总局（CFDA）陆续批准上市针对 PD-1/PD-L1 的单抗药物，用于多种类型肿瘤的临床治疗。针对其他共抑制分子如 OX40、4-1BB 的单抗也在研发之中。

除了 CTLA-4 和 PD-1/PD-L1，在肿瘤免疫中发挥关键作用的新检查点分子不断被鉴定，包括淋巴细胞和髓系细胞表达的检查点分子，有望成为免疫治疗的新靶标。TIM-3（T cell immunoglobulin domain and mucin domain-3）是 T 细胞激活后诱导表达的一类抑制分子。在肿瘤发生时，TIM-3 会在衰竭 T 细胞及肿瘤浸润的树突状细胞中表达，通过减少死亡肿瘤细胞核酸的免疫原性，抑制天然免疫应答。TIM-3 和另一种表达在活化 T 细胞并参与 T 细胞抑制的分子 CEACAM-1（carcinoembryonic antigen cell adhesion molecule 1）所组成的异源二聚体对于 TIM-3 发挥抑制功能至关重要，对 TIM-3 和 CEACAM-1 的共阻遏会增强结肠癌小鼠模型的抗肿瘤应答。

淋巴细胞活化基因 3（lymphocyte-activation Gene 3，LAG-3，CD223）是一个在活化 T 细胞上发现的跨膜蛋白，作为受体传递抑制性信号，负向调控 $CD4^+$ 和 $CD8^+$T 细胞的增殖、活化、效应功能及其稳态。纤维介素蛋白 1（fibrinogen-like protein 1，FGL1）是 LAG-3 的一个重要的功能性配体，FGL1-LAG-3 相互作用是独立于 PD-1/PD-L1 通路的另一条介导肿瘤免疫逃逸的信号通路，阻断这条通路能和抗 PD-1 治疗发挥协同抑瘤作用。

TIGIT（T cell immunoglobulin and immunoreceptor tyrosine-based inhibitory motif domain）作为一个新兴的抑制性受体，在自然杀伤细胞中高表达，靶向 TIGIT 的检查点免疫治疗能够逆转 NK 细胞的功能耗竭、增强 NK 细胞介导的抗肿瘤免疫应答、有效抑制小鼠肿瘤生长、延长荷瘤小鼠生存。

Siglec-15 是一个唾液酸结合性免疫球蛋白样凝集素家族基因，正常仅在髓系细胞表达，肿瘤发生时 Siglec-15 在肺癌、卵巢癌和头颈癌等多种肿瘤细胞以及肿瘤微环境中的 M2 型巨噬细胞中表达上调，且其表达与 PD-L1 是互斥的。研究结果表明，Siglec-15 在体内外均能抑制抗原特异性 T 细胞反应，可作为免疫正常化策略的潜在靶点。目前 Siglec-15 单克隆抗体用于人实体肿瘤治疗的 I / II 期临床试验正在进行。

靠向共抑制分子的单抗疗法是通过活化 T 细胞来达到杀伤肿瘤的目的，其缺陷之处在于无法专一地激活肿瘤特异性 T 细胞应答。治疗所引发的多克隆 T 细胞活化给患者带来一些不良反应，例如接受伊匹单抗（Ipilimumab）治疗的患者往往会呈现疲劳、腹泻、皮疹、肠道炎性反应等不良反应，主要与 CTLA-4 在淋巴结中较高表达相关。有临床试验采用 CTLA-4 和 PD-1 单抗的联合疗法，虽然疗效优于单独使用，但有较为强烈的不良反应。

一直以来，研究主要集中在增强免疫的机制上，但免疫增强化策略通常无法达到客观缓解，并有频繁的免疫相关不良事件（immune-related adverse event，irAE）。美国耶鲁大学陈列平教授提出，选择性地恢复肿瘤微环境中由肿瘤引起的免疫抑制，即称为免疫正常化（immune normalization）的手段应是肿瘤免疫治疗的未来发展方向。相比于 CTLA-4 抗体，针对 PD-L1/PD-1 途径的肿瘤免疫疗法在患者中取得了更高的客观缓解，且 irAE 更少，免疫正常化的概念强调了确定肿瘤进展过程中免疫应答特定的缺陷或功能障碍的重要性，进而寻找策略纠正这些缺陷，包括瞄准肿瘤诱导的免疫逃逸机制，选择性调整肿瘤免疫微环境中的应答，重塑微环境的抗肿瘤免疫应答能力。

目前肿瘤免疫治疗的临床应用方面有许多问题仍亟待解决，包括需要建立合理的免疫治疗评价标准和个体化治疗策略，以及如何在综合治疗中充分利用免疫治疗，与发展免疫治疗策略具有同等重要的意义。在对肿瘤免疫逃避的机制和肿瘤微环境的进一步深入认识的基础上，肿瘤的免疫治疗必将成为一个进展更加迅速的新兴领域，在改善肿瘤的治疗现状中发挥不可替代的作用。

小　结

肿瘤抗原是细胞在癌变过程中出现的新抗原及过度表达的抗原物质。根据抗原特异性，可将肿瘤抗原分为肿瘤特异性抗原（TSA）和肿瘤相关抗原（TAA）。常见的人类肿瘤抗原包括胚胎抗原、病毒诱发的肿瘤抗原、突变的癌基因与抑癌基因编码的蛋白质等。

机体抗肿瘤免疫的效应机制包括固有免疫和适应性免疫应答机制，CD8$^+$ T 淋巴细胞介导的免疫应答是抗肿瘤免疫中占主导地位的机制。肿瘤细胞可通过多种机制逃避机体的免疫监视，包括肿瘤细胞相关的逃逸机制和宿主免疫系统相关的免疫逃逸机制，例如肿瘤发生抗原调变，肿瘤细胞膜表面 MHC 分子、共刺激分子等表达缺陷和抗原提呈功能障碍，肿瘤分泌免疫抑制性物质，肿瘤诱导调节性 T 细胞、肿瘤相关巨噬细胞、髓系来源抑制性细胞等在肿瘤中的聚集发挥负向免疫调控作用等。

肿瘤免疫治疗包括特异性主动免疫治疗和被动免疫治疗，包括各种肿瘤疫苗、树突状细胞疫苗、靠向肿瘤细胞的抗体治疗、靠向免疫检查点的抗体疗法、细胞因子疗法以及 T 细胞过继免疫疗法等。

整合思考题

1. 肿瘤细胞逃避免疫监视的机制是什么？
2. 机体抗肿瘤免疫应答的机制有哪些？
3. 列举一些重要的人类肿瘤抗原。
4. 免疫疗法是如何发挥对抗癌症的效应的？
5. 免疫检查点疗法有什么利弊？
6. 肿瘤的个性化免疫治疗的未来突破点在哪里？

整合思考题参考答案

（王青青）

Note

第二十章 其他免疫相关疾病

导学目标

通过本章内容的学习，学生应能够：

※ **基本目标**

1. 归纳免疫缺陷病、原发性免疫缺陷病（PIDD）的概念、特点和分类。
2. 描述代表性 PIDD 疾病的发病机制、所涉及的免疫缺陷和主要临床表现。
3. 基于 PIDD 发病机制和主要临床表现，阐释 PIDD 的诊断过程和治疗原则。
4. 说明器官移植的特点。
5. 阐述移植排斥反应的免疫机制。
6. 比较移植排斥反应的临床类型。
7. 总结移植排斥反应的防治原则。

※ **发展目标**

1. 运用基础免疫学知识，解释并深入理解各类代表性 PIDD 的相关基因缺陷与所出现的免疫功能缺陷之间的关系和机制，以及相应免疫缺陷与主要临床表现之间的关联性。
2. 许多不同 PIDD 所涉及的通路及临床表型存在交叉，进一步揭示了相关通路在人体免疫功能中的重要作用，从 PIDD 入手，说出其中一些重要通路在阐释人体基础免疫功能运行规律及相关 PIDD 疾病发生、发展、治疗和预后规律方面的双重价值。
3. 结合现代医学和相关生物医学技术的发展趋势，对 PIDD 的诊断和治疗前景进行初步分析。
4. 举例说明宿主抗移植物反应、移植物抗宿主反应的原因及临床表现。
5. 综合运用移植排斥的免疫学机制说明延长移植物存活的措施。

第一节 免疫缺陷病

案例 20-1

女，6 个月。从出生 2 周开始反复出现皮疹、中耳炎，伴体重增加不良、阵发性咳嗽有痰，以及持续性腹泻。母亲 HIV 检查阴性。体格检查显示体重过轻、严重鹅口疮，但全身淋巴结未扪及。通过基因检测排除了囊性纤维化。粪便病毒培养轮状病毒持续阳性。外周血检测显示淋巴细胞极度减少，$CD4^+$ 和 $CD8^+$ T 细胞以及 B 细胞数量均显著减少，各种 Ig 水平均低于正常值，淋巴细胞对植物血凝素刺激的反应低下，腺苷脱氨酶（adenosine deaminase，ADA）水平降低伴毒性核苷酸代谢物水平升高，临床确诊为重症联合免疫缺陷病（severe combined immunodeficiency disease，SCID）。

问题：

1．ADA 缺乏为何会导致 SCID？该患儿属于哪一类 SCID？为什么？

2．可以给予患儿哪些治疗以改善症状和缓解病情？

免疫缺陷病（immunodeficiency disease，IDD）是指因免疫系统先天发育障碍或后天损伤，导致免疫细胞发育、分化、增生和代谢异常，从而出现以免疫功能低下、缺陷或失调为主的一组临床综合征。临床上主要表现为易反复感染，甚至对机会致病菌（opportunistic pathogen）也高度易感，患者常伴发自身免疫病和超敏反应性疾病，且恶性肿瘤的发生率增高，尤其是 T 细胞缺陷者，易患白血病和淋巴系统肿瘤，其发生率比健康人群高 100 ～ 300 倍。

根据病因不同，可将免疫缺陷病分为原发性免疫缺陷病（primary immunodeficiency disease，PIDD）和继发性免疫缺陷病（secondary immunodeficiency disease）两大类。继发性免疫缺陷病是由后天损伤如营养不良、感染、放射线、代谢性疾病等导致的免疫功能障碍，其中最具代表性的是人类免疫缺陷病毒（human immunodeficiency virus，HIV）感染导致的获得性免疫缺陷综合征（acquired immunodeficiency syndrome，AIDS）。本节主要讨论原发性免疫缺陷病。

PIDD 又称先天性免疫缺陷病（congenital immunodeficiency disease），可由免疫系统的先天遗传缺陷所致，也可由胚胎发育过程中基因突变引起，与继发性免疫缺陷病可发生在任何年龄不同。PIDD 多于幼年发病，可影响免疫系统和免疫功能的各个方面，其严重程度不一，重者可在婴儿期危及生命。自 1970 年以来，国际免疫学会联合会（International Union of Immunological Societies，IUIS）定期召开会议对 PIDD 的分类及命名等进行修订和补充，在最新发布的 2022 版中，PIDD 种类增至 485 种，涉及 498 个基因的变异。此次更新仍将 PIDD 分为 10 类：联合免疫缺陷病、伴有典型症状的联合免疫缺陷综合征、以抗体缺陷为主的免疫缺陷病、免疫失调性免疫缺陷病、吞噬细胞数量或功能先天性缺陷病、固有免疫缺陷病、自身炎症反应性疾病引起的免疫缺陷病、补体缺陷病、骨髓衰竭性疾病及免疫出生错误的拟表型。PIDD 传统上被认为是罕见病，但随着 PIDD 新致病基因的不断发现、对疾病临床表型的拓展、新生儿筛查的开展和医生识别诊断能力的提高，PIDD 的种类将不断增加，而临床上 PIDD 总体患病率也在不断攀升。

框 20-1　PIDD 的概念演变

随着对 PIDD 认识的深入，人们发现 PIDD 不仅包含因免疫功能低下或缺失导致临床以反复感染为主的疾病，还包括超敏反应、自身免疫、过度炎症、淋巴增殖等以免疫功能失调为主要表现的非免疫功能低下类疾病，为了避免将此类疾病局限性地理解为"免疫功能低下或缺失"，2017 年 IUIS 首次提出使用免疫出生错误（inborn error of immunity，IEI）这一概念来代替 PIDD。但在日常和学术中，这 2 个名词仍并行使用，大家对 IEI 要有所认识及熟悉，本书仍沿用 PIDD。

一、原发性免疫缺陷病的种类及特征

（一）联合免疫缺陷病

联合免疫缺陷病（combined immunodeficiency disease，CID）是指同时累及机体细胞免疫和体液免疫的 PIDD，占 PIDD 的 10%～25%，主要表现为 T 细胞缺陷，并常常伴随 B 细胞、NK 细胞不同程度的缺陷。由于在 T、B 细胞分化发育中涉及众多的分子，其中任一分子的基因突变都可以引起相应的免疫功能缺陷，在 IUIS 的 2022 版分类中共列出了 66 种基因变异导致的 58 种疾病。不同基因突变对 T 细胞、B 细胞、NK 细胞和 Ig 水平的影响不同，所导致的疾病表型也不同。包括症状较轻的 CID 和症状很重的 CID 即重症联合免疫缺陷病（severe combined immunodeficiency disease，SCID），后者又分为 T 细胞缺陷、B 细胞正常的 SCID（T⁻B⁺SCID）和 T、B 细胞均缺如的 SCID（T⁻B⁻SCID），而 NK 细胞的数量和功能可能正常也可能减少，因此 SCID 有 4 种不同的异常淋巴细胞表型：T⁻B⁺NK⁻、T⁻B⁺NK⁺、T⁻B⁻NK⁻、T⁻B⁻NK⁺。

引起 SCID 的基因突变有：IL2RG、JAK3、IL7R、PTPRC、CD3D、CD3E、CD3Z、CORO1A、LAT、LCP2、RAG1、RAG2、DCLRE1C、PRKDC、NHEJ1、LIG4、ADA、AK2、RAC2。AK2 和 RAC2 基因突变的 SCID 患者还常伴有中性粒细胞减少。SCID 是最严重的 PIDD，到 6 个月大时，大多数 SCID 婴儿会发展为系统性念珠菌感染、持续性病毒感染、卡氏肺孢子菌肺炎和腹泻，导致无法健康成长，少数患儿在 6～12 个月出现症状。一些患儿由于来自母亲的淋巴细胞或输血而产生移植物抗宿主病，发生慢性湿疹等。所有类型的 SCID 患者，胸腺都极小，淋巴组织减小或缺如，而且所有类型的 SCID 在婴儿期都是致命的，除非能及早得到诊断和治疗。

1. 细胞因子受体共同 γ 链缺陷　白介素 2 受体 γ 链（interleukin 2 receptor subunit gamma chain，IL2RG 或 CD132）是 IL-2、IL-4、IL-7、IL-9、IL-15 和 IL-21 的共同受体亚基，因此也被称为受体共同 γ 链（common gamma chain，γc）。在哺乳动物中，IL2RG 基因位于 X 染色体上，IL2RG 基因突变可导致 X 染色体连锁 SCID（X-SCID），是一类最常见的 SCID，占 T⁻B⁺SCID 的 40%，呈 X 连锁隐性遗传。由于 IL-2、IL-4 等细胞因子介导的信号转导参与 T 细胞、NK 细胞分化和成熟，编码共同 γ 链基因突变会导致 T 细胞和 NK 细胞发育停滞，患者血液中 T 细胞和 NK 细胞显著减少，尽管 B 细胞数量正常，但由于缺乏 T 细胞辅助，血清 Ig 水平很低，体液免疫功能仍然缺陷。

2. 腺苷脱氨酶（adenosine deaminase，ADA）缺乏　ADA 是一种参与嘌呤合成补救途径的关键酶之一，能催化腺苷和脱氧腺苷分别形成肌苷和脱氧肌苷。编码 ADA 的基因位于 20 号染色体，该基因突变导致 ADA 缺乏，引起脱氧腺苷及其前体 S- 腺苷同型半胱氨酸和脱氧腺苷三磷酸（dATP）在细胞内堆积。这些物质对细胞具有毒性作用，包括抑制 DNA 的合成。虽然 ADA 存在于许多细胞中，但由于发育过程中的淋巴细胞降解 dATP 的能力较其他细胞差，因此 ADA 缺乏主要影响淋巴细胞的生长和发育，造成 T 细胞、B 细胞、NK 细胞减少和功能受损，属于 T⁻B⁻NK⁻SCID，占 SCID 的 15%～20%，为常染色体隐性遗传，患者常常同时出现骨缺损、肺泡蛋白沉积和认知障碍等。

3. RAG 缺陷　重组激活基因 1（recombination activating gene，RAG1）和 RAG2 蛋白启动 V（D）J 重组过程，最终产生具有多样性抗原特异性受体库的 T 细胞和 B 细胞，因此，RAGs 的表达在淋巴细胞分化发育中发挥非常重要的作用。RAG1 和 RAG2 基因突变导致 RAG1 蛋白和 RAG2 蛋白缺陷，现统称为 RAG 缺陷，患者 T 细胞、B 细胞减少，Ig 水平下降，属于 T⁻B⁻NK⁺SCID，NK 细胞数量正常，移植排斥反应的风险增高，可能与 NK 细胞过度活化有关。

4. MHC Ⅰ类分子缺陷　MHC Ⅰ类分子通过提呈内源性抗原肽激活 CD8⁺ T 细胞，也参与

CD8⁺ T 细胞在胸腺的阳性选择。参与 MHC Ⅰ 类分子抗原提呈途径的分子包括 TAP、β2M 等，TAP 将内源性抗原肽转运至内质网，β2M 则与 MHC Ⅰ 类分子 α 链组装成完整的 MHC Ⅰ 类分子，因此 TAP1、TAP2、TAPBP 以及 β2M 基因突变均会导致 MHC Ⅰ 类分子难以表达在细胞表面，导致外周血 CD8⁺ T 细胞数量减少及 CD8⁺ T 细胞介导的细胞免疫应答缺乏，患者出现血管炎、坏疽性脓皮病、反复窦性肺炎化脓性感染和皮肤肉芽肿，属于症状较轻的 CID。

5. CD40L 缺陷　属于一种比 SCID 症状轻的 CID，又被称为 X 连锁高 IgM 综合征，发病机制是 X 染色体长臂上 CD40L 基因突变，导致 T 细胞表面 CD40L 表达障碍。由于 CD40L 与 B 细胞表面 CD40 分子的相互作用是调控 Ig 类别转换的关键，因此 B 细胞仅产生 IgM 而不能发生类别转换产生 IgA、IgG 或 IgE，患者血清 IgM 水平可能正常或升高，而其他类型的 Ig 水平低下，sIgM⁺IgD⁺ 初始 B 细胞正常存在，但 IgG⁺、IgA⁺、IgE⁺ 记忆性 B 细胞缺乏。T 细胞缺乏 CD40L 同时也影响 CD4⁺ T 细胞与树突状细胞以及巨噬细胞的相互作用，因此细胞免疫功能也会受损。另外，可能伴有特发性中性粒细胞减少。患者易发生严重的感染和机会性感染，出现反复窦性肺炎化脓性感染，对隐孢子虫的易感性增加，还可能出现肝炎和胆管炎、胆管癌、自身免疫性血细胞减少症和周围神经外胚层肿瘤等。

"泡泡男孩"在死亡前第一次触摸到了妈妈

（二）伴有典型症状的联合免疫缺陷综合征

IUIS 将有相关综合征特征的伴有典型症状的联合免疫缺陷综合征单独分为一类，2022 版分类中共列出了由 69 种基因变异导致的及基因不明的 68 种疾病，包括 9 个亚类：伴先天性血小板减少症的免疫缺陷、未归入分类 1 即联合免疫缺陷的 DNA 损伤修复缺陷、伴其他先天性异常的胸腺缺陷、免疫骨发育不良、高 IgE 综合征、维生素 B₁₂ 和叶酸代谢缺陷、伴免疫缺陷的无汗性外胚层发育不良、钙离子通道缺陷，以及其他缺陷。

1. Wiskott-Aldrich 综合征　Wiskott-Aldrich 综合征是一种伴血小板减少、同时累及体液免疫和细胞免疫的联合免疫缺陷疾病，患者常常伴发湿疹，也可伴发自身免疫病和淋巴瘤等恶性肿瘤。遗传方式为 X 连锁隐性遗传，由编码 Wiskott-Aldrich 综合征蛋白（Wiskott-Aldrich syndrome protein，WASP）的基因突变造成，该蛋白能调节细胞骨架的重排，参与免疫突触的形成，是 T 细胞和 B 细胞信号转导所必需的一种胞质蛋白。该综合征患者出现血小板减少的原因包括血小板清除率增加、血小板生成效率低下和（或）血小板存活率下降。由于患者的 B 和 T 细胞功能都减低，患者容易发生化脓性感染和机会感染，尤其是病毒如水痘 - 带状疱疹病毒和单纯疱疹病毒，以及卡氏肺孢子菌感染。

2. DiGeorge 综合征　由于胸腺和甲状旁腺发育不良，导致 T 细胞免疫缺陷和甲状旁腺功能减退。发病原因是位于 22q11 染色体 DiGeorge 区域的基因缺失，或其他未知基因突变所造成的胚胎发育第 8 周时咽囊结构发育不全，前者为常染色体显性遗传，后者则为散发。患有 DiGeorge 综合征的婴儿可能有低位耳、面部中线裂、小下颌骨、眼距过宽、短人中、发育延迟和先天性心脏病。诊断依据临床表现，包括免疫和甲状旁腺功能评估及染色体分析。反复感染可在出生后不久即发生，但是患者间免疫缺陷的严重程度差别很大，部分患者的 T 细胞功能可有自行提高。DiGeorge 综合征的预后往往和患者心脏病的严重程度相关。

（三）以抗体缺陷为主的免疫缺陷病

这是一类以抗体缺陷为特征的疾病，主要由于参与 B 细胞分化发育的信号分子缺陷，造成 B 细胞分化发育受阻，导致成熟 B 细胞数量减少或功能缺陷。在 2022 版的 IUIS 分类中共列出了由 45 种基因变异导致的及基因不明的 51 种疾病，涉及的基因包括 BTK、PTEN、CD19、CD20、CD21、CD81、CD79A、CD79B、RAC2 等。这 51 种疾病被分为 4 类：①血清各类 Ig 显著降低或缺如伴 B 细胞数量显著降低或缺失；②至少两类血清 Ig 显著降低伴 B 细胞数量正常或降低；

③血清 IgG、IgA 显著降低，伴 IgM 正常或升高和 B 细胞数量正常；④ Ig 同种型缺陷或轻链缺陷伴 B 细胞数量正常。以抗体缺陷为主的免疫缺陷病患者表现为反复化脓性细菌感染，对某些病毒的易感性也增强。

1. X 连锁无丙种球蛋白血症（X-linked agammaglobulinemia，XLA） 又被称为 Bruton 病，因 Ogden Bruton 于 1952 年首次报道该病而得名。该病由 X 染色体上编码 Bruton 酪氨酸激酶（Bruton's tyrosine kinase，BTK）的基因突变导致，目前发现的 BTK 基因突变种类已超过 100 种，为 X 连锁隐性遗传性疾病，多见于男性婴幼儿。BTK 分子为 B 细胞发育和成熟所必需，基因突变将导致 B 细胞发育停滞于前 B 细胞状态，患者体内成熟 B 细胞数量减少甚至缺失，血清中各类 Ig 水平明显减低或者完全缺失，T 细胞的数量和功能则不受影响。患儿容易发生肺、鼻窦和皮肤的反复化脓性细菌感染，部分患者还伴有自身免疫性疾病。

2. 常见变异型免疫缺陷病（common variable immunodeficiency，CVID） 是一组较常见的原发性免疫缺陷病，以抗体缺陷为主，被称为低丙种球蛋白血症，又被称为成人型或迟发型低丙种球蛋白血症。其遗传方式不定、病因不明确，有家族史者可呈常染色体显性或隐性遗传。大多数 CVID 是由于 T 细胞异常，不能向 B 细胞提供有效的辅助，而导致 B 细胞不能合成抗体或抗体类别转换出现障碍，患者体内 IgG 和 IgA 水平明显降低，IgM 可能正常或下降，伴 B 细胞数量正常或下降。临床表现多样，以反复发作的细菌感染为特征，部分患者常伴自身免疫病、淋巴组织增生和（或）慢性肉芽肿。

（四）免疫失调性免疫缺陷疾病

免疫失调性免疫缺陷疾病包括 7 类：家族性噬血细胞性淋巴组织细胞增生症（familial hemophagocuticlymphohistiocytosis，FHL）、伴色素减退的 FHL、调节性 T 细胞缺陷相关性疾病、伴或不伴淋巴细胞增生的自身免疫病、合并结肠炎的免疫失调性疾病、自身免疫性淋巴细胞增殖综合征、EBV 促发的淋巴增殖性疾病。目前共发现了由 52 种基因变异导致的 51 种疾病。

自身免疫性淋巴细胞增殖综合征这类免疫缺陷病目前已发现 5 种疾病。在免疫应答过程中，抗原清除后，免疫系统通过 Treg 细胞、Fas/FasL 途径和 TNF 信号通路等诱导 AICD，以控制淋巴细胞数量，防止其过度增生及免疫应答失控，从而发挥免疫自稳作用。当参与上述途径的相关基因发生突变，包括 TNFRSF6、TNFSF6、CASP0、CASP8 和 FADD 基因，就会引起相应的自身免疫性淋巴细胞增殖综合征，患者可出现脾大、淋巴结病或功能性脾功能减退，有的患者淋巴瘤风险增加，或出现反复的细菌和病毒感染，或伴发自身免疫性血细胞减少、系统性红斑狼疮、低丙种球蛋白血症等。

（五）吞噬细胞数量或功能先天性缺陷病

吞噬细胞数量或功能缺陷病主要累及吞噬细胞，即中性粒细胞或单核巨噬细胞，包括 4 类疾病，即先天性中性粒细胞减少症、运动缺陷、呼吸爆发缺陷和其他非淋巴缺陷，目前已列出了由 42 种基因变异导致的 35 种疾病。患者主要表现为反复的化脓性细菌或真菌感染，轻者仅累及皮肤，重者可因重要器官感染而危及生命。相关的基因突变包括 CYBB、CXCR2、ITGB2、WAS、HAX1、TAZ、G6PD、GATA2 等。

1. 慢性肉芽肿病（chronic granulomatous disease，CGD） CGD 是一种因呼吸爆发缺陷而导致的吞噬细胞功能缺陷性疾病，其中 2/3 患者为 X 连锁隐性遗传，主要发病机制是细胞色素 b-β 亚单位（CYBB）基因突变，导致中性粒细胞和单核细胞缺乏 NAPDH 氧化酶，不能将氧转变成过氧化氢，从而不能有效杀灭吞噬的细菌，细菌持续存活并随吞噬细胞游走播散全身。胞内寄生细菌和真菌感染等导致的慢性持续感染，可引起巨噬细胞在局部聚集及激活，并刺激 CD4+ T 细胞招募和激活更多的巨噬细胞，在局部形成肉芽肿。另有 1/3 患者为常染色体隐性遗传，涉及的突变基因有 CYBA、CYBC1、NCF1、NCF2、NCF4。慢性肉芽肿病患者的临床表现是反复、严重的化脓性感染，且淋巴结、肺等器官形成化脓性肉芽肿。

2. 白细胞黏附缺陷症（leukocyte adhesion deficiency，LDA） LDA 是指一类因吞噬细胞趋化、黏附和吞噬功能障碍，导致白细胞不能穿过血管内皮向炎症部位浸润的疾病。LDA 包括三种类型，即 LAD1、LAD2 和 LAD3，分别由 ITGB2、SLC35C1、FERMT3 基因突变导致。ITGB2 基因编码一个整合素 β 链，它与多个不同的 α 链结合形成不同的整合素异二聚体，如 LFA-1（CD11a/CD18）、Mac-1（CD11b/CD18）和 p150（CD11c/CD18）等，整合素参与细胞黏附以及细胞表面介导的信号转导，该基因的缺陷影响白细胞的黏附、趋化性和内吞作用，并影响 T 细胞和 NK 细胞的细胞毒作用。SLC35C1 基因编码在高尔基复合体中发现的 GDP-岩藻糖转运蛋白，该基因的突变导致白细胞表面选择素家族的寡糖配体（SLex）缺陷，影响白细胞的滚动、与内皮细胞的黏附作用和趋化作用。FERMT3 基因编码整合素结合蛋白，从而在细胞黏附、迁移、分化和增殖中发挥作用，该基因编码的蛋白质在止血和血栓形成的调节中也发挥关键作用。LDA 患者主要表现为反复的细菌和真菌感染，除此以外，LDA3 患者常常有出血倾向。

（六）固有免疫缺陷病

在 IUIS 的 2022 版分类中，共列出了 74 种基因变异导致的 63 种固有免疫缺陷病，这 63 种疾病被分为 9 类：孟德尔遗传分枝杆菌易感病、疣状表皮发育不良、严重病毒感染的易感性、单纯疱疹性脑炎、侵袭性真菌疾病的易感性、TLR 信号通路缺陷伴细菌易感性、其他与非造血组织有关的先天性免疫缺陷、与白细胞相关的其他先天性免疫缺陷。固有免疫通路相关的基因突变可能导致固有免疫功能缺陷，涉及的基因有 TBX21、IFNG、NOS2、ZNFX1、SNORA31、ATG4、MAP1LC3B2、MAPK8、TLR7、TLR8 等。

在固有免疫缺陷病中，第一大类即孟德尔遗传分枝杆菌易感病，是指一类临床表现为对分枝杆菌易感的疾病，患者易受弱毒力分枝杆菌属细菌如卡介苗、非结核分枝杆菌、环境分枝杆菌等感染，对结核分枝杆菌更加易感。分枝杆菌属于胞内菌，主要依靠巨噬细胞和 T 细胞对其进行杀伤，分枝杆菌激活巨噬细胞和 T 细胞涉及的相关分子或信号通路分子发生缺陷，就可能导致对分枝杆菌的杀伤作用减弱甚至消失，包括 IL-2、IL-23、IFN-γ 及其受体，或相关信号转导分子如 STAT1、TYK2、JAK1 等缺陷。目前共列出了 17 种疾病，TBX21 基因变异导致的 T-bet 缺陷及 IFNG 基因变异导致的干扰素 γ 缺陷是 2022 版分类中新增的孟德尔遗传分枝杆菌易感病。

（七）自身炎症性疾病引起的免疫缺陷病

自身炎症性疾病引起的免疫缺陷病共列出了由 56 种基因变异导致的 59 种疾病，包括 1 型干扰素病、影响炎症小体的缺陷、非炎症小体相关疾病三大类疾病。发病机制与 NF-κB 通路、IL-1β、炎症小体信号通路相关基因突变有关，如 CARD14、SH3BP2、ADA2、TMEM173（STING）、STAT2、MVK、NLRP3、TNFRSF1A 等，这些基因的突变可导致信号转导通路的紊乱。

（八）补体缺陷病

补体缺陷病是指补体固有成分、调节蛋白或补体受体缺陷所导致的免疫缺陷病，发病机制清楚，已确定了由 36 种基因变异导致的 30 种疾病，多为常染色体隐性遗传，少数为显性遗传。

1. 遗传性血管神经性水肿 遗传性血管神经性水肿是补体调节蛋白 C1 抑制物（C1 inhibitor，C1INH）缺乏导致的疾病。编码 C1INH 的基因即 SERPING1 突变引起 C1INH 缺陷，这种补体调节蛋白缺乏导致 C1 的激活失去调控，C2 被过度激活裂解，产生过多的 C2a，具有激肽样作用的 C2a 可使毛细血管扩张、通透性增高，从而发生遗传性血管神经性水肿。患者表现为反复发作的皮肤黏膜水肿，如果发生喉头水肿，可导致窒息死亡。

2. 膜反应性溶破抑制物（membrane inhibitor of reactive lysis，MIRL/CD59）缺陷病 作为一种补体膜型调节蛋白，MIRL/CD59 可抑制 MAC 的组装和形成，因此在有 CD59 存在的情况下，自身细胞的表面便不能顺利地完成 MAC 的组装，从而限制了对自身细胞的溶解作用。当 MIRL/CD59 基因发生突变时，导致红细胞表面失去 MIRL/CD59 的保护而发生补体介导的溶血，而神经细胞也有可能出现髓磷脂和轴突损伤。患者的临床表现为溶血性贫血，伴或不伴免疫介导的多发性神经病。

（九）骨髓衰竭性疾病

骨髓衰竭性疾病是 IUIS 在 2020 版分类中新增的一类 PIDD，在 2022 版中共列出了由 44 种基因变异导致的 43 种疾病。该类疾病的主要临床表现为骨髓衰竭、尺桡骨融合、指弯曲畸形、心脏和肾畸形、神经发育迟缓、小头畸形、宫内发育迟缓、感染易感性、骨髓增生异常综合征、B 淋巴细胞免疫缺陷等。

（十）免疫出生错误的拟表型

免疫出生错误的拟表型是指由于体细胞变异或自身抗体所导致的与经典 IEI 表型相似的一类疾病。在 2022 版分类中共列出了 7 种因体细胞变异及 8 种因自身抗体导致的 IEI 拟表型，涉及 TNFRSF6、RALD、STAT5b 等体细胞突变，或者 IL-17、IL-22、IL-6 等自身抗体，其中新增了 2 种体细胞变异及 1 种自身抗体导致的拟表型，分别为 UBA1 基因体细胞变异导致的液泡、E1 酶、X 连锁、自身炎症和躯体综合征，TLR8 基因体细胞变异导致的 TLR8 功能获得型变异，以及由 I 型干扰素自身抗体导致的致死性新型冠状病毒感染。

二、原发性免疫缺陷病的诊断过程与治疗原则

（一）原发性免疫缺陷病的诊断过程

1. 病史 反复感染是免疫缺陷病最典型的表现，如果出现反复的重度、复杂的、多器官的、对于标准治疗呈现难治性的、特殊病原体感染时，应考虑 PIDD 的可能，家族史也尤为重要。免疫缺陷所导致的感染最初以上、下呼吸道感染和消化道炎症为特征，发生慢性腹泻，常伴有发育不良，也可发生脑膜炎、败血症等严重的感染，还可发生皮肤损害（如湿疹、疣、脓肿等）、鹅口疮、口腔溃疡和牙周炎。

反复感染的起病年龄对疾病的诊断也是很重要的提示：6 月龄前起病提示 T 细胞缺陷；6～12 月龄起病可能提示 T 细胞和 B 细胞联合缺陷或 B 细胞缺陷；发病年龄晚于 12 个月，通常提示 B 细胞缺陷。一般来讲，发病年龄越早提示免疫缺陷越严重，而某些原发性免疫缺陷病如 CVID 可直到成年才发病。

另外，感染的病原体类型有时也能提示免疫缺陷的类型，但严格来讲，没有任何一种免疫缺陷病与某种病原体感染是一对一的关系，常见的病原体感染例如呼吸道病毒或细菌性感染在许多免疫缺陷中都会反复发生。

2. 体格检查 需要进行完整的体格检查，包括皮肤，所有的黏膜、淋巴结、脾和直肠。患者的皮肤可出现皮疹、湿疹、疱疹、脓疱病、瘀斑、秃发或毛细血管扩张；颈部淋巴结和扁桃体非常小或缺如，但在某些免疫缺陷如慢性肉芽肿病，患者头、颈部的淋巴结可增大甚至化脓；鼻孔里可能有结痂，提示有化脓性鼻炎；常见慢性咳嗽和肺内啰音，特别是在 CVID 的成年患者中；CVID 患者或慢性肉芽肿病患者也常出现肝和脾增大；神经系统检查则可发现神经系统发育

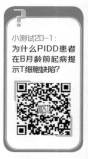

小测试20-1：
为什么PIDD患者在6月龄前起病提示T细胞缺陷？

L20-3v
病史对免疫缺陷种类的提示作用

Note

小测试20-2:
母亲的兄弟曾有与患者类似的感染并在幼年因感染夭折,多提示X连锁的免疫缺陷病,为什么? 提示可能是哪些PIDD?

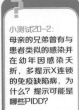

延迟或共济失调。

3. 实验室检查　病史和体格检查有助于诊断,但必须辅以实验室检查,特别是免疫功能检查才能确诊 PIDD。

首先要进行初步筛查,包括全血细胞计数和手工白细胞分类、血清 Ig 浓度测定、皮肤迟发性过敏反应试验等,但是由于感染、药物或其他因素也可能导致上述指标暂时性的异常,因此若检测结果异常,应在明确诊断之前进行重复检测。

如果初步筛查提示存在免疫缺陷,需要进一步检查以明确诊断:如果患者有淋巴细胞减少,则需要对 T 细胞、B 细胞和 NK 细胞进行表型检测,明确是哪一类或者哪几类淋巴细胞缺陷,还可以通过体外丝裂原刺激实验评估 T 细胞功能;可通过流式细胞术检测 CD15 和 CD18,检测中性粒细胞趋化功能,或者氧化(呼吸)爆发试验,能发现吞噬过程中是否有氧自由基的产生,检测是否存在吞噬细胞缺陷;检测溶解 50% 抗体包被的红细胞所需的血清稀释量,即血清总补体溶血活性(CH50)能检测经典途径的补体成分缺陷,补体旁路途径溶血活性的测定(ACH50)能检测旁路途径的补体缺陷。

基因检测技术已越来越多地用于 PIDD 的诊断中,对基因缺陷的识别已经变得非常有力,而且正在逐渐改变对 PIDD 进行诊断和治疗的方式。若怀疑 SCID,可检测某些典型的突变如 IL-2RG 基因;若怀疑体液免疫缺陷,可以测定 BTK、CD40 和 CD40 配体,以及子 NEMO 等基因。

如果确定家庭成员有相关基因的突变,可以在产前使用胎儿血液、绒毛或培养的羊水细胞进行产前筛查,XLA、Wiskott-Aldrich 综合征、X 连锁淋巴增殖综合征和所有类型的慢性肉芽肿病都可以检测。另外,采用 T 细胞受体切除环(T-cell-receptor-excision circle,TREC)技术筛查新生儿,评估是否存在 T 细胞缺失或功能异常,可实现 SCID 的早期诊断,为患儿的存活争取时间。

(二)原发性免疫缺陷病的治疗原则

1. 预防感染　防止环境中的病原暴露,避免接种活疫苗,如麻疹疫苗、水痘疫苗、轮状病毒疫苗、流行性腮腺炎疫苗、风疹疫苗、口服脊髓灰质炎疫苗、鼻内流感病毒疫苗、卡介苗(BCG)。对有严重感染可能的患者如 SCID、慢性肉芽肿病、Wiskott-Aldrich 综合征等可以预防性使用抗生素。

2. 治疗感染　感染是引起 PIDD 患者死亡的主要原因,应该积极治疗感染:获得病原培养样本后及时应用抗生素等进行治疗,必要时需手术治疗,及时进行脓肿引流;通常自限性的病毒感染可能会导致免疫功能低下的患者出现严重的持续性疾病,因此抗病毒药物的使用可能拯救患者生命,如奥司他韦、帕拉米韦或扎那米韦治疗流感,阿昔洛韦治疗疱疹病毒(如带状疱疹病毒)感染,利巴韦林治疗呼吸道合胞病毒或副流感病毒 3 感染。

3. 针对免疫缺陷的替代疗法　替代疗法是治疗许多 PIDD 患者行之有效的方法。对于大多数抗体缺陷的患者(如 XLA)来说,静脉注射丙种球蛋白(IVIG)是一种有效的替代治疗方法,也可用皮下注射免疫球蛋白(SCIG)代替 IVIG,虽然 SCIG 有发生局部反应的风险,但发生全身性不良反应的风险较小。对于 ADA 缺陷的患者,可以每周肌内注射聚乙二醇偶联的牛 ADA,聚乙二醇能延长 ADA 在血清中的半衰期,以便更好地发挥疗效。

4. 免疫重建　替代疗法虽然有效,但具有短效性的缺点,根据 PIDD 的类型和发病机制的不同,通过移植骨髓、造血干细胞、胸腺等改善免疫缺陷或重建免疫,有可能实现对 PIDD 的永久性治疗效果。对于严重免疫缺陷患者,特别是 T 细胞免疫缺陷患者可进行造血干细胞移植,造血干细胞可使用骨髓、脐带血或成人外周血的造血干细胞。对于没有 T 细胞的患者如 SCID 患者,不需要在移植前进行化疗,但对于有完整或部分 T 细胞功能的患者如 Wiskott-Aldrich 综合征、T 细胞功能低下的 CID,需在移植前进行化疗以确保移植成功。

5. 基因治疗　基因治疗是指将外源基因导入细胞,然后将经基因工程改造的细胞回输患者体内，以期纠正会引起疾病的缺失或功能异常的基因，理论上这是治疗单基因缺陷导致的 PIDD 的理想方法。目前，通过逆转录病毒载体将 ADA 基因导入患者造血干细胞，再将改造后的干细胞回输患儿体内，已被临床用于 ADA 缺乏导致的 SCID 患者。更多的基因治疗还停留在研究阶段，包括用于治疗 X-SCID、高 IgM 综合征、慢性肉芽肿病和 XLA 等。尽管这些基因治疗仍处于研究阶段，但它们极可能成为未来可行的选择。

框 20-2　原发性免疫缺陷病患者的预后

PIDD 患者的临床表现和疾病严重程度差异很大，患者的预后也因所患疾病种类的不同而各异：大多数免疫球蛋白或补体缺陷的患者在及时诊断和进行恰当治疗的情况下，如果没有发生慢性并发症，如肺部支气管扩张等，则预后较好，患者一般能达到基本正常的预期寿命；其他免疫缺陷病患者，如联合免疫缺陷病、吞噬细胞缺陷、Wiskott-Aldrich 综合征等预后较差，多数患者需要接受频繁的治疗；而 SCID 患者预后很差，除非进行造血干细胞移植，否则患者会在婴儿期死亡，因此有 SCID 可能的患儿必须作为儿科急症处理，对 SCID 患者实现早期诊断尤为重要，所有类型的 SCID 通过对新生儿进行 TREC 技术筛查，都能在出生时即被诊断，SCID 患儿如果在 3 月龄前移植来自 MHC 相同的未患病同胞的造血干细胞，则可以有 95% 的存活机会。

（王　霞）

第二节　移植免疫

一、移植

500 多年前，一位西班牙画家描绘了先知 St. Cosmos 和 Damian 在天使的帮助下，为患者进行小腿移植的场面。1596 年，意大利外科医生成功进行了最早一次自体组织移植。19 世纪初，人们不断尝试异体皮肤移植，均以失败告终。直到 1954 年，美国医生 Murray 为一对同卵双胞胎兄弟进行了小型植皮手术，在确认了不会发生排斥反应的前提下，成功完成了首例孪生同胞间的肾移植。1956 年，美国医生 Thomas 首次施行了同卵双生间的骨髓移植，成功治疗白血病。因对器官移植研究做出的贡献，Thomas 和 Murray 于 1990 年共同获得了诺贝尔生理学或医学奖。

移植（transplantation）是指应用异体或自体的正常细胞、组织、器官置换病变的或功能缺损的细胞、组织和器官，以取代或重建机体生理功能的一种治疗方法。在移植过程中，提供移植物（graft）的个体称为供者（donor），而接受移植物的个体称为受者（recipient）。根据移植物的来源及其遗传背景的不同，可将移植分为以下四种类型（图 20-1）。

1. 自体移植（autologous transplantation）　指移植物取自受者自身，如将烧伤患者自身的健康皮肤移植到烧伤处。

2. 同系移植（syngeneic transplantation）　指遗传基因完全相同（isogeneic）或基本近似（syngeneic）个体间的移植，如同卵双生子间的移植。

3. 同种（异体）移植（allogeneic transplantation）　指同种内遗传基因不同的个体间移植，是目前临床组织器官移植的主要类型。

4. 异种移植（xenogeneic transplantation）　指不同种属个体间的移植，如将动物的器官移植到人体并长期有效存活，可极大缓解移植物缺乏的问题。

二、移植排斥

1943 年，英国生物学家 Medawar 根据皮肤移植排斥反应的特点提出移植排斥的本质是一种适应性免疫应答，开启了移植免疫学的研究。随后，Medawar 等利用近交系小鼠进行了一系列皮肤移植实验，证明再次排斥反应主要是由受者的淋巴细胞介导（图 20-2）。Medawar 因开创了移植免疫学而获得诺贝尔生理学或医学奖，被誉为"器官移植之父"。

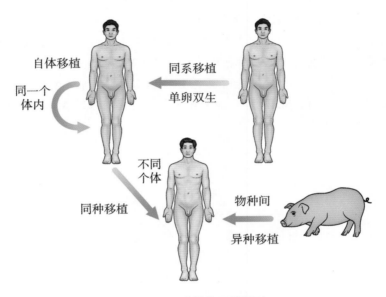

图 20-1　移植的四种类型

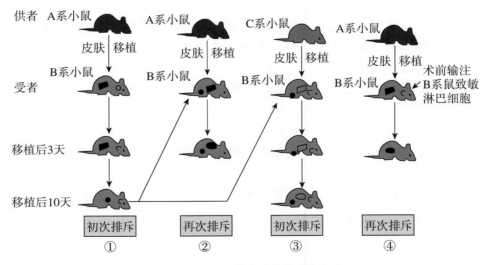

图 20-2　小鼠皮肤排斥反应实验

①初次排斥：A 系小鼠皮肤移植给 B 系小鼠；②再次排斥：A 系小鼠皮肤再次移植给同一 B 系小鼠；③曾接受 A 系小鼠皮肤移植的 B 系小鼠，对 C 系小鼠皮肤移植物仅产生初次排斥；④取已移植过 A 系小鼠皮肤的 B 系小鼠淋巴细胞注入未接受过 A 系小鼠皮肤移植的 B 小鼠，后者初次接受 A 系小鼠皮肤移植即发生再次排斥

移植免疫学（transplantation immunology）主要是研究移植物与受者之间的免疫应答。在同种异体或异种之间进行组织器官移植一般都会发生移植排斥（transplant rejection）。移植抗原（transplantation antigen）是移植物中引起移植排斥反应的抗原，又称移植物抗原（graft antigen）。由于移植抗原决定组织器官移植后的相容性，又称为组织相容性抗原或组织相容性分子，包括主要组织相容性抗原（major histocompatibility antigen，MHC 抗原）、次要组织相容性抗原和其他参与排斥反应发生的抗原。

1. 主要组织相容性抗原　人 MHC 抗原又称 HLA 抗原，具有高度多态性。人群中两个无关个体间 HLA 完全相同的概率非常低，这种供者与受者间 HLA 的差异是造成同种异体移植排斥反应的主要原因。

2. 次要组织相容性抗原　是引起弱而缓慢排斥反应的组织相容性抗原。主要包括两类：①性别相关的 mH 抗原，如雄性动物 Y 染色体基因编码的产物，主要表达于精子、表皮细胞和脑细胞表面；②常染色体编码的 mH 抗原，如人类的 HA-1 ～ HA-5 等。

3. 其他参与排斥反应发生的抗原

（1）ABO 血型抗原：不仅分布于红细胞表面，也表达于肝、肾等组织细胞和血管内皮细胞表面。若供者与受者的 ABO 血型不符，则受者 ABO 天然血型抗体可直接与移植物血管内皮细胞表面相应血型抗原结合，在中性粒细胞、血小板参与作用下使移植血管内皮细胞损伤形成血栓，导致移植物发生不可逆性缺血和坏死，引发超急性排斥反应。

（2）组织特应性抗原：特异性表达于某一器官、组织或细胞表面的抗原，如血管内皮细胞抗原和皮肤抗原等。

▌三、移植排斥反应的机制

移植排斥（transplantation rejection）是指受者在接受移植物后的一段时间内，其免疫系统对移植物进行免疫应答，并导致其功能丧失甚至坏死的过程。参与移植排斥的免疫细胞主要包括供者和受者的抗原提呈细胞（APC）、T 和 B 淋巴细胞。移植物与受者血管接通后，供者残余的免疫细胞，如 APC、T 和 B 淋巴细胞通过血液循环进入受者的外周免疫器官；受者的 APC、T 和 B 淋巴细胞也可进入移植物中，并逐渐取代供者残余的免疫细胞。供者和受者 APC 均可加工提呈同种异型抗原，刺激 T、B 淋巴细胞活化，启动适应性免疫应答，产生移植排斥反应。

（一）T 细胞介导的细胞免疫

同种反应性 T 细胞是参与同种异体移植排斥反应的关键效应细胞，可通过直接和间接途径识别同种异型抗原（表 20-1）。

1. 直接识别　供者 APC 表面表达的同种异型 MHC 抗原水平极低，可与自身 / 非己抗原肽结合成复合物。受者体内存在大量的同种反应性 T 细胞，可直接识别供者 APC 表面自身 / 非己抗原肽 - 供者 MHC Ⅰ / Ⅱ类分子复合物，引发早期急性排斥反应（图 20-3）。

2. 间接识别　受者接受移植物后，受者 APC 通过血流循环进入移植物内，加工和提呈从移植物细胞脱落的同种异型 MHC 分子，并经溶酶体途径提呈给受者 CD4+ T 细胞，此过程为间接识别。被同种异型抗原激活的 CD4+ T 细胞可分泌多种细胞因子，介导迟发型超敏反应，或激活特异性 CTL 及 B 细胞，引发移植排斥反应。

表 20-1 T 细胞直接识别和间接识别的比较

比较项目	直接识别	间接识别
受者效应 T 细胞	CD8+ CTL 为主 CD4+ Th1 细胞为辅	CD4+ Th1 细胞为主 CD4+ Th2 细胞为辅
受者效应 T 细胞识别的抗原	供者 APC 表面自身 / 非己抗原肽 - 供者 MHC Ⅰ / Ⅱ类分子复合物	受者 APC 表面 MHC Ⅱ类分子提呈的 供者 MHC 抗原加工产物
抗原提呈细胞（APC）	供者 APC	受者 APC
被识别分子的形式	完整的同种异型 MHC 分子	经处理的同种异型 MHC 分子来源的肽
移植排斥反应的程度	强烈	较弱
作用时相	早期急性排斥反应	中晚期急性排斥反应 慢性排斥反应

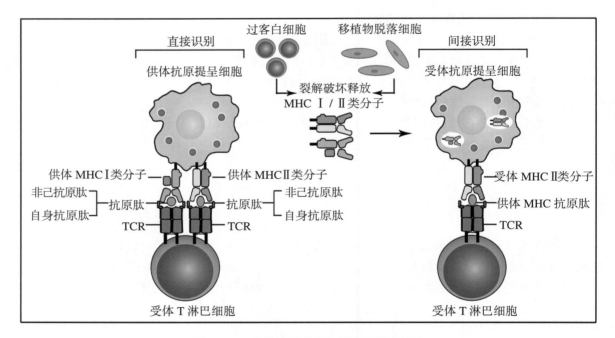

图 20-3 T 细胞直接识别和间接识别示意图

①直接识别：受体 T 细胞通过表面 TCR 识别供体 APC 表面自身或非己抗原肽 -MHC Ⅰ / Ⅱ类分子复合物；
②间接识别：受体 T 细胞通过表面 TCR 识别自身 APC 表面 MHC Ⅱ类分子提呈的供体 MHC 抗原加工产物

（二）B 细胞介导的体液免疫应答

受者的 MHC 可作为抗原激发 B 细胞介导的体液免疫应答，产生抗同种异型抗原的抗体，并与 MHC 抗原结合形成抗原 - 抗体复合物，激活补体，直接溶解靶细胞。释放的补体片段造成移植物局部炎症反应加重。参与这种作用的抗体主要是 IgM，在超急性排斥反应中最典型，肾移植中最常见。

四、移植排斥反应的类型

同种异体器官移植排斥反应包括两大类型：①宿主抗移植物反应，常见于实质器官移植；②移植物抗宿主反应，主要发生于骨髓和造血干细胞移植。

（一）宿主抗移植物反应

宿主抗移植物反应（host versus graft reaction，HVGR）是指临床进行心、肝、肾等实质性器官移植后，受体免疫系统接受移植物抗原刺激产生免疫应答引发的移植排斥反应。根据移植排斥反应的发生时间、强度、作用机制和病理学特征，临床分为超急性排斥反应、急性排斥反应、慢性排斥反应三种类型。

1. 超急性排斥反应（hyperacute rejection） 超急性排斥反应是指器官移植物与受体血管接通后数分钟至 24 小时内发生的由体液免疫应答介导的排斥反应，常见于反复输血、多次妊娠、长期血液透析或再次移植等个体。超急性排斥反应是因受体在器官移植前已经产生针对供体同种异型抗原的特异性抗体所致。上述抗体与供体移植物相应同种异型抗原结合后，可通过激活补体系统直接杀伤破坏血管内皮细胞；同时在补体裂解产物 C3a/C5a、中性粒细胞和血小板参与作用下，使移植物发生不可逆性缺血 / 变性和坏死。临床应用免疫抑制剂不能控制此类排斥反应的发生，应在术前检测证实受者体内没有供体同种异型抗原特异性抗体存在时方可进行器官移植。

2. 急性排斥反应（acute rejection） 急性排斥反应是指器官移植后数天至数周内发生的以细胞免疫应答为主的移植排斥反应，分为早期和中晚期急性排斥反应。参与早期急性排斥反应的记忆 T 细胞可通过直接识别方式活化，引发以 CD8$^+$ CTL 为主和 CD4$^+$ Th1 细胞为辅的细胞免疫应答。参与中晚期急性排斥反应的 CD4$^+$ Th 细胞通过间接识别方式活化后，可产生以下主要作用：① CD4$^+$ Th1 细胞通过释放 Th1 型细胞因子介导产生以细胞免疫应答为主的免疫反应，引发急性排斥反应；② CD4$^+$ Th2 细胞与 B 细胞协同作用介导产生以体液免疫应答为辅的免疫反应参与急性排斥反应。急性排斥反应是同种异体移植术后最常见的排斥反应，临床及时应用免疫抑制剂可有效减轻或缓解此类排斥反应的发生和发展。

3. 慢性排斥反应（chronic rejection） 慢性排斥反应是指器官移植后数月至数年，受体针对供体移植物 MHC 抗原产生的病程相对缓慢的移植排斥反应。此种移植排斥反应通常在急性排斥反应基础上产生；供体与受体 MHC 抗原相同而 mH 抗原不相匹配的器官移植物也可直接进入慢性排斥反应阶段。慢性排斥反应的主要病理学特征是组织细胞损伤、纤维化、血管内膜平滑肌和内皮细胞增生，以及由此导致的血管腔狭窄和移植物功能的进行性减退乃至完全丧失等病变和相关临床症状。慢性排斥反应的作用机制尚未完全清楚，目前认为免疫学损伤机制如下：①受体 Th1 细胞通过间接识别方式被供体移植物 MHC 抗原激活后介导产生的迟发型超敏反应所致；②活化 Th2 细胞辅助 B 细胞产生同种异型抗原特异性抗体后，通过激活补体和 ADCC 作用使移植物血管内皮细胞损伤形成血栓，导致移植物缺血变性坏死所致；③急性排斥反应反复发作，导致移植物血管内皮细胞不断发生轻微损伤和持续分泌多种生长因子，使血管平滑肌细胞增生 / 动脉硬化和发生炎性细胞浸润等病理改变所致。慢性排斥反应对免疫抑制疗法不敏感是影响移植物长期存活的主要原因之一。

（二）移植物抗宿主反应

移植物抗宿主反应（graft versus host reaction，GVHR）是指供体移植物中成熟 T 细胞被受体同种异型抗原激活形成效应 T 细胞后，对受体组织器官进行攻击，使之损伤破坏引发的排斥反应。前提是受者与供者间 HLA 型别不相配合；移植物中含有足够数量的免疫细胞，尤其是成熟的 T 细胞；受者处于免疫功能极度低下的状态。GVHR 常见于骨髓或造血干细胞移植患者，在胸腺、脾移植患者和新生儿大量接受输血时也能发生。GVHR 的发生与下列因素有关：①受体与供体间组织相容性抗原型别不符；②移植物中含有供体足够数量的成熟 T 细胞；③受体因免疫缺陷或免疫抑制剂使用不当处于免疫无能或免疫功能极度低下的状态。供体反应性 T 细胞在受体（患者）体内形成后，可通过血液循环进入多种组织器官发动攻击，引发移植物抗宿主反应

（GVHR）。患者临床表现为皮疹、腹泻、黄疸、高胆红素血症和器官功能损伤，轻者可因组织器官慢性纤维化而逐渐丧失功能并最终危及生命，重者可因组织器官迅速坏死而在短时间内死亡。

五、移植排斥反应的防治原则

器官移植能否成功与移植排斥反应防治措施是否适当密切相关，主要防治原则如下：①严格选择供体；②适度抑制受体免疫应答；③诱导移植免疫耐受；④移植后免疫监测。

（一）选择适合的供体

同种异体移植排斥反应是因供体与受体间组织相容性抗原存在差异所致。通常供体与受体间 MHC 抗原和 mH 抗原差别越小，移植物和受体的生存时间就越长。对人而言，单卵双生同胞是最理想的供体，其次是 HLA 相同的兄弟姐妹。为提高移植物存活率和延长存活时间，在进行同种异体移植前须进行如下检测和鉴定。

1. 红细胞血型和 HLA 抗体检测　器官移植前应选择 ABO 和 Rh 血型抗原与受体相同的供体，取其淋巴细胞与受体血清进行细胞毒试验检测受体血清中是否含有供体 HLA 特异性抗体，以防止移植后发生超急性排斥反应。

2. HLA 分型鉴定　供体和受体间 HLA 型别匹配程度与移植排斥反应的强弱密切相关。移植前采用血清学组织分型法或聚合酶链反应等基因分型技术，对供体和受体进行 HLA 分型鉴定；选择与受体 HLA 型别最相匹配的供体进行移植可显著减轻和缓解移植排斥反应。临床研究发现：HLA 不同座位基因编码产物在移植排斥反应中的作用不同，其中，HLA-DR 基因编码产物所起的作用最为重要，HLA-B 和 HLA-A 基因编码产物次之。因此在供体与受体基因型别不完全匹配的情况下，应选择上述三种 HLA 基因编码产物相匹配的供体进行移植。

3. 交叉配型　采用混合淋巴细胞反应（mixed lymphocyte reaction，MLR）进行交叉配型可检测受体与供体同种异型抗原的匹配程度，主要适用于骨髓移植。临床采用单向混合淋巴细胞培养法进行交叉配型，方法简述如下：首先用丝裂霉素分别处理受体和供体的淋巴细胞使其丧失增殖分化能力，但仍保持诱导对方正常淋巴细胞增殖分化的能力；然后取上述供体 / 受体淋巴细胞分别与受体 / 供体正常淋巴细胞共培养，若两组中有任何一组细胞增殖分化反应强烈，均提示供体选择不当。

4. 移植物预处理　为减轻移植物中"过客白细胞"通过直接识别方式引发早期急性排斥反应，移植前应对移植物进行预处理，使其内"过客白细胞"尽可能全部清除。对 HLA 基因型不完全相合的骨髓移植而言，在移植前应尽可能清除骨髓移植物中的成熟 T 细胞以防止 GVHR 的发生。

（二）免疫抑制治疗

应用免疫抑制剂预防 / 治疗移植排斥反应是临床常规使用方法，主要制剂包括化学类免疫抑制药、生物制剂和中草药类免疫抑制剂。长期使用免疫抑制剂可使患者抗感染免疫能力下降、肿瘤发生率升高，应高度重视临床合理用药和对患者免疫功能状态进行监测。

1. 化学类免疫抑制药　主要包括糖皮质激素、环孢素 A、他克莫司（FK506）、西罗莫司（雷帕霉素）、硫唑嘌呤、环磷酰胺等。其中硫唑嘌呤和环磷酰胺可抑制淋巴细胞增殖分化，对骨髓造血干细胞也有毒性作用；环孢素 A 和 FK506 可抑制 T 细胞增殖分化，而对骨髓造血干细胞没有抑制作用，在临床得到较为广泛的应用。

2. 生物制剂　主要包括抗胸腺细胞抗体，抗 CD3、CD4、CD8 单克隆抗体和抗 IL-2Rα 链

（CD25）单克隆抗体等。上述抗体与胸腺细胞或 T 细胞表面相应抗原结合后，可通过激活补体系统产生攻膜复合物，使一定数量 T 细胞溶解破坏，导致患者免疫功能适度降低，不能引发移植排斥反应。

3. 中草药类免疫抑制剂　雷公藤等中草药具有明显的免疫调节或免疫抑制作用，已试用于临床器官移植排斥反应的防治。

（三）诱导同种移植耐受

诱导受体对移植物产生免疫耐受是克服同种异体移植排斥反应的理想策略，并已成为移植免疫学研究领域最具挑战性的课题之一。诱导受体产生移植免疫耐受的作用机制十分复杂，相关研究报道很多，简要列举几种研究热点如下。

1. 可溶性抗原诱导耐受　1962 年，Dresser 发现，成年动物用可溶性蛋白分子能诱导出耐受，许多人在随后的研究中发现了成年动物诱导耐受中的种种现象，可溶性蛋白抗原容易诱导耐受；极大和极小剂量的抗原引起耐受，而适中剂量的抗原则产生相应抗体；静脉注射最易引起耐受，其次是腹腔，皮下注射最不容易诱导耐受；T 细胞和 B 细胞对抗原耐受的感受性不同，T 细胞对较少量抗原在几小时内就获得耐受，B 细胞则要求更多时间和更高抗原浓度，新生期 B 细胞耐受的抗原水平是成人的 1%。根据以上实验研究，近年来设计了利用可溶性组织相容性抗原如 sHLA- I 类分子诱导移植耐受，在动物实验中取得成功。

2. 胸腺内诱导耐受　T 细胞在胸腺内经过两次选择而对自身抗原产生耐受，T 细胞耐受则细胞免疫和体液免疫均不能发生。诱导耐受的方法是将供者细胞或组织在移植前预先植入受者胸腺实质中，如果植入的供者组织或细胞能长期存活并表达供者抗原，那么受者 T 细胞便能持续地接触到供者抗原，并像遇到自身抗原那样不断发生克隆删除，从而建立对供者抗原永久性的耐受。

3. 抗体诱导耐受　利用直接针对 T 细胞表面分子 CD4、CD8 的单克隆抗体，阻断 T 细胞在同种识别中 CD4 和 CD8 的识别作用，可获得成年动物移植组织耐受，如同种大鼠皮肤移植耐受。

4. 供者脾细胞门静脉输入诱导耐受　将供者脾细胞悬液于移植前 1 周输入门静脉内，可诱导出对供者抗原和移植物的特异性耐受。经中波紫外线（UV-B）照射的脾细胞，经门静脉输入后，更易诱导耐受。此种经门静输入抗原而引起的耐受现象，亦称为门静脉耐受（portal veinous tolerance）。

5. FasL 转基因抗原提呈细胞（APC）诱导耐受　Fas/FasL 途径是诱导细胞凋亡（apoptosis）的主要途径。抗原活化的 T 细胞表达 Fas，该细胞若与 FasL 结合，可诱导凋亡，此即活化诱导的细胞死亡（activation induced cell death，AICD）。目前 AICD 被认为是外周耐受现象的主要机制。将 FasL 基因转染至抗原提呈细胞，如 DC 内，该 DC 可诱导出抗原特异的免疫耐受，其机制为 FasL-DC 提呈抗原活化 T 细胞的同时，通过 Fas/FasL 途径，诱导该抗原特异的 T 细胞凋亡，亦即克隆清除。

（四）免疫监测

移植后对患者免疫功能状态定期监测有助于及时调整治疗方案和采用相应防治措施，使机体免疫抑制状态处于适度有效范围之内。临床常用的免疫监测指标包括：①淋巴细胞亚群百分比和功能测定；②血清中细胞因子、补体、可溶性 HLA 分子和抗体水平测定；③免疫细胞表面黏附分子和细胞因子受体表达水平测定等。上述检测指标在一定程度上能够反映患者免疫功能状态，但应与患者移植物生理功能变化情况相结合才能判断移植排斥反应是否发生和反应发生的强弱。

（初　明）

小　结

　　PIDD 是由遗传因素或先天性免疫系统发育不良导致免疫系统功能障碍的一组综合征，多数有遗传倾向，可累及适应性免疫或固有免疫。主要的临床表现是反复感染，常伴发自身免疫性疾病和某些恶性肿瘤，临床症状、疾病严重程度和预后不一，重者可在婴儿期即危及生命。目前已发现 485 种 PIDD，涉及 498 个基因的变异，根据累及的基因及其在免疫功能中的作用，将这 485 种 PIDD 分为 10 大类。细胞因子受体共同 γ 链缺陷、ADA 缺陷及 RAG 缺陷可导致 SCID。XLA 则是最常见的抗体缺陷为主的 PIDD。病史和体格检查有助于诊断，但必须辅以免疫功能检查甚至基因检测以明确诊断。PIDD 的治疗原则包括预防和治疗感染、丙种球蛋白或 ADA 替代疗法，通过造血干细胞移植等免疫重建，以及基因治疗。

　　移植免疫学主要是研究移植物与受者之间的免疫应答。在同种异体或异种之间进行组织器官移植一般都会发生移植排斥，包括宿主抗移植物反应和移植物抗宿主反应。根据移植排斥反应的发生时间、强度、作用机制和病理学特征，分为超急性排斥反应、急性排斥反应、慢性排斥反应三种类型。其中，T 细胞是移植排斥反应的关键效应细胞，可通过直接识别和间接识别作用引起适应性免疫应答。

整合思考题

整合思考题参考答案

　　1．X-SCID 患者外周血 B 细胞数量正常，还是会出现体液免疫功能缺陷，导致联合免疫缺陷病，书中说是因为缺乏 T 细胞辅助，请利用学过的知识进行具体解释。

　　2．运用你所学的免疫学知识分析为什么许多 PIDD 患者常伴发自身免疫病。

　　3．1954 年，美国医生 Murray 成功完成了首例孪生同胞间的肾移植，受者与移植物之间会发生移植排斥反应吗？试述其可能的原因及机制。

　　4．骨髓移植作为一种重要的治疗方法广泛用于血液系统恶性肿瘤，在骨髓移植过程中可能发生排斥反应，试述其可能的原因及机制。

　　5．试述胸腺内注射抗原诱导移植免疫耐受的免疫机制。

第二十一章　免疫学检测与防治技术

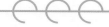

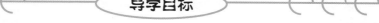

导学目标

通过本章内容的学习，学生应能够：

※ 基本目标

1. 分析体外抗原 - 抗体反应的特点及影响因素。
2. 总结抗原或抗体体外检测试验的类型，并解释常用方法的基本原理和主要应用。
3. 比较不同免疫标记技术的优缺点和适用范围。
4. 概括可用于免疫细胞分离和免疫细胞功能测定的主要技术，并举例说明其基本原理和应用。
5. 概括免疫预防和免疫治疗的概念。
6. 总结疫苗类型和免疫治疗策略。
7. 比较三代疫苗的优缺点。

※ 发展目标

1. 基于各种体外抗原 - 抗体反应技术的特点，根据不同的实验目的选择合适的方法来定性、定量或定位检测未知抗原或抗体。
2. 运用本章所学的免疫学检测技术，结合所学的免疫学理论知识，为临床相关疾病患者的诊断或者免疫相关研究课题选择或设计相应的免疫学技术。
3. 综合阐释肿瘤的免疫治疗。

第一节　免疫学检测技术

案例 21-1

男，10 岁。出生后前 6 个月表现正常，但从出生后 8 个月开始出现慢性腹泻、鼻部和肺部反复化脓性感染。其接受了所有的儿童疫苗接种，包括脊髓灰质炎减毒活疫苗。初步体格检查显示扁桃体缺如，全身无可以扪及的淋巴结。医生怀疑其患有原发性免疫缺陷病，通过一系列免疫系统检查评估其免疫功能后，做了基因检测显示编码布鲁顿酪氨酸激酶（Bruton's tyrosine kinase，BTK）的基因突变，临床诊断为 X 连锁无丙种球蛋白血症。

问题：

在临床上面对这样的患者，需要从哪些方面来评估患者免疫系统的功能？

T21-1u

案例 21-1 解析

Note

免疫学检测技术是指对抗原、抗体、免疫细胞及细胞因子等进行定性、定位、定量检测的技术。随着现代免疫学、细胞生物学和分子生物学等相关学科的进展，免疫学检测技术已广泛应用于医学和生物学领域的研究，并且在临床疾病的诊断、发病机制研究、病情监测、疗效评价和预后判断上发挥着越来越重要的作用。本节主要介绍免疫学技术的基本原理和主要应用。

一、体外抗原－抗体反应

抗原与相应抗体在体内或体外可发生特异性的结合，当抗原和抗体在合适条件下发生体外反应时，它们的特异性结合可出现肉眼可见的或通过仪器可检测出的反应（如凝集、沉淀），如果用酶、荧光素或放射性核素等标记抗体或抗原，通过检测标记物，也可以间接检测抗原-抗体反应（免疫标记技术）。

基于抗原和抗体在体外的特异性结合，可以用已知的抗原（抗体）对标本中相应的抗体（或抗原）进行定性、定位或定量的检测，体外抗原-抗体反应的检测技术已被广泛用于以下方面：①感染性疾病的诊断或辅助诊断，用已知的特异性抗体检测患者临床标本（如血清等）是否存在相应的病原体或毒素，或者用已知的抗原检测患者血清中是否已产生了特异性针对病原体或者毒素的抗体及抗体效价的变化；②体内各种大分子物质或药物等半抗原物质（如各种血清蛋白、可溶性血型物质、多肽类激素、自身抗体、细胞因子、药物及肿瘤标志物等）的定性、定量或定位检测，为相关疾病的诊断或辅助诊断提供实验室依据，也可以用于监测患者血清中药物浓度或体内违禁药品水平等。

（一）抗原－抗体反应的特点

1. 高度特异性 抗原-抗体反应具有高度特异性，这是其最突出的特点，也是能够利用体外抗原-抗体反应进行检测的基础。抗原-抗体特异性结合的物质基础是抗原表位与抗体分子的超变区能够互补结合。抗原-抗体间相互作用的强弱可用亲和力（affinity）和亲合力（avidity）来表示，亲和力是指抗体分子中单个抗原结合部位（Fab）与一个抗原表位互补结合的强度，而亲合力指整个抗体分子（甚至是抗体的二聚体、五聚体）与结合抗原能力的强弱，不仅与抗体是单体还是多聚体有关，也与抗原表位数目有关。

2. 可逆性 抗原与抗体的结合具有可逆性，它们通过空间构象的互补和非共价键包括电荷引力、范德华力、氢键和疏水键等的作用力结合，这种结合虽稳定但可逆，在一定条件下（如低pH、高盐等）可发生解离，解离后的抗原、抗体仍保持原有的理化特性和生物学活性。根据实验目的的不同，通过改变这些影响因素，既可以促进抗原-抗体的反应，也可以促进抗原-抗体复合物的解离（如借助亲和层析法纯化抗原或抗体）。

3. 适宜的抗原－抗体浓度和比例 抗原与抗体结合能否出现肉眼可见的反应（即形成较大的抗原-抗体复合物）取决于两者的浓度和比例，只有适宜的抗原-抗体浓度和比例才能出现肉眼可见的反应，若抗原或抗体过剩，均会导致所形成的抗原-抗体复合物体积小、数量少，肉眼不可见。因此在实验过程中需要适当稀释抗原或抗体，调整两者浓度和比例，避免发生假阴性实验结果。

4. 反应的两个阶段 抗原-抗体反应分为两个阶段：抗原与抗体先发生特异性结合，仅需几秒至几分钟即可完成，但一般不出现肉眼可见反应；然后抗原-抗体复合物之间通过正、负电荷吸引进一步交联和聚集，形成较大的抗原-抗体复合物，出现肉眼可见的反应，这一阶段反应慢，往往需要数分钟、数小时甚至数日，而且易受温度、离子强度和酸碱度等条件的影响。

（二）抗原－抗体反应的影响因素

1. 温度　通常，抗原-抗体反应最适温度是 37 ℃，在一定温度范围内（15～40 ℃），升高温度可增加抗原-抗体分子的碰撞机会，加速抗原-抗体复合物的形成。但若温度高于 56 ℃，则可导致抗原-抗体复合物解离，甚至变性失活。

2. 电解质　由于抗原-抗体通常为蛋白质分子，在中性或弱碱性条件下，分子表面带有较多的负电荷，适当浓度的电解质会使它们失去部分负电荷而相互结合，从而出现肉眼可见的凝集团块或沉淀物，因此在实验中多采用含有电解质的液体如生理盐水、磷酸盐缓冲液等来稀释抗原和抗体。

3. 酸碱度　抗原-抗体反应最适宜的 pH 在 6～8 之间，pH 过高或过低都会影响抗原和抗体的理化性质。另外，由于蛋白质抗原和抗体分子的等电点分别为 pI 3～5 和 pI 5～6，当 pH 接近抗原或抗体的等电点时，抗原或抗体所带正、负电荷相等，抗原或抗体因自身吸引而凝集，可导致非特异性反应（假阳性反应）。

（三）抗原－抗体反应的体外检测技术

1. 凝集反应　凝集反应（agglutination reaction）是指细菌、红细胞等颗粒性抗原或吸附可溶性抗原的颗粒与相应抗体在适当条件下结合，出现肉眼可见的凝集团块的现象，可分为直接凝集反应和间接凝集反应。

（1）直接凝集反应（direct agglutination reaction）：指细菌或红细胞等天然颗粒性抗原与相应抗体直接反应，导致细菌凝集或红细胞凝集的现象。凝集试验可在玻片上进行（玻片法），为定性试验，多用于检测抗原，例如，用已知血型抗体鉴定 ABO 血型，用抗血清作细菌鉴定。也可以在试管中进行（试管法），为半定量试验，多用于检测抗体的滴度或效价，即将待检血清在试管中进行倍比稀释后，加入已知颗粒性抗原，根据出现明显凝集现象的血清最高稀释倍数来判断抗体效价，如临床诊断伤寒或副伤寒的肥达反应。

（2）间接凝集反应（indirect agglutination reaction）：指将可溶性抗原（或抗体）吸附在红细胞、乳胶颗粒或活性炭颗粒上，与相应抗体（或抗原）反应出现凝集的现象。将已知抗原吸附在颗粒上称为正向间接凝集试验，而将已知抗体吸附在颗粒上称为反向间接凝集试验。另外，如果预先将可溶性抗原与相应抗体进行反应，再加入已吸附该抗原的颗粒，由于抗体与可溶性抗原结合而被消耗，则不会出现凝集反应，即间接凝集抑制试验。间接凝集反应具有简便、快速、灵敏度高等优点，在临床上得到广泛应用，例如，临床上将人 IgG 吸附在乳胶颗粒上检测患者血清中抗 IgG 的抗体（类风湿因子）。

2. 沉淀反应　沉淀反应（precipitation reaction）是指可溶性抗原与相应抗体结合，在一定反应条件下可出现肉眼可见的沉淀物。沉淀反应可在液体中进行，包括环状沉淀反应、絮状沉淀反应和免疫比浊法，前两种方法因灵敏度差，目前大多采用免疫比浊法。沉淀反应也可以在半固体琼脂凝胶中进行免疫扩散试验，即可溶性抗原与抗体在凝胶中扩散，在比例合适处相遇时便可形成肉眼可见的白色沉淀物。

（1）免疫比浊法（immunonephelometry）：抗原、抗体在液相中形成免疫复合物使反应液具有一定浊度，会引起光散射，而浊度与免疫复合物的量呈正相关，采用透射比浊法、散射比浊法、免疫乳胶比浊法和自动生化仪检测法等检测浊度，通过绘制标准曲线，可用于免疫球蛋白、补体、转铁蛋白、半抗原药物、激素等的定量检测。

（2）单向免疫扩散（single immunodiffusion）：将一定量的抗体均匀混入加热溶化的琼脂凝胶（42～50 ℃）中制成含有抗体的琼脂板，在适当位置打孔后将抗原加入孔中，抗原从小孔向四周扩散，以小孔为中心形成浓度梯度，抗体会在比例合适处与琼脂凝胶中的抗体结合，形成肉眼可见的白色沉淀环，环的直径与抗原浓度成正相关。这是一种定量检测试验，通过绘制标准曲线，可以得出未知标本中的抗原含量。该法可用于测定血清中各种免疫球蛋白和补体C3等的含量。

（3）双向免疫扩散（double immunodiffusion）：首先在制备好的琼脂平板上按一定距离打数个小孔，然后将抗原与抗体分别加于小孔中，二者各自向四周琼脂凝胶扩散，如果两者能特异性结合，则在两孔间比例合适处形成肉眼可见的白色沉淀线。根据沉淀线的有无、数量及形状等，可用于抗原或抗体的定性、半定量检测及复杂抗原或抗体成分的纯度鉴定等。

3. 免疫标记技术　免疫标记技术（immunolabelling technique）是用酶、荧光素、放射性核素、化学发光物质、胶体金等示踪物标记抗体或抗原，通过检测示踪物来测定抗原-抗体反应。示踪物与抗体或抗原连接后不改变它们的免疫特性，而且大大提高了检测方法的灵敏度，已成为目前应用最广泛的免疫学检测技术，不但能对抗原、抗体进行定性和定量检测，而且还可以观察它们在组织细胞内的分布和定位。

（1）酶免疫测定（enzyme immunoassay，EIA）：指用酶作为示踪物标记抗体来检测抗原或抗体的方法。该方法将抗原-抗体反应的高度特异性与酶催化底物的高效性相结合，通过酶作用于底物后的颜色变化，采用肉眼观察或者酶标仪测定光密度（OD）值来判定结果，显色的深浅与待检标本中的抗原-抗体量相关，定量检测的灵敏度可达（ng ~ pg）/ml级别。常用的标记物有辣根过氧化物酶（horseradish peroxidase，HRP）和碱性磷酸酶（alkaline phosphatase，AP）等。常用的酶免疫测定试验有酶联免疫吸附试验（enzyme linked immunosorbent assay，ELISA）和酶免疫组化技术（enzyme immunohistochemistry technique）。

1）酶联免疫吸附试验（ELISA）：是将已知的抗原或抗体吸附在固相载体（聚苯乙烯板）上，然后加入待测样品，样品中的抗体或抗原在固相载体表面与包被的抗原或抗体发生反应，洗去未结合的游离成分后，结合在固相载体上的抗原-抗体复合物通过结合相应的酶标志物，作用于底物显色。ELISA包括很多不同的操作方法，如双抗体夹心法、间接法、竞争法等（图21-1）。①双抗体夹心法，主要用于检测可溶性抗原。用特异性抗体包被固相载体后，加入待检标本，标本中若含有相应抗原，抗原即与固相上的抗体结合，洗去未结合成分，加入针对该抗原的酶标记抗体，洗去未结合的酶标记抗体后，加底物后显色。包被抗体和酶标记抗体都可以与该抗原分子结合，它们是针对抗原分子中不同抗原决定簇的抗体。②间接法，用已知抗原包被固相载体，然后加入待检标本，如果标本中有特异性抗体（一抗），则会与固相上的抗原结合，洗去游离的未

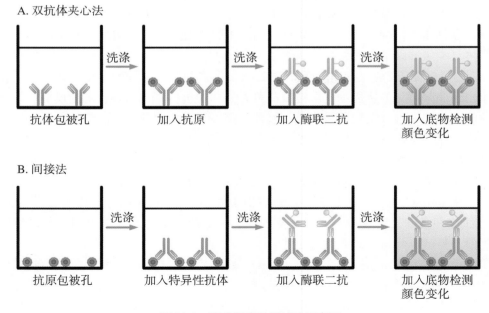

图 21-1 酶联免疫吸附试验示意图

结合成分后，加入酶标记的抗抗体（二抗），最后加底物显色。

2）BAS-ELISA：BAS 是指生物素 - 亲和素系统（biotin-avidin system，BAS），是一种被广泛应用的生物反应放大系统。BAS-ELISA 则是在常规 ELISA 原理的基础上，利用生物素与亲和素间的高度放大作用而建立的一种检测系统。生物素又称辅酶 R 或维生素 H，亲和素是从卵白蛋白中提取的一种由 4 个相同亚基组成的碱性糖蛋白，生物素和亲和素之间有极高的亲和力，4 个相同的亚基使每个亲和素最多可结合 4 个分子的生物素。生物素容易与抗体共价结合（生物素化抗体），若再与结合了酶的亲和素分子结合，则既起到放大作用，又可显色指示反应。

3）酶免疫组化技术：是指用酶（如辣根过氧化物酶）标记的抗体检测组织切片或细胞涂片中相应抗原的技术，将抗原 - 抗体反应的特异性和组织化学的可见性有机结合起来，是一种在组织（细胞）原位对相应抗原作定性、定量、定位检测的技术。除了用酶作为标记物外（即酶免疫组化技术），还可以用胶体金标记、荧光标记等其他手段进行免疫组化检测。

（2）免疫荧光技术（immunofluorescence technique）：是指以荧光素作为标记物的免疫标记技术，常用的荧光素有异硫氰酸荧光素（fluorescein isothiocyanate，FITC）和藻红蛋白（phycoerythrin，PE），在激发光的作用下，前者发黄绿色荧光，后者发红色荧光。用荧光素标记抗体后，再与待检标本中的抗原进行反应，置于荧光显微镜下，抗原 - 抗体复合物所带的荧光素在激发光作用下可发出荧光，根据荧光的产生情况和荧光强度，判断标本中抗原的存在、分布及定位情况。除了荧光显微镜，也可以用激光扫描共聚焦显微镜或流式细胞仪来进行观察和检测。免疫荧光技术可用于免疫细胞表面 CD 分子的鉴定，以及自身免疫病患者体内的抗核抗体等的检测。免疫荧光技术包括直接法和间接法：①直接荧光法，是指用荧光素直接标记抗体，然后与细胞或组织孵育，检测待测标本中的相应抗原，优点是特异性强，缺点是检测任一抗原均需制备相应的荧光素标记抗体；②间接荧光法，是先用特异性抗体（一抗）与标本中的抗原结合，再用荧光素标记的抗抗体（二抗）进行检测，优点是敏感性比直接法高，而且一种荧光素标记二抗可用于多种不同抗原的检测，但非特异性荧光亦会增多。

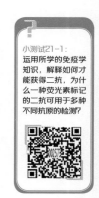

小测试21-1：
运用所学的免疫学知识，解释如何才能获得二抗，为什么一种荧光素标记的二抗可用于多种不同抗原的检测？

（3）放射免疫测定法（radioimmunoassay，RIA）：是指用放射性核素标记抗原或抗体进行免疫学检测的免疫标记技术。该法将同位素的高敏感性和抗原 - 抗体反应的特异性相结合，检测的敏感性可达 pg/ml 水平，缺点是需要特殊的仪器设备且需要防备放射性危害。常用于标记的放射性核素有 ^{125}I 和 ^{131}I，分为液相和固相两种方法。该法常用于胰岛素、甲状腺素、生长激素等微量物质的测定。

（4）化学发光免疫分析（chemiluminescence immunoassay，CLIA）：是指用发光物质（如吖啶酯或鲁米诺等）标记抗原或抗体，待其与标本中相应的抗体或抗原发生反应后，发光物质在反应剂激发下生成激发态中间体，激发态中间体回复到稳定基态时就会发射出光子，通过自动发光分析仪检测光子，从而对待检样品中的抗体或抗原进行定性或定量测定。该法具有灵敏度的优点，可用于血清超微量活性物质的测定。

（5）免疫胶体金技术（immunological colloidal gold signature，ICS）：是一种用胶体金颗粒标记抗体或抗原来检测未知抗原或抗体的免疫标记技术。在碱性条件下，胶体金颗粒表面带负电荷，而蛋白质带正电荷，因此通过静电作用，胶体金可用于标记多种大分子，如白蛋白、糖蛋白、脂蛋白、免疫球蛋白、激素等，由于其电子密度高，颗粒大量聚集后可呈现肉眼可见的红色或粉红色斑点。胶体金可被用于免疫组化（光镜、电镜），也被广泛用于免疫层析等快速诊断技术中。

框 21-1　免疫胶体金层析快速诊断技术

　　基于免疫胶体金层析法的快速诊断试剂目前已被广泛应用，该试剂由三部分组成：多孔材料（硝酸纤维膜、样品垫、金标抗体结合垫、吸水垫）、试剂（抗体、金标结合物等）、层压结构及卡盒（PVC板、试剂盒等）。基本原理是将已知的金标抗体（或抗原）吸附在结合垫上，当待检样本加到试纸条一端的样本垫上后，通过毛细作用向前移动，溶解吸附在结合垫上的金标抗体（或抗原），如果标本中有能够与之结合的抗原（或抗体），形成的抗原-抗体复合物继续移动至检测线处，与固定在此处的抗原或抗体特异性结合而被截留，聚集在检测带上，由于金颗粒具有高电子密度的特性而出现肉眼可见的条带，未被拦截的金标抗体（或抗原）则继续移动，与固定在质控线上的抗金标抗体结合，聚集在质控线上而显色。因此，阳性样品的检测结果为检测线和质控线同时显色，而阴性样品的检测结果只有质控线显色。该检测方法具有使用方便，操作简单，不需要特殊仪器设备，一般10 ~ 15分钟即可获得结果，稳定性好，试剂不需冷藏，生产成本和检测成本均较低，而且胶体金本身为红色，不需要加入显色试剂，也不需要加入酶标记物的致癌性底物及终止液，对人体无毒害。

　　（6）免疫印迹法（immunoblotting）：又称 Western blotting，包括十二烷基磺酸钠聚丙烯酰胺凝胶电泳（SDS-PAGE）、蛋白质转印和固相免疫测定三个基本步骤，是将凝胶电泳的高分辨力同固相免疫测定结合起来的一种方法。先将含复杂蛋白质组分的样本（如细胞裂解液）通过 SDS-PAGE 分离，然后将这些分子转移至固相的膜上，再用特异性的抗体对转印到膜上的蛋白条带进行识别，最后加入显示底物来显示结果，已被广泛用于医学研究领域。

　　4. 芯片免疫分析技术　芯片免疫分析技术（又称为免疫芯片）作为最重要的蛋白质芯片，是将抗原-抗体结合反应的特异性与电子芯片高密度集成原理相结合产生的一种高通量生物检测技术。基本原理是将几十个、几百个甚至几万个抗原（或抗体）有序地固定于介质载体上形成微阵列待检芯片，然后加入特定荧光标记的待测样本与芯片杂交孵育，最后利用荧光扫描仪或激光共聚扫描技术测定芯片上各点的荧光强度，可一次性获得芯片中所有已知抗原（或抗体）的检测结果，抗原芯片、抗体芯片已越来越多地被应用在信号转导、蛋白质组学、肿瘤及其他疾病的相关研究中。

二、免疫细胞的检测

　　检测免疫细胞的数量与功能是评估机体免疫状态的重要手段。患者主要以外周血为检测样本，实验动物还可取胸腺、脾、淋巴结等进行检测。

（一）免疫细胞的分离

　　1. 外周血单个核细胞的分离　外周血单个核细胞（peripheral blood mononuclear cell，PBMC）包括淋巴细胞和单核细胞，是免疫学实验中最常用的细胞，在此基础上可进一步分离纯化淋巴细胞及 T、B 细胞等。分离 PBMC 最常用的方法是淋巴细胞分离液（又称葡聚糖泛影葡胺）密度梯度离心法，首先将抗凝全血叠加于淋巴细胞分离液上，然后离心，离心后各种血细胞因比重不同而在分离管中呈梯度分布：红细胞密度最大，沉至管底；多形核白细胞铺于红细胞上；PBMC 则分布在淋巴细胞分离液上面，最上层是血浆。

2. 淋巴细胞及其亚群的分离　可采用多种方法分离淋巴细胞及其亚群，目前常用的分离方法主要有以下几种。

（1）免疫吸附分离法：用抗 CD3、抗 CD4、抗 CD8 或抗 CD19 抗体等包被聚苯乙烯培养板，加入细胞悬液，表达相应细胞表面标志的淋巴细胞就会被抗体捕获而贴附在培养板上，从而分离出淋巴细胞及所需的亚群。

（2）免疫磁珠分离法（immune magnetic bead，IMB）：是一种被广泛应用的分离淋巴细胞亚群的方法。将特异性抗体吸附在磁珠上制成免疫磁珠，与细胞悬液混合后，带有相应表面标志的细胞通过抗体结合在磁珠上，利用磁力作用，便可使与磁珠结合的细胞与未结合细胞分开，即可获得高纯度的所需细胞亚群。免疫磁珠分离法包括阳性分离法和阴性分离法，磁珠结合的细胞就是所需的细胞为阳性分离法，磁珠结合不需要的细胞，不被磁场滞留的细胞才是所需细胞的为阴性分离法。阳性分离法的优势是常常只需要使用一种磁珠便可获得所需细胞，且获取的细胞纯度高，但缺点是细胞与磁珠结合可能影响细胞的活力和功能。阴性分离法的优势是细胞基本处于正常状态，更适合进行细胞功能检测的实验，但通常需要使用多种免疫磁珠去除非目的细胞，而且所获取的细胞纯度相对较低。

（3）流式细胞术（flow cytometry，FCM）分选法：采用荧光激活细胞分选仪（fluorescence-activated cell sorter，FACS）也可以快速地分离、鉴定免疫细胞及其亚群。根据实验目的，将待分离细胞用相应的荧光标记抗体染色后上 FACS，细胞在压力作用下排成单列从喷嘴喷出形成液滴射流，其与高速聚焦激光束相交时，液滴中被荧光抗体结合的细胞在激发光照射下发出荧光，通过电场时出现不同偏向，因此可分类收集所需的细胞群或亚群。

MHC- 抗原肽复合物四聚体技术

（二）免疫细胞功能测定

1. T 细胞功能测定

（1）T 细胞增殖试验：体外培养的 T 细胞在有丝分裂原（PHA、Con A）、抗 CD3 单抗或特异性抗原刺激下会发生活化和增殖，转化为淋巴母细胞，通过检测 T 细胞的增殖反应，可评估 T 细胞的功能。在显微镜下，可见淋巴母细胞体积变大、胞质增多、胞核松散且核仁明显，通过肉眼观察计数转化的淋巴母细胞可以了解 T 细胞增殖能力，但易受主观因素影响，目前更常用的方法是放射性核素（^{3}H-TdR）掺入法、MTT 比色法。

1）^{3}H-TdR 掺入法：^{3}H-TdR 即同位素 ^{3}H 标记的胸腺嘧啶核苷（^{3}H-thymidine riboside）。T 细胞在转化为淋巴母细胞过程中，DNA 合成明显增加，如果在细胞培养液中加入 ^{3}H-TdR，则 ^{3}H-TdR 掺入新合成的 DNA 中，收集细胞用液体闪烁仪或 γ 计数仪测定样本中的放射性活性，便可反映 T 细胞的增殖水平。该方法灵敏度高，结果可靠，但易发生放射性污染。

2）MTT 比色法：MTT 即 3-（4,5- 二甲基 -2- 噻唑）-2,5- 二苯基溴化四唑，是一种噻唑盐，T 细胞活化增殖时线粒体中的琥珀酸脱氢酶将 MTT 还原为紫褐色的甲臜颗粒，所形成甲臜的量与细胞活化增殖程度呈正相关。加入二甲基亚砜可溶解细胞中的甲臜，用酶标仪在 490 nm 波长处测定其光吸收值，可反映活细胞的相对数量。该方法灵敏度低于 ^{3}H-TdR 掺入法，但操作简便，且无放射性污染。

（2）迟发型超敏反应（DTH）的检测：这是一种检测患者体内细胞免疫功能的皮试。以结核菌素、链激酶 - 链道酶、念珠菌素或者麻风菌素等作为抗原，通过皮肤斑贴或皮内注射于已知致敏患者，观察皮肤局部炎症反应及其强度。基本原理是用相同抗原作用于已致敏机体，T 细胞活化并释放多种细胞因子，导致皮试局部产生以单个核细胞浸润为主的炎症，局部充血、红肿，反应强烈者甚至发生局部组织细胞坏死，该反应 24 ~ 48 小时发生，72 小时达高峰。该试验常用于某些传染性疾病和免疫缺陷病的辅助诊断，并可用于肿瘤患者免疫功能的测定。

2．B 细胞功能测定

（1）血清免疫球蛋白含量测定：血清各类免疫球蛋白含量是反映机体体液免疫功能状态的重要指标。单向琼脂扩散试验、ELISA、免疫比浊法等常被用于测定血清 IgG、IgM、IgA 等各类 Ig 的含量。

（2）溶血空斑试验（plaque forming cell assay，PFC）：是一种体外检测抗体形成细胞的方法。用绵羊红细胞（sheep red blood cell，SRBC）免疫小鼠或家兔后，取其脾制备脾细胞悬液，然后同 SRBC、补体一起与琼脂糖液混匀倾注平皿，温育 1 ～ 2 h 后，在补体参与下，在琼脂板上形成肉眼可见的溶血空斑，每一空斑中央含一个抗体形成细胞，空斑数目即为抗体形成细胞数，以此反映体液免疫功能。

3．细胞毒试验　细胞毒试验是检测 CTL、NK 细胞等对靶细胞杀伤活性的试验，通过检测靶细胞的溶解来反映这些细胞的杀伤功能。

（1）^{51}Cr 释放法：用放射性核素 Na$_2$^{51}CrO$_4$ 标记靶细胞，效应细胞杀伤靶细胞后，^{51}Cr 从靶细胞内释放出来，用 γ 计数仪测定 ^{51}Cr 的释放活性，^{51}Cr 的释放量与效应细胞的杀伤活性呈正相关，根据相关公式即可计算出效应细胞的杀伤活性。该方法结果准确，重复性好，但缺点是存在放射性污染。

（2）乳酸脱氢酶（lactate dehydrogenase，LDH）释放法：LDH 存在于细胞内，只有当细胞膜受损时才会被释放到培养液中，释放出的乳酸脱氢酶可催化底物如硝基氯化四氮唑蓝形成有色化合物，用酶标仪测定上清液的 OD 值，可计算出效应细胞的杀伤活性。

4．细胞因子检测

（1）生物活性检测法：是指根据不同细胞因子的生物学活性，通过检测其对相应细胞增殖和存活情况等的影响来检测细胞因子的含量和活性，是比较常用的细胞因子检测技术，但缺点是需要培养依赖性细胞株，检测耗时长，步骤复杂，检测结果易受很多因素影响。最常用的检测方法有：①通过细胞增殖法检测 IL-2 含量，IL-2 依赖性 T 细胞株即 CTLL 在不含 IL-2 的培养基中很快死亡，加入 IL-2 后，在一定浓度范围内，其增殖与 IL-2 的量呈正相关，通过 ^{3}H-TdR 掺入法、MTT 比色法等检测细胞增殖情况可以测定标本中 IL-2 的含量；②通过细胞病变抑制法检测干扰素活性，利用干扰素具有抗病毒作用这一特点，在培养的细胞中加入含干扰素的待测标本，再加入病毒液感染细胞，通过染色等方法检测存活细胞的数量，进而计算出待测标本中干扰素的活性。

（2）免疫学检测法：细胞因子作为一种蛋白质或多肽，可以通过制备相应的特异性抗体，利用抗原 - 抗体反应进行检测。①游离的细胞因子（如血清等）可以通过 ELISA（双抗体夹心法）进行检测；②胞内细胞因子可采用流式细胞术进行检测；③酶联免疫斑点试验则可以在单细胞水平对细胞因子分泌细胞进行检测，该方法还可以用于在单细胞水平检测抗体分泌细胞。

5．吞噬功能测定

（1）硝基蓝四氮唑试验：可用于检测中性粒细胞的吞噬杀伤功能。硝基蓝四氮唑是一种水溶性淡黄色染料，当被吞噬进细胞后，吞噬细胞在杀菌过程中产生的超氧阴离子可将其还原成不溶性蓝黑色甲䏵颗粒，在光镜下计数阳性细胞可以反映中性粒细胞的吞噬功能。

（2）巨噬细胞吞噬试验：通过检测巨噬细胞对颗粒性物质如鸡红细胞或荧光标记颗粒的吞噬作用，计数吞噬百分率即可评估巨噬细胞的吞噬能力。

（王　霞）

酶联免疫斑点技术

第二节　免疫预防技术

案例 21-2

女，2 岁。在所居住楼下草坪遭遇黑色罗威纳犬攻击撕咬，致其全身多处咬伤，右肾挫裂伤，右侧肋骨骨折。此犬（未免疫）此前出现乱跑、乱叫、不进食等异常表现。

问题：

1．什么是狂犬病？

2．请结合案例谈谈狂犬病的预防。

案例 21-2 解析

免疫预防（immune prevention）是指通过人工刺激或诱导机体产生免疫应答（主动免疫），或通过直接输入免疫活性物质（被动免疫），从而特异性清除致病因子，达到预防疾病的目的。免疫预防主要是通过人工主动免疫诱导产生特异性抗体和（或）致敏淋巴细胞，以及免疫记忆，在有效期内，抵御外来致病原的侵袭。主动免疫可以通过自然感染途径，也可以通过人类设计的疫苗获得免疫力。免疫预防的另外一种方式是通过人工被动免疫紧急预防，将抗原诱导产生的特异性抗体，如抗毒素免疫血清，直接注入体内，与体内抗原快速结合，发挥中和、调理等作用，消除抗原对机体的损伤作用。

免疫预防的主要代表是各类疫苗。疫苗接种成功预防了大多数细菌、病毒所致传染病的发生，使传染病的大规模流行得到有效的控制，荣列 20 世纪十大全球公共卫生成就之首。目前，死亡率居前四位的疾病为恶性肿瘤、脑血管疾病、心脏病和肺炎。伴随医学的发展，预防性疫苗的应用已从预防传染病拓展到非传染病领域。

一、预防性疫苗类型

第一代传统疫苗包括灭活疫苗、减毒活疫苗和类毒素；第二代疫苗包括由微生物的天然成分及其产物制成的亚单位疫苗和将免疫作用成分基因重组而产生的重组蛋白疫苗，以及合成肽疫苗、多糖交联疫苗、基因工程疫苗及重组减毒活疫苗等；第三代疫苗的代表为核酸疫苗。

1．灭活疫苗（inactivated vaccine）　灭活疫苗又称死疫苗，是选用免疫原性强的活病原体，经人工大规模培养后，进一步用理化方法灭活制成。死疫苗丧失感染性，不再有进入宿主细胞中增殖的能力，但依然保持表面抗原结构，保留免疫原性。灭活疫苗主要诱导体液免疫应答。常见的灭活疫苗有狂犬病病毒疫苗、甲型肝炎疫苗和百白破疫苗等。新冠疫情暴发后，2020 年 12 月 30 日，国家批准生产的全球首个新冠灭活疫苗附条件上市。灭活疫苗的优点是技术成熟、大规模生产和安全性有保障；缺点是需多次接种以维持血清抗体水平，有时会引起较重的注射局部和全身反应。死疫苗不能通过内源性途径诱导 CTL 产生，需要警惕存在病原体灭活不彻底引发感染等严重并发症的风险。

2．减毒活疫苗（live-attenuated vaccine）　减毒活疫苗是用减毒或无毒力的活病原微生物制成。传统的制备方法是通过改变致病细菌或病毒的培养条件，使野生毒株在培养基或动物细胞中反复传代培养，发生变异而失去毒力或毒性明显降低，但保留免疫原性。常见的减毒活疫苗有卡介苗（BCG）、麻疹疫苗和脊髓灰质炎减毒活疫苗等。例如，牛型结核分枝杆菌在含有不断增加胆汁浓度的人工培养基中生长传代，13 年后这一毒株已经适应高浓度的胆汁，毒力已经衰减到适合作为结核病疫苗。

减毒活疫苗接种类似隐性感染或轻症感染，但不会导致人体发病。减毒或无毒病原体在体内有一定程度的繁殖或复制，使病原体的抗原表位长时间暴露于免疫系统，从而增强机体的免疫力并促进记忆细胞增殖。因此，活疫苗通常接种剂量小，且仅需一次接种，免疫效果持久。减毒活疫苗可诱导机体产生体液免疫和细胞免疫，经自然感染途径接种还形成黏膜局部免疫。减毒活疫苗通常是经筛选天然弱毒及人工传代致弱获得，这也意味着疫苗毒株研制具有不确定性，研发周期较长，并且疫苗在体内存在着回复突变、毒力返强的风险。萨宾脊髓灰质炎疫苗的毒力恢复而致脊髓灰质炎的概率达到 1/240 万。此外，免疫缺陷者和孕妇一般不宜接种活疫苗。

越来越多的研究表明，在接种疫苗，尤其是活疫苗之后，提高的不仅仅是特异性的免疫力，从而使其避免感染特定的疾病，还可能会在一定程度上增强非特异性免疫能力，提高整体健康水平。典型例子为卡介苗接种大幅度降低发展中国家因呼吸道感染和败血症所致的新生儿死亡率，此现象被认为是卡介苗接种不仅预防结核病，而且非特异性提高了被接种者的抗病能力。

3. 类毒素（toxiod）　类毒素是将细菌的外毒素经 0.3% ~ 0.4% 甲醛处理制成。代表性疫苗有白喉和破伤风疫苗。一些细菌如白喉棒状杆菌和破伤风梭菌，可以产生外毒素致病。通过纯化细菌外毒素后经甲醛灭活，从而使外毒素失去毒性，但保留免疫原性，制成的类毒素疫苗接种后能诱导机体产生抗类毒素抗体，发挥中和外毒素作用。

4. 亚单位疫苗（subunit vaccine）　亚单位疫苗是去除病原体中与激发保护性免疫无关成分，保留有效免疫原成分制成的疫苗。有效免疫成分可以通过理化方法裂解病原体获得，也可以将微生物的结构基因通过重组 DNA 技术在体外进行表达获得多肽和蛋白质。通过 DNA 重组技术制备的亚单位疫苗又称为重组抗原疫苗（recombinant antigen vaccine）。制备方法是将目的抗原基因重组构建在载体上，再将基因表达载体转化到受体细胞，如细菌、酵母或动物细胞中，利用受体细胞的蛋白表达系统生产抗原蛋白，经纯化而制成。

目前获准使用的有重组乙肝病毒表面抗原疫苗、重组口蹄疫疫苗和重组莱姆病疫苗等。重组抗原疫苗的优点是不含有活病原体或病毒复制所需核酸，无感染性，比传统疫苗更安全有效，适合大规模生产且成本低廉。亚单位疫苗不用完整的病原体，引起的免疫反应有时不够强烈，需要联合佐剂。而带有佐剂的亚单位疫苗也会导致比较明显的副作用，如注射部位疼痛、发热等。此外，不同表达系统生产的目的蛋白其三维结构与病毒抗原蛋白的天然构象可能会存在差异，从而影响免疫原性。

5. 结合疫苗（conjugate vaccine）　1983 年，在美国上市的 23 价肺炎链球菌多糖疫苗（pneumococcal polysaccharide vaccine，PPV）包括 23 个抗原上不同的荚膜多糖，具有广泛的血清型覆盖面。细菌荚膜多糖属于 TI 抗原，能够直接刺激 B 细胞产生 IgM 类抗体，因不能激活细胞免疫，低亲和力 IgM 抗体不能转化生成高亲和力 IgG 抗体。结合疫苗是将纯化的细菌荚膜多糖连接于其他抗原或类毒素，为细菌荚膜多糖提供了蛋白质载体，使其成为 TD 抗原。结合疫苗能引起 T、B 细胞的联合识别，能够激活 Th 细胞，进而介导抗体类别转换和记忆细胞的形成。结合疫苗比单一多糖疫苗具有更强的免疫原性。目前已获准使用的结合疫苗有 b 型流感嗜血杆菌结合疫苗、脑膜炎球菌疫苗和肺炎链球菌疫苗等。

6. 核酸疫苗　核酸疫苗包括 DNA 疫苗和 mRNA 疫苗。核酸疫苗不仅可诱导体液免疫反应，还可诱导包括辅助性 T 细胞和细胞毒性 T 细胞在内的细胞免疫反应，且持续时间较传统疫苗长。

（1）DNA 疫苗（DNA vaccine）：DNA 疫苗是将编码病原体抗原的重组表达载体，通过肌内注射或者皮下注射接种于机体内。重组质粒 DNA 可转染宿主细胞，进入细胞核并整合到宿主基因组，转录翻译出蛋白抗原。继而被抗原提呈细胞（APC）加工提呈，刺激机体产生特异性细胞免疫应答，而且可以诱导产生 CTL，以及体液免疫应答，对病毒、胞内寄生细菌和寄生虫引起的传染病具有预防和治疗作用。

DNA 疫苗主要用于表达蛋白质抗原，但不能表达多糖抗原。DNA 疫苗的优点：①克服了灭活疫苗灭活不完全的生物安全问题；②在体内可持续表达，免疫反应维持时间长；③可诱导体液免疫和细胞免疫，DNA 疫苗可诱导 CTL，在新型疫苗研发领域是重要的进步；④含非甲基化 CpG 序列在体内具有佐剂效应。缺点是 DNA 需进入细胞核整合基因组转录表达，有插入致突变风险。研究表明其在大多数大动物和人体中的免疫效力还不及减毒活疫苗。研究者开始考虑如何使得表达的抗原更有效地被 APC 加工提呈或增强与 APC 的相互作用，从而提高其免疫原性。

（2）mRNA 疫苗：mRNA 疫苗是把体外合成的编码目标抗原的 mRNA，借助递送系统导入组织细胞内，宿主细胞以此 mRNA 为模板翻译合成抗原蛋白，从而激发人体的免疫反应（图 21-2）。

在 2019 年新冠疫情暴发背景下，国际上有多款 mRNA 疫苗获得美国食品药品监督管理局（FDA）的紧急授权使用或获批上市，如生物制药公司辉瑞与 BioNTech 研发的疫苗 BNT162b2 和 Moderna 公司研发的疫苗 mRNA-1273，在全球范围内大范围接种，在抗击新型冠状病毒肺炎疫情过程中发挥了巨大作用。目前，有越来越多的候选 mRNA 预防性疫苗进入临床试验阶段。

mRNA 疫苗技术的难点在于如何帮助 mRNA 疫苗高效递送到细胞质中并表达目标蛋白，包括避免 mRNA 在递送过程中被破坏降解和帮助被胞吞入细胞的 mRNA 从内体逃逸，而不被转运至溶酶体降解。目前，最常采用的是脂质纳米微粒（lipid nanoparticle，LNP）递送系统，修饰 mRNA 片段被若干种类的脂质分子包裹形成 LNP，保护 mRNA 免受降解及破坏，使其更容易被细胞摄取。LNP 通常包括阳离子脂质、胆固醇、辅助磷脂和聚乙二醇（PEG）化磷脂四种脂质成分。其中，阳离子脂质与带负电荷的 mRNA 结合，使 LNP 逃离内体进入细胞质；胆固醇稳定颗粒结构，通过低密度脂蛋白（LDL）受体介导胞吞作用；辅助磷脂使疫苗颗粒更容易进入细胞，加快 mRNA 的释放；PEG 化磷脂提高颗粒的稳定性，在增强 LNP 与细胞相互作用方面也起着关键作用。

mRNA 疫苗具有安全、高效和成本低等优点，表现为：①采用了编码抗原的一段基因，不会带入其他的病毒结构，无感染性；② mRNA 不进入细胞核，直接在细胞质翻译为蛋白抗原，因此，mRNA 不会整合到宿主细胞基因组上，避免了可能的突变风险；③低剂量 mRNA 疫苗能够同时诱导产生体液免疫和细胞免疫，特别是激活更强烈的 CD8+ T 细胞介导的细胞免疫；④在生产方面，由于体外转录反应产率较高，mRNA 疫苗具有快速、经济和规模化生产的潜力。mRNA

修饰核苷 mRNA 技术和 mRNA 疫苗

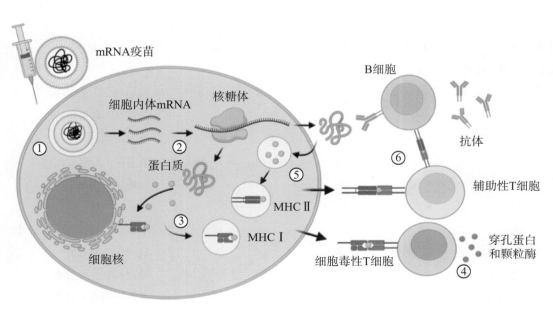

图 21-2　mRNA 疫苗诱导免疫应答过程图

疫苗的缺点在于 mRNA 容易分解，稳定性差，需要在超低温条件下储存和冷链配送。

7. 重组活载体疫苗（recombinant live vector vaccine）　是应用细菌或病毒弱毒或无毒株作为表达载体，将编码病原体有效免疫原的基因插入载体基因组中，制备表达病原体抗原的重组细菌或病毒疫苗。接种后，随疫苗株在体内增殖，大量表达所需的抗原。如果将多种病原体的有关基因插入载体，则成为可表达多种保护性抗原的多价疫苗。目前使用最广的载体是痘苗病毒，用其表达的外源基因很多，已用于甲型和乙型肝炎、麻疹、单纯疱疹、肿瘤等疫苗研究。

二、预防性疫苗的应用

自从英国乡村医生爱德华·琴纳在 18 世纪发明并研制牛痘疫苗，为全球消灭天花和预防传染病开辟了新的途径，至今，针对各种疾病的计划免疫疫苗的实施仍然是预防疾病的主要及重要手段。预防性疫苗以传染病为主，而随着科学的不断发展，预防性疫苗的应用已从预防传染病扩展到非传染病领域。

1. 计划免疫预防传染病　计划免疫（planned immunization）主要是根据某些特定传染病的疫情监测和人群免疫状况分析，有计划地用疫苗进行免疫接种，预防相应传染病，最终达到控制乃至消灭相应传染病的目的。自 1977 年 10 月以来，世界上没有一个自然感染天花（small pox）病例的报道。天花是通过全球普及接种牛痘疫苗，被人类消灭的第 1 个古老的烈性传染病，是免疫学对人类的巨大贡献。同样令人鼓舞的是，1991 年世界卫生组织（WHO）预测，在世界各地，麻痹性脊髓灰质炎将因为疫苗接种得到根除。通过普及接种，我国 20 世纪 60 年代初消灭天花，2000 年 11 月，我国也宣布为无脊髓灰质炎野毒株流行的国家。

计划免疫常用于儿童。我国儿童计划免疫的常用疫苗有：卡介苗、灭活脊髓灰质炎疫苗、百白破疫苗、麻疹活疫苗和乙型肝炎疫苗。2007 年国家免疫规划确定 14 个疫苗预防 15 种传染病后，我国免疫规划疫苗数量已有超过 15 年未添加（表 21-1）。世界卫生组织推荐各国将肺炎球菌疫苗等纳入免疫规划。普及疫苗在婴幼儿时期接种使得传染病的发病率大幅度下降。据统计，通过普及接种，我国 2014 年 5 岁以下儿童乙肝病毒携带率降至 0.32%，我国乙肝病毒慢性感染者减少约3000 万人。

表 21-1　国家免疫规划疫苗接种程序表

疫苗名称	第一次	第二次	第三次	加强	预防传染病
儿童免疫规划疫苗					
卡介苗	出生				结核病
乙肝疫苗	出生	1 月龄	6 月龄		乙型病毒性肝炎
脊髓灰质炎疫苗	2 月龄	3 月龄	4 月龄	4 周岁	脊髓灰质炎
百白破疫苗	3 月龄	4 月龄	5 月龄	18～24 月龄	百日咳、白喉、破伤风
白破疫苗	6 周岁				白喉、破伤风
麻风疫苗	8 月龄				麻疹、风疹
麻腮风疫苗	18～2 月龄				麻疹、流行性腮腺炎、风疹
乙脑疫苗	8 月龄	2 周岁			流行性乙型脑炎
A 群流脑疫苗	6～18 月龄				流行性脑脊髓膜炎
A+C 群流脑疫苗	3 周岁	6 周岁			流行性脑脊髓膜炎
甲肝疫苗	18 月龄				甲型肝炎

续表

疫苗名称	第一次	第二次	第三次	加强	预防传染病
重点人群接种疫苗					
出血热双价					出血热
炭疽减毒疫苗					炭疽
钩体灭活疫苗					钩体病

2. 肿瘤预防疫苗——HPV 疫苗　宫颈癌是世界范围内死亡率最高的女性恶性肿瘤之一，死亡率呈逐年上升趋势。著名癌症专家和病毒学家、海德堡德国癌症研究中心 Harald zur Hausen 教授于 1982 年首次提出人乳头瘤病毒（HPV）是诱发子宫颈癌的主要病原体，并因此荣获 2008 年诺贝尔生理学或医学奖。

（1）HPV 感染和宫颈癌：人乳头瘤病毒（HPV）属于乳头瘤病毒科乳头瘤病毒属的双链环状 DNA 病毒，主要引起人类皮肤和黏膜的增生性病变。其中约 40 种可通过性接触传播，主要侵袭宫颈、阴道壁、外阴和阴茎等生殖器官。根据 HPV 致癌性的强弱分为低危型和高危型。低危型 HPV 包括 HPV 6、11、40、42、43、44、54、61、72 型等，引起生殖器疣。高危型 HPV 包括 HPV 16、18、31、33、35、39、45、51、52、56、58、66、68 型等，与宫颈癌等恶性肿瘤的发生密切相关。研究表明，宫颈癌发病的 2/3 由 HPV 16 所致，HPV 16 /18 超过 70%，其余的 20% 由 HPV 31/33/45/52/58 所致。

（2）HPV 预防性疫苗种类：根据牛痘疫苗消灭天花的原理，可以通过设计 HPV 疫苗预防 HPV 感染，从而有效控制宫颈癌发生。2006 年，美国 FDA 批准了第一支 HPV 疫苗，是由默沙东公司生产的 Gardasil 四价疫苗，覆盖低危型 HPV 6 和 HPV 11，以及高危型 HPV 16 和 18 型，接种时间为第 0、2 和 6 个月，接种方法为肌内注射，FDA 推荐适用人群为 9 ～ 26 岁的女性和男性，国内推荐 20 ～ 45 岁女性群体，功效是预防宫颈癌和生殖器疣。2007 年，葛兰素史克公司生产的 Cervarix 二价疫苗获准上市，覆盖 HPV 16 和 HPV 18，在第 0、1 和 6 个月接种，FDA 推荐适用人群为 9 ～ 25 岁女性，国内推荐 9 ～ 45 岁女性群体预防宫颈癌。Gardasil 的 HPV 九价疫苗在 2014 年 6 月获得了许可证，与前一代四价疫苗相比，增加了对 HPV 31、33、45、52 和 58 型的保护，接种时间为第 0、2 和 6 个月，接种方法为肌内注射，FDA 推荐适用人群为 9 ～ 45 岁的女性和男性，我国推荐 20 ～ 45 岁女性群体。加拿大和美国卫生机构的政府工作报告显示，Gardasil 九价疫苗可以预防大约 90% 的宫颈癌和 80% ～ 95% 的其他 HPV 相关肛门生殖器癌症，高于 Gardasil 四价疫苗 70% 的保护率。2019 年，我国国家药品监督管理局公布了首个国产宫颈癌二价疫苗 Cecolin 上市，覆盖 HPV 16 和 HPV 18，适用于 9 ～ 45 岁女性预防宫颈癌。

（3）HPV 预防性疫苗作用机制：HPV 基因组由主要衣壳蛋白 L1 和次要衣壳蛋白 L2 两种结构蛋白包被。L1 和 L2 蛋白能够刺激病毒特异性中和抗体产生。目前已上市的预防性 HPV 疫苗均是通过基因工程（如 Gardasil 和 Gardasil 9 使用酿酒酵母表达系统、Cervarix 使用昆虫表达系统）表达 HPV 主要衣壳蛋白 L1，该结构蛋白具有自我组装特性，组装成 HPV 病毒样颗粒疫苗（human papilloma virus virus-like particle vaccine，HPV VLP vaccine）。我国首个 HPV 二价疫苗 Cecolin 是在大肠埃希菌中制备的，表达 HPV 16 和 18 型 L1 蛋白，经过重组和纯化过程获得 VLP。

HPV 预防性疫苗含有病毒样颗粒，缺乏病毒基因组，主要通过产生高滴度抗 L1 蛋白抗体 IgG 和 IgA，以及记忆效应，有效保护机体免受 HPV 感染，但不能增强机体对已经感染病毒的清除。疫苗诱导产生的中和抗体通过以下方式到达感染部位：女性生殖道中有活性的 IgG 产生，以及在感染起始的创伤部位渗出间质性抗体。到目前为止的研究显示，中和抗体的水平至少可持续 6.4 年（Cervarix）或 7 年（Gardasil）。从 HPV 感染到子宫颈癌至少需要 10 年时间，故对疫苗的远期效果仍需长期观察并进行评估。

迄今为止，125 个国家已将 HPV 疫苗纳入女性接种的国家免疫规划，47 个国家也纳入了男性接种的国家免疫规划。HPV 疫苗是第一个以预防癌症为目的开发的肿瘤预防疫苗，通过预防 HPV 感染能有效预防 HPV 引发的宫颈癌及癌前病变。HPV 疫苗的应用为持续性感染性疾病，如 EBV、HIV 感染的预防性疫苗开发等奠定了基础。

3. 传染病预防疫苗（以新冠病毒疫苗为例）　新型冠状病毒是单股正链 RNA 包膜病毒，其暴露在表面的刺突蛋白（spike protein，S 蛋白）和 S 蛋白上的受体结合区域（receptor binding domain，RBD）是新冠疫苗设计的主要靶标。S 蛋白的受体是人类血管紧张素转换酶 2（ACE2），它是肺部上皮细胞等细胞中表达的膜蛋白。这类疫苗可以防止病毒与细胞结合和进入细胞，从而中和病毒的复制并防止细胞感染。据 WHO 报告，截至 2023 年 3 月底，全球已有 382 款候选新冠疫苗处于研发进程中。根据制备技术，新冠疫苗分为灭活病毒疫苗、减毒活疫苗、mRNA 疫苗、DNA 疫苗、病毒载体疫苗、病毒样颗粒疫苗和蛋白亚单位疫苗。这些疫苗是否能够诱导有效的 T 细胞介导免疫尚不清楚。最近对康复的 COVID-19 患者的分析表明，大多数针对 COVID-19 的 T 细胞表位抗原来源于 S 蛋白以外的蛋白质，如核衣壳 N 蛋白或 ORF1ab。

（储以微）

第三节　免疫治疗

免疫治疗（immunotherapy）是指利用免疫学原理，针对疾病的发生机制，人为地干预或调整机体的免疫功能，达到治疗疾病所采取的措施。美国《科学》（*Science*）杂志将肿瘤免疫疗法作为 2013 年六大科学领域值得关注的领域之一，是对肿瘤免疫治疗发展的极大肯定。

免疫治疗的基本策略是从分子、细胞和整体水平干预或调整机体的免疫功能。研究方向主要包括：①免疫干预分子的研发：治疗性疫苗、基因工程抗体、细胞因子、受体/配体及其拮抗剂、信号转导分子及其拮抗剂等。②对免疫细胞的干预和过继细胞转输：前者包括调控免疫细胞的分化和增殖、调控细胞的迁移、活化和凋亡等；后者包括输入改造过的树突细胞、干细胞、各种淋巴细胞、巨噬细胞等。③增强或抑制整体免疫功能，如应用免疫增强剂或免疫抑制剂，增强或抑制免疫应答。本节按此思路进行免疫治疗方法介绍。

一、分子治疗

（一）抗原为基础的免疫治疗

抗原是引起免疫应答的始动因素，正常情况下，抗原可以诱导机体发生免疫应答，产生免疫保护作用。如果机体免疫系统异常，则可能发生超敏反应、免疫缺陷、自身免疫病等免疫病理反应。针对机体异常的免疫状态，人工给予抗原以增强免疫应答或诱导免疫耐受来治疗疾病，称为以抗原为基础的免疫治疗。

1. 诱导或增强免疫应答　将用于疾病治疗的疫苗称为治疗性疫苗，针对的是已经发病的患者。分子疫苗包括肿瘤抗原疫苗和微生物抗原疫苗，通过人工诱导或增强机体的免疫应答，达到治疗疾病的目的。

肿瘤新抗原（tumor neoantigen）也被称为肿瘤特异性抗原（TSA），是一类肿瘤细胞特有抗原，在正常细胞中不表达。其主要来源是肿瘤细胞基因组的点突变（约占 95%）、基因插入和敲除以及移码和结构突变（后两者约占 5%）。因此，相对于肿瘤相关抗原（TAA），肿瘤新抗原具有较强的免疫原性，可以成为精准免疫治疗的特异性靶点。二代测序和生物信息学技术的发展，使快速、低成本鉴定和预测肿瘤特异性新抗原成为可能。新抗原由个体化新抗原或在许多患者肿瘤中表达的共享新抗原组成。个体化肿瘤肽疫苗可以解决肿瘤异质性和组织相容性抗原（HLA）异质性对肿瘤疫苗药效的影响，而基于共享新抗原疫苗可以节约资源、时间和成本。

肿瘤新抗原疫苗的制备流程大致为：①患者肿瘤组织和正常体细胞行基因组或全外显子测序；②肿瘤组织转录组测序；③预测和（或）检测突变的抗原多肽与患者 HLA 的结合力；④合成相应类型疫苗。以新抗原为基础的多肽、核酸、树突状细胞等多种形式的疫苗正在不同类型肿瘤患者的临床试验中进行评估。肿瘤抗原多肽疫苗，可以模拟 T 细胞识别的肿瘤抗原表位，不经加工就可与 MHC 分子结合，进而激活特异性 T 细胞，诱导 CTL 抗瘤效应。多肽疫苗具备抗原序列明确、易于制备和质控、经济成本相对较低的优点。2020 年，Ott 等对一种个体化新抗原多肽疫苗（NEO-PV-01）联合抗 PD1 抗体治疗转移性黑色素瘤、非小细胞肺癌和膀胱癌（31 例）进行了一项 Ⅰ b 期临床研究。结果表明该疫苗具有较好的耐受性，同时可有效诱导转移性癌症患者产生广泛的新抗原肽特异性 CD4$^+$ 和 CD8$^+$ T 细胞免疫反应，且其具有多功能和记忆表型。

肿瘤相关抗原肽疫苗是另一大类常用的肿瘤疫苗，除了直接接种，肿瘤相关抗原肽还可荷载树突状细胞，制备树突状细胞瘤苗（见细胞治疗部分）。最早进入临床Ⅰ期、Ⅱ期实验的多肽疫苗是用于黑色素瘤的多肽疫苗，其中研究最多的是黑色素瘤相关抗原 gp100。一项有关 gp100（209-217）肽疫苗的Ⅳ期临床研究显示，gp100 肽疫苗免疫能够明显提高患者的临床反应率，延长患者无进展生存时间和总体生存时间。

微生物抗原疫苗，如乙型肝炎多肽疫苗同样可诱导抗病毒感染的免疫效应。

2. 抗原诱导特异性免疫耐受

（1）脱敏治疗：又称为变应原特异性免疫治疗（allergen-specific immunotherapy，SIT）。过敏性疾病是全球第六大慢性疾病，世界卫生组织将过敏性疾病列为 21 世纪重点研究和防治的疾病之一。花粉症 / 过敏性鼻炎、支气管哮喘、特应性皮炎以及食物过敏均为常见过敏性疾病。引起机体产生过敏反应的抗原被称为变应原（allergen）。

脱敏治疗是将变应原制成变应原提取液并配制成不同浓度的制剂，经舌下含服、口服或皮下注射等给药途径与患者反复接触，剂量逐渐由小到大，浓度由低到高，目的是逐步提高患者对变应原的耐受性。1998 年，WHO 颁布的一项指导性文件指出脱敏治疗是可能影响过敏反应性疾病自然进程的唯一治疗方法，并将变应原提取液命名为变应原疫苗。目前，美国 FDA 已批准多种针对草花粉、尘螨的舌下免疫含片和滴剂应用于临床呼吸道过敏性疾病治疗。2020 年《全球哮喘防治创议》（GINA）将舌下特异性免疫治疗（SLIT）作为哮喘的附加治疗方案。我国北方地区蒿属花粉是过敏性鼻炎最主要的过敏原，南方地区则以螨虫为主要过敏原。2021 年，我国批准黄花蒿花粉变应原舌下滴剂上市，用于治疗黄花蒿 / 艾蒿花粉过敏引起的变应性鼻炎。推荐在每年预期的黄花蒿 / 艾蒿花粉季开始前至少 4 个月启动治疗，并在整个花粉季期间持续使用，非花粉季无症状时需要坚持用药，疗效更稳定，建议至少连续使用 3 年。最新的研究数据显示，长疗程脱敏治疗可以有效预防来年花粉季的再次过敏。变应原特异性免疫治疗发展至今已有百余年历史，具有长期疗效和延缓过敏性疾病自然病程的潜力。但仍需警惕 SIT 治疗本身存在触发严重过敏反应的潜在风险。

（2）自身抗原疗法：尽管大多数自身免疫性疾病的病因还不甚清楚，但它们都有一个共同的病理基础，即丧失对自身抗原的免疫耐受。迄今，这类疾病的治疗还是以非特异性的免疫抑制药物为主。这些药物除了抑制正常的免疫应答外，长期治疗效果不佳，并可增加感染和肿瘤的风险。诱导机体重新建立对引起自身免疫性疾病的自身抗原特异性免疫耐受，而避免全面免疫抑制，无疑是治疗自身免疫性疾病的理想方法，但该方法尚处于研究阶段。近年来在动物模型中，通过口服抗原诱导免疫耐受治疗自身免疫性疾病也获得成功。例如，口服髓鞘碱性蛋白（MBP）治疗多发性硬化（MS）、口服胶原治疗类风湿关节炎、口服胰岛素治疗 1 型糖尿病。细胞成分及完整细胞也可作为免疫原进行主动免疫治疗。

（二）抗体治疗

抗原在激活免疫系统、产生免疫应答中起关键作用。针对抗原产生的抗体，有发挥免疫防御作用的保护性抗体；介导自身组织损伤和器官功能障碍的自身抗体；肿瘤特异性抗体常常会干扰特异性细胞免疫应答对肿瘤细胞的杀伤作用，这种促进肿瘤生长的抗体被称为增强抗体（enhancing antibody）；也有对疾病诊断和治疗起重要作用的人工制备抗体等。治疗性抗体主要包括免疫血清、单克隆抗体和基因工程抗体。其中，针对肿瘤靶向的单克隆抗体药物被证明是目前较为成功的抗肿瘤免疫治疗形式。

1. 多克隆抗体（polyclonal antibody，pAb）　用传统方法将抗原免疫动物制备的血清制剂，包括以下两类。

（1）抗感染的免疫血清：抗毒素血清主要用于治疗和紧急预防细菌外毒素所致疾病；人免疫球蛋白制剂主要用于治疗丙种球蛋白缺乏症和预防麻疹、传染性肝炎等。

（2）抗淋巴细胞丙种球蛋白：用人 T 细胞免疫动物制备免疫血清，再从免疫血清中分离纯化免疫球蛋白，将其注入人体，在补体的参与下使 T 细胞溶解破坏。该制剂主要用于器官移植受者，阻止移植排斥反应的发生，延长移植物存活时间，也用于治疗某些自身免疫病。

2. 单克隆抗体（monoclonal antibody，McAb）　简称单抗。1975 年由 Köhler 和 Milstein 发明的 B 细胞杂交瘤和单克隆抗体技术问世，它的推广应用对生命科学和医学发展产生了巨大影响。单克隆抗体是由一个 B 细胞克隆，针对单一抗原表位产生的结构均一、高度特异的抗体。1986 年，美国 FDA 批准了第一个治疗用、抗 CD3 分子的鼠源性单抗 OKT3 进入市场，用于减缓和削弱临床急性心、肝、肾移植排斥反应的发生。1997 年，第一个用于临床癌症治疗的单抗——抗人 CD20 单抗（利妥昔单抗）获得 FDA 批准，用于临床治疗恶性 B 细胞淋巴瘤。

对于抗体药物的靶向治疗，靶分子特异性十分重要，直接决定该药物的治疗效果。单克隆抗体特异性高，表 21-2 列举了截至 2023 年在肿瘤、自身免疫性疾病和过敏性疾病、移植排斥反应中应用的单克隆抗体药物。其中，肿瘤相关单抗靶分子可分以下为三类：①肿瘤细胞表面高表达的一些与肿瘤发生、发展相关的表面分子，如表皮生长因子受体（EGFR）家族成员 Her1、Her2、Her3 等，B 淋巴细胞瘤表面的 CD20 分子也属于这一类。CD20 表达于前 B 和成熟 B 淋巴细胞、95% 以上的 B 淋巴细胞型的非霍奇金淋巴瘤。利妥昔单抗（抗 CD20）是第一个获批上市并有显著疗效的抗肿瘤单抗。②肿瘤细胞分泌到肿瘤微环境中的一些细胞因子，如许多实体瘤细胞大量分泌血管内皮生长因子（VEGF），可刺激血管生成，促进肿瘤生长。③免疫细胞表面的抑制分子，如细胞毒 T 淋巴细胞相关抗原 4（CTLA-4）、程序性死亡 -1（PD-1）等。这些负性共刺激分子与配体结合后能抑制 T 细胞活化，从而抑制机体的抗肿瘤免疫反应。

表 21-2　美国 FDA 已批准生产和临床使用的单克隆抗体（截至 2023 年）

治疗性抗体名称（括号内为商品名）	适应证
	肿瘤
抗 CD20（Rituxan，Zevalin，Bexxar，Arzerra）	非霍奇金淋巴瘤
抗 HER2（Herceptin，Perjeta，Margenza）	转移性乳腺癌

续表

治疗性抗体名称（括号内为商品名）	适应证
抗 CD33（Mylotarg）	急性髓样细胞白血病
抗 CD52（Campath）	B 细胞白血病、T 细胞白血病和 T 细胞淋巴瘤
抗 EGFR（Erbitux，Vectibix）	转移性结肠直肠癌和头颈部肿瘤
抗 RANKL（Prolia，Xgeva）	预防已经转移并损害骨质的肿瘤患者的骨骼相关事件
抗 PD-1（Keytruda，Opdivo，Jemperli）	黑色素瘤、非小细胞肺癌、头颈鳞状细胞等
抗 PD-L1（Tecentriq，Bavencio，Imfinzi）	膀胱癌、非小细胞肺癌
抗 CTLA-4（Yervoy）	晚期黑色素瘤
抗 LAG-3（Relatlimab）	黑色素瘤
抗 VEGF（Avastin）	转移性结直肠癌
抗 CD19（Monjuvi）	复发或难治性弥漫性大 B 细胞淋巴瘤
抗 CD38（Darzalex，Sarclisa）	多发性骨髓瘤
急性移植排斥反应	
抗 CD3（Orthoclone OKT3）	肾移植后急性排斥反应
抗 CD25（Zanapax，Simulect）	肾移植后急性排斥反应
自身免疫病和过敏性疾病	
抗 TNF-α（Remicade，Humira，Simponi）	克罗恩病、类风湿关节炎、银屑病性关节炎、溃疡性结肠炎、强直性脊柱炎
抗 IgE（Xolair）	持续性哮喘
抗 CD11a（Raptiva）	斑状牛皮癣
抗 α4 整合素（Tysabri）	多发性硬化、克罗恩病
抗 VEGF（Lucentis）	年龄相关性黄斑病变
抗 CD20（Ocrevus）	多发性硬化
抗 CD45RO⁺（Amevive）	银屑病及其他自身免疫紊乱疾病
抗 TNF（Cimzia）	类风湿关节炎
抗 IFNAR1（Saphnelo）	中重度系统性红斑狼疮
抗 IL-1β（Ilaris）	自身炎症性疾病
抗 IL-6（Actemra）	类风湿关节炎
抗 IL-12/IL-23（Stelara）	中度至严重的斑块性银屑病的成年患者
抗 IL-17A（Cosentyx）	银屑病、强直性脊柱炎
抗 IL-36R（Spesolimab）	银屑病
人源型抗 C5（Soliris）	阵发性睡眠性血红蛋白尿症
抗 FcRn（Rozanolixizumab）	全身性重症肌无力
其他	
抗 gp Ⅱ b/ Ⅲ a（ReoPro）	预防冠状动脉血管成形术中发生血栓
抗呼吸道合胞病毒（Synagis）	预防儿童在高危期呼吸道合胞病毒感染
抗 IgG I（OncoScint）	检测结直肠腺癌和卵巢上皮细胞癌，诊断乳腺房癌、肺小细胞癌、胰腺癌、胃癌和食管癌
抗 PSMA（ProstaScint）	评估疑有复发的前列腺患者，用于患者的分期

续表

治疗性抗体名称（括号内为商品名）	适应证
抗 CEA（CEA-Scan）	检测原发性、结直肠癌转移和乳腺癌淋巴转移
抗肌凝蛋白单株（Myoscint）	心肌梗死引起的胸痛定位、心肌梗死和心肌炎的造影
抗 SCLC 抗体片段 -NR-LU-10-Fab（Verluma）	诊断常规方法检查经常无效的小细胞肺癌
抗 ANGPTL3（Evkeeza）	高血脂
抗 TSLP（Tezspire）	哮喘
抗 C1（Enjaymo）	冷凝集素病
抗 Aβ（Aduhelm）	阿尔茨海默病
抗 CD15（NeutroSpec）	用于阑尾炎疑似患者的鉴别诊断

治疗性单抗药物作用机制主要有三种，包括：①靶点封闭作用：抗体作为拮抗剂，阻断受体 - 配体的结合，从而阻断细胞内的信号转导，终止其生物学效应。如 2018 年诺贝尔奖获得者美国免疫学家 James Allison 与日本免疫学家 Tasuku Honjo 发明了一种新型有效的癌症免疫治疗方法，被称为免疫检查点疗法（immune checkpoint therapy），治疗晚期黑色素瘤、晚期非小细胞肺癌等。其机制是采用 CTLA-4 和 PD-1 封闭单抗，阻断这些免疫检查点分子的负向调节作用，使 CTL 去杀伤肿瘤细胞。② ADCC 作用：单克隆抗体药物通过其 Fab 段特异性结合靶细胞，通过其 Fc 段与表达 Fc 受体的免疫细胞（巨噬细胞、中性粒细胞、NK 细胞等）结合，从而介导免疫细胞对表达药物靶点的靶细胞的细胞毒作用，清除靶细胞。如抗 CD20 单抗清除自身反应性 B 淋巴细胞、抗 CD3 单抗清除 T 细胞防治急性排斥反应等。③靶向载体作用：以抗体为靶向载体，与化疗药物、生物毒素和放射性同位素等细胞毒性物质偶联，制备成抗肿瘤单抗偶联物，也称免疫偶联物。基于抗体和抗原结合的特异性，这些细胞毒性物质被抗体载体靶向性地携带至肿瘤病灶局部，特异性地杀伤肿瘤细胞，而对正常细胞没有影响，这样能大大提高疗效，降低对机体的毒副作用。除了上述细胞毒性物质以外，抗体还可以偶联一些生物酶。这些生物酶在体内利用抗体的导向性聚集在靶细胞周围，催化药物前体生成功能性药物，实现对靶细胞的特异性作用。

（三）细胞因子为基础的免疫治疗

1. 细胞因子补充疗法 将具有生物学活性的细胞因子通过各种途径直接注入人体内，已在治疗病毒感染、肿瘤、血液系统疾病中取得疗效，有的甚至成为不可或缺的治疗手段。目前，利用基因工程生产的重组细胞因子临床应用的有数十种（表 21-3），还有多种细胞因子在临床试验中。如 IFN-α 对病毒性肝炎、慢性宫颈炎及血液系统肿瘤如毛细胞白血病均有一定疗效；IL-2 可用于治疗肾细胞癌、黑色素瘤等；集落刺激因子 GM-CSF 和 G-CSF 对再生障碍性贫血和获得性免疫缺陷综合征（AIDS）均有作用。应用红细胞生成素（EPO）治疗肾性贫血已经取得了非常显著的疗效。

表 21-3 美国 FDA 批准上市的细胞因子类药

名称	适应证
IFN-α	白血病、病毒性肝炎、恶性肿瘤、艾滋病
IFN-β	多发性硬化
IFN-γ	慢性肉芽肿、类风湿关节炎、恶性肿瘤、生殖器疣、过敏性皮炎
G-CSF	自身骨髓移植、化疗后粒细胞减少、白血病、艾滋病、再生障碍性贫血
GM-CSF	自身骨髓移植、化疗后粒细胞减少、艾滋病、再生障碍性贫血

续表

名称	适应证
EPO	慢性肾衰竭所致贫血、肿瘤或化疗所致贫血、失血后贫血
IL-2	恶性肿瘤、艾滋病、免疫缺陷病
IL-11	肿瘤或化疗所致血小板减少
IL-12	恶性黑色素瘤
sTNF R Ⅱ -Fc	类风湿关节炎
PDCF	糖尿病所致腿足溃疡

2. 阻断和拮抗细胞因子的免疫疗法　该方法是通过抑制细胞因子产生、阻断细胞因子与其受体结合或阻断细胞因子受体 - 配体结合后的信号转导过程，以阻止细胞因子发挥其病理作用。主要用于自身免疫性疾病、感染性休克及器官移植排斥反应等疾病的治疗。

针对细胞因子单抗或细胞因子受体融合蛋白，都是通过和细胞因子结合而阻断细胞因子与其受体结合，起到细胞因子拮抗剂的作用。如 TNF-α 单抗对类风湿关节炎、脊柱关节炎治疗有明确疗效，可迅速改善病情，阻止关节破坏，改善关节功能。此外，获批用于治疗类风湿关节炎的还有 IL-1β、IL-6 单抗拮抗剂，IL-17 和 IL-12/23 单抗拮抗剂获批用于治疗银屑病关节炎（表 21-2）。细胞因子和细胞因子受体结合，通过激活 JAK-STAT 信号转导通路，调控相关基因的转录表达，发挥生物学效应。近年来出现了一类合成的小分子靶向药物，如 JAK 抑制剂，也获批用于类风湿关节炎的治疗。

3. 细胞因子基因疗法（cytokine gene therapy）　是将细胞因子或其受体基因通过不同技术导入机体内，使其在体内持续表达并发挥治疗效应，以克服细胞因子在体内半衰期短、临床需要反复大剂量注射的缺陷。

▍二、细胞治疗

细胞治疗是将自体或异体的造血细胞、免疫细胞或肿瘤细胞经体外培养、诱导扩增或负载抗原后回输至机体，以激活或增强机体的免疫应答。

（一）治疗性细胞疫苗

1. 肿瘤细胞疫苗　溶瘤病毒是一种治疗性肿瘤疫苗载体，由于它本身带有肿瘤溶解的作用，使得疫苗的抗肿瘤效应得以增强。如针对黑色素瘤患者设计的新型溶瘤疫苗 OncoVEX，瘤内直接注射后，一方面在肿瘤细胞中复制增殖，溶解肿瘤细胞；另一方面将抗原传递给抗原提呈细胞，诱发全身的抗肿瘤免疫应答。

2. 树突状细胞（DC）疫苗　树突状细胞（DC）是诱导初始 T 细胞活化功能最强大的 APC。树突状细胞疫苗是将体外培养的负载肿瘤抗原的 DC（DC 疫苗）导入体内，这些 DC 通过抗原提呈功能及分泌细胞因子调节肿瘤抗原特异性 Th1 细胞增殖和分化，并进一步促进 NK 细胞及 CTL 的活化，杀伤肿瘤细胞。DC 细胞荷肽类型包括肿瘤抗原肽 / 新抗原、凋亡小体、肿瘤细胞裂解液、失活肿瘤细胞、mRNA 等。

2010 年，美国 FDA 正式批准前列腺癌疫苗 Provenge（Sipuleucel-T）的应用。该疫苗以患者自体树突状细胞荷载前列腺相关抗原，致敏后转输回机体，用于诱导增强的细胞免疫应答，攻击体内肿瘤，与安慰剂组比较，Provenge 能延长 4.1 个月的平均存活时间，并能将 3 年生存率提高

38%。图 21-3 展示了人肿瘤疫苗的制备流程。之后，临床注册机构已登记了数百项有关细胞疫苗用于治疗多种恶性肿瘤的临床研究。

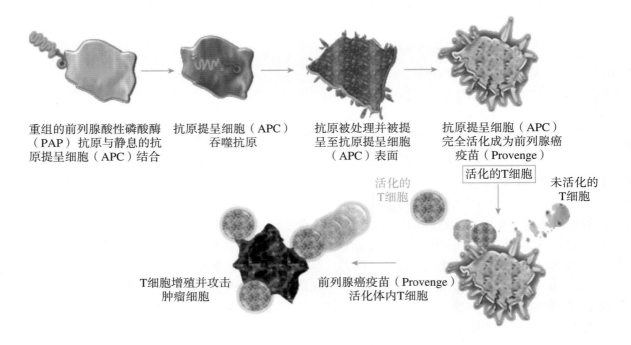

重组的前列腺酸性磷酸酶（PAP）抗原与静息的抗原提呈细胞（APC）结合　　抗原提呈细胞（APC）吞噬抗原　　抗原被处理并被提呈至抗原提呈细胞（APC）表面　　抗原提呈细胞（APC）完全活化成为前列腺癌疫苗（Provenge）

活化的T细胞　　未活化的T细胞

活化的T细胞

T细胞增殖并攻击肿瘤细胞　　前列腺癌疫苗（Provenge）活化体内T细胞

图 21-3　DC 疫苗制作流程

（二）免疫细胞过继转输治疗

免细胞过继转输治疗是将自体 / 同种异体免疫细胞进行体外激活和扩增，然后再将其重新输回患者体内，并辅以合适的生长因子，促使其在体内发挥杀伤细胞的作用。

1. 淋巴因子激活的杀伤细胞（lymphokine activated killer cell，LAK）　是外周血单个核细胞（PBMCs）经体外 IL-2 培养后诱导产生的一类新型杀伤细胞，其杀伤肿瘤细胞不需抗原致敏，且无 MHC 限制性。1985 年，斯蒂夫罗森伯格首次报道了 LAK 联合 IL-2 治疗恶性黑色素瘤的临床研究结果。有人认为 NK 细胞是 LAK 的主要来源，临床广泛应用于肿瘤和慢性病毒感染的非特异性免疫治疗。

2. 细胞因子诱导的杀伤细胞（cytokine induced killer cell，CIK）　是 PBMC 经抗 CD3 单克隆抗体联合 IL-2、IFN-γ、TNF-α 等多种细胞因子体外诱导分化获得的具有 $CD3^+CD56^+$ 表型的杀伤细胞，其增殖效率和杀伤活性均明显强于 LAK 细胞，目前在肿瘤患者骨髓净化、白血病治疗中有肯定的疗效，对部分实体肿瘤患者的临床试验也得到令人鼓舞的疗效。

3. 肿瘤浸润淋巴细胞（tumor infiltrating lymphocyte，TIL）　是由患者肿瘤灶或癌性胸腹腔积液中分离纯化的淋巴细胞，经体外 IL-2 诱导扩增后回输至患者体内，具有比 LAK 细胞更强的特异性肿瘤杀伤活性。

4. 嵌合抗原受体修饰的 T 细胞（chimeric antigen receptor T cell，CAR-T）　是利用基因工程技术，将识别肿瘤抗原的抗体片段基因与 T 细胞活化所需信号分子（包括 CD3ζ 链、CD28 或4-1BB 等共刺激分子）胞内段基因结合，构建成嵌合抗原受体（CAR）。CAR 结构主要由胞外抗原识别结构域、跨膜结构域和胞内信号转导结构域组成。CAR 通过基因转导的方式导入 T 细胞，赋予了 CAR-T 细胞不依赖 MHC 就能识别肿瘤抗原并迅速活化杀伤肿瘤细胞的能力。2011 年，Carl H. June 教授第一次使用 CD19 CAR-T 细胞过继转输治疗 3 名恶性淋巴细胞白血病患者。这些 CD19 CAR-T 细胞可以在体内大量扩增，持续保持抗肿瘤效应，为 CAR-T 细胞在临床上的应用奠定了基础。CAR-T 技术的局限性包括脱靶造成毒性、CAR-T 细胞难以进入肿瘤微环境，以及肿瘤微环境中的抑制性环境阻碍 CAR-T 细胞的正常功能。

（三）干细胞治疗

干细胞具有自我更新能力和高度增殖能力，在适当条件下可分化为具有特定功能的细胞。可从 HLA 型别相同供者的骨髓、外周或脐血中采集，并分离 CD34$^+$ 干细胞作为人类移植用造血干细胞。在患者接受超剂量放（化）疗之后，通过静脉注入患者体内，以替代原有病理性造血干细胞并重建正常的造血功能和免疫功能。早在 20 世纪 50 年代，临床开始应用骨髓移植方法治疗血液系统疾病。近年来，外周血干细胞移植也取得了突飞猛进的发展。到目前为止，造血干细胞移植是干细胞治疗应用于临床的重要形式，已成为某些恶性血液病、造血系统异常、骨髓衰竭综合征、多发性恶性肿瘤和自身免疫性疾病的重要免疫治疗手段。

1. 根据造血干细胞来源分类　分为骨髓移植、外周血干细胞移植和脐带血干细胞移植。

（1）骨髓移植（bone marrow transplantation，BMT）：应用最为广泛和成熟。骨髓中存在大量干细胞，是理想的干细胞来源，包括自体骨髓移植和异体骨髓移植。自体骨髓移植是指将患者自体的骨髓体外处理后回输，但由于较难除尽残留的白血病细胞而易复发，在临床上应用较少。目前临床以异体骨髓移植为主来治疗再生障碍性贫血、白血病和免疫缺陷性疾病等，但寻找相同 HLA 型别的供者较难，移植物抗宿主病的发生率也较高，故骨髓移植在临床治疗中存在一定的限制性。HLA 半相合造血干细胞移植可解决干细胞的来源问题。

（2）外周血干细胞移植（peripheral blood stem cell transplantation，PBSCT）：外周血干细胞采集方便，但数量不多，CD34$^+$ 细胞仅占 0.01% ~ 0.09%。同样存在 HLA 配型难的问题，且采集干细胞前，供者须用粒细胞集落刺激因子（G-CSF）等细胞因子将干细胞从骨髓动员到外周血，会引起供者发热、骨痛、白细胞升高等副作用。

（3）脐带血干细胞移植（cord blood stem cell transplantation，CSCT）：脐血中干细胞含量与骨髓中相似（CD34$^+$ 细胞达 2.4%），缺乏致敏 T 细胞，对 HLA 不合抗原易产生耐受，移植物抗宿主病发生率较低，且来源方便，采集容易，被认为是最具潜力的干细胞移植手段。

2. 根据 HSCT 供者来源分类　分为自体造血干细胞移植、同基因造血干细胞移植和同种异基因造血干细胞移植。

（1）自体造血干细胞移植（autologous HSCT）：采集并分离一部分患者自己的造血干细胞，待超剂量放（化）疗后回输给患者，以重建造血功能。多用于白血病和实体瘤治疗。

（2）同基因造血干细胞移植（syngeneic HSCT）：指遗传基因完全相同或基本近似的个体间，多见于同卵双生子之间的干细胞移植，一般不发生排斥反应。可用于肿瘤性血液病、自身免疫病和某些代谢性疾病，但不适用于治疗遗传性疾病。

（3）同种异基因造血干细胞移植（allogeneic HSCT）：指同种内遗传基因不同的个体间干细胞移植，是治疗恶性血液病最有效的手段之一。HLA 配型不合会导致急性移植物抗宿主病，使用大量免疫抑制药引起继发感染。全相合的血缘供者是理想供者，在无关供者中找到 HLA 相合供者概率很低，为 1/10 万 ~ 1/5 万。而 HLA 半相合的亲属一般能找到。HLA 半相合造血干细胞移植是指将 HLA 一条单体型相合的供者造血干细胞（骨髓、外周血、脐带血）移植给受者。我国的"非体外去除 T 细胞单倍型相合骨髓和外周血混合移植体系"单倍型相合造血干细胞移植体系，于 2016 年被世界骨髓移植协会命名为"北京方案"，目前已成为国际主流的单倍型相合骨髓移植模式之一。

近年来，利用干细胞诱导生成胰岛 β 细胞移植已取代外源胰岛素成为治疗糖尿病的新型生物疗法。1 型糖尿病是一种由 T 淋巴细胞介导的自身免疫性疾病。由于胰岛 β 细胞受损而导致胰岛素分泌不足，1 型糖尿病患者需要完全依赖外源胰岛素治疗。胰岛移植结合免疫抑制已成功应用于 1 型糖尿病的治疗，但由于供体器官严重缺乏、需要终生免疫抑制以及胰岛移植后难以长期存活等问题限制了临床应用。因此，干细胞替代疗法有望成为治疗 1 型糖尿病的医学发展新途径。干细胞具备的增殖能力和分化潜能使其成为胰岛素分泌细胞的潜在来源，还可以解决免疫排斥的难题。胰腺干细胞、胚胎干细胞、骨髓干细胞、脐血干细胞等可定向诱导分化为胰岛 β 细胞，或使用药物增加胰岛 β 细胞再生，进而发挥治疗糖尿病的作用。干细胞治疗糖尿病研究已取得了一定进展，部分实验已纠正糖尿病动物的高血糖状态。但尚需深入研究胰岛的发育和分化机制，这样才能从中获得信息用于诱导胚胎干细胞向 β 细胞分化，程序性、针对性地应用诱导因子以取得更高的分化率，获得更成熟的胰岛素分泌细胞。

▎三、免疫调节剂

免疫调节剂是指可以非特异地增强或抑制免疫功能，临床上广泛用于肿瘤、感染、免疫缺陷和自身免疫病治疗的制剂。它是一类分子结构各不相同，作用机制也不尽相同的物质。按其作用可分为生物应答调节剂和免疫抑制剂。

（一）生物应答调节剂

生物应答调节剂（biological response modifier，BRM）是指具有促进免疫功能的制剂，通常对免疫功能正常者无影响，而对免疫功能异常，特别是免疫功能低下者有促进作用。自 1975 年提出 BRM 概念以来，BRM 研究发展迅速，在免疫治疗中占有重要地位，已广泛应用于肿瘤、感染、自身免疫病、免疫缺陷病等的治疗。制剂包括治疗性疫苗、单克隆抗体、细胞因子、微生物及其产物、人工合成分子等。一些化学合成药物具有明显的免疫促进作用。如左旋咪唑（levamisole）原为驱虫药，后发现能激活吞噬细胞的吞噬功能，促进 T 细胞生成 IL-2 等细胞因子，增强 NK 细胞活性，临床常用于慢性反复感染和肿瘤放、化疗后的辅助治疗。西咪替丁（cimetidine）和中药提取物如黄芪多糖、人参多糖可促进淋巴细胞转化，增强细胞的免疫功能。

1. 微生物制剂　包括卡介苗、短小棒状杆菌、丙酸杆菌、链球菌低毒菌株、金葡菌肠毒素超抗原、伤寒沙门菌脂多糖等，具有佐剂作用或免疫促进作用。如卡介苗能活化巨噬细胞、增强其吞噬杀菌能力，促进 IL-1、IL-2、IL-4、TNF 等细胞因子的分泌，增强 NK 细胞杀伤活性；G^+ 菌胞壁成分脂磷壁酸、食用菌香菇以及灵芝多糖可促进淋巴细胞分裂增殖，促进细胞因子产生，作为传染病和肿瘤辅助治疗药物。

2. 胸腺肽（thymic peptide）　胸腺肽是从小牛或猪胸腺中提取的可溶性多肽混合物，包括胸腺素、胸腺生长素等，可促进胸腺内前 T 细胞转化为 T 细胞，并进一步分化成熟为具有多种功能的 T 细胞亚群，提高细胞免疫功能，临床常用于感染性疾病的免疫治疗。

（二）免疫抑制剂

免疫抑制剂能抑制机体的免疫功能，常用于防止移植排斥反应的发生和自身免疫病的治疗。

1. 激素制剂　肾上腺糖皮质激素具有强大的抗炎和免疫抑制作用。糖皮质激素可阻断促炎因子 TNF-α 和 IL-1（可能还有 IL-17）的转录，对单核/巨噬细胞、T 细胞和 B 细胞都有较强的抑制作用，因而常用于自身反应性疾病、超敏反应性疾病和移植排斥反应的治疗。目前常用的糖皮质激素有氢化可的松、泼尼松、泼尼松龙及甲泼尼龙等制剂。长期大剂量使用糖皮质激素会产生毒副作用，包括抗感染能力降低，尤其是机会性感染的风险增加、骨质疏松、内分泌及代谢异常，如库欣综合征、高脂血症、类固醇性糖尿病、电解质紊乱等，以及心血管系统受累如高血压、加速动脉粥样硬化等。

2. 烷化剂类药物　包括氮芥、苯丁酸氮芥、环磷酰胺等，主要作用是抑制 DNA 复制和蛋白质合成，阻止细胞增生分裂。T、B 细胞活化后进入增殖、分化阶段对烷化剂敏感。

3. 抗代谢类药物　主要有嘌呤和嘧啶类似物以及叶酸拮抗剂两大类。

（1）硫唑嘌呤：属嘌呤和嘧啶类似物，主要作用于 S 期，抑制肌苷酸转化为腺苷酸或鸟苷酸，从而抑制 DNA 合成，小剂量则明显抑制 T 细胞免疫，抑制细胞免疫作用强于体液免疫，临床主要用于防治器官移植排斥反应。

（2）甲氨蝶呤：属叶酸拮抗剂，其化学结构与叶酸相似，可竞争性抑制二氢叶酸还原酶。甲氨蝶呤对二氢叶酸还原酶的亲和力较二氢叶酸强 100 倍，从而减少四氢叶酸生成，阻止 DNA 复制，对体液免疫和细胞免疫均有抑制作用。另外，甲氨蝶呤可抑制中性粒细胞趋化，减少 IL-1、IL-6、IL-2 的产生，具有较强的抗炎作用，临床主要用于治疗自身免疫病和肿瘤。

（3）吗替麦考酚酯（mycophenolate，MMF）：是新一代抗代谢类药物，在体内脱脂化后形成具有免疫抑制活性的吗替麦考酚酸，后者可特异性抑制淋巴细胞内鸟苷合成，从而选择性阻断 T 细胞和 B 细胞增殖。用于移植排斥反应和自身免疫性疾病。

4. 真菌代谢产物

（1）环孢素 A（cyclosporin A，CsA）：是从真菌代谢产物中分离的环状多肽，目前已能化学合成。作为一类作用很强、毒性很小（无骨髓抑制作用）的细胞免疫抑制剂，CsA 对 Th 细胞活化呈高度选择性抑制，主要是通过抑制 T 细胞内与 TCR 信号转导相关的钙调磷酸酶活性，阻断 T 细胞内 IL-2 基因转录，从而抑制 T 细胞增殖，目前是用于器官移植排斥反应最有效的药物。

（2）他克莫司（FK506）：属大环内酯类抗生素，为真菌产物。作用机制与 CsA 类似，但比 CsA 强 10 ~ 100 倍，而且对肾毒性小，对抗移植排斥反应有良效。

（3）西罗莫司（雷帕霉素，rapamycin，RPM）：是链霉菌属丝状菌发酵物提取的大环内酯类抗生素。西罗莫司通过和雷帕霉素哺乳动物靶标（mammalian target of rapamycin，mTOR）结合使 mTOR 失活，发挥免疫抑制作用。西罗莫司与 CsA 有协同作用，主要通过阻断 IL-2 启动的 T 细胞增殖作用而选择性地抑制 T 细胞，临床主要用于器官移植和自身免疫病。

（储以微）

小　结

免疫学检测技术在临床疾病的诊断、病情监测与疗效评价中发挥重要的作用，也被广泛地用于医学和生物学领域的研究。基于抗原 - 抗体反应的高度特异性，可通过凝集反应和沉淀反应对抗原和抗体进行检测，而采用酶、荧光素、放射性核素等标记物来标记抗原或抗体的免疫标记技术具有灵敏度高、可定性、可定量和可定位等优点，已成为最常用的免疫学技术。对免疫细胞进行体外分离、鉴定与功能测定，可以为评估机体免疫功能状态提供重要的实验室依据，常用的方法包括单个核细胞的分离，淋巴细胞及其亚群的分离、计数，T、B 淋巴细胞功能的检测和免疫分子的检测等。

用人工免疫的方法使机体获得适应性免疫应答，常用的制剂是疫苗，佐剂可有效诱导和增强疫苗接种后的免疫应答。计划免疫能充分发挥疫苗的效果，有效控制传染病的流行。

免疫治疗是通过调整机体的免疫功能，达到治疗目的所采取的措施，包括免疫分子和免疫细胞治疗，以及使用生物应答调节剂和免疫抑制剂。

整合思考题

1．针对案例 21-1 中的患儿，请回答如下问题。

（1）需要分别检测哪些指标来评估患者免疫系统的功能？选择两个检测指标举例说明可能采用的检测方法及基本原理。

（2）为了支持最终的临床诊断，列出相关检测指标的检测结果（正常、升高、降低）。

2．试述疫苗的种类。

3．简述计划免疫概念及意义。

4．免疫分子治疗和免疫细胞治疗各有哪些措施？

主要参考文献

[1] 曹雪涛. 医学免疫学. 7 版. 北京：人民卫生出版社，2018.

[2] 曹雪涛. 免疫学前沿进展. 4 版. 北京：人民卫生出版社，2017.

[3] 曹雪涛，何维. 医学免疫学. 3 版. 北京：人民卫生出版社，2015.

[4] 郭晓奎，彭宜红. 医学微生物学. 10 版. 北京：人民卫生出版社，2024.

[5] 刘杏忠，王成树，杨恩策. 真菌进化生物学. 北京：科学出版社，2022.

[6] 彭宜红，郭德银. 医学微生物学. 4 版. 北京：人民卫生出版社，2024.

[7] 吴观陵. 人体寄生虫学. 4 版. 北京：人民卫生出版社，2013.

[8] 吴忠道，刘佩梅. 人体寄生虫学. 4 版. 北京：人民卫生出版社，2023.

[9] 张凤民，肖纯凌，彭宜红. 医学微生物学. 4 版. 北京：北京大学医学出版社，2018.

[10] 苏川，刘文琪. 人体寄生虫学. 10 版. 北京：人民卫生出版社，2024.

[11] 利维，邵一鸣. 艾滋病病毒与艾滋病的发病机制. 2 版. 北京：科学出版社，2010.

[12] 国家卫生健康委员会，国家中医药管理局. 猴痘诊疗指南. 传染病信息，2022（3）：193-194.

[13] 中华人民共和国生物安全法. 中国人大，2021，524（8）：15-21.

[14] Abbas A K，Lichtman A H，Pillai S. Basic immunology：functions and disorders of the immune system. 7th edition. Philadelphia：Elsevier，2023.

[15] Abbas A K，Lichtman A H，Pillai S，et al. Cellular and molecular immunology. 10th edition. Philadelphia：Elsevier，2021.

[16] Gunn A. Parasitology - an integrated approach. New Jersey：Wiley-Blackwell，2012.

[17] Mandell G L，Bennett J E，Dolin R. Mandell，Douglas，and Bennett's principles and practice of infectious diseases. 7th edition. Philadelphia：Elsevier，2009.

[18] Howley P M，Knipe D M，Whelan S. Fields virology：emerging viruses. 7th edition. Philadelphia：Lippincott Williams & Wilkins，2020.

[19] Adelberg J M. Medical microbiology. 28th edition. New York：McGraw-Hill Education，2019.

[20] Punt J，Stranford S，Jones P，et al. Kuby immunology. 8th edition. San Francisco：W. H. Freeman，2019.

[21] Farrar J，Hotez P J，Junghanss T，et al. Manson's tropical diseases. 23rd edition. Philadelphia：Saunders，2013.

[22] Murphy K M，Weaver C. Janeway's immunobiology. 10th edition. Philadelphia：Elsevier，2022.

[23] Roberts L S. Foundations of parasitology. 3rd edition. New York：McGraw Hill，2008.

[24] Garcia L S. Diagnostic medical parasitology. 6th edition. Washington（DC）：ASM Press，2016.

[25] Geha R S, Notarangelo L. Case studies in immunology: a clinical companion. 7th edition. New York: W.W. Norton & Company, 2016.

[26] Bandyopadhyay A S, Lopez C R, Blake I M, et al. Use of inactivated poliovirus vaccine for poliovirus outbreak response. Lancet Infect Dis, 2024, 24 (5): e328-e342.

[27] Freeman G J, Long A J, Iwai Y, et al. Engagement of the PD-1 immunoinhibitory receptor by a novel B7 family member leads to negative regulation of lymphocyte activation. J Exp Med, 2000, 192 (7): 1027-1034.

[28] Hampton L M, Luquero F, Costa A, et al. Ebola outbreak detection and response since 2013. Lancet Microbe, 2023, 4 (9): e661-e662.

[29] International Committee on Taxonomy of Viruses Executive Committee. The new scope of virus taxonomy: partitioning the virosphere into 15 hierarchical ranks. Nat Microbiol, 2020, 5 (5): 668-674.

[30] Sun L J, Wu J X, Du F H, et al. Cyclic GMP-AMP synthase is a cytosolic DNA sensor that activates the type I interferon pathway. Science, 2013, 339 (6121): 786-791.

[31] Steinman R M, Cohn Z A. Identification of a novel cell type in peripheral lymphoid organs of mice. I. Morphology, quantitation, tissue distribution. J Exp Med, 1973, 137 (5): 1142-1162.

[32] Vial P A, Ferrés M, Vial C, et al. Hantavirus in humans: a review of clinical aspects and management. Lancet Infect Dis, 2023, 23 (9): e371-e382.

[33] Ishida Y, Agata Y, Shibahara K, et al. Induced expression of PD-1, a novel member of the immunoglobulin gene superfamily, upon programmed cell death. EMBO J, 1992, 11(11): 3887-3895.

Note

中英文专业词汇索引

Note

Note

N

Note

Note

Note